TECHNIK DER OPERATIVEN FRAKTURENBEHANDLUNG

VON

M. E. MÜLLER

M. ALLGÖWER   H. WILLENEGGER

MIT BEITRÄGEN VON

W. BANDI · H. R. BLOCH · A. MUMENTHALER
R. SCHNEIDER · S. STEINEMANN · F. STRAUMANN
B. G. WEBER

MIT EINEM GELEITWORT VON

PROF. DR. H. KRAUSS

DIREKTOR DER CHIRURGISCHEN UNIVERSITÄTSKLINIK, FREIBURG i. BR.

MIT 459 ABBILDUNGEN IN
2000 EINZELDARSTELLUNGEN

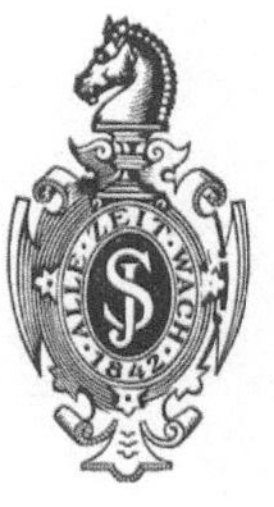

SPRINGER-VERLAG BERLIN HEIDELBERG GMBH

1963

ISBN 978-3-662-28183-3   ISBN 978-3-662-29697-4 (eBook)
DOI 10.1007/978-3-662-29697-4

Library of Congress Catalog Card Number 63-17394

Stürtz-Würzburg

9.11.1964
Dei/Th

MÜLLER/ALLGÖWER/WILLENEGGER, Technique of Internal Fixation of Fractures

Wir möchten Sie bitten, mit der größtmöglichen Beschleunigung für das obengenannte Werk folgende Druckstöcke aus dem Buch MÜLLER/ALLGÖWER/ WILLENEGGER, Technik der operativen Frakturenbehandlung an die Brühlsche Universitätsdruckerei in Gießen zu senden:

Abb. 455, S. 3.3
" 456a-c S. 307
" 457a-c S. 308
" 458a-c S. 314 - 316
" 459a-c S. 317

Versanddavis erbeten.

Darüberhinaus möchten wir Sie bitten, die Druckstöcke folgender Abbildungen aus dem gleichen Werk zu vernichten:

S. 233 Abb. 381
S. 288 " 445a-c

Wir bitten um Bestätigung.

SPRINGER-VERLAG
ppa.

D.B.
S/Brühl Gießen

Mitteilung an die Universitätsdruckerei H. Stürtz AG., Würzburg

vom **Springer-Verlag, Heidelberg**   den ...8..10..1964..Dei/Th

Betreff: MÜLLER/ALLGÖWER/WILLENEGGER, Technique of Internal Fixation of Fractures

Anlage zu unserem heutigen Schreiben

Für diese englische Ausgabe werden aus dem Werk MÜLLER/ALLGÖWER/WILLEN-EGGER "Technik der operativen Frakturenbehandlung" die Druckstöcke der folgend genannten Abbildungen übernommen:

Seite	Abb.-Nr.	Seite	Abb.-Nr.
2	1a+b	34	28
3	2	34	29
3	3	36	30
4	4a+b	36	31a+b
4	5a-c	36	32
5	6	38	33
5	7	38	34
5	8a+b	40	35
5	9	40	36a+b
5	10	42	37a+b
9	11a,b,c	42	38a+b
11	12	42	39a+b
12	13a+b	45	40a+b
13	14a+b	45	41a+b
14	15a+b	46	42a+b
15	16a-d	46	43
16	17a-c	47	44a-c
17	17d,e	47	45a+b
18	18	48	46a+b
20	20	48	47a+b
20	21a+b	48	48a+b
23	22	48	49a+b
24	23	49	50
25	24	49	51
25	25	49	52
27	26	49	53

Mitteilung an die Universitätsdruckerei H. Stürtz AG., Würzburg

vom **Springer-Verlag, Heidelberg** den 8.10.1964 Dei/Th

Betreff: MÜLLER/ALLGÖWER/WILLENEGGER, Technique of Internal Fixation of Fractures

B l a t t 2

Seite	Abb.-Nr.	Seite	Abb.-Nr.
49	54	72	82
50	55a-f	72	83
51	56a-e	73	84a+b
52	57	74	85a+b
53	58a-e	75	86a-g
54	59a-c	77	87
55	60a+b	78	88
55	61a-e	79	89
56	62	80	90
57	63	81	91
58	64a+b	82	92
59	65a-g	85	93
60	66	86	94a-c
62	67a-e	87	95a-d
64	68a-g	88	96a-h
66	69	89	97a-d
66	70	90	98a-d
66	71	91	99a-e
67	72	93	101a-k
68	73a+b	96	104a-f
68	74	97	105a-f
68	75	98	106a-f
68	76	99	107a-f
69	77	100	108a-d
69	78a-c	101	109a-d
70	79a-g	103	111a-h
72	80	105	113a-f
72	81	107	115a-f

Mitteilung an die Universitätsdruckerei H. Stürtz AG., Würzburg

vom **Springer-Verlag, Heidelberg**   den ...8.10.1964.....Dei/th

Betreff: MÜLLER/ALLGÖWER/WILLENEGGER, Technique of Internal Fixation of Fractures

Blatt 3

Seite	Abb.-Nr.	Seite	Abb.-Nr.
110	118	190	335a+b
112	119a-m	190	336a-c
113	120a-g	193	338a+b
114	121a+b	195	340a-c
115	122a-f	195	341
116	123a-f	196	342a-d
119	124a-e	198	344a-d
120	124f-l	199	346a-c
124	125a+b	200	347a-c
170	314a+b	200	348a-d
171	316a+b	201	350a+b
173	317a-c	202	351a-c
173	318	202	352a+b
174	319	203	353a-c
174	320	204	354a+b
175	321a-d	206	356a+b
176	322a-c	207	357a+b
177	323a-d	208	358a-d
178	324a-f	210	359
179	325a-i	210	360
180	326a-dd	211	361a-e
180	327	212	362a-g
183	328	214	363a-d
184	329a+b	215	363e-l
185	330	216	364a-e
185	331	217	365a+b
186	332a+b	218	366a-c
188	333a-c	219	367a-c
188	334	220	368a-e

Mitteilung an die Universitätsdruckerei H. Stürtz AG., Würzburg

vom **Springer-Verlag, Heidelberg**   den 8.10.64 Del/Th

Betreff: MÜLLER/ALLGÖWER/WILLENEGGER, Technique of Internal Fixation of Fractures

Blatt 4

Seite	Abb.-Nr.	Seite	Abb.-Nr.
221	369a-c	249	402
223	370a-d	250	403a+b
224	371a-d	251	404a-e
225	372a-d	251	405a-c
226	373	252	406a-d
227	374a-d	253	407a-e
228	375a-d	255	408
230	377a-e	256	409
231	378a-d	257	410
231	379a+b	258	411
232	380a-d	259	412a-h
234	382	261	413a-f
234	383a+b	262	414a-f
235	384a+b	264	416
237	386	266	420a-e
238	387a+b	266	421a-d
239	388a+b	267	422a-h
240	389a-c	268	423
242	390	269	424
243	391a+b	270	425a+b
243	392a+b	271	426a-h
244	393a+b	272	427a-f
245	394	273	428a-f
247	395	274	429a-f
247	396	276	431a-f
248	397	277	432a-h
248	398	278	433a-f
248	399	279	434a-c
249	400	280	435a-d
249	401	281	436
		282	437a+b

Mitteilung an die Universitätsdruckerei H. Stürtz AG., Würzburg

vom Springer-Verlag, Heidelberg   den 8.10.64 Dei/Th

Betreff: MÜLLER/ALLGÖWER/WILLENEGGER, Technique of Internal Fixation of Fractures

<u>B l a t t 5</u>

Seite	Abb.-Nr.
284	439a-d
284	440a+b
285	441a-d
287	442a-c
287	443a+b
287	444
290	446a+b
292	447a-c
293	448
294	449a+b
296	450
297	451a-c
298	452
299	453
299	454

Wie wir Ihnen mitteilen, wird diese englische Ausgabe von der Brühl-
schen Universitätsdruckerei übernommen. Wir bitten Sie, die vorstehend
genannten Druckstöcke baldmöglichst bereitzustellen; die Brühlsche
Universitätsdruckerei wird sich mit Ihnen wegen des Abholtermines
dieser Druckstöcke in Verbindung setzen.

SPRINGER-VERLAG
i.Vollm.

D.B.
D/Klischeeverw.

Berichtigung

Seite 286, 4. Zeile von oben, muß es lauten:

vermehrt, statt vermindert

Müller, Techn. operat. Frakturenbehandlung
Springer-Verlag Berlin · Göttingen · Heidelberg

Geleitwort

Es ist ein hohes und bleibendes Verdienst von Lorenz Böhler und seiner Schule, in den vergangenen Jahrzehnten die konservativen Behandlungsverfahren bei Knochenbrüchen in umfassender Weise ausgearbeitet und dargestellt zu haben. Trotzdem hat es nie an Stimmen auch aus dieser Schule gefehlt, die dem operativen Vorgehen einen mehr oder weniger breiten Platz zuwiesen. Die Nachkriegszeit mit ihren bedeutenden Fortschritten für die allgemeine Chirurgie hat folgerichtig auch diesem Teil der Traumatologie neue Impulse gegeben, zumal durch die Zunahme und Kompliziertheit der Knochenverletzungen eine nur einseitige Einstellung den Aufgaben der Behandlung nicht mehr gerecht werden kann.

Der Gedanke einer operativen Osteosynthese ist nicht neu Die ernsthafte Kritik, die an ihr geübt wurde, hat auch heute im Grunde noch ihre Bedeutung. Die erreichten Fortschritte auf dem Gebiet der Asepsis, der Verhütung von Infektionen, der Schaffung einwandfreier metallischer Implantate, in der operativen Erfahrung und in der sachgemäßen Nachbehandlung haben zwar die Gefahren wesentlich vermindert, nicht aber die Verantwortung!

Die Arbeitsgemeinschaft für Osteosynthesefragen hat sich nun in einer mehrjährigen Zusammenarbeit der Aufgabe gewidmet, durch ausgedehnte klinische und wissenschaftliche Prüfung die Grundlagen und die besten Methoden einer operativen Frakturbehandlung herauszuarbeiten, um für den Einzelfall das erfolgversprechendste Verfahren wählen zu können. Hierzu wurde gleichzeitig ein wohldurchdachtes und erprobtes Instrumentarium mit genauen Angaben zum technischen Vorgehen geschaffen. Dabei sind die, bei der stabilen Osteosynthese gewonnenen neuen, wissenschaftlichen Erkenntnisse über die „primäre Knochenbruchheilung" ebenso interessant, wie die vorteilhaften Aspekte für die funktionelle Nachbehandlung.

Das Buch will eine Anleitung sein zur Wahl des Verfahrens und zur sachgemäßen Ausführung einer operativen Knochenbruchbehandlung. Fehlschläge können nur dann verhindert werden, wenn man von vornherein mit allen Einzelheiten der Indikation, Technik und Nachbehandlung vertraut ist. Dann ist die stabile Osteosynthese eine verantwortungsvolle aber sehr dankbare ärztlich-chirurgische Aufgabe.

Freiburg, im August 1963   H. Krauss

Vorwort

Anfang 1958 fanden sich 15 schweizerische Chirurgen und Orthopäden zusammen, um die damals bei Frakturen üblichen Operationsverfahren unvoreingenommen zu überprüfen. Diese Arbeitsgruppe bildete die Arbeitsgemeinschaft für Osteosynthesefragen (AO). Für die wissenschaftliche Untermauerung ihrer Ergebnisse standen ihnen Grundlagenforscher und Metallurgen, sowie das Laboratorium für experimentelle Chirurgie in Davos zur Verfügung.

Das vorliegende Buch enthält die Richtlinien zur offenen Frakturbehandlung, die sich im Laufe von 5 Jahren aus den Erfahrungen mit über 4000 operierten und dokumentierten Frakturen herauskristallisiert haben. Es will nur als technisches Manual gelten, in welchem nicht nur die verschiedenen, am eigenen Krankengut bewährten Verfahren dargestellt sind, sondern auch auf Fehler und Gefahren hingewiesen wird.

Das Buch will sich nicht grundsätzlich mit der Indikation zur operativen oder konservativen Therapie auseinandersetzen. So sind wir beispielsweise bei den Schaftfrakturen des Humerus überwiegend konservativ eingestellt; trotzdem wird die Operationstechnik für die Humerusfrakturen eingehend erörtert.

Es soll auch betont werden, daß die beschriebenen Operationsverfahren sich auf den erwachsenen Knochen beziehen. Gelegentlich kann bei gelenknahen Brüchen im Kindesalter zur Verhütung sekundärer Wachstumsanomalien oder bei Gelenkbrüchen zur Wiederherstellung eines guten Gelenkschlusses eine minimale Adaptationsosteosynthese, z.B. mit parallelen Kirschner-Drähten, indiziert sein. Am wachsenden Skelet ist aber die Indikation zur Eröffnung einer geschlossenen Fraktur überaus selten gegeben.

Bei der Bearbeitung unseres Krankengutes trat immer wieder die Bedeutung der Stabilität und Vascularität der operierten Frakturen in den Vordergrund. Waren diese beiden Voraussetzungen erfüllt, so ergab sich in allen Fällen eine ökonomische und rasche Verschmelzung der Frakturenden. Die Menge der verwendeten Implantate erschien dabei von sekundärer Bedeutung.

Die Knochenheilung stellt aber nur einen Teil des Problems dar. Das Zeitalter der Überwertung der Knochenläsion und der Unterwertung der Weichteilschäden sollte endlich überwunden werden. Die moderne Frakturbehandlung setzt sich die Wiedererlangung der vollen Funktionsfähigkeit der verletzten Extremität zum Ziel. Eine Osteosynthese kann unseres Erachtens erst dann befriedigen, wenn die Fraktur mechanisch neutralisiert wird, so daß die Patienten Muskeln und Gelenke der gebrochenen Extremität schon kurz nach dem Eingriff schmerzfrei aktiv bewegen können.

Die operative Frakturbehandlung ist eine sehr wertvolle aber schwierige und verantwortungsvolle Behandlungsmethode. Wir können nicht genug warnen vor Osteosynthesen, die ohne entsprechende Schulung des Chirurgen und ohne notwendige technische Voraussetzungen bezüglich Instrumentarium und Asepsis im Operationsbetrieb durchgeführt werden. Anhänger ohne genügend Selbstkritik sind für die Methode viel gefährlicher als Skeptiker oder klare Gegner. Wir hoffen auf eine Leserschaft, die unsere Bestrebungen in diesem Sinne versteht und uns ihre aufbauende Kritik zukommen läßt.

Es ist uns ein Bedürfnis, allen jenen unseren tiefsten Dank auszusprechen, ohne deren Hilfe die Herausgabe des vorliegenden Buches nicht möglich gewesen wäre. So gehört

unser Dank in erster Linie Fräulein Emilie Wiessner, die ihre mühevolle Aufgabe der
Redaktion mit hoher Fachkenntnis, Autorität und speditiv erfüllt hat. Ohne Zeichnungen
wäre ein technisches Buch gar nicht denkbar. Deshalb sind wir unserem wissenschaftlichen Zeichner, Herrn Schumacher zu ganz besonderem Dank verpflichtet, nicht nur
für seine künstlerische Darstellung, sondern auch für seine besondere Einfühlungsgabe
in die Belange und Wünsche des Chirurgen. Selbstverständlich gilt unsere hohe Anerken-
nung auch dem Verlag und seinen Mitarbeitern. Die Aufgabe war keineswegs leicht, in der
so kurz bemessenen Zeit ein Mehrautoren-Buch mit rund 2000 Einzelabbildungen heraus-
zubringen. Zum guten Gelingen hat auch die Firma „Cliché Lang" in Basel wesentlich
beigetragen. Weiteren Dank verdienen die Herren Holliger, Fotograf und E. Frei,
technischer Adjunkt des Laboratoriums für experimentelle Chirurgie, beide in Davos.
Sie haben es verstanden, aus den zur Verfügung stehenden Röntgenbildern hervorragende,
reproduktionsreife Klischee-Vorlagen herzustellen.

Im August 1963   M. E. Müller
                                                                       M. Allgöwer
                                                                       H. Willenegger

Inhaltsverzeichnis

Allgemeiner Teil

Mitarbeiterverzeichnis

Dr. med. M. Allgöwer	Privatdozent für Chirurgie an der Universität Basel, Chefarzt chirurg. Abt. Kantonsspital Chur
Dr. med. W. Bandi	Chefarzt chirurg. Abteilung Bezirksspital Interlaken
Dr. med. H. R. Bloch	Chefarzt chirurg. Abt. Kantonsspital Glarus
Dr. med. M. E. Müller	Professor für Orthopädie und Direktor der orthop.-traumatol. Klinik und Poliklinik Universität Bern, Chefarzt orthop.-traumatol. Abt. Kantonsspital St. Gallen
Dr. med. A. Mumenthaler	Oberarzt orthop.-traumatol. Abt. Kantonsspital St. Gallen
Dr. med. R. Schneider	Chefarzt chirurg. Abt. Bezirksspital Großhöchstetten
Dr. S. Steinemann	Physiker am Forschungsinstitut Prof. Dr. Ing. h. c. R. Straumann, Waldenburg
Ing. Fritz Straumann	Ingenieur am Forschungsinstitut Prof. Dr. Ing. h. c. R. Straumann, Waldenburg
Dr. med. B. G. Weber	Oberarzt orthop.-traumatol. Abt. Kantonsspital St. Gallen
Dr. med. H. Willenegger	Professor für Chirurgie an der Universität Basel, Chefarzt chirurg. Abt. Kantonsspital Liestal

Allgemeiner Teil

A. Einleitung

I. Historischer Rückblick

Die Geburtsstunde der Osteosynthese ist nicht bekannt. Es ist anzunehmen, daß die Chirurgie immer wieder versucht hat, besonders widerspenstigen Knochenbrüchen durch operative Eingriffe zur Heilung oder wenigstens zu einer besseren Heilung zu verhelfen. In dem Buch von GURLT ist schon 1862 eine stattliche Zahl von Einzelfällen mitgeteilt, bei denen das Anfrischen und Resezieren der Bruchenden, die Nagelung, Verschraubung und die Drahtnaht versucht worden sind. Damals ergab sich nur für diejenigen Fälle eine Indikation zur blutigen Knochenbruchbehandlung, bei denen eine längere Anwendung konservativer Behandlungsmethoden nicht zum Ziele geführt hatte. In diesem Sinne war die operative Knochenbruchbehandlung lediglich eine Ergänzungsmaßnahme, ein Standpunkt, der vor der Asepsis und namentlich zur Zeit BARDENHEUERs, dem eigentlichen Begründer der Extensionsbehandlung, seine Berechtigung hatte. Nur für die ausgesprochen subcutan liegenden Frakturen wie diejenigen der Kniescheibe und des Olecranon wurde eine grundsätzliche Ausnahme gemacht. Darum ist die Knochennaht des Kniescheibenbruchs eines der ältesten Osteosyntheseverfahren (LISTER 1877).

Auf dem Boden der Asepsis gegen Ende des letzten Jahrhunderts ist die operative Frakturenbehandlung aus ihrem Geltungsbereich einer bloßen Ergänzungstherapie mehr und mehr herausgetreten. Der Grund dazu lag einmal darin, daß man sich von einer möglichst frühzeitigen, vielleicht sogar primären Osteosynthese weit bessere funktionelle Ergebnisse versprach. Dies war eine grundsätzliche Einstellung, zu deren Verfechter namentlich der deutsche Chirurg FRITZ KOENIG, ELIE und ALBIN LAMBOTTE (Belgien), LANE (England) und SCUDDER (USA) gehörten. Als die bedeutendsten Pioniere der Osteosynthese sind FRITZ KOENIG und die beiden Brüder LAMBOTTE zu bezeichnen.

Zwei Gründe führten FRITZ KOENIG zu einer positiven Einstellung gegenüber der Osteosynthese. Als Assistent des damals berühmten Anatomen ORTH erkannte er die funktionelle Bedeutung der Osteosynthese und hat diese Konzeption bereits in einer ersten Arbeit aus dem Jahre 1902 niedergelegt. Auf der andern Seite stand FRITZ KOENIG unter dem Eindruck vieler ungünstiger Ergebnisse der konservativen Knochenbruchbehandlung. Befruchtend war vor allem die Fortbildungseinrichtung des sog. „Doktorclubs" von Altona, wo FRITZ KOENIG im Jahre 1895 seine erste selbständige chirurgische Tätigkeit als Chefarzt des Städtischen Krankenhauses Altona a. d. Elbe begann. Im Manuskript seiner Lebenserinnerungen hat sich FRITZ KOENIG über jene entscheidenden Jahre wie folgt geäußert:

„Die Fortbildungseinrichtung vertiefte meine Studien, und aus ihnen ging ich als absoluter Anhänger der unbedingten Operation im Frühstadium hervor, was ich auch im großen Hamburger Ärzteverein, der vier Abende hintereinander über die Frage diskutierte, besonders KÜMMELL gegenüber überzeugend begründete und für mein ganzes chirurgisches Leben mit bestem Erfolg beibehalten habe."

Die Kontroverse über die Osteosynthese war schon damals von höchster Aktualität. KOENIG schrieb darüber:

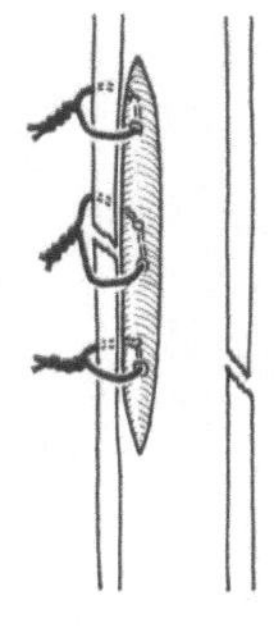 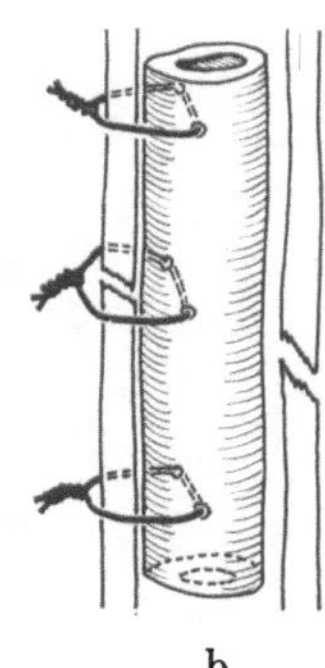

Abb. 1 a u. b. Stabilisierungsversuche von Knochennähten durch endossalen Elfenbeinstift a oder Knochenprothese b nach FRITZ KOENIG

a   b

„Das Verfahren der Osteosynthese auf dem Kongreß der Deutschen Gesellschaft für Chirurgie 1901 zu empfehlen, hieß heißes Eisen anfassen. 10 Jahre vorher hatte ein kühner Chirurg PFEIL-SCHNEIDER dies mit Vorführung von Operierten getan. Er hatte schwere Ablehnung erfahren und mit großer Schärfe hatte gerade mein nachmaliger Lehrer, ERNST VON BERGMANN seine Handlung miß-billigt, teils wegen mangelhafter Begründung, teils wegen der vorgekommenen Eiterung. Das wirkte auch 1902 und 1904 noch nach. Nur die Rehnsche Frankfurter Schule trat bedingungslos auf meine Seite."

Die Bemühungen KOENIGs lagen in einer Abgrenzung zwischen der konservativen und operativen Knochenbruchbehandlung, ferner in der Tendenz zur stabilen Osteosynthese, um durch Verkürzung der zusätzlichen Gipsfixation eine funktionelle Nachbehandlung durchführen zu können. In dieser Hinsicht war sich FRITZ KOENIG des unzulänglichen Osteosynthesematerials bewußt, das damals zur Verfügung stand. Die aus dem 19. Jahrhundert hinübergenommenen Methoden waren die Knochennaht und die von ELIE LAMBOTTE vorgeschlagene Verschraubung. FRITZ KOENIG war aus Gründen der Knochen-ernährung ein grundsätzlicher Befürworter der Hemicerclage. Auf dieser Basis versuchte er durch Elfenbeinstifte (Abb. 1 a) und eingelegte Knochenprothese (Abb. 1 b) eine bessere Stabilität zu erzielen.

Von belgischer Seite haben namentlich die Arbeiten von ALBIN LAMBOTTE der Osteo-synthese bleibende Impulse verschafft. Im Jahre 1907 erschien seine erste Monographie: «L'intervention opératoire dans les fractures récentes et anciennes.» Seine eigenen Kon-zeptionen zur Osteosynthese führt LAMBOTTE auf seinen in der Literatur kaum bekannten Bruder ELIE zurück, der im Lazarett von Schaerbeek Schrägbrüche der unteren Extremi-tät in systematischer Weise blutig reponiert und mit Drahtnähten bzw. Schrauben fixiert hatte. Eine erste Publikation findet sich darüber in der *Presse Médicale Belge* 1890. ALBIN LAMBOTTE schreibt darüber:

«Les suites absolument simples de ces interventions m'avaient vivement frappé et l'excellence des résultats obtenus m'avait persuadé que là était vraiment la thérapeutique rationnelle des fractures avec déplacement.»

Trotz dieser guten Erfolge stieß ELIE LAMBOTTE auf fast geschlossene Ablehnung. Durch diese Kritik entmutigt, hat er sich vollständig zurückgezogen, vor allem auch darum, weil er sein Vorgehen nicht genügend zu begründen verstand. Sein Bruder ALBIN dagegen hat die Osteosynthese während seiner Ausbildungszeit im Spital Stuivenberg weiter ver-folgt. Noch prägnanter als FRITZ KOENIG hat LAMBOTTE die funktionellen Behandlungs-möglichkeiten der Osteosynthese unterstrichen und durch Zurücksetzung der hergebrach-ten Drahtnaht eine stabile Osteosynthese mit dem Fixateur externe (Abb. 3) und der nach ihm benannten Schiene (Abb. 2) befürwortet. Ferner hat er die Schraubentechnik ver-bessert und durch Schaffung von gebogenen und Y-förmigen Platten die Möglichkeiten einer stabilen Osteosynthese bei gelenknahen Brüchen zu erweitern versucht (Abb. 5 b, c, 7). 1913 ist von LAMBOTTE eine zweite umgearbeitete und erweiterte Monographie erschienen: «Chirurgie opératoire des fractures.» In diesem Band fanden namentlich die funktionellen Prinzipien der Osteosynthese eine eindrückliche Würdigung. Für LAMBOTTE war die Mög-

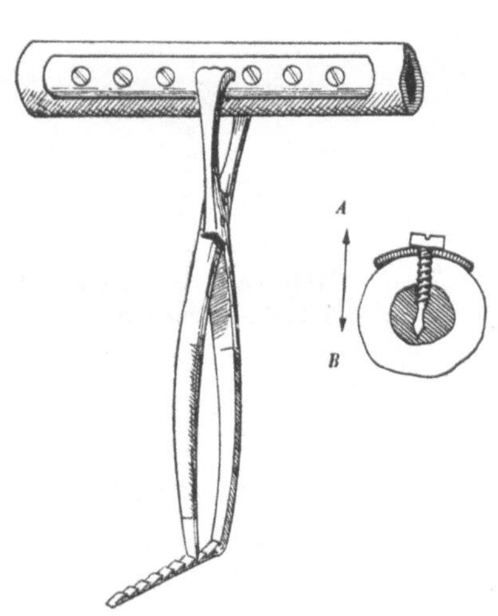

Abb. 2. Zange und Platten nach LAMBOTTE

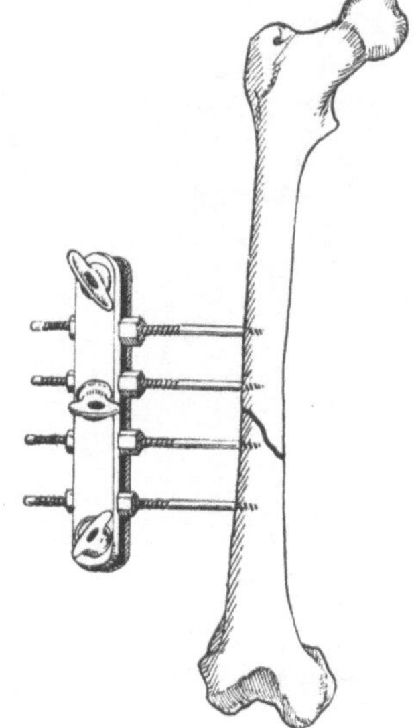

Abb. 3. Fixateur externe nach LAMBOTTE

lichkeit der unbelasteten Frühmobilisierung weitaus der wichtigste Aktivposten im Abwägen des Für und Wider die Osteosynthese. So hat sich LAMBOTTE ganz besonders um die stabile Osteosynthese der gelenknahen Knochenbrüche gekümmert (Abb. 4—9). Für kleine intraartikuläre Fragmente hat er den dünnen Nagel („embrochage") entwickelt. In dieser Hinsicht dürfte auch der erste Vorschlag einer Osteosynthese des Naviculare auf LAMBOTTE zurückgehen (Abb. 10).

Im Jahre 1931 ist im Springer-Verlag die erste und einzige monographische Darstellung im deutschsprachigen Schrifttum von FRITZ KOENIG erschienen: „Operative Chirurgie der Knochenbrüche." In der übrigen deutschen Literatur hat sich die Osteosynthese einen Platz errungen, den MATTI in der 1918 erschienenen ersten Auflage seines bekannten Buches folgendermaßen umschrieben hat:

„Trotz der unbegründeten autoritären Ablehnung hat sich die blutige Behandlung der Knochenbrüche im Laufe der Jahre ihr bestimmtes abgegrenztes Anwendungsgebiet erobert",

ein Standpunkt, der auch in der zweiten Auflage von MATTI zum Ausdruck kam, ferner in anderen Büchern deutscher Sprache wie in demjenigen von HELFERICH (1921) und von K. H. BAUER (1927).

Eine entscheidende Aktivierung erfuhr die Osteosynthese am Deutschen Chirurgenkongreß 1940, wo KÜNTSCHER, sich auf bestehendes Gedankengut stützend, den im Profil V-förmigen Marknagel vorgelegt hat.

Die weitere Entwicklung des Marknagels ist bekannt. Noch im selben Jahr entwickelte KÜNTSCHER den starren, geschlitzten Marknagel mit kleeblattförmigem Querschnitt für den Oberschenkel. 1950 hat HERZOG dieses Modell mit einer Biegung nach vorne modifiziert und damit die Ära des starren Marknagels für Tibiafrakturen eingeleitet. 1956 entwickelte er den Rohrschlitznagel, dessen wesentliche Neuerung darin lag, daß mit Ausklinkdrähten eine bessere Rotationsstabilität zu erzielen ist. Die Idee des Aufbohrens entsprang der von MAATZ 1942 geforderten Formschlüssigkeit zwischen Metall und Knochen und wurde von KÜNTSCHER im Jahre 1951 zunächst bei den Pseudarthrosen verwirklicht, später auch für frische Frakturen eingeführt, um die Stabilität durch Verwendung dickerer Nägel weiterhin verbessern zu können. Eine kürzliche Modifizierung der Markraumschienung bildet die Bündelnagelung von HACKETHAL.

Eine ganz wesentliche Befruchtung erfuhr die Entwicklung der Osteosynthese durch den belgischen Orthopäden DANIS mit seiner 1949 erschienenen Monographie «Théorie

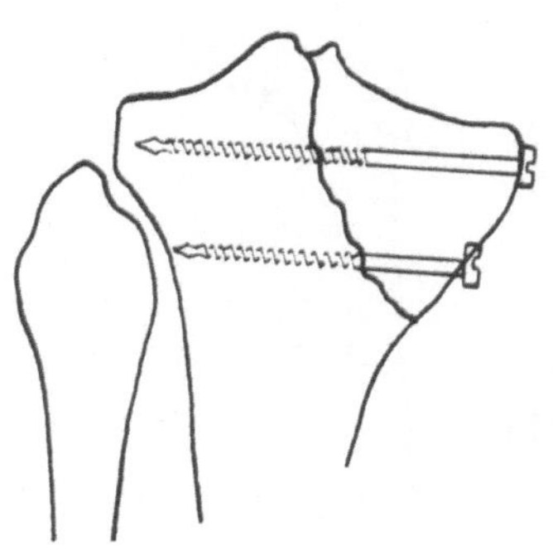
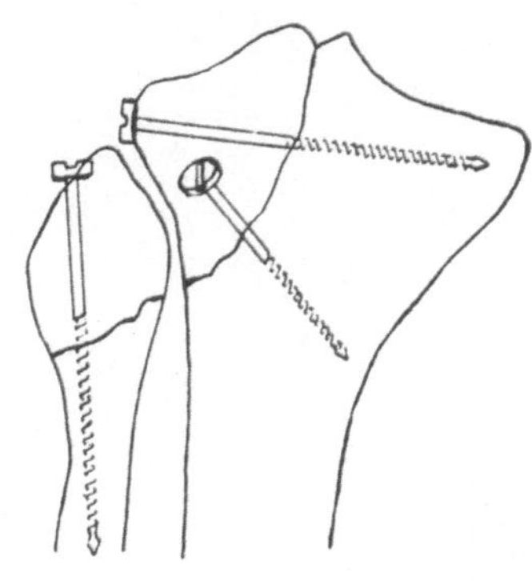

a

Abb. 4a u. b. Osteosynthesen bei
Tibiakopfbrüchen nach LAMBOTTE

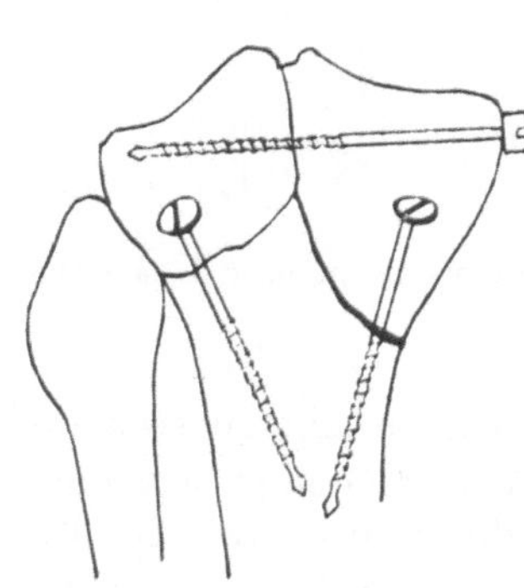
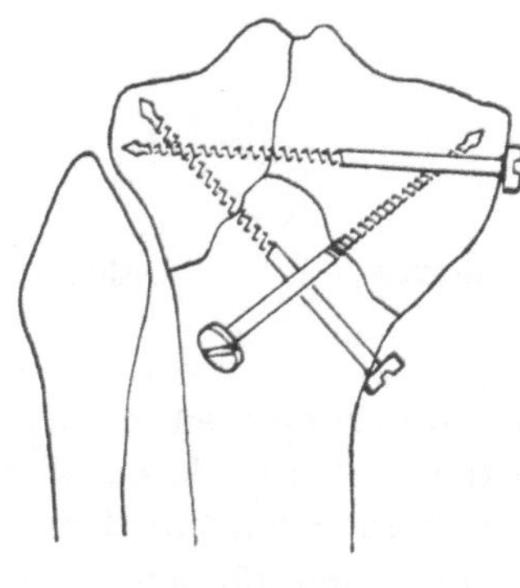
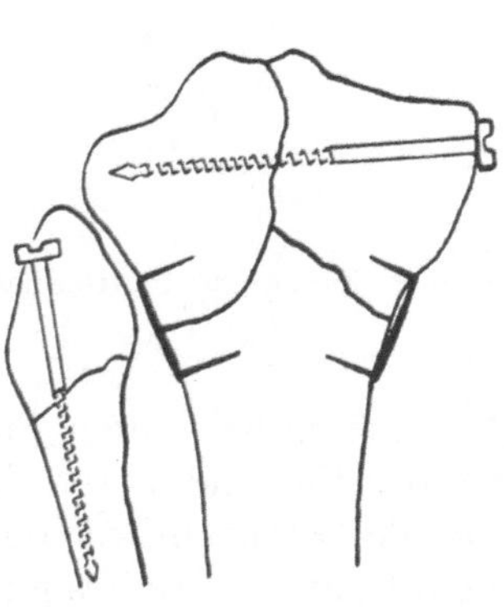

b

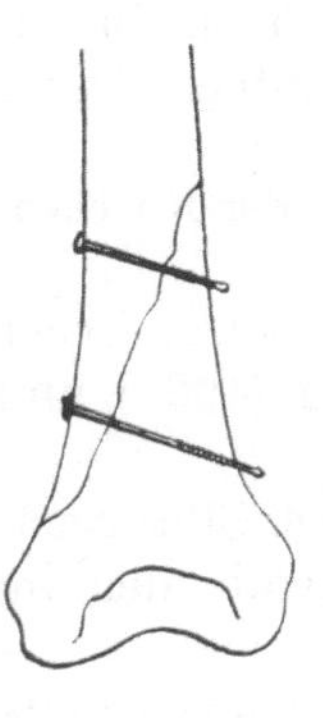
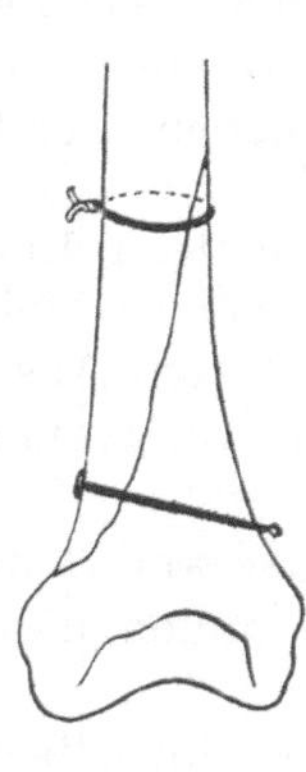

a

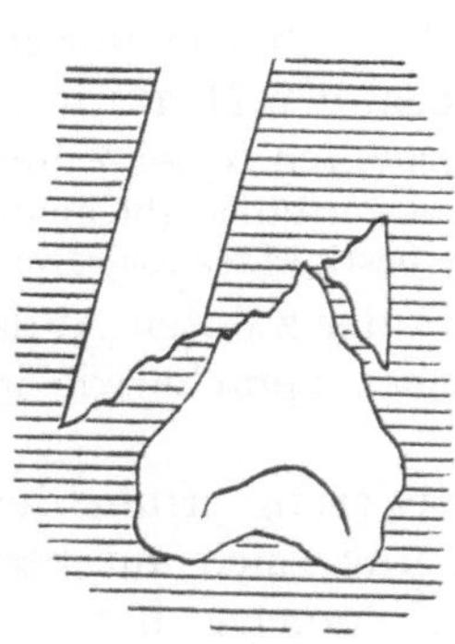
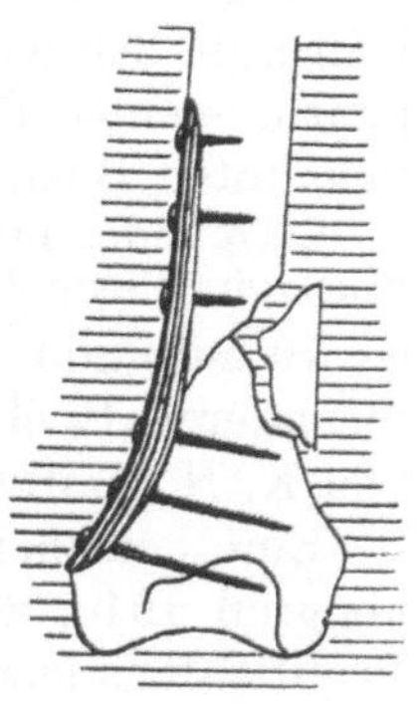

b

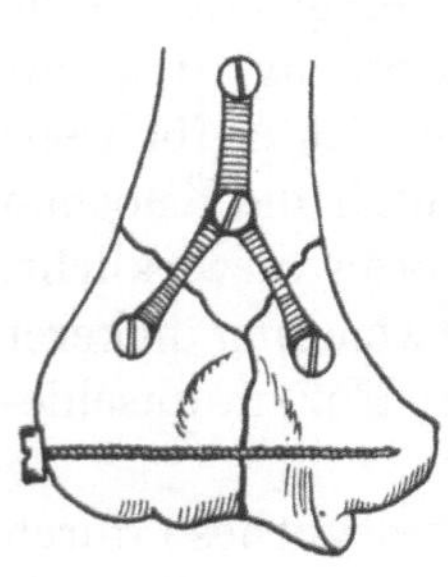
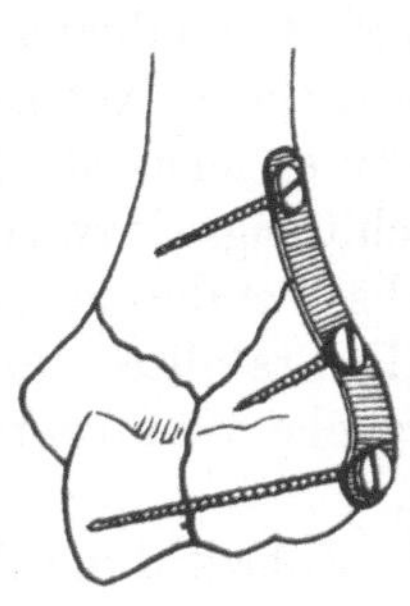

c

Abb. 5a—c. Osteosynthese am distalen Humerusende
nach LAMBOTTE

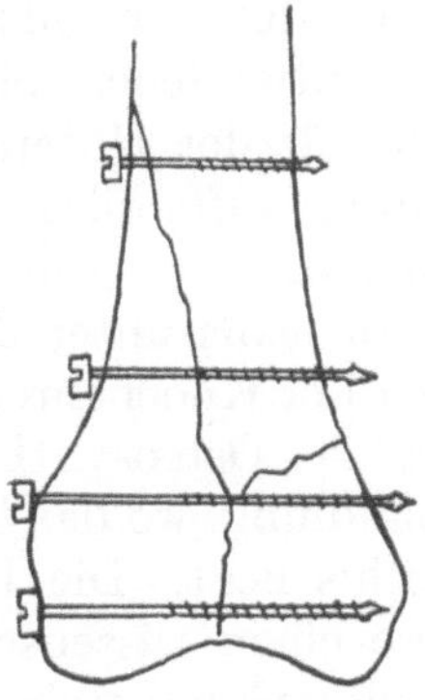

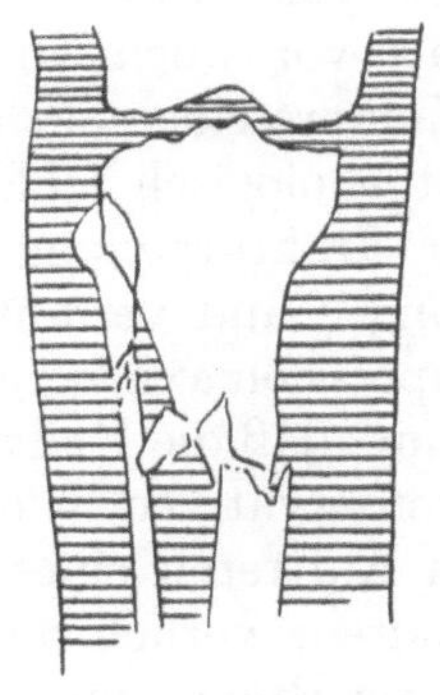

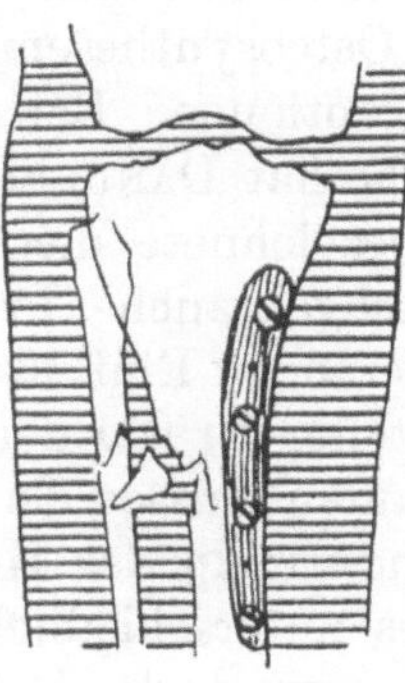

Abb. 6. Osteosynthese am distalen Femurende nach LAMBOTTE

Abb. 7. Plattenosteosynthese bei hoher Tibiaschaftfraktur nach LAMBOTTE

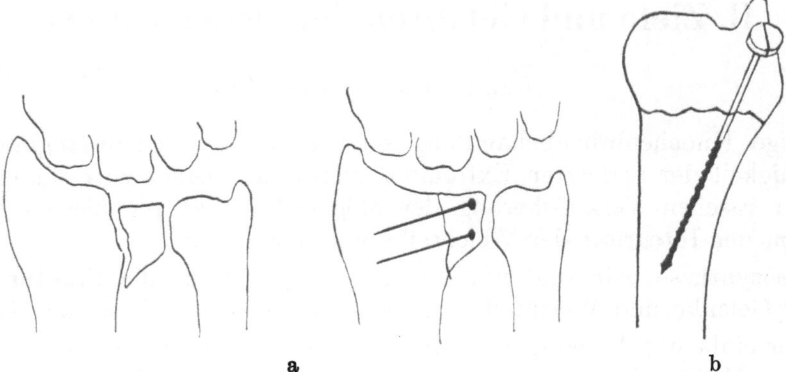

a

b

Abb. 8a u. b. Osteosynthese am distalen Vorderarmende nach LAMBOTTE

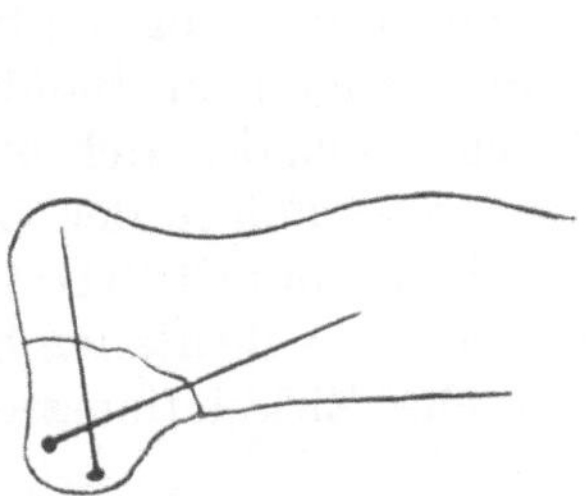

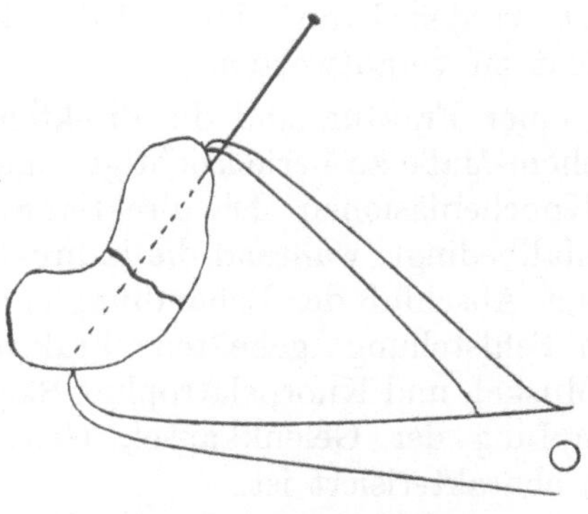

Abb. 9. Osteosynthese bei Meißelfraktur des Radiusköpfchens nach LAMBOTTE

Abb. 10. Vorschlag zur Osteosynthese des Naviculare von LAMBOTTE

et Pratique de l'Ostéosynthèse». Die neuen Gedankengänge betrafen zunächst operativ-technische Neuerungen:

a) Die Verbindung von Stabilität und Druck durch eine speziell konstruierte Verspannungsplatte, welche namentlich bei Vorderarmschaftbrüchen den Weg für eine bis zu jenem Zeitpunkt kaum bekannte Funktionsbehandlung freigemacht hat.

b) Vorschneiden eines Gewindes für die Verschraubung von hartem Knochen.

c) Aufstellung von mechanischen Prinzipien für die richtige Schraubenlage bei Drehkeilbrüchen.

Die bleibenden Verdienste von DANIS liegen weniger in der Vervollkommnung von Osteosynthesematerial, als vor allem in den von ihm entworfenen biologischen Konzeptionen. Bei axialer Kompression und absoluter Stabilität der Unterarmschaftbrüche hat DANIS auf die röntgenologisch fehlende Callusbildung aufmerksam gemacht. Er bezeichnete diese Art der Frakturheilung mit „soudure autogène" (im deutschen Sprachgebrauch „Primärheilung") und vermutete, daß die Corticalis unter dem determinierenden Einfluß der „compression axiale" den Hauptträger der Knochenregeneration darstelle. Er war der Auffassung, daß die Heilvorgänge bei stabiler Osteosynthese anders verlaufen müssen als bei der konservativen Knochenbruchbehandlung, wo das biologische Grundprinzip der Heilung im Auftreten eines sichtbaren Callus liegt. Die Erkenntnis dieses unterschiedlichen Verhaltens verlieh der Osteosynthese einen wissenschaftlichen Hintergrund, der immer noch im Brennpunkt der Grundlagenforschung steht.

II. Ziele und Gefahren der Osteosynthese

Keine Fraktur kann wie die andere behandelt werden (HELLNER). Die Ziele und Prinzipien bleiben jedoch dieselben.

Die heutige Knochenbruchbehandlung setzt sich die Wiedererlangung der vollen Funktionsfähigkeit der verletzten Extremität zum Ziel. Dessen Erreichung hängt einerseits von der raschen Verknöcherung der möglichst exakt reponierten Fraktur und anderseits von der Integrität der Weichteile und Gelenke ab.

Eine Osteosynthese befriedigt nur dann, wenn durch sie die Fraktur neutralisiert wird, so daß Gelenke und Weichteile möglichst rasch behandelt werden können.

Nach einer einfachen Vereinigung von Frakturstücken in anatomischer Stellung mit unzulänglichen Mitteln ist eine zusätzliche äußere Fixation mittels Gipsverband notwendig. Diese Methode ist in all denjenigen Fällen abzulehnen, in welchen durch die konservative Behandlung die Verknöcherung der Fraktur in befriedigender Stellung erwartet werden kann. Das Risiko der Eröffnung einer geschlossenen Fraktur wäre hier nicht zu verantworten.

Bei einer Fraktur sind die direkten und indirekten Gelenk- und Weichteilschäden in gleichem Maße zu berücksichtigen und zu behandeln, wie die röntgenologisch feststellbaren Knochenläsionen. Die direkten Schäden, wie Knorpelabsprengungen, Bandabrisse, sind unfallbedingt, während die indirekten Gelenk- und Weichteilschäden sich im Laufe oder nach Abschluß der Behandlung entwickeln. Sie sind entweder Folgen der in anatomischer Fehlstellung „geheilten" Fraktur oder der sog. „Frakturkrankheit" (DANIS), die durch Muskel- und Knorpelatrophie, Skeletentkalkung, Schwund der subcutanen Schicht, Schrumpfung der Gelenkkapsel, Gelenksteifen und chronische Zirkulationsstörungen (Ödem) charakterisiert ist.

Diese trophischen Störungen müssen meist als Folge der langdauernden Fixation der bruchnahen Gelenke sowie der ungenügenden primären Schmerzausschaltung angesehen werden. Allzuoft sind diese Schäden irreversibel und führen nicht selten zu lebenslänglicher Invalidität.

Die *funktionell stabile Osteosynthese* soll die Bruchfragmente so fest miteinander verbinden, daß sich eine äußere Fixation möglichst von Anfang an erübrigt und *die Muskeln und Gelenke der verletzten Extremität postoperativ sofort schmerzfrei bewegt werden können.* Dadurch treten trophische Weichteilschäden überhaupt nicht erst auf oder bleiben zumindest auf ein unvermeidbares Minimum beschränkt.

Das Wort „Osteosynthese" mag von gewissen Theoretikern als nicht den Tatsachen entsprechend verworfen werden. Kein Chirurg nimmt jedoch an, daß nach einer Osteosynthese der Knochen seine frühere Widerstandsfähigkeit sofort wieder erlangt. Die eigentliche Synthese oder Verschmelzung zu einem einzigen Knochen kann nur die Natur vollbringen. Das Wort hat sich aber im französischen und deutschen Sprachgebiet eingebürgert und ist deshalb nicht mehr wegzudenken. Die funktionell stabile Osteosynthese soll ja auch nicht die Frühbelastung, sondern nur die frühe, schmerzfreie, aktive Bewegung erlauben.

Neben der Stabilisierung der Fraktur in anatomischer Stellung, die uns die Frühmobilisation erlaubt, erscheint die Bruchheilung *ohne röntgenologisch sichtbare Callusbildung* seit Danis ein erstrebenswertes Ziel der Osteosynthese. Den überschüssigen Callus betrachten wir als eine Art Keloid des Knochens, das auf mechanische Unstabilität zurückzuführen ist: Entweder war die Fixation von Anfang an mangelhaft, oder sie wurde es infolge Durchblutungsstörungen der Knochenfragmente im Laufe der Zeit. Diese sog. per primam Ossifikation der Fraktur gilt als Kennzeichen einer einwandfreien Stabilität und zeugt von der Güte der angewandten Methode und der Beherrschung ihrer Technik.

Um zu klären und zu objektivieren, in welchen Fällen diese ideale Knochenheilung erwartet werden kann, wird im Abschnitt „Tibiafrakturen" erstmals im Schrifttum eine lückenlose Serie von 188 Tibia-Frakturen — alle in derselben Klinik operiert — publiziert. In mehr als zwei Dritteln dieser Fälle konnte eine Frakturheilung ohne röntgenologisch erkennbare periostale oder endostale Callusbildung beobachtet werden. Ein sichtbar werdender Callus deutet auf Unstabilität hin und gilt für uns als Warnzeichen, dessen Nichtbeachtung zu verzögerter Frakturheilung, zum Abrutschen der Fragmente oder gar zu einer Pseudarthrose führen kann.

Durch die Osteosynthese sollen die Dauer des Spitalaufenthaltes und der Arbeitsunfähigkeit erheblich abgekürzt werden. Nicht nur relativ einfache Brüche, sondern auch ausgedehnte Trümmerfrakturen sowie polytraumatisierte Patienten müssen damit zuverlässig versorgt werden können, denn gerade bei diesen Verletzten ist eine Frühmobilisierung aller Gelenke wichtig.

Die Osteosynthese ist jedoch ein überaus schwieriges Behandlungsverfahren, bei dem Halbheiten unmittelbar große Gefahren heraufbeschwören. Es setzt lange Schulung, große Erfahrung, richtige Beurteilung, technisches Können und dreidimensionales Denken des Chirurgen voraus, dem ein spezialisiertes Instrumentarium zur Verfügung stehen muß. Deshalb kann die Osteosynthese trotz aller Vorteile und Erfolge, die sie — wenn richtig durchgeführt — aufweist, niemals als allgemein übliche Behandlungsmethode empfohlen werden.

Nicht jeder Chirurg wird mit der Osteosynthese gleich gute Ergebnisse erzielen. Deshalb sind wir darauf bedacht, daß jeder seine operierten Frakturen selbstkritisch kontrolliert, um nicht nur die Grenzen der Methode in seinen Händen, sondern auch seine persönlichen Grenzen zu erkennen. Erzielt er mit Osteosynthesen keine wesentliche Verbesserung der funktionellen Ergebnisse, so sollte er sich mit der Gips- und Zugbehandlung begnügen.

Für den Operateur ist nicht nur die Überwachung der Nachbehandlung, sondern auch die lückenlose Spätkontrolle aller operierten Frakturen notwendig. Diese Untersuchungen kosten Arbeit und Geld und fordern eine spezielle Organisation. Deshalb soll die in der Arbeitsgemeinschaft für Osteosynthesefragen eingeführte Auswertungsmethode eingehend besprochen werden.

Bei der operativen Frakturbehandlung bildet die Knocheninfektion eine außerordentlich schwerwiegende Komplikation. Sie hängt nicht nur von der Asepsis, d.h. von der Organisation des chirurgischen Betriebes ab, sondern in hohem Maße auch von der gewebeschonenden Operationstechnik des Chirurgen (S. 22).

Aber auch der Virtuose kann ohne geeignetes Instrumentarium, das alle in der Knochenchirurgie vorkommenden Operationen durchzuführen erlaubt, kein einwandfreies Ergebnis erhoffen. Die Metall-Implantate müssen korrosionsfest, gewebeverträglich und mechanisch stabil sein (S. 32f.). Sie müssen auch in genügender Anzahl und Auswahl in der Klinik vorhanden sein.

Wir betrachten es deshalb als unsere erste Pflicht, dem Chirurgen ein Instrumentarium zur Verfügung zu stellen, das den höchsten Anforderungen genügt. Dieses Instrumentarium an sich ist jedoch nur technische Voraussetzung; zur Wirkung kommt es erst durch den Handwerker, den Künstler. Dieser soll nicht nur theoretisch wissen, wie und wann das Instrumentarium anzuwenden ist, sondern er muß es auch gebrauchen können. In der vorliegenden Monographie werden wir zeigen, auf welchem Wege man befriedigende Ergebnisse erzielt. Das praktische Können muß sich jeder selbst aneignen.

III. Theoretisch-wissenschaftliche und praktische Grundlagen der funktionell stabilen Osteosynthese

Zur Erzielung einer funktionell stabilen Osteosynthese, die während der ganzen Bruchheilung hält, müssen drei Bedingungen erfüllt sein:

a) *Die anatomische Reposition zur Wiederherstellung der früheren Gestalt des Knochens.*

b) *Die Schaffung eines mechanisch stabilen Blocks.* Dies wird entweder durch *interfragmentären Druck* mittels Zugschrauben, Druckplatten, Zuggurtung oder äußeren Spannern erreicht, oder durch einen *inneren Kraftträger*, wie es der dicke Marknagel nach Ausbohrung der Markhöhle ist.

c) Die *Ernährung der Knochenfragmente* soll erhalten bleiben oder die Revascularisierung derselben begünstigt werden.

a) Anatomische Reposition

Die anatomisch exakte Reposition der Fragmente vor der Fixation ist schon zur Erzielung der bestmöglichen Stabilität der Osteosynthese wesentlich.

Die einwandfreie Wiederherstellung der Gelenkflächen bei Gelenkbrüchen verhindert die Inkongruenz, die anfänglich zur Überlastung gewisser Gelenkabschnitte und später zu posttraumatischer Arthrose führt. Im Bereich der unteren Extremitäten führen Achsenfehler ebenfalls zu Fehlbelastungen und Überbeanspruchung der distal von der Fraktur liegenden Gelenke. Am Unterschenkel z.B. bewirkt eine Innenrotationsfehlstellung von über 10^0 oder ein Varus von über 5^0 erfahrungsgemäß verhältnismäßig rasch Beschwerden im Bereich des unteren Sprunggelenkes im Sinne eines kontrakten Knickfußes. Valgusfehlstellungen bis 10^0 fallen dagegen infolge der möglichen Kompensation durch Supination des Rückfußes weniger ins Gewicht.

b) Stabile Fixation der Fragmente

Damit das erzielte Repositionsergebnis erhalten bleibt, muß die Frakturstelle in einen stabilen Block verwandelt werden. Nur wenn die Festigkeit dieses Blocks während des ganzen Heilungsprozesses der Fraktur, trotz aktiver Übung der frakturnahen Muskeln und Gelenke, nicht nachläßt, sind die Patienten bei den Bewegungsübungen schmerzfrei.

Schon die geringfügigste Bewegung im Frakturspalt verursacht nach HICKS schmerzreflektorische Gelenksteifen. Erst das Ausschalten jeder Beweglichkeit der Fragmente bewirkt postoperative Schmerzfreiheit und stellt somit die zuverlässigste Prophylaxe psychogener Fehlsteuerungen dar. So entscheidet die Stabilität einer Osteosynthese über den Erfolg der operativen Frakturbehandlung: die mechanische Festigkeit muß für die funktionelle Nachbehandlung ausreichen. Somit müssen die verschiedenen vorgeschlagenen Osteosyntheseverfahren nur für bestimmte Beanspruchungen genügen. Wie schon gesagt, ist nicht die sofortige Frühbelastung das erstrebenswerte Ziel, sondern die unmittelbare postoperative, belastungsfreie Betätigung der Muskeln und Gelenke der verletzten Extremität.

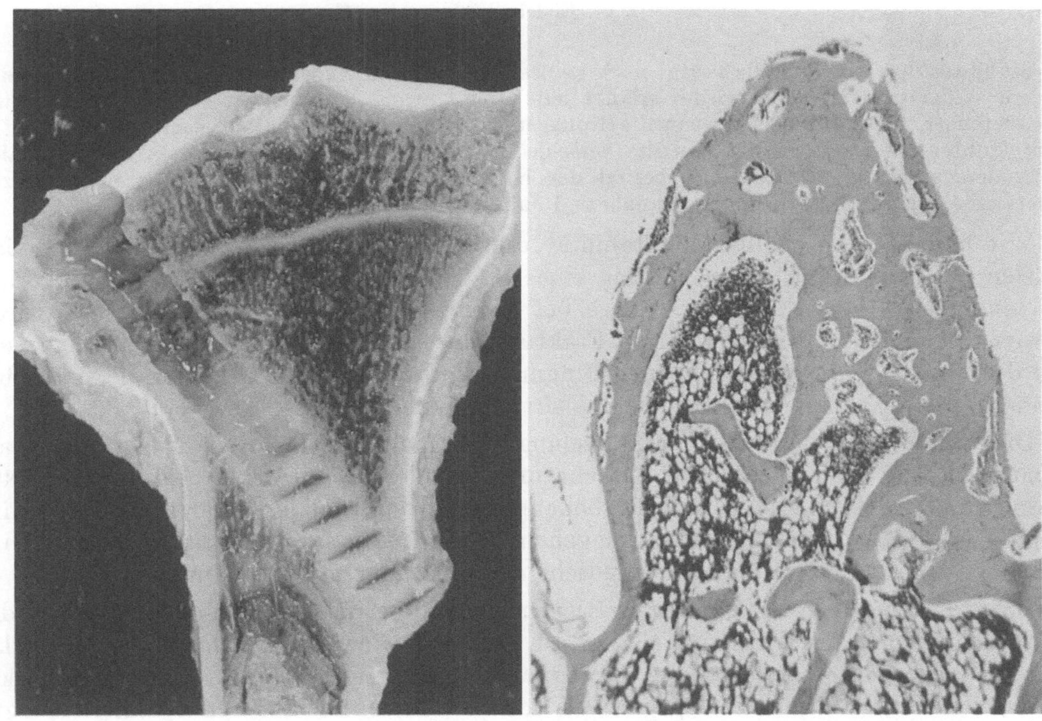

a   b

Abb. 11a u. b. Adaptation des Knochengewebes an den Schraubendruck: a Eine Spongiosaschraube der AO ist im Tibiakopf des Hundes dem konstanten Wachstumsdruck der Epiphysenfuge ausgesetzt. Im Bereich des glatten Schraubenschaftes schimmert das blutbildende Knochenmark durch die zarte Knochenwandung des Schraubenlagers hindurch. Im Bereich des Schraubengewindes findet sich als funktionelle Anpassung an den Dauerdruck eine Belastungssklerosierung des Knochens. (Sägeschnitt, Vergr. 1:2.) b Schnitt durch einen Gewindezug des Schraubenlagers. Die Druckkraft des Schraubengewindes wirkt von rechts nach links. Verdichtung der Spongiosa auf der dem Schraubendruck zugewandten (rechten) Seite des Gewindezuges. Verweildauer der Schraube 5 Monate. (Paraffinschnitt 10 μ, Vergr. 1:28.) (Aus: WAGNER, H.: Neue Osteosyntheseschrauben und ihre Gewebsverträglichkeit. Verh. Dtsch. Orthop. Ges., Zürich, 1961).

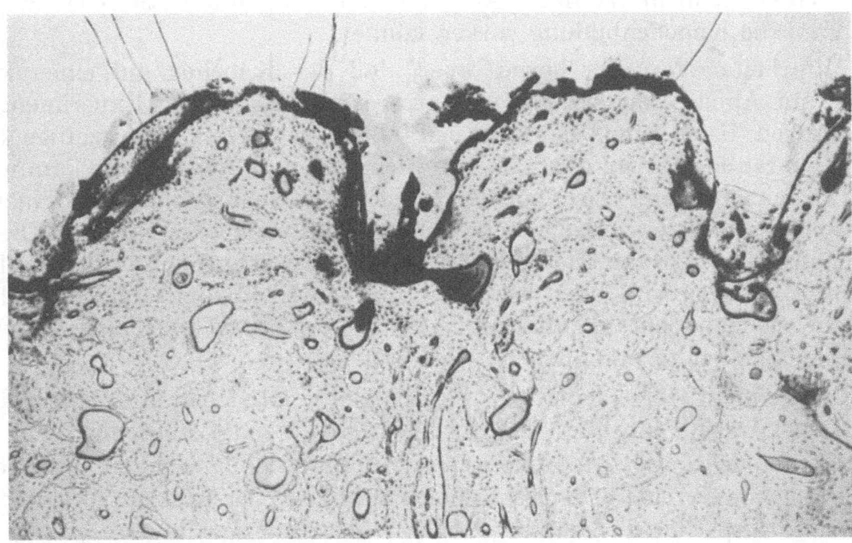

Abb. 11c. Adaptation des Knochengewebes an den Schraubendruck: Knochenlager einer Corticalisschraube der AO in der Tibiacorticalis. Die Tibia ist genau quer getroffen, in der Umgebung des Schraubenlagers sind die Haversschen Lamellensysteme im Querschnitt dargestellt. In Schraubennähe und in den knöchernen Gewindezügen haben sich die Knochenlamellen jedoch umgelagert und in die Richtung der Druckkräfte des Schraubengewindes eingestellt. Im Schraubenkanal und an der Oberfläche der Knochengewinde finden sich Verunreinigungen und Farbstoffniederschläge durch die histologische Präparation, es bestehen aber keine osteolytischen Veränderungen. Verweildauer der Schraube 9 Monate. (Unentkalkter Knochenschnitt 35 μ, Vergr. 1:27) (Präparat von H. WAGNER)

Stabilität der Frakturstelle besagt noch keineswegs, daß der Knochen nach der Operation seine frühere Widerstandsfähigkeit wieder erlangt hat. Der lebende Knochen ist ein Verbundbau, wie Eisenbeton (Kneese), und erst wenn die Kollagenfasern mit ihrem anorganischen Calcium-Apatit-Mantel unter Vorsparn gesetzt und die verschiedenen Lamellen nach den Regeln der optimalen Materialersparnis ausgerichtet sind, besitzt der Knochen seine frühere Festigkeit. Dieser Prozeß dauert unter günstigsten Bedingungen nahezu 1 Jahr.

Wir können eine genügende Stabilität durch die Anwendung von zwei Prinzipien erzielen: Einmal durch die Schaffung eines *interfragmentären Drucks*, und dann durch die *innere Schienung*, die insbesondere bei gewissen Tibia- und Femurschaftfrakturen Anwendung findet. Nur bei wenigen Frakturen im spongiösen Knochen kann man sich mit der einfachen Stabilisierung der Fragmente durch Spickdrähte (Gelenkbrüche bei Kindern) oder Nagelplatten (Schenkelhalsfrakturen) begnügen.

Die innere Schienung als Marknagelung, Verwendung von Rush-Nägeln oder als Bündelnagelung ist im deutschen Sprachraum besonders durch die Arbeiten von Küntscher, Maatz, Hackethal, so sehr bekannt geworden, daß es genügt, wenn wir im Kapitel über Marknagelung darauf eingehen. Das *Kompressionsprinzip* dagegen ist im deutschen und zum Teil auch im englischen Sprachraum nicht bekannt.

Danis vertrat die Ansicht, der axiale Druck fördere die Osteogenese und somit die Knochenheilung jeder Bruchart. Charnley erbrachte Beweise, daß bei spongiösen Flächen, z.B. bei der Kniearthrodese, der Druck eine überaus rasche Ossifikation bewirkt. Bei Schaftfrakturen stellte er dagegen fest, daß der durch seine äußeren Spanner erzeugte erhöhte Druck wirkungslos bleibt. Daß mit dem von ihm verwendeten Instrumentarium eine absolute Stabilität und deshalb ein konstanter Druck nicht erzielt werden kann, erwähnt er in seinen Berichten nicht. Watson-Jones gibt zwar einerseits zu, daß durch Druck die Stabilität des Knochens erhöht wird, teilt aber andererseits die Ansicht von Lenggenhager, wonach der Druck knochenzerstörend wirkt. Als Beispiele für diese Behauptung führt er den durch das Aortenaneurysma arodierten Wirbelkörper, die Druckstelle eines Neuroms und die ungünstige Wirkung der Frühbelastung auf die Knochenbruchheilung an. Der Unterschied zwischen konstantem und intermittierendem Druck wird dabei gar nicht erwähnt. Auch Küntscher glaubt, daß mechanische Kräfte nur störend auf die Knochenbildung wirken können.

Unser Mitarbeiter Wagner bewies aber, daß der Knochen auf einen konstanten Druck nicht mit Abbau, sondern mit Aufbau reagiert. In seinem Experiment führte er bei einem jungen Hund eine Spongiosaschraube durch die Epiphysenfuge des Tibiakopfes. Die Schraube bremste das Knochenwachstum und ihr Gewinde kam unter einen konstanten Druck zu liegen. Der Knochen reagierte mit einer Verdichtung seiner Struktur und die histologische Untersuchung deckte einen funktionellen Umbau auf. Die einzelnen Knochenlamellen verbreiterten sich auf der Seite des vermehrten Druckes und richteten sich parallel zu den einwirkenden Druckkräften aus, d.h. ungefähr senkrecht zu den unter Druck liegenden Schraubenflächen. Auf der neutralen Seite dagegen waren bloß zarte Knochenlamellen zu erkennen (s. Abb. 11a—c).

Dieses Experiment zeigt lediglich, wie spongiöse Knochen auf einen konstanten Wachstumsdruck reagieren. Bei Schaftbrüchen und Schaftosteotomien hat seinerzeit Krompecher versucht, die osteogenetische Wirkung des Druckes zu beweisen. Unter Druck erzielte er jeweils eine bedeutend höhere Stabilität der Fraktur als unter Zug. Die Resultate seiner Experimente können jedoch nicht als gültige Beweise gelten.

Im Laboratorium für experimentelle Chirurgie in Davos versuchen Willenegger und Schenk in Zusammenarbeit mit dem Institut Straumann seit mehr als einem Jahr die Druckverhältnisse auf Frakturhöhe während der ganzen Dauer der Frakturheilung zu prüfen. Als Versuchstier wurde das Schaf gewählt. Nach Querosteotomie des Metatarsalknochens werden die Knochenflächen mit einer vor dem Versuch geeichten, ferritischen Platte unter Druck gesetzt. Diese Platte selbst steht dabei naturgemäß unter Zug und tägliche Messungen mit einer Romkorfschen Spule erlauben es, den in der Platte verbleibenden Magnetismus, und damit die gleich große auf die Frakturfläche einwirkende Druckkraft zu bestimmen. Zusammen mit unserem Mitarbeiter Petrokov sind wir dabei, ähnliche

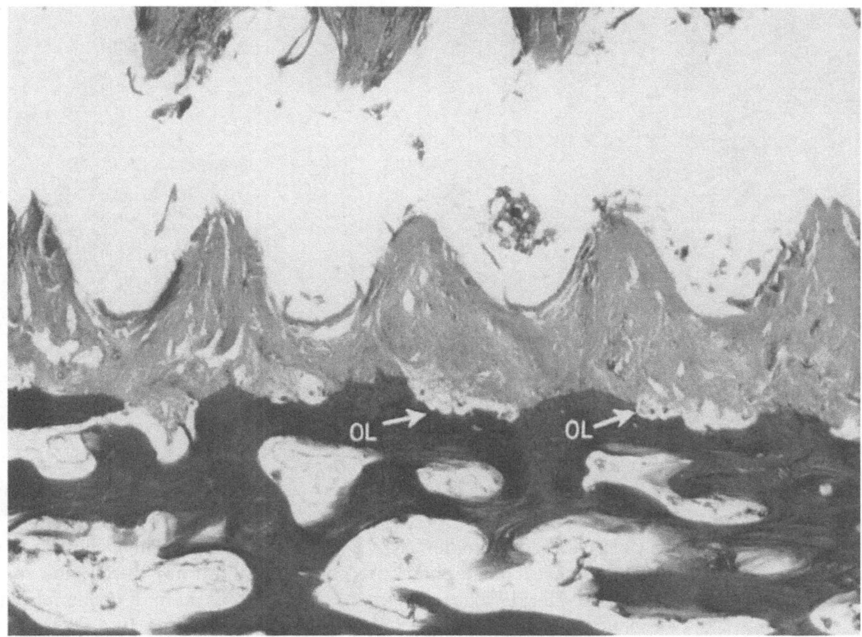

Abb. 12. Schraubenkanal einer herkömmlichen handelsüblichen Osteosyntheseschraube. Ausgeprägte Fibrose des Schraubenkanals. Das Knochengewebe in der Umgebung der Metallschraube ist durch derbes Bindegewebe ersetzt. Der Abbau des Knochengewebes ist noch nicht abgeschlossen, an der Grenzlinie zwischen Binde- und Knochengewebe findet sich noch eine lebhafte celluläre Osteolyse (OL) mit zahlreichen Riesenzellen, die in die Oberfläche des Knochens tiefe Lacunen eingegraben haben. Verweildauer der Schraube 4 Monate. (Paraffinschnitt 10 μ, Vergr. 1:27) (Präparat von H. Wagner)

Experimente am Hund durchzuführen, deren Ergebnisse in einer speziellen Monographie zusammengefaßt werden sollen.

Unser Mitarbeiter Bassett aus New York hat kürzlich in vitro gezeigt, daß sich pluripotente Mesenchymzellen unter Druck (impaction) in Osteoblasten, unter Zug (distraction) dagegen in Bindegewebezellen differenzieren. Es scheint somit zum mindesten in vitro bewiesen, daß indifferente Zellen sich je nach der mechanischen Beanspruchung in Osteoblasten oder aber in Bindegewebezellen verwandeln können.

Diese Beispiele sollen nicht einen endgültigen Beweis für die osteogenetische Wirkung des Druckes darstellen. Wir wollen lediglich zeigen, daß der konstante Druck nicht knochenabbauend, sondern eher knochenbildend wirkt. Noch wichtiger erscheint uns aber die Tatsache, daß durch Druck vorerst eine erhebliche, zusätzliche Stabilisierung der Knochenfragmente erzielt werden kann, und zwar sowohl bei der Verschraubung als auch bei der Verplattung von Knochenfragmenten.

Schrauben sind aber gerade im deutschsprachigen Gebiet verpönt, schrieb doch Lange noch 1962:

„Es ist eine Utopie zu glauben, daß die einfache Knochenschraube dem Knochen einen wirklichen Dauerhalt geben wird. Es bilden sich um die Knochenschraube, auch wenn sie in der ersten Zeit fest im Knochen sitzt, bald Resorptions-Zonen aus, so daß die Schraube sich dann im Knochen lockert und nicht anders wirkt als ein gewöhnlicher Nagel. Die Folge davon ist, daß der gewünschte Halt der Bruchstücke verlorengeht. Später läßt sich sogar die Schraube, die lose im Knochen sitzt, mit einer Pinzette herausziehen."

Daß handelsübliche, oft aus nicht ganz korrosionsfesten Stahlsorten hergestellte Schrauben, die ihr Gewinde selbst schneiden, eine bindegewebige Umwandlung des Knochens bewirken, ist aus dem Beispiel der Abb. 12 ersichtlich. Es ist aber nicht daran zu zweifeln, daß die gewebefreundliche AO-Schraube überhaupt keine osteolytische Wirkung entfaltet, wie Wagner experimentell nachgewiesen hat (Abb. 13). Tausende von Osteosynthesen haben uns gezeigt, daß nur dann osteoporotische Zonen in der Umgebung

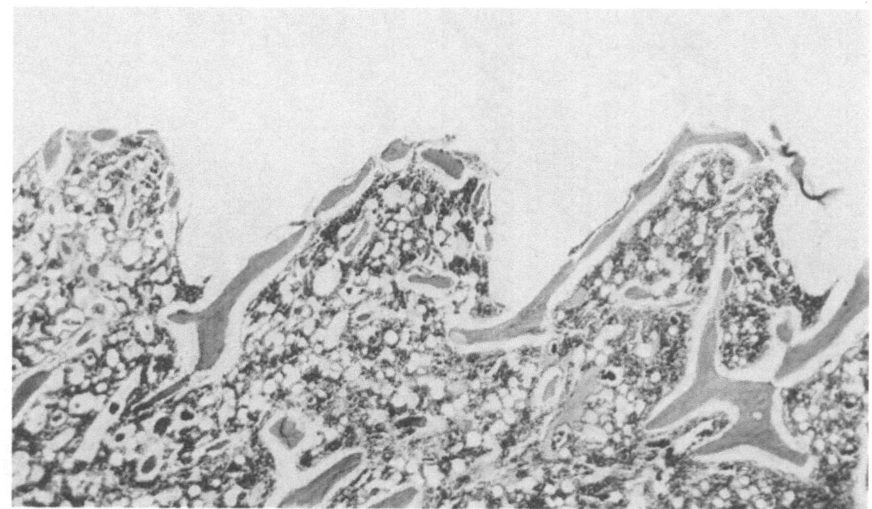

Abb. 13a. Schraubenkanal einer Corticalisschraube der AO. Das Knochengewebe hat sich der Oberfläche der Metallschraube eng angelegt. Blutbildendes Knochenmark ist von dem Metall nur durch eine zarte Knochenlamelle getrennt, teilweise liegt es dem Metall sogar direkt an. Es besteht kein Knochenabbau und keine Fibrose des Knochenmarkes. Verweildauer der Schraube 2 Monate. (Paraffinschnitt 10 μ, Vergr. 1:27) (Präparat von H. WAGNER)

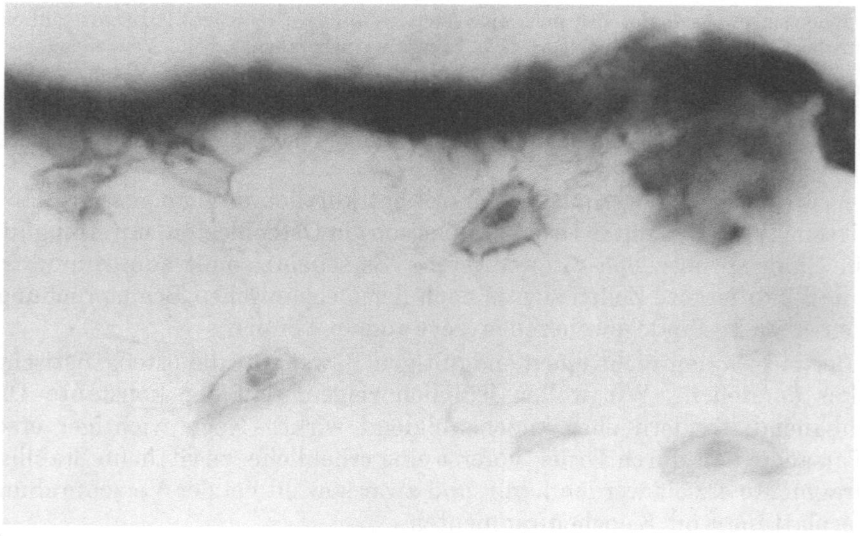

Abb. 13b. Schraubenkanal einer Corticalisschraube der AO in der Tibiacorticalis. Die Berührungsfläche zwischen Knochen und Metall, die tatsächlich sehr dünn ist, erscheint in der Abbildung durch Farbstoffniederschlag bei der histologischen Präparation als breites schwarzes Band. Lebende Osteocyten finden sich im Knochengewebe noch in unmittelbarer Nähe des Metalls, ihre feinen Zellfortsätze reichen bis zur Schraubenoberfläche. Keine osteolytischen Veränderungen. Verweildauer der Schraube 9 Monate. (Unentkalkter Knochenschnitt 30 μ, Vergr. 1:1300) (Präparat von H. WAGNER)

der Schrauben auftreten, wenn die Osteosynthese den auftretenden Beanspruchungen infolge unrichtiger Schraubenlage nicht gewachsen ist, oder wenn ein leichter Infekt auftritt. Bedenkt man allerdings, daß bei selbstschneidenden Schrauben die Hitzeentwicklung 90° oft übersteigt, so kann es nicht überraschen, wenn LANGE zu einem Fehlschluß kommt, denn die verbrannten Knochenzellen müssen zuerst durch Bindegewebe ersetzt werden. Das langsame Bohren des Schraubenlochs und das Schneiden des Gewindes

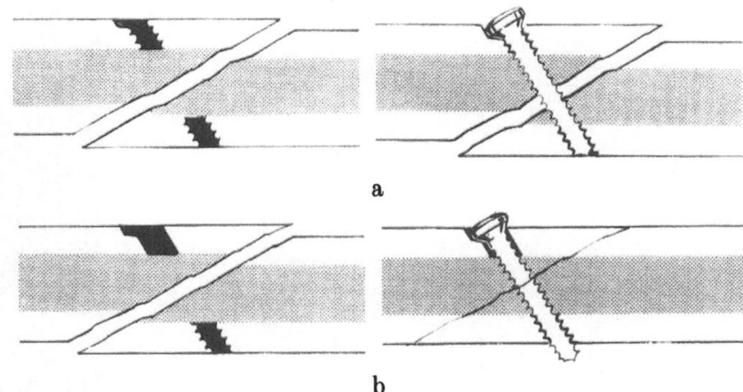

Abb. 14a u. b. a Bei einer Schraube, die ihr Gewinde in beide Corticales schneidet, kann es nicht zu einem interfragmentären Druck kommen; sie bricht, bevor sich die Fragmente nähern. b Wird das Loch in der ersten Corticalis so breit wie der Schraubendurchmesser, muß das Gewinde nur in der zweiten Corticalis geschnitten werden. Beim Anziehen der Schraube geraten die Bruchflächen unter Druck

mit einem überaus scharfen Gewindeschneider verringern dagegen die Hitzeschäden bei der von uns empfohlenen Methode auf das Minimum.

Bei der Verschraubung von zwei Knochenfragmenten können diese erst dann unter Druck gesetzt werden, wenn das in die erste Corticalis eingebohrte Loch mindestens dem Außendurchmesser des Gewindes entspricht (s. Abb. 14), so daß die Schraube dort nur eine Seitenführung hat, ihr Gewinde aber nicht „faßt".

Wie lange hält dieser Druck an? Wenige Stunden oder Tage, antworten diejenigen, die mit Böhler der Ansicht sind, daß die Knochenenden bei jeder Fraktur auf eine Distanz von 2—5 mm absterben und resorbiert werden. Ist die Osteolyse am Frakturende unvermeidlich?

Zur Beantwortung dieser Frage haben wir die seinerzeit von Bassett am Hund ausgeführten Experimente nunmehr am Schwein vorgenommen.

Es sollte demonstriert werden, wie ein Knochendefekt von 20/5 mm Größe am Radius verheilt, wenn keine Zellen vom Endost, Periost oder der Umgebung einwandern können. Zur Verhinderung dieses Eindringens wurden die Endostzellen durch die Lücke mittels scharfen Löffels und Raspatorium abgeschabt und beiderseits des Defektes wurde ein Längsschnitt im Knochen angelegt. Durch diesen Längsspalt zogen wir eine eiweißdurchlässige aber zellundurchlässige Millipore-Membrane und schlossen damit den Defekt vollkommen ein (Abb. 15a).

30 Tage nach dem Experiment zeigt der Längsschnitt neugebildeten Knochen direkt neben dem alten und einige Haverssche Kanälchen führen direkt in das neugebildete Knochengewebe ohne irgendwelche Abbau- oder Resorptionserscheinung. Somit scheint erwiesen, daß zur Überbrückung eines Knochendefektes oder eines Frakturspaltes weder periostale noch endostale Zellen nötig sind. Ob es sich hier um eine direkte Ossifikation von den Haversschen Kanälchen aus handelt, oder ob bestimmte in die Lücke eingedrungene Blutelemente sich zu Osteoblasten und Osteocyten verwandeln, sei dahingestellt. Das Präparat veranschaulicht jedoch, was wir uns unter primärer Knochenheilung vorstellen müssen.

Bei der Durchsicht der Präparate konnte Schenk die Ossifikation des angelegten Defektes beim Schweine-Radius wie folgt charakterisieren:

1. Der von Millipore abgeschlossene Defektraum enthält zunächst Blut, wird in der Folge aber von einem Granulationsgewebe ausgefüllt. Vorausgesetzt, der Abschluß gegen das Periost und den Markraum sei ausreichend, dürfte dieses Granulationsgewebe zum größten Teil aus den eröffneten Haversschen Kanälen einwachsen. Ich habe den Eindruck, daß dies bei diesem Experiment zutraf.

2. Unmittelbar nach dem Eingriff sind sicher Teile der Knochenränder geschädigt und auch der Inhalt der Haversschen Kanäle auf eine kleine Strecke zerstört. Diese Elemente besitzen aber ein sehr gutes Regenerationsvermögen. Nekrotische Knochenpartien fallen natürlich einem osteoclastischen Abbau anheim. Dadurch kommt es stellenweise zu einer markanten Erweiterung der Knochen-

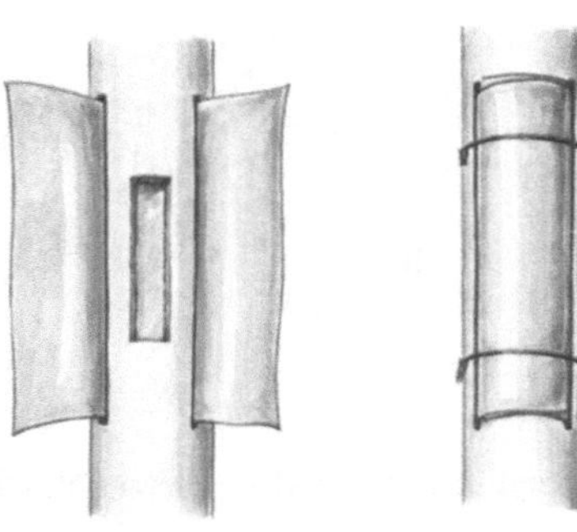

a

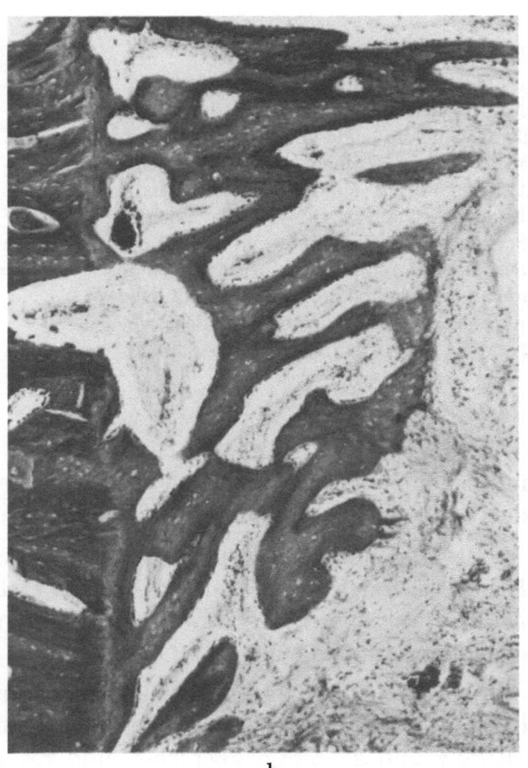

b

Abb. 15a u. b. Längsschnitte durch einen Knochendefekt am Schweineradius 30 Tage nach Anlegung der Rinne (Präparat Schenk). a Technik des Experiments: Damit keine Endost- oder Periostzellen in die angelegte Rinne eindringen können, wird sie mit einer Millipore-Folie umwickelt. b Vergrößerung 1:40. Keine nekrotische Zone erkennbar. Direkte Verbindung zwischen ursprünglichen und neugebildeten Knochenlamellen

kanäle. In Abb. 15b sind z.B. noch drei Osteoclasten in situ zu erkennen. Im allgemeinen ist der Zustand der Defektränder aber überraschend gut.

3. Die Knochenneubildung erfolgt sicher vom Granulationsgewebe aus. Da dieses vorgängig kollagene Fasern differenziert hat, müßte man nach KROMPECHER von einer desmalen Ossifikation sprechen. Da aber Osteoblasten nur in unmittelbarer Nachbarschaft von Blutgefäßen funktionstüchtig sind, erfolgt die Knochenneubildung vorwiegend in engem Anschluß an die von den Haversschen Kanälen aus einsprießenden Blutgefäße. Die Richtung ihres Einwachsens bestimmt damit gleichzeitig die räumliche Anordnung der neuformierten Knochensubstanz. Auf diese Weise kommt es vom Defektrand aus zur Entwicklung eines Knochenregenerates, das in seiner räumlichen Anordnung und im strukturellen Gefüge weitgehend mit der Corticalis übereinstimmt.

Aber auch wenn gewisse Periost- und Endostzellen in den Spalt eindringen, würden wir immer dann von primärer Knochenheilung sprechen, wenn eine Callusbildung röntgenologisch auch auf Tomogrammaufnahmen (Abb. 17d, e) nicht ersichtlich ist.

Dabei müssen wir gelten lassen, daß histologisches Geschehen mit der Röntgenröhre nicht erfaßt werden kann, und daß zur Überbrückung des trotz Kompression stets noch bestehenden mikroskopisch kleinen Knochenspaltes ein minimaler Callus notwendig ist. Ob er von den Blutelementen oder von den Haversschen Kanälchen kommt oder vom Periost bzw. Endost ausgeht, bleibt an sich gleichgültig. Wichtig ist die Tatsache, daß auch gewisse osteolytische Prozesse stattfinden, die röntgenologisch nicht erkennbar sind, so daß die Auf- und Abbauvorgänge nebeneinander (sog. „creeping substitution") verlaufen.

Die per primam-Heilung des Knochens ist zu einem klinisch-röntgenologischen Begriff geworden. Er heißt „Frakturheilung ohne sichtbaren Callus". Wir glauben sogar, annehmen zu können, daß jeder überschüssige Callus, der nach einer Osteosynthese auftritt, minderwertig ist, und daß er als eine Art Keloid des Knochens betrachtet werden muß (DANIS). Meist zeugt er von einer unzulänglichen Fixation und von Unruhe im Frakturspalt. Jede nach der Osteosynthese im Laufe der Knochenbruchheilung sichtbar werdende

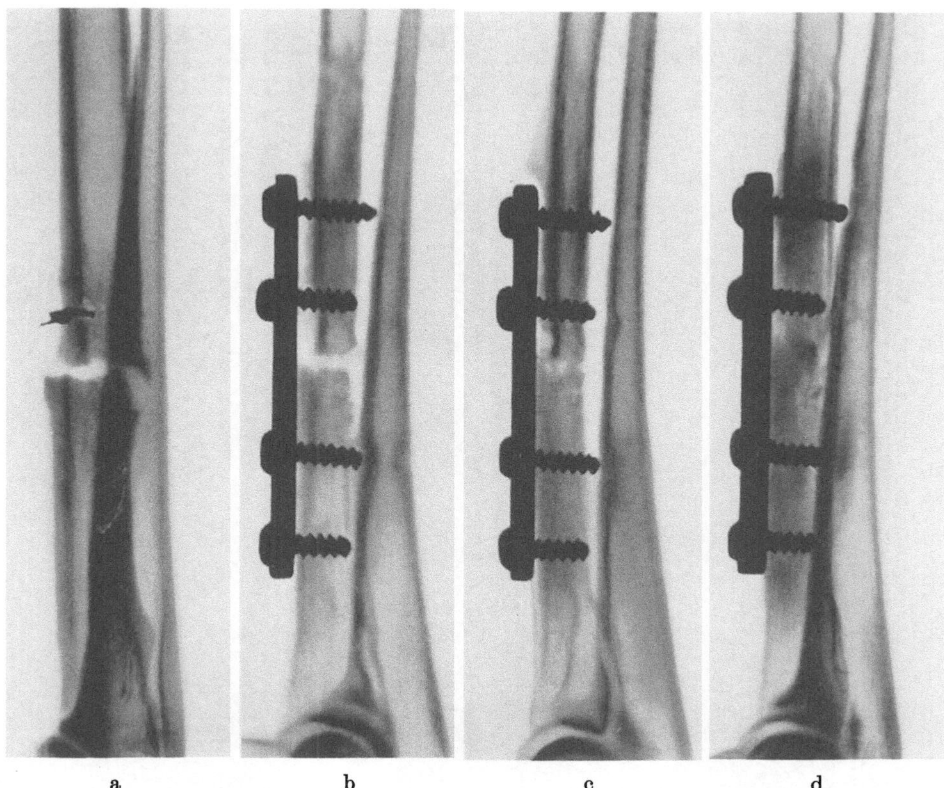

a   b   c   d

Abb. 16 a—d. a Radiuspseudarthrose beim Hund, 3 Monate nach Einschaltung einer Silastic-Membrane zwischen den Osteotomieflächen. b 3 Wochen nach Einsetzen einer Druckplatte ohne Resektion des Pseudarthrosegewebes. c Pseudarthrose nach 4 Monaten. d Knöcherne Verheilung nach 7 Monaten ohne überschüssige Callusbildung. Keine Knochenatrophie neben den Schrauben, trotz maximaler Beanspruchung und trotz Breite der eingesetzten Schrauben

Callusbildung gilt somit für uns als Warnzeichen und soll dementsprechend sofort zweckmäßig behandelt werden. Eine calluslose Konsolidierung dagegen erscheint uns als die erstrebenswerteste Bruchheilungsform.

Die Frakturheilung ohne Callus gilt für uns als röntgenologisches Kriterium der dauerhaften Stabilität. Weit über die Hälfte aller nach AO-Prinzipien versorgten Frakturen heilen mit minimaler, röntgenologisch nicht sichtbarer Periost- bzw. Endostreaktion (Abb. 17).

Schrauben können nur dann eine Schaftfraktur genügend fixieren, wenn die Länge der Bruchflächen mindestens doppelt so groß als der Schaftdurchmesser ist. Die Entwicklung einer Platte drängte sich deshalb auf. Dabei war uns bekannt, daß die früher in Deutschland verwendete Lanesche Platte zu vielen Mißerfolgen und sogar zu Katastrophen geführt hat.

Danis dagegen hat uns erstaunliche Ergebnisse mit seiner Vorderarmdruckplatte gezeigt. In letzter Zeit sind Jergersen aus San Francisco und Hicks aus Birmingham wieder mehr für die Plattenosteosynthese eingetreten.

Zur Erhöhung der Stabilität und zur Ausschaltung auch der kleinsten Bewegung im Frakturspalt versuchten Hicks und seine Mitarbeiter dickere Platten zu verwenden. Der Dicke der Platte sind aber durch die Anforderungen des Wundverschlusses Grenzen gesetzt. Zu erwähnen ist, daß die Birminghamsche Schule für das Femur ebenfalls keine genügend stabile Platte empfehlen kann.

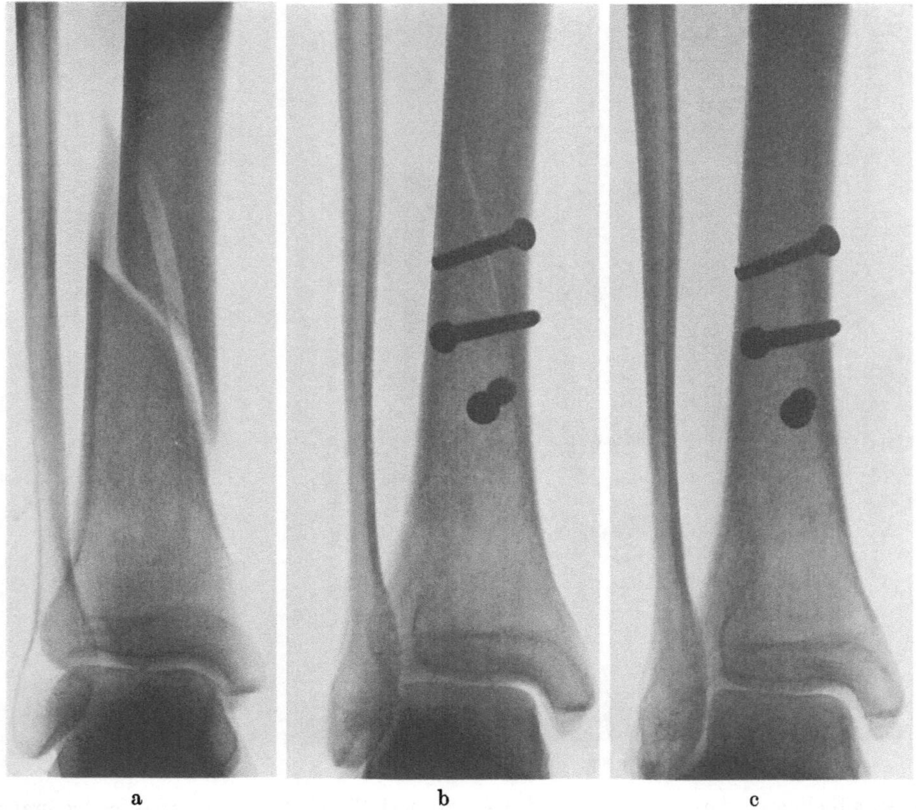

Abb. 17a—c. Tibia-Spiralfraktur primär verschraubt. a Nach Unfall. b 5 Wochen, c 25 Wochen nach
Osteosynthese. Sogenannte „per primam"-Heilung der Fraktur

Um die Knochenfragmente unter einen Druck von 30—60 kg zu setzen, entwickelten
wir die AO-Druckplatte mit der temporären Druckvorrichtung.

Diese Platte wurde zuerst tierexperimentell geprüft (Abb. 18). Nach einer Radius-
querosteotomie bei einem ausgewachsenen Hund wurde zur Erzeugung einer Pseudarthrose
eine Silasticmembrane zwischen die Fragmente gelegt. Vor dem zweiten Eingriff hüpfte
der Hund nur auf drei Beinen umher. Zwei Tage nach Einsetzen einer Radiusdruckplatte
über der drei Monate alten, lockeren Pseudarthrose sprang der Hund wieder ganz normal
in der Umgebung von Davos umher. Die Pseudarthrose ossifizierte sich trotzdem im
Laufe von 5 Monaten und die Schrauben wiesen nicht die geringste Lockerung auf. Die
Stabilität blieb somit während der ganzen Dauer der Pseudarthroseheilung erhalten
(Abb. 16).

Die Technik des Einsetzens von Druckplatten ist auf Abb. 19 ersichtlich. Die systematische Anwendung dieser Platte ergab bei richtiger Technik, besonders am Vorderarm,
regelmäßig einwandfreie Knochenheilung. Die Patienten konnten die frakturierte Extremität ohne irgendwelche Beschwerden von Anfang an bewegen und voll gebrauchen,
waren also kurze Zeit nach der Osteosynthese wieder arbeitsfähig.

Von ANDERSON und BOYD an der Campbell-Clinic ausgeführte Versuche zeitigten die gleichen
Ergebnisse. Die AO-Druckplatte gilt dort für die Behandlung der Vorderarmbrüche und für die
meisten Schaftpseudarthrosen als die Methode der Wahl.

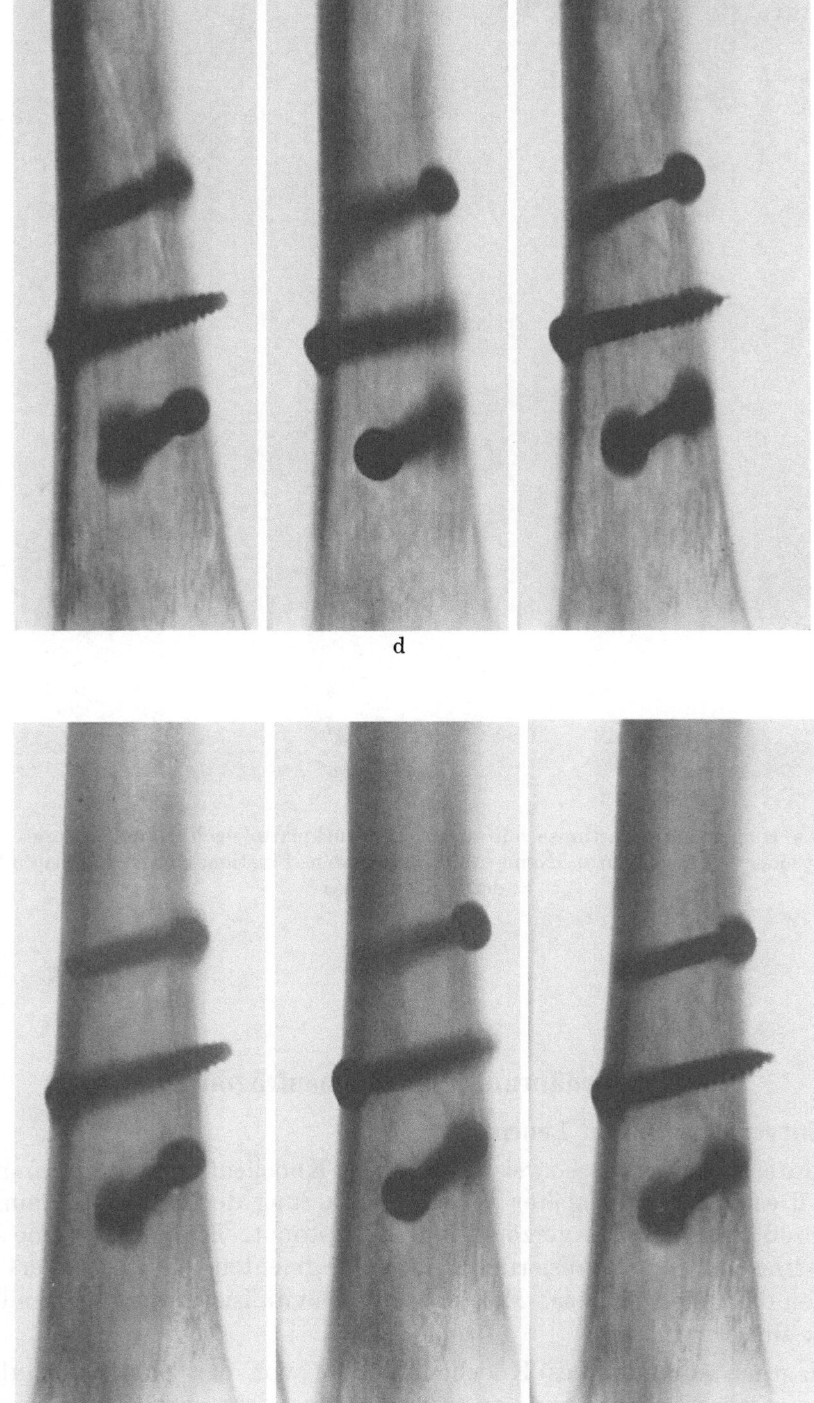

d

e

Abb. 17d u. e. Tomogramm-Aufnahmen. d 5 Wochen, e 25 Wochen nach Verschraubung. Der anfänglich gerade noch sichtbare Spalt ist nach 25 Wochen vollkommen verschwunden. Keine erkennbare periostale oder endostale Callusbildung

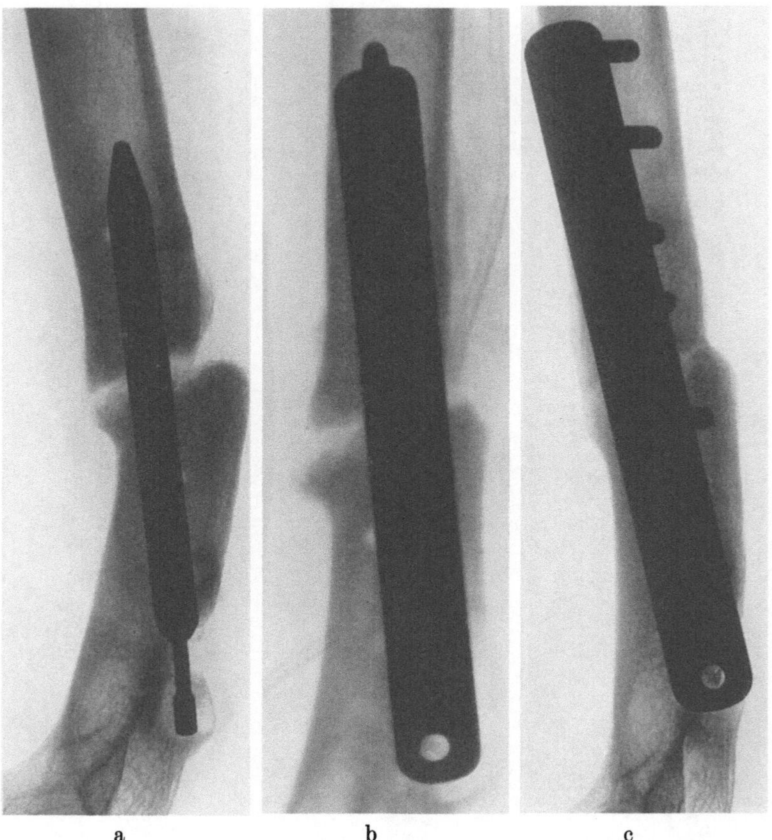

Abb. 18a—c. a Humerus Pseudarthrose mit zu kurzer Druckplatte nach DANIS versorgt. b Unmittelbar
nach Anlegung einer AO-Druckplatte. Keine Anfrischung, keine Fixation. c Nach 4 Monaten Verknöcherung
der Pseudarthrose

c) Ernährung der Knochenfragmente

Ohne Blutversorgung kein Leben!

Sobald durch Osteosynthese zwei abgestorbene Knochenfragmente zusammengehalten
werden, muß es früher oder später zu einer Lockerung der Fixation kommen und der
Heilungsprozeß wird entweder verzögert oder abgestoppt. Die Folge ist eine sog. avasku-
läre Pseudarthrose bei devitalisierten Knochenfragmenten, eine besonders gefürchtete
Komplikation der Osteosynthese. Meist ist diese Devitalisierung auf mangelhafte Operationstechnik zurückzuführen.

Wenn dagegen ein einzelnes Knochenfragment von der Zirkulation abgeschlossen
wird, ist eine rasche Verknöcherung zu erwarten, besonders wenn die Fragmente ineinan-
dergestaucht sind oder unter Kompression stehen (FRIEDENBERG und FRENCH 1952).

Bekanntlich ist bei einer einwandfrei fixierten Schenkelhalsfraktur trotz Vorliegen einer Kopfnekrose (s. Schenkelhalsfrakturen) eine ebenso schnelle Heilung der Fraktur zu erwarten wie bei einem
normal ernährten Schenkelkopf. Experimente von PETROKOW bewiesen, daß Homotransplantate
beim Hund unter Druck versetzt, ohne röntgenologisch erkennbare Veränderungen einheilen. Die
Ab- und Aufbauvorgänge finden nebeneinander statt. Ebenso beweisen eine Menge von klinischen
Daten, daß kleine abgestorbene Knochenfragmente normal „einheilen", so daß abgesprengte Knochenteile, sorgfältig eingepaßt und wenn möglich unter Druck versetzt, die Heilung fördern.

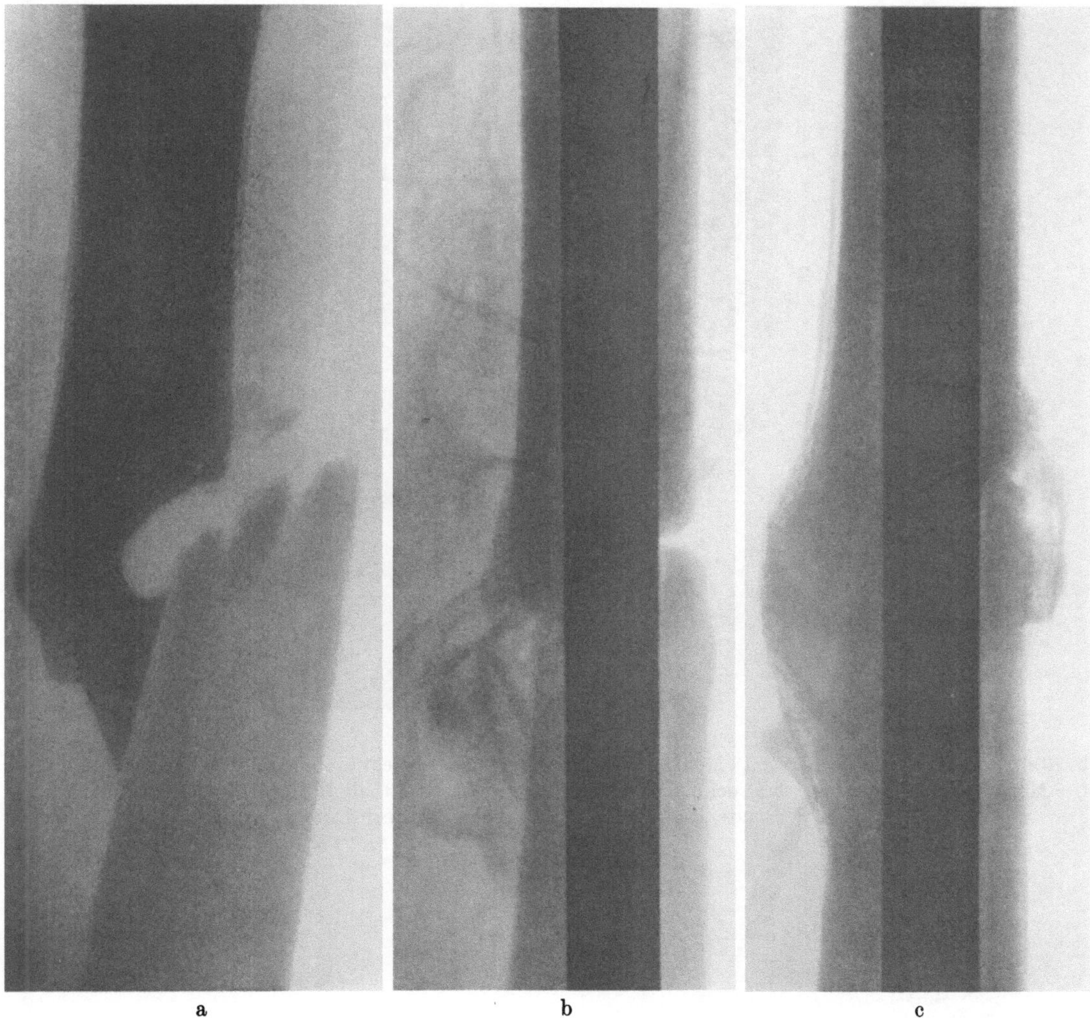

a   b   c

Abb. 19a—c. a Pseudarthrose $3^1/_2$ Monate nach konservativ behandelter Femurfraktur. b 2 Wochen nach Ausbohrung der Markhöhle und Nagelung mit 14 mm Nagel. c 3 Monate später ist die Pseudarthrose durchgebaut

Die Zirkulation kann durch ausgedehnte Deperiostierung oder Hitze, z.B. bei langdauerndem Ausbohren einer Markhöhle, zerstört werden. Eine vorerst mit einer Platte versorgte genagelte Fraktur kann die periostale und endostale Durchblutung oft endgültig zerstören. Im Prinzip wird deshalb eine Pseudarthrose nach Marknagelung durch eine Umnagelung mit einem dickeren Marknagel behandelt.

Die funktionell stabile Osteosynthese verlangt somit nicht nur mechanisches Können, sondern ebensosehr biologisches Verständnis. Es ist wesentlich, daß der Chirurg während des ganzen Eingriffes an die Blutzirkulationsverhältnisse denkt. Größere ausgesprengte Fragmente dürfen auf keinen Fall von den umgebenden Weichteilen gelöst werden. Wenn trotz aller Vorsicht eine Devitalisierung von zwei nebeneinander liegenden Knochenstücken angenommen werden muß, kann eine ausgedehnte autoplastische Spongiosaplastik nötig werden, um die sekundäre Revaskularisierung zu fördern.

2*

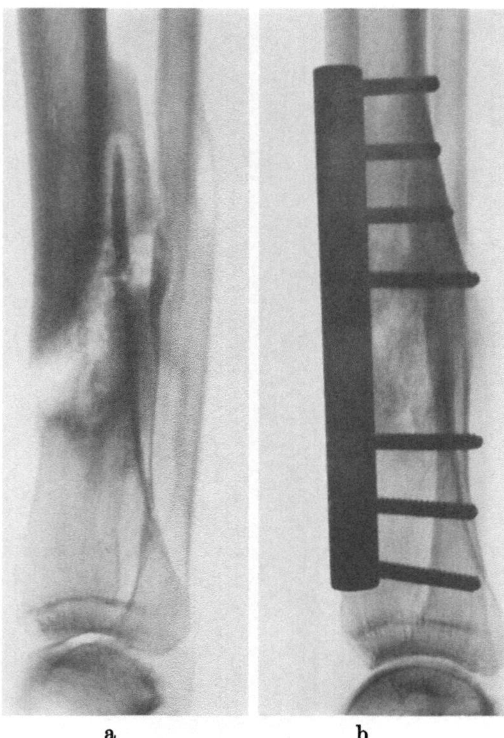

a   b

Abb. 20a u. b. a Tibiapseudarthrose 18 Monate nach unzulänglicher Verschraubung mit vier Vitalliumschrauben. 6 Monate Gipsbehandlung. b Druckplatte. Kein Gips. Spitalaufenthalt 12 Tage. Volle Arbeitsfähigkeit nach 2 Monaten. Nach 8 Monaten vollkommener Durchbau

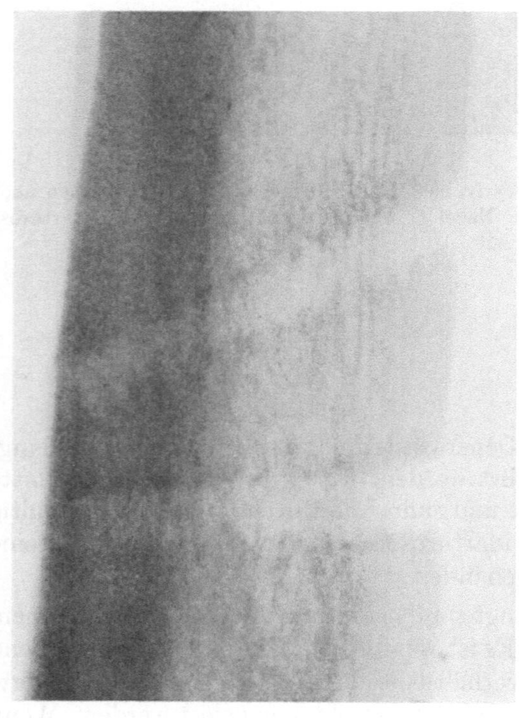

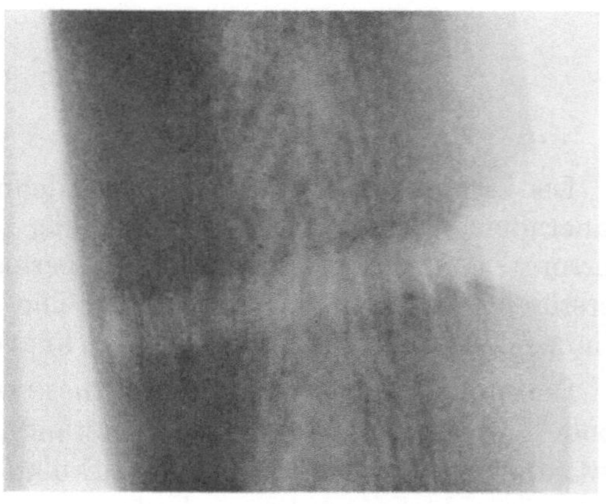

a   b

Abb. 21a u. b. Bei einer verschraubten Fraktur füllen sich die Gewindegänge im erweiterten Kanal der ersten Corticalis bald wieder mit Knochen aus. Die Osteoblasten scheinen aus den Haversschen Kanälchen zu stammen. a Übersichtsbild. b Vergrößerung des Schraubengewindes in der ersten Corticalis

B. Allgemeine Operationstechnik und Nachbehandlung

I. Grundsätzliches zur Operationstechnik

Ohne strengste Asepsis gibt es keine operative Frakturbehandlung. Bei einer geschlossenen Fraktur ist schon eine einzige Osteitis auf tausend Osteosynthesen ein Drama, das der angewandten Methode zur Last gelegt werden muß. Dabei übersieht man aber leicht, daß auch bei konservativer Frakturbehandlung (Extension) eine Femur- oder Calcaneusosteitis auftreten kann, ja daß selbst Amputationen in deren Folge schon notwendig wurden.

a) Die Asepsis ist ein Problem der Organisation, dessen Lösung nur gelingt, wenn von der Operationsvorbereitung bis zur Wundheilung die Anforderungen der Asepsis konsequent erfüllt werden. Die Verhütung der Wundinfektion allein genügt nicht, denn eine Wunde kann selbst unter günstigsten Bedingungen nie absolut steril gehalten werden. Die bakterielle Besiedlung einer Wunde findet praktisch immer statt. Für die eindringenden pathogenen Keime, die zu ihrer Entwicklung ein günstiges Milieu benötigen, bilden Hämatome und nekrotisches Gewebe beste Nährböden. Daher gilt eine *gewebeschonende Technik* neben der konsequent durchgeführten Asepsis als Voraussetzung für die operative Knochenbruchbehandlung. Nicht nur eine Osteitis oder eine Wundrandnekrose ist als Infektion zu werten, sondern schon jede postoperativ auftretende Gewebsinduration hat als latenter Infekt zu gelten. Eine Hautnarbe sollte auch nach ausgedehnter Freilegung der Fraktur nach 10 Tagen reizlos und auf der Unterlage verschiebbar sein.

Sobald ein oder mehrere, noch so leichte Infekte auftreten, ist eine strenge Kontrolle und Revision anzuordnen und gemeinsam mit allen Mitarbeitern rücksichtslos jede mögliche Ursache des Infektes zu erwägen.

b) Der Operationssaal. Für die Osteosynthese sollte wenn möglich ein spezieller Operationssaal reserviert bleiben, in dem keine anderen Eingriffe ausgeführt werden, besonders keine Abdominal-Operationen. Um den Operationssaal weitgehend keimarm zu halten, ist die Zuführung der filtrierten, leicht angefeuchteten Frischluft mit Überdruck erforderlich (Airconditioning). Auch Luftdesinfektionsanlagen haben sich bewährt, z.B. die Ionisation, obwohl sie nicht im eigentlichen Sinne „desinfizierend" wirken, sondern nur die Keimzahl herabsetzen. Betten aus den Abteilungen sind stets als septisch anzusehen und dürfen unter keinen Umständen in den Operationssaal gebracht werden. Die Patienten sind im Vorbereitungsraum umzulagern, auf dem Operationstisch in den Operationssaal zu fahren und nach dem Eingriff wieder in den Vorbereitungsraum zurückzubringen. Tücher und Wäsche aus der Abteilung gehören nicht in den Operationssaal, ebensowenig wie Schränke mit Verbandmaterial und Instrumenten oder Krankengeschichten und Umschläge der Röntgenbilder. Staubablagerungen sind die besten Bacillenträger und müssen deshalb regelmäßig entfernt werden. Bodenwaschungen mit antiseptischen Lösungen sind täglich vorzunehmen. Einmal wöchentlich sollen auch die Wände, Trommeln usw. im Operationssaal und seiner unmittelbaren Umgebung gründlich abgewaschen werden.

c) Personal. Selbstverständlich darf sich niemand in Zivilkleidern, Zivilschuhen oder gar ohne Mund- und Nasenschutz oder ohne Kopfbedeckung im Operationssaal aufhalten. Da mehr als ein Drittel der Menschen Träger pathogener Keime sind, ist darauf zu achten, daß die Operationsmasken vor Mund und Nase absolut dicht anliegen. Um zu vermeiden, daß ein unsteriler Mantelteil in Berührung mit dem Instrumententisch gerät, sollen die Operationsmäntel auch über dem Rücken steril sein.

Die Sterilisation von Operationswäsche in einem sog. Operationspaket hat sich besser bewährt, als deren Aufbewahrung in Trommeln, die immer wieder geöffnet werden. Im Operationssaal selbst sollte möglichst wenig gesprochen werden, dies sowohl wegen der Asepsis als auch zur Schonung der Nerven des Operateurs, der sich voll auf die Operation konzentrieren muß.

d) Hände-Desinfektion. Die Hände-Desinfektion erfolgt nach allgemeinen chirurgischen Regeln; bei Verwendung von Phisohex sind in regelmäßigen Abständen Kulturen der Lösung notwendig. In Gefäßen, die nicht regelmäßig sterilisiert werden, können sich Saprophyten entwickeln. Sogar pathogene Keime wie Streptokokken viridans wurden in Phisohexresten entdeckt.

Der Operateur trägt mit Vorteil Zwirnhandschuhe über den Gummihandschuhen. Das vermindert nicht nur die Gefahr der Perforation der Gummihandschuhe, sondern der angefeuchtete Zwirnhandschuh gibt dem Operateur ein Gefühl erhöhter Sicherheit bei der Handhabung der Instrumente. Nach kurzer Gewöhnung kann er damit die feinsten Techniken ausführen.

e) Schonendes Operieren. Das schonende, anatomisch richtige Operieren ist ebenso wichtig, wie die mechanische Behandlung des Knochens. Messer, Schere, Meißel sollen wie Rasierklingen schneiden und oft nachgeschliffen werden. Nur feinste Klemmen und Nahtmaterialien sind zu verwenden. Auch die Assistenten müssen darauf achten, daß sie nicht durch länger dauernden, übermäßigen Druck mit Hohmann- oder Spreizhaken ausgedehnte Weichteilnekrosen verursachen und damit stark erhöhte Infektionsgefahr schaffen. Nekrotisch erscheinende Gewebe, z.B. Fascien- oder Periostfetzen müssen excidiert werden. In halbstündigen Abständen spülen wir die Wunde mit einer sterilen Ringerlösung, wodurch die Keimzahl verringert, die Austrocknung des Gewebes verhindert und nekrotische, herumliegende Fetzen entfernt werden können. Der Ringerlösung kann ein lokal wirksames nicht für parenteralen Gebrauch vorgesehenes Antibioticum beigefügt werden (z.B. Neomycin + Bacitracin in der Konzentration von $^1/_4$—$^1/_2$ $^0/_{00}$).

Von der Non-touch-Technik sind wir abgekommen. Der sicher abgedeckte Finger kann über Verhältnisse Auskunft geben, die dem Blick entgehen. Auch die Reposition kann durch Druck eines Fingers an der richtigen Stelle erleichtert werden. Im Prinzip gehören jedoch die Finger nicht in die Wunde. Man soll sich auch angewöhnen, die Metallteile, die in die Wunde kommen, möglichst nicht zu berühren.

Wird die Elektrokoagulation angewendet, so sind die Gefäße nur punktförmig zu coagulieren, denn coaguliertes Gewebe ist nekrotisches Gewebe und nekrotisches Gewebe gilt als bester Nährboden für Bakterien.

f) Lokale Vorbereitung. Bei Sofort-Operationen muß die Haut mit Bürste und Seife gewaschen, mit einem sterilen Rasiermesser rasiert und mit einer antiseptischen Lösung bestrichen werden. Obwohl die Vorbereitung Aufgabe der Pfleger ist, verlangen wir, daß der letzte Anstrich von einem Assistenten ausgeführt wird.

Bei Spät-Eingriffen wird stets 24—36 Std vor der Operation eine Mastix-Probe verlangt, weil immerhin 1—2 % der Patienten auf Mastix allergisch reagieren. Die Haut wird am Tag zuvor über der Operationsstelle sauber gewaschen, gebürstet und mit einem sauberen Tuch über Nacht abgedeckt.

g) Abdecken. Für das Abdecken der Haut haben sich mit Mastix angeklebte Polyäthylen- oder Polyamidfolien gut eingeführt. Sie gewährleisten einen hermetischen Abschluß der Hautporen. Da Polyäthylen durch Hitze von 100⁰ zerstört wird, kann es nicht im Autoklav sterilisiert werden. Für die Sterilisation im Wasser werden die Polyäthylen-

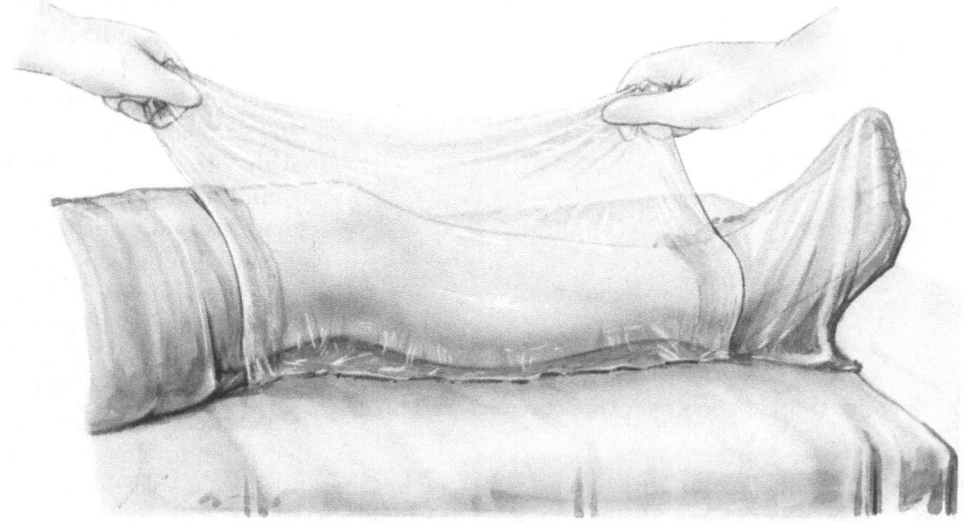

Abb. 22. Abdecken eines Unterschenkels mit der Polyäthylenfolie

folien mit einer Mullgaze bedeckt und um ein dickes Rohr, im Notfall um einen Marknagel aufgerollt. Das ganze wird 15 min lang im siedenden Wasser gekocht (Abb. 22).

Als Mastix verwenden wir seit Jahren die von LEVEUF angegebene Lösung, die vom Apotheker mindestens zweimal filtriert werden muß.

Die Lösung muß sehr dünnflüssig bleiben und soll nur in kleinen Tagesdosis-Flaschen aufbewahrt werden. Die Formel lautet:
Rp. Mastix 200,0; Colophonium 400,0; Oleum ricini 10,0; Dichloramin T 1,0; Äther 580,0.

h) Schnittführung. Standardschnitte sind bei jeder typischen Operation angegeben. Sie sollen die Nervenbahnen möglichst vermeiden. Lange, geradlinige Schnitte erleichtern die Übersicht. Sie werden im allgemeinen bei Schaftfrakturen längs, bei Gelenkfrakturen quer angelegt, entsprechend den Hautfalten.

i) Offene Reposition. Meist erfolgt sie unter Längszug durch einen Assistenten. Nur bei Oberschenkelschaft-Frakturen hat sich das Einspannen des Beines in der Extensionsvorrichtung eingebürgert. Sonst gelingt es meist ohne große Mühe, eventuell nach Einspritzung eines schnellwirkenden Curare-Präparates, die Fragmente so weit zu reponieren, daß sie leicht mit einer Zange oder einem Draht fixiert werden können.

k) Vorläufige Fixation. Sie erfolgt am spongiösen Knochen am ehesten mit Spickdrähten, im Corticalis-Knochen mit einer Drahtumschlingung oder einer bzw. mehreren Faßzangen. Dabei wird stets das Verfahren vorgezogen, das ein Minimum an Freilegung erfordert und die Weichteile möglichst schont.

l) Wahl des Operationsverfahrens. Nach Möglichkeit soll das Verfahren angewendet werden, das im Einzelfall das Maximum an Stabilität bietet und das Minimum an Freilegung und Gewebezerstörung erfordert. Aus diesem Grunde sollte der Chirurg möglichst alle Techniken der Osteosynthese beherrschen und das für jede einzelne notwendige Instrumentarium griffbereit zur Hand halten. Sehr oft kann erst nach begonnener Operation und nach der Beurteilung der Fraktur unter Sicht das Verfahren der Wahl bestimmt werden. Falls sich während des Eingriffs das geplante Vorgehen als ungeeignet erweist, muß der Chirurg imstande sein, sofort auf eine andere günstigere Methode überzugehen.

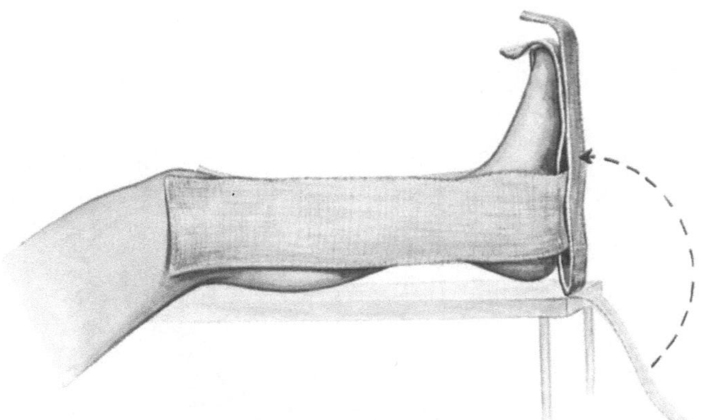

Abb. 23. Doppelte U-Schiene aus zwei Gipslonguetten hergestellt. Die Füße bleiben frei

m) Drainage. Die automatische Saugdrainage nach JOST-REDON hat sich beim systematischen Drainieren der Operationswunden bewährt (Abb. 24). Es beugt der Hämatombildung vor und vermindert somit die Infektionsgefahr. Im allgemeinen legen wir einen dünnen Polyäthylen- oder Silicondrain unmittelbar über den Knochen und einen zweiten subcutan. Wir führen ihn stets 10—15 cm weit von der Wunde aus. Die Drains werden so lange belassen, bis kein Blut mehr herausgesogen wird, d.h. meist 24—28 Std. Ein verspätetes Hämatom wird steril punktiert.

II. Nachbehandlungsprinzipien

a) Postoperativer Verband und Lagerung. Postoperativ ist in den allerwenigsten Fällen ein Gips notwendig. Eine Ausnahme bilden die Malleolarfrakturen, die mit Vorteil während etwa einer Woche in einer doppelten U-Schiene mit maximaler Dorsalflexion des Fußes fixiert werden (Abb. 23). In den übrigen Fällen wird nach einem lockeren Verband die untere Extremität in einer Schaumgummischiene möglichst hoch gelagert. Bei Oberschenkelschaftfrakturen wird dabei das Knie zur Verhütung einer postoperativen Kniestreckkontraktur rechtwinklig gebeugt. Seit Verwendung der Schaumgummischiene haben wir keine Peroneus-Lähmung mehr beobachten können, wie sie bei der Lagerung auf einer Braunschen Schiene auftritt (Abb. 24, 25).

Nach 24—48 Std werden die Saug-Drains entfernt, 1 oder 2 Tage später auch die Wundverbände, damit die Wunde möglichst bald offen behandelt werden kann.

b) Die aktive Übungstherapie stellt eine der Grundforderungen der AO dar, wobei man sich fragen kann, ob die Patienten schon am ersten Tag systematisch üben sollen, oder ob erst die Wundheilung während 4—6 Tagen abzuwarten ist. Mit beiden Methoden wurden tadellose Resultate erzielt. Im allgemeinen warten wir bei der Marknagelung oder bei gelenknahen Brüchen ungefähr eine Woche ab, während bei den verschraubten oder verplatteten Schaftfrakturen meist schon nach 24 Std alle Gelenke der verletzten Extremität bewegt werden.

c) Fixierende oder entlastende Gehverbände. Sobald die Gelenke in ihrer ganzen Ausdehnung aktiv frei bewegt werden, paßt man bei Unterschenkelbrüchen die von ALLGÖWER und KRAMER entwickelten Entlastungsapparate an. Nach der Entlassung weist man die Patienten an, die verletzte Extremität möglichst oft hochzulagern und die Gelenke viel zu bewegen.

Der Fixationsapparat aus Plastoid 015 wurde zusammen mit der Firma *Röck* entwickelt. Die vier Standardgrößen lassen sich durch Erhitzung verhältnismäßig leicht anpassen. Das Körpergewicht wird an den Tibiakondylen und an der Patella abgefangen. Mit diesem Apparat können die Patienten unter Entlastung des Unterschenkels im allgemeinen schon 10—14 Tage nach dem Eingriff umhergehen (s. S. 118 und Abb. 124).

Nach einer offenen Fraktur muß man sich vor Beginn der funktionellen Übungsbehandlung vergewissern, daß kein Infekt in der Tiefe mottet. Wir warten in diesen Fällen daher ungefähr eine Woche ab.

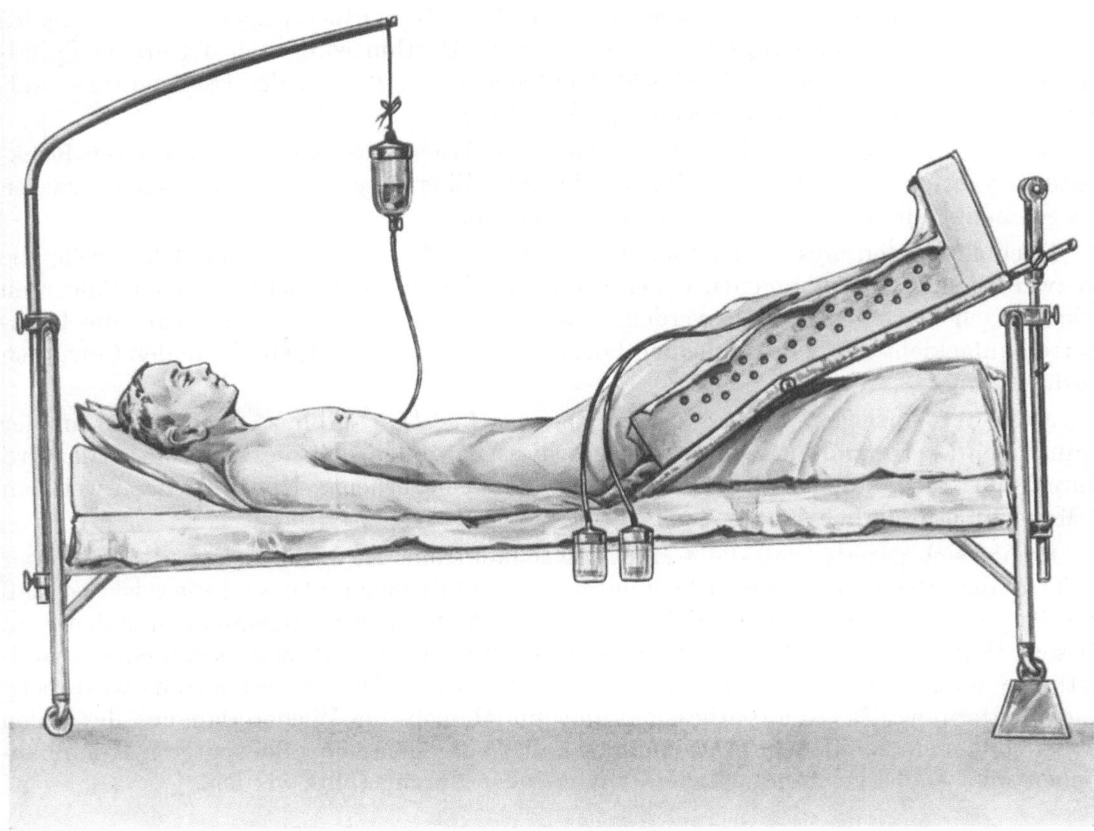

Abb. 24. Hochlagerung in der Schaumgummischiene mit der Saugdrainage

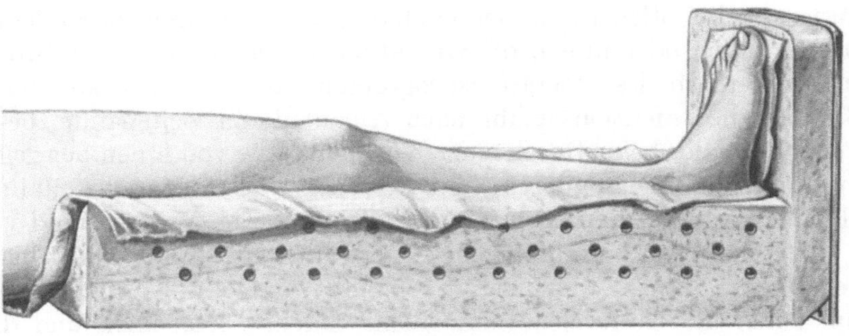

Abb. 25. Schaumgummischiene mit Holzbrett zur Sohlenverstärkung. Vor der Lagerung wird ein sauberes Tuch auf die Schiene gelegt, um ihre Verunreinigung durch Schweiß, Blut usw. möglichst zu vermeiden

III. Nachuntersuchungen

Die systematisch durchgeführten Nachkontrollen unserer Operierten haben einen ungeahnt großen Wert, nicht nur für die Patienten, sondern noch mehr für den Operateur und seine Assistenten. Durch diese Nachkontrollen lernt man erst die Ergebnisse der angewandten Methode richtig zu bewerten und mancher Fehler ist erst bei den Nachkontrollen erkannt worden. Zudem zieht diese Nachkontrolle oft therapeutische Konsequenzen nach sich, z. B. kann eine drohende Pseudarthrose frühzeitig entdeckt und richtig behandelt werden. Sie erfordern jedoch viel Geduld, Arbeit und eine gute Organisation, und sind außerdem mit hohen Kosten verbunden.

Die 20 Chirurgen der Arbeitsgemeinschaft für Osteosynthesefragen haben in Davos eine Dokumentations-Zentrale ins Leben gerufen. Dorthin wird nach der ersten Spitalentlassung das ausgefüllte *gelbe Codeblatt* mit den vor und nach der Osteosynthese aufgenommenen Röntgenbildern gesandt (s. Abb. 27a).

Anhand dieses ersten Codeblattes werden zwei Lochkarten angelegt, auf deren Rückseite die verkleinerten Röntgenbilder geklebt sind. Eine dieser Karten wird dem Chirurgen ausgehändigt, die zweite bleibt in Davos (Abb. 26).

Nach 4 Monaten müssen das *blaue Codeblatt* (Abb. 27b) mit der 4-Monatskontrolle, die in zwei Ebenen aufgenommenen neuen Röntgenbilder und die Lochkarte vom Chirurgen wieder nach Davos eingesandt werden. Auch diese Röntgenkopien werden auf die Lochkarten aufgeklebt und eine der beiden Lochkarten mit dem Röntgenbild an den Chirurgen zurückgesandt.

Nach der jährlichen Kontrolle wird das *rote Codeblatt* (Abb. 27c) ausgefüllt in der Annahme, der Fall könne nunmehr abgeschlossen werden. Ist dies nicht der Fall, wird durch eine Bemerkung darauf hingewiesen, daß eine erneute Kontrolle nach weiteren 6 Monaten erforderlich ist.

Es hat sich gezeigt, daß die 4-Monats-Nachkontrolle erwünscht ist, weil nach dieser Zeit in der Regel der Frakturheilungsvorgang weitgehend abgeschlossen ist, so daß die Patienten in den meisten Fällen ihre Tätigkeit wieder aufgenommen haben. In diesem Moment kann auch eine auftretende Komplikation, z.B. eine beginnende Pseudarthrose noch mit einem kleinen Eingriff saniert werden. Die Jahreskontrolle wird meist nach Entfernung des Osteosynthesematerials, im Moment der Wiedererlangung der vollen Arbeitsfähigkeit, somit beim Abschluß des Falles vorgenommen. Bei späteren Komplikationen sollen selbstverständlich weitere Kontrollen durchgeführt werden.

IV. Zeitpunkt der Operation

Wir befürworten bei offenen wie bei geschlossenen Frakturen, besonders nach Hautkontusionen von außen oder innen, die Operation innerhalb der 8—10 Std-Grenze, also gegebenenfalls außerhalb des Operationsprogramms, auch abends oder nachts. Erfahrungsgemäß steigt die Infektionsgefahr nach Ablauf dieser Zeitspanne, besonders nach einer Hautkontusion oder beim Druck einer Knochenkante von innen her gegen die Haut, erheblich an. Dies gilt in besonderem Maße für die Querfraktur des Malleolus tibialis, bei der die Haut über der scharfen proximalen Tibia-Kante gespannt und von innen her lädiert ist. Im Prinzip wird deshalb eine Querfraktur des Malleolus tibialis entweder innerhalb der 10 Std-Grenze, oder vorerst reponiert und erst 3—5 Tage später operiert. In Fällen, in denen die Hautverhältnisse nicht tadellos erscheinen und die Operation innerhalb der 8 Std-Grenze nicht ausgeführt werden kann, wird 4—8 Tage gewartet, bis die lokale Hyperämie wieder günstigere Voraussetzungen schafft. Je früher operiert wird, desto schöner und rascher ist im allgemeinen die Wundheilung. Die Reposition der Fraktur ist zudem nach 24 Std erschwert, die entzündlichen Reaktionen haben bereits eingesetzt.

Muß aus irgendeinem intern-medizinischen oder organisatorischen Grund die Operation hinausgeschoben werden, ist bei allen Frakturen, bei denen der Knochen unmittelbar unter der Haut liegt (also besonders bei der Tibia), wenn die Gefahr einer Verkürzung groß ist (Oberschenkel), oder wenn spitze Fragmente innere Weichteilschäden hervorrufen könnten, für die Reposition die Anlegung einer Draht- oder Steinmann-Nagel-Extension erforderlich.

Auf jeden Fall sollte bei einer Hautkontusion nach 10 Std oder bei beginnender Bildung von Spannungsblasen nicht mehr operiert werden.

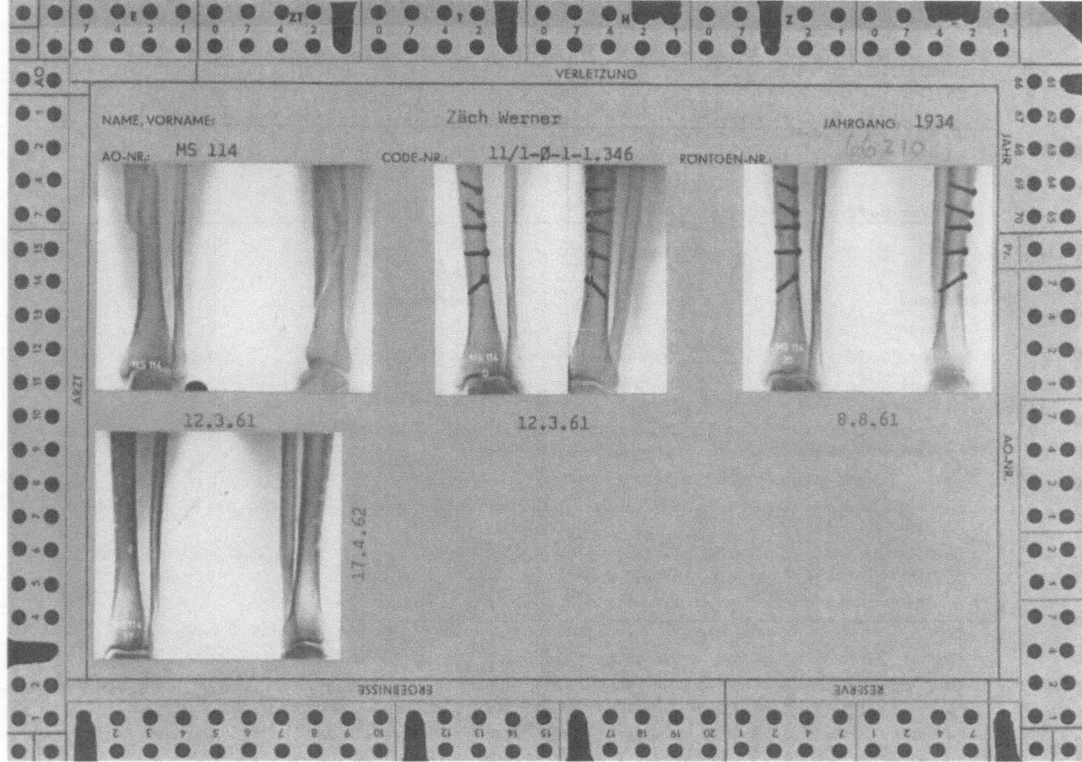

Abb. 26. AO-Lochkarte. Malleolarfraktur vor, nach Osteosynthese und nach den 4- bzw. 12monatigen Kontrollen

Bei der gedeckten Marknagelung kann — wie dies auch KÜNTSCHER (1950, 1951) vorschlägt — 3 bis 5 Tage zugewartet werden. Nach Ablauf dieser Zeitspanne erhöht sich aber die postoperative Thrombosegefahr. Auch bei gewissen Trümmerfrakturen kann eventuell die lokale Hyperämie abgewartet werden, denn sie verringert die Nekrosegefahr für die Fragmente und erlaubt dadurch ausgedehntere Freilegungen.

Vergessen wir jedoch nicht, daß schon nach wenigen Stunden die Abbau-Vorgänge im Frakturbereich einsetzen. So wissen wir, daß besonders bei Malleolarfrakturen die Konsistenz des Knochens so rasch abnimmt, daß die dünne Corticalis nach 2—4 Wochen oft mit dem bloßen Finger eingedrückt werden kann. Daß eine Schraube in diesem weichen Knochen keinen Halt findet, ist daher nicht verwunderlich.

V. Entfernung des Osteosynthesematerials

Wenn keine besonderen Verhältnisse vorliegen, werden Nägel, Platten und Schrauben bei jüngeren Patienten nach 12 Monaten schon deshalb wieder entfernt, weil sie unphysiologische Zug- und Druckspannung auf den Knochen ausüben, was nach den Wolffschen Gesetzen eine Änderung der inneren Struktur des Knochens zur Folge hat. Solange der Knochen durch Platten oder Schrauben fixiert bleibt, kann er somit weder seine normale innere Struktur noch seine frühere Elastizität wieder gewinnen (s. ebenfalls S. 10). Außerdem können in allen Fällen, da zwei Metallstücke fest aufeinander liegen, mit der Zeit Korrosionserscheinungen auftreten.

Nur bei älteren Patienten wird das Osteosynthesematerial belassen, es sei denn, die Patienten verspürten Beschwerden.

Kontrollblatt der AO Nr. 1

Spital: ....
AO-Nr.: ....
Code Nr.: ....

Soll unmittelbar nach dem 1. Spitalaufenthalt ausgefüllt und mit-
samt Röntgenbildern vor und nach der Operation nach Davos, La-
boratorium für experimentelle Chirurgie, geschickt werden.

Name, Vorname des Verunfallten: ....   **Jahrgang:** ....

Adresse: ....   Beruf: ....

KG. Nr.: ....   Rö. Nr.: ....   Versicherung: ....   Sch. Nr.: ....
                                                                                                             IR. Nr.:

Unfalldatum: ....   Operationsdatum: ....

Unfallhergang: ....

Dauer der Hospitalisation: .... Tage. Anlegen des Gipsverbandes bzw. Gehapparates: .... Tage nach der Operation

AO - Code-Nummer

Für jede Osteosynthese soll 1 Blatt ausgefüllt werden. Entsprechende Zahlen jeweils mit Kreis bezeichnen. 0 kann auch dann ange-
wendet werden, wenn schon eine andere Zahl gebraucht wurde.

E und Z = Verletzter Knochen und Lokalisation:

1 Humerus: 1 Tuberculum majus   2 Kopf ohne Luxation   3 Kopf mit Luxation   4 Schaft   5 dist. Ende ohne Luxation   6 dist. Ende mit Luxation

2 Ulna, Radius: 1 Radiuskopf   2 Radius prox. Drittel   3 Radiusschaft   4 Radius dist. Ende   5 Ulna allein   6 Beide Knochen Schaft   7 Beide Knochen sonst   8 Olecranon   9 Monteggiafraktur

3 Handknochen: 1 Naviculare   2 andere Carpalknochen   3 Metacarpalia   4 Phalanx

4 Femur: 1 Hals   2 pertrochanter   3 subtrochanter   4 Schaft   5 supracondylär   6 condylär   7 Y-Bruch   0 andere Bruchart:

5 Patella: 1 quer   2 schräg   3 längs   4 Stückbruch   5 Abrißfraktur   6 inkompl. Fraktur

6 Tibia, Fibula: 1 Fibula isoliert   2 Tibiakopf   3 Tibia allein   4 Tibia und Fibula   5 Malleolus tibialis isoliert   6 bd. Malleolen ohne Syndesmosesprengung   7 Syndesmosesprengung mit oder ohne Malleolenbruch   0 andere Bruchart: ....

7 Fußknochen: 1 Talus   2 Calcaneus   3 Metatarsus   4 Phalanx   0 andere Knochen: ....

0 Andere Knochen: 1 Schädel   2 Kiefer   3 Clavicula   4 Scapula   5 Wirbelsäule   6 Becken   0

H = Frakturtypus: Rechts   Links

1 quer 2 schräg 3 spiral 4 Einstauchung 5 verzögerte Heilung, Pseudarthrose 6 Drehkeil 7 Mehrfragmentenbruch 8 Trümmerbruch 9 Osteotomie 0 andere Bruchart oder Refraktur usw.: ....

T = Verletzung zusätzlich zum Knochenbruch:

1 geschlossener Bruch ohne Komplikation 2 Offen, wenig beschmutzt 3 Offen, stark beschmutzt 4 Offen mit Knochensubstanz-
verlust 0 andere Verletzungen wie Bänderschaden, Gelenkknorpelverletzung, Epiphysenknorpelschädigung, Nervenverletzung, Arterienverletzung: ....

ZT = Behandlung:

1 Corticalisschrauben mit oder ohne Cerclage kombiniert 2 Spongiosaschrauben 3 Corticalis und Spongiosaschrauben 4 Marknagel
allein 5 Marknagel mit Schrauben oder Cerclage kombiniert 6 Gerade Platte 7 Winkelplatte 8 Spanner und Steinmannägel bzw.
Schanz'sche Schrauben 9 Gerade Platte mit Schrauben kombiniert 0 andere Therapie: sofortige Arthrodese, kons., Rushnägel, Spickdrähte, Knochenspan, Plastikcerclage, zusätzliche Schrauben ....

Res E:

1 Postop. Kompl. wie Infektion, Thrombophlebitis, Wundrandnekrosen: ....
2 Kompl., die einen neuen Eingriff während des 1. Spitalaufenthaltes erforderte: ....
4 Sekundäre Abweichung: ....

> **Postoperatives Ergebnis:** postop. Behandlung *(es können verschiedene Nr. angekreuzt werden)*
> *1 = Anatomische Reposition, stabile Osteosynthese, überhaupt kein fixierender Verband   2 = Anatomische Reposition, stabile*
> *Osteosynthese, fixierender Verband nach 5-12 Tagen   3 = Anatomische Reposition, stabile Osteosynthese, sofort fixieren-*
> *der Verband   4 = Anatomische Reposition, keine stabile Osteosynthese   5 = Unvollständige Reposition, scheinbar stabile*
> *Osteosynthese   6 = Unvollständige Reposition, keine stabile Osteosynthese   7 = Gehapparat*

Sonstige Diagnosen: ....

Bemerkung (z. B. Vorfall während Operation, Ernährungsverhältnisse eines Drehkeiles - Bei Marknagel: Länge und Dicke) ....
....

Beiliegende Röntgenbilder: Unfallbild vom ....

              Bild nach Op. vom ....   Datum: ....

                                          Unterschrift: ....

a

Abb. 27 a—c. Die drei Codeblätter der AO

Nachkontrollblatt der AO Nr. 2

Soll im Anschluß an die Kontrolle 4 Monate nach durchgeführter Osteosynthese ausgefüllt und zusammen mit den Kontrollröntgenbildern und der betreffenden AO-Lochkarte nach Davos, Laboratorium für experimentelle Chirurgie, geschickt werden.

Spital: ....

AO-Nr.: ....

Code Nr.: ....

Name, Vorname des Verunfallten: .... **Jahrgang:** ....

Adresse: .... Beruf: ....

KG. Nr.: .... Rö. Nr.: .... Versicherung: .... Sch. Nr.: ....
IR. Nr.: ....

Unfalldatum: .... Operationsdatum: ....

Unfallhergang: ....

Dauer der Hospitalisation: .... Tage. Anlegen des Gipsverbandes bzw. Gehapparates: .... Tage nach der Operation

Verlauf:

Komplikationen nach 1. Spitalentlassung: ....

....

....

Ev. neuer Spitalaufenthalt vom: .... bis: ....

Dauer der Fixation mittels Gips, Plexidon, Gehapparat: .... Wochen

Teilbelastung: ....Wochen nach Osteosynthese

Vollbelastung: .... Wochen n. O.

Arbeitsfähigkeit: 0 % vom .... bis .... = ... ganze Tage   % vom .... bis .... = ... ganze Tage

% vom .... bis .... = ... ganze Tage   % vom .... bis .... = ... ganze Tage

% vom .... bis .... = ... ganze Tage   % vom .... bis .... = ... ganze Tage

Ergebnis nach 4 Monaten:

Klagen: ....

....

Klinischer Befund: Anatomie (Länge, Rotation, Achse)

Atrophie, Zirkulationsstörungen, Kraft

Gelenkbeweglichkeit

**Röntgenologischer
Befund:**   Kallus

Dislokationen

Atrophie, Dystrophie

Rechts = links

Bemerkungen: ....

....

Vorläufiges Ergebnis:
11 = sehr gut (re. = li.)
12 = gut
13 = befriedigend
14 = unbefriedigend
15 = schlecht

Beiliegend: Röntgen-Kontrollbild vom .... = ... Wochen nach Operation

AO-Lochkarte

Datum: ....

Unterschrift: ....

Abb. 27b

Nachkontrollblatt der AO Nr. 3

Spital: ....

AO-Nr.: ....

Code Nr.: ....

*Sollte im Anschluß an die Schlußkontrolle, spätestens jedoch nach
1 Jahr, wenn möglich zusammen mit den Abschluß-Röntgenbildern
und der betreffenden AO-Lochkarte nach Davos, Laboratorium für
experimentelle Chirurgie, geschickt werden.*

Name, Vorname des Verunfallten: .... **Jahrgang:** ....

Adresse: .... Beruf: ....

KG. Nr.: .... Rö. Nr.: .... Versicherung: .... Sch. Nr.: ....
IR. Nr.: ....

Unfalldatum: .... Operationsdatum: ....

Unfallhergang: ....

Dauer der Hospitalisation: .... Tage. Anlegen des Gipsverbandes bzw. Gehapparates: ....Tage nach der Operation

Verlauf:

Komplikationen seit 4- Monatskontr.: ....

....

Ev. neuer Spitalaufenthalt vom: .... bis: ....

Entfernung des Osteosynthesematerials .... Wochen nach der Osteosynthese

Wenn nach 4 Monaten nicht vollbelastet wurde, wann erfolgte die Vollbelastung ohne Stock? ....

Arbeitsfähigkeit: seit Nachkontrollblatt 2, auch während und nach späteren Eingriffen (Korrekturen, Metallentfernung usw.):

  0 % vom .... bis .... = ... ganze Tage % vom .... bis .... = ... ganze Tage

  % vom .... bis .... = ... ganze Tage % vom .... bis .... = ... ganze Tage

  % vom .... bis .... = ... ganze Tage % vom .... bis .... = ... ganze Tage

Abschluß der Behandlung am: ....

Rente: Uebergangsrente: .... % ab: .... Schlußrente: .... % ab .... = ... Wochen nach Operation

Abfindung: Summe: .... , ... % des Gliedwertes

Kontrolle nach 1 Jahr: Wenn später: .... Wochen nach Unfall

A = **Anatomisches Ergebnis:** *(klinisch und röntgenologisch)*

  Weichteilschwellung

  Zirkulationsstörung

  Länge, Rotation, Achse

  Ueberschüssiger Kallus, sek. Arthrose

F = **Funktionelles Ergebnis:**

  Subjektiv *(Angaben des Verunfallten)*

  Kraft, Gehfähigkeit, Gebrauchsfähigkeit

  Schmerzen

  Objektiv

  Hinken, Muskelkraft

  Muskelatrophie und Umfangmaße

  Gelenkbeweglichkeit proximal von der Fraktur

  Gelenkbeweglichkeit distal davon

W = **Wirtschaftliches Ergebnis:**

  Dauer aller Spitalaufenthalte .... Tage

  Totale Arbeitsunfähigkeit in Tagen in 1/1 Tag:
  (50 % = 1/2 Tag, alles auf 1/1 umrechnen)

  Gleiche Arbeit wie früher, leichtere, schwerere

  Gleicher Verdienst wie früher, kleinerer, größerer

  Sport   Militärdienst

Ergebnis:

A: ....

F: ....

W: ....

> *Gesamtergebnis:*
>
> *16 = sehr gut (re. = li.)*
> *17 = gut*
> *18 = befriedigend*
> *19 = unbefriedigend*
> *20 = schlecht*

Bemerkungen: (z. B. spätere Kontrolle notwendig): ....

Beiliegend: Röntgen-Kontrollbild vom .... = ... Wochen nach Operation

  Abschlußbild vom .... = ... Wochen nach Operation

  AO-Lochkarte

Datum: ....

Unterschrift: ....

Abb. 27 c

Vor der Materialentfernung soll man sich in jedem Fall vergewissern, daß die Fraktur vollständig konsolidiert ist, was nicht immer leicht zu beurteilen ist. Besonders nach der Osteosynthese mit zwei Platten können bei Mehrfragmentenbrüchen die Durchblutungsverhältnisse so stark gestört worden sein, daß eines dieser Fragmente sich noch im Umbau befindet. Vor Entfernung der zweiten Platte müssen in diesen Fällen die Zirkulationsverhältnisse im Knochen durch Abmeißeln einer sehr dünnen Oberflächenschicht abgeklärt werden. Ist eine gute Durchblutung nicht mit Sicherheit festzustellen, so muß, besonders bei Femurschaftfrakturen, eine Platte belassen und gleichzeitig eine ausgedehnte, oberflächliche Spongiosaplastik angeschlossen werden.

Sind zwei Osteosynthesemethoden zu kombinieren (z. B. eine Umschlingung mit einer Marknagelung), ist es von Vorteil, wenn die Drahtnaht schon sehr frühzeitig, d. h. nach 6—10 Wochen wieder entfernt wird. Bei ungenügenden Durchblutungsverhältnissen kann auch hier gleichzeitig eine Spongiosa-Plastik nötig werden.

Bei der Osteosynthese eines gelenknahen Bruches ist die durch Spongiosaknochen verlaufende Fraktur nach 2 Monaten meistens konsolidiert, so daß die Schrauben, Drähte und Nägel in diesem Bereich ohne weiteres nach 3 Monaten entfernt werden können. Bei Kindern dürfen Spickdrähte und Schrauben im Spongiosa-Bereich ohne Gefahr erfahrungsgemäß nach der dritten Woche herausgenommen werden. Auch bei den ausnahmsweise an Adoleszenten durchgeführten Osteosynthesen kann das Metall nach wenigen Monaten entfernt werden.

C. Instrumentarium und Handhabung

I. Metallurgische Fragen

Einer der Ersten, der die Metallosteosynthese wissenschaftlich umfassend bearbeitet hat, war NICOLE (1940, 1947). Er kam zum Schluß, daß ein idealer Erfolg nur dann gewährleistet ist, wenn zwei Voraussetzungen erfüllt sind: Günstige physiologisch-mechanische Konstellation und fehlende Metallschädigung für die ganze Dauer der Knochenheilung. Die günstige physiologisch-mechanische, besser biomechanische Konstellation ist eine Frage der dem Einzelfall angepaßten Operationsmethode und der Operationstechnik. Die Vermeidung von Metallschäden ist eine Materialfrage. Diese, auf zwei verschiedenen Wirkungsfaktoren beruhende Konzeption war für jene Zeit erstaunlich, denn die metallurgische und chemische Technologie war damals noch außerstande, höchst korrosionsfeste Metalle in der geforderten Reinheit und Gleichmäßigkeit zu liefern. Die biomechanische Betrachtungsweise gewann um so mehr an Bedeutung, als NICOLE erkannte, daß ein biomechanisch richtig eingesetzter Fremdkörper trotz Korrosion und Metallose zu einer einwandfreien Frakturheilung führt, daß also die Metallose, wie er sich ausdrückte, vom Organismus bis zu einem gewissen Grade überwunden wird. NICOLE schrieb wörtlich ,,daß die zunehmende Veredelung des Allenthesenmaterials einen wichtigen Forschungszweig darstellt, daß aber das zentrale Problem der Osteosynthese in der Garantierung einer physiologisch-mechanischen Konstellation bis zur Konsolidierung des Bruchs liegt''.

Bei der Entwicklung des AO-Instrumentariums bestand das Ziel in erster Linie darin, ein methodisch einheitliches und den biomechanischen Zielen bestmöglich angepaßtes Osteosynthesematerial zu entwickeln. An dieser Stelle sollen allgemeine und spezielle Fragen der Korrosion und Metallose kurz erläutert werden, damit der Chirurg das Verhalten und die Wirkung metallischer Fremdkörper auch in dieser Hinsicht kennt.

Unter dem Begriff ,,Metallschädigung'' werden eine Reihe von wesensverschiedenen biologischen und metallurgischen Vorgängen, ferner alle Formen einer Kontinuitätstrennung des Implantates in seiner Eigenschaft als mechanischer Kraftträger zusammengefaßt. Eine Ordnung dieser Vorgänge mit ihren vielseitigen Aspekten läßt sich damit erreichen, daß am Metall als Mittelpunkt und aktiver Teil zwei Verhaltensweisen unterschieden werden: a) eine allgemeine bzw. endogen bedingte Reaktion, die allein auf der Tatsache beruht, daß der Metallkörper in einem korrosiven Medium liegt und sich dort als solcher mehr oder weniger edel verhält; b) eine Reaktion des Metalles auf exogene Faktoren, worunter die besonderen biochemischen Einflüsse (schwankendes p_H, ungleiche Belüftung mit O_2) und ungünstige mechanische Belastung zu verstehen sind. In Anlehnung an NICOLE sind diese Gesichtspunkte in Tabelle 1 erfaßt, und zwar unter Beschränkung auf die verträglicheren modernen Metalle, womit z.B. schwerere chemische Schädigungen des Metalles und eine Intoxikation des Körpers a priori wegfallen, andererseits aber differenziertere Vorgänge wie Lokalelementbildung durch unterschiedliche Sauerstoffzufuhr, Kontakt- und Reibkorrosion, Lochfraß usw. neu hinzukommen. Lochfraß ist eine spezifische Eigenschaft des rostfreien Stahles, dessen Existenz der Chirurg berücksichtigen muß. Aus dem Schema lassen sich ferner die klinisch bedeutsamen Folge-

Tabelle 1. *Korrosionsformen am Implantat und ihre Folgen*

Endogene Faktoren der Korrosion	Mechanische und biologische Folgeerscheinungen

Endogene Faktoren der Korrosion

Unedles Metall
Instabilität der Passivschicht
Lokalströme: verschiedene Metalle, verformtes Metall, „Metalltransfer" durch unedles Werkzeug
Materialfehler

Exogene Faktoren der Korrosion

I. *Besondere Bedingungen im Gewebsmilieu*
Zeitlich und örtlich wechselndes p_H
Differenzen im O_2-Gehalt
II. *Ungünstige mechanische Belastung*

Mechanische und biologische Folgeerscheinungen

I. *Korrosion*
Spaltkorrosion
Kontaktkorrosion
Reibkorrosion
Lochfraß (= spezielle Eigenschaft des rostfreien Stahles)
Spannungskorrosion ⎫ (Gewaltbruch)
Ermüdungskorrosion ⎭
II. *Metallose*
Schädigung wegen Verdrängung durch zu großes Implantat
Imprägnation des Gewebes
Vitalitätsminderung
III. *Lockerung*, Schwächung oder sogar Zusammenbruch des Implantates als Kraftträger

erscheinungen herleiten: die Metallose bzw. Gewebsreaktion auf der einen, die Schädigungen des Implantates durch Festigkeitsverlust bis zum Zusammenbruch auf der anderen Seite.

1. Korrosionsresistenz der Metalle

Wir wissen, daß die zu Korrosion neigenden Metalle, wie z.B. Eisen und Magnesium, in der Natur in Form von Salzen oder Oxyden vorkommen und erst durch den Eingriff des Menschen in den metallischen Zustand übergeführt werden. Je größer der bei der Verhüttung angewandte Zwang ist, umso heftiger sucht das Metall wieder in seinen ursprünglichen und natürlichen Zustand der Salze und Oxyde zurückzukehren.

Der Vorgang, wonach die Metalle in der Elektrolytlösung der Körpersäfte den Zwangszustand aufzuheben versuchen, ist elektrochemischer Art. Dieser Entwicklungsablauf kommt dadurch zustande, daß die Metalloberfläche aus sich heraus und zwingend anodische und kathodische Bereiche aufbaut und daß sich zwischen diesen anodischen und kathodischen Bereichen elektrische Ströme bilden. Die Auswirkungen äußern sich in einer Auflösung des Metalles in anodischen Bereichen (Korrosion). An den kathodischen Oberflächen werden Bestandteile des Elektrolyten abgeschieden oder elektrisch umgeladen. Für den kathodischen Reaktionsablauf gibt es zahlreiche Möglichkeiten. Am unedlen Metall oder an edleren Metallen in stark sauren Elektrolyten kommt es an der Kathode unter Entladung der Wasserstoffionen zu elektrisch neutralem Gas (Wasserstoffkorrosionstyp). Für unseren Fall dagegen, im normalerweise leicht alkalischen Milieu, spielen sog. Redoxvorgänge an der Kathode die entscheidende Rolle; die Verbindung von Sauerstoff mit Wasser, unter Bildung von Hydroxylionen ist hierfür der bekannteste Vorgang und gab zu der Bezeichnung „Sauerstoffkorrosionstyp" Anlaß.

Mit dieser älteren Theorie der Lokalströme und den heute ziemlich gut bekannten Ursachen kathodischer und anodischer bzw. edler und unedler Bereiche auf der Oberfläche ein und desselben Metallstückes kann das Wesen der Korrosion anschaulich dargestellt werden. Wir müssen uns dabei vorstellen, daß die Ausdehnung solcher Lokalelemente von atomaren Dimensionen bis zu sichtbaren Abständen reichen kann. In den Abb. 28 und 29 sind die wesentlichen Bildungsmöglichkeiten von Lokalelementen skizziert, getrennt nach endogenen und exogenen Korrosionsursachen. Auch wird dort auf das spezielle Phänomen des Lochfraßes hingewiesen.

Gegenüber all diesen Vorgängen weisen die Metalle sehr unterschiedliche Resistenz auf, auf Grund deren die Metalle klassiert werden. Die rein theoretische Klassierung erfolgt nach der galvanischen Spannung, Ingenieur und Chirurg dagegen reihen die Metalle nach ihrem Korrosionspotential ein. Aus diesen Reihen ergibt sich die merkwürdige Erschei-

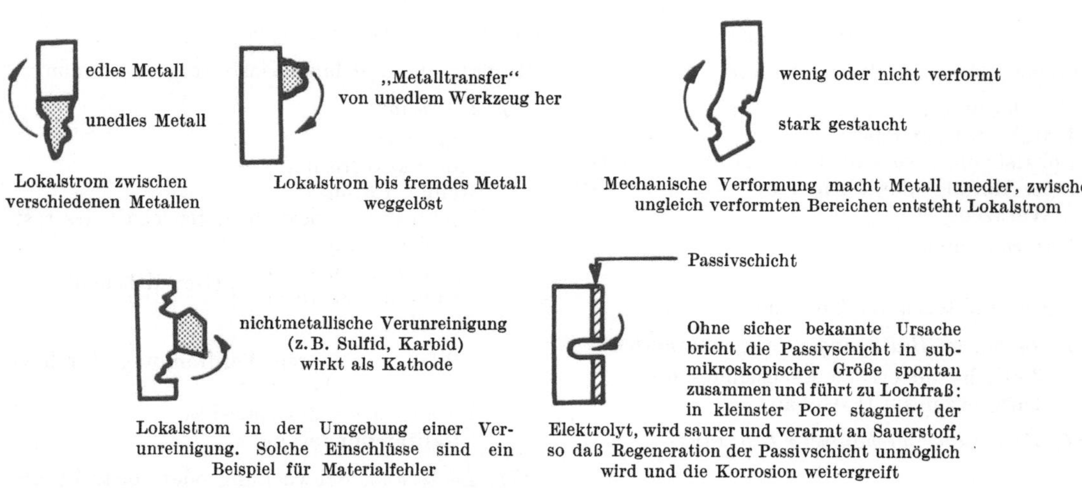

Abb. 28. Die endogen bedingten Lokalströme als Ursache der Korrosion (Stromfluß im Elektrolyt mit Pfeil angedeutet)

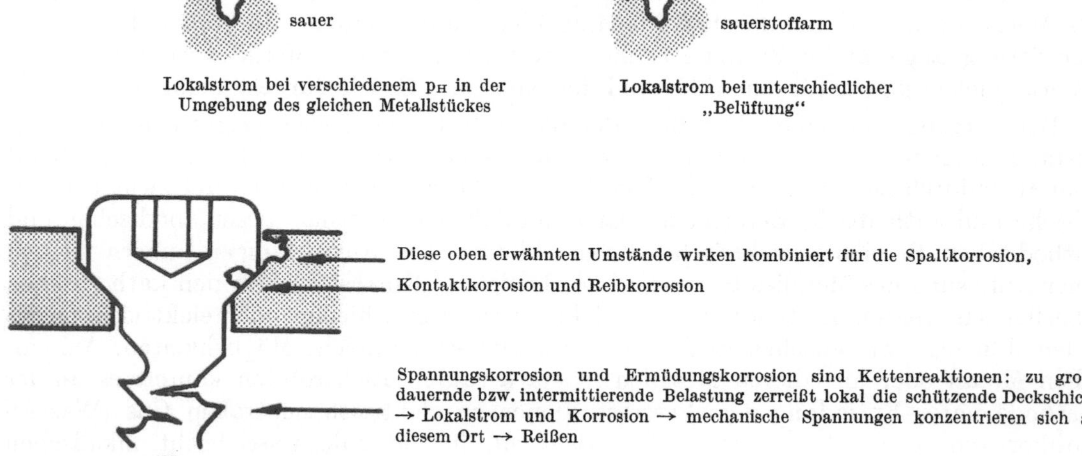

Abb. 29. Die exogen bedingten Lokalströme als Ursache der Korrosion

nung, daß nahezu alle Metalle zwei Zustände aufweisen, einen „aktiven" korrosionsanfälligen, und einen „passiven", in welchem sich das betreffende Metall elektrochemisch wie ein unangreifbares Edelmetall verhält. Das Wort „Metallpassivität" umschreibt diesen wünschenswerten Zustand recht sinnfällig. In diesem Zustand ist die sonst stets vorhandene Reaktionstendenz gegenüber dem Korrosionsmilieu kinetisch gehemmt, das Metall ist chemisch „passiv" geworden.

Träger des passiven Zustandes ist eine dünne, mit gewöhnlichen Beobachtungsmitteln unsichtbare Deckschicht von etwa $1/_{200\,000}$ mm Dicke (etwa 30 Atomabstände), welche die Metalloberfläche lückenlos überdeckt, so wie es FARADAY bereits zu Beginn des 19. Jahr·

hunderts richtig gedeutet hat. Chemisch besteht die Deckschicht wahrscheinlich aus einer echten Verbindung von Sauerstoff mit dem Metall. Darum ist für dieses Phänomen die Anwesenheit von Sauerstoff maßgebend. Unter günstigen Oxydationsbedingungen, z.B. in Salpetersäure, bildet sich die Passivschicht in kleinen Bruchteilen von Sekunden.

Aus solchen passivierfähigen Metallen sind die Implantate gefertigt. Nur mit einer schützenden Passivschicht versehenes Osteosynthesematerial gelangt in die Hände des Chirurgen. Sobald das Metall in vitales Milieu verbracht wird, ist es der Korrosion ausgesetzt, die als ein natürlicher Vorgang grundsätzlich auftritt. Zunächst richtet sich der Angriff nicht gegen das Metall als solches, sondern gegen die schützende Passivschicht und versucht, die letztere als widernatürlichen Zustand zu beseitigen. Gegen diese Eigenkorrosion der Passivschicht „wehrt" sich das Metall im Sinne einer „Selbstheilung" durch einen dauernden, allerdings sehr kleinen Korrosionsstrom und baut die Passivschicht ständig nach. Die spontane Repassivierung kann auch dann einsetzen, wenn die Deckschicht mechanisch verletzt wird, z.B. beim Einbau der Implantate; es ist sogar möglich, daß die außerordentlich dünne Passivschicht allein schon durch die Einwirkung von Weichteilen verletzt werden kann.

Je intensiver diese Vorgänge ablaufen, um so edler verhält sich das Metall. CLARKE und HICKMAN haben bei verschiedenen Metallen das Korrosionspotential (gleichbedeutend mit „anodic back electromotoric force", abgekürzt ABE) in Pferdeserum gemessen. Im Vergleich mit der klinischen Erfahrung zeigt sich eine enge Parallelität zwischen Korrosionspotential und Gewebsverträglichkeit. Der ältere rostfreie Stahl des V2A-Typs mit 18% Chrom und 8% Nickel liegt an der Grenze der Korrosionsresistenz und Verträglichkeit, wogegen der neuere Stahl des V4A-Typs (AISI 316 nach amerikanischen Normen) mit höherem Nickelgehalt und Molybdänzusatz, noch etwas stärker das Vitallium, so edel sind, daß sie praktisch allen Anforderungen der Verträglichkeit genügen.

2. Korrosion im lebenden Gewebe

Das vitale Gewebe stellt für das Implantat eine Umgebung dar, die wegen ihrer Komplexität besonders hohe Anforderungen an die Korrosionsresistenz stellt. Die Metalloberfläche ist außerhalb und innerhalb des Knochens, je nach reparativer Entzündung, je nach örtlicher und allgemeiner Blutzirkulation einer unterschiedlichen Sauerstoffkonzentration, Elektrolytbewegungen und zeitlich schwankenden p_H-Werten ausgesetzt, also einer Reihe von Umständen, welche zur Bildung von äußeren Lokalelementen führen (Abb. 29). Mit der zunehmenden Korrosionsresistenz edlerer Metalle werden diese Lokalströme über größere Distanzen unbedeutend, können sich aber unter besonderen Umständen doch lokal auswirken, so z.B. zwischen Schraube und Platte, wo in einem engen Spalt der Elektrolyt derart stagniert und an Sauerstoff verarmt, daß lokale Korrosion auftritt (Spaltkorrosion) und anliegendes Gewebe mit Korrosionsprodukten durchsetzt wird. Kontakt- und Reibkorrosion an Verbindungsstellen sind Spielarten desselben Prinzips. Auch bei diesen Korrosionsformen sind die Schädigungen bei gut passivierfähigem Metall harmlos.

Bis jetzt wurden Vorgänge besprochen, die sich bei geeignetem Metall, bei sorgfältiger Herstellung und Handhabung des Osteosynthesematerials immer in unschädlichen Grenzen halten. Durch inadäquate mechanische Beanspruchung überlastete Implantate werden diese Grenzen infolge hinzutretender Spannungs- und Ermüdungskorrosion (Abb. 29 unten) überschritten. Es kommt zu einem verhältnismäßig raschen Festigkeitsverlust bis zum Gewaltbruch. Diese Gesichtspunkte sind namentlich bei der Indikationsstellung und bei der Nachbehandlung zu berücksichtigen, weil der Dimensionierung des Osteosynthesematerials im Hinblick auf die Gewebsschädigung durch mechanische Verdrängung Grenzen gesetzt sind. Ein schlechtes Beispiel ist die inadäquate Plattenosteosynthese der Abb. 30. Die schützende Deckschicht des Metalles war unter großen wechselnden

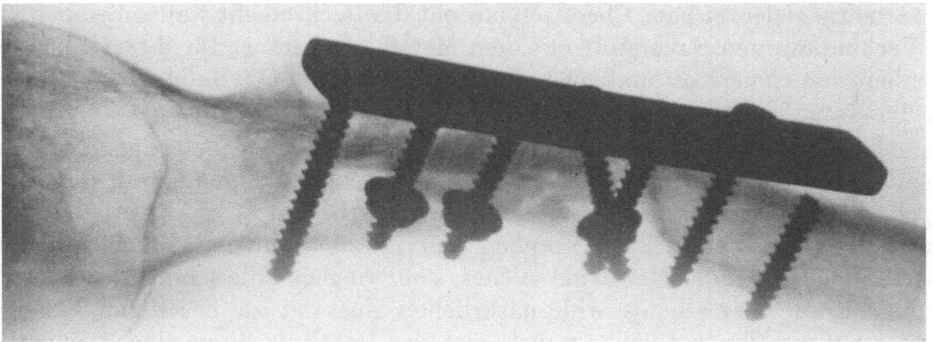

Abb. 30. Inadäquate Osteosynthese. Das distale Fragment ist zu kurz gefaßt, so daß namentlich die Schraube
am Plattenende viel zu stark beansprucht wurde. Ermüdungskorrosion und Bruch

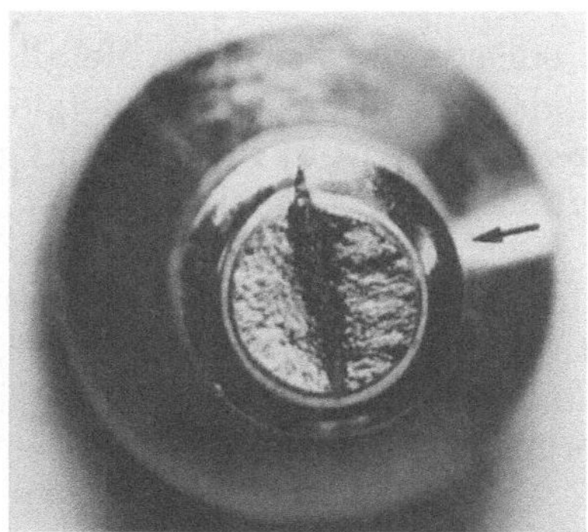

Abb. 31a. Rißfläche im obersten Gewindezug der Schraube.
Die Kontinuitätstrennung rechts im Bild (Pfeil) ist durch
Ermüdungskorrosion bedingt, die Kontinuitätstrennung links
im Bild entstand durch den plötzlichen Bruch

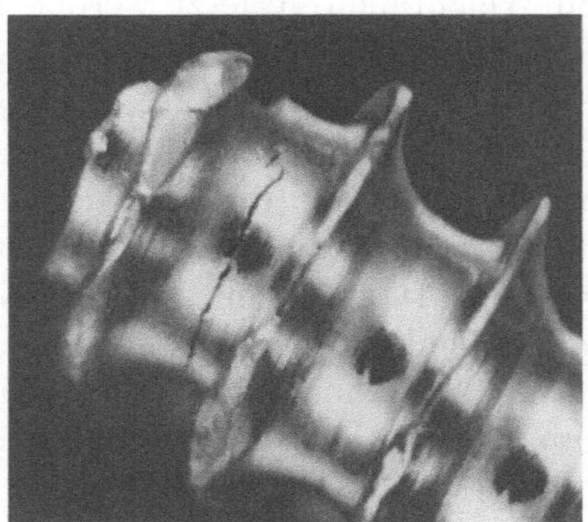

Abb. 31b. Spannungsriß im abgebrochenen
Gewindeteil

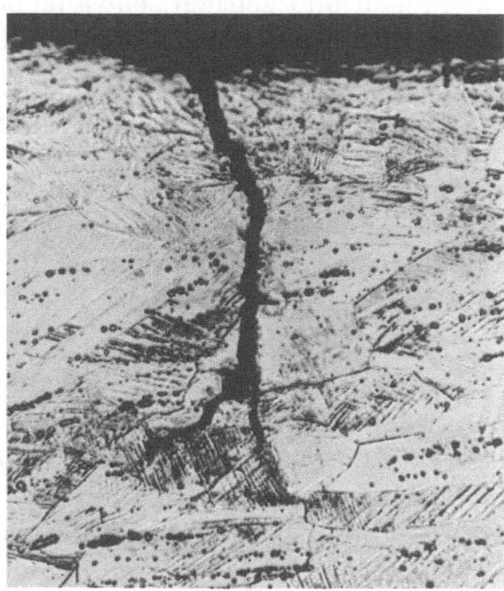

Abb. 32. Querschliff durch den Spannungsriß der Abb. 31b. Da sich dieser Korrosionsriß offenbar in kurzer
Zeit entwickelt hatte, verläuft er transkristallin und nicht den Korngrenzen entlang, wie dies für die langsam
fortschreitende Korrosion charakteristisch ist

Kräften (Ermüdung) zerrissen, „aktive Stellen" wurden freigelegt und führten progressiv
zu tiefen Rissen (Abb. 31). Der Metallschliff (Abb. 32) zeigt, wie der innere Zusammenhang
des Metalles damit verloren ging.

3. Metallose

Die beiden wichtigsten Phänomene der Metallose sind auf der einen Seite die inter- und
intracelluläre Imprägnation des Gewebes mit festen Zerfallsprodukten des Metalls, auf
der anderen Seite Beeinträchtigung der Zellvitalität; für diese letzte sind in erster Linie
die löslichen Zerfallsprodukte verantwortlich. Erstmals hat NICOLE, später haben auch
andere Autoren (FERGUSON et al.) auf spektroskopischem Wege zeigen können, daß die
Zerfallsprodukte des Metalls in das umliegende Gewebe übertreten. Über das quantitative
Ausmaß dieses Übertritts geben die Arbeiten von FERGUSON et al. für die besonders
interessierenden korrosionsfesten Metalle Vitallium und rostfreien Stahl des Typus AISI
316 Auskunft. Bei Kaninchen wurden kleine Metallzylinder in das Muskelgewebe ein-
gesetzt und nach verschiedenen Zeitabständen mit Gewebsstücken von stets gleicher Größe entfernt; daraufhin wurde im veraschten Gewebe die lokale Anreicherung des durch Korrosion freigeworde-nen Metalls quantitativ bestimmt (Tabelle 2).

Im Rahmen unserer Arbeits-gemeinschaft hat HULLIGER an Bindegewebskulturen zeigen kön-nen, daß die löslichen Salze der

Tabelle 2. *Lokale Anreicherung der einzelnen Legierungs-bestandteile bei Vitallium und rostfreiem Stahl, die während Monaten im Muskelgewebe lagen*

In weniger als 4 Monaten trat die lokale Anreicherung in einen stationären Zustand über. Die Zahlen bedeuten Millionstel Gewichtsanteile, bezogen auf das Veraschungs-gewicht.

	Nickel	Chrom	Eisen	Molybdän	Kobalt	Total der Legierungs-elemente
Vitallium	—	60	—	6	65	131
AISI 316	30	65	40	3	—	138

als besonders toxisch bekannten Metalle (Kobalt und Nickel) in hohen Verdünnungen
keine oder nur schwächste Wachstumsstörungen hervorrufen. Die von FERGUSON et al.
eruierten lokalen Konzentrationen dieser beiden Legierungselemente liegen ungefähr in
diesem Bereich. Damit findet die vor Jahren formulierte Konzeption von NICOLE, daß
die Metallose eines genügend korrosionsfesten Implantats vom Organismus schadlos
ertragen wird, ihre eindrucksvolle analytische Bestätigung.

Je nach der Stärke der Korrosion können die Zerfallsprodukte des Metalles auch
mikroskopisch oder elektronenmikroskopisch im Gewebe direkt festgestellt werden.
Untersuchungen am Werkstoff, aus dem das AO-Instrumentarium hergestellt ist, fielen
negativ aus, sowohl im Experiment (Schaf, Kaninchen, Ratte) wie auch anläßlich von
Metallentfernung beim Menschen. Nur an Stellen besonders wirksamer exogener Faktoren
trat gelegentlich schwache oder mäßig ausgeprägte Metallose auf (Abb. 33). Demgegenüber ist z.B. Reinnickel, das einen wichtigen Bestandteil der rostfreien Stahllegierung
bildet, außerordentlich korrosionsanfällig, auch ohne daß exogene Faktoren einwirken.
Im Schafversuch wurde starke Metallose gefunden (Abb. 34). Darum sollte man die
Vernickelung von Osteosynthesematerial endgültig aufgeben.

4. Die in der Praxis verwendeten Metalle

Die heute gebräuchlichen Osteosynthesematerialien haben eine lange Entwicklungs-
zeit hinter sich. Zunächst muß festgehalten werden, daß die Kobaltlegierungen (z.B.
Vitallium) in ihrem möglichen Legierungsbereich von durchwegs guter Korrosionsbeständigkeit sind, wogegen der rostfreie, austenitische Stahl Legierungsvarianten mit
wechselnder Beständigkeit aufweist und erst mit der modernen Technologie jene Reinheit
und Gleichmäßigkeit erreicht hat, die zu fordern ist.

Man muß sich bewußt sein, daß es das ideale Metall für Implantate — volle Gewebsverträglichkeit vereint mit höchster mechanischer Festigkeit — nicht gibt. Darum muß

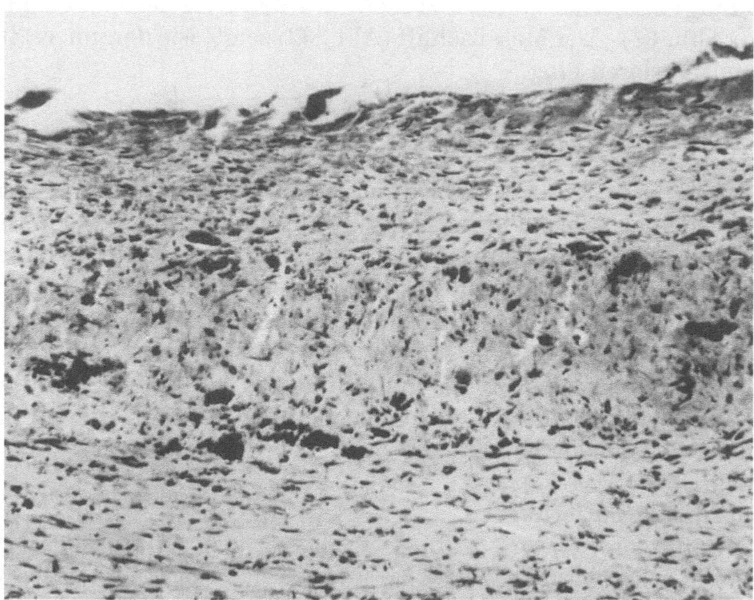

Abb. 33. Metallose im Bindegewebe im Bereiche einer Spaltkorrosion zwischen Schraube und Platte. Größere Korrosionspartikel liegen extracellulär, kleinere und kleinste extra- und intracellulär

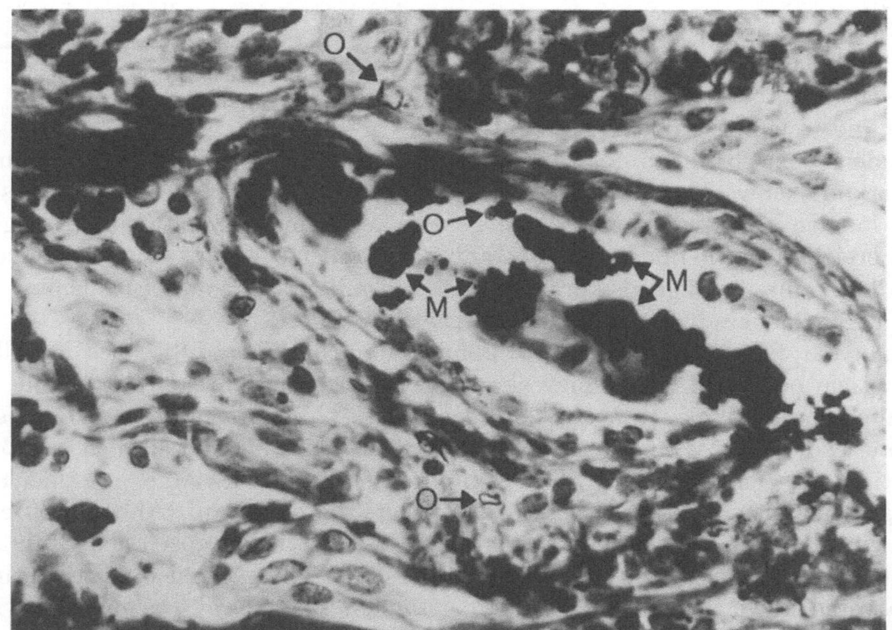

Abb. 34. Metallose durch Reinnickel. Die Korrosion erfolgt beim Reinnickel besonders intensiv. Neben den Korrosionsprodukten (Nickeloxyde, O) finden sich auch Partikel aus Reinnickel (M), u. a. im Lumen eines Lymphgefäßes

für die Praxis derjenige Kompromiß als die brauchbare Lösung angesehen werden, der mechanische Festigkeit, Gewebsverträglichkeit, Bearbeitbarkeit und Wirtschaftlichkeit in bestmöglicher Art und Weise miteinander verbindet. Hierbei sind folgende Punkte zu berücksichtigen:

Das Ziel der Stabilität wird mit einem Metall höherer Festigkeit besser erreicht. Der rostfreie Stahl der AO-Implantate hat nach Kaltverformung Festigkeiten von 100 bis 120 kg/mm², liegt also bedeutend höher als gegossenes Vitallium, welches max. 80 kg/mm² erreicht.

Die Metallose des rostfreien Stahls vom Typ AISI 316 wird vom Organismus ebenso gut überwunden wie die des Vitalliums. Der Kontakt der Schraube mit dem Knochen, wie er von WAGNER untersucht wurde und die Spurenanalyse im Gewebe durch FERGUSON zeigen tatsächlich keine Überlegenheit des Vitalliums, obwohl dessen Korrosionspotential leicht höher liegt.

Die vielfältige, komplizierte und präzise mechanische Bearbeitung eines biomechanisch richtig konzipierten Osteosynthesematerials ist nur mit rostfreiem Stahl möglich.

Demgegenüber dürfen beim rostfreien Stahl gewisse Nachteile nicht übersehen werden. Selbst der beste rostfreie Stahl ist im halogen- und sauerstoffhaltigen Elektrolyten (Gewebe) für Lochfraß anfällig, der nach einigen Jahren merklich werden kann und die Gefahr lokaler Metallose in sich schließt; die mechanische Schwächung ist bedeutungslos. Die Metallentfernung nach 2—5 Jahren ist notwendig, und ausgebaute Metalle dürfen wegen dieser Erscheinung nicht mehr verwendet werden. Andererseits sind die möglichen Schädigungen durch Spalt-, Kontakt- und Reibkorrosion zu beachten; sie sind mit der heutigen Konstruktion auf ein kleines Ausmaß reduziert und werden mit der Verfeinerung der Form weiter vermindert, wobei der Chirurg durch exakte handwerkliche Arbeit viel Positives beitragen kann. Es sei z.B. auf das exakt zentrierte Einsetzen und die kraftschlüssige Verbindung der Schrauben in der Druckplatte hingewiesen.

5. Herstellung der AO-Implantate

Werkstoff der AO-Implantate ist austenitischer rostfreier Stahl des Typus AISI 316 mit 17,5% Chrom, 12% Nickel, 2,5% Molybdän unter 3% Mangan + Silizium und maximal 0,06% Kohlenstoff, Rest Eisen. Als Austenit ist der nichtmagnetische Phasenzustand, bzw. eine bestimmte Modifikation der Atomanordnung des metallischen Kristalles bezeichnet. Für reines Eisen trifft er bei hoher Temperatur zu, mit Zugabe von Nickel wird der Austenit auch bei tiefen Temperaturen zum stabilen Zustand. Das vollständig austenitische Metall gibt immer die höchste Korrosionsresistenz.

Werkstoffe der (äußeren) Instrumente des AO-Osteosynthesematerials sind entweder der genannte rostfreie Chrom-Nickel-Stahl oder, wenn es auf höchste Festigkeit und Abnutzungsbeständigkeit ankommt, ein härtbarer rostfreier Chromstahl. Für diese Instrumente, z.B. für Bohrer und Schraubenzieher ist gutes Schneiden bzw. exaktes Fassen auch nach längerem Gebrauch so wichtig, daß die kleine Einbuße an Korrosionsbeständigkeit dieses Chromstahles gegenüber dem Chrom-Nickel-Stahl in Kauf genommen werden darf.

Verschiedene Autoren befürchten, der „Metalltransfer" vom unedleren Werkzeug auf das Implantat gebe Anlaß zu Lokalströmen (Abb. 28). Nun geht aber der Metalltransfer beim Kontakt zweier Metalle bekanntlich vorwiegend vom weicheren zum härteren Metall, in unserem Fall also vom Implantat zum nahezu doppelt so harten Werkzeug. Transferierte unedle Metallpartikel vom Werkzeug her sind selten und werden überdies nur langsam aufgelöst. Die mögliche Metallose ist lokalisiert und schwach; mikroskopische Untersuchungen des Gewebes, anliegend an einer absichtlich zerkratzten Platte, haben dies bestätigt.

Die Rohmaterialien für die Implantate werden vom Stahlwerk soweit möglich als Halbzeug bezogen und zwar in Form von Stangen für die Schrauben, Flachprofilen für die Platten, Rohren für die Marknägel usw. Sie haben dann bereits eine Kaltverformung (Ziehen, Walzen) nach Vorschriften erfahren, die ihnen die einheitliche mechanische Festigkeit von 100—120 kg/mm² verleiht.

In anschließenden Laboratoriumsuntersuchungen werden alle Metalle für Implantate auf ihre Festigkeit kontrolliert und als erstes alle groben Fehler, wie eingewalztes Fremdmetall, Oxyde, usw. durch peinliche Inspektion und Prüfung auf Magnetismus ausgeschieden. Der Korrosionstest in siedender schwefelsaurer Kupfersulfatlösung, zusammen mit der Strukturuntersuchung mit Hilfe des Metallschliffes sagt sodann über die Zusammensetzung, Wärmebehandlung und Reinheit alles Nötige aus, um die zu erwartende Korrosionsresistenz nach gut oder schlecht abzugrenzen. Aus all diesen Prüfungen kennen wir heute einige typische Materialfehler, die unbedingt zu vermeiden sind; dies sind vor allem zu viele Einschlüsse wegen mangelnder Reinheit (siehe Abb. 28) und das Glühen des Metalls vor der Kaltverformung bei zu hohen oder zu niedrigen Temperaturen.

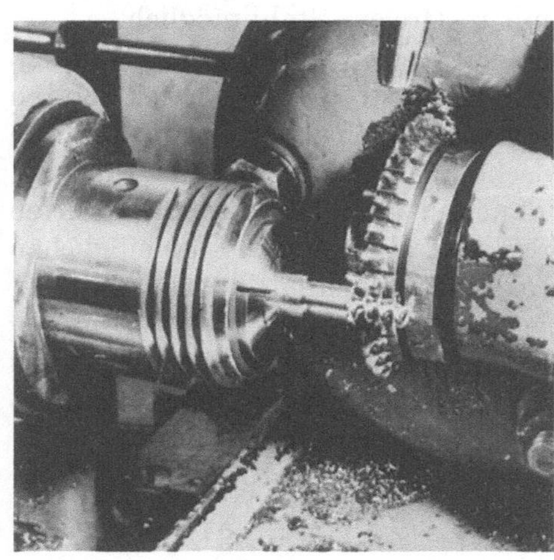

Abb. 35. Fräsen der tiefen Gewindezüge einer AO-Spongiosaschraube. Aus Stäben wird zunächst der zylindrische Rohling vorgedreht. Beim Vorgang im Bild schneidet der Fräser (hinten) in einem Zug das Gewinde in den langsam vorgeschobenen und drehenden Rohling

Ausgehend vom Halbzeug erhält das Osteosynthesematerial seine endgültige Form in spanabhebender Bearbeitung auf automatischen Drehbänken und Fräsmaschinen oder Bohrwerken (Abb. 35). Die spanabhebende Formgebung, im Gegensatz zur spanlosen Formgebung durch Pressen, Rollen usw. verändert die homogene Verformung, welche dem Metall vorgängig aufgeprägt wurde, nicht und ein wichtiger endogener Faktor der Korrosion fällt dahin (Abb. 28). Diese mechanischen Operationen sind beim AO-Osteosynthesematerial mit bisher unbekannter Präzision durchgeführt und wir werten heute die Tatsache, daß z.B. alle Teile untereinander auswechselbar sind oder daß jede Schraube in das mit dem Gewindeschneider vorbereitete Loch sich mit gleicher Kraft eindrehen läßt, als entscheidenden Fortschritt.

Besondere Sorgfalt gilt auch für die letzten, feinen Bearbeitungsschritte der mechanischen und elektrolytischen Politur. Drehen, Fräsen oder Bohren provozieren nämlich in der Oberfläche des Metalles kräftige mechanische Stauchungen. Diese wohl sehr dünne, aber unerwünschte Verformungsschicht wird mit dem Polieren entfernt und zwar wieder mit dem Ziele, das homogene Grundmetall freizulegen. Mit dem mechanischen und elektrolytischen Polieren wird aber auch alle Rauhigkeit der Metalloberfläche eingeebnet, womit das Implantat nurmehr mit minimaler Angriffsfläche

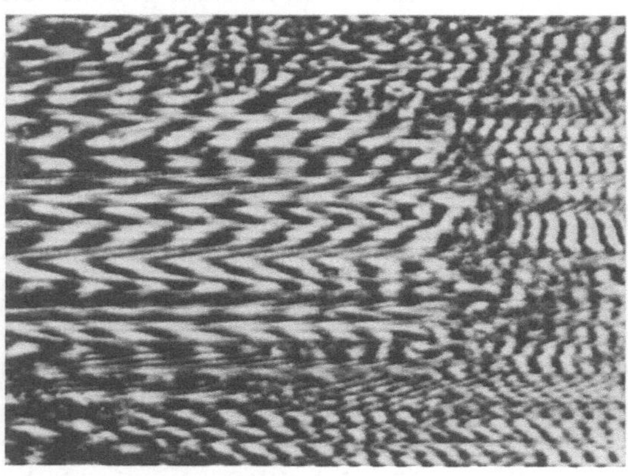
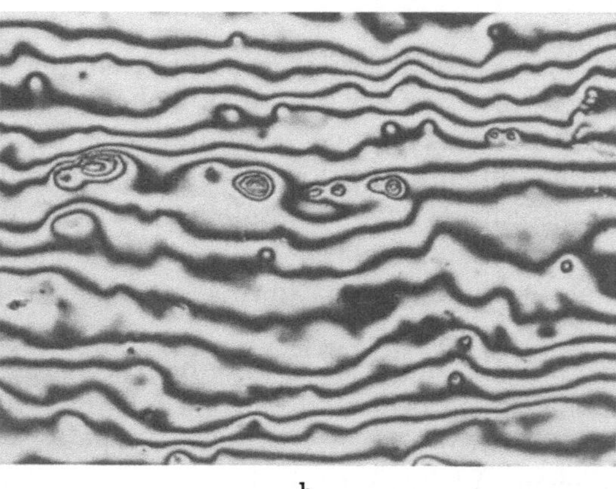

a   b

Abb. 36a u. b. Die Oberfläche einer AO-Platte im stark vergrößerten optischen Interferenzbild (Interferenzen entstehen durch Überlagerung der Lichtwellen von Stellen unterschiedlicher Höhe; Niveauunterschied zwischen Interferenzen ist $^1/_{6000}$ mm): a gefräst, die Rauhigkeit durch sehr unregelmäßige Interferenzen anzeigend; b hochglänzend nach mechanischer und elektrolytischer Politur, mit regelmäßigen und starken Interferenzlinien. Ringförmige Interferenzen weisen auf kleinste Vertiefungen hin, welche mit dem Herauslösen von einigen Verunreinigungen zusammenhängen der korrosiven Umgebung ausgesetzt ist (Abb. 36). In diesem hoch glänzenden und maximale Korrosionsresistenz gewährleistenden Zustand gelangt das Implantat in die Hände des Chirurgen.

II. Das Instrumentarium

1. Allgemeine Gesichtspunkte

Noch gibt es kein Universal-Verfahren für die operative Fixation von zwei Knochenfragmenten. Bei der Eröffnung einer geschlossenen Fraktur ist die richtige Beurteilung der Knochenernährungsverhältnisse maßgebend. Danach entscheidet sich der Chirurg für die Art der Osteosynthese. Die bis heute auf dem Markt erhältlichen Instrumente entbehren eines einheitlichen Systems und ebensowenig einheitlich sind die zur Anwendung gelangenden Metall-Legierungen. Man ist daher nie sicher, ob zwei Metallstücke bei ihrem Kontakt nicht als galvanische Elemente wirken und den Knochen samt den umgebenden Geweben zerstören werden. Um den verschiedenen Mängeln abzuhelfen und eine Voraussetzung für eine gute Osteosynthese zu schaffen, wurde vorerst eine Schraube entwickelt, die den maximal möglichen Halt sichert, die leicht ein- und ebenso leicht ausgedreht werden kann, ein gleichmäßiges Gewinde aufweist und ihr Gewinde nicht schneiden muß (s. Abb. 40, 42, 44).

Im Laufe der Jahre wurde das Bedürfnis nach einem einheitlichen Instrumentarium immer größer. Als Legierung für die Implantate kamen entweder Kobaltlegierungen — z.B. Vitallium — oder die rostfreien V2A bzw. V4A-Stähle in Frage. Obwohl die Gewebeverträglichkeit und Korrosionsfestigkeit der Stellite, besonders bei zusammengesetzten Stücken, bedeutend besser ist, blieben wir den viel einfacher zu bearbeitenden rostfreien Stählen treu. Immerhin können rostfreie Stähle selbst bei gleicher Benennung untereinander enorme Unterschiede in der Zusammensetzung aufweisen.

Für die Gewebeverträglichkeit und die Korrosionsfestigkeit spielt außer der chemischen Zusammensetzung des verwendeten Rohstahles die Verarbeitung eine wichtige Rolle (S. 39ff.). So sind manche handelsüblichen Schraubenarten höchstens mechanisch, nicht aber elektrolytisch poliert. Es ist deshalb nicht verwunderlich, daß — wie Brussatis und Wagner es bewiesen — die Korrosion dieser Stahloberfläche eine entzündliche Reaktion hervorruft, bei der der schwindende Knochen durch Bindegewebe ersetzt wird.

Die AISI-Stähle 316 und die British Standard 970 EN 58 H und EN 58 I sind standardisierte Stähle, die in USA und in England offiziell für die Anfertigung von Metallimplantaten in den menschlichen Organismus anerkannt sind. Wir sind ebenfalls übergegangen, nur V4A-Stähle mit einer typischen Zusammensetzung von Chrom, Nickel und Molybdän und einem geringen Kohlenstoffgehalt unter 0,1 % zu verwenden. Zur Erzielung einer möglichst glatten Oberfläche werden alle Metallimplantate mechanisch, chemisch und elektrolytisch poliert.

Für die Instrumente versuchten wir die gleichen Stähle zu verwenden. Es erwies sich aber, daß ihre Festigkeit den Ansprüchen nicht genügt, so daß zu diesem Zweck härtbare rostfreie Stähle verwendet werden. Die Instrumente sind somit alle wohl rostfrei, jedoch nicht aus genau derselben Legierung wie die Implantate, weshalb beim Bruch eines Bohrers oder Gewindeschneiders das verlorene Stück unter allen Umständen aus der Wunde entfernt werden muß.

In jahrelanger Zusammenarbeit mit Robert Mathys entwickelten wir ein einheitliches Instrumentarium für die operative Knochenbruchbehandlung. Die Prüfung der metallurgischen Eigenschaften der verwendeten Stähle übernahm das metallurgische Forschungsinstitut *Straumann*, während im Laboratorium für experimentelle Chirurgie in Davos, zusammen mit Wagner und Brussatis aus Münster, die Gewebeverträglichkeit geprüft wurde. Die klinische Prüfung führten die 20 Mitglieder der Arbeitsgemeinschaft für Osteosynthesefragen systematisch durch, wobei das Dokumentationszentrum der AO in

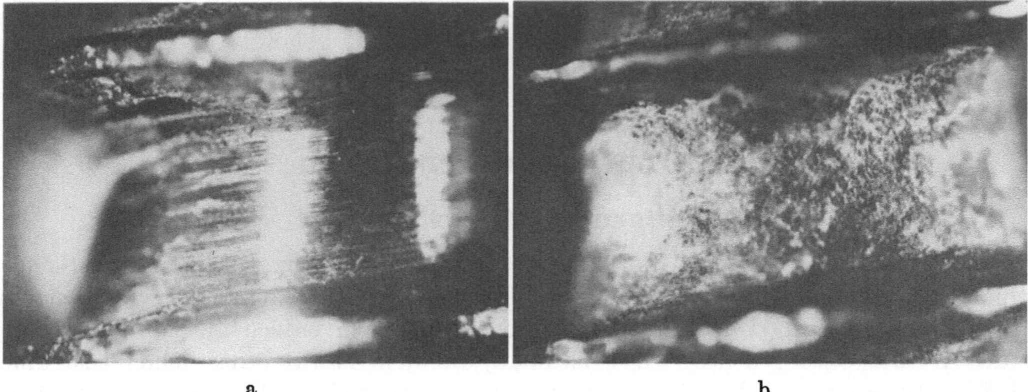

a   b

Abb. 37a u. b.   Gewindegang einer gewöhnlichen Holzschraube (nach Brussatis). a Vor Implantation
b 2 Monate nach Implantation im Tierversuch

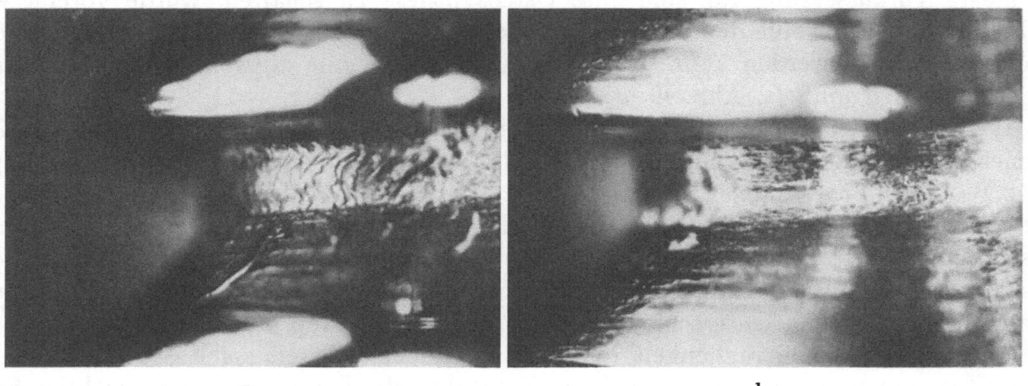

a   b

Abb. 38a u. b. Beispiel einer nur mechanisch polierten AO-Schraube. a Vor, b 2 Monate nach Implantation
im Tierversuch, deutliche Korrosion der Oberfläche

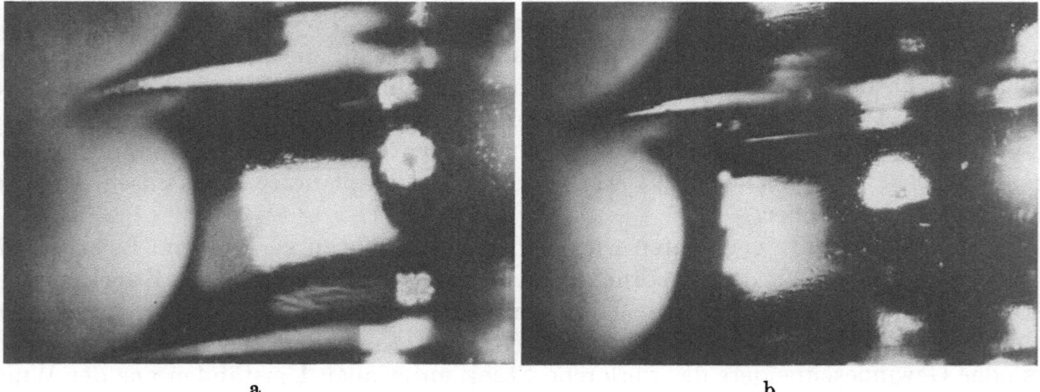

a   b

Abb. 39a u. b. Elektrolytisch polierte AO-Schraube (nach Brussatis). a Vor, b 2 Monate nach Implantation
im Tierversuch scheint die Oberfläche unverändert glatt

Davos die Auswertung aller mit dem entwickelten Instrumentarium operierten Fälle
übernahm (s. S. 26). Bei der Zusammensetzung des Instrumentariums gingen wir vom
Gedanken aus, ein Instrumentarium zu schaffen, das möglichst bei jeder Frakturform

Verwendung finden kann. Regelmäßig gute Ergebnisse können nur dann erwartet werden, wenn das gesamte Instrumentarium zur Verfügung steht.

In den folgenden Abschnitten sollen die verschiedenen Techniken der AO und das dazu benötigte Instrumentarium beschrieben werden. Nicht nur die Handhabung der Instrumente sondern die allgemeinen Techniken der Spickung, Verschraubung, Verplattung, Nagelung, sollen dabei möglichst eingehend besprochen werden.

2. Die Drahtumschlingung, Spickung mit Kirschner-Drähten und das Zuggurtungsprinzip

Bei diesen Verfahren wird wenig Fremdmaterial benötigt. Bei richtiger Indikation und Anwendung kann trotzdem eine wirksame Stabilisierung der Knochenfragmente erreicht werden, besonders im Spongiosa-Bereich.

Die **Umschlingung** bei Schaftfrakturen, wie sie von FEHR (1945), HÄUPTLI (1956), BRUCK und MOSER (1954), KNÜPPER (1952), USADEL (1950), HAUCK (1956), HOLDER (1954), SCHUMPELICK (1953), ausgeführt wurde, scheint uns eine wenig zuverlässige Osteosynthese-Methode zu sein. Auch die von LEEMANN (1957), HILTBRUNNER (1955), modifizierte Form der Falzcerclage hat sich nicht bewährt. Durch eine Umschlingung können die Knochenfragmente wohl adaptiert, aber nicht stabilisiert werden. Deshalb ist postoperativ während längerer Zeit ein Gipsverband notwendig. Damit geht nicht nur der Vorteil der Frühmobilisierung verloren, sondern die Heilungsdauer der Fraktur wird oft erheblich verlängert (TRILLAT 1955; EGGELING 1959).

Die Drahtumschlingung bei Schaftfrakturen vereinigt die Nachteile der konservativen und der operativen Frakturbehandlung. Sie kann deshalb fast nur als zusätzliche Sicherung empfohlen werden, z.B. als Halbumschlingung bei einer distalen Fibulafraktur oder als Umschlingung zusammen mit einem Marknagel (Abb. 100). In diesem Fall soll aber nur ein minimales subperiostales Freilegen der Fragmente erfolgen, und wir raten, einen Draht an der Tibia schon nach 6—8 Wochen zu entfernen. Mehrere Drähte, zusammen mit einem Marknagel verwendet, führen oft zur Katastrophe, denn sie erzeugen eine erhebliche Deperiostierung, die die Lebensfähigkeit des Knochens sehr in Frage stellt.

Als temporäre Fixation dagegen, z.B. vor der Verschraubung einer Tibiaschaft-Fraktur (S. 93), ist die Umschlingung zu empfehlen. Sie muß aber sehr schonend und mit einem Minimum an Freilegung durchgeführt werden.

Als **Zuggurtung** hat sich die Drahtumschlingung bei gelenknahen Brüchen bewährt, ganz besonders aber am Olecranon und an der Patella (s. dort).

Das Prinzip der Zuggurtung wurde von WEBER (1962) am Beispiel des Olecranon-Bruches eingehend beschrieben.

Die **Spickung** mit Kirschner-Drähten hat sich bei Schaftbrüchen nicht bewährt. Als Markdrahtung wird sie bei Unterschenkel-Querbrüchen noch von der Böhler-Schule sowie von FRANK und KISSLER (1960) empfohlen. Bei Clavicula-Frakturen sollen LABES (1957), bei Acromio-clavicular-Luxationen DE WULF (1955) gute Erfahrungen damit gemacht haben. Für die Behandlung der Monteggia-Frakturen bei Kindern haben auch wir, gleich wie DESENFANS (1950), PENROSE (1951), WONDRAK (1958), die Spickung mit Erfolg verwendet. Sonst ist sie aber, wie auch BÖHLER jun. (1955), BLOCH (1963), WILLENEGGER (1961), hervorheben, praktisch nur bei gelenknahen Brüchen und bei Gelenkfrakturen indiziert, d.h. bei Operationen im Spongiosa-Bereich.

Spickungen werden von TERLEP (1958), PENROSE (1951) bei Radius-Kopfbrüchen und von FORGON (1954), HILL (1954), SIMON (1957), WITT (1955) bei suprakondylären Frakturen bei Kindern warm empfohlen. Bei distalen, nicht reponierbaren Radiusfrakturen führen FORGON und BERENYI (1955), SCHÄFER (1957) die Spickdrähte vorerst durch die Ulna. v. SAAL (1953) publizierte Spickungen von Fingerfrakturen, CORDREY (1960) von Frakturen des Multangulum maius, MAXFIELD (1955) von Calcaneusfrakturen, WHISTON (1953) von Beckenfrakturen, DUPUIS (1955), SPIGELMANN (1953) und BÖHLER jun. (1955) von Tibiaplateau-Brüchen.

Als wesentlicher Vorteil der Spickung wurden die Einfachheit der Technik, die Entbehrlichkeit eines besonderen Instrumentariums, der kleine Bedarf an Metall, die gewebeschonende Fixation und die geringe Infektionsgefahr hervorgehoben. Böhler (1957), Lange (1953) empfehlen oft sogar nur die percutane Spickung.

Bei Kindern sollten Osteosynthesemethoden fast nur bei Gelenkbrüchen Anwendung finden. Für suprakondyläre Frakturen ziehen wir auch bei Kleinkindern das Freilegen der Bruchstelle einem percutanen Eingriff unter dem Bildverstärker vor.

Bei Erwachsenen leistet die gekreuzte Spickung von kleinen Fragmenten beispielsweise gute Dienste zur Stabilisierung einer abgerissenen Malleolus tibialis-Spitze oder eines *Tubercule de Chaput* (s. Kapitel „Malleolarfrakturen").

In Kombination mit einem Zuggurtungsdraht ergibt die Spickung eine außerordentlich stabile, zugfeste Osteosynthese. Hier spielen die Drähte die Rolle eines Stabilisators. Damit der Zuggurtungseffekt sich gut auswirken kann, müssen die Spickdrähte möglichst parallel zu den einwirkenden Zugkräften eingesetzt werden. Hauptindikation bleiben Olecranonbrüche, Trochanter maior-Abrisse, Patellafrakturen und besonders Mehrfragmentenbrüche im Malleolargebiet

Bei Tibiaplateaufrakturen können wir uns nur dann mit gekreuzten Spickdrähten zufriedengeben, wenn sie einen einwandfreien Gelenkschluß sicherstellen. Meistens ziehen wir ihr aber die Verschraubung vor, eventuell mit einer Verplattung und einer Spongiosaplastik kombiniert, damit nach dem Eingriff das funktionelle Prinzip der AO voll verwirklicht werden kann.

Spickdrähte können auch als temporäre Fixationsmethode gute Dienste leisten. Dies gilt besonders für pertrochantere Frakturen, mediale Schenkelhalsbrüche und für Frakturen der Femurkondylen.

3. Die Verschraubung

Lambotte prägte 1907 den Satz: „*Die Schraube bildet für die meisten Tibiaschaftbrüche das Grundelement einer stabilen Osteosynthese.*" Danis hat 1949 die Möglichkeiten der Tibia-Verschraubung mit seiner speziellen Zugschraube ausführlich beschrieben. Merle d'Aubigné (1959), Trillat (1955), Delaunoy (1955), White (1953), Müller (1961), Allgöwer (1961) u. a. ließen sich von der Methode überzeugen.

Durch richtig eingesetzte Schrauben lassen sich mit wenig Material und geringer Freilegung der Fraktur eine ideale Reposition und eine genügend stabile Osteosynthese erzielen. Postoperativ können die Gelenke sofort aktiv bewegt werden, während die Belastung erst wesentlich später, nach weitgehender Ossifikation der Fraktur, erfolgen darf. Die Schraube ist im Gegensatz zum Küntscher-, Herzog- oder AO-Nagel kein Kraftträger. Sie gibt uns lediglich die Möglichkeit, die Fragmente so fest miteinander zu verbinden, daß die Forderung nach schmerzfreier Frühmobilisierung erfüllt werden kann.

Bei Durchsicht der Literatur fällt auf, daß, außer den oben erwähnten, die meisten Autoren die Verschraubung für gelenknahe Brüche oder Gelenkfrakturen empfehlen. Im Vordergrund stehen dabei die Schenkelhalsbrüche und die pertrochanteren Frakturen [Berentey (1956), Blümel (1955), Schumpelik (1955), Clawson (1957), Dickson (1953), Mancini (1952), Putti (1942), Marwege (1957), Reimers (1951), Schultz (1953), Wade (1959), Wassner (1955)], die Malleolarfrakturen [Braun (1960), Braunstein (1959), Wade (1959), Fackert (1954), Fredenhagen (1957), Buck-Gramcko (1955), Desenfans und Evrard (1952), Fürmaier (1951), Hachez-Leblanc (1950), Mayer (1956), Riess (1955), Sigel (1951), Trojan (1953)] und die Tibia Kopffrakturen [Knoblauch (1953), Palmer (1951), Slee (1955), Wassner (1955)]. Einige Autoren empfehlen die Verwendung der Schrauben z.B. auch bei der Luxatio acromio-clavicularis [Dohn (1956), Bosworth, Kuchenreuter (1956), Petrokov (1959)], während Baumann die Zugschraube hauptsächlich am Ellbogen einsetzt.

Die Fragmente mittels einer Schraube unter Druck zu setzen, ist das erste Prinzip der Verschraubung [Danis (1947), Decoulx und Razemon (1956)]. Deshalb reicht bei den meisten AO-Schraubentypen das Gewinde nicht bis zum Schraubenkopf. Eine Ausnahme bildet die Corticalisschraube. Hier muß das Loch in der näheren Corticalis bis auf den Gewindedurchmesser erweitert werden, wenn zwischen den Fragmenten ein Druck entstehen soll.

Zwei Beweggründe ließen uns die anfänglich nur mit einem distalen Gewinde versehene Schraube wieder aufgeben. Diese Schraube, ähnlich derjenigen von BAUMANN, ließ sich nach der Verschraubung einer Schaftfraktur nur mühsam wieder entfernen, weil sie dabei in der vorderen Corticalis von hinten her wieder ein Gewinde schneiden mußte. Wenn die Corticalis zu dick oder zu hart war, brach die Schraube, bevor sie ausgedreht werden konnte. Andererseits brauchen wir zur Fixation unserer Platten eine Schraube mit vollem Gewinde, damit sie sich in beiden Corticales verankern kann. Da eine einfache Erweiterung des Loches in der ersten Corticalis genügt, um die gewünschte Druckwirkung zu erhalten, hatte es keinen Sinn, noch einen weiteren Schraubentyp herzustellen.

Der wesentliche Unterschied gegenüber den meisten handelsüblichen Schrauben liegt darin, daß die AO-Schrauben ihr Gewinde im Corticalis-Knochen nicht selbst schneiden können. Das Gewinde muß deshalb, entsprechend der schon von DANIS (1956) beschriebenen Technik, mit einem Gewindeschneider vorgeschnitten werden (Abb. 55).

Weil für die Spongiosa und Corticalis-Schrauben verschieden breite Gewinde nötig sind, mußten wir zwei Schraubentypen entwickeln. Zudem brauchen wir für kleine Knochen, z.B. bei Navicularpseudarthrosen, Fingerfrakturen usw. eine bedeutend feinere Ausführung.

Die Corticalis- und die Spongiosaschrauben sind mit einem speziellen, runden Kopf mit sechskantigem Inbus, die Naviculare-Schrauben mit einem Philipskopf versehen. Das Arbeiten mit der Schraube wird dadurch wesentlich erleichtert, daß diese dank dem Sechskant-Inbus ohne spezielle Einrichtung fest auf dem Schraubenzieher sitzt. Unsere drei Schraubentypen sind die *Corticalis*-, die *Spongiosa*- und die *Naviculare*-Schraube.

Die *Corticalis*-Schraube (Abb. 40) ist mit einem sägeartigen Gewindeprofil mit abgerundeten Kanten versehen, so daß keine oder nur geringe Spannungen zwischen den Gewindegängen auftreten können. Die Seele der Schraube mißt 3 mm im Durchmesser, das Gewinde in seinem ganzen Durchmesser 4,5 mm, die Steigung des Gewindes 1,8 mm. Die Seite des Gewindes, die unter Druck liegt, steht nahezu senkrecht (3°) zur Schraubenachse.

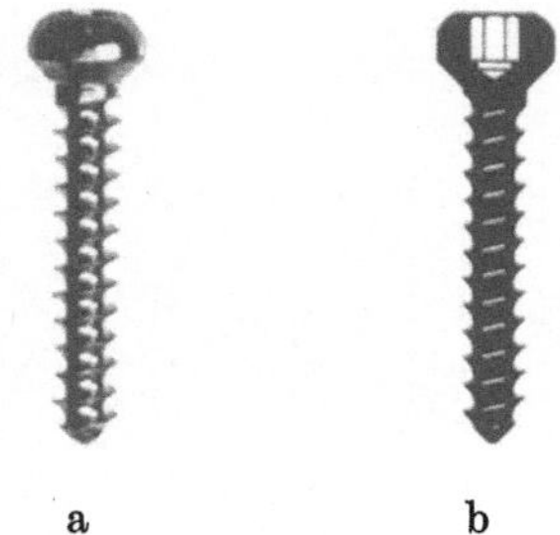

Abb. 40a u. b. Corticalisschraube.
a Übersicht. b Längsschnitt

Die Spitze der Schraube ist abgeplattet. Der Kopf ist oben abgerundet, weist aber für die Einsenkung in der Platte einen senkrechten seitlichen Rand auf und besitzt einen Innen-Sechskant von 3,5 mm (Abb. 41).

Abb. 41a u. b. Schraubenkopf. a Von oben, b Querschnitt

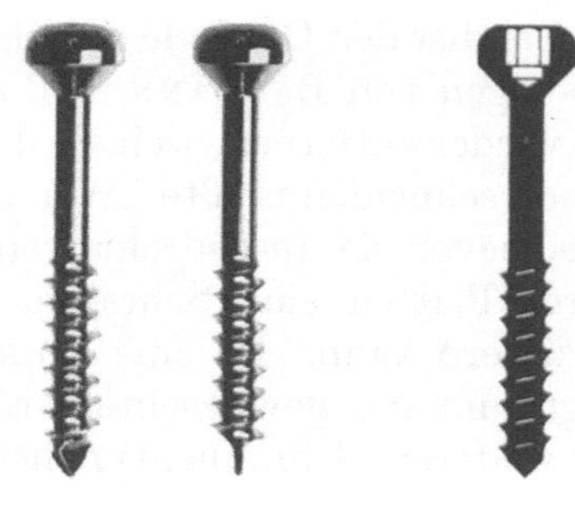

a   b

Abb. 42a u. b. Malleolarschraube.
a Übersicht in zwei Ebenen.
b Längsschnitt

Da wir zur Verschraubung von kleinen Knochenfragmenten im Spongiosabereich oft kleinere als Spongiosaschrauben benötigen, wurden sog. *Malleolarschrauben* (Abb. 42) vom Corticalistyp abgeleitet. Bei diesem fehlt das Gewinde direkt beim Schraubenkopf und die Spitze weist Dreieckform auf, damit sie wie bei der Schraube nach LAMBOTTE das Gewinde selbst vorschneiden kann. Die dabei erzeugte Hitze im Spongiosaknochen ist unbedeutend.

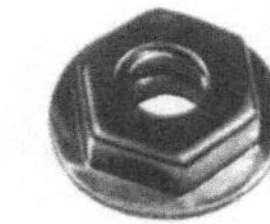

Abb. 43. Schraubenmutter

Sollte bei starkem Anziehen der Corticalisschraube eine zu dünne oder osteoporotische Corticalis nachgeben, so dreht man die dem speziellen Gewinde angepaßte Schraubenmutter (Abb. 43) über die Schraubenspitze, zieht sie mit dem Spezialschlüssel an, und erzielt damit eine Zugbolzenwirkung.

Das nach dem Prinzip der Zugschrauben konstruierte Gewinde der *Spongiosaschraube* (Abb. 44) ist breiter und höher und deckt den Schaft nur über eine Distanz von 16 bzw. 23 mm. Die Seele dieser Spongiosaschraube mißt 3,5 mm, der Schaft 4,5 mm. Der Schraubenkopf ist derselbe wie bei den Corticalisschrauben. Um das Einsinken dieses kleinen Kopfes in der weichen Spongiosa zu vermeiden, werden kleine Unterlagsscheiben verwendet. Die Schrauben mit kurzem Gewinde werden hauptsächlich bei Schenkelhalsfrakturen von Jugendlichen, bei Epiphysenlösungen, bei gewissen Tibiaplateaubrüchen usw. verwendet. Bei den meisten gelenknahen Brüchen ziehen wir jedoch die längeren Gewinde vor. Wichtig ist, daß das Gewinde stets im distalen Fragment liegt. Nur so kann es zu einem Kompressionseffekt kommen.

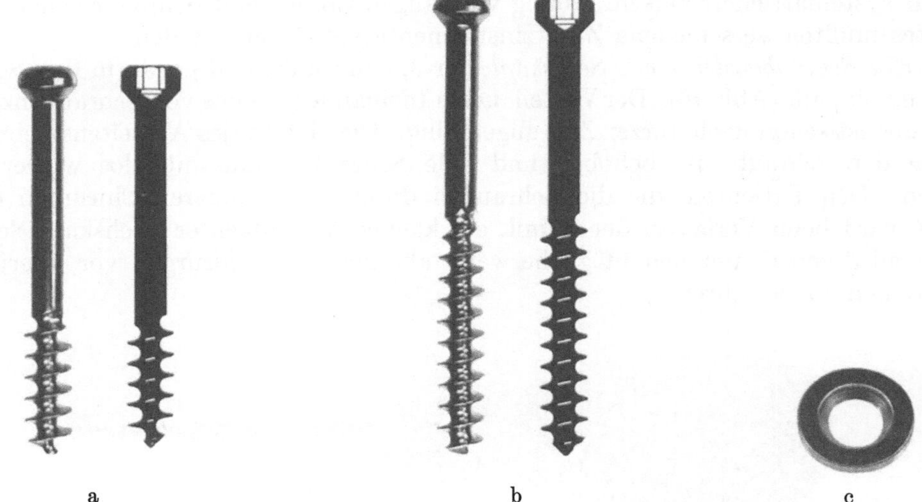

a   b   c

Abb. 44a—c. Spongiosaschrauben. a Normale Schraube und Längsschnitt. b Schraube mit langem Gewinde und Längsschnitt. c Unterlagsscheibe

Endlich die *Naviculare-Schraube* (Abb. 45). Der Kopf dieser Schraube mußte möglichst klein gehalten werden, damit er nicht aufträgt und auch bei schräger Lage nicht stört. Er mißt 6 mm im Durchmesser. Ein Sechskant-Inbus kam wegen des flachen Kopfprofils nicht in Frage, weshalb wir den eingesenkten Kreuzschlitz der Philips-Schraubenköpfe wählten. Gleichzeitig mußte ein spezieller Schraubenzieher konstruiert werden für die Fixierung der Schraubenköpfe. Das Gewindeprofil ist dasselbe wie bei den Corticalis-Schrauben. Statt 4,5 mm mißt es nur 3,5 mm im Durchmesser, während Schaft- und Kerndurchmesser 2,0 mm breit aufweisen.

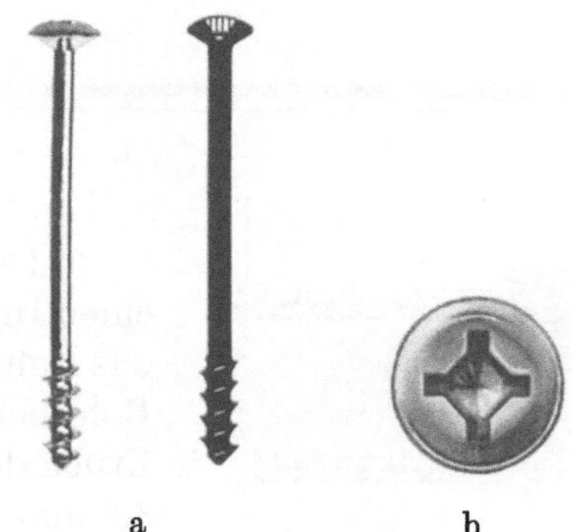

Abb. 45a u. b. Naviculareschraube. a Übersicht und Längsschnitt. b Schraubenkopf von oben

Zur systematischen Verschraubung von langen Spiral- und Schrägbrüchen des Tibiaschaftes mußten verschiedene Zusatzinstrumente entwickelt werden:

1. *Ein Schraubenzieher mit Sechskant,* der 3,5 mm mißt und genau in den Schraubeninbus hineinpaßt (Abb. 46). Der Vorteil dieses Ineinandergreifens von Schraubenzieher und Schraube ist schon nach kurzer Zeit augenfällig. Die Gefahr des Abgleitens beim Herausdrehen der Schraube ist behoben und jede Schraube kann mühelos wieder entfernt werden. Den Patienten, die die Schrauben durch einen anderen Chirurgen entfernen lassen, wird beim Verlassen der Klinik ein kleiner, vereinfachter Sechskant-Schraubenzieher mitgegeben, um den möglicherweise ahnungslosen Chirurgen vor unerfreulichen Situationen zu bewahren.

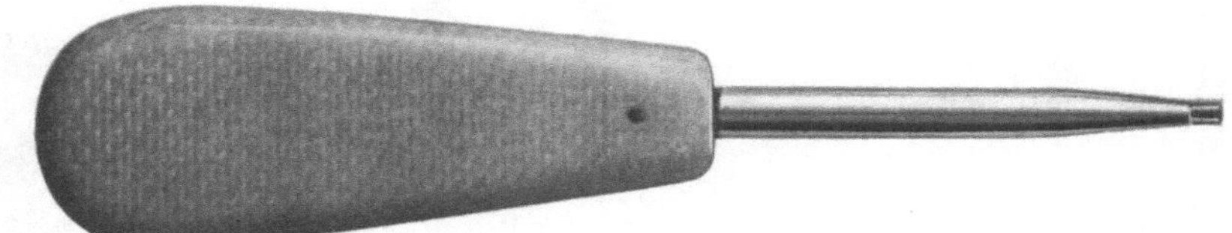

Abb. 46a. Schraubenzieher mit Kunststoffhandgriff

Abb. 46b. Vereinfachtes Modell

2. Die beiden *Hauptbohrer* haben einen Durchmesser von 3,2 und 4,5 mm. Je einer dieser Bohrer wurde mit einer Arretierung versehen, damit er nicht plötzlich in die Tiefe dringt, wenn die zweite Corticalis durchstoßen wird. Die Arretierung stützt sich auf der Bohrbüchse ab. Die Bohrerspitzen sind speziell für den Knochen nach den Angaben von BECHTOL und FERGUSON (1959) doppelt geschliffen. Sie sollen nach Durchbohren der zweiten Corticalis weder diese einreißen, noch sich erhitzen.

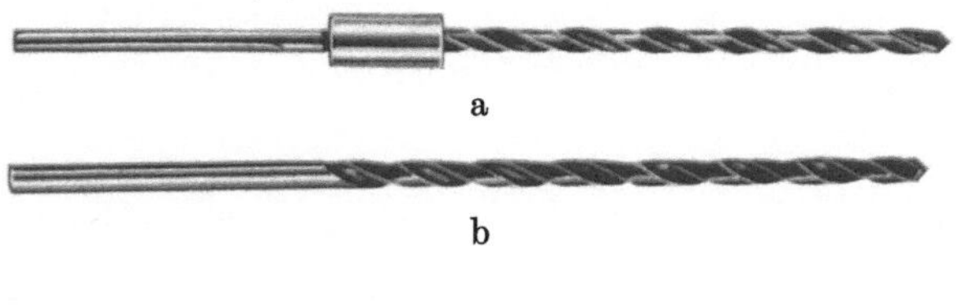

Abb. 47a u. b. Bohrer ⌀ 3,2 mm. a mit und b ohne Anschlag

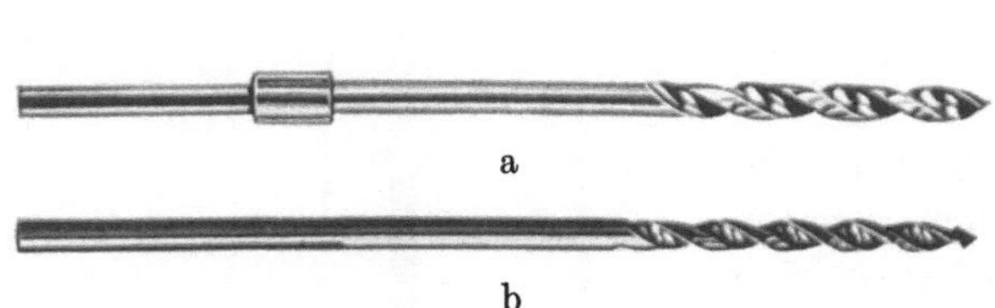

Abb. 48a u. b. Bohrer ⌀ 4,5 mm. a mit und b ohne Anschlag

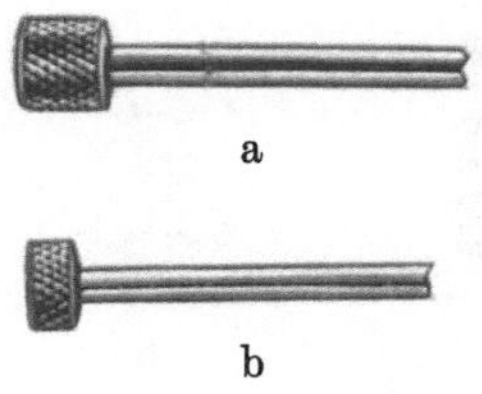

Abb. 49a u. b. Bohrbüchsen. a lang: 53 mm, b kurz: 48 mm

3. Die *Bohrbüchsen* haben einen Außendurchmesser von 4,5 und einen Innendurchmesser von 3,2 mm. Sie führen den Bohrer so, daß das Bohrloch in der zweiten Corticalis genau der Richtung des ersten Bohrloches entspricht. Bei schräger Bohrrichtung verhüten sie einen Bruch des Bohrers. Aus der 48 mm-Bohrbüchse ragt die Spitze des 3,2 mm dicken Anschlagbohrers (Abb. 49) um 13 mm heraus, bei der 53 mm-Bohrbüchse nur um 8 mm. Je nach der Dicke der Corticalis und je nach der Richtung des Bohrloches wird die kurze oder die lange Bohrbüchse gewählt.

4. Das *Zielgerät* wurde entwickelt, um zu verhüten, daß man beim Anlegen eines Bohrkanals in den dorsalen, oft nicht gut sichtbaren Bruchspalt gerät. Die Spitzen des Zielgerätes müssen mindestens 5 mm weit von der Bruchlinie entfernt fest eingehakt werden. Da die meisten Schrauben von der medialen oder lateralen Tibiakante her so eingesetzt werden, daß ihre Ein- oder Austrittstelle der lateralen bzw. der medialen, seltener der dorsalen Tibiakante entspricht, umfassen die

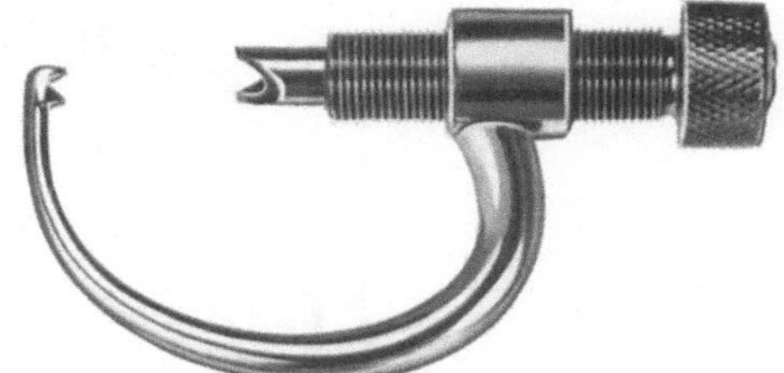

Abb. 50. Zielgerät für 4,5 mm Bohrer mit Anschlag

Spitzen des Zielgerätes meist eine der Tibiakanten. Vor der Bohrung der ersten Corticalis muß das Zielgerät möglichst fest angezogen werden, wodurch die Fragmente noch stärker aufeinander gepreßt werden.

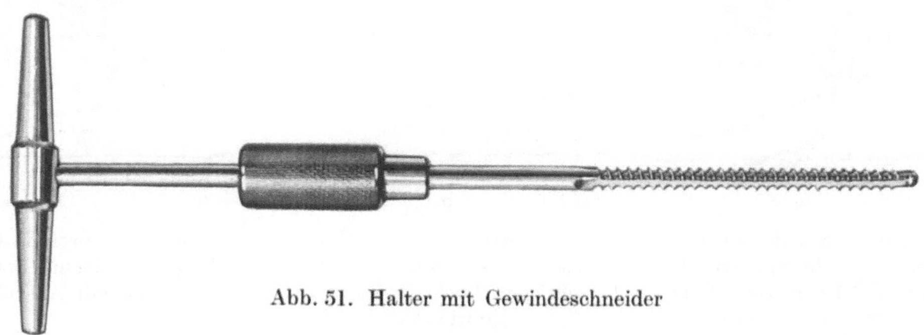

Abb. 51. Halter mit Gewindeschneider

5. Der *Gewindeschneider* ist ein überaus feines Instrument, das mit Gefühl zwischen Daumen und Zeigefingerspitze, niemals mit der vollen Hand, geführt werden muß. Läßt sich das scharfschneidende Instrument nicht mehr mit Leichtigkeit weiterdrehen, so muß es um eine Viertelsdrehung zurückgenommen werden, damit die festgeklemmten Knochenspäne in die Rinne des Gewindeschneiders fallen können. Der Gewindeschneider ist immer in seine Schutzhülse zu versorgen, damit die Schnittschärfe keinen Schaden leidet. Er kann zwei- bis dreimal nachgeschliffen werden, ohne an Dicke zu verlieren (s. Abb. 51).

6. Die *Kopfraumfräse* dient zum Bohren einer leichten Vertiefung für den Schraubenkopf; sie soll höchstens 2 mm tief sein und darf auf keinen Fall die ganze Corticalis durchstoßen.

7. Der *kleine scharfe Haken* wird überaus häufig verwendet. Er dient

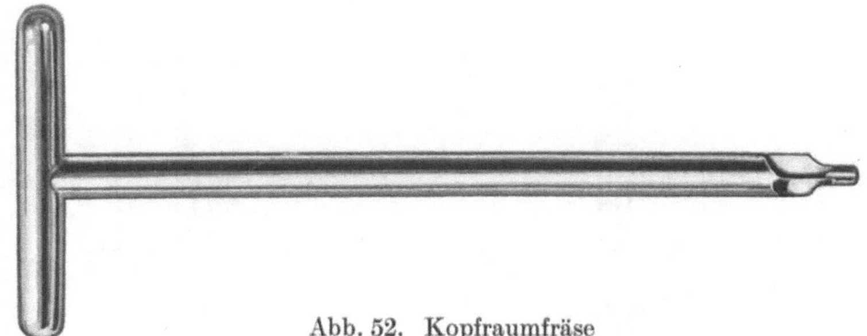

Abb. 52. Kopfraumfräse

zur Reposition kleiner Fragmente, zur Kontrolle der Reposition oder zum Entfernen kleiner Splitter. Vor dem Herausdrehen einer festsitzenden Schraube kann damit der Inbus von eingewachsenem Gewebe befreit werden.

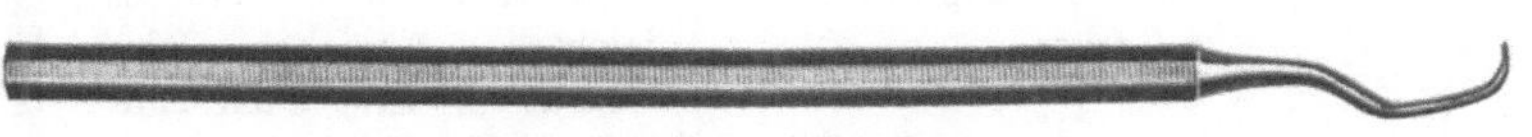

Abb. 53. Repositionshaken

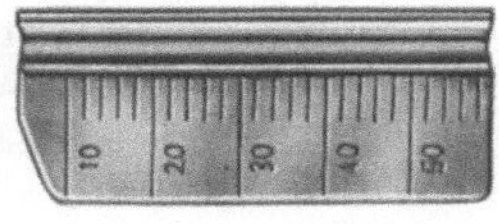

Abb. 54. Meß-Skala

8. Die *Meß-Skala* erlaubt uns, die Schraubenlänge mitsamt dem Kopf zu messen. Die Länge wird bei der Schraubenspitze abgelesen.

Technik der Verschraubung

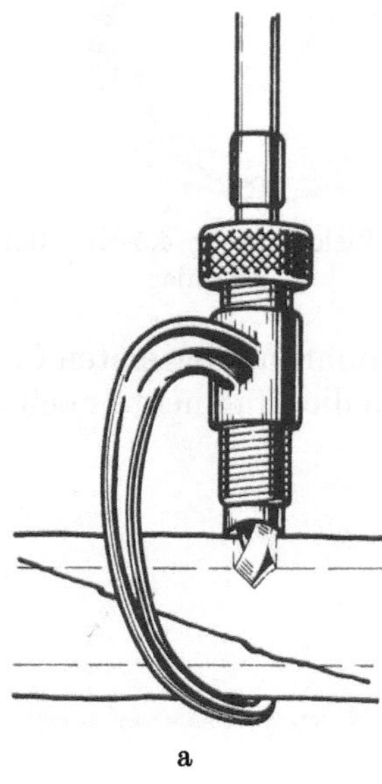

a

Festschrauben des Zielgerätes, wobei die Spitzen mindestens 5 mm vom Frakturspalt entfernt sein sollten. Bohrung der ersten Corticalis mit dem Bohrer ⌀ 4,5 mm mit Anschlag

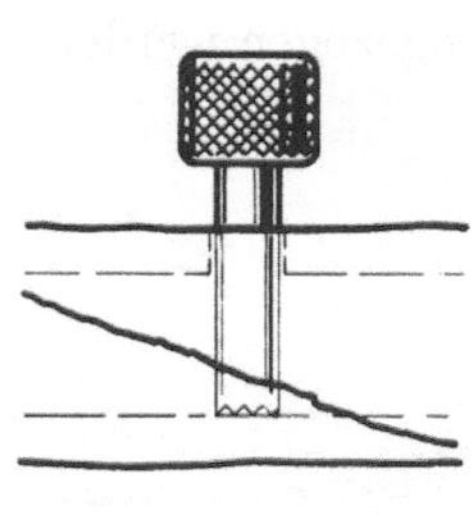

b

Bei querer Bohrung Einsetzen der langen, bei schrägem Loch der kurzen Bohrbüchse

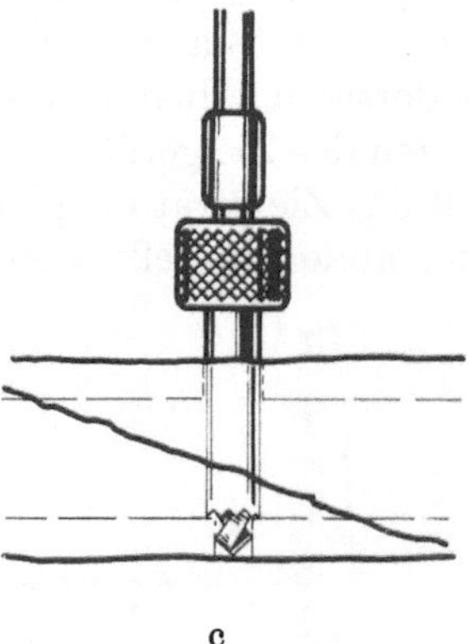

c

Bohren der zweiten Corticalis mit dem Bohrer ⌀ 3,2 mm mit Anschlag

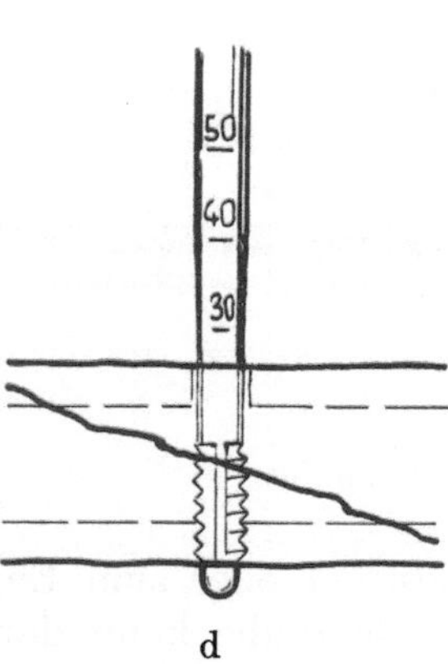

d

Schneiden des Gewindes in die zweite Corticalis mit dem Gewindeschneider. Schraubenlänge bestimmen

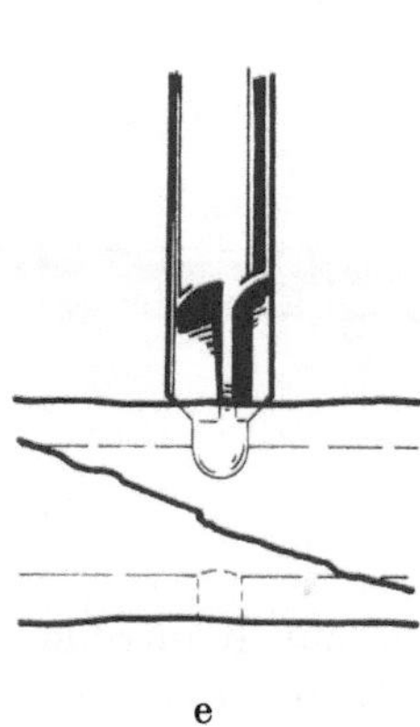

e

Ansenken der leichten Vertiefung für den Schraubenkopf mit der Kopfraumfräse

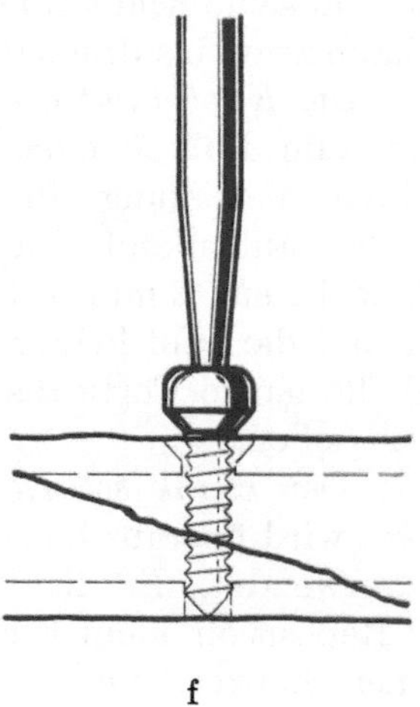

f

Einschrauben der AO-Corticalis-Schraube mit dem Schraubenzieher. Vorerst leichtes Anziehen der Schraube. Erst nach Einsetzen aller Schrauben werden sie nacheinander möglichst fest angezogen

Abb. 55 a—f

Schraubenlage

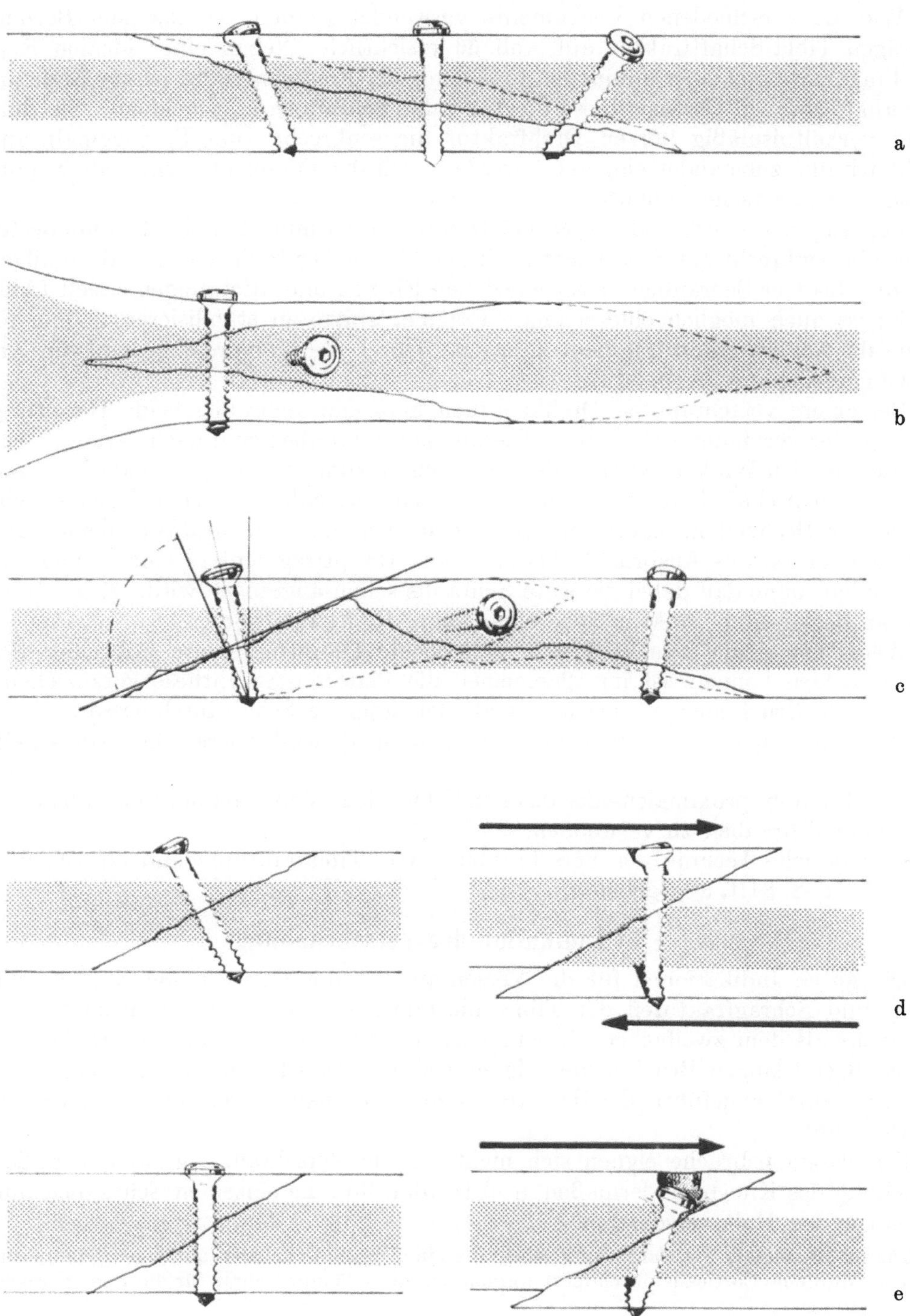

Abb. 56a—e. a Einfacher Spiral- oder langer Schrägbruch, bei dem eine Schraube senkrecht zum Schaft liegt. b Ein schmaler Keil kann unter Druck fixiert werden indem die Schraube nur durch das Hauptfragment geführt wird. Beim Anziehen der Schraube wird die Spitze des Drehkeils fest eingeklemmt. c Einfacher Drehkeil: eine Schraube fixiert beide Hauptfragmente. Die übrigen Schrauben bilden einen mittleren Winkel zwischen Senkrechte zur Schaftachse und Senkrechte zum Frakturspalt. d Wird eine Schraube senkrecht zum Frakturspalt eingesetzt, können unter axialem Druck die Fragmente leicht aneinander vorbeigleiten. e Wenn die Schraube dagegen senkrecht zur Schaftachse liegt, ist ein Abrutschen erst dann möglich, wenn der Schraubenkopf durch die ganze Corticalis dringt oder wenn das Gewinde ausreißt

a) Technik der Verschraubung und Schraubenlage

Wie die verschiedenen Instrumente verwendet werden, ist aus dem Beispiel einer schrägen Tibia-Schaftfraktur auf Abb. 56 ersichtlich. Neben einer idealen Reposition der Fragmente und einer minimalen Freilegung der Fragmentenden ist zur Erzielung einer dauerhaft stabilen Osteosynthese die Lage der Schrauben entscheidend. Sie dürfen bei einer verhältnismäßig kurzen Drehfraktur nie senkrecht zum Frakturspalt und auch nicht parallel zueinander eingesetzt werden, weil die Fragmente schon allein unter dem Muskelzug abrutschen könnten (s. Abb. 56 d).

Bei längeren Schräg- oder auch bei Drehfrakturen muß deshalb stets mindestens eine Schraube senkrecht zur Schaftrichtung liegen. Die sicherste Fixation wird im allgemeinen mit drei bis vier Schrauben in verschiedenen Ebenen und Richtungen erzielt (Abb. 56 a).

Es ist auch möglich eine schmale Fragmentspitze zu stabilisieren, indem man die Schraube nur im Hauptfragment anbringt. Durch die Kompression wird die Knochenspitze eingeklemmt (Abb. 56 b).

Bei einem verschraubten Drehkeilbruch muß eine Schraube beide Hauptfragmente miteinander verbinden (Abb. 56 c). Die übrigen Schrauben sind nach DANIS so einzuführen, daß sie den Winkel zwischen der Senkrechten zum Frakturspalt und der Senkrechten zum Knochenschaft halbieren. Durch senkrecht zur Schaftrichtung liegende Schrauben würde der Drehkeil hochgezogen. Im allgemeinen wird die Fraktur zuerst durch vorläufige Fixation des Ausbruchkeiles an einem Hauptfragment in eine einfache Fraktur verwandelt, ohne daß dabei die erste Schraube schon angezogen wird. Erst dann nimmt man an der zweiten Frakturfläche eine exakte Reposition vor.

Wenn bei einem Drehkeilbruch nicht beide Hauptfragmente mit einer Schraube fixiert werden können, ist im allgemeinen die Plattenosteosynthese vorzuziehen, es sei denn, beide Bruchflächen seien länger als der doppelte Schaftdurchmesser.

Bei längsgespaltenem, distalem Tibia-Fragment wird zuerst die Längsspalte verschraubt.

Bei Bruch im proximalen oder distalen Tibiadrittel sind statt der Corticalis-Schrauben Spongiosa-Schrauben zu verwenden.

Die spezielle Technik der Verschraubung von Tibiafrakturen und ihre Nachbehandlung ist auf S. 84ff. angegeben.

b) Indikation der Verschraubung

Die guten Indikationen für die Verschraubung mit Corticalis-Schrauben bilden die Dreh- und Schrägfrakturen der Tibia mit mindestens 6 cm langen Bruchflächen, d.h. von mehr als dem zweifachen Durchmesser des Knochens. Einfache Drehkeilfrakturen mit genügend langen Bruchflächen eignen sich ebenfalls für die einfache Verschraubung, wenn, wie oben angeführt, die Hauptfragmente miteinander verschraubt werden können (s. Abb. 56 c).

Femurtorsionsbrüche eignen sich nicht für die Verschraubung, weil hier die Beanspruchung des Knochens dermaßen groß ist, daß ihm die einzelnen Schrauben nur einen ungenügenden Halt verschaffen.

Für die *Spongiosa-Schraube* wurde ebenfalls ein Gewindeschneider mit einer Graduierung entwickelt. Muß eine Corticalis durchquert werden, ist ein 3,75 mm-Bohrer für die Spongiosa-Schraube

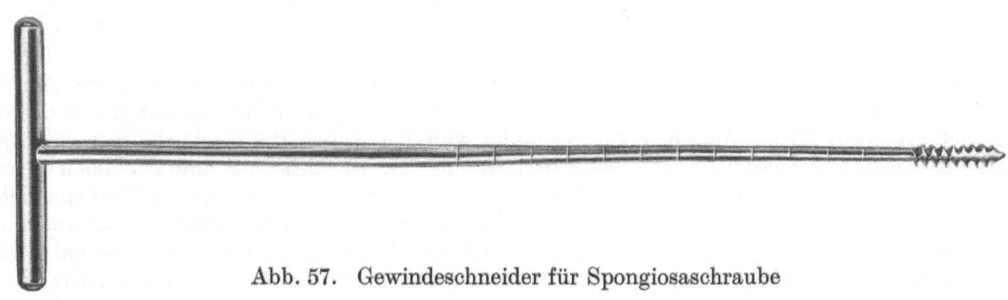

Abb. 57. Gewindeschneider für Spongiosaschraube

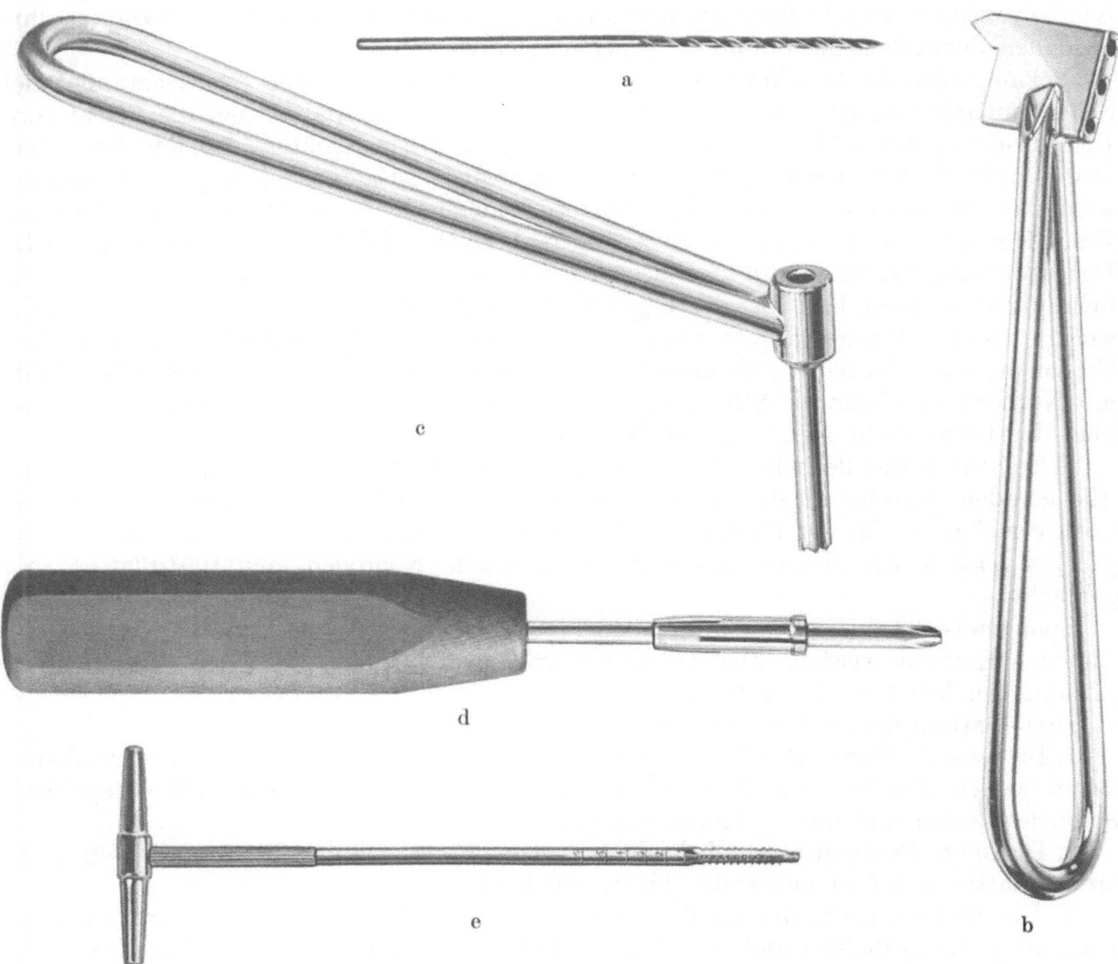

Abb. 58a—e. Instrumente für die Naviculareschraube. a 2 mm Bohrer. b Zielgerät. c Bohrbüchse für Naviculare Gewindeschneider. d Spezieller selbsthaltender Schraubenzieher. e Gewindeschneider mit Markierung 3,0—5,0 cm

zu verwenden, sonst genügt der 3,2 mm-Bohrer. Hauptindikationen der Spongiosa-Schrauben bleiben die intraartikulären und gelenknahen Frakturen, wenn die Corticalis weniger als 3,5 mm mißt. Die Spongiosa-Schrauben können ebenfalls in den zwei äußersten Löchern an den beiden Enden der AO-Druckplatten verwendet werden.

Für die *Naviculare-Schraube* mußten ein Bohrer von 2,0 mm Durchmesser, eine Bohrbüchse als Zielgerät, ein spezieller Schraubenzieher mit Philipskopf und ein Gewindeschneider entwickelt werden.

Das *Zielgerät* wurde mit einer doppelten kleinen Bohrbüchse ausgerüstet, in die ein richtunggebender Kirschner-Draht eingeführt werden kann. Bei der Verschraubung einer Naviculare-Pseudarthrose ist die Verwendung des Zielgerätes schon deshalb angezeigt, weil der Bohrer sonst auf dem kleinen distalen Fragment immer wieder abrutscht oder Weichteile mitfaßt.

Beim selbsthaltenden Schraubenzieher wird zuerst die Schraube mit dem Halter gefaßt und anschließend der Schraubenzieher in den Kreuzschlitz eingepaßt.

Hauptindikationen für Naviculare-Schrauben sind die Naviculare-Pseudarthrosen, die Schrägfrakturen des distalen Fibula-Endes, der Fingerknochen, der Metatarsalia, sowie Arthrodesen des Daumen- oder des Großzehen-Endgelenkes.

4. Die Kompressionsosteosynthese mit Druckplatten

Die **AO-Druckplatten** erlauben uns, eine erhebliche Druckwirkung auf die Frakturflächen auszuüben und gewährleisten dadurch eine erhöhte Stabilität. An der oberen Extremität genügt im allgemeinen eine Platte. An der unteren Extremität hingegen sollten, besonders am Femur, wenn möglich zwei Platten angelegt werden. Bei Tibia-

Schrägfrakturen und Drehkeilbrüchen kann eine Platte mit einigen senkrecht zu ihr liegenden Schrauben die Stabilität genügend sichern.

Bekannt sind die Druckplatten nach DANIS mit der eingebauten Druckschraube, die Schlittenplatte von DESENFANS, die Egger-Platte mit Längsspalten und die Platte von BICKEL mit ovalen Löchern. Alle diese Platten haben den Nachteil, daß mit ihnen der Druck nicht dosiert werden kann. Die verschiedenen Zusatzvorrichtungen wie Spannschrauben, Schlitten usw. erhöhen die Korrosionsmöglichkeit und schwächen die Platten. Besonders bei der Druckplatte nach DANIS besteht erhöhte Korrosionsgefahr. Die Druckschraube bricht sehr oft, was eine sofortige Lockerung der durch sie fixierten Schrauben zur Folge hat. Bei der Egger-Platte ist der Halt schon deshalb ungenügend, weil sie nicht fest angeschraubt werden darf; zudem hat sich der Zusammenschluß der Fragmente unter Muskelzug als utopisch erwiesen: der lange Schlitz füllt sich schon bald mit Narbengewebe und die Schrauben klemmen sich in der Folge fest, so daß sie gegenüber der Platte nicht mehr verschiebbar sind.

Wir entwickelten deshalb 1958 die AO-Platte mit der temporären Spannvorrichtung. Alle geraden AO-Platten sind an ihren beiden Enden mit einem kleinen horizontalen Loch versehen, in das der Haken einer Spannvorrichtung eingehängt werden kann. Ein gleiches Loch wurde übrigens bei allen Rechtwinkel-, Kondylen- und 100⁰-Platten angebracht.

Spongiosa-Schrauben können bei allen Platten in die zwei letzten Löcher der beiden Enden eingedreht werden. Die dadurch gewonnenen Möglichkeiten sind bei gewissen gelenknahen Brüchen von Nutzen.

Drei Plattentypen haben sich bewährt (Abb. 59):

1. Die *schmale Platte* ist leicht bombiert, 3,5 mm dick und 11 mm breit. Die Schraubenlöcher weisen eine konische Einsenkung auf, die dem Schraubenkopfprofil entspricht. Schmale Platten sind mit 2—16 Löchern erhältlich.

2. Die *breite Platte* ist ebenfalls leicht bombiert, 7 mm dick und 16 mm breit. Es gibt breite Platten mit fünf und mehr (bis zu 20) Löchern.

3. Die *Halbrohrplatte*, die hauptsächlich für Tibia-Frakturen verwendet wird, ist etwa 1 mm dick, etwas flexibel und nur als zusätzliche Fixation gedacht. Ihr Vorteil liegt in ihrer Anpassungsfähigkeit an die vordere Tibiakante.

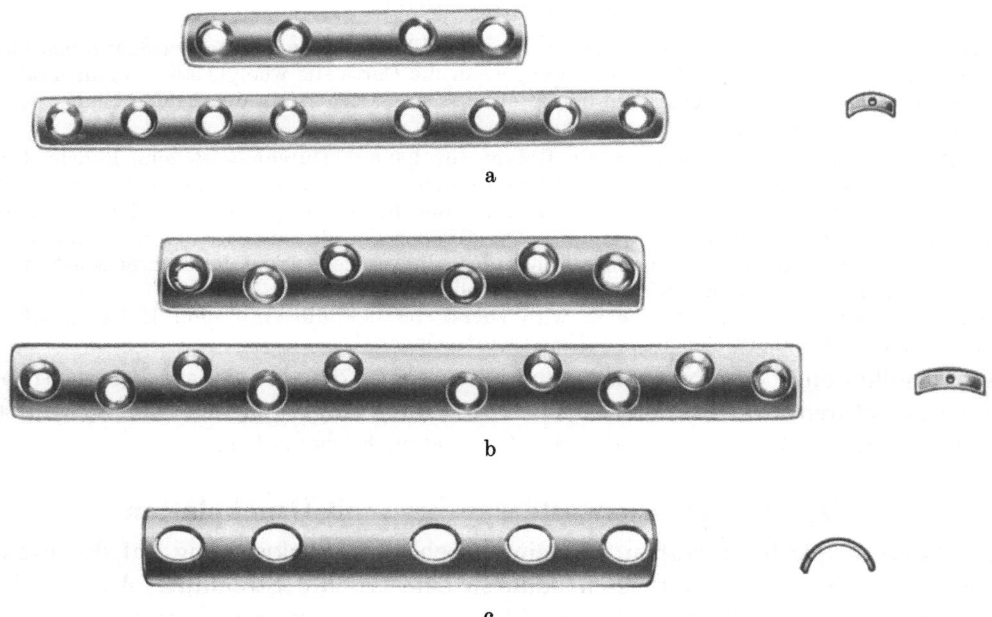

Abb. 59 a—c. Die AO-Druckplatten. a Schmale Platte. b Breite Platte. c Halbrohrplatte mit ovalen Löchern

Bohrbüchse. Mit Hilfe der Bohrbüchse können die Bohrlöcher exakt in die Mitte der Plattenlöcher zentriert werden. Würde der Bohrkanal exzentrisch angelegt, käme der Gewindeschneider mit der Platte in Berührung und verlöre an Schärfe des Schliffs.

Eine *spezielle Bohrbüchse* für den Spanner sichert die richtige Entfernung zwischen dem letzten Plattenloch und der Fixationsschraube (Abb. 60a).

Die *Spannvorrichtung* wird auf der einen Seite mit einer Schraube fixiert, auf der anderen Seite greift der Haken in das horizontale Plattenloch.

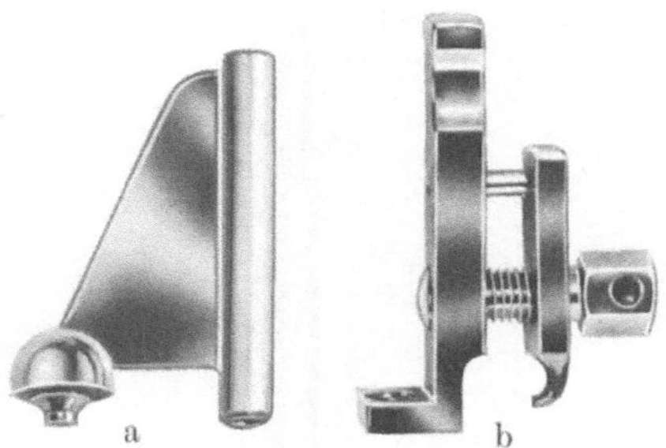

Abb. 60a u. b. a Bohrbüchse für Spanner.
b Spannvorrichtung

Zum Anziehen der Schraube des Plattenspanners kann entweder der Kardanschlüssel, der Schlüssel zum Plattenspanner oder ein kleiner Universal-Engländer dienen.

Eine Reihe von Messungen hat gezeigt, daß man durch festes Anziehen mit dem Kardanschlüssel einen Druck auf Frakturhöhe von 30 bis höchstens 40 kg, mit dem Universal-Engländer dagegen einen Druck bis zu 60 kg erzielt. Bei einer höheren Kompression würde entweder die Reibung in der Spannvorrichtung zu hoch oder der Kopf der Spannschraube würde abbrechen.

Auch die Schrauben zur Fixierung der Platten können erst eingedreht werden, wenn das Gewinde geschnitten ist. Der Gewindeschneider muß hier bedeutend länger sein als beim Corticalis-Instrument, da er durch beide Corticales geführt werden muß. Auch bei exakter Zentrierung des Bohrkanals ist es unvermeidlich, daß der Gewindeschneider von Zeit zu Zeit mit der Platte in Berührung kommt. Der Universal-Handgriff wurde geschaffen, damit jeweils nur der Einsatz gewechselt werden muß. Dadurch konnten die Kosten des Schleifens und der nachträglich benötigten Gewindeschneider erheblich reduziert werden.

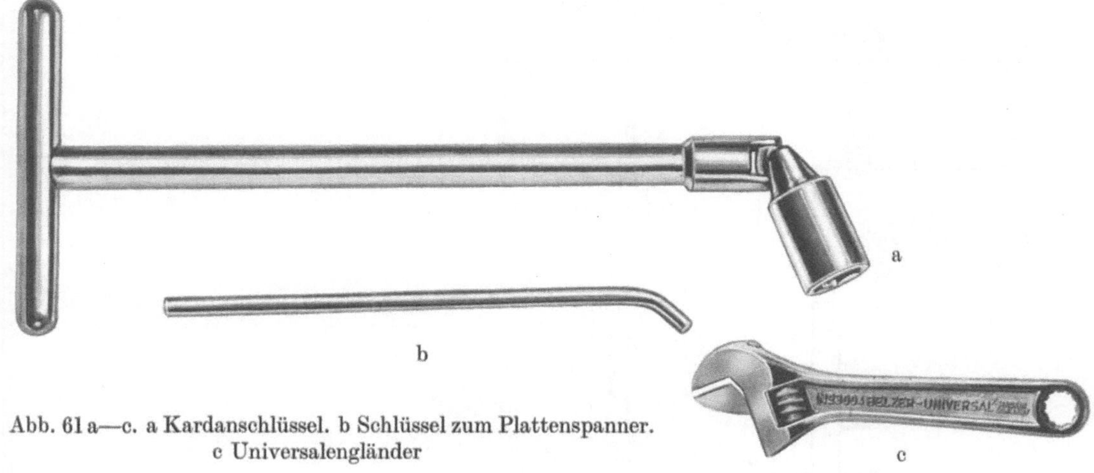

Abb. 61a—c. a Kardanschlüssel. b Schlüssel zum Plattenspanner.
c Universalengländer

Die *Technik der Druckplattenosteosynthese* ist auf Abb. 62 ersichtlich. Nach Fixation der Platte auf dem kürzeren Fragment, wobei vorerst stets die bruchnahe Schraube eingeführt wird, kann mit Hilfe der speziellen Bohrbüchse auf geeignete Distanz das Bohrloch für die Spannschraube angelegt werden. Auch hier muß das Gewinde mit dem Gewindeschneider vorgeschnitten werden. Fixation des Plattenspanners, dessen Haken sich im horizontalen Loch in der Platte fixiert. Mit Kardanschlüssel und Engländer werden die Fragmente unter den größtmöglichen Druck versetzt. Einsetzen der Schrauben im zweiten Fragment und Entfernen des Plattenspanners.

Wenn die Platte anfänglich nicht einwandfrei adaptiert werden kann, wird mit Vorteil nach Fixation der Platte mit einer einzigen Schraube der Plattenspanner auf der Gegenseite

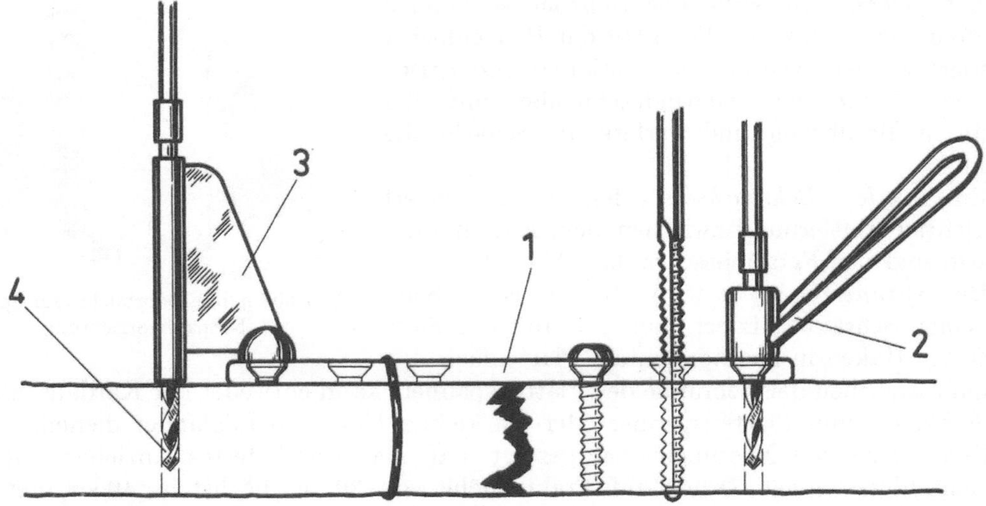

Schmale/Breite Platte; 2 Bohrbüchse mit Griff; 3 Bohrbüchse für Spanner; 4 Bohren des Gewindelochs zum Fixieren des Plattenspanners

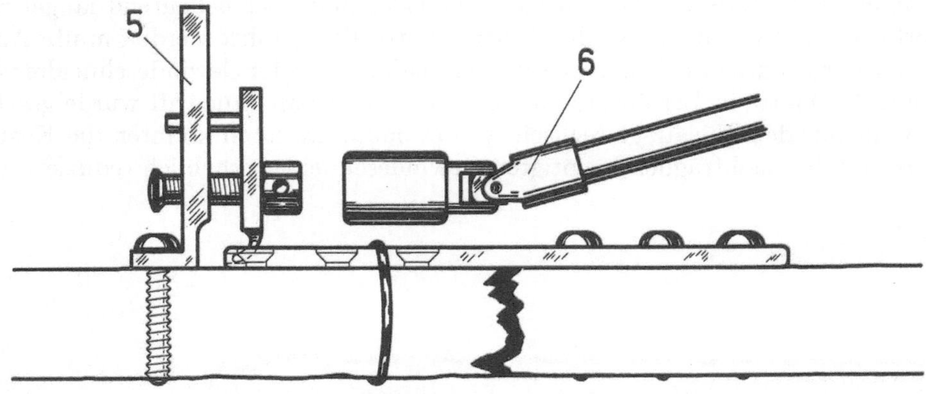

5 Plattenspanner; 6 Kardanschlüssel

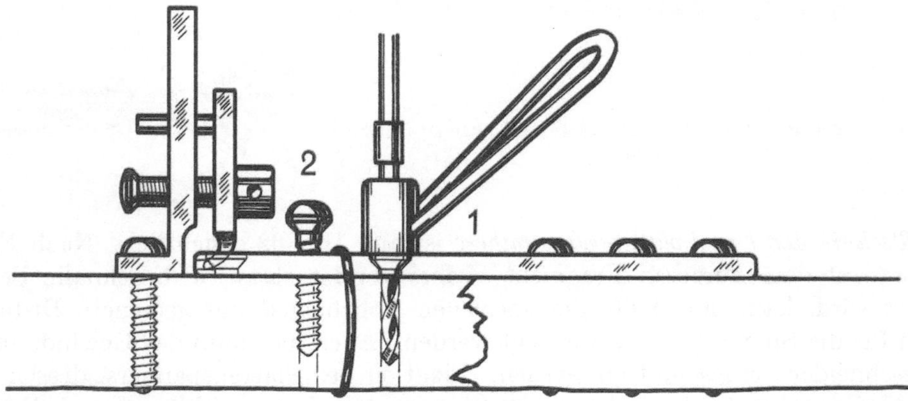

Nach dem Zusammenziehen der Bruchflächen, bohren (1) und Einsetzen der Schraube (2). Nach Entfernung des Plattenspanners, einsetzen der letzten Schraube

Abb. 62. Technik der einfachen Druckplattenosteosynthese (s. Text)

angebracht und die Spannschraube leicht angezogen. Die Platte kann nun vor Anbringen der übrigen Fixationsschrauben genau in der Mitte des Knochens verschoben werden.

Indikationen. Für die *obere Extremität* genügt meist eine Platte. Am Unterarm wird ihre Länge so gewählt, daß mindestens je zwei Schrauben 1 cm oder mehr vom Frakturspalt entfernt sind. So werden die schmalen 4-Loch-Platten nur bei reinen Radius- oder Ulnaquerbrüchen verwendet. Sobald die Frakturlinie schräg verläuft, oder bei Stückbrüchen, müssen Fünf-, Sechs- oder Mehr-Lochplatten herangezogen werden. Für den Vorderarm ergeben die schmalen Platten eine ausreichende Festigkeit. Am Humerus sind nur die breiten Sechs- bis Sieben-Lochplatten einer sofortigen funktionellen Beanspruchung gewachsen. Für die untere Extremität bietet im allgemeinen eine einzige Platte nur ungenügenden Halt, es sei denn, die Extremität werde während längerer Zeit ruhiggestellt, was aber dem Sinn einer funktionell-stabilen Osteosynthese nicht entspricht.

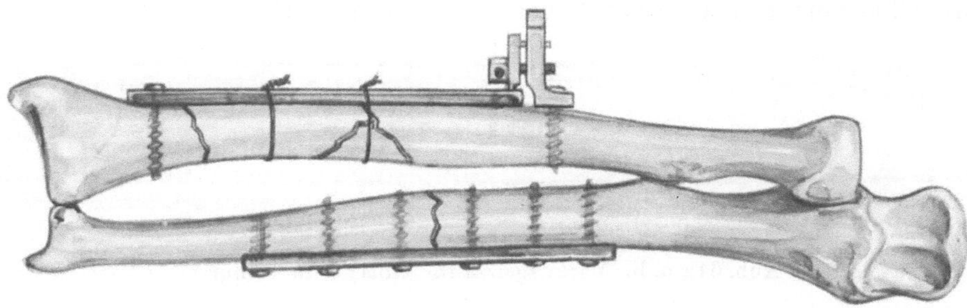

Abb. 63. Radius-Mehrfragmentenbruch: nach vorläufiger Reposition und Fixation der Fragmente werden diese unter Druck gesetzt und verschraubt

Deshalb verwenden wir für das *Femur* fast immer zwei senkrecht zueinander stehende, breite Platten, denn damit wird die Extremität belastungsfähig. Beide Platten müssen gleichzeitig verspannt werden, weshalb das Instrumentarium zwei Spanner enthält. Zum Anlegen dieser beiden Platten ist kaum die Hälfte des Femurumfanges freizulegen. Verwendet man beim Femur einmal nur eine Platte, so muß diese unbedingt in der Verlängerungsachse des Schenkelhalses, d.h. über der Linea aspera oder unmittelbar ventral davon angebracht werden. Dadurch erzielt man dort, wo die maximalen Zugspannungen auftreten, eine Zuggurtungswirkung und kann die ganze Frakturstelle unter Druck setzen.

An der *Tibia* sind, außer bei Querfrakturen, schmale Platten mit senkrecht zu ihr liegenden Schrauben, oder schmale Platten in Kombination mit der Halbrohrplatte zu verwenden. Dann können wir auch die geringsten Bewegungen im Frakturspalt ausschalten (Abb. 96, 97, 98).

5. Die Marknagelung

Die Technik der Marknagelung mit Ausbohrung der Markhöhle wurde kürzlich (1962) von KÜNTSCHER in allen Einzelheiten beschrieben. Das von POHL entwickelte und vom Autor eingehend geprüfte Instrumentarium hat sich offenbar in allen möglichen Situationen bewährt. Es sei deshalb ausdrücklich auf das Buch „Die Marknagelung" von KÜNTSCHER verwiesen. Darin sind alle in Frage kommenden Situationen beschrieben.

Wenn wir vom Marknagel nach KÜNTSCHER abgekommen sind, so nur deshalb, weil wir gewisse Korrosionserscheinungen an den Nagel-Eintrittsstellen beobachten konnten, und weil die Elastizität eines dicken Pohl-Nagels zu wünschen übrigläßt. Wir ließen uns auch vom Gedanken leiten, daß ein Marknagel, aus einem geschlitzten Rohr hergestellt, federnd, elastisch, leicht und absolut korrosionsfrei sein müsse. Die Krümmung des proximalen Nagelendes nach HERZOG wurde beibehalten (Abb. 64a).

So entstand in Zusammenarbeit mit MATHYS und STRAUMANN der dünne, elastische, innen und außen mechanisch, elektrisch und chemisch polierte AO-Nagel. Seine Elastizität wurde so gewählt, daß sie für jeden Tibia- bzw. Femurnagel annähernd gleich blieb.

Dies brachte es leider mit sich, daß die Wandung für größere Durchmesser sehr dünn wurde, was bei der Ausarbeitung eines geeigneten Ein- und Ausschlaggerätes etliche Schwierigkeiten bereitete. Zur Erhöhung der Stabilität am proximalen Ende wurde der Nagel auf einer Distanz von 5 cm röhrenförmig geschlossen belassen. Zur Erzielung einer besseren Rotationsstabilität im proximalen Fragment kann eine Schraube durch die doppelte Öse eingeführt werden. Das distale, fast verschlossene und leicht abgebogene Nagelende wurde 3 cm über seiner Spitze mit zwei Fensterchen versehen. Durch diese können bei tiefliegenden Brüchen zwei Ausklinkdrähte mit Leichtigkeit (Abb. 64) herausgeführt werden. Auch diese Verfeinerung wurde von HERZOG übernommen, weil sie doch bei gewissen seltenen distalen Tibiafrakturen von Nutzen sein kann. Das Profil des Nagels ist im Querschnitt mehr oder weniger herzförmig und zeigt einen 2—3 mm breiten Schlitz.

Für die Tibia verfügen wir über Nägel von 8—16 mm Durchmesser.

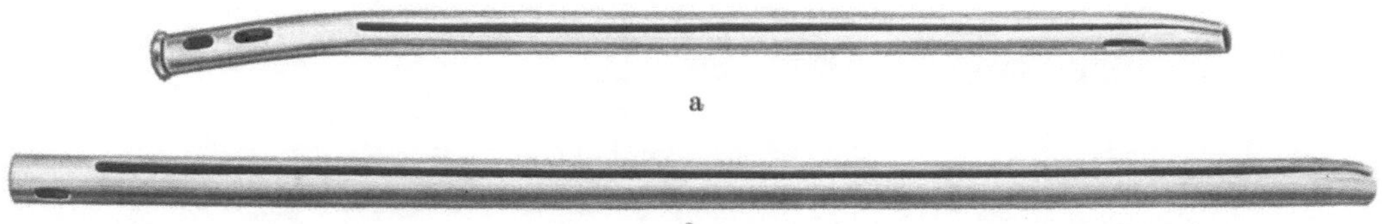

Abb. 64a u. b. Marknägel. a für Tibia; b für Femur

Der AO-Femurnagel wurde wegen der physiologischen, ventralen Femurkrümmung leicht gebogen. Sein distales Ende ist zur besseren Führung fast verschlossen. Bei richtiger Lage des Nagels zeigt die Verbindung der beiden proximalen Ösen von ventral nach dorsal. Die Femur-Nägel messen 10—18 mm im Durchmesser.

Instrumentarium zur Marknagelung

Zur Ausbohrung der Markhöhle verwenden wir entweder den Lentodrill von POHL oder die kräftige langsam drehende AO-Preßluftmaschine (Abb. 66). Beim Lentodrill genügt es, ein Zwischenstück zwischen die beiden flexiblen Wellen einzuschalten. Für die AO-Maschine wurde von MATHYS ein Winkelgetriebe mit einer Schnellkupplung für die flexible Welle entwickelt.

Die flexiblen Wellen haben einen Durchmesser von 8 mm für die Tibia und 10 mm für das Femur. An die Femurwelle können nur die Bohrköpfe von 12,0 mm und mehr angeschlossen werden. Diese Wellen sind in allen Richtungen sehr elastisch und brechen nicht. Zur Entfernung von Knochenmehl, das sich eventuell zwischen den Federgängen eingelagert hat, dient eine mit dem Instrumentarium gelieferte Blasdüse.

Die rostfreien Markraumbohrköpfe von 9,5—19 mm besitzen vorn eine kleine Führung, so daß sie sich im Markraum von selbst zentrieren. Nur der Bohrkopf von 9 mm schneidet stirnwärts und ist fest auf seiner Welle montiert. Damit wird der Tibiamarkkanal in seiner ganzen Länge aufgebohrt.

Der Führungsstab von 3 mm hat ein kugeliges Ende, das ein Durchschlagen des distalen Tibia-Plateaus verhindert und mit dem ein abgebrochener oder eingeklemmter Bohrkopf leicht wieder herausbefördert werden kann.

Dieser Führungsstab wäre beim Einschlagen des Nagels zu schwach; er wird deshalb durch einen 4 mm-Stab ersetzt. Die Auswechslung der Führungsstäbe erfolgt durch ein Teflonrohr hindurch, das man über den 3 mm-Stab stülpt; dieser wird sodann entfernt und durch den dickeren ersetzt. Durch diesen kleinen Kunstgriff wird die Reposition der Fragmente während des Auswechselns nicht in Frage gestellt. Zudem kann die ganze Markhöhle durch das Teflonrohr mit physiologischer Kochsalzlösung ausgespült werden. Dadurch werden Knochensplitter und Knochenmehl, die später als Sequester wirken, restlos entfernt.

Die Anwendung des Markraumbohrinstrumentariums ist auf Abb. 66 ersichtlich. Nach einiger Übung an einer konservierten Tibia gelingt es ohne Schwierigkeiten, die Markhöhle bis auf 18 mm aufzubohren.

a) Indikation zur Marknagelung

Wenn wir mit der Indikation zur Marknagelung weit zurückhaltender sind als KÜNTSCHER, so nur deswegen, weil viele Frakturen einfacher und mit weniger Gefahren mit einer anderen Methode versorgt werden können.

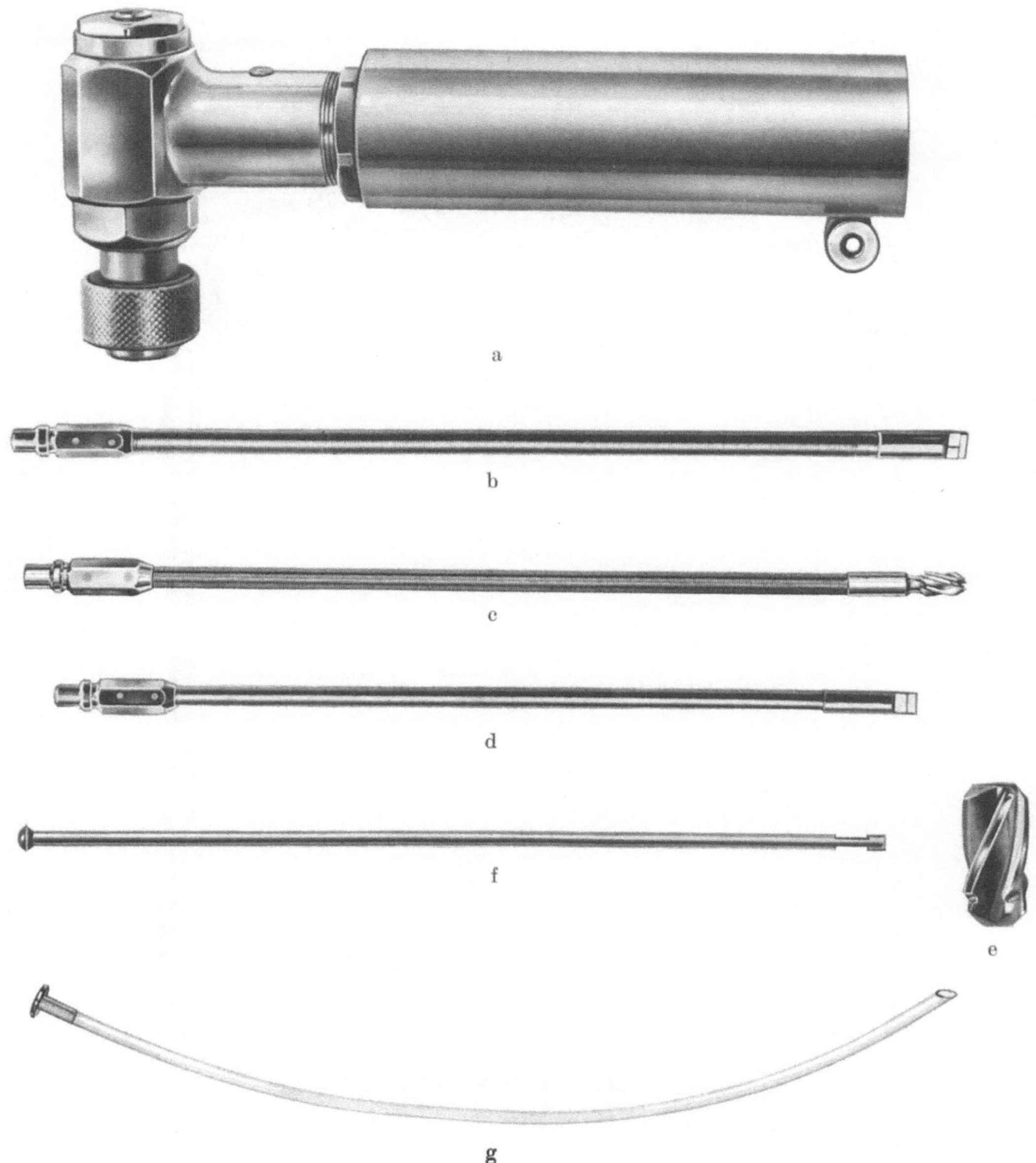

Abb. 65a—g. Markraum-Bohrinstrumentarium. a Winkelgetriebe mit Schnellkupplung. b Flexible Welle
für Femur, ⌀ 10 mm, Länge 350 mm, für Markraumbohrköpfe ⌀ 12 mm und mehr. c Flexible Welle für Tibia,
⌀ 8 mm, Länge 310 mm mit festem stirnseits scharf schneidendem 9 mm-Bohrkopf. d Flexible Welle für Tibia,
⌀ 8 mm, Länge 310 mm für Markraumbohrköpfe bis ⌀ 12,5 mm. e Markraumbohrkopf, rostfrei. f Führungsstab
⌀ 3 mm, mit Kugelende, 800 mm lang. g Teflonrohr mit Knopf

Die gedeckte Marknagelung ergibt nicht, wie die Verschraubung, eine ideale Reposition. Besonders bei distalen Frakturen sind Abknickungen und Rotationsfehler sehr
leicht möglich und nicht immer vermeidbar. Zudem gelingt mit dem Marknagel, trotz
der systematischen Ausbohrung des Markkanals, nur selten eine absolut stabile Osteosynthese, wie dies z.B. bei der Druckplatte der Fall ist. Deshalb muß postoperativ sorgfältig auf etwa auftretende Achsenverschiebungen (besonders Rotationsfehler) geachtet
werden. Die sofortige volle Belastung soll auch nach der Marknagelung nur in seltenen

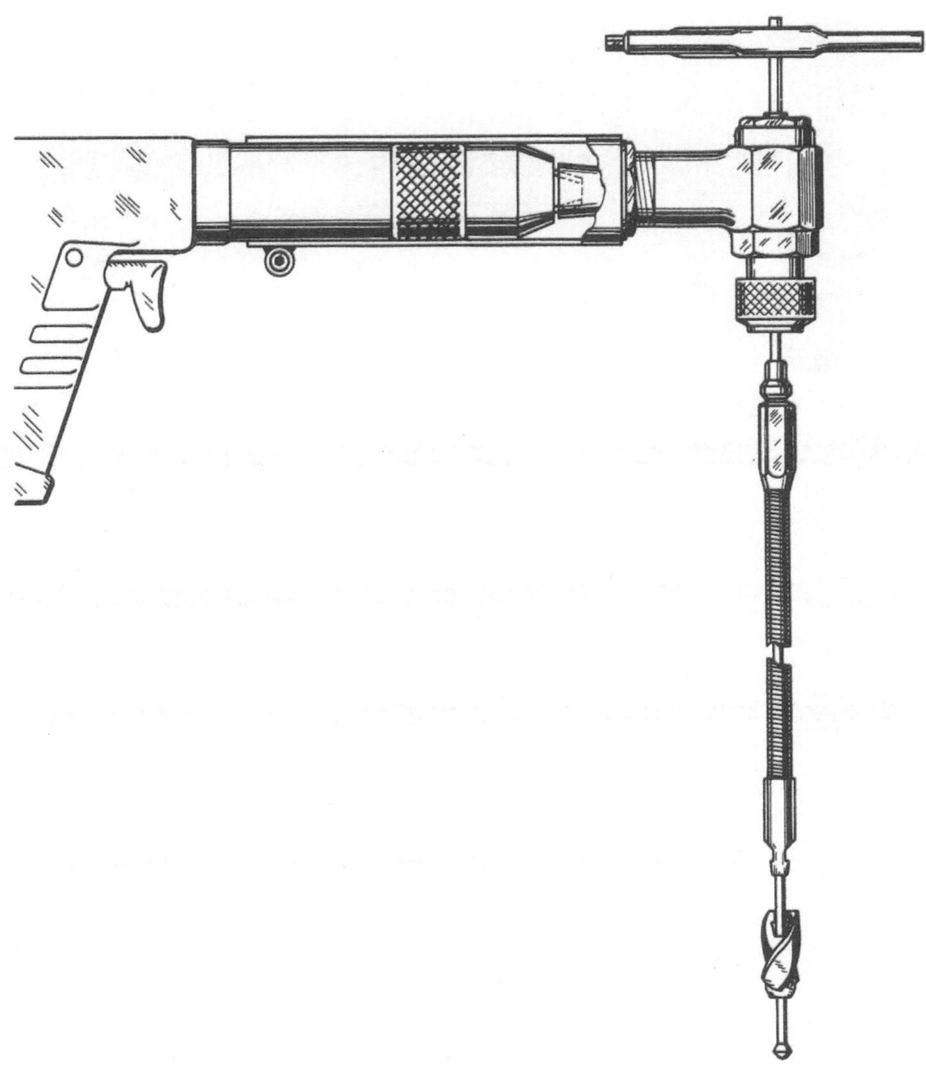

Abb. 66. Montierte Welle auf Winkelgetriebe

Fällen erlaubt werden. Auch hier gilt der Satz: *Früh bewegen, spät belasten*. Mit dem frühen Belasten kann nichts gewonnen, aber viel verloren werden.

Wir glauben, daß die Marknagelung mit dicken Marknägeln nach Ausbohrung der Markhöhle für gewisse Ober- und Unterschenkelfrakturen indiziert ist. Sie erlaubt, den Knochen von innen her zu schienen, was die Zeit bis zur Wiederherstellung der vollen Belastungsfähigkeit abkürzen kann.

Unsere Indikationen zur Marknagelung sind folgende:

Beste Indikation

a) Für die verzögerte Frakturheilung oder die Pseudarthrose im *mittleren* Femur- und Tibiadrittel stellt die Marknagelung mit einem dicken Nagel nach Ausbohren der Markhöhle das Verfahren der Wahl dar, wenn kein Rotationsfehler vorliegt. Leichte Achsenknickungen lassen sich während der Nagelung korrigieren. Alle anderen Behandlungsmethoden stehen in diesen Fällen bezüglich Sicherheit der Konsolidierung und Schnelligkeit der vollen Funktionswiedergewinnung hinter der Marknagelung zurück.

b) Die kurzen schrägen Frakturen und die kurzen Spiralfrakturen im mittleren Femurdrittel werden mit dem Marknagel ebenfalls sicher versorgt.

Gute Indikation

Am Femur. Splitterfrakturen im mittleren Drittel (wobei die Fragmente mit Drahtnähten zu fixieren sind). Technisch kann sich der Eingriff überaus schwierig gestalten, denn die verschiedenen Fragmente dürfen möglichst nicht von der Zirkulation getrennt werden.

An der *Tibia.* Geschlossene und frische offene Querfrakturen, kurze Schrägfrakturen und kurze Drehfrakturen mit oder ohne Drehkeil im mittleren Tibiadrittel, auch bei direkter Kontusion und sogar bei ungünstigen Hautverhältnissen. Als kurze Schrägfrakturen bezeichnen wir Frakturen, deren Länge die doppelte Schaftbreite nicht übersteigt. Es kommt vor, daß derartige Frakturen von Längsfissuren begleitet sind. Im allgemeinen wird die Indikation dadurch nicht eingeschränkt. Es ist nur wichtig, daß man auf diese Längsfissuren achtet, sowohl bei der Nagelung als auch bei der Nachbehandlung.

Relative Indikationen der Marknagelung

Am Femur. Frakturen im zweiten und fünften Sechstel, meist unter Verwendung einer zusätzlichen kleinen Druckplatte zur Sicherung der Rotation.

An der Tibia

a) *Quere und kurze, schräge Frakturen, Spiralfrakturen,* sowie *Pseudarthrosen* im fünften Tibiasechstel, in Kombination mit Ausklinkdrähten. Die Schwierigkeit liegt hier hauptsächlich in der exakten Achsenkorrektur. Wenn die Stabilität trotz der Ausklinkdrähte zu wünschen übrigläßt, muß für 3 Wochen eine doppelte U-Gipsschiene angelegt werden.

b) *Mehrfragmentfrakturen,* besonders wenn die Hauptfragmente keine gemeinsame Frakturfläche aufweisen. Die Sicherung gegen Rotation erfolgt oft mit einem Spickdraht oder mit einer zusätzlichen AO-Radiusdruckplatte. In diesen Fällen bewährt sich eine zweizeitige Nagelung. Zuerst wird als vorläufige Maßnahme eine unstabile Marknagelung mit einem sehr dünnen Nagel oder mit einem einfachen dicken Kirschner-Draht vom Malleolus tibialis her durchgeführt. 4—6 Wochen später erfolgt dann die Ausbohrung der Markhöhle und die echte Marknagelung.

c) *Nach mißlungener Verschraubung.* Bei nicht befriedigender Tibiaverschraubung darf nicht damit gezögert werden, die Schrauben wieder zu entfernen und einen Marknagel einzuschlagen. Eventuell notwendige Umschlingungen sind besonders in diesen Fällen frühzeitig zu entfernen.

Ausnahmefälle

a) Alle Frakturen im letzten Tibiasechstel. In Verbindung mit zwei Ausklinkdrähten kann oft eine für die aktive Frühmobilisierung ausreichende Stabilität erzielt werden. Voraussetzung ist aber, daß vom gelenktragenden, distalen Tibiateil ein Fragmentmassiv von mindestens 5 cm Höhe als Ganzes erhalten blieb, worin das distale Marknagelende mit den Ausklinkdrähten solid verankert werden kann.

b) Besondere Fälle mit schlechten Hautverhältnissen, z.B. wenn bei einer Hautverletzung nach Ablauf der 12 Std-Grenze operiert werden muß. Wir denken bei dieser Gruppe besonders an längere Schräg- oder Spiralfrakturen mit oder ohne Drehkeil, die eigentlich in den Indikationsbereich der Verschraubung gehören, die aber wegen der vorliegenden Hautverhältnisse nicht eröffnet werden können.

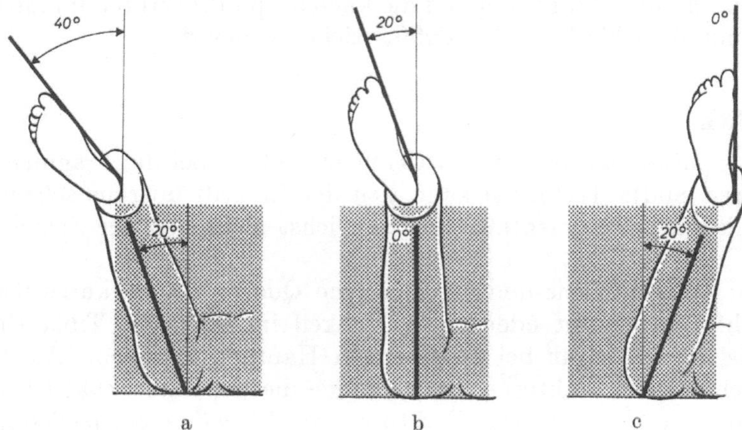

Abb. 67a—c. Die Außenrotation des Fußes beträgt bei physiologischen Verhältnissen etwa 20°. a Bei Abduktion des Oberschenkels um 20° muß die Fußaußenrotation demnach 40° betragen. b Bei senkrecht zum Tisch liegendem Oberschenkel ist der Winkel von 20° zu berücksichtigen. c Der Fuß kann erst bei einer Adduktion von 20° senkrecht zum Tisch stehen

c) Frakturen und Pseudarthrosen im zweiten Tibiasechstel: Hier muß stets eine Kombination zwischen Marknagel und Schraube oder AO-Druckplatte vorgenommen werden, es sei denn, das kurze proximale Fragment sei hochgradig sklerotisch und verschaffe dadurch eine genügende Nagelführung und Stabilität. Bei Verwendung einer einzigen Corticalis-Schraube wird diese von ventral her durch das proximale Nagelschlitzloch eingedreht.

d) Oberarmfrakturen: Am Humerus haben wir mit der AO-Druckplatte bedeutend bessere Erfahrungen als mit dem Marknagel sammeln können, weil durch sie die Extremität schon nach wenigen Tagen wieder weitgehend gebrauchsfähig wird.

b) Technik der Tibia-Marknagelung

Mit der offenen *Marknagelung*, d. h. mit Freilegen der Frakturstelle, kann die Reposition kontrolliert und somit eine stabile Osteosynthese durchgeführt werden. Außerdem läßt sich das lokale Frakturhämatom mit dem darin enthaltenen Knochenmehl, das von der Ausbohrung herrührt, zuverlässig absaugen. Bei der Mehrfragmentfraktur besteht durch die Freilegung der Fraktur erhöhte Gefahr der Nekrose eines abgesprengten Fragmentes. Deshalb soll bei diesen Fällen individuell disponiert werden.

Als Vorteile der *gedeckten Marknagelung* werden der kleine, weit von der Frakturstelle entfernt liegende Hautschnitt und die verminderte Infektionsgefahr hervorgehoben.

Beim blinden Vorgehen besteht andererseits die Gefahr des Rotationsfehlers, besonders bei Mehrfragmentfrakturen, wenn das Bein in der Böhler-Extensionsvorrichtung eingespannt wird (Abb. 67).

Eine eventuell zusätzlich notwendige Umschlingung wird an der Tibia nach 6 bis 12 Wochen wieder entfernt. Im Prinzip ist jedoch die Kombination von Marknagel und Umschlingung (bei Mehrfragmentfrakturen) oder Platte (bei Frakturen im proximalen Drittel) nur selten indiziert.

Vor jeder Tibia-Marknagelung wird die Markhöhle aufgebohrt, und zwar sind bei Männern 12 mm-Nägel, bei Frauen 11 mm-Nägel üblich. Ausklinkdrähte sind meist nur bei distalen Frakturen nötig.

Stets wird der Unterschenkel bei einem um 90° oder besser 80° flektierten Kniegelenk gelagert, damit die Patella möglichst weit kranial liegt und beim Einsetzen der verschiedenen Instrumente und des Nagels nicht stört.

In St. Gallen haben sich folgende Indikationen der offenen oder gedeckten Tibianagelung mit entsprechenden Lagerungsmöglichkeiten bewährt.

Die offene Tibia-Marknagelung wird bei frischen Frakturen mit einwandfreien Hautverhältnissen vorgenommen (innerhalb der 8 Std-Grenze auch bei intakten Hautverhältnissen), daneben bei Pseudarthrosen ohne erhebliche Achsenknickungen oder Rotationsfehler. Lokale Hautvorbereitung ist in diesen Fällen unbedingt notwendig. Lagerung auf normalem Operationstisch, Patient in Rückenlage. Vorweg wird die Fraktur selbst angegangen, reponiert und mit Festhalter und Umschlingung fixiert. Erst dann wird bei herabhängendem Unterschenkel wie bei der gedeckten Nagelung verfahren.

Die geschlossene Marknagelung wird bei allen Frakturen mit nicht ganz einwandfreien Hautverhältnissen durchgeführt, wenn die 8 Std-Grenze abgelaufen ist. Wir nageln dann im Streckapparat (entweder im Böhler-Zugapparat mit einem Kirschner-Bügel oder in der Sandale der Firma Schaerer AG, Bern oder im Wittmoser-Zuggerät) und mit Hilfe des Bildwandlers.

Bei einer Pseudarthrose im mittleren oder distalen Tibiadrittel ohne Achsenfehlstellung wird die geschlossene Marknagelung am herabhängenden Bein vorgenommen. Die Pseudarthrose wird vor Einsetzen des Führungsdornes mit dem Handbohrer bis auf 8 mm aufgebohrt. Erst dann kann der 3 mm-Führungsstab eingesetzt werden.

Vorbereitung. Bestimmung der Marknagellänge: Messung der Distanz zwischen medialem Kniegelenkspalt und oberem Sprunggelenk unmittelbar ventral vom Malleolus tibialis am gesunden Bein. Von dieser Länge werden 25—35 mm abgezogen.

Anlegen der Blutsperre.

Allgemeine Operationstechnik für die gedeckte Tibia-Marknagelung. Lagerung mit mindestens rechtwinklig gebeugtem Kniegelenk. Der Hautschnitt wird i. a. quer gesetzt und liegt genau in der Mitte zwischen Tuberositas tibiae und Patellaspitze (Abb. 68a).

Einsetzen eines automatischen Spreizhakens und Längsspalten des Ligamentum patellae.

Mit dem Pfriem wird die Tuberositas tibiae bis zum Markraum breit eröffnet. Dabei wird der Pfriem möglichst parallel zur ventralen Tibiakante eingeführt, sobald die Corticalis durchbohrt ist.

Einführen des 3 mm-Führungsdornes in die Markhöhle und durch die Fraktur, möglichst bis über das obere Sprunggelenk. Eventuell Röntgenkontrolle (auf das obere Sprunggelenk zentriert), um die Nagellänge und die zur distalen Tibiafläche senkrechte Lage des Führungsspießes zu kontrollieren (Abb. 68b).

Das Schutzblech für die Haut wird proximal unter den Dorn geschoben.

Auffräsen der Markhöhle vorerst mit dem stirnseits geschliffenen 9 mm-Markraumbohrer. Stufenweise Erweiterung des Bohrkanals um je einen halben Millimeter bis auf den gewünschten Durchmesser (Abb. 68c).

Dabei soll auf folgende Punkte besonders geachtet werden: Beim Einführen des Bohrkopfes in die Tibia darf weder die Haut verletzt (Hautschutz) noch das Ligamentum patellae ausgefranst werden.

Der Assistent sichert den Führungsdorn gegen Rotation mit Hilfe des Festhalters.

Der Bohrkopf wird mit seiner Welle ohne Kraft über den Dorn vorgeschoben, ja er muß oft sogar zurückgehalten werden, damit er sich nicht zu rasch einfrißt. Kann einmal nicht mehr weitergebohrt, gleichzeitig der Bohrkopf auch nicht mehr herausgezogen werden, so wird der Führungsstab herausgeschlagen. Dabei wird der Führungsdorn mit einer festen Zange gefaßt. Hammerschläge auf die Zange genügen um den verklemmten Bohrkopf zu lockern.

Beim Herausziehen des Bohrers läuft der Motor möglichst langsam. Der Assistent drückt fest auf den Leitdorn, damit dieser nicht über die Fraktur zurückgleitet. Sobald der Bohrer aus der Tibia gezogen ist, faßt der Assistent den Leitdorn mit einer festen Zange oder einem Tupfer zwischen Bohrkopf und Tibia und die Welle wird über den Leitdorn zurückgeschoben.

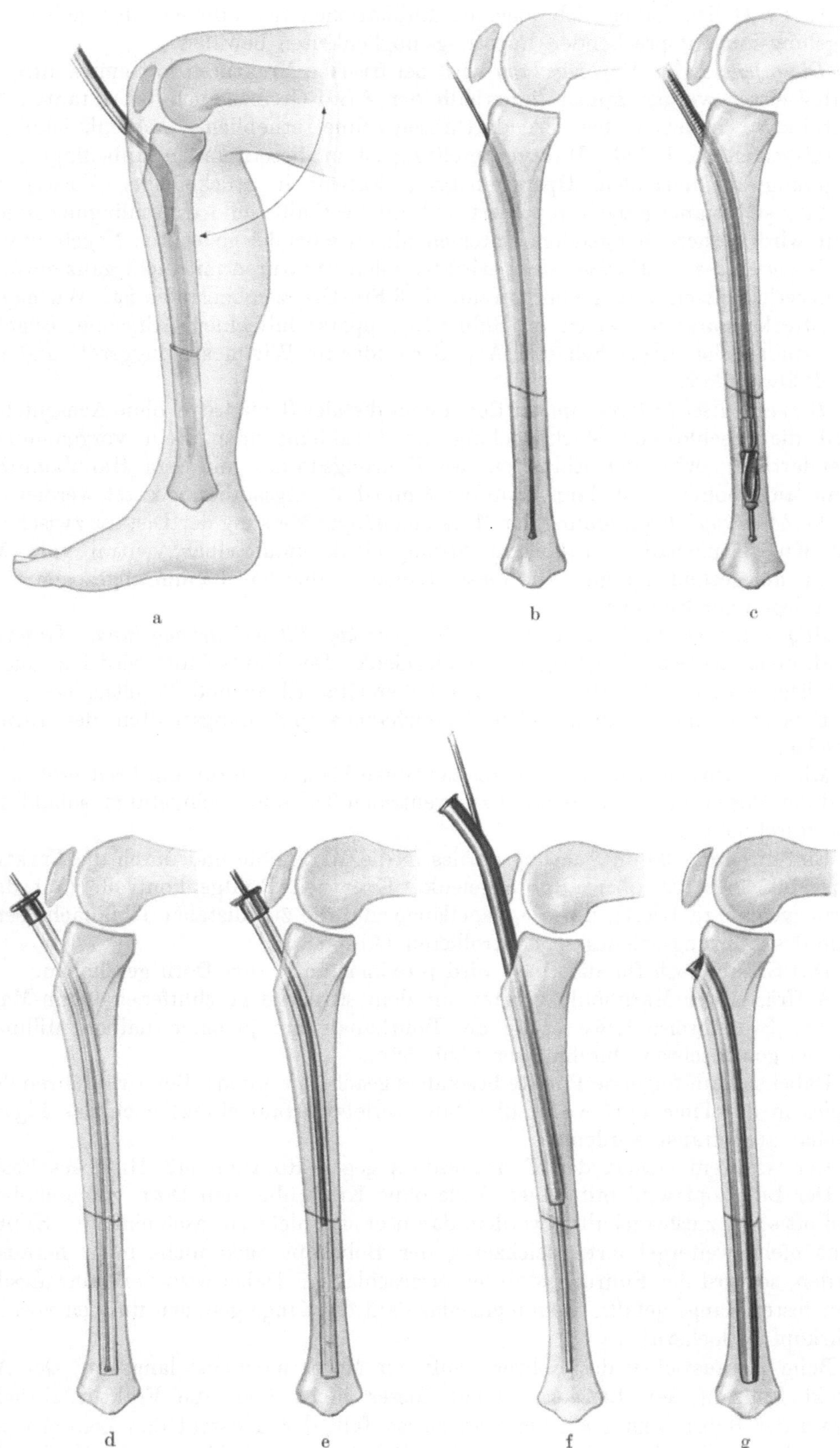

Abb. 68a—g. Technik der Marknagelung (s. Text)

Die erwünschte Ausbohrung ist erreicht, wenn der Bohrer im distalen Fragment ebenfalls Corticalis-Widerstand findet (besonders beim Femur).

Mit einem halbstarren, 6 mm dicken Teflonrohr und mit der Sauge wird nun der ganze Markkanal mit physiologischer Ringerlösung ausgespült und der Knochenmörtel abgesaugt, damit möglichst wenig Knochenspäne in situ bleiben.

Auswechseln des 3 mm-Führungsstabes durch den 4 mm dicken Leitdorn nach Überschieben des halbstarren, dicken Teflonrohres (Abb. 68e, f).

Wahl des Nagels. Die Nagellänge wird vor der Operation bestimmt und seine Länge mit dem Leitdorn kontrolliert. Im allgemeinen beträgt der Nageldurchmesser 0,5 mm weniger als der Aufbohrungsdurchmesser. Meist wird beim Mann bis 12,5 mm aufgebohrt und ein 12 mm-Nagel eingeschlagen.

Nagelung. Einschlagen des Nagels mit dem Hammer und dem entsprechenden Einschlaginstrument (H-8) über dem 4 mm-Führungsstab. Man schlägt dabei so, daß er zentimeterweise in die vorbereitete Markhöhle eindringt. Weder Haut noch Kniegelenkkapsel oder subpatellares Fett sollen dabei verletzt werden. Bleibt der Nagel einmal stecken, wird er wieder herausgeschlagen und die Markhöhle um einen weiteren $^1/_2$ mm aufgebohrt. Dies geschieht nur im Notfall, im allgemeinen wird die Markhöhle 0,5 mm weiter als das Nagelkaliber aufgebohrt. Der Nagel wird so weit eingeschlagen, daß sein oberes Ende höchstens 5 mm aus der Tuberositas tibiae herausragt, damit er später beim Gehen und Kniebeugen das Ligamentum patellae nicht verletzen kann (Abb. 68g).

Beim Einschlagen des Nagels soll auf folgende Einzelheiten geachtet werden:

Es soll jegliche Torsionstendenz mit Hilfe des seitlichen Handgriffes (H-6) vermieden werden.

Wenn das Nagelende noch mindestens 50 mm aus der Tibia herausragt, muß der 4 mm-Führungsstab entfernt werden. Sonst wird dieser durch das obere Sprunggelenk durchgeschlagen, oder er verklemmt sich mit dem zu tief liegenden Nagel und kann nicht mehr herausgezogen werden.

Bei der Röntgenkontrolle soll der Strahl auf das obere Sprunggelenk zentriert werden. Der Nagel muß, wie am Anfang der Führungsstab, genau senkrecht zum oberen Sprunggelenk liegen.

Bei tiefliegenden Frakturen werden die zwei Ausklinkdrähte nach HERZOG zur Verhinderung der Rotation durch die vorgesehenen Nagelfenster bis in die Corticalis eingeschlagen.

Abschließend Naht des Peritenon mit Catgut. Hautnaht, Kompressionsverband mit Schaumgummiplatte und elastischer Binde. Hochlagern des Beines in der Schaumgummischiene. Redondrainage der Frakturstelle nach offener Reposition. Die Blutleere wird normalerweise unmittelbar nach Einsetzen des Nagels entfernt.

Nachbehandlung s. „Tibiafrakturen".

Technik der Nagelentfernung. Der Tibiamarknagel wird frühestens 1 Jahr nach der Nagelung entfernt, sofern er keine Störungen verursacht. Zum Ausschlagen des Nagels befestigen wir am hängenden Unterschenkel ein frei hängendes Gewicht von etwa 5 kg an einer Manschette. Mit dem Meißel wird das obere Nagelende freigelegt. Die Ausklinkdrähte werden gefaßt und herausgezogen. Anschließend wird in das Nagelöhr ein Haken eingeführt und mit dem Ausschlaggerät herausgeschlagen.

Auch das Schneiden eines Gewindes in das Marknagelende hat sich bewährt. Sobald der Gewindeschneider genügend tief sitzt, kann damit auch ein in den Knochen eingewachsener Nagel mit Leichtigkeit herausgeschlagen werden. Ob sich Marknägel mit schon vorgeschnittenem Gewinde durchsetzen werden, kann erst die Erfahrung zeigen (zum Patent angemeldet).

Technik der Umnagelung. Erscheint eine Marknagelung ausnahmsweise zu wenig stabil, so daß die Frakturheilung verzögert verläuft oder sogar ausbleibt, so soll der Marknagel entfernt und durch einen dickeren ersetzt werden. Das Ausschlagen des Nagels beim Umnageln birgt die große Gefahr einer seitlichen Dislokation der Fraktur in sich, einer Verschiebung, die wegen der bereits konsolidierten Fibula unter Umständen schwer zu reponieren ist. Aus diesem Grunde soll das Ausschlagen grundsätzlich über den 4 mm-Führungsstab erfolgen, der so früh als möglich eingeführt werden muß. Der Wechsel zum 3 mm-Führungsstab bei allfälliger Notwendigkeit zu weiterem Aufbohren geschieht unter Führung der halbstarren Teflonhülse.

6. Die Winkelplatten

Ohne Winkelplatten wäre ein heutiges Osteosynthese-Instrumentarium nicht denkbar. Nicht nur können damit z.B. Patienten mit pertrochanteren Frakturen ohne erhebliches Risiko schon nach wenigen Tagen wieder gehfähig gemacht werden, sondern es gibt eine Reihe von Frakturen (z.B. in der Suprakondylärgegend des Femur), die nur mit Winkelplatten genügend stabilisiert werden können. Nach Anlegen dieser Platte kann eine aktive, funktionelle Therapie schon nach wenigen Tagen einsetzen.

Eine Menge von Nagelprofilen wurden für die Nagelung von pertrochanteren Frakturen und Schenkelhalsbrüchen empfohlen. Nach relativ schlechten Ergebnissen der Schenkelhalsnagelung propagierten SCHUMPELICK (1955), REIMERS (1951) die Vorteile der Verschraubung.

Die Verschraubung haben wir bei Schenkelhalsbrüchen nur für junge Patienten (s. Schenkelhalsfrakturen) beibehalten, bei denen die Spongiosa relativ fest ist. Für die anderen Fälle suchten wir eine Winkelplatte zu entwickeln, deren Profil für möglichst viele Brüche geeignet sein sollte.

In bezug auf die Stabilität ist der H-Nagel von LAING, O'DONNELL (1961) sicherlich der beste, obwohl seine Breite die Anwendungsmöglichkeiten einschränkt. Wir wählten deshalb das U-Profil, dessen Stabilität fast so gut wie die des H-Nagels ist. Nagelbrüche haben wir bei guter Technik nicht mehr erlebt (s. Abb. 68).

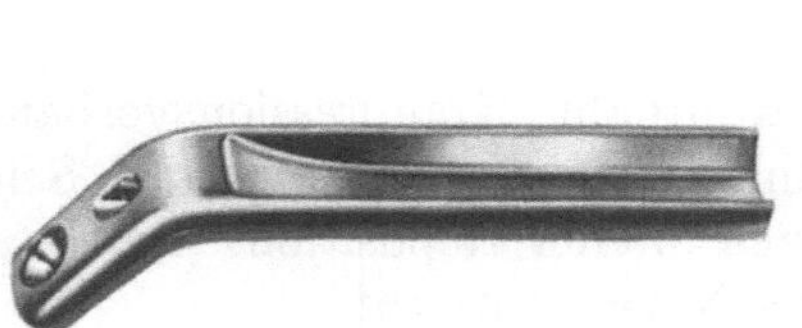

Abb. 69. Schenkelhalsnagel der AO

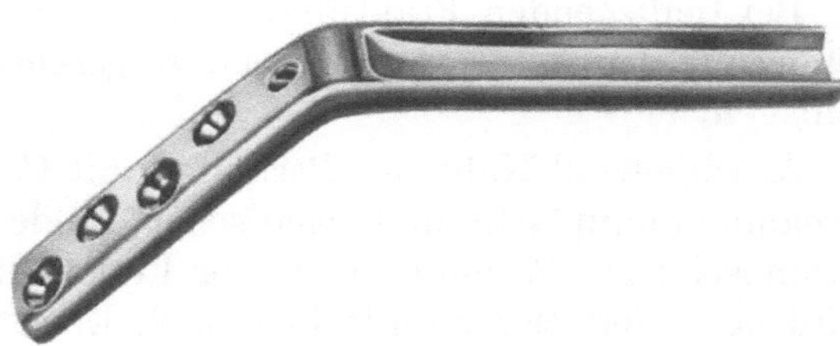

Abb. 70. Platte für pertrochantere Frakturen

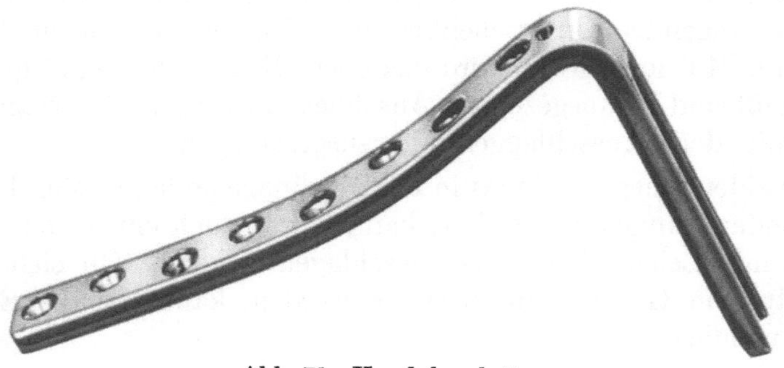

Abb. 71. Kondylenplatte

Die zur Verfügung stehenden Platten werden in drei Gruppen eingeteilt:

Die Schenkelhalsnägel,

Die pertrochanteren Platten,

Die Winkelplatten für Kondylenfrakturen oder Kondylenplatte.

a) Die *Schenkelhalsnägel* haben eine sehr kurze Lasche, so daß der Winkel von 130⁰ nicht präjudizierend ist. Bei einem Winkel von 120⁰ oder 140⁰ kann die kurze schrägliegende Lasche ohne weiteres mit dem Femurschaft verschraubt werden.

b) Die *pertrochanteren Nägel* haben eine Platte von 8 cm Länge, die mit fünf Löchern versehen ist. Längere Platten können auf Wunsch leicht erstellt werden.

Wir sind, wie MOSER-WINKELBAUER (zit. nach RICKLIN), nach zahlreichen Versuchen aus folgenden Gründen zu einem festen Standardwinkel von 130⁰ übergegangen:

Wenn Nagel und Lasche, z.B. nach dem Prinzip von McLAUGHLIN (1960), nacheinander eingesetzt werden, erweist sich die Fixation als unstabil. Vor allem aber ist die Korrosionsanfälligkeit auf Schraubenhöhe bedeutend größer als bei einer aus einem Stück gefertigten Platte, deren Festigkeit ebenfalls bedeutend höher ist als die einer zusammengesetzten Platte.

Der Winkel von 130⁰ ist mit dem Zielgerät sehr leicht einzuhalten. Er hat sich in der Praxis bewährt. Bei steileren Winkeln kann die Nagelspitze zu leicht in den Bereich der Tragfläche vorstoßen. Tritt später eine Schenkelkopfnekrose ein, wird die Tragfläche im Acetabulum arrodiert und das Ersetzen des abgestorbenen Schenkelkopfes durch eine Metall-Prothese wird wegen der bestehenden Subluxationsgefahr verunmöglicht.

c) Die *Kondylenplatten* (Abb. 71) weisen einen Winkel von 95⁰ auf, damit die Klinge parallel zur Knie-Kondylenachse eingesetzt werden kann. Der Winkel zwischen Kniegelenk und Schenkelschaft beträgt 81⁰ (Abb. 72). Berücksichtigt man zudem die konische Schaftform, muß man annehmen, daß die Lasche jedesmal dann am Oberschenkelschaft richtig anliegt, wenn die Klinge parallel zur Gelenkfläche eingeführt worden ist. Diese leichte Valgität der Platte ist zu berücksichtigen, wenn man sie einmal bei einer Tibiaplateau-Fraktur anwendet, denn der Winkel zwischen Tibiaplateau und Tibiaschaft beträgt normalerweise 90⁰.

Das überaus scharfe *Plattensitzinstrument* (Abb. 73 a) bahnt den Weg für die Platte im Spongiosaknochen. Seine Klinge ist so geschliffen, daß sie sich weder seitlich noch distal in der Corticalis festfressen kann, was besonders bei der Schenkelhalsnagelung von eminentem Vorteil ist. Wird das locker gehaltene Plattensitzinstrument mit nur leichten Hammerschlägen langsam nach vorn getrieben, findet es meist von selbst den richtigen Weg genau über den Schenkelhalssporn in die Mitte des Halses.

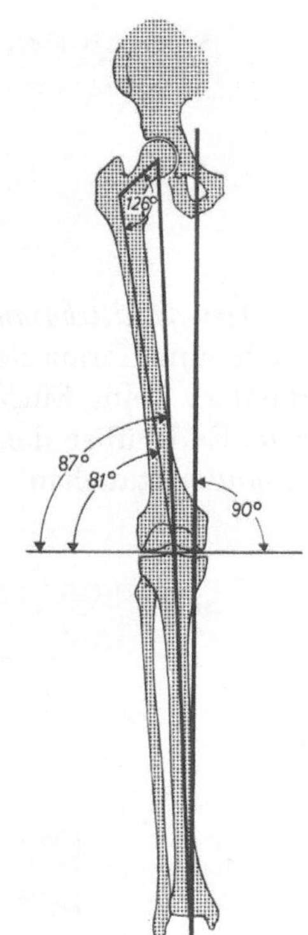

Abb. 72. Die physiologischen Achsenverhältnisse am Kniegelenk: Winkel zwischen Körperachse und Kniegelenk 90⁰. Zwischen mechanischer Achse und Kniegelenk 87⁰. Zwischen Femurschaft und Kniegelenk 81⁰ (aus MÜLLER, M. E.: Hüftnahe Femurosteotomien, Thieme, Stuttgart, 1957)

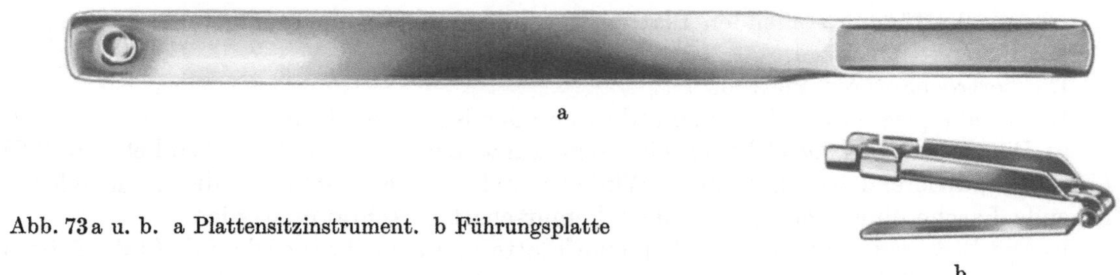

a

Abb. 73 a u. b. a Plattensitzinstrument. b Führungsplatte

b

Die *Führungsplatte* wird am Plattensitzinstrument fixiert und dient zur Kontrolle einer möglichen Kippung. Nichts ist unangenehmer, als eine bereits eingeschlagene Nagelplatte, die plötzlich zu weit vorne oder hinten liegt und dadurch nicht mehr in der Schaftmitte verschraubt werden kann. Vor dem Festklemmen der Führungsplatte am Plattensitzinstrument wird die Fixationsschraube gelöst, der gewünschte Winkel eingestellt (entsprechend der Plattenbiegung) und die Schraube mit dem Sechskant-Schraubenzieher wieder fest angezogen.

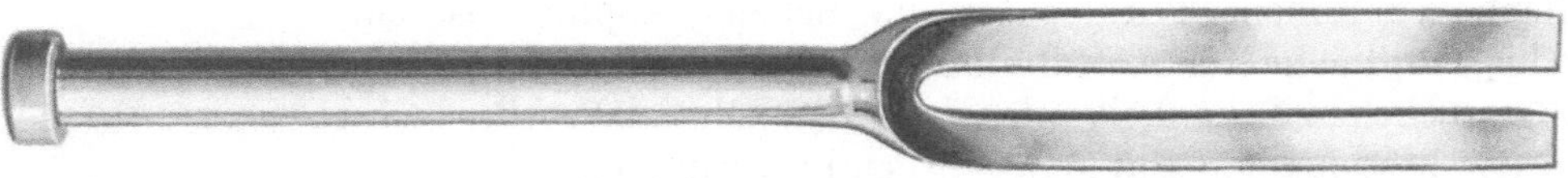

Abb. 74. Schlitzhammer

Der *Schlitzhammer* ist sowohl zum Herausschlagen des Plattensitzinstrumentes als auch zum Herausziehen von Winkelplatten mit dem Ausschlaggerät verwendbar. Zudem dient er beim Einschlagen des Plattensitzinstrumentes zur Führung der Rotation. Wird sein Ende über dem Trochantermassiv angelegt, lassen sich die Fragmente damit fest ineinander stauchen.

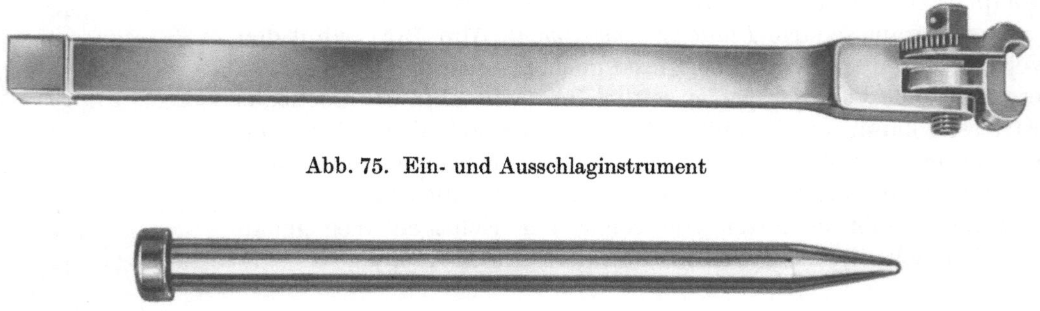

Abb. 75. Ein- und Ausschlaginstrument

Abb. 76. Nachschlaginstrument

Das *Ein- und Ausschlaggerät* wird auf der gewählten Platte mit Hilfe des Kardanschlüssels, des „Engländers", oder eines Steinmann-Nagels festgeklemmt. Mit ihm läßt sich die Platte in allen möglichen Winkeln fassen, so daß die Klinge stets achsengerecht eingeschlagen werden kann. Mit Hilfe des Schlitzhammers kann man mit ihm die Winkelplatte wieder herausschlagen. Der Schraubenzieher soll nur zum Lösen der Festhalteschrauben, nicht aber zum Anziehen verwendet werden.

Das Nachschlaginstrument mit der einfachen Spitze wird zum Einschlagen der Platte über die letzten Millimeter verwendet.

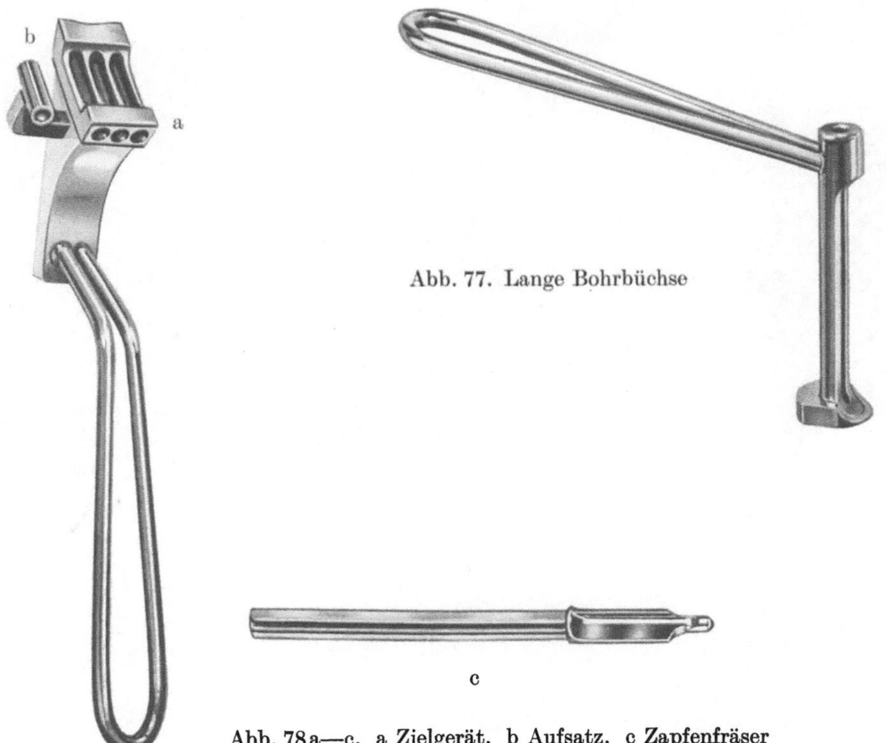

Abb. 77. Lange Bohrbüchse

Abb. 78a—c. a Zielgerät. b Aufsatz. c Zapfenfräser

Die lange Bohrbüchse dient zum Zentrieren der Bohrlöcher in den Winkelplatten. Sie verhindert zugleich das tiefe Eindringen des Bohrers in die Weichteile nach Durchbohren der zweiten Corticalis und das Einrollen von Weichteilen um den Bohrer.

Das *Zielgerät* zur Sicherung des Winkels von 130⁰ wurde auf Wunsch verschiedener Chirurgen entwickelt. Bei einer Schenkelhalsnagelung z.B. wird es so angelegt, daß die Distanz zwischen seinem oberen Rand und dem Tuberculum innominatum 25 mm beträgt. In den Aufsatz wird ein 3,2 mm Bohrer gesteckt. Dieser gibt uns die Richtung der Platte sowohl in der frontalen als auch in der sagittalen Ebene an.

Durch das Zielgerät kann mit Hilfe des 4,5 mm-Bohrers der Klingensitz im Schenkelschaft vorgebohrt werden. Die drei Bohrlöcher werden mit dem Zapfenfräser vereinigt, mit dem die Nute in allen Richtungen ausgeschliffen wird.

Die Anwendung des Instrumentariums sei am Beispiel einer pertrochanteren Fraktur demonstriert (Abb. 79).

Anwendung des Winkelplatteninstrumentariums.

a) Nach Anlegen des Zielgerätes wird mit Bohrer und Zapfenfräser der Plattensitz vorgebohrt.

b) Das Plattensitzinstrument mit der Führungsplatte wird nun 2—3 cm eingeschlagen.

c) Die Fraktur wird unter Sicht reponiert und vorläufig mit Kirschner-Drähten fixiert. Nach einer eventuellen Röntgenkontrolle in zwei Ebenen wird das Plattensitzinstrument so weit eingeschlagen, bis sein verbreiterter Schaft die Corticalis erreicht.

d) Die gewählte Platte wird im Ein- und Ausschlaggerät fixiert, das Plattensitzinstrument mit dem Schlitzhammer herausgeschlagen und die Plattenklinge in die vorgebohrte Rinne eingesetzt.

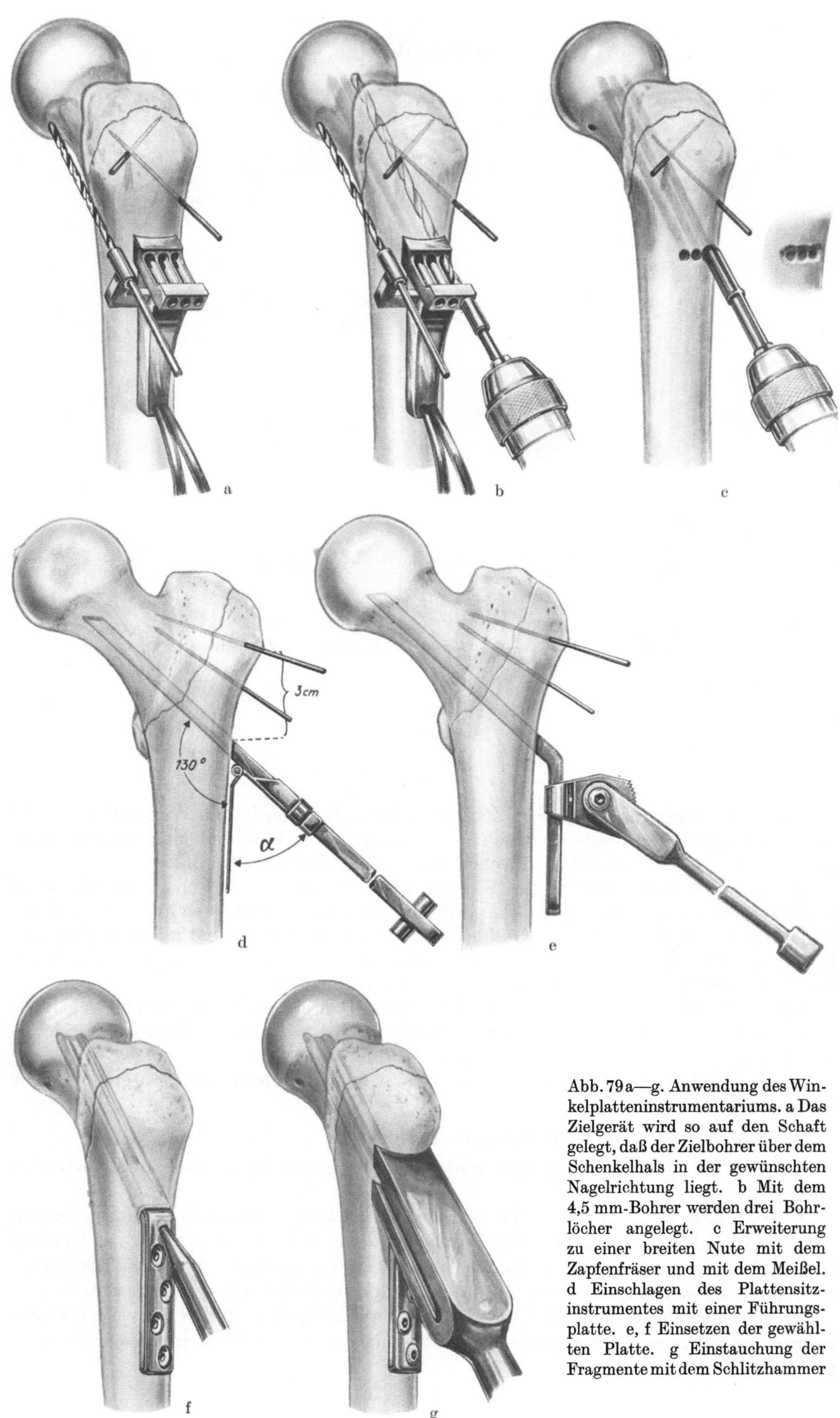

Abb. 79a—g. Anwendung des Winkelplatteninstrumentariums. a Das Zielgerät wird so auf den Schaft gelegt, daß der Zielbohrer über dem Schenkelhals in der gewünschten Nagelrichtung liegt. b Mit dem 4,5 mm-Bohrer werden drei Bohrlöcher angelegt. c Erweiterung zu einer breiten Nute mit dem Zapfenfräser und mit dem Meißel. d Einschlagen des Plattensitzinstrumentes mit einer Führungsplatte. e, f Einsetzen der gewählten Platte. g Einstauchung der Fragmente mit dem Schlitzhammer

Bei der Versorgung einer suprakondylären Fraktur mit der Kondylenplatte wird zunächst das distale Femurfragment mit der Klinge verschraubt. Dann wird kranial die Spannvorrichtung für die Druckplatten angebracht. Die beiden Fragmente lassen sich damit unter eine axiale Kompression bringen (s. Abschnitt „Suprakondyläre Frakturen).

7. Kompressions-Osteosynthese mit äußeren Spannern

KEY (1932) aus Australien war der erste, der die Vorteile der Kompressionsarthrodese des Kniegelenkes mittels äußerem Spanner richtig erkannte. Die Methode wurde aber erst von CHARNLEY in Manchester im Jahre 1948 ausgebaut und experimentell untermauert. 1954 konnte CHARNLEY über 100 Kniearthrodesen berichten, von denen 80% in weniger als einem Monat fest geworden waren. Dabei hatte in 69 Fällen eine Knietuberkulose zur Indikation der Versteifung geführt. Bei den zwei einzigen mißglückten Arthrodesen handelte es sich um luische Erkrankungen des Kniegelenkes.

Berichte über erfolgreiche Druckosteosynthesen nach der Technik von CHARNLEY (1957) liegen von PARISEL, Belgien, POTROT-ROUSSEL, Frankreich, GREIFENSTEINER, Österreich, MARZ-EXNER, MAXEN, Deutschland, MORRIS und MOSIMAN, USA, H. SKARENBÖRG, Schweden u. a. vor. Von allen diesen Autoren wird hauptsächlich die verblüffend sichere und rasche Konsolidation hervorgehoben.

CHARNLEY dehnte die Anwendung der Kompressionsarthrodese mit äußeren Spannern auf das Schultergelenk und das obere Sprunggelenk aus. MÜLLER (1954) propagierte eine ähnliche Methode für die intertrochanteren Derotationsosteotomien bei Kindern, später für die proximalen und distalen Tibiaosteotomien und für Verkürzungsosteotomien der Tibia. Zusammen mit ALLGÖWER stellte er 1959 die Vor- und Nachteile der Methode bei der Pseudarthrosebehandlung dar.

Das Verfahren der Kompressions-Osteosynthese mit äußeren Spannern hat sich bei Arthrodesen oder Osteotomien im spongiösen Knochenbereich bewährt. Mit Steinmann-Nägeln und äußeren Spannern lassen sich Osteotomien oder Resektionsflächen bei Arthrodesen so fest aufeinander pressen, daß eine spätere Verschiebung der Fragmente ad axim oder ad peripheriam nicht möglich ist. Vor dem Wundverschluß wird die äußere Form des Gliedes kontrolliert. Wenn diese nicht befriedigt, können mit Leichtigkeit Änderungen an der Osteotomie oder an den Resektionsflächen vorgenommen werden.

Die Verknöcherung der spongiösen Knochenflächen unter Druck dauert 4—5 Wochen, wie Präparate, von ÜHLINGER begutachtet (s. MÜLLER), bewiesen haben. So zeigten Biopsien aus der Resektionsfläche 4 Wochen nach einer Kniearthrodese eine ossäre Verbindung der weitmaschigen Spongiosa von Femur und Tibia durch eine verdichtete engmaschige Spongiosa.

Im deutschen Sprachraum hat sich die Methode des Doppeldraht-Spannbügels nach GREIFENSTEINER (1953), BERGERMANN (1956), eine Zeitlang durchsetzen können. Die Spannbügel sind aber ungewöhnlich breit und schwer, und die lokale Kompression von 50 kg, die als optimal angesehen wird, kann mit ihnen nicht erzielt werden. Außerdem konvergieren die beiden Kirschner-Drähte und schneiden durch die Haut. Oft knickt ein Draht an den Knochenrändern ab, während der andere gerade verläuft (EXNER). Daß Kirschner-Drähte, die sich leicht im Knochen bewegen können, leichter zu Infektionen führen, als relativ voluminöse Steinmann-Nägel, haben seinerzeit BÖHLER und seine Schule mehrfach bewiesen.

Das AO-Kompressions-Instrumentarium mit äußeren Spannern lehnt sich an das von CHARNLEY beschriebene an. Der wesentliche Unterschied besteht darin, daß unsere Spanner sowohl auf Druck als auch auf Zug beansprucht werden können. Sie lassen sich somit nicht nur bei einer Kniearthrodese an beiden Steinmann-Nagelenden, sondern auch nebeneinander auf Schanzsche Schrauben schalten, so daß die Osteotomie bzw. die Pseudarthrose unter Druck zu stehen kommt.

Ähnliche Kompressionsvorrichtungen wurden von HOFFMANN (1955) in der Schweiz, ANDERSON in USA, für die allgemeine Frakturbehandlung der Diaphysen-Fraktur entwickelt und bei offenen Brüchen von CREYSSEL, DE MOURGUES, GOUNOT und BOUCHET (1956), RICKLIN (1957), ILLES (1958), ISLER (1951), JOHNSON (1951), propagiert. Die Spanner sind übrigens nur eine

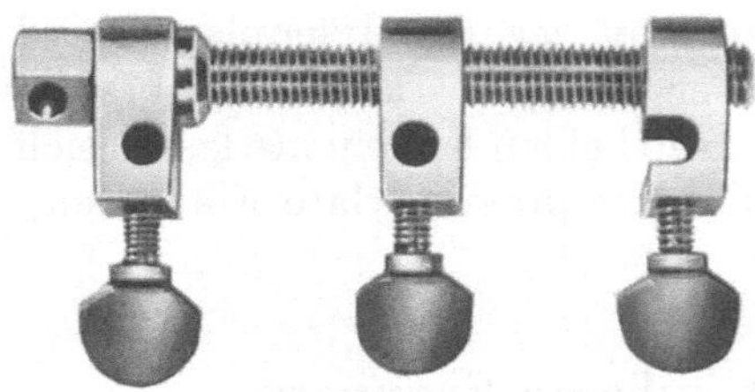

Abb. 80. Spanner mit zwei geschlossenen und einer offenen Backe

Weiterentwicklung der Fixateurs externes von LAMBOTTE (1908). Der AO-Spanner vereinigt somit die Vorteile der Methoden von CHARNLEY und von HOFFMANN.

Die äußeren Spanner der AO (Abb. 84) werden aus rostfreiem Stahl hergestellt, sind stabil, leicht und sehr einfach zu handhaben. Die heutigen Modelle lassen sich zum Reinigen ganz auseinandernehmen, indem die Sperrschraube mit dem englischen Schlüssel leicht aufgedreht und entfernt werden kann. Für die kurzen Spanner wurde eine offene Backe angefertigt, damit z. B. bei einer intertrochanteren Osteotomie der innere Spanner leicht angebracht und wieder gelöst werden kann. Die Spanner werden mit dem Kardanschlüssel, dem Universalengländer oder mit dem Schlüssel zum Plattenspanner angezogen.

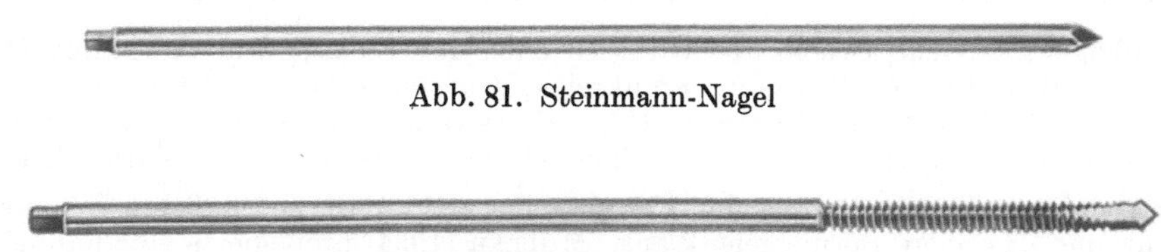

Abb. 81. Steinmann-Nagel

Abb. 82. Schanzsche Schraube

Die *rostfreien Steinmann-Nägel* sind 4 oder 4,5 mm dick, je nach Länge und haben eine kurze, scharfe Troicard-Spitze. Sie können leicht von Hand mit dem Universalhandgriff, oder, bei dicker Corticalis, mit dem Preßluftbohrer eingedreht werden. Diese Steinmann-Nägel sind elastisch und biegsam bei einem Druck von 50 kg und mehr.

Die *Schanzschen Schrauben* sind 5 mm dick und haben eine Spitze, die ihr Gewinde wie die Schrauben von LAMBOTTE selbst schneiden, so daß eine Vorbohrung mit dem 3,75 mm-Bohrer genügt.

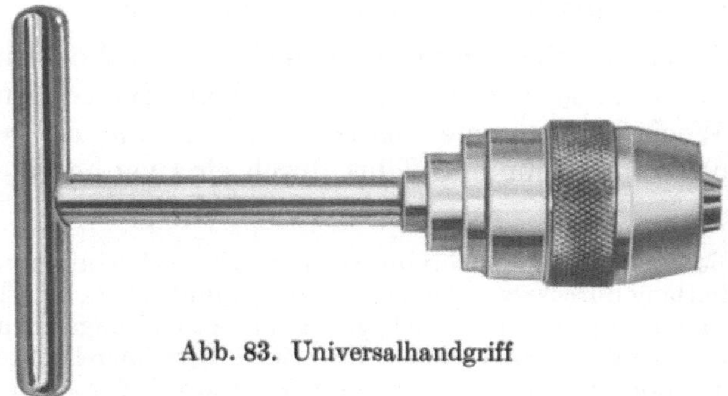

Abb. 83. Universalhandgriff

Der *Universalhandgriff* hat den Vorteil, daß er sich von Hand öffnen und schließen läßt. Ein zusätzlicher Schlüssel wird nicht benötigt. Die neuen Modelle können in beiden Richtungen gespannt werden, so daß die Sperrung sowohl für das Ein- als auch für das Ausdrehen einer Schanzschen Schraube erhalten bleibt.

Indikationen zur Fixation mit äußeren Spannern bilden die Arthrodesen des Knie-, des oberen Sprunggelenkes und des Schultergelenkes, sowie alle Osteotomien im Spongiosa-Bereich (Abb. 84).

Bei den nicht infizierten Schaftpseudarthrosen sind wir schon nach 28 Fällen von den äußeren Spannern abgekommen, weil die Kompressionsplatte eine bessere Druckwirkung und eine bessere Stabilität ergibt. Auch die Küntscher-Nagelung mit Ausbohren der Markhöhle hat dazu beigetragen, die Druckspanner, sei es in der Form von CHARNLEY oder in der Form des Spannbügels von GREIFENSTEINER, zu verdrängen.

Nur bei Infektpseudarthrosen kann es ab und zu Fälle geben, bei denen die Steinmann-Nägel mit Druckspannern bis zur Verknöcherung der Fragmente Anwendung finden. Unter Umständen kann eine Stabilisierung der Fragmente durch äußere Spanner auch ohne Kompression erwünscht sein. In diesen Fällen halten wir eine Fixation mit 4 oder

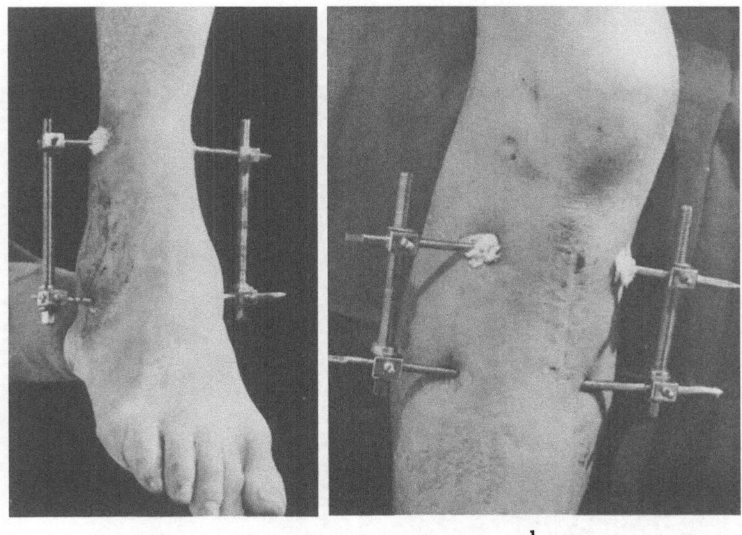

a   b

Abb. 84a u. b. Angelegte Kompressionsspanner. a bei einer Fußarthrodese; b bei einer Tibiakopfdrehosteotomie

6 Nägeln für angezeigt, damit sich die Fragmente nicht im Sinne des Valgus, bzw. Varus oder besonders des Recurvatums bzw. Anticurvatums wieder verschieben können.

Bei der Verwendung der äußeren Spanner wird eine Verbindung zwischen Außenwelt und Knochen geschaffen, die eine nicht zu unterschätzende Eintrittspforte für Keime bildet. Obwohl die Gefahr einer Knocheninfektion bei Verwendung von dicken, festliegenden Steinmann-Nägeln bedeutend geringer ist als bei beweglichen, sich drehenden Kirschner-Drähten, soll stets darauf geachtet werden, daß die Nägel durch sehr kleine, selbständige Haut-Incisionen eingeführt werden. Wenn die Haut in der Umgebung der Nägel gespannt erscheint, müssen sofort Entlastungsschnitte angelegt werden. Am Schluß des Eingriffes wird die Haut an der Nageleintritts- und -austrittsstelle sorgfältig vernäht, so daß keine Bluttropfen mehr herausfließen können. Dank der systematischen Beachtung dieser scheinbar belanglosen Kleinigkeit haben wir in über 300 Fällen keine durch die Nägel verursachte Osteitis erlebt.

Die *operative Technik der Arthrodese* mit Druckspannern soll anhand einer Arthrodese des oberen Sprunggelenkes gezeigt werden, wie wir sie von Zeit zu Zeit nach Frakturen mit schwersten Zerstörungen der Gelenkflächen primär durchführen. Der Vorteil der frühen Arthrodese des oberen Sprunggelenkes besteht darin, daß Zirkulationsstörungen und Teilversteifungen des unteren Sprunggelenkes und des Chopartgelenkes nicht in Kauf genommen werden müssen (Abb. 86).

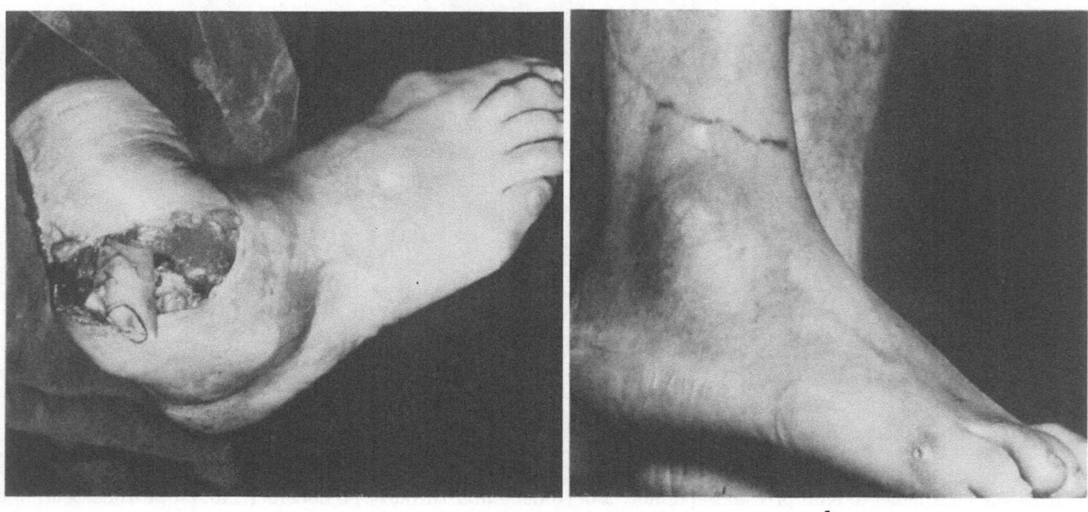

a   b

Abb. 85 a u. b. a Offene Zertrümmerung des distalen Tibiaendes und der Talusrolle. b Zustand des Fußes
3 Monate nach der Sofortarthrodese

Die primäre Arthrodese des oberen Sprunggelenkes kommt immer dann in Frage,
wenn die talo-cruralen Gelenkflächen schwerstens beschädigt sind und überhaupt nicht
mehr rekonstruiert werden können. Als Beispiel sei eine offene distale Tibia-Fraktur
abgebildet, bei der der ganze proximale Tibia-Stumpf mit Erde und Gras beschmutzt
war (Abb. 85). Zudem war die Talusfläche weitgehend zerstört. Wenn die Arthrodese
bei plantigrader Lage der Fußsohle in genauer Rechtwinkelstellung gelingt, sind die
Patienten bei intakten unteren Sprunggelenken jahre-, ja jahrzehntelang beschwerdefrei.

Die Technik der Arthrodesen am Kniegelenk sowie der Osteotomien von schlecht
verheilten Tibia-Frakturen mit den Spannern soll in einem späteren Band eingehend
beschrieben werden.

Zur Nachbehandlung ist erwähnenswert, daß wir die Spanner stets 4—5 Wochen
belassen. 3—4 Tage nach Entfernung der Nägel erhalten die Patienten einen Gehgips
oder eine Gipshülse, die sie noch weitere 5—8 Wochen tragen müssen.

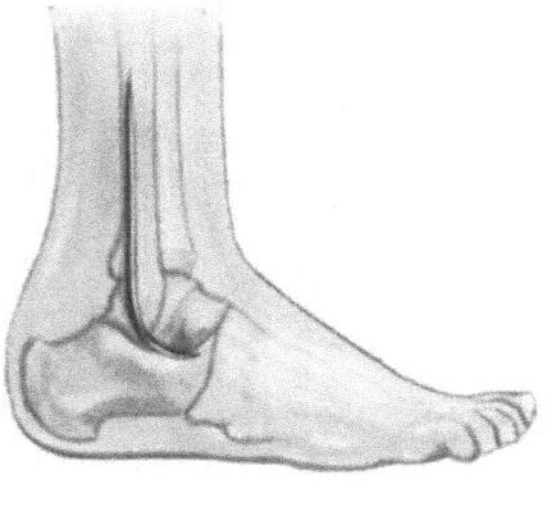

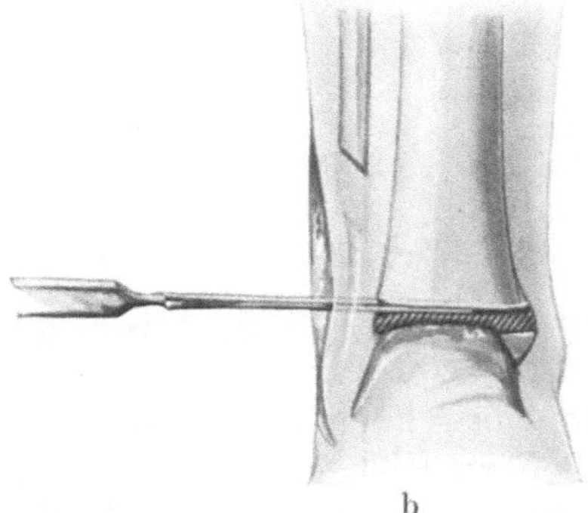

a

b

Blutleere. Lateraler Schnitt 12 cm über Malleolus fibularis und 5 cm langer medialer Schnitt über Malleolus tibialis

Schräge Fibularesektion 5 cm proximal ihrer Spitze. Abmeißelung der tibialen Fläche des oberen Sprunggelenkes. Teilresektion des Malleolus tibialis

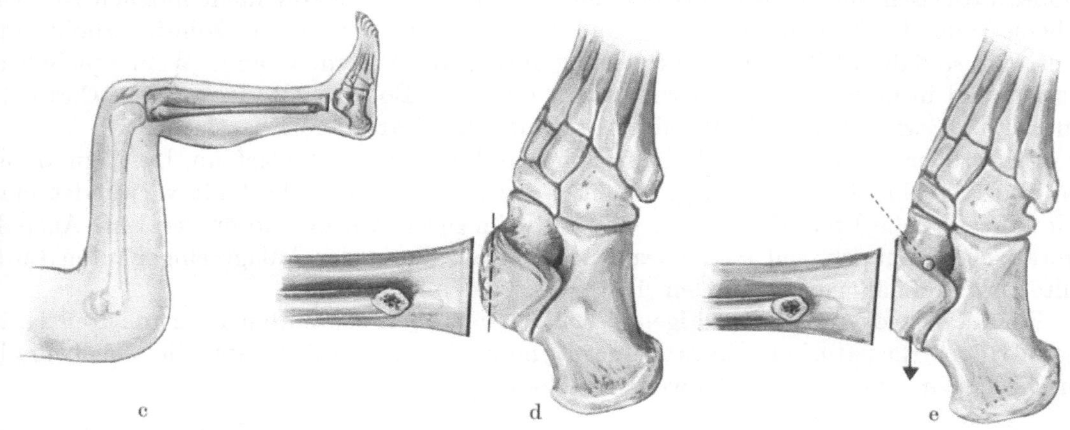

c

d

e

Knie rechtwinklig beugen. Fuß gleich stark außenrotieren wie auf der gesunden Seite. Bei maximaler Dorsalflexion des Vorfußes wird die Rechtwinkelstellung des Fußes gegenüber der Tibiaachse empfohlen. Beim Mann ist bei guter Beweglichkeit im Chopartgelenk eine Dorsalflexion von 80⁰ günstig

Parallel zur Osteotomiefläche der Tibia wird die Talusrolle abgemeißelt

Einsetzen des ersten Steinmann-Nagels parallel zur Osteotomiefläche des Talus 1 cm distal, in der Verlängerungslinie der Tibiakante. Verschiebung des Fußes nach dorsal

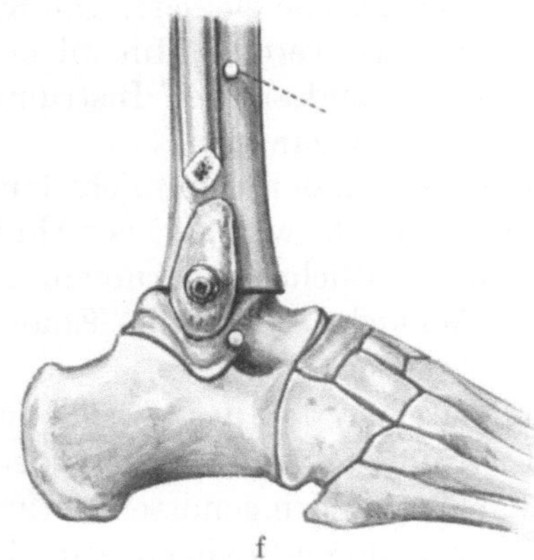

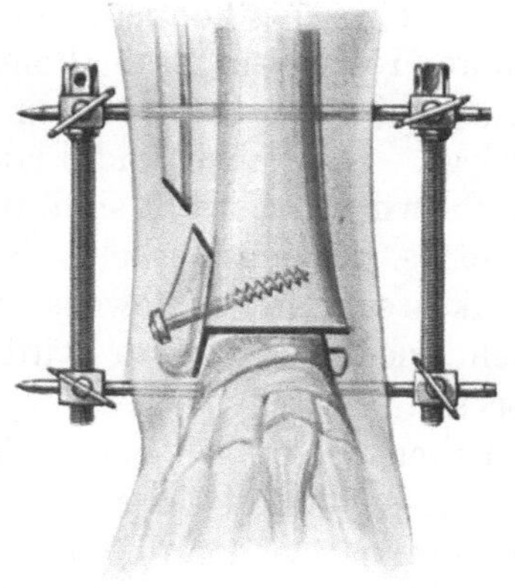

f

g

Einsetzen des zweiten Steinmann-Nagels 6—7 cm proximal vom oberen Sprunggelenk, parallel zum ersten Nagel. — Verschraubung des angefrischten Malleolus fibularis mit der Tibia

Anbringen der äußeren Spanner! Die Arthrodese wird unter Druck gesetzt. Kontrolle der plantigraden Fußstellung und der absoluten Stabilität der Arthrodese

Abb. 86a—g. Technik der Arthrodese des oberen Sprunggelenkes mit Kompressionsspannern

8. Allgemeine Instrumente

Als Motor verwenden wir entweder eine Preßluft-Bohrmaschine oder den Lentodrill der Firma Pohl in Kiel, wofür Zusatzgeräte erhältlich sind.

Die Preßluft-Bohrmaschine (Abb. 87) weist verschiedene Vorteile auf. Die Handhabung ist einfach und der Pistolengriff gut anzufassen. Durch Druck mit dem Zeigefinger wird die Tourenzahl reguliert. Die Maschine kann jederzeit arretiert werden durch bloßes Loslassen des Hebels, was bei einem elektrischen Apparat nicht möglich ist. Die Übersetzung der Preßluft-Bohrmaschnie auf 350—500 Touren pro Minute erhöht ihre Leistung, so daß mit ihr jede Markbohrung durchgeführt werden kann. Wenn ein Bohrer sich einmal in einer Markhöhle verklemmt oder das Bohrloch in der zweiten Corticalis durchstoßen wird, läßt sich der Motor augenblicklich arretieren.

Ein großer Nachteil der Preßluft-Bohrmaschine ist ihr Bedarf an Luft, zu deren Beschaffung eine Preßluft-Anlage benötigt wird. Wo eine solche fehlt verwendet man mit Vorteil große Preßluftflaschen. Obwohl beim gewählten AO-Motor der Luft-Auspuff hinten eingebaut ist, soll man darauf achten, daß die in der Anlage eingebauten Luft-Filter in regelmäßigen Abständen überprüft werden.

Für die Osteosynthese benötigen wir außer den oben erwähnten Instrumenten Hohmann-Hebel, Raspatorium, Elevatorium, Hammer, Meißel, Stößel, usw., die alle ebenfalls aus rostfreiem Stahl hergestellt werden sollten.

a) Zusammenstellung des AO-Instrumentariums

Das AO-Instrumentarium ist in sechs sterilisierbaren Einzelkästen aus Aluminium untergebracht. Darin hat jedes Instrument seinen ganz bestimmten Platz. Die Kästen sind je nach Inhalt in Corticalis-, Spongiosa-, Druckplatten-, Hüft-, Markraumbohr- und Ein- und Ausschlaginstrumente für Marknägel eingeteilt. Damit sie leicht voneinander unterschieden werden können, wurden sie mit verschiedenen Farben eloxiert. Die Kasteneinsätze aus rostfreiem Stahl können auch einzeln sterilisiert werden. Im allgemeinen werden sie bei Gebrauch aus dem Aluminiumkasten geholt und auf den Instrumententisch gelegt. Schrauben und Platten sind dadurch leichter zugänglich.

Obwohl wir uns bewußt sind, daß ein Osteosynthese-Instrumentarium nicht lange ein geschlossenes, unveränderliches Ganzes bleiben kann, wollen wir die verschiedenen Standardkästen mit den jeweils auf speziellen Wunsch erhältlichen Instrumenten fotographisch wiedergeben. So wird Ärzten und Operationsschwestern die Einordnung erleichtert.

Wir haben uns entschlossen, die Instrumente so einzuteilen, daß der Chirurg für eine Osteosynthese stets die verschiedenen notwendigen Instrumente zur Hand hat, denn wir erlebten es immer wieder, daß bei einer Operation gerade das am dringendsten notwendige oder das plötzlich benötigte vergessen worden oder gar verlorengegangen war. Zudem fiel uns auf, daß gewisse Chirurgen nur einen Teil des Instrumentariums bestellten, dann aber beim ersten Eingriff das vermißten, was sie vorher als unnötig erachtet hatten. Zur Durchführung einer einwandfreien Osteosynthese muß das komplette Instrumentarium bereitstehen, damit man für jeden Fall das bestmögliche technische Mittel zur Verfügung hat.

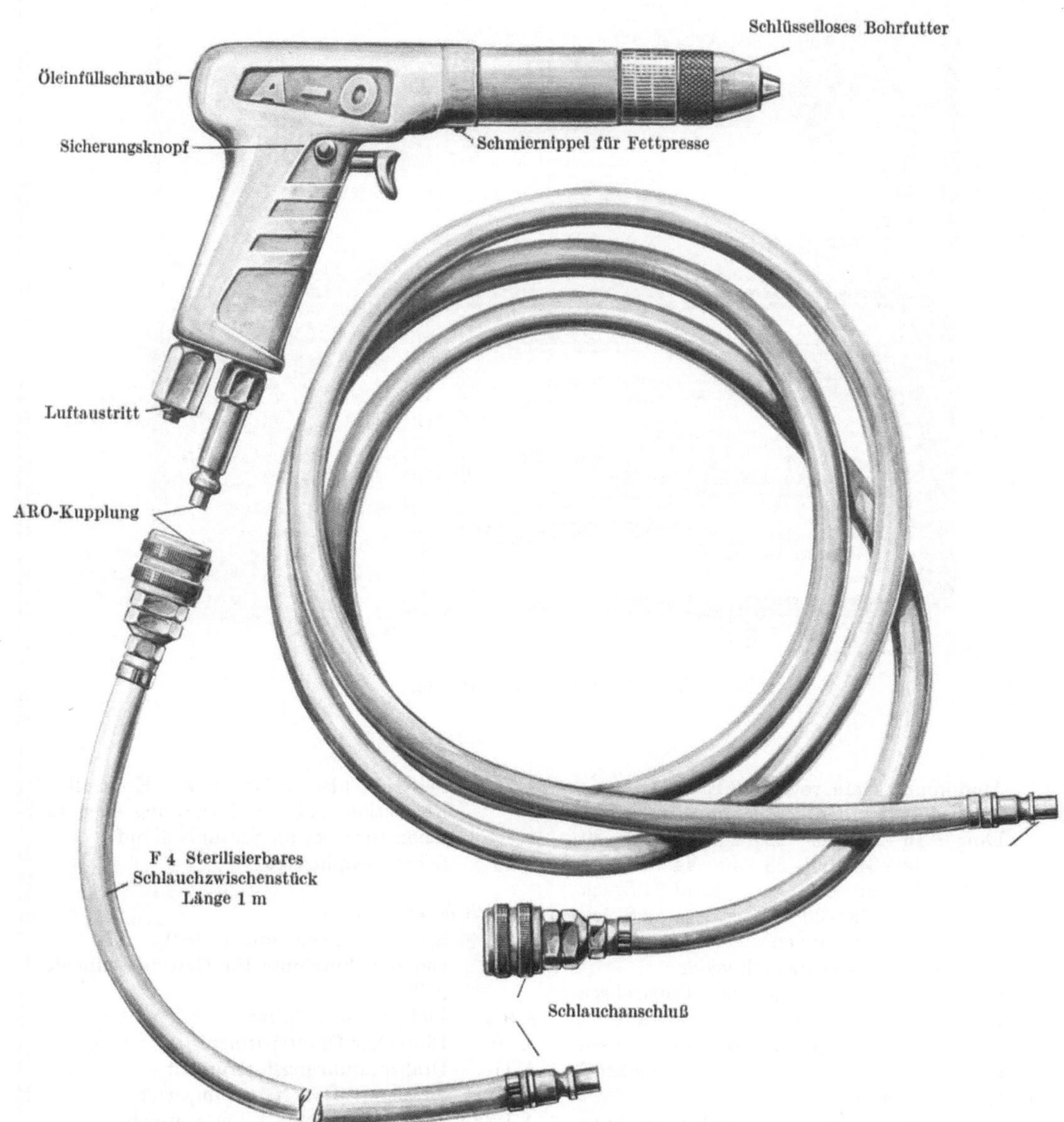

Abb. 87. Preßluftbohrmaschine mit dem Reduktionsgetriebe

b) Corticalis-Instrumentarium

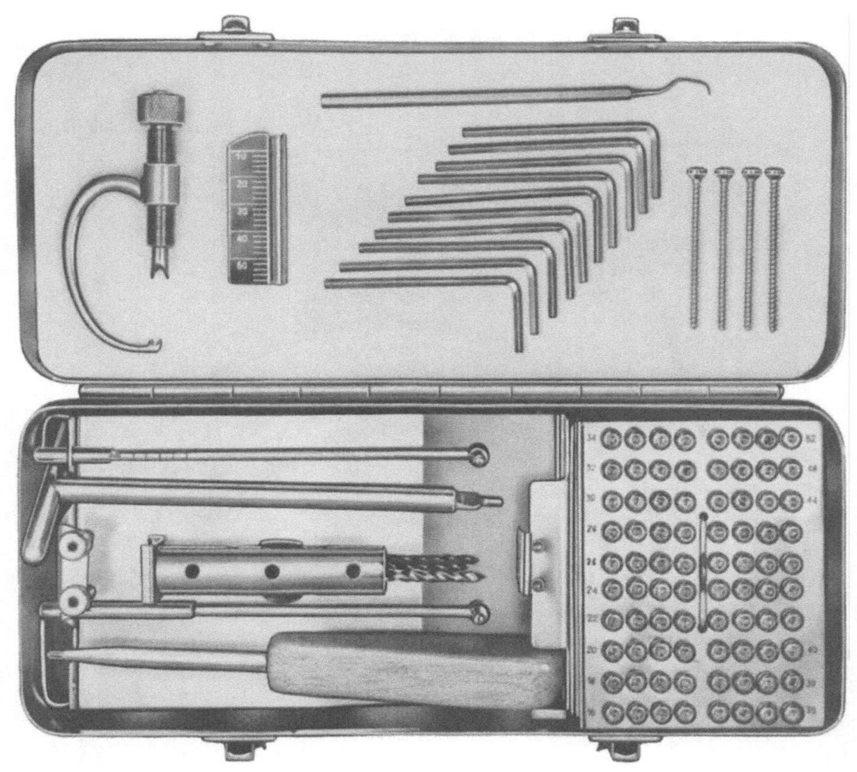

Abb. 88. Standardausführung

A-1	Aluminiumkasten, rot, mit 2 Einsätzen
A-2	Corticalisschrauben ⌀ 4,5 mm
	Länge: 16 – 18 – 20 – 22 – 24 – 26 – 28 – 30
	32 – 34 – 36 – 38 – 40 – 44 – 48 – 52
	60 mm total 84 Stück
	(26 – 28 – 30 – 32 je 8 Stück
	(andere Größen je 4 Stück)
A-3/0	Griffstück für Gewindeschneider
A-3/1	Gewindeschneidereinsatz für Corticalisgewinde, kurz 2 Stück
A-3/2	Gewindeschneidereinsatz für Corticalisgewinde, lang 2 Stück
A-4	Kopfraumfräser
A-5/1	Schraubenzieher für Innensechskantschrauben
A-7/1	Bohrbüchse für 3,2 mm-Bohrer, 53 mm lang, für senkrechte Bohrungen
A-7/2	Bohrbüchse für 3,2 mm-Bohrer, 48 mm lang, für schiefe Bohrungen
A-8/1	Spiralbohrer ⌀ 4,5 mm
A-8/2	Spiralbohrer ⌀ 4,5 mm mit Anschlag
A-8/3	Spiralbohrer ⌀ 3,2 mm 2 Stück
A-8/4	Spiralbohrer ⌀ 3,2 mm mit Anschlag
A-9/1	Zielgerät mit Gewinde
A-13	Meß-Skala für Schraubenlängen
A-15	Kleiner Schraubenzieher (für Innensechskant) zum Mitgeben an Patienten, 10 Stück

A-18	Scharfer, kleiner Haken zur Kontrolle der Reposition und zur Entfernung eingewachsenen Gewebes im Schraubenkopf
A-19	Schraubenpinzette

Zusätzliche Instrumente

A-6	Schraubenzieher mit T-Griff
A-7/4	Gewebeschutzhülse für Gewindeschneider A-3/2
A-9/2	Zielgerät mit Spitze
A-10	Einfacher Drahtspanner
A-11	Drahtumführungsinstrument
A-12/1	Draht mit Öse ⌀ 1,2 mm, hart
A-12/2	Draht mit Öse ⌀ 1,0 mm, weich
A-14	Drahtschneidzange
A-16/1	Drahtspule ⌀ 1,2 mm, hart, 10 m
A-16/2	Drahtspule ⌀ 1,0 mm, weich, 10 m
A-17	Mutter für Corticalisschraube
B-9	Schlüssel für Mutter A-17
A-20	Universalbohrfutter zu Lentodrill (für Spiralbohrer)
A-21/1	Spickdraht ⌀ 1,0 mm, Länge 150 mm
A-21/2	Spickdraht ⌀ 1,0 mm, Länge 300 mm
A-22/1	Spickdraht ⌀ 1,4 mm, Länge 150 mm
A-22/2	Spickdraht ⌀ 1,4 mm, Länge 300 mm
A-23/1	Spickdraht ⌀ 2,0 mm, Länge 150 mm
A-23/2	Spickdraht ⌀ 2,0 mm, Länge 300 mm
A-24/1	Spickdraht ⌀ 2,5 mm, Länge 150 mm
A-24/2	Spickdraht ⌀ 2,5 mm, Länge 300 mm

c) Spongiosa-Instrumentarium

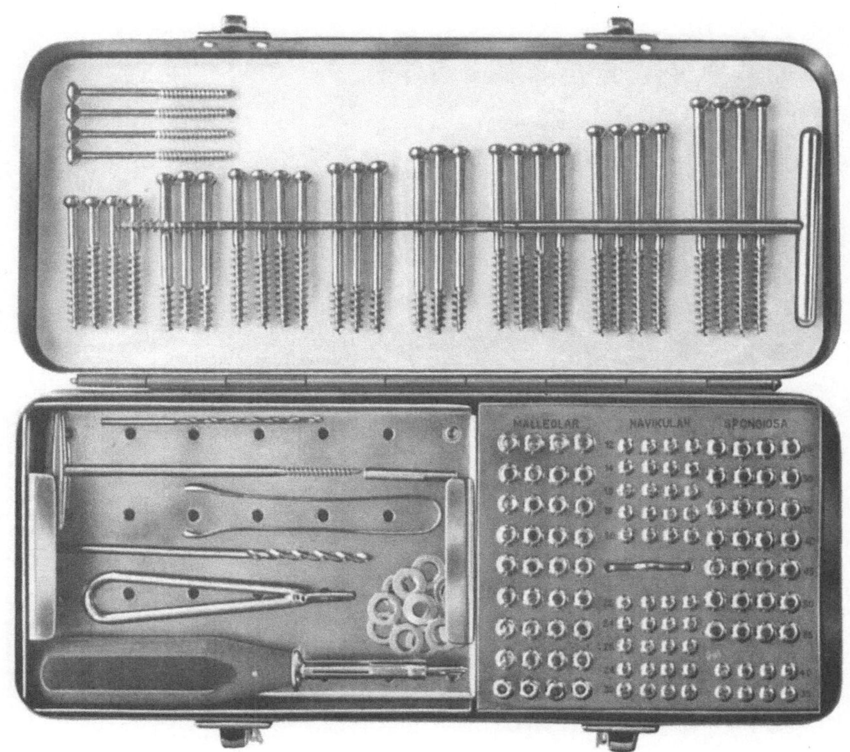

Abb. 89. Standardausführung

B-1/1	Aluminiumkasten, Kasten gelb, Deckel rot mit 3 Einsätzen	A-7/3	Bohrbüchse für 2 mm-Bohrer (Naviculare-gewinde)
B-2	Spongiosaschrauben ⌀ 6,5 mm, Gewinde 16 mm lang Länge: 25 – 30 – 35 – 40 – 45 – 50 – 55 – 60 – 65 – 70 mm, 40 Stück	A-8/5	Spiralbohrer ⌀ 3,75 mm
		A-8/6	Spiralbohrer ⌀ 2,0 mm
		A-19	Schraubenpinzette
B-3	Spongiosaschrauben ⌀ 6,5 mm, Gewinde 32 mm lang Länge: 50 – 60 – 70 – 80 – 90 mm, 20 Stück		

Zusätzliche Instrumente

B-4	Malleolarschrauben ⌀ 4,5 mm Schaft ⌀ 3,0 mm Länge: 25 – 30 – 35 – 40 – 45 – 50 – 55 – 60 – 65 – 70 mm, 40 Stück	B-2	Spongiosaschrauben ⌀ 6,5 mm, Gewinde 16 mm lang Länge: 75 – 80 – 85 – 90 – 95 – 100 – 105 – 110 mm
B-5	Naviculareschrauben, Gewinde ⌀ 3,5 mm, Schaft ⌀ 2,0 mm Länge: 12 – 14 – 16 – 18 – 20 – 22 – 24 – 26 – 28 – 30 – 35 – 40 mm, 48 Stück	B-6	Schrauben für Epiphysenlösung ⌀ 6,5 mm, Gewinde 16 mm lang, mit Arretierung und kleinem Kopf Länge: 50 – 60 – 70 – 80 – 90 mm
B-7	Gewindeschneider für Spongiosagewinde ⌀ 6,5 mm	B-8/1	Gewindebolzen ⌀ 3 mm mit 2 Muttern Länge: 70 – 100 – 120 mm
B-10	Naviculare-Schraubenzieher	B-8/2	Mutter zu Gewindebolzen
B-14	Unterlagsscheiben, 12 Stück	B-9	Schlüssel für Mutter B-8/2
B-15	Gewindeschneider für Navicularegewinde ⌀ 3,5 mm	B-16	Gewebeschutzhülse für Gewindeschneider B-15

d) Druckplatten-Instrumentarium

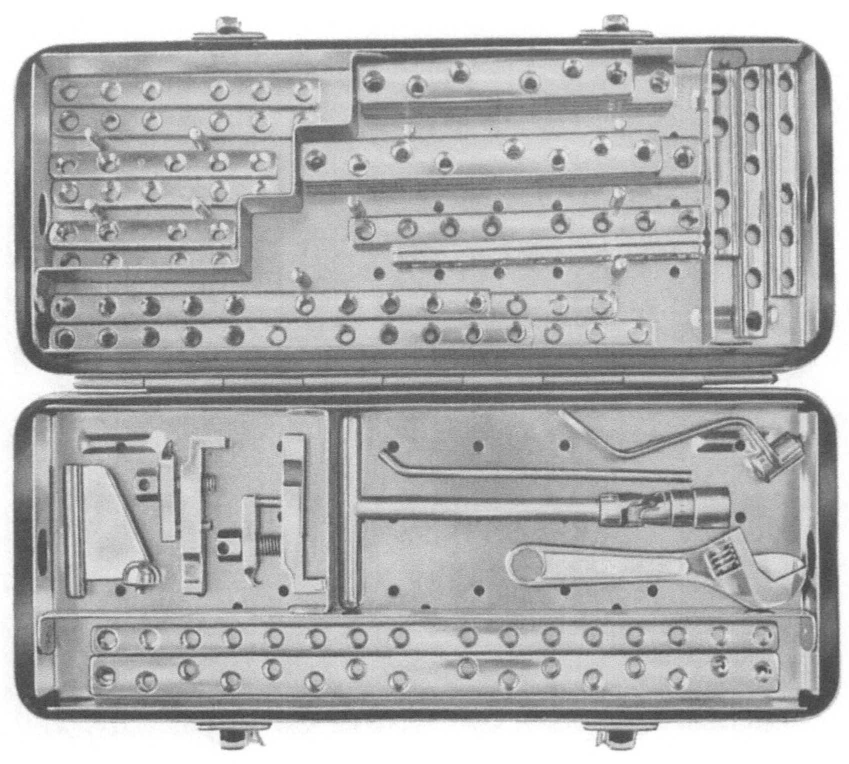

Abb. 90. Standardausführung

B-1/2	Aluminiumkasten, gelb mit 2 Einsätzen	C-3/9	Breite Platte 9-Loch, 2 Stück
C-5	Bohrbüchse für Plattenspanner	C-3/10	Breite Platte 10-Loch, 1 Stück
C-6/1	Plattenspanner, Spannweg 8 mm	C-4/3	Halbrohrplatte 3-Loch, 1 Stück
C-6/2	Plattenspanner, Spannweg 16 mm	C-4/4	Halbrohrplatte 4-Loch, 1 Stück
C-7	Kardanschlüssel	C-4/5	Halbrohrplatte 5-Loch, 1 Stück
C-8	Bohrbüchse für Platten, lang, für 3,2 mm-Bohrer	C-4/6	Halbrohrplatte 6-Loch, 1 Stück

C-11 Stiftschlüssel für Plattenspanner

C-16 Gabelschlüssel für Plattenspanner

C-2/3	Schmale Platte 3-Loch, 1 Stück
C-2/4	Schmale Platte 4-Loch, 4 Stück
C-2/5	Schmale Platte 5-Loch, 2 Stück
C-2/6	Schmale Platte 6-Loch, 2 Stück
C-2/7	Schmale Platte 7-Loch, 2 Stück
C-2/8	Schmale Platte 8-Loch, 2 Stück
C-2/9	Schmale Platte 9-Loch, 1 Stück
C-2/10	Schmale Platte 10-Loch, 1 Stück
C-2/12	Schmale Platte 12-Loch, 1 Stück
C-2/14	Schmale Platte 14-Loch, 1 Stück
C-2/16	Schmale Platte 16-Loch, 1 Stück
C-3/6	Breite Platte 6-Loch, 2 Stück
C-3/7	Breite Platte 7-Loch, 2 Stück
C-3/8	Breite Platte 8-Loch, 2 Stück

Zusätzliche Instrumente

C-2	Schmale Platte erhältlich mit 2 – 3 – 4 – 5 – 6 – 7 – 8 – 9 – 10 – 11 – 12 – 13 – 14 – 15 – 16 Löchern
C-3	Breite Platte erhältlich mit 5 – 6 – 7 – 8 – 9 – 10 – 12 – 14 – 16 – 18 Löchern
C-4	Halbrohrplatte erhältlich mit 2 – 3 – 4 – 5 – 6 – 7 – 8 – 9 – 10 – 11 – 12 Löchern
C-10	Spezialplatte für Humerus- und Tibiakopf Länge 68 mm
C-12	Spezialplatte für distale Tibiabrüche Länge 98 mm
C-13	Spezialplatte für Humerus- und Tibiakopf Länge 120 mm
C-14	Plattenheber
C-15	Plattenausziehinstrument

e) Allgemeine Hüftinstrumente
Abgewinkelte Platten für Frakturen

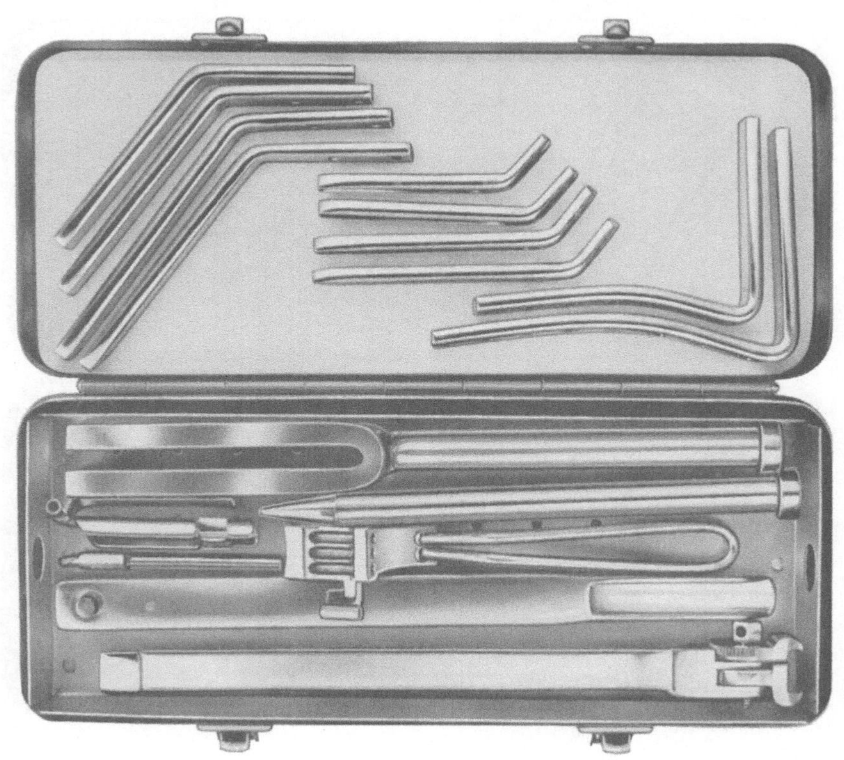

Abb. 91. Standardausführung

D-1	Aluminiumkasten, dunkelblau, mit Einsatz
D-2/1	Plattensitzinstrument
D-3	Führungsplatte
D-4	Schlitzhammer
D-5	Ein- und Ausschlaginstrument
D-6	Nachschlaginstrument
D-7	Bohrbüchse, lange Ausführung
D-8/1	Zielgerät für Winkel 130⁰
D-8/2	Aufsatz zu Zielgerät
D-8/3	Zapfenfräser für Nute im Schenkelschaft
D-23	Pertrochantere Platte 130⁰, Plattenlänge 60 mm, Klingenlänge 80 – 90 – 100 – 110 mm, 4 Stück
D-31	Kondylenplatte 95⁰, Plattenlänge 135 mm, Klingenlänge 70 – 80 mm, 2 Stück
D-35	Schenkelhalsnägel 130⁰ Klingenlänge 70 – 80 – 90 – 100 mm, 4 Stück

Zusätzliche Platten für Schenkelhals- und Kondylenfrakturen

D-23	Pertrochantere Platte 130⁰, Plattenlänge 60 mm, Klingenlänge 70 – 75 – 85 – 95 – 105 mm
D-24	Pertrochantere Platte 130⁰, Plattenlänge 104 mm, Klingenlänge 80 – 95 mm
D-25	Pertrochantere Platte 130⁰, Plattenlänge 150 mm, Klingenlänge 80 – 95 mm
D-27	Pertrochantere Platte 130⁰, Plattenlänge 200 mm, Klingenlänge 80 – 90 – 95 mm
D-32	Kondylenplatte 95⁰, Plattenlänge 210 mm, Klingenlänge 70 – 80 mm

D-35	Schenkelhalsnagel 130⁰, Klingenlänge 75 – 85 – 95 – 105 – 110 mm

Zusätzliche Hüftinstrumente

D-2/2	Plattensitzinstrument für Kinderhüftplatten
D-12/1	Dreieck-Zielplatte 90⁰/50⁰/40⁰
D-12/2	Dreieck-Zielplatte 80⁰/70⁰/30⁰
D-12/3	Dreieck-Zielplatte 100⁰/60⁰/20⁰
D-13	Zielgerät für Varisationsosteotomie 110⁰/90⁰/90⁰/70⁰
D-41	Abgewinkelte Platte 120⁰ mit Schlitten, Klingenlänge 65 – 75 – 85 mm
D-43	Abgewinkelte Platte 110⁰, Klingenlänge 65 – 75 mm
D-44	Doppeltabgewinkelte Platte 100⁰, Klingenlänge 65 – 75 mm
D-45	Doppeltabgewinkelte Platte 90⁰, Klingenlänge 65—75 mm

Zusätzliche Hüftinstrumente

D-46	Abgebogene Platte 160⁰
D-47	Abgebogene Platte 170⁰, Klingenlänge 55 mm
D-48	Gerade Platte (180⁰), Klingenlänge 50 mm
D-49	Abgebogene Platte 190⁰, Klingenlänge 50 mm
D-50	Abgebogene Platte 200⁰
D-451	Kinderhüftplatte, doppeltabgewinkelt 80⁰, Klingenlänge 50 mm
D-452	Kinderhüftplatte, doppeltabgewinkelt 90⁰, Klingenlänge 50 mm
D-453	Kinderhüftplatte, doppeltabgewinkelt 100⁰, Klingenlänge 50 mm

f) Markraum-Bohrinstrumentarium

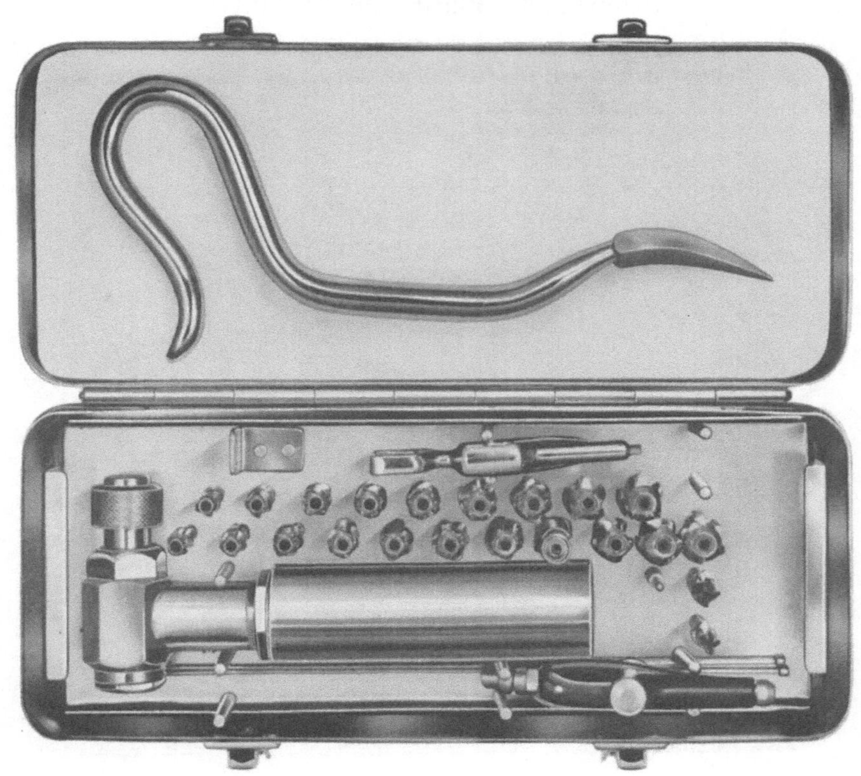

Abb. 92. Standardausführung

G-1   Aluminiumkasten, grün, mit Einsatz
G-2   Winkelgetriebe mit Schnellkupplung (passend zu F 1)
G-7   Gewebe-Schutzblech
G-11   Markraumbohrköpfe
         ⌀ 9,5 – 10 – 10,5 – 11 – 11,5 – 12 – 12,5 – 13 – 13,5 – 14 – 14,5 – 15 – 15,5 – 16 – 16,5 – 17 – 17,5 – 18 – 18,5 – 19 mm, 20 Stück
G-13   Festhalter für Führungsstab
G-14   Pfriem, starke Ausführung
G-17   Blasdüse zur Reinigung der Wellen
G-18   Blasrohr ⌀ 2 mm

Nicht im Kasten verpackt
G-9/1   Führungsstab ⌀ 3 mm mit Kugelende, 800 mm lang, 3 Stück
G-3/1   Flexible Welle für Femur ⌀ 10 mm, Länge 350 mm, für Bohrköpfe ⌀ 12 mm und größer

G-4/2   Flexible Welle für Tibia ⌀ 8 mm, Länge 310 mm, für Bohrköpfe bis ⌀ 12 mm
G-10   Flexible Welle ⌀ 8 mm, mit festem Bohrkopf ⌀ 9 mm, stirnseits schneidend
G-15   Handmarkraumbohrer ⌀ 6 – 7 – 8 – 9 mm

Zusätzliche Instrumente
G-3/2   Flexible Welle (für Femur) ⌀ 10 mm, Länge 410 mm
G-4/3   Flexible Welle (für Tibia) ⌀ 8 mm, Länge 340 mm
G-9/2   Führungsstab mit Kugelende ⌀ 3 mm, Länge 950 mm
G-16   Handgriff mit Schnellkupplung, für flexible Welle
G-20   Verbindungsstück mit Schnellkupplung zu Lentodrill

Spezieller Teil

I. Tibiafrakturen

1. Einleitung

Unter allen Frakturen sind Brüche des Unterschenkels wohl am häufigsten. In einer geschlossenen Serie von 412 operierten Frakturen unseres Spitals betrafen 355 die untere Extremität und davon waren 308, d.h. drei Viertel aller Frakturen, am Unterschenkel lokalisiert. Es ist darum nicht verwunderlich, daß die Unterschenkelfraktur die am häufigsten bearbeitete Knochenverletzung darstellt.

Bei der Vielgestaltigkeit der Verletzungsformen ist es einleuchtend, daß man sich in der operativen Behandlung nicht einer Methode blind verschreiben darf. Jeder dieser Eingriffe erfordert sorgfältige präoperative Planung. Während des Eingriffes ist jedoch ein elastisches Vorgehen notwendig, denn eine im Röntgenbild nicht erkannte Frakturlinie wird den Behandlungsplan jederzeit ändern. Prinzipiell kann gesagt werden, daß lange Bruchflächen durch versetzte Schrauben im allgemeinen ausreichend stabilisiert werden können, während kurze Brüche oder Frakturen mit mehreren Fragmenten meist einen inneren (Nagel) oder äußeren (Kompressionsplatte) Kraftträger benötigen. Wer viele Spätkontrollen operierter Unterschenkelfrakturen überblickt, wird kaum der Idee beipflichten, dem Knochen „nur ein Minimum an Osteosynthesematerial zuzumuten". Man wird vielmehr die „handwerklich beste Stabilisierung" wählen, die mit der Vascularität des Knochens und der Weichteile noch vereinbar ist.

2. Operatives Vorgehen

Die drei anatomischen Anteile der Tibia stellen ihre eigenen Behandlungsprobleme und sollen deshalb gesondert besprochen werden.

a) Schaftfrakturen
(zweites und drittes Viertel des Unterschenkels)

Zugänge. Die Operation erfolgt in Blutsperre, die während 2 Std unverändert belassen werden kann.

Schrauben und Platten. Gerade Incision 3 mm lateral der vorderen Tibiakante (s. Abb. 93). Die Verbindung der Peronealmuskulatur und ihrer Muskelfascie mit der vorderen Tibiakante soll möglichst intakt bleiben. Die Kontrolle der Reposition erfolgt vor allem auf der medialen Tibiafläche, von welcher im Bereich der Bruchlinien das zerfetzte Periost schonend abgeschoben werden darf. Nach Freilegung der medialen Tibiafläche werden die Fragmente sorgfältig auseinandergezogen, unter Absaugen des Hämatoms. Das Abtupfen ist möglichst zu unterlassen, da immer Verschleppungsgefahr von Keimen besteht. Die hintere Tibiafläche wird durch den zum Klaffen gebrachten Frakturspalt von vorn sorgfältig inspiziert. Man achte besonders auf feine Frakturlinien unvollständig ausgebrochener Drehkeile. Erst wenn sämtliche Frakturlinien klar erkannt sind, kann die Art der Stabilisierung festgelegt werden.

Marknagel. Quere Hautincision in der Mitte zwischen Tuberositas tibiae und distalem Patellarand. Mobilisierung und Abschieben des oberen Wundrandes, Längsspalten des Ligamentum patellae, Eröffnen des Markraumes mit einem großen Pfriem unmittelbar dorsal vom Ansatz des Ligamentum patellae parallel zur vorderen Tibiakante. Einsetzen des Führungsstabes und Aufbohren der Markhöhle auf den gewünschten Durchmesser, meist 11 mm oder 12 mm.

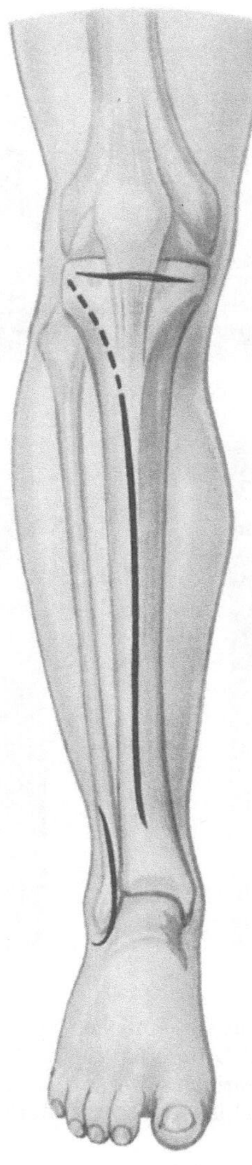

Abb. 93. Hautincisionen für die verschiedenen Frakturlokalisationen im Bereich des Unterschenkels. Die quere Incision im oberen Verlauf ergibt sehr schönen Überblick über die Verhältnisse des Tibiacondylus und ermöglicht kosmetisch günstige und funktionell einwandfreie Wundheilung. Weiter distal verläuft die Incision einige Millimeter lateral der Tibiakante und kreuzt die Sehne des Extensor hallucis longus, zur Freilegung des medialen Plateaus. Die Längsincision über der Halluxsehne muß vermieden werden!

Lagerung für die Marknagelung. Es gibt zahlreiche mögliche Variationen, je nach Beschaffenheit des Operationstisches, des Operationsraumes, der Verwendung des Bildverstärkers usw. Welches auch immer die technischen Einzelheiten der gewählten Lagerung seien, es muß dabei immer an die zwei hauptsächlichen Fehlermöglichkeiten der Nagelung gedacht werden, nämlich erstens an die falsche Rotation des Fußes, bzw. des distalen Fragmentes, und zweitens an die Varus- oder Valgusdeformität im Bereich der Fraktur. Bei jeder Unterschenkelmarknagelung soll deshalb die Rotation des gesunden Fußes vor der Operation genau festgelegt werden. Die transmalleoläre Achse weist normalerweise gegenüber der Kondylenachse des Knies eine Außenrotation von 25⁰ auf (Variationsbreite 10—30⁰).

Die offene Reposition (Zugang siehe unter „Schrauben und Platten") läßt die beiden erwähnten Gefahren fast automatisch vermeiden. Wir ziehen deshalb das offene Vorgehen in all den Fällen vor, in denen nicht irgendwelche Weichteilschäden dies verbieten, d.h. in der überwiegenden Mehrzahl unserer Marknagelfälle. Dies erlaubt, die Operation

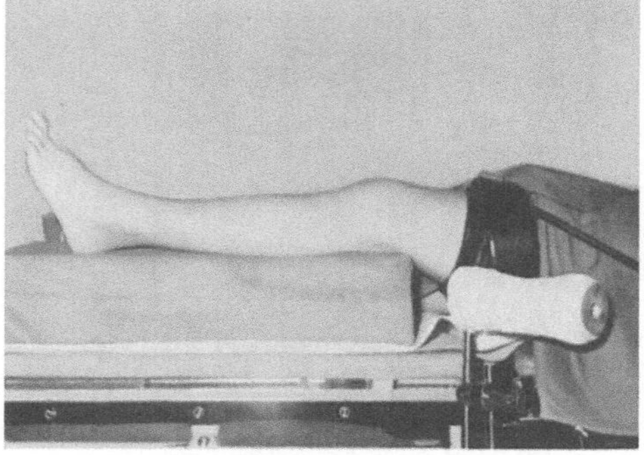

a

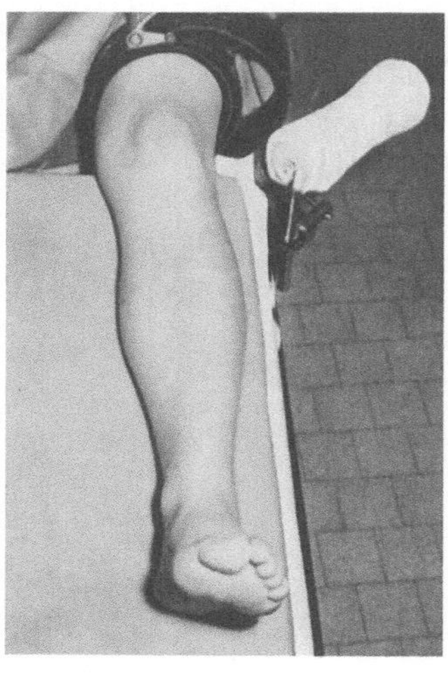

b   c

Abb. 94a—c. Zusatzgerät zur Marknagelung für gewöhnlichen Operationstisch. Für eine geschlossene Nagelung
wird das Bein sofort in Hängelage gebracht. Beim offenen Vorgehen wird die Fraktur zuerst in horizontaler
Lage freigelegt, reponiert und provisorisch retiniert, worauf dann die Hängelage leicht verwirklicht werden
kann, indem man das Bein auf den Bügel lagert und die Marknagelung in üblicher Weise durchführt

am horizontal gelagerten Unterschenkel zu beginnen und erst nach genauer Inspektion
des Frakturherdes sich für oder gegen den Marknagel zu entscheiden.

Die Reposition und vorläufige Retention der Fraktur erfolgt in normaler Rückenlage-
rung. Nach Reposition mit Festhaltezangen, allenfalls unter provisorischer Überbrückung
einer Querfraktur mit einer festgeklemmten Platte, wird das Bein in leichter Spitzwinkel-
stellung über den Rand des Operationstisches hinuntergehängt, wobei der Oberschenkel
auf einen Keil zu liegen kommt (s. Abb. 94c). Es erfolgt dann die Freilegung der Tibia-
markhöhle im Bereich der Tuberositas tibiae wie oben beschrieben.

Indikationen der verschiedenen Operations-Verfahren

1. Einfache Torsionsfrakturen

Sie bilden die ideale Indikation für die Verschraubung, sofern die Länge der Frakturlinie mindestens der doppelten Schaftbreite entspricht (s. Abb. 95).

2. Drehkeilfrakturen mit langen Frakturlinien

Auch diese Frakturen stellen eine gute Indikation für die reine Verschraubung dar,
vorausgesetzt, daß man die beiden Hauptfragmente mit mindestens einer Schraube vereinigen kann. Lassen sich die beiden Hauptfragmente nur über den Drehkeil miteinander

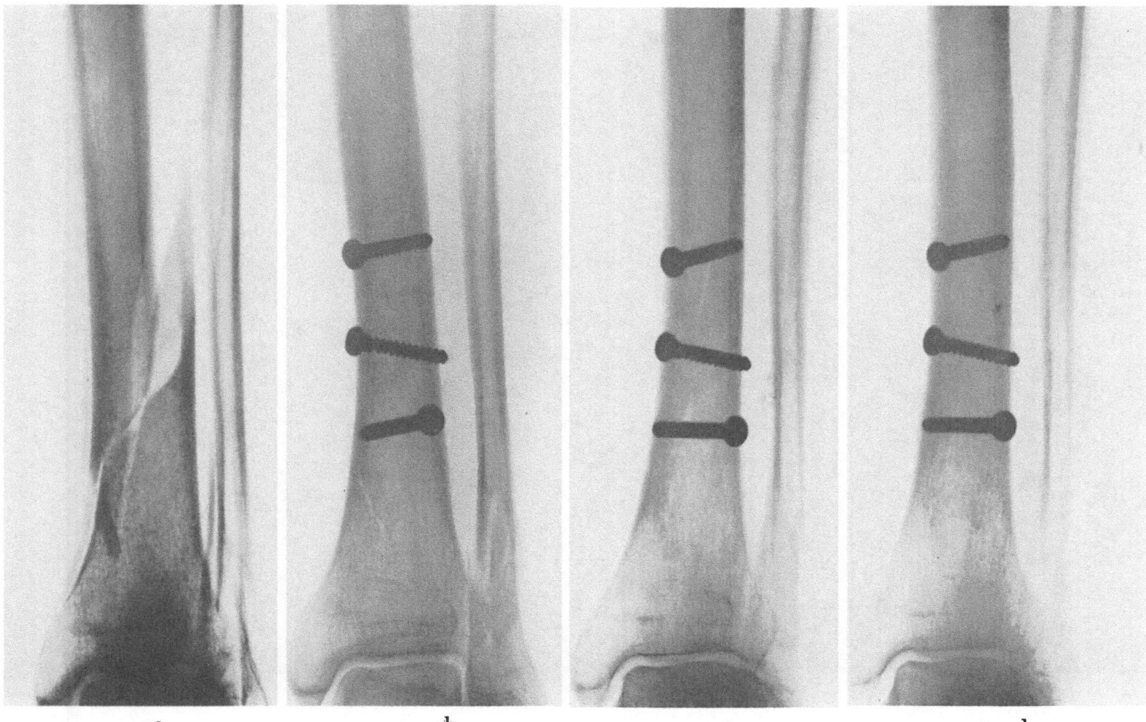

a   b   c   d

Abb. 95 a—d. a Tiefe einfache Torsionsfraktur mit langer Frakturlinie. b Postoperative Kontrolle: Schrauben im Uhrzeigersinn versetzt, Frakturspalt kaum mehr sichtbar. c 15 Wochen postoperativ: Leichte diffuse Knochenatrophie distal, Frakturspalt stellenweise etwas besser sichtbar als unmittelbar postoperativ. Keinerlei periostale Reaktion. d 45 Wochen postoperativ: Heilung mit geringer endostaler und periostaler Reaktion, Knochenatrophie in Rückbildung, funktionell Restitutio ad integrum

= Lange, einfache Torsionsfraktur: Ideale Indikation für Verschraubung

verbinden, so ist eine Verschraubung nur in den Fällen indiziert, in welchen der Drehkeil unvollständig ausgebrochen und lediglich durch einige feine Frakturlinien angedeutet ist (Abb. 96).

3. Drehkeilfrakturen mit kurzen Frakturlinien
und mangelndem Kontakt zwischen den Hauptfragmenten

In diesen Fällen ist die Indikation zur Verwendung von Schrauben in Kombination mit Platten gegeben. Die Hauptfunktion der Platte ist, die beiden Hauptfragmente miteinander solid zu vereinigen (Abb. 97). Die Technik der Plattenanwendung ist auf S. 56 näher besprochen.

4. Mehrfragmentenbrüche

Diese können sowohl mit den Kompressionsplatten als auch mit der Marknagelung erfolgreich angegangen werden. In zunehmendem Maße haben wir der Platte den Vorzug gegeben, da sie zu genauer Reposition zwingt und die Spätkomplikationen nicht aufweist, die bei der Nagelentfernung immer einmal auftreten können. Das Repositionsmanöver ist oft recht schwierig, insbesondere ist das Einpassen hinterer Fragmente gelegentlich zeitraubend — der Versuch dazu soll aber immer unternommen werden. Unmittelbar im Anschluß an die Inspektion von vorn (s. S. 84) erfolgt das Einpassen der Fragmente. Man beginnt die Reposition mit dem dorsalen, am schwersten einzupassenden Fragment und schreitet erst zuletzt zur Adaptation der medialen Fläche. Große Kraftanwendungen sollen immer unterbleiben, mit etwas Geduld gelingt die Reposition, unter Zuhilfenahme von ein bis zwei provisorischen Cerclagen, ohne traumatisierendes Vorgehen (s. Abb. 98 und 99).

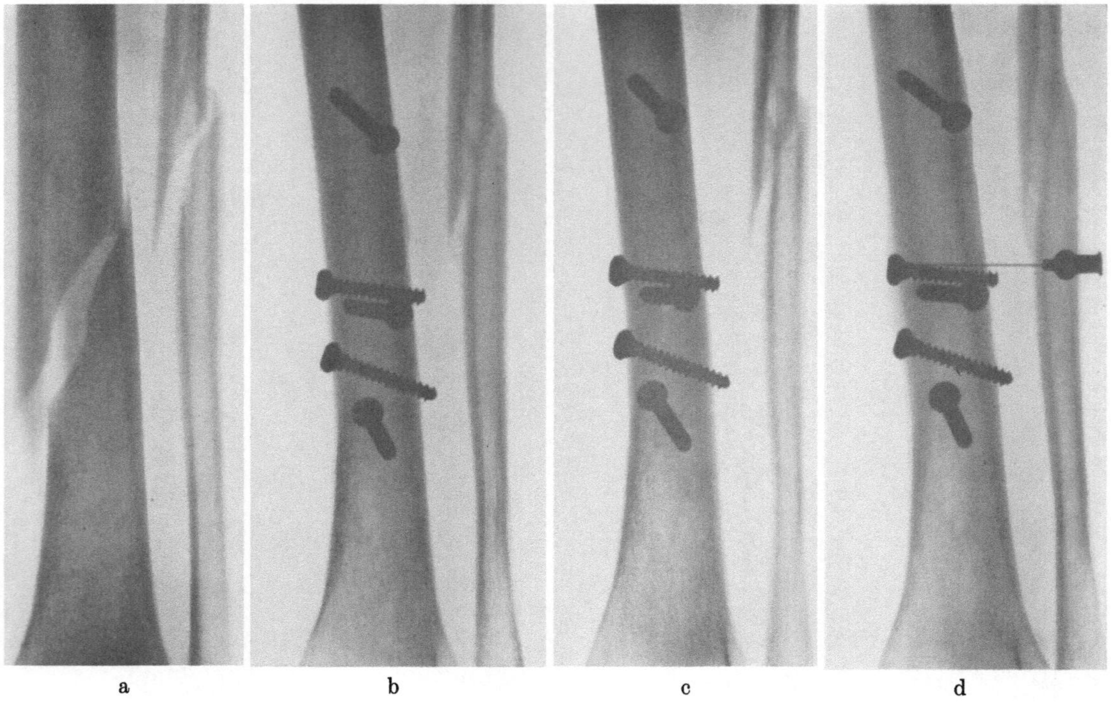

a   b   c   d

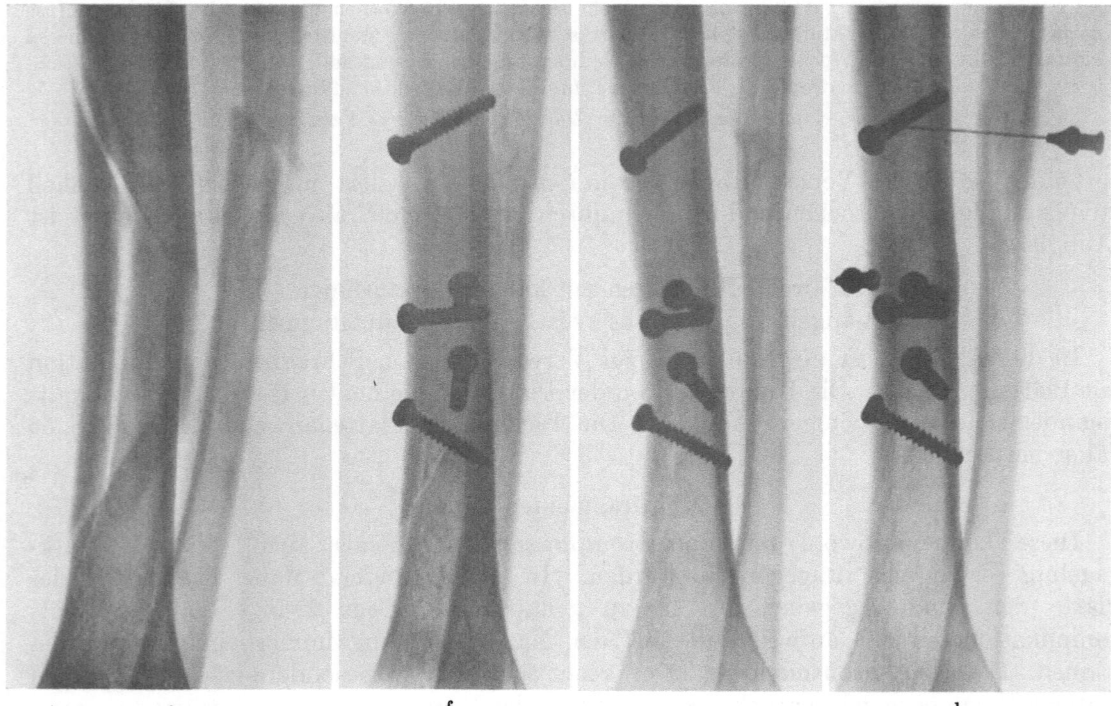

e   f   g   h

Abb. 96. a u. e Drehkeilfraktur mit gutem Kontakt zwischen den beiden Hauptfragmenten. b u. f 8 Wochen postoperativ: Die Verschraubung wurde durchgeführt mit zwei Schrauben zwischen den Hauptfragmenten und drei Schrauben zwischen Drehkeil und proximalem, bzw. distalem Hauptfragment. Im Seitenbild Frakturspalt noch sichtbar. c u. g 14 Wochen postoperativ: Primäre Knochenheilung, abgesehen von ganz kleiner Calluswolke proximal. d u. h Zustand bei Schraubenentfernung 26 Wochen nach Operation. Funktionell Restitutio ad integrum

= Drehkeilfraktur mit gutem Kontakt zwischen den Hauptfragmenten: = gute Indikation für Verschraubung

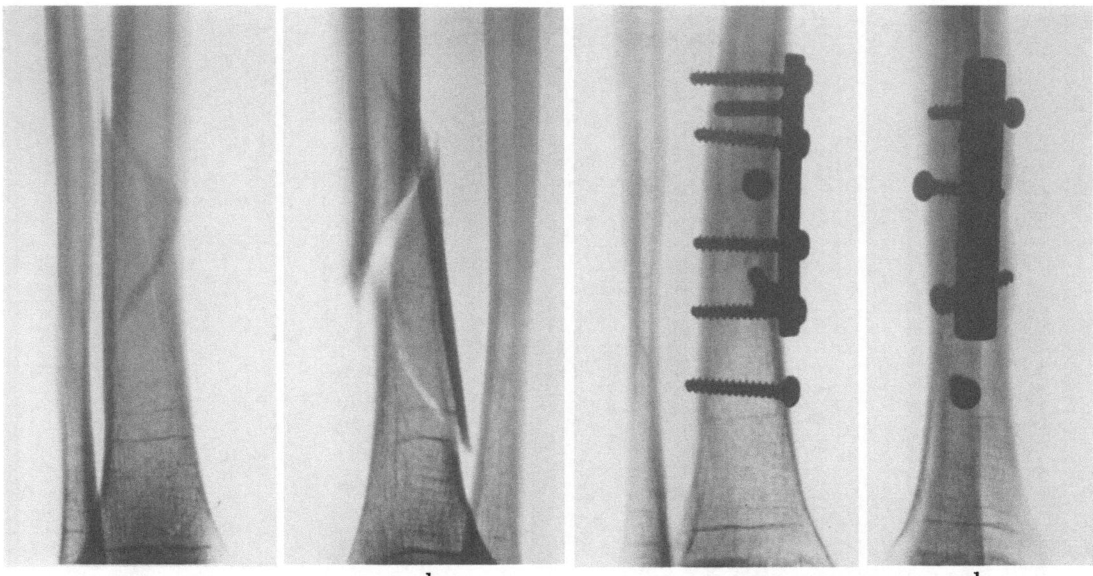

a   b   c   d

Abb. 97. a u. b Drehkeilfraktur, kurze Berührungsfläche der beiden Hauptfragmente. c u. d Status 54 Wochen nach Versorgung mit Kompressionsplatte und Schrauben. Die Kompressionsplatte verbindet die beiden Hauptfragmente untereinander, die vier Schrauben den Drehkeil mit den Hauptfragmenten. Funktionell Restitutio ad integrum, komplikationsloser Verlauf nach Metallentfernung
= *Ausgesprochen schlechte Schraubenindikation, wegen geringem Kontakt der Hauptfragmente, gute Indikation für kurze Platte in Kombination mit Schrauben*

Es ist nicht zu bestreiten, daß der Marknagel unter Umständen bei Mehrfragmentenbrüchen gute Dienste leisten kann, doch ist dazu eine zusätzliche Drahtumschlingung erforderlich (Abb. 100). In solchen Fällen ist zu empfehlen, die Markhöhle nicht oder nur sehr wenig aufzubohren, um die Vascularität der Hauptfragmente möglichst wenig zu kompromittieren. Man ist gezwungen, einen relativ dünnen Marknagel zu verwenden, der lediglich eine gewisse Retention, nicht aber völlige Stabilität gewährleistet. Diesen dünnen Marknagel muß man gelegentlich einige Wochen später durch einen dickeren Nagel ersetzen, und zwar in dem Moment, da die Corticalisfragmente schon etwas Halt gewonnen haben. Das Aufbohren der anfixierten und nicht mehr so harten Knochenfragmente gelingt dann wesentlich besser. Drahtumschlingungen, die zusätzlich zu Marknägeln Verwendung fanden, sollen 2 bis spätestens 3 Monate nach der Operation entfernt werden.

5. „Kurze Frakturen"
(Frakturlinie kürzer als doppelte Schaftbreite)

Bei diesen Frakturen hat man ebenfalls die Wahl zwischen der Nagel- und der Plattenosteosynthese. Der Nagel gibt nur in den seltensten Fällen eine völlige Stabilität. Entsprechend dieser Tatsache wird man bei der nachfolgenden Knochenheilung meistens einen Fixationscallus sehen (Abb. 101). Dieser ist aber praktisch ohne Bedeutung, da der Nagel als langer Kraftträger die Frakturregion auf eine weite Strecke überbrückt und die Umbauvorgänge deshalb keine Beeinträchtigung der funktionellen Nachbehandlung mitsichbringen. Immerhin ist es bemerkenswert — dies sieht man vor allem bei Patienten mit doppelseitiger Unterschenkelfraktur, bei denen ein Bein mit einem Marknagel und das andere mit Schrauben oder Platten versorgt wurde — wie groß der subjektive Unterschied im Integritätsgefühl zwischen einer peinlich genau verschraubten und einer genagelten Extremität ist. (Ein extremes Beispiel ist in Abb. 103 wiedergegeben.)

Bei der Plattenanwendung am Unterschenkel ist darauf zu achten, daß möglichst alle Schrauben, die den Frakturspalt queren, nach dem Prinzip der Kompressionsschraube verwendet werden. Bei Frakturen in der proximalen Hälfte der Tibia sollten wenn

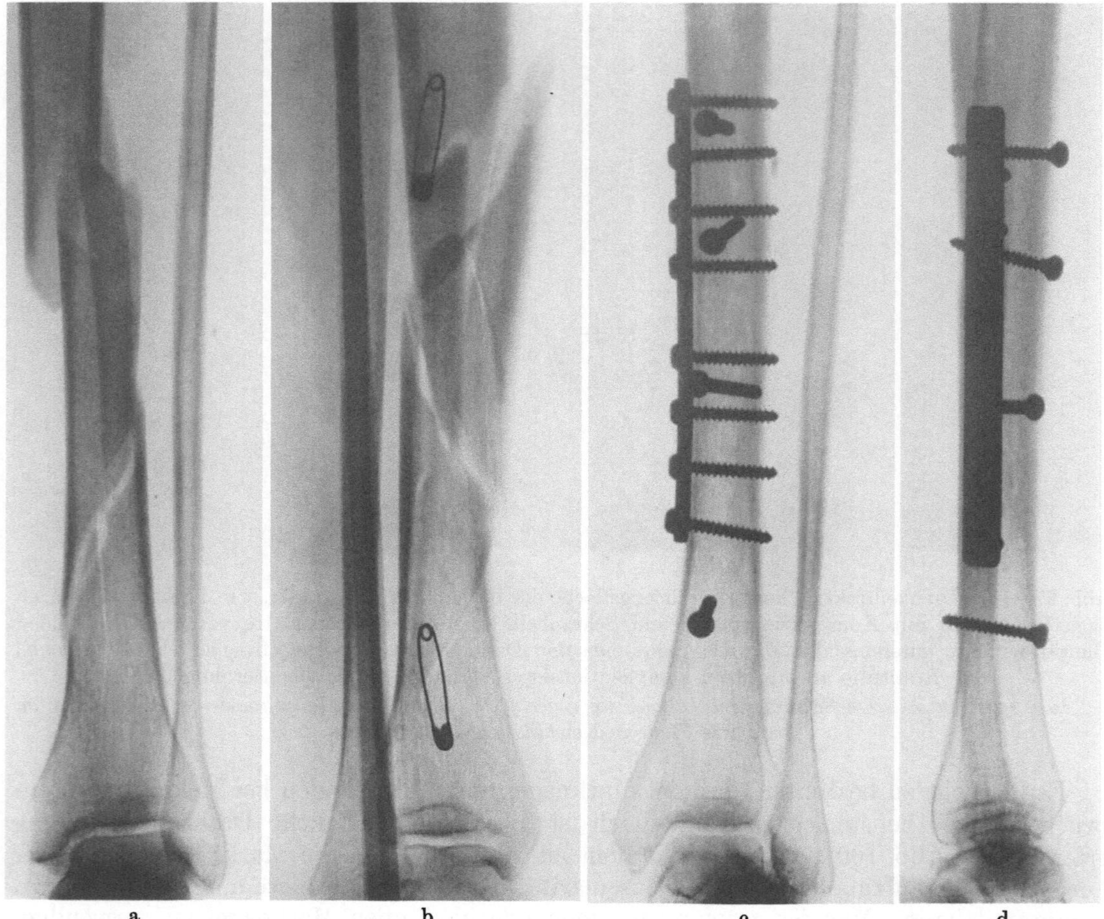

Abb. 98. a u. b Mehrfragmentenfraktur. c u. d Status 16 Wochen postoperativ: In primärer Knochenheilung
bei leichter diffuser Knochenatrophie distal. Funktionell Restitutio ad integrum
= *Indikation für lange Platte mit zusätzlichen Schrauben*

immer möglich zwei Platten verwendet werden, da sonst eine restlose Stabilität
nicht gewährleistet ist, indem eine Platte allein doch einen minimalen Beugungseffekt
— schon unter der unbelasteten Bewegungsübung — zuläßt (s. Abb. 102 als Beispiel für
stabile Doppelplatten-Osteosynthese). Bei schrägen Frakturen distal der Tibiamitte wird
die Platte wenn irgendmöglich durch zusätzliche Schrauben ergänzt, die senkrecht zu den
Platten den Frakturspalt komprimieren.

b) Frakturen des distalen Tibiaviertels

Hier ergeben sich mancherlei schwierige Probleme, die folgendermaßen zu charakterisieren sind:

α) Durch Abknicken nach vorne, seltener nach hinten, entsteht ein großer Spongiosadefekt, weil die Spongiosa im komprimierten Knochenteil sich nicht mehr aufrichten
kann. Bei der Reposition entsteht eine entsprechende Lücke (Abb. 104).

β) Das distale Plateau ist oft in die Fraktur miteinbezogen und verlangt eine sorgfältige Rekonstruktion. In anderen Fällen wiederum geht die Fraktur bis nahe an das
Plateau, und einige Frakturlinien erreichen das untere Tibiaplateau. Es muß dann alles
getan werden, um die noch erhaltene Kontinuität des distalen Tibia-Plateaus, bzw. die
Kongruenz mit der Talusrolle, nicht zu gefährden.

γ) Die Stabilisierung zwischen der distalen Trümmerzone und dem Tibiaschaft stellt
oft schwierige mechanische Probleme.

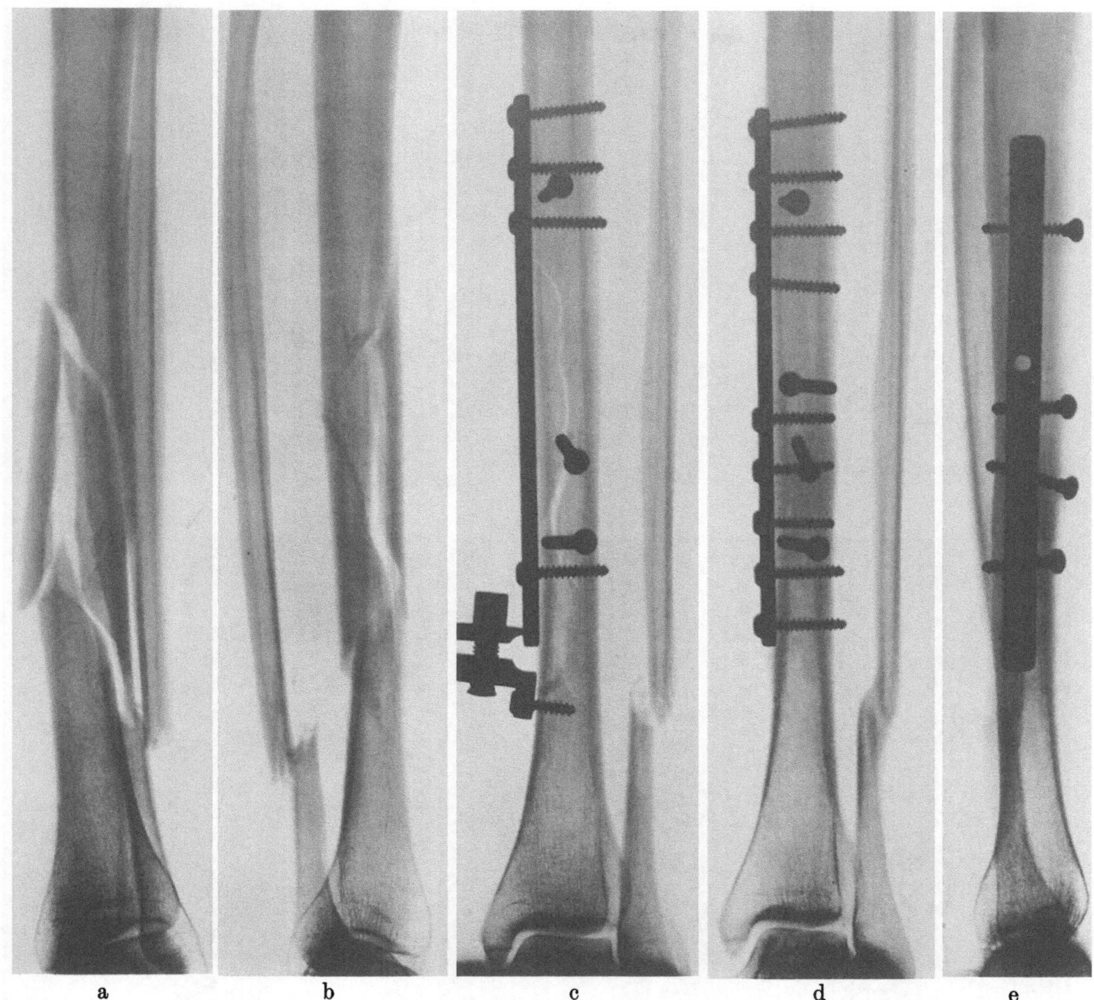

a   b   c   d   e

Abb. 99. a u. b Mehrfragmentenbruch. c Intraoperatives Bild: Nach Durchführen der Kompression wurde die Platte distal mit einer Schraube fixiert. d u. e Status 31 Wochen postoperativ: Knochenheilung mit deutlicher endostaler und leichter periostaler Reaktion, offenbar unter Einheilung der ausgesprengten Fragmente. Leichte diffuse Knochenatrophie, funktionell Restitutio ad integrum
= *Indikation für lange Platte mit zusätzlichen Schrauben*

Zugang zu den tiefen Tibiafrakturen. Es muß vermieden werden, den Schnitt über die Sehne des Extensor hallucis longus zu legen, deshalb wird im unteren Drittel die Incision über die Tibiakante zur ventralen Fläche des Malleolus medialis hingezogen (Abb. 105). Die Fibula wird am besten von hinten angegangen, d.h. der entsprechende Schnitt soll möglichst weit dorsal liegen, um die vordere Hautbrücke zwischen den Incisionen so breit wie möglich zu belassen. Die Ernährung dieses schlecht durchbluteten Gebietes wird so am wenigsten gefährdet.

Operationstaktik bei den tiefen Tibiafrakturen. In der Behandlung der tiefen Unterschenkelfrakturen leisten vier Prinzipien gute Dienste; sie sind hier in der Reihenfolge angeführt, wie sie im allgemeinen bei der Versorgung dieser Frakturen angewendet werden sollen.

1. Primäre Fibula-Rekonstruktion. Diese fällt oft wesentlich leichter als die Rekonstruktion der schwer deformierten Tibia. Die Osteosynthese der Fibula bewirkt sehr häufig eine gute Adaptation der Tibiafragmente (Abb. 106 und 108). Es muß bei der Fibulaosteosynthese immer auf eine physiologische Krümmung des distalen Endes geachtet werden, sonst resultiert eine zu enge Gabel und eine Varusdeformität des Fußes.

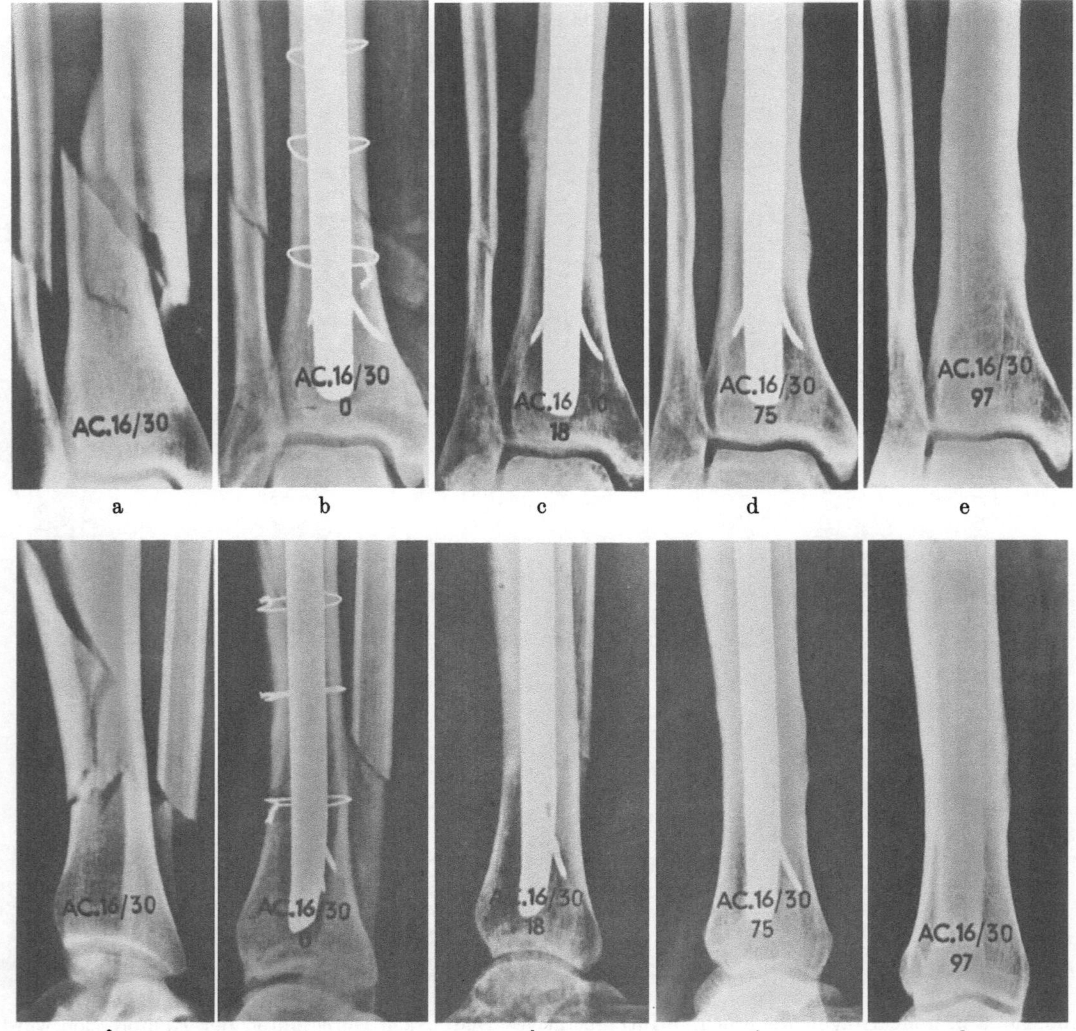

Abb. 100. a u. f Tiefer Mehrfragmentenbruch, wobei die hauptsächliche Frakturlinie weit distal quer verläuft. b u. g Versorgung mit Marknagel, Ausklinkdrähten und drei Cerclagen. c u. h 18 Wochen postoperativ: Nach Entfernung der Cerclage-Drähte: Kleiner Fixationscallus im ap-Bild sichtbar. Fleckige Knochenatrophie, ohne entsprechende Weichteildystrophie. d u. i 75 Wochen postoperativ: Medial im ap-Bild noch leicht unruhige Struktur, deshalb nicht sofort Nagelentfernung. e u. k Zustand nach Nagelentfernung 97 Wochen postoperativ: Solide knöcherne Heilung mit ziemlich starker periostaler und endostaler Reaktion

= Marknagelung und Cerclage sind taugliche Verfahren zur Versorgung von Mehrfragmentenbrüchen, doch sollen die Cerclage-Drähte 3 Monate nach Operation entfernt werden

2. Stabilisierung der distalen Tibiagelenkfläche.

a) Entweder liegt das distale Plateau noch in anatomisch richtiger Apposition und zeigt lediglich Fissuren, oder es zeigt Verwerfungen. Meist gehen diese Fissuren in sagittaler Richtung, da sie Fortsetzungen von Frakturlinien darstellen, die weiter kranial auslaufen. Die Stabilisierung solcher ins Gelenk hineinziehender Fissuren geschieht am besten mit Spongiosaschrauben. Unter Umständen kann ausnahmsweise von medial her die Spongiosaschraube bis in die Fibula hineingeführt werden (Abb. 107, 109). Meist ist es ratsam, diese querstabilisierenden Schrauben mit der medialen Platte zu kombinieren (s. 3. Prinzip). Verlaufen die Frakturlinien des distalen Tibiaendes in einer Frontalebene, so liegen die Schrauben dementsprechend sagittal. Auch hier kann zusätzlich eine Platte verwendet werden.

b) Die primäre Rekonstruktion des distalen Tibiaplateaus ist notwendig, sofern seine Gelenkflächen „Verwerfungen" oder Abspreizungen aufweisen (Abb. 104, 110, 111, 112).

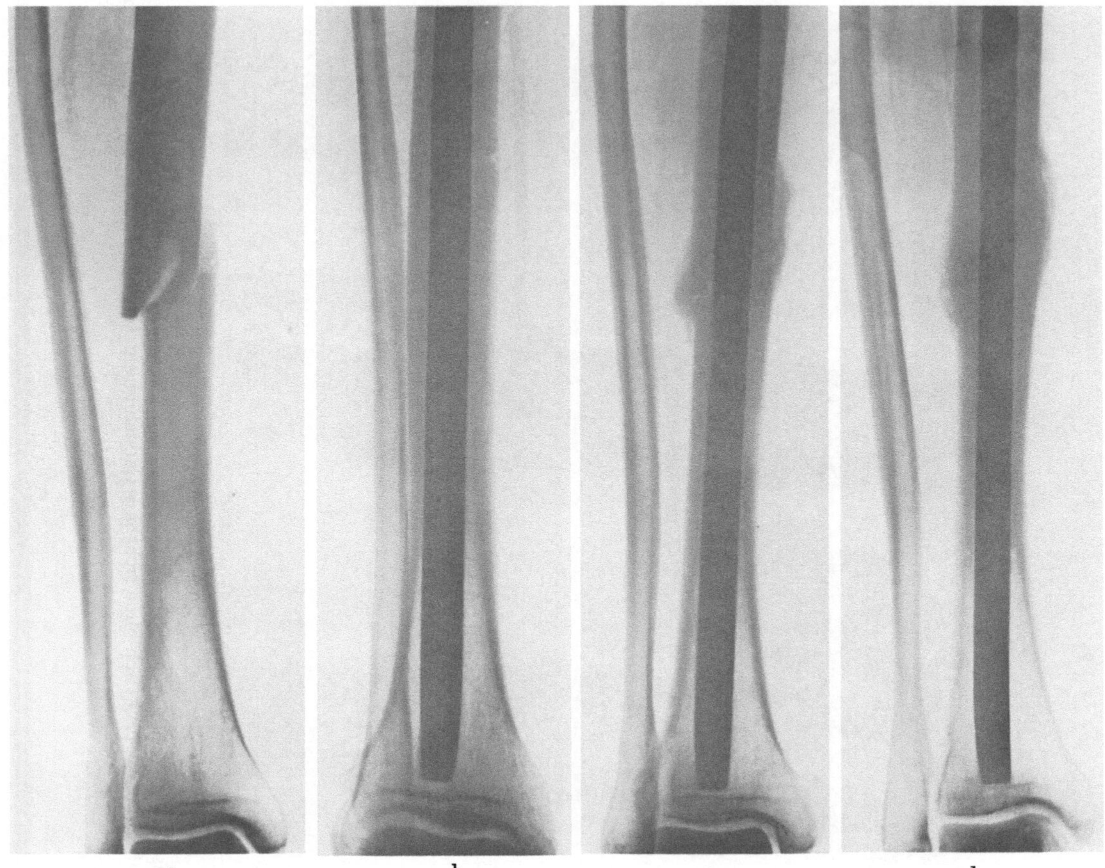

a   b   c   d

Abb. 101. a Sehr kurze Schrägfraktur bei sehr adipösem 55jährigem Patienten mit leichter kardialer Dekompensation. b Status nach Sofortoperation: Aufbohrung der Markhöhle, Versorgung mit 12 mm-Marknagel. c 16 Wochen postoperativ: Klinisch sehr günstiger Verlauf, Bildung eines Reizcallus, wegen minimaler Instabilität im Bereich der Fraktur. d 32 Wochen postoperativ: Umwandlung des Reizcallus in Fixationscallus. Funktionell fast vollständige Restitutio ad integrum, nach 52 Wochen funktionelle Heilung vollständig

= Heilung nach Marknagelung mit „Fixationscallus"

Auch hier verlaufen die hauptsächlichen Frakturspalten meist sagittal, so daß unter ausgedehnter antro-medialer Freilegung eine Reposition unternommen werden kann. Ist die Reposition erfolgreich, können die Grundsätze unter 2a zur Anwendung gebracht werden. Sehr häufig wird man sich einiger Spickdrähte bedienen, um die Reposition bis zu dem Moment zu halten, wo Spongiosaschrauben und Platten die provisorischen Fixationsdrähte ersetzen.

3. Tibia-Fixation. Die bloße Rekonstruktion der Fibula kann eine spätere Varusdeformität nicht in allen Fällen verhindern (s. Abb. 104 und 106). Wir haben deshalb in den letzten 2 Jahren die Fibula-Osteosynthese meist mit einer Abstützung durch eine Platte im medialen Tibiabereich kombiniert (Abb. 107, 111). Diese zusätzliche Stabilisierung erlaubt die sofortige funktionelle Nachbehandlung auch in diesen besonders schwierigen Fällen.

4. Primäre Spongiosaplastik zur Auffüllung des Spongiosadefektes an der Frakturstelle nach der Reposition. Auch bei etwas höher gelegenen Frakturen ist es nützlich, die leere Markhöhle zwischen Schaft und unterstem Tibiabereich mit Spongiosa auszufüllen (Abb. 103, 106, 108, 112). Die Entnahme der autologen Spongiosa erfolgt entweder im Trochantermassiv oder am Beckenkamm.

Gelegentlich empfiehlt sich das Anlegen der Platte von vorne, insbesondere wenn die Frakturlinien des distalen Tibiaendes in einer Frontalebene liegen. Es kann dabei eine

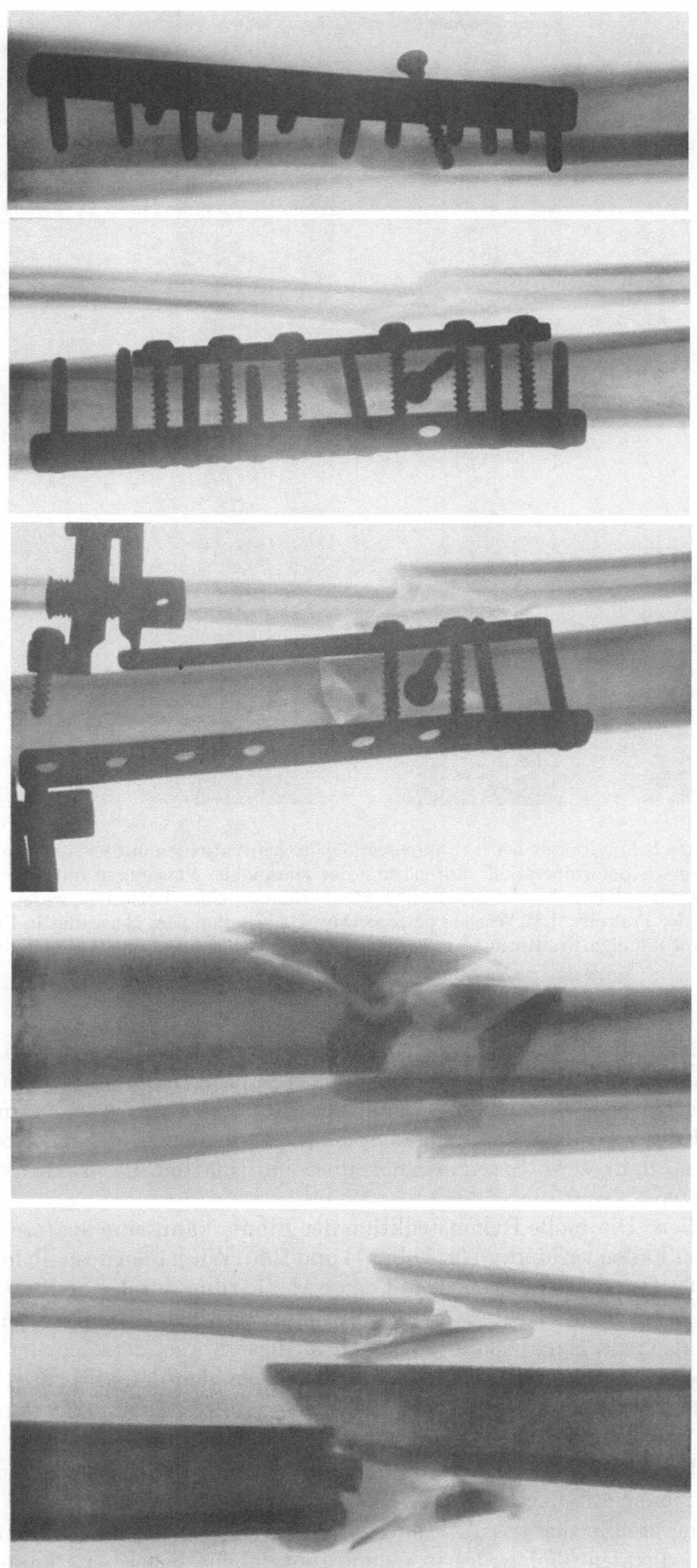

Abb. 102. a u. b Querfraktur mit Trümmerzone. c Intraoperatives Bild: Status nach Fixation der Platten im distalen Hauptfragment, Kompression gegen proximal simultan an beiden Platten. d u. e 30 Wochen postoperativ: Verschmelzung der Fragmente, praktisch ohne sichtbare Callusbildung, funktionell Restitutio ad integrum

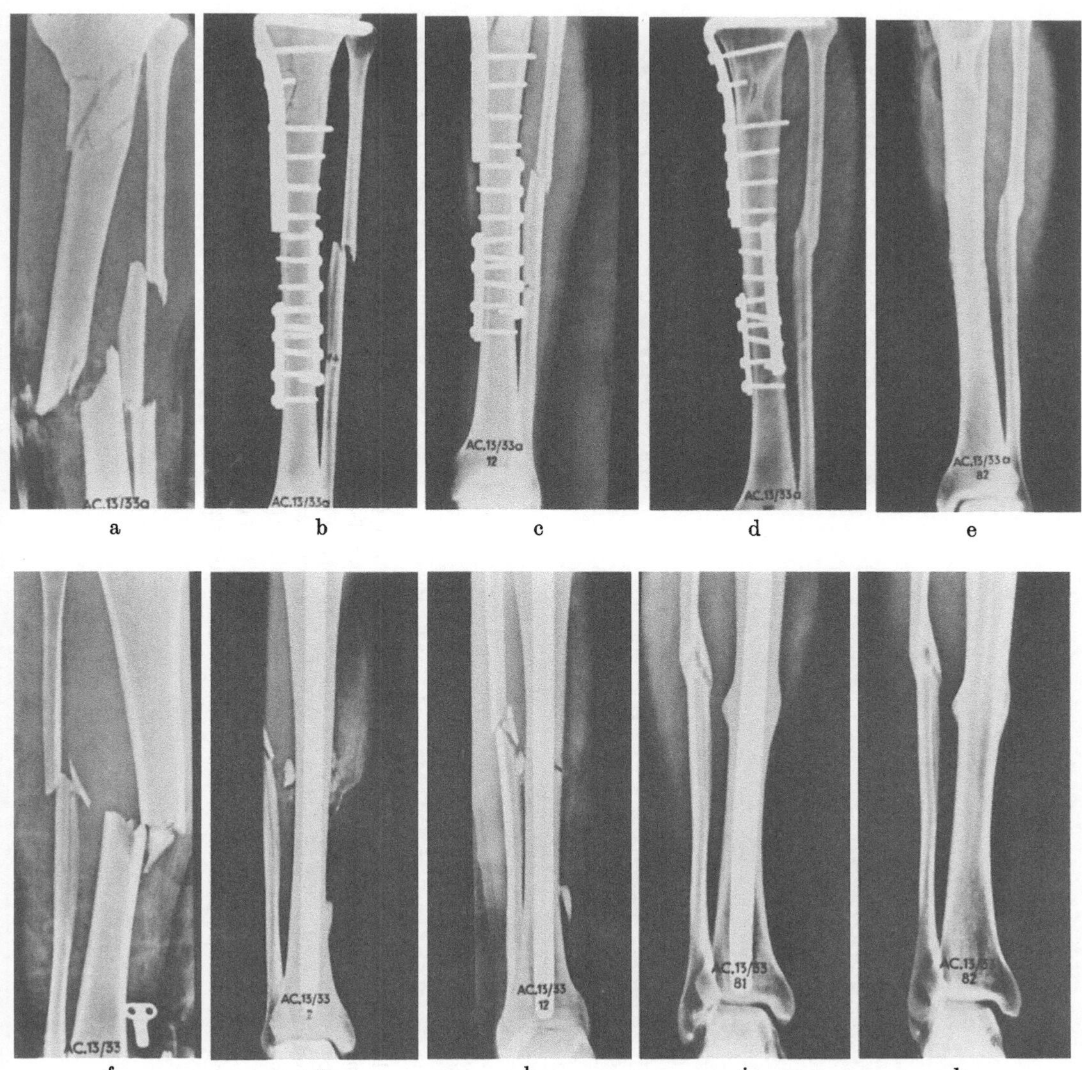

Abb. 103 a—k. **Doppelseitige Unterschenkelfraktur** nach Überfahrung durch schweren Jeep. Offene Frakturen mit ausgedehnten Wunden und Weichteilquetschung. a *Linker Unterschenkel:* Offene Stückfraktur. Das mittlere Tibiafragment schaut weit aus den Weichteilen hervor. b Status nach Sofortversorgung mit Winkelkompressionsplatte zur Stabilisierung der proximalen Frakturzone und zwei Kompressionsplatten zur Fixierung des distalen Querbruches. c 12 Wochen postoperativ: Komplikationslose Wundheilung, unteres und oberes Sprunggelenk normalisiert, Kniegelenk frei beweglich. d 81 Wochen postoperativ: Praktisch primäre Knochenheilung. e 82 Wochen postoperativ: Unmittelbar nach Metallentfernung. Funktionell Restitutio ad integrum. f *Rechter Unterschenkel:* Offene Querfraktur. g Status nach Sofortversorgung mit 12 mm-Marknagel, leichte Rotationsinstabilität, deshalb Umnagelung mit 13 mm-Marknagel und proximaler Fixationsschraube des Nagels. h 12 Wochen postoperativ: Patient gibt trotz erreichter Stabilität immer noch an, das Integritätsgefühl auf der linken Seite sei wesentlich besser als auf der rechten. i 81 Wochen postoperativ: Heilung mit deutlichem Fixationscallus. k Zustand nach Metallentfernung 82 Wochen postoperativ: Funktionell Restitutio ad integrum

gewöhnliche Platte verwendet werden (Abb. 114). Ausgedehntere Zertrümmerungen können mit einer modifizierten Humerusplatte vor allem dann erfolgreich fixiert werden, wenn das distale Ende sehr kurz ist und bei einer gewöhnlichen Platte nur mit einer Schraube gefaßt werden könnte (Abb. 113).

Die primäre Arthrodese des oberen Sprunggelenks sollte nur ganz verzweifelten Fällen vorbehalten bleiben. Sie ist indiziert, wenn gleichzeitig wesentliche Talusverletzungen vorliegen.

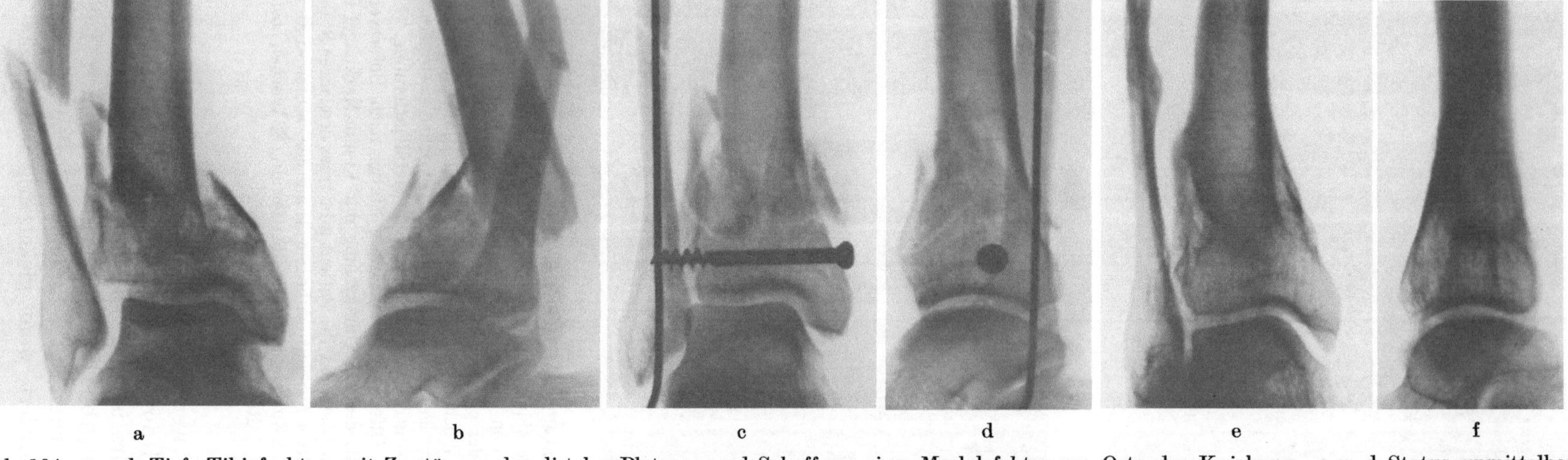

Abb. 104. a u. b Tiefe Tibiafraktur mit Zerstörung des distalen Plateaus und Schaffung eines Markdefektes am Orte der Knickung. c u. d Status unmittelbar postoperativ: Wegen sehr enger Markhöhle der Fibula kann nur ein relativ unstabiler Markdraht eingeführt werden. Reposition des Plateaus, vorläufige Fixation mit Kirschner-Drähten und Retention des Plateaus mit einer Spongiosaschraube, ausgedehnte Spongiosaplastik im Bereich der Trümmerzone. e u. f 70 Wochen postoperativ: Völlige funktionelle Wiederherstellung des oberen und unteren Sprunggelenks, Abheilung unter Varusknickung, mit beginnenden Beschwerden im unteren Sprunggelenk, so daß Indikation zur Valgisationsosteotomie gestellt wird

= Wichtige Schritte in der Behandlung dieses Falles: Fibularekonstruktion, Rekonstruktion des distalen Tibiaplateaus und primäre Spongiosaplastik.
Unterlassungssünde: Keine Abstützung medial, so daß Varusdeformität eingetreten ist, die mit einer kleinen medialen Platte leicht hätte vermieden werden können

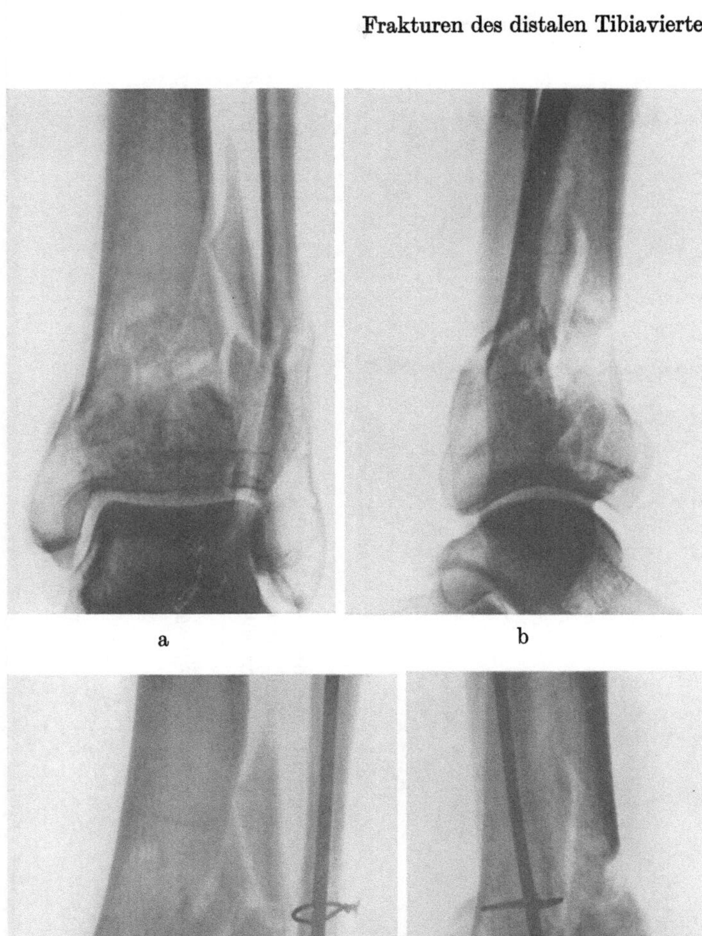

a   b

Abb. 105. a u. b Distale Trümmerfraktur, durch Schienung reponiert, typischer Spongiosadefekt
ventral, geringgradige Varusknickung.

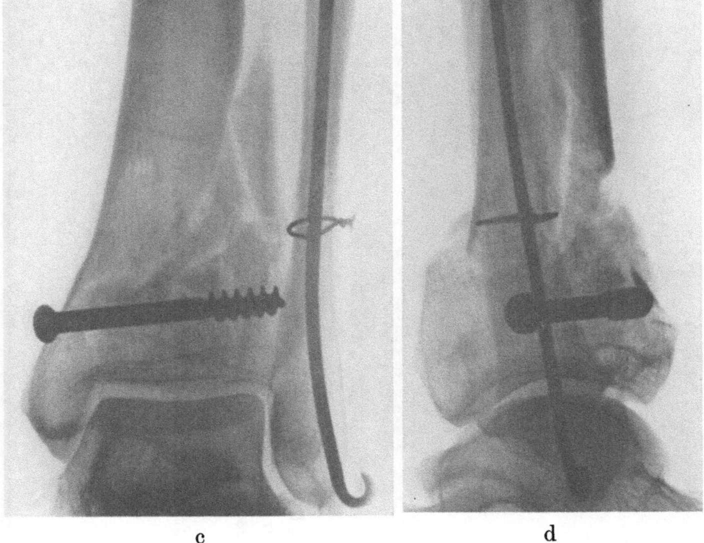

c   d

Abb. 105. c u. d Status nach Fibularekonstruktion, Stabilisierung
des distalen Plateaus mit einer
queren Spongiosaschraube und
primärer Spongiosa-Plombe von
ventral.

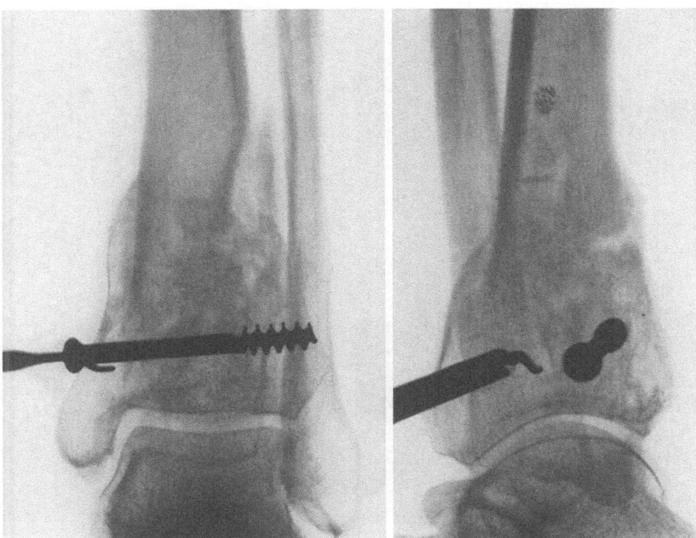

e   f

Abb. 105. e u. f Zustand bei Metallentfernung 30 Wochen postoperativ, funktionell fast vollständige
Restitutio ad integrum. Subjektiv
beschwerdefrei. (Die geringgradige
Varus-Abknickung ist funktionell
noch bedeutungslos, zeigt aber
die Gefahr der Unterlassung einer
medialen Abstützung)

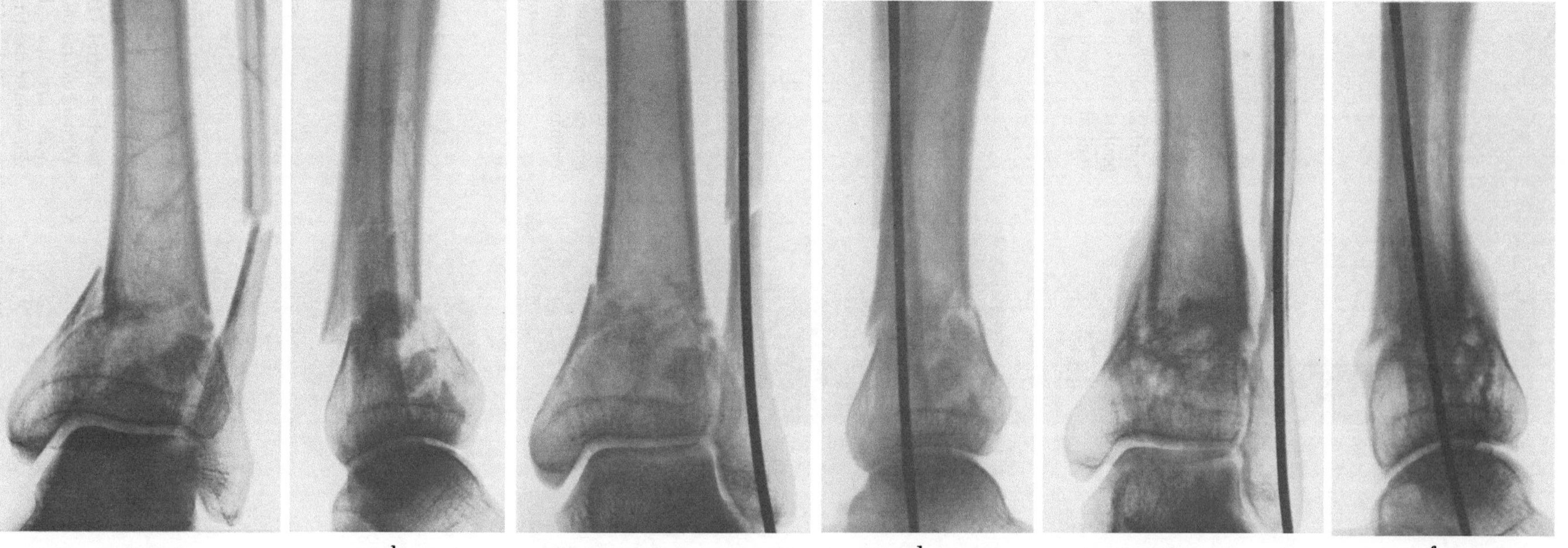

a   b   c   d   e   f

Abb. 106. a u. b Distale Trümmerfraktur. In Abb. 106 b sind die eingesprengten Corticalisfragmente und die Rarefizierung der Spongiosa ventral gut sichtbar. Die Reposition ergab wie erwartet einen großen ventralen Spongiosadefekt. c u. d Status unmittelbar nach Fibularekonstruktion und Einbringung einer ausgedehnten Spongiosaplombe. e u. f 33 Wochen postoperativ: Konsolidierung in leichter Varus- und Rekurvationsdeformität, funktionell Restitutio ad integrum des oberen und unteren Sprunggelenkes

= *Behandlung dieses Falles mit den zwei Prinzipien der primären Fibularekonstruktion und der primären Spongiosaplastik, Unterlassung der medialen Stabilisierung und deshalb sekundäre Varusdeformität*

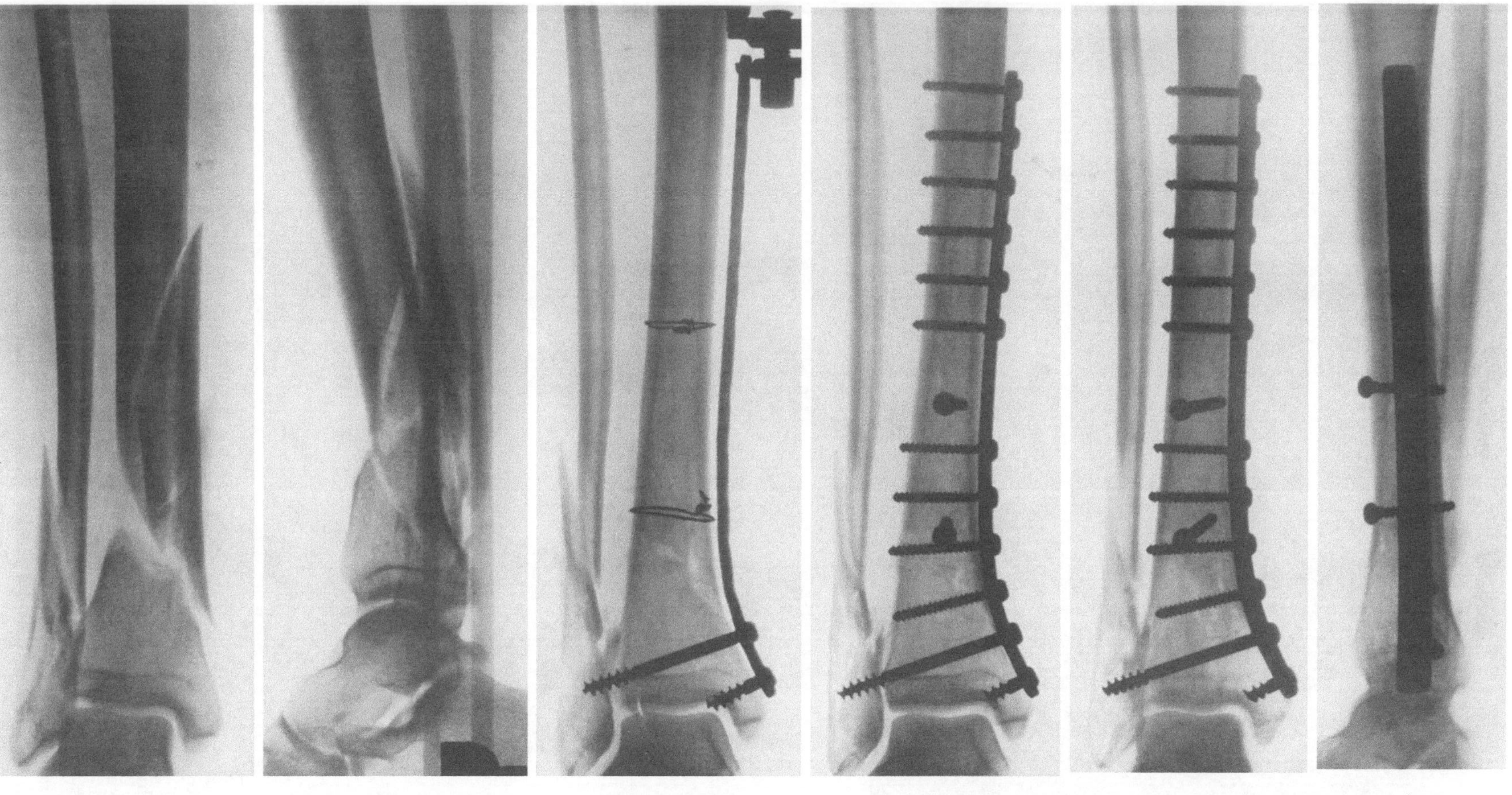

a   b   c   d   e   f

Abb. 107. a u. b Tiefe Mehrfragmentenfraktur der Tibia, Frakturlinien in das Tibiaplateau auslaufend. c Status nach präliminärer Reposition und Durchführung der Spongiosaplombe. Kompression der Frakturzone durch lange, abgebogene Platte. d Eine Woche postoperativ: Wegen der ausgedehnten Eröffnung medial wurde auf eine Rekonstruktion der Fibulasplitterfraktur verzichtet, das distale Fibulafragment aber durch eine transsyndesmale Schraube leicht anfixiert. e u. f 16 Wochen postoperativ: Leichte diffuse Knochenatrophie distal, funktionell fast vollständige Restitutio ad integrum

= *Bei dieser tiefen Tibiafraktur wurde eine ausgedehnte Freilegung medial zur Rekonstruktion und Stabilisierung des Plateaus als notwendig erachtet, die Gabel wurde ausnahmsweise von der Medialseite her stabilisiert, primäre Spongiosaplastik*

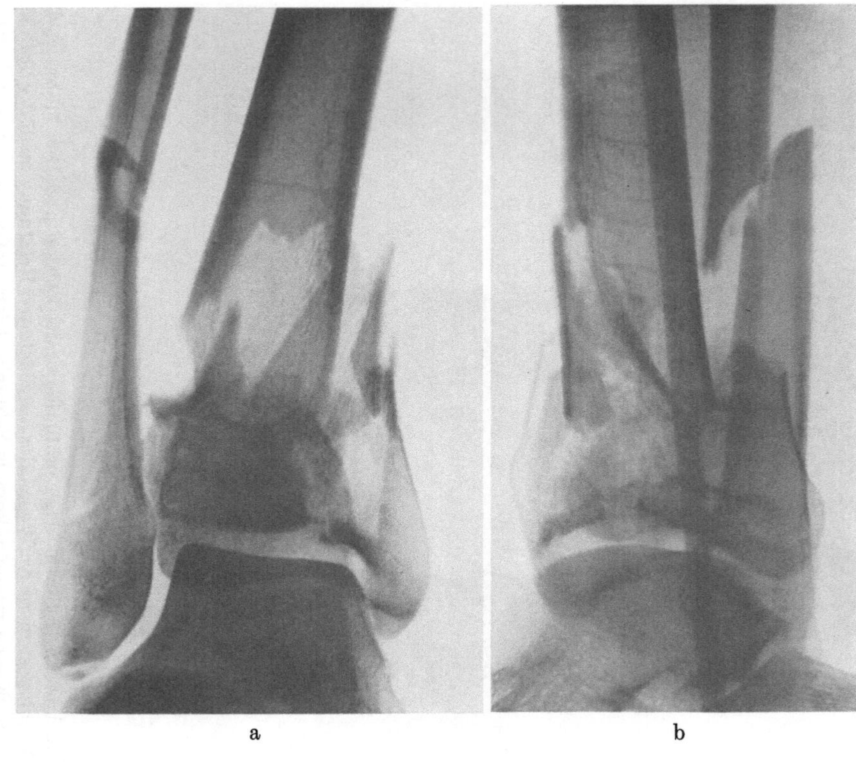

a   b

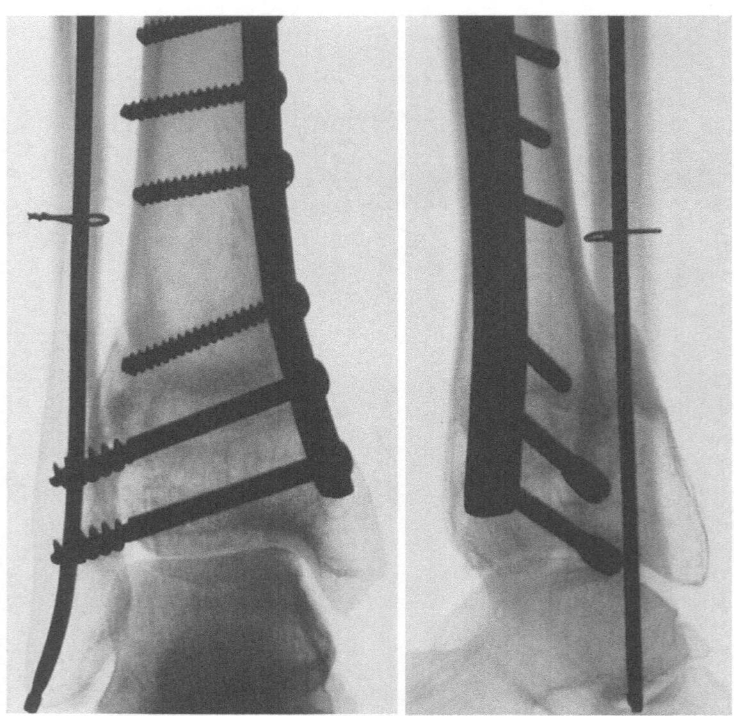

c   d

Abb. 108. a u. b Schwere distale Tibiatrümmerfraktur mit Beteiligung des distalen Plateaus und großem Spongiosadefekt. c u. d Status 28 Wochen postoperativ: nach primärer Fibula-Osteosynthese, Rekonstruktion des distalen Plateaus, Stabilisierung medial unter Einbeziehung der Fibula, da Tibia praktisch keinen Halt bietet, und ausgedehnter primärer Spongiosaplombe
= *Trotz leichter Varusabweichung ordentliches Resultat durch Berücksichtigung der vier Prinzipien der primären Fibula-Rekonstruktion, der Rekonstruktion des distalen Plateaus, der medialen Stabilisierung und der primären Spongiosaplastik*

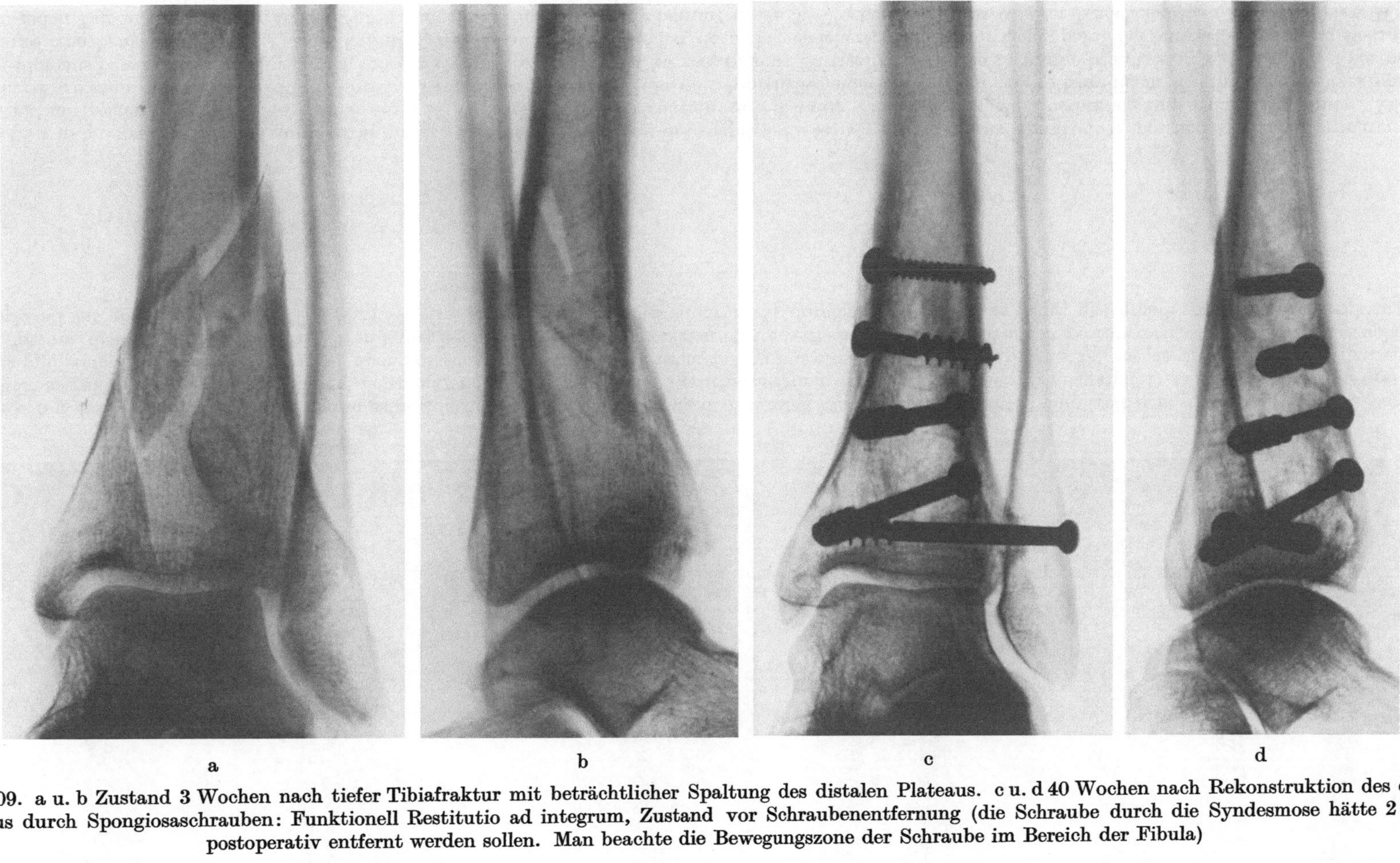

Abb. 109. a u. b Zustand 3 Wochen nach tiefer Tibiafraktur mit beträchtlicher Spaltung des distalen Plateaus. c u. d 40 Wochen nach Rekonstruktion des distalen Plateaus durch Spongiosaschrauben: Funktionell Restitutio ad integrum, Zustand vor Schraubenentfernung (die Schraube durch die Syndesmose hätte 2 Monate postoperativ entfernt werden sollen. Man beachte die Bewegungszone der Schraube im Bereich der Fibula)

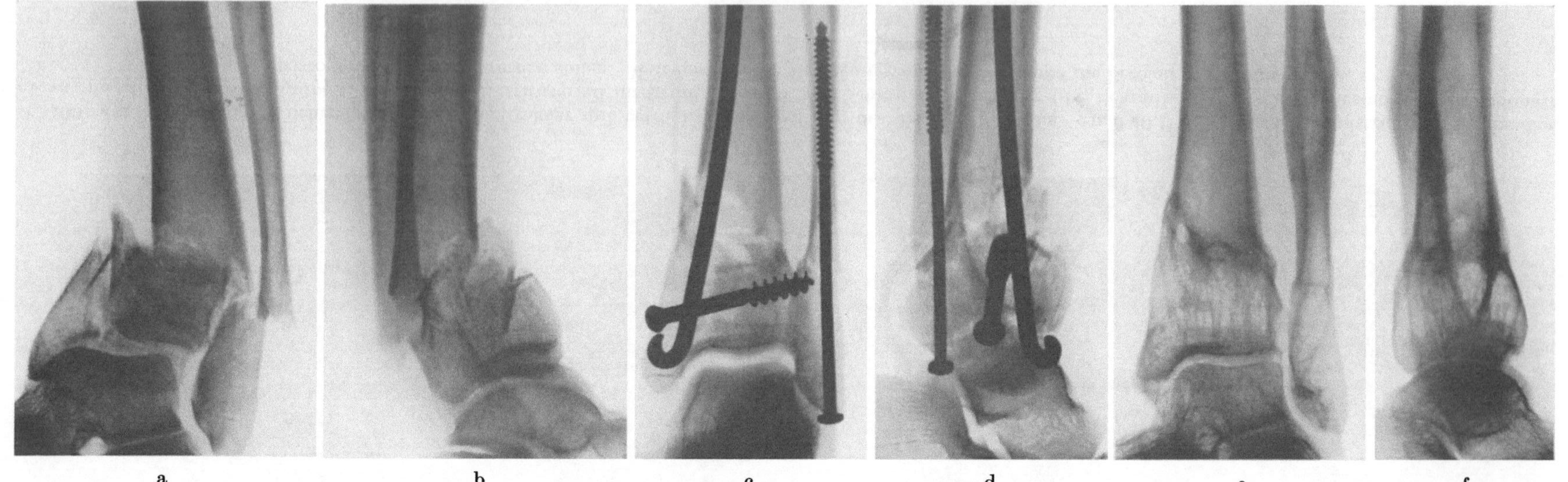

a   b   c   d   e   f

Abb. 110. a u. b Schwere tiefe Zertrümmerungsfraktur der Tibia mit Zerstörung des distalen Plateaus. c u. d Status unmittelbar postoperativ, nach: 1. Versorgung durch Rekonstruktion der Fibula (zu diesem Zeitpunkt noch ohne genügende Berücksichtigung der physiologischen Fibulavalgität). 2. Rekonstruktion des distalen Plateaus und Retention desselben mit einer Spongiosaschraube. 3. Mediale Stabilisierung mit Rushpin (diese ist etwas heikel, da sie unter Umständen zu einer Zerstörung kleiner, distaler Tibiafragmente führen kann, heute zugunsten der medialen Platte verlassen). e u. f 189 Wochen postoperativ: Patient zeigt fast vollständige Restitutio ad integrum, arbeitet voll als Turnlehrerin. Die Spongiosaplastik (hier nicht durchgeführt) hätte zu einer gleichmäßigeren Knochenstruktur geführt

Abb. 111. a u. b Schwere distale Trümmerfraktur der Tibia mit Zerstörung des distalen Plateaus. c u. d Status unmittelbar postoperativ nach primärer Fibularekonstruktion (wegen sehr enger Markhöhle nur mit Markdraht), Rekonstruktion des distalen Plateaus, mediale Abstützung und Spongiosaplombe. Die etwas mangelhafte Fixation der medialen Platte proximal rührt davon her, daß die weit hinten liegenden Schrauben bei vollständigem Eindrehen eine Verkippung des distalen Plateaus bewirkten, so daß man sich mit der Hemi-Cerclage und der kurzen, in einer Corticalis ankernden Schraube begnügte. e u. f 24 Wochen postoperativ: Sehr starke Knochenatrophie. Der Patient konnte sich überhaupt nicht schonen, da nicht versichert, und lief mit Gehapparat bei schwer ödematösem Bein während Stunden jeden Tag in der von ihm überwachten Umgebung einer Berghütte herum! g u. h 39 Wochen postoperativ: Der Knochenaufbau hat eingesetzt, Weichteile immer noch etwas ödematös, aber deutlich gebessert, unteres und oberes Sprunggelenk noch zu etwa $^1/_3$ eingeschränkt, in Besserung

= *Schwerer Fall einer distalen Tibiatrümmerfraktur, bei der sämtliche vier Rekonstruktionsprinzipien beachtet werden konnten, allerdings mediale Abstützung etwas gering. Gefährdung des Resultates durch sozialbedingte sehr ungenügende postoperative Behandlung, indem bei stark ödematöser Extremität ständig weitergearbeitet wurde*

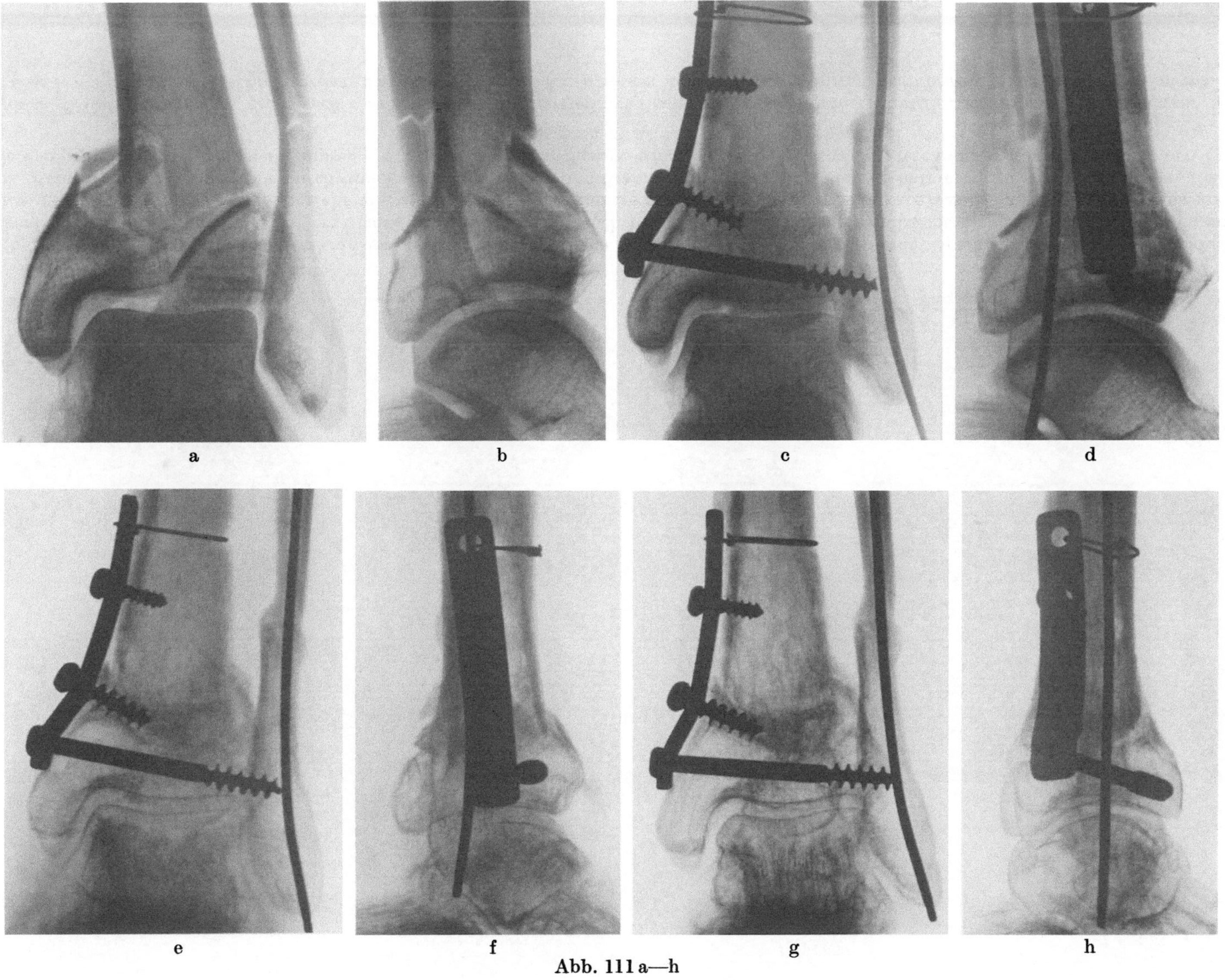

Abb. 111a—h

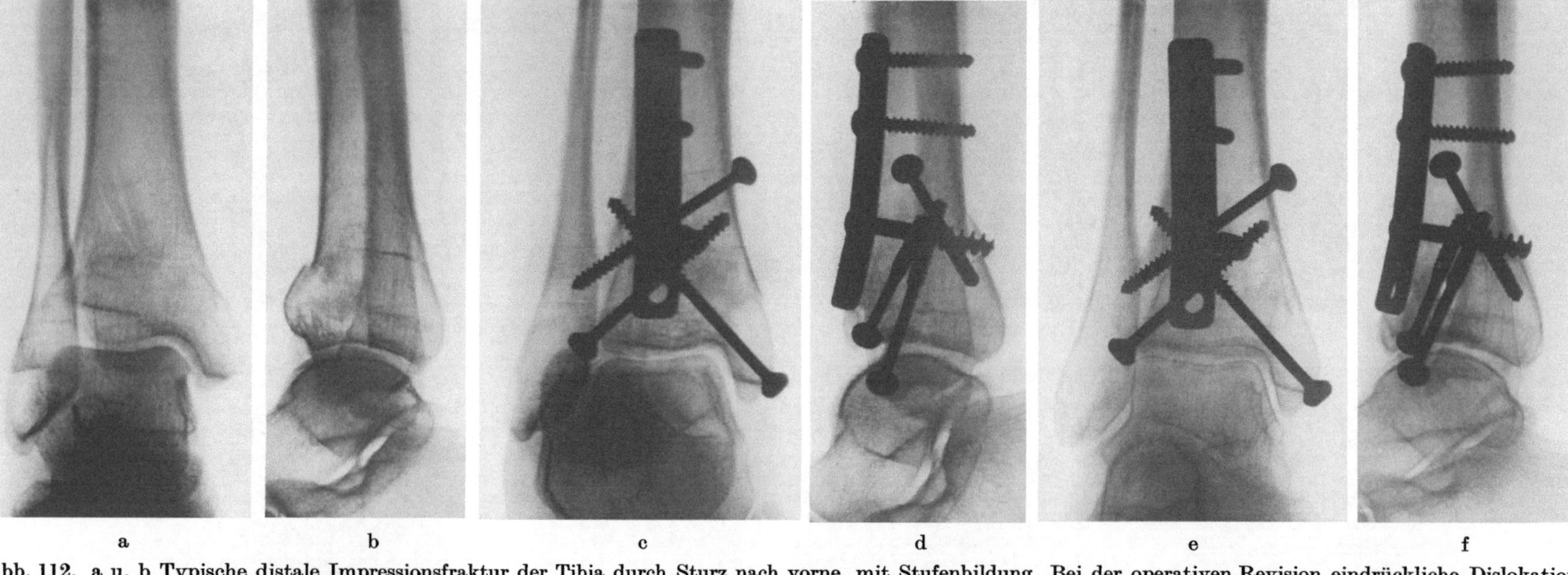

Abb. 112. a u. b Typische distale Impressionsfraktur der Tibia durch Sturz nach vorne, mit Stufenbildung. Bei der operativen Revision eindrückliche Dislokation eines gelenktragenden Knorpelfragments nach proximal (in a besonders gut sichtbar). Zugang von vorne, mühsame Reposition des erwähnten gelenktragenden Knorpelfragments, nachher größerer Spongiosadefekt vorhanden. c u. d Zustand unmittelbar nach Versorgung mit Rekonstruktion des Plateaus und ausgedehnter Spongiosaplastik, Fixation der Trümmerzone durch drei Malleolarschrauben und Stabilisierung gegenüber dem Schaft mit einer vorne gelegenen Platte, die gleichzeitig das vordere reponierte Gelenkfragment anpreßt. e u. f Status 38 Wochen postoperativ: Zur Zeit noch eingeschränkte Beweglichkeit in den Sprunggelenken, Behandlung noch nicht abgeschlossen

= *Bei sehr distalen Tibiafrakturen nach Sturz nach vorne immer auf imprimierte und nach oben dislozierte Gelenkanteile achten und diese reponieren. Nach Reposition meist erheblicher Spongiosadefekt, der primär aufgefüllt werden muß. In diesem Fall Gelenkstufe in frontaler Ebene, deshalb Plattenfixation von vorne*

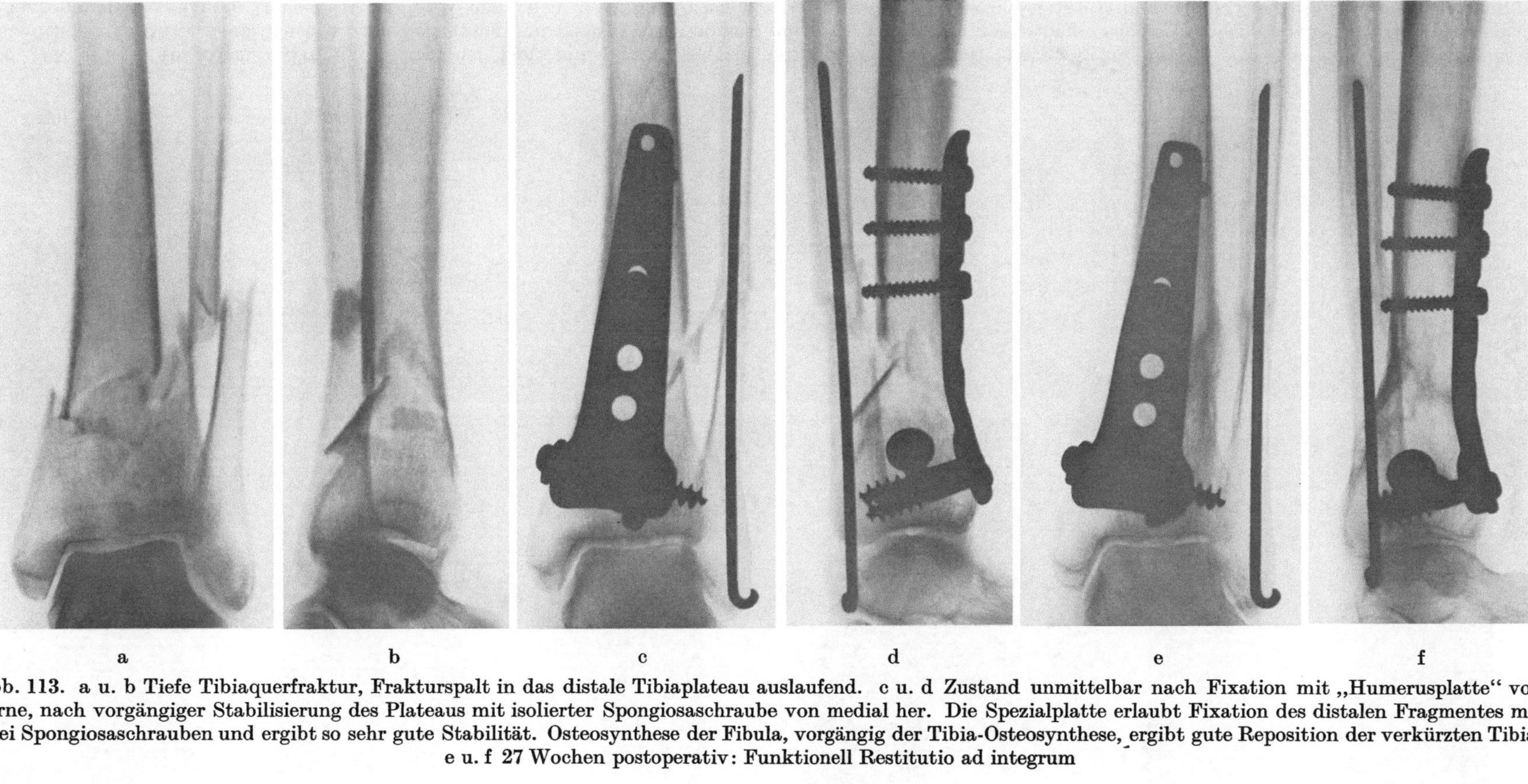

a   b   c   d   e   f

Abb. 113. a u. b Tiefe Tibiaquerfraktur, Frakturspalt in das distale Tibiaplateau auslaufend. c u. d Zustand unmittelbar nach Fixation mit „Humerusplatte" von vorne, nach vorgängiger Stabilisierung des Plateaus mit isolierter Spongiosaschraube von medial her. Die Spezialplatte erlaubt Fixation des distalen Fragmentes mit zwei Spongiosaschrauben und ergibt so sehr gute Stabilität. Osteosynthese der Fibula, vorgängig der Tibia-Osteosynthese, ergibt gute Reposition der verkürzten Tibia. e u. f 27 Wochen postoperativ: Funktionell Restitutio ad integrum

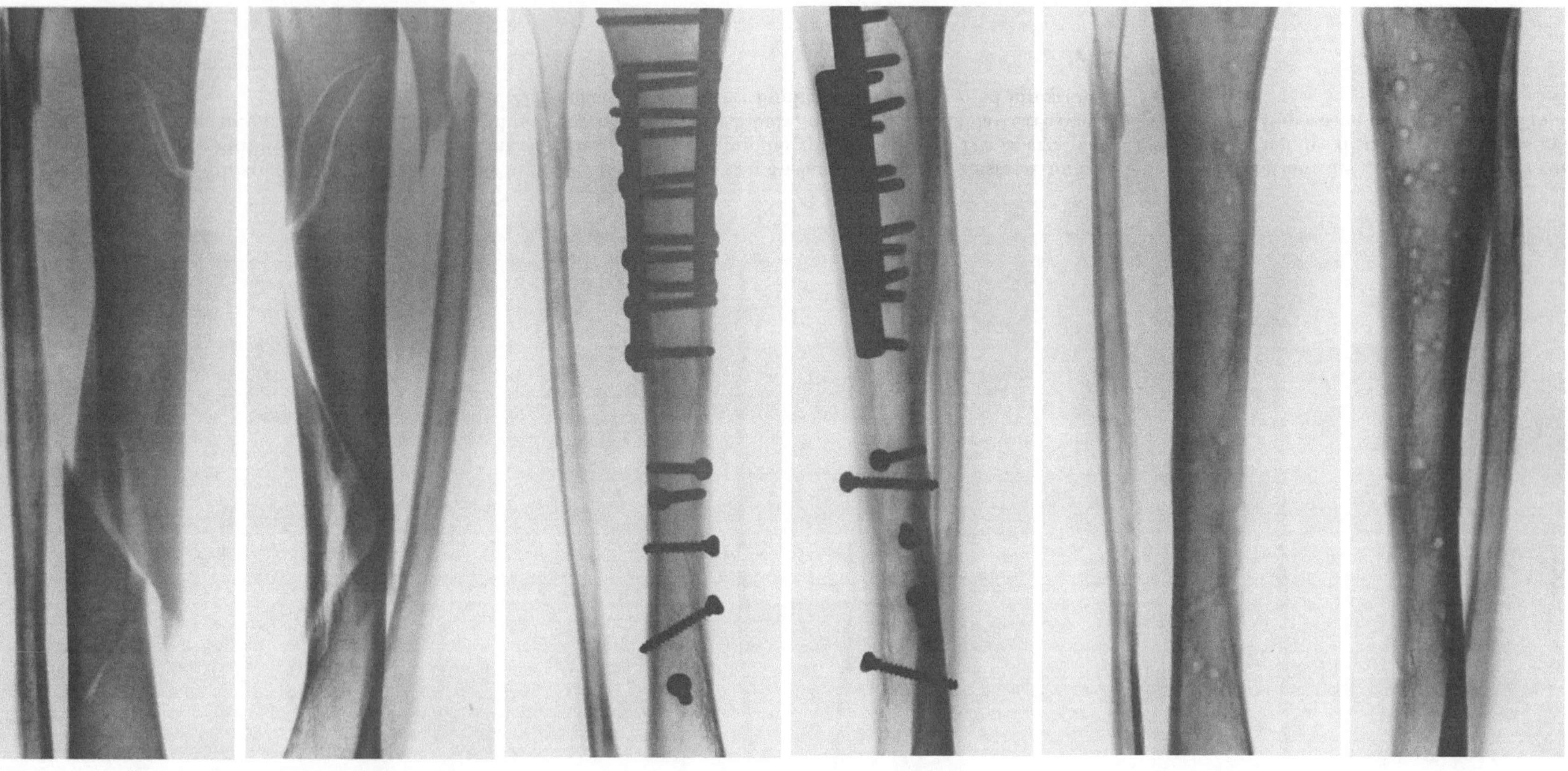

a   b   c   d   e   f

Abb. 114. a u. b Ausgedehnte Trümmerfraktur der Tibia mit langer Drehkeilfraktur distal und relativ kurzer Schrägfraktur proximal, gegen Tibiacondylus zu auslaufend. c u. d Status 65 Wochen nach Versorgung mit reiner Verschraubung, unter Plazierung von zwei Kompressionsschrauben zwischen die Hauptfragmente. Versorgung proximal mit Doppelplatte unter Kompression. e u. f 85 Wochen postoperativ: Zustand nach Metallentfernung, funktionell Restitutio ad integrum

= Beispiel einer Doppelfraktur des Unterschenkels distal mit Drehkeil, bei gutem Kontakt der Hauptfragmente durch Verschraubung versorgt. Versorgung der proximalen Tibiafraktur mit Doppelplatte

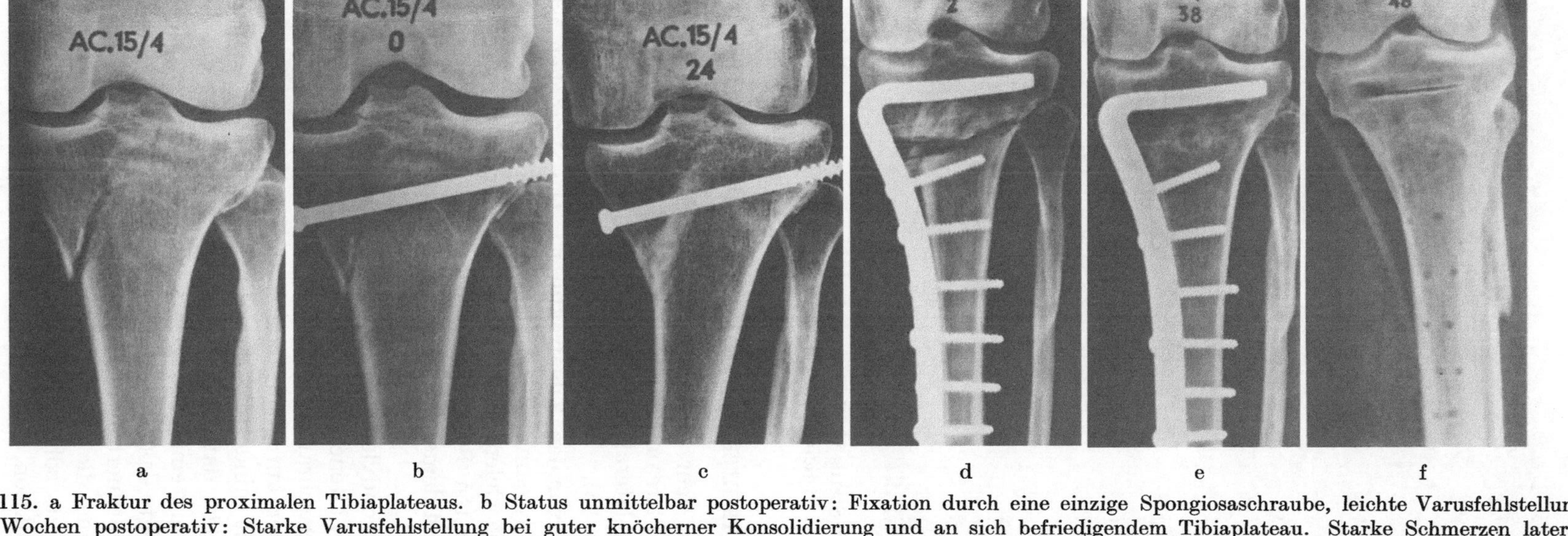

Abb. 115. a Fraktur des proximalen Tibiaplateaus. b Status unmittelbar postoperativ: Fixation durch eine einzige Spongiosaschraube, leichte Varusfehlstellung. c 24 Wochen postoperativ: Starke Varusfehlstellung bei guter knöcherner Konsolidierung und an sich befriedigendem Tibiaplateau. Starke Schmerzen lateral. d Status nach Valgisationsosteotomie auf der Medialseite (um jeden Längenverlust zu vermeiden). Trotz massivem Metallimplantat sofortige Beschwerdefreiheit des Patienten. e 38 Wochen nach Osteotomie: Patient beschwerdefrei. f 48 Wochen nach Osteotomie: Status unmittelbar nach Metallentfernung, komplikationsloser Verlauf, Patient beschwerdefrei

= *Anscheinend „elegante und minimale Osteosynthese" erweist sich als ungenügend zur Verhinderung der sekundären Dislokation. „Massives" biomechanisch richtig liegendes Metallimplantat wird reizlos vertragen und führt zur funktionellen Restitutio ad integrum*

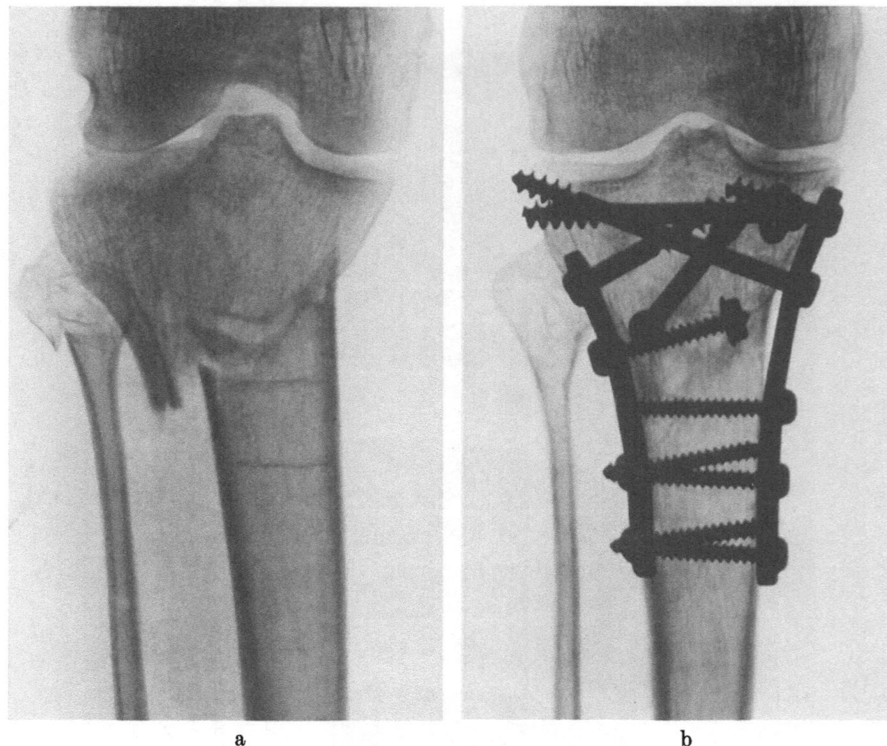

a   b

Abb. 116. a Hohe Tibiafraktur. b Status 19 Wochen nach Versorgung mit Doppelplatte, weitgehend primäre Knochenheilung. Kniefunktion: Streckung vollständig, Beugung bis 70°

c) Frakturen des proximalen Tibiaviertels

Zugänge. Diese hängen sehr von der Art der Fraktur ab. Je nachdem, ob das mediale oder das laterale Plateau fixiert werden soll, wird man den Schnitt von der vorderen Tibiakante gegen lateral, bzw. medial abbiegen lassen. Die Schnittführung biegt oben quer ab (s. Abb. 93).

Operationstaktik bei proximalen Tibiafrakturen. Das Vorgehen ist verschieden je nachdem, ob das Tibiakondylenmassiv an sich intakt ist, also eine sehr hohe Schaftfraktur vorliegt, oder ob die Gelenkfläche in die Fraktur miteinbezogen ist.

Bei Frakturen am obersten Schaftende wird man meist mit zwei Kompressionsplatten völlige Stabilität und dementsprechend auch primäre Knochenheilung erreichen (Abb. 116).

Im Bereiche der Tibiakondylen bestehen ähnliche Teilprobleme wie am unteren Tibiaende. Bei noch gut erhaltenem, von Fissuren durchzogenem Tibiaplateau wird man sich entweder der Spongiosaschrauben oder unter Umständen des Gewindebolzens bedienen. Es muß dabei aber auf genügende Stabilität geachtet werden, d.h. größere Fragmente sind immer mit mindestens zwei Fixationspunkten zu stabilisieren. Recht instruktiv ist der in Abb. 115 dargestellte Fall. Es wurde dort ein leicht dislozierter, medialer Condylus vorerst mit einer Spongiosaschraube scheinbar „elegant" fixiert, aber schon nach kurzer Zeit erfolgte das Absinken dieses Condylus und damit die zunehmende Varusstellung im Knie mit unerträglichen Schmerzen auf der Knie-Außenseite. Die valgisierende Osteotomie und die Fixation mit einer anscheinend recht „drastischen" Metallimplantation führte zu sofortigem Verschwinden der Schmerzen und baldiger Normalisierung der Kniefunktion.

Schwieriger sind die Verhältnisse, wenn ein Anteil des Tibiaplateaus imprimiert ist. Die Rekonstruktion stellt unter diesen Umständen schwierige, technische Probleme.

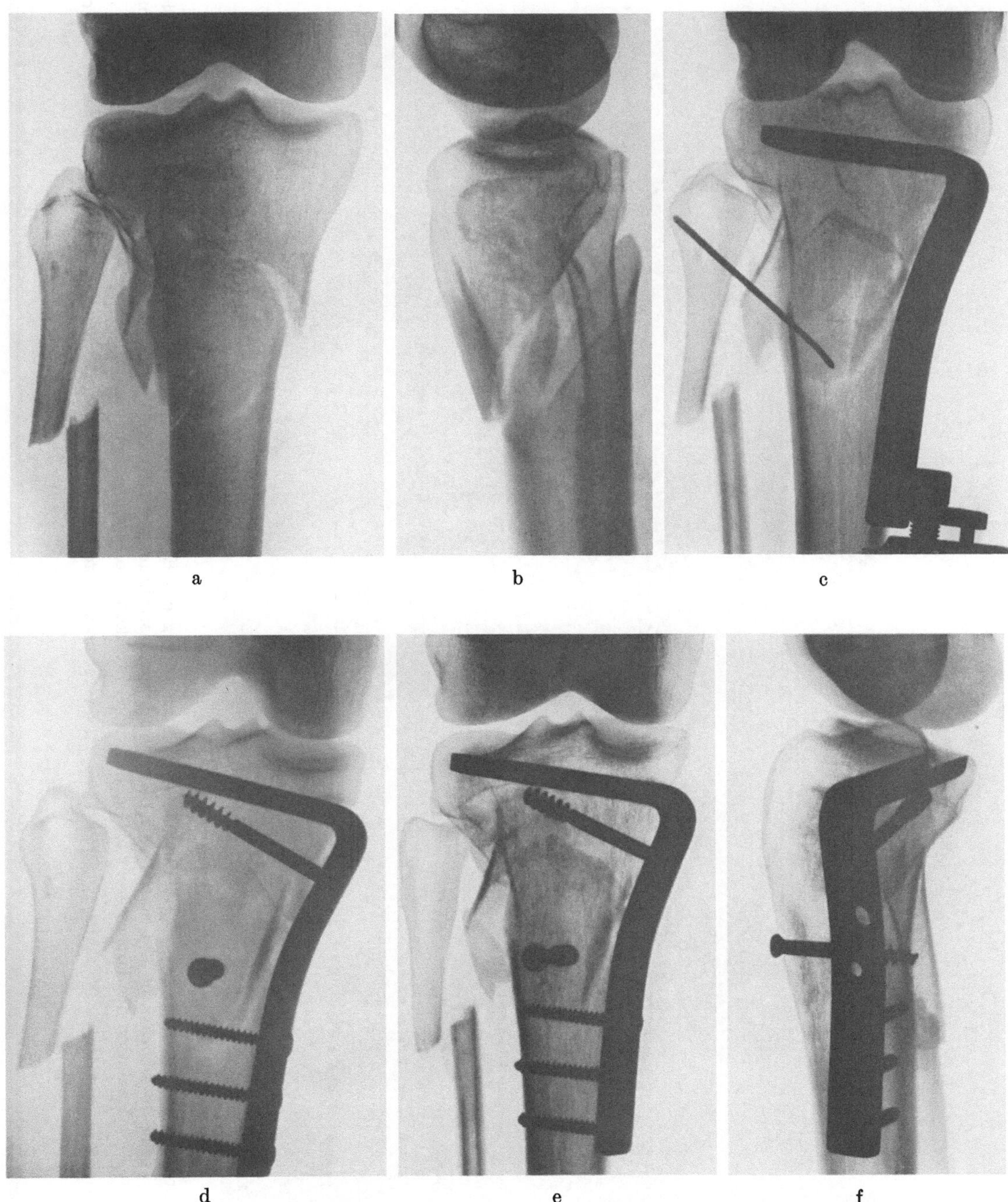

Abb. 117. a u. b Proximale Mehrfragmentenfraktur der Tibia. c Intra-operatives Kontrollbild nach Einbringen der Winkelkompressionsplatte und provisorischer Fixation der Spitze des proximalen Hauptfragments. d Postoperatives Kontrollbild. e u. f 6 Wochen postoperativ: Funktionell völlige Restitutio ad integrum. In der Folge komplikationslose Heilung.

= *Beispiel einer Winkelplatten-Verwendung bei proximaler Tibiafraktur, bei der wegen ausgesprochener lateraler Zertrümmerung nur auf der Medialseite eine Platte angelegt werden konnte. Massives Implantat wird sehr gut vertragen und erlaubt sofortige Mobilisierung*

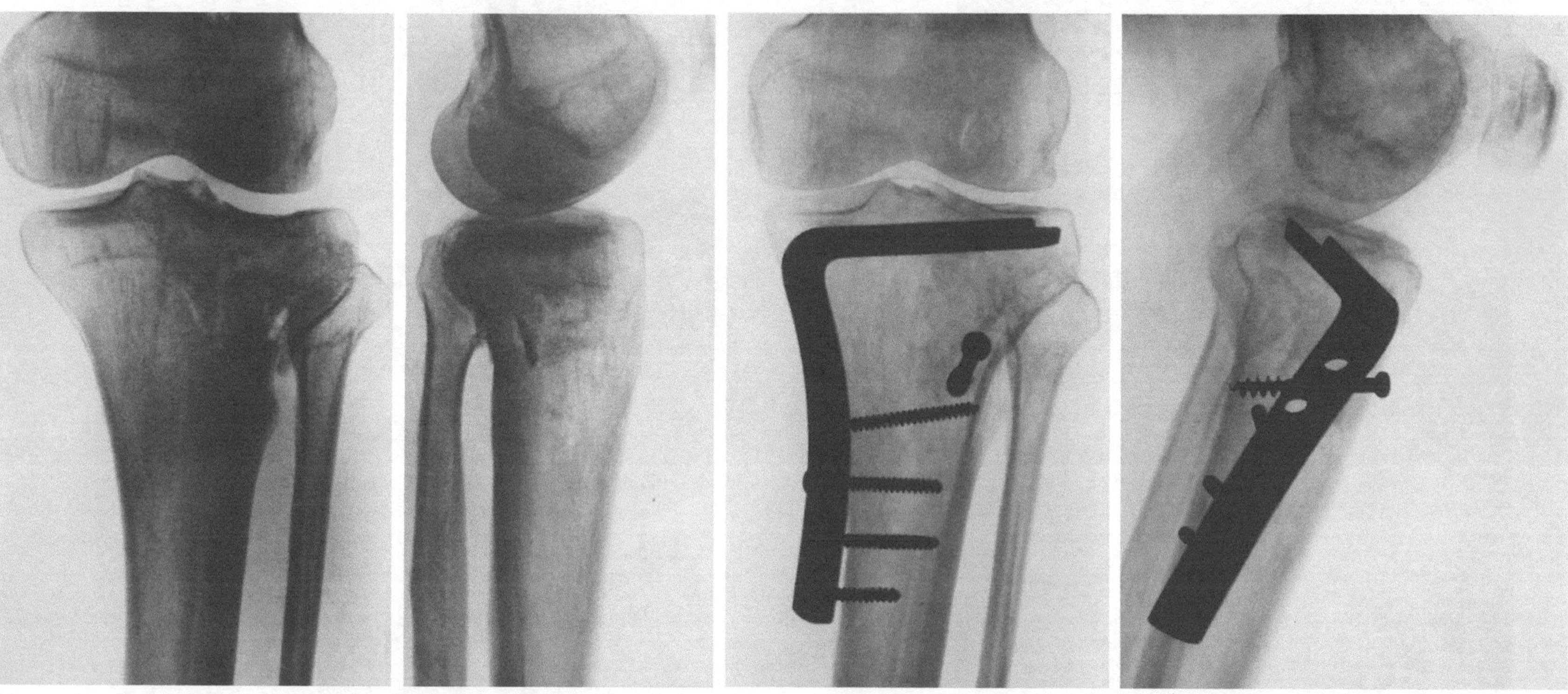

a   b   c   d

Abb. 118. a u. b Zertrümmerung des lateralen proximalen Tibiaplateaus durch Abbiegung des Körpers nach außen bei fixiertem Unterschenkel, Impression des Plateaus im Röntgenbild relativ schlecht sichtbar. c u. d Status 18 Wochen nach Rekonstruktion des lateralen Plateaus unter Aufklappen des Knies (temporäre Resektion der Tuberositas tibiae). Funktion: Streckung vollständig, Beugung bis 80°

= *Beispiel einer Winkelplattenverwendung zur Abstützung des imprimierten Tibiaplateaus; sofortige postoperative Mobilisierung hoher, das Gelenk beteiligender Tibiafrakturen*

Man wird sich oft präliminärer Spickungsdrähte bedienen müssen. Die endgültige Abstützung des rekonstruierten Tibiaplateaus ist ebenfalls nicht einfach. Will man ein gutes funktionelles Resultat erhalten, so genügt es nicht, die Fragmente lediglich in Apposition zu bringen, sondern es sollte möglich sein, nach der Osteosynthese mit der funktionellen Nachbehandlung einzusetzen. In solchen Fällen kann man ausnahmsweise die Winkelplatte, von medial her gegen das Fibulaköpfchen eingeführt, in Betracht ziehen. Um eine genaue Adaptation der tibialen Gelenkflächen zu erreichen, ist das Knie von vorne aufzuklappen. Der Hautschnitt wird quer erweitert (s. Abb. 93), der tibiale Ansatz des Ligamentum patellae ausgemeißelt, um, ähnlich wie beim Textorschnitt, die ganze Tibiafläche zu überblicken (Abb. 117, 118). In den meisten Fällen allerdings muß nicht so heroisch vorgegangen werden; die Reposition und die Fixation des erreichten Repositionsresultates mit Spongiosaschrauben und gewöhnlichen Platten genügt.

3. Die Indikationsstellung und der Zustand der Weichteile des Unterschenkels

Nach Möglichkeit operieren wir die Patienten innerhalb der ersten 6—12 Std nach der Fraktur, d.h. vor der Ausbildung der maximalen posttraumatischen Schwellung. Ist die Frühoperation aus irgendwelchen Gründen nicht möglich, so warten wir das Stadium der Abschwellung ab, d.h. wir operieren erst 3—6 Tage nach dem Unfall. Blasenbildungen bei ausgedehnter Kontusion der Haut legen die Verschiebung der Operation um eine volle Woche nahe. Nach dieser Zeit ist die Haut im allgemeinen so stabilisiert, daß auch größere Eingriffe ohne Gefährdung durchgeführt werden können. Die Methode der Frühosteosynthese darf unter keinen Umständen durch Unterschätzung der Weichteilschäden in Mißkredit kommen.

4. Indikation zur Osteosynthese bei Jugendlichen

Die Knochenheilung beim wachsenden Unterschenkel geht so rasch vor sich und die Gefahr dauernder Gelenkstörungen nach Immobilisierung ist so gering, daß die Operationsindikation aus medizinischen Gründen bei erhaltenen Epiphysenfugen kaum je gestellt werden muß. Unter Umständen kann die isolierte Tibiafraktur im Adoleszentenalter eine so starke Varustendenz aufweisen, daß eine Intervention ratsam ist.

Am wachsenden Knochen kann man sich nach unserer Erfahrung mit dem Minimum an Metall begnügen, das eben noch eine stabile Fixierung ergibt (s. Kasuistik, Abb. 137). Es ist auch erlaubt, einen Drehkeil etwas weniger genau einzupassen als beim Erwachsenen und unter Umständen einen primären Gips anzulegen. Das alles heißt nicht, daß man sich beim wachsenden Knochen eine schlechte Operationstechnik leisten darf. Es bedeutet lediglich, daß man sich in der Beurteilung des operativen Resultats von der Überlegung leiten lassen kann, daß gut vascularisiertes Periost, wahrscheinlich auch das Endost und die Compacta, sehr rasch mit der Knochenneubildung einsetzen, und daß die chirurgische Stabilisierung schon nach etwa Monatsfrist durch Callus ersetzt wird.

5. Besonderheiten der chirurgischen Weichteil-Technik bei Unterschenkelfrakturen

Wenn die Unterschenkelosteosynthese von vielen Chirurgen gefürchtet wird, so zum guten Teil wegen der großen Gefahren gestörter Wundheilung. Die Weichteile des Unterschenkels, insbesondere die Haut, sind relativ schlecht ernährt. Die Wundheilung der Haut verläuft aber um so störungsfreier und rascher, je dichter das Capillarnetz ist. Es ist

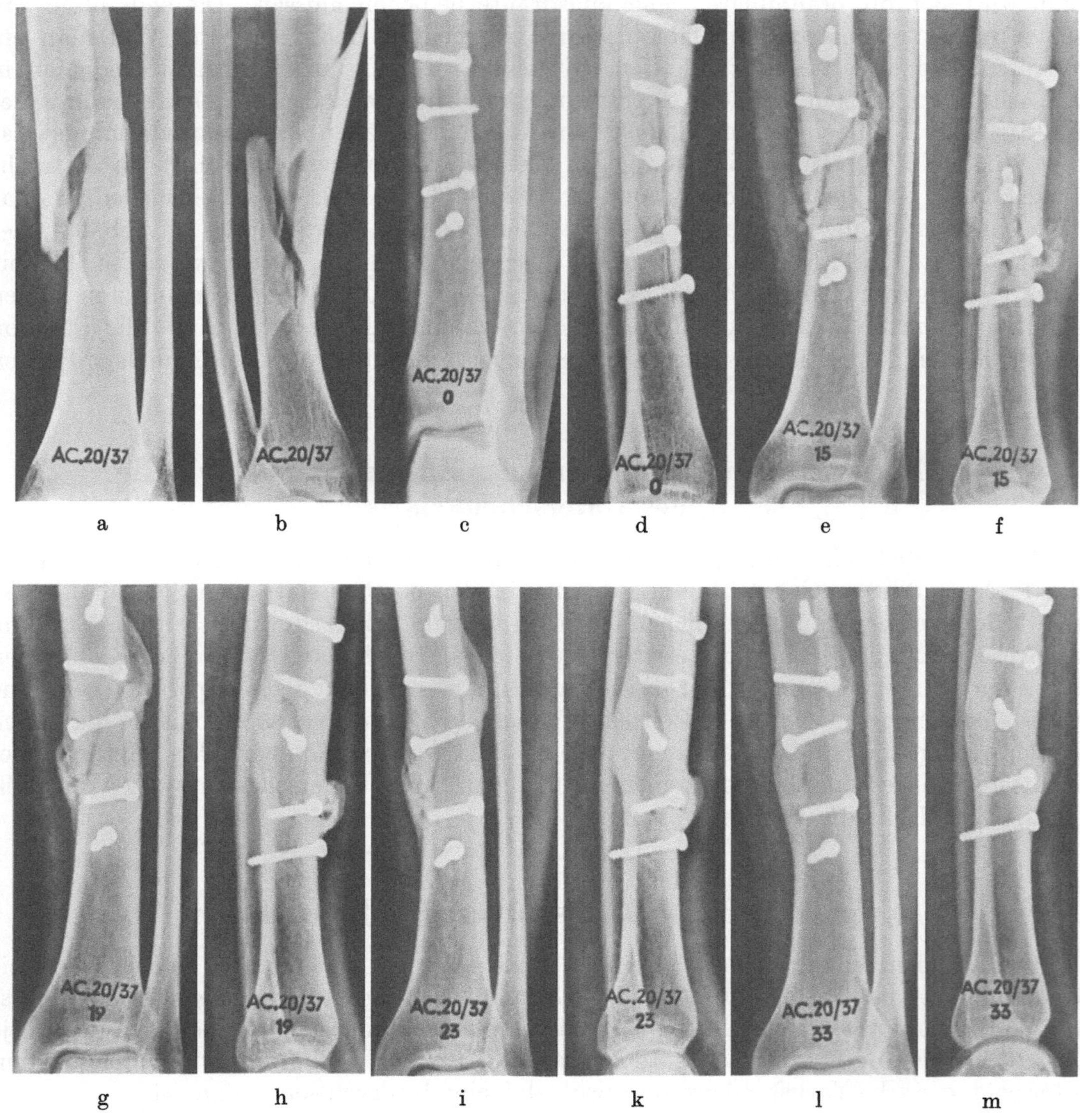

Abb. 119. a u. b Drehkeilfraktur mit zusätzlichen Splittern bei schlechtem Kontakt der beiden Hauptfragmente. c u. d Status unmittelbar nach Schraubenosteosynthese, wobei die zwischen den Hauptfragmenten
liegende Schraube sehr nahe am Frakturspalt plaziert ist. e u. f Status 15 Wochen nach Verschraubung mit
beginnender Achsenknickung und ausgedehntem Reizcallus als Zeichen größerer Instabilität. An sich Indikation zur Schraubenentfernung und Korrekturosteosynthese mit Marknagel. g—m Zunehmende Umwandlung
des Reizcallus in einen Fixationscallus, unter konsequenter Entlastung. Heilung in leichter Varusfehlstellung
= *Gestörte Frakturheilung nach falscher Schraubenindikation*

eine alte Erfahrungstatsache, daß Nähte am Hals und im Gesicht nach 2—5 Tagen ohne
Gefahr einer Wunddehiszenz entfernt werden können. Nach der gleichen Zeit würde eine
Unterschenkelwunde bei der kleinsten Beanspruchung wieder auseinanderklaffen. Aus
dieser Beobachtung ergibt sich, daß nirgends das gewebeschonende Vorgehen so wichtig
ist wie am Unterschenkel. Jeder starke Zug mit Haken kann ausgedehnte Nekrosen verursachen, deshalb bedient man sich langer Schnitte.

Auch die Technik des Wundverschlusses ist von großer Bedeutung für einen störungs-
freien Heilverlauf. Das Problem beginnt mit dem Periost. Dabei sind verschiedene
Situationen möglich. Am jugendlichen Knochen ist meist eine zusammenhängende,

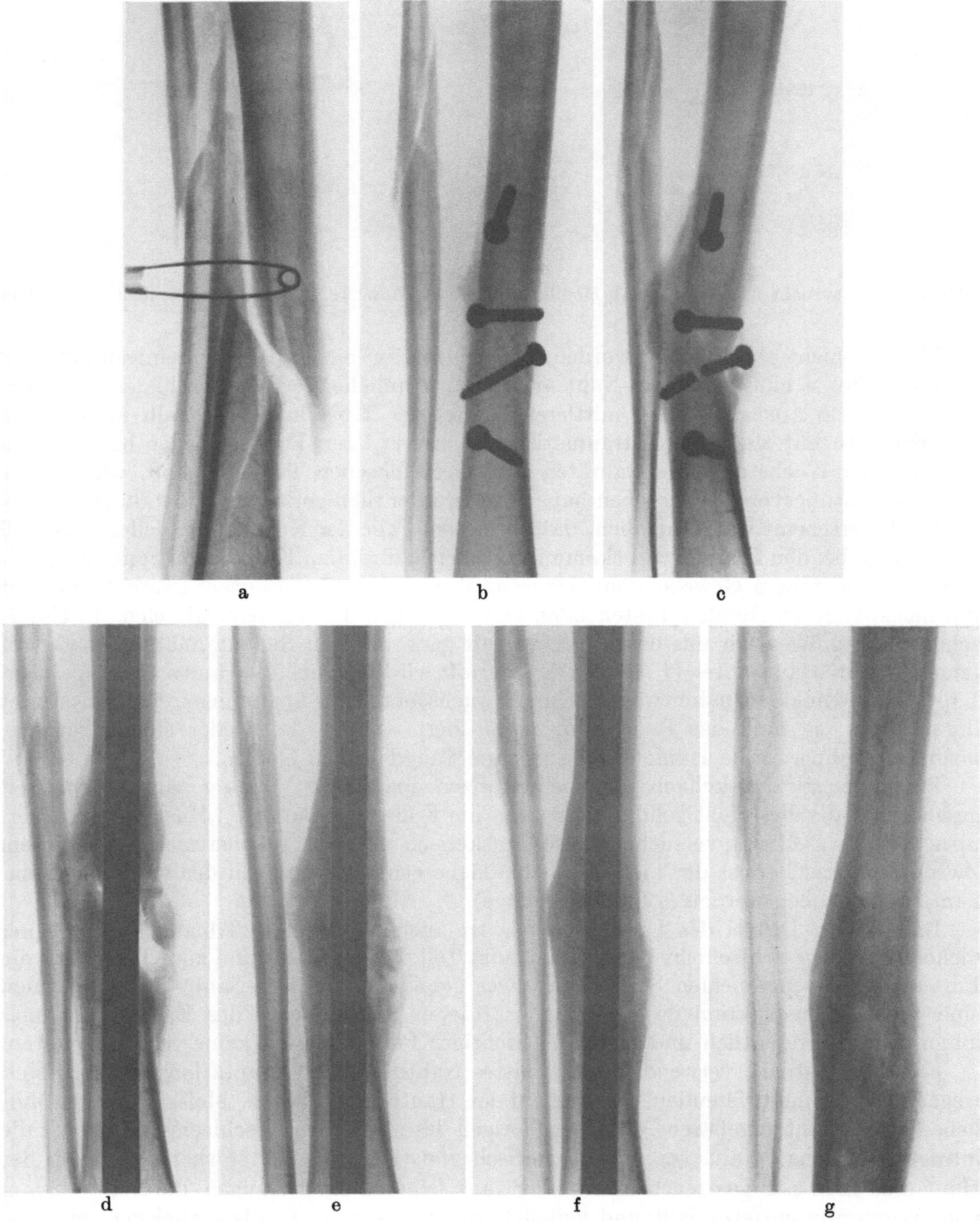

Abb. 120. a Drehkeilfraktur mit relativ kurzer hauptsächlicher Frakturlinie. b Zustand 11 Wochen nach Verschraubung, wobei lediglich zwei Schrauben den kurzen Frakturspalt fixieren. Beginnende Reizcallus-bildung, die vom nachbehandelnden Arzt als Zeichen sicherer Heilung gewertet wird, worauf der Patient voll belastet. c 20 Wochen postoperativ: Starke Reizcallusbildung, Achsenknickung, Schraubenbruch und Pseud-arthrose. d—g Entwicklung nach Schraubenentfernung und innerer Stabilisierung mit 12 mm-Marknagel nach Aufbohrung. Rascher Durchbau der Pseudarthrosezone. Hospitalisierung während 10 Tagen, volle Belastung 8 Wochen nach Marknagelung

= Auftreten von Reizcallus ist immer Anzeichen einer wesentlichen Unstabilität und soll bei Frakturen nach Osteosynthese nie Anlaß zur Freigabe der Belastung, sondern dringende Indikation zur Entlastung darstellen. Ist die Entwicklung einer Pseudarthrose eingetreten, so soll diese nicht durch lange Immobilisierung und Spantrans-plantation angegangen werden. Die innere Stabilisierung mit Marknagel, in anderen Fällen die Kompressions-osteosynthese mit Platte, führt unter Beibehaltung der funktionellen Nachbehandlung sehr rasch zum Ziel

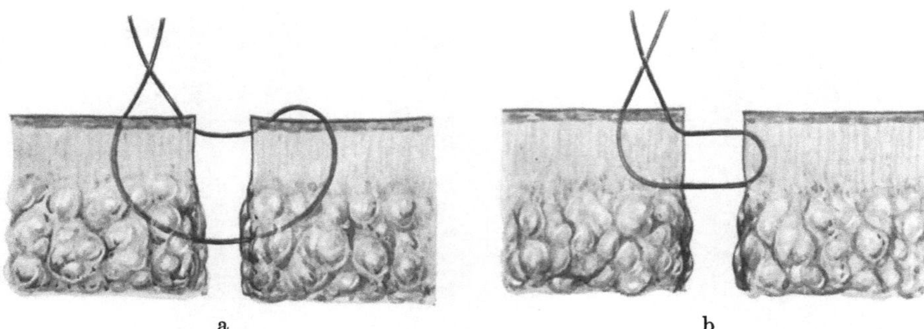

a   b

Abb. 121. a Hautnaht nach DONATI. b Modifiziert nach ALLGÖWER: nur die Dermisschicht wird gefaßt

„saftige" Schicht abgeschoben worden, die sich relativ leicht wieder vereinigen läßt. In diesem Falle ist eine periostale Naht angezeigt. Ähnliche Verhältnisse bilden beim Erwachsenen die Ausnahme. Im mittleren Drittel der Tibia hat es deshalb wenig Sinn, den Knochen mit einem stark traumatisierten, avasculären Periost wieder bedecken zu wollen. Die Wachstumspotentialitäten dieses erwachsenen Periostes sind, wie frühere Gewebezüchtungsversuche ergeben haben, außerordentlich gering (ALLGÖWER und ROSIN 1953). Es erscheint wahrscheinlich, daß in diesem Falle der Knochen schneller Anschluß an die umgebenden Blutgefäße bekommt, wenn er in direktem Kontakt mit gut vascularisiertem, subcutanem Gewebe steht, als wenn dazwischen eine Barriere avasculären, fast nur aus kollagenen Bündeln bestehenden Periostes liegt. Im mittleren Bereich des Unterschenkels begnügen wir uns deshalb meist mit ganz wenigen Subcutannähten sowie mit feinen Donati-Hautnähten (s. Abb. 121). Sehr oft wird lediglich die Hautnaht ausgeführt. Läßt sich einmal ausnahmsweise beim Erwachsenen eine spannungsfreie Periostnaht durchführen, so muß das Redondrain so plaziert werden, daß weder eine subcutane, noch eine subperiostale Hämatomtasche ohne Saugdrainage bleibt.

Das peroneale Muskelfach wird beim ganzen operativen Vorgang nach Möglichkeit geschont. Falls dies nicht gelingt oder wenn die Fraktur schon eine „Muskelhernie" verursacht hat, so soll man versuchen, dieses Muskelfach wieder zu rekonstruieren. Zu diesem Zweck muß das Periost der medialen Tibiafläche etwas medial von der vorderen Tibiakante abgeschoben werden (s. unter Zugänge).

Im distalen Drittel des Unterschenkels ist auch die mediale Tibiafläche von einer dickeren Bindegewebsschicht bedeckt, die zum Teil durch Periost und zum Teil durch die Fortsetzung des peronealen Sehnenüberzuges gebildet ist. Dies erlaubt im allgemeinen eine gute Rekonstruktion des allenfalls eröffneten Sehnenfaches des Extensor hallucis longus; sie ist wesentlich und bietet bei richtiger Periostincision keine Schwierigkeiten.

Für die Hautnaht verwendet man feinstes Nahtmaterial. Adaptationspinzetten sind wegen ihrer traumatisierenden Wirkung auf den Hautrand verboten. Meist ist die gewöhnliche Donati-Naht angebracht. Bei Angehörigen des weiblichen Geschlechts ziehen wir die intracutane Donati-Naht vor, die kosmetisch günstiger ist. Bei starker Spannung der Haut muß man sich gelegentlich mit einer ganz feinen Naht begnügen, die nur 1—2 mm vom Wundrand entfernt faßt und lediglich Epidermis und Dermis berücksichtigt.

Die meistverwendete, selbstadaptierende Donati-Hautnaht vereinigt den Vorteil der schönen kosmetischen Ergebnisse mit dem einer gleichzeitigen Adaptierung von Epidermis, Dermis und Subcutangewebe (Abb. 121).

6. Nachbehandlung operierter Unterschenkelfrakturen

a) Medikamentöse Beeinflussung des posttraumatischen Ödems

Das posttraumatische Ödem stellt sich einer reibungslosen Wundheilung sowie der raschen Normalisierung von Muskel- und Gelenkfunktionen hindernd entgegen. Zwar ist die Schwellung unmittelbar nach dem Trauma fast ausschließlich bedingt durch das

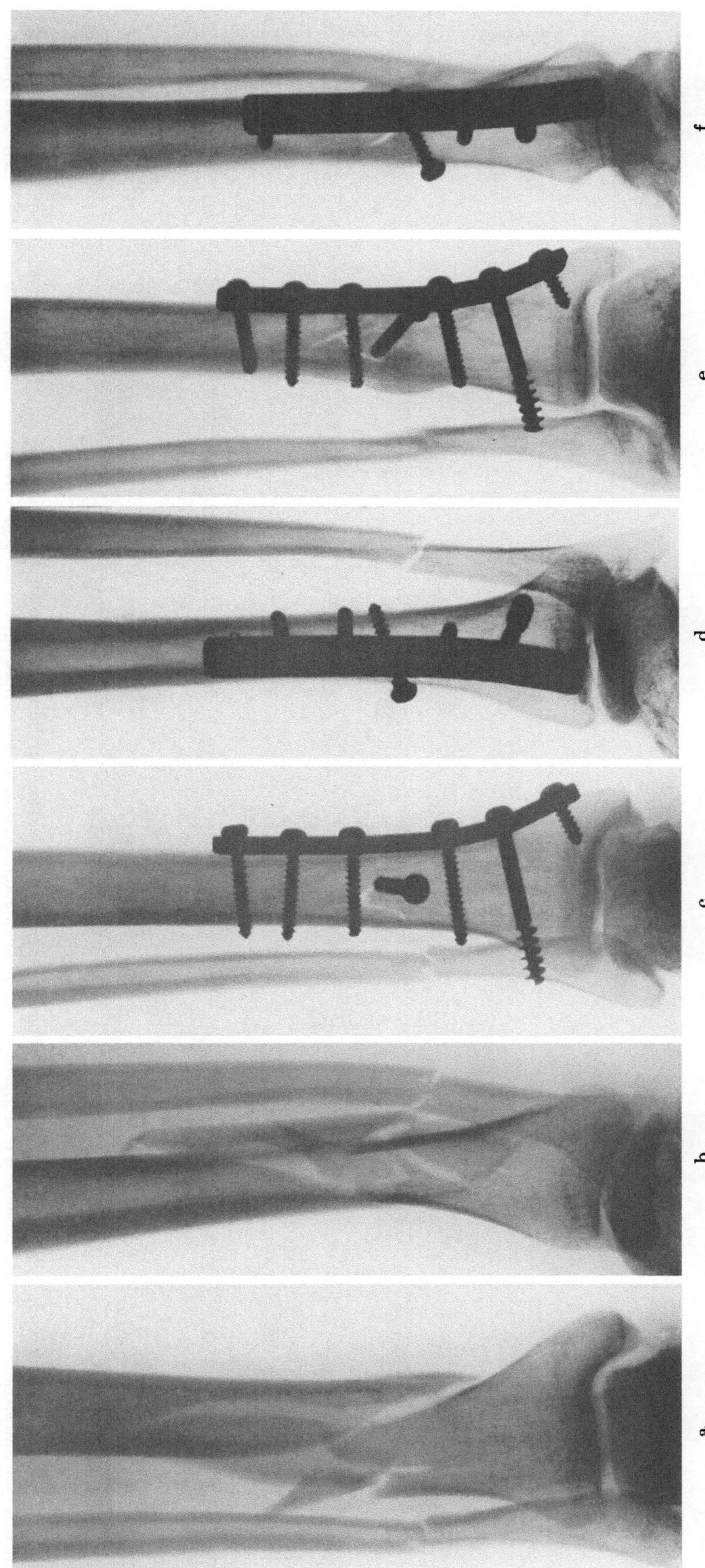

Abb. 122. a u. b Tiefe Unterschenkeltrümmerfraktur. c u. d Versorgung mit abgewinkelter 6-Lochplatte und senkrechter Schraube. e u. f Zustand 17 Wochen nach Osteosynthese: Scharf begrenzter, prognostisch günstiger Fixationscallus im mittleren Frakturbereich. Funktionell Restitutio ad integrum = *Das Auftreten eines scharf begrenzten Callus zeigt die erfolgreiche Überwindung einer kleineren Instabilität*

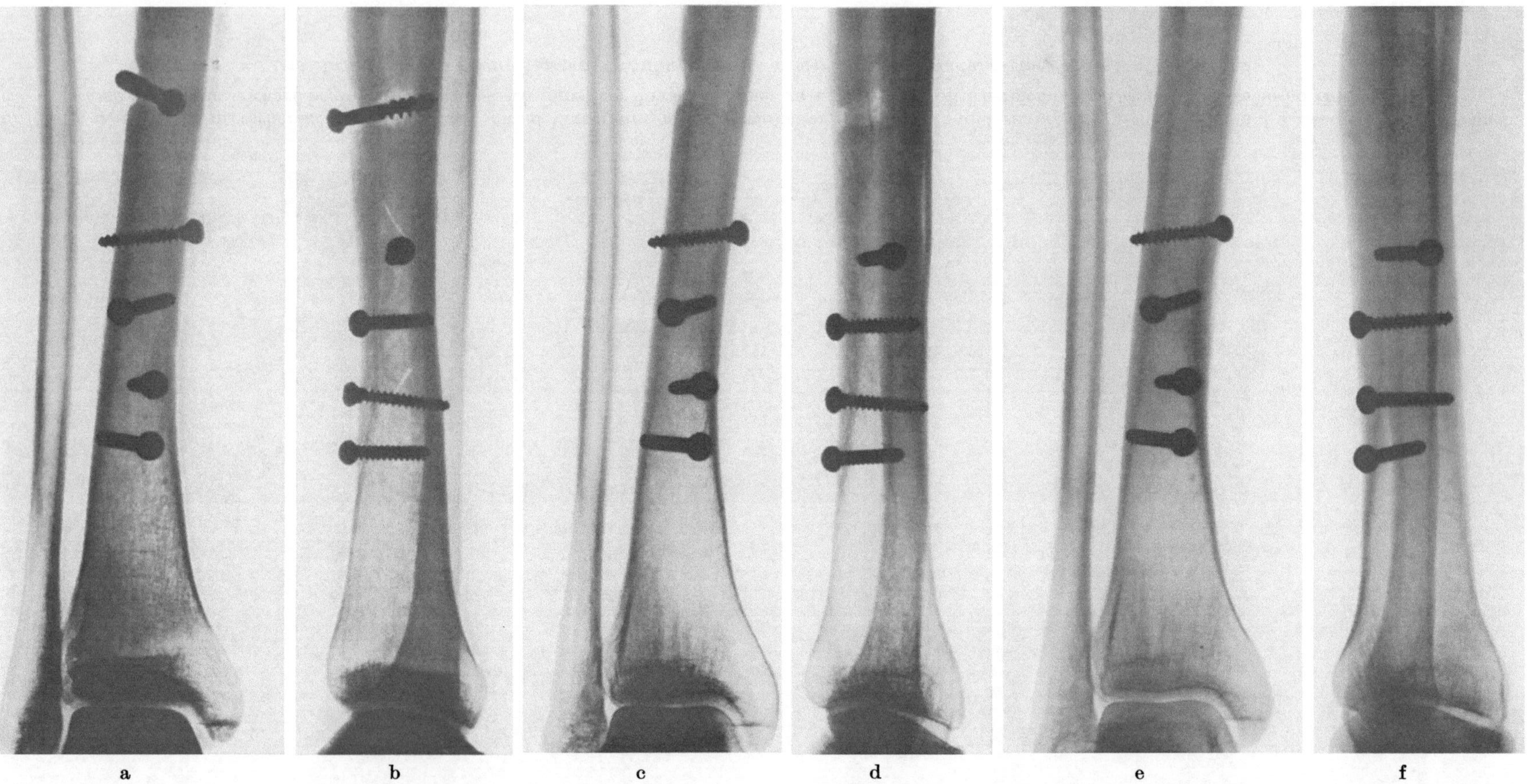

Abb. 123. a u. b Status nach Verschraubung einer Unterschenkelfraktur, Infektion im Bereich der obersten Schraube mit Resorptionszone im Bereich des Kopfs und des Gewindes, Schraubenentfernung. c u. d Zustand 13 Wochen nach Schraubenentfernung, Auffüllung des Knochendefekts. e u. f 53 Wochen postoperativ: Resorptionszone völlig überbrückt, im übrigen praktisch „primäre Knochenheilung"

= Osteolysezonen sind meist Ausdruck eines latenten Infektes im Bereich des Fremdkörpers

Frakturhämatom (GANZONI 1959, CLARKE 1957). Während etwa 2 Tagen nimmt diese Schwellung zufolge gestörter Permeabilitätsverhältnisse im traumatisierten Gebiet zu. Verschiedene „abschwellende Mittel" wurden im Winter 1961/62 einer quantitativen Prüfung unterzogen (ALLGÖWER et al.), und es konnte gezeigt werden, daß Oxyphenbutazon (Tanderil) vor allem dann eine gegenüber Placebo signifikante Wirkung zeigte, wenn es schon präoperativ, d. h. unmittelbar nach Krankenhauseintritt und vor der Osteosynthese gegeben wurde. Dabei lag diese Wirkung nicht so sehr in einer rascheren Abschwellung der verletzten Extremität, als vielmehr in einer Verhinderung der zusätzlichen postoperativen Schwellung.

Auf Grund dieser Untersuchungen geben wir allen zur Operation kommenden Extremitätenfällen — soweit sie nicht präoperativ anticoaguliert werden — eine prä- und postoperative Tanderil-Medikation folgender Dosierung:

a) Notfälle: Präoperativ 2 Tanderil-Supp. à 250 mg, postoperativ 2×2 Tanderil-Dragées (400 mg) während 6 Tagen.

b) Wahloperationen: Am Vortag der Operation 3×2 Dragées (600 mg) und nachher während einer Woche Fortsetzung der Medikation mit 2×2 Dragées pro die.

b) Postoperative Lagerung

Zur möglichst raschen Bekämpfung des Ödems und zur Sicherung einer ungestörten Wundheilung hält der Patient bis zur erfolgten Abschwellung, d.h. während 4—6 Tagen postoperativ, Bettruhe ein, wobei die verletzte Extremität möglichst 60 cm über der Horizontalen gelagert ist. Unter dem psychischen Stimulus der sofortigen Mobilisierung der Extremität ohne Gips haben wir unter etwa 700 operierten Unterschenkelfrakturen keine ernsthaften thromboembolischen Komplikationen erlebt. Allerdings waren zwei leichte embolische Schübe zu verzeichnen. Bestehen ernsthafte Befürchtungen, so greifen wir heute schon am Operationstage zu den intravenös verabreichbaren Dicoumarol-Präparaten. Bei der in Abb. 126 bis 313 wiedergegebenen Kasuistik, die die lückenlose Serie der angegebenen 4 Monate darstellt, war dies nur in einem Fall notwendig, bei dem gleichzeitig eine dash-board injury der rechten Hüfte vorlag.

c) Wundbehandlung

Das Redondrain wird nach 24 Std, bei anhaltendem Drainage-Effekt spätestens nach 48 Std, entfernt. Der leichte Wundverband kann zu diesem Zeitpunkt ebenfalls weggenommen werden. Die spätere Wundbehandlung erfolgt offen. Dies gestattet leichte Kontrollen und scheint eine entzündungsfreie Wundheilung zu begünstigen. Die Fäden sollen am Unterschenkel nicht vor dem zehnten Tage entfernt werden.

Maßnahmen bei klinischen Zeichen von Wundinfektion s. Anhang, Kap. II und III.

d) Funktionelle Nachbehandlung

Der frühen aktiven Bewegungstherapie kommt große Bedeutung zu. Vom psychologischen Gesichtspunkt aus ist es für den Patienten ein wichtiges Erlebnis, seine verletzte Extremität kurz nach dem Unfall nahezu schmerzfrei wieder bewegen zu können. Es kommt alles darauf an, ihn für eine schnelle Wiedererlangung der Funktion zu begeistern. Vom praktischen Standpunkt aus hilft diese aktive frühe Mobilisierung wohl am meisten mit, dauernde Gelenksteifen zu vermeiden.

Die Physiotherapie beginnt 12—24 Std nach der Operation. Vorerst muß der Patient wissen, daß er kaum wesentliche Schmerzen haben wird, so daß er die Angst vor der ersten Bewegung verliert. Dann erfolgt das nur ganz leicht assistierte Abheben des Beines von der Unterlage, hernach Bewegungsübungen im Knie. Zu diesem Zeitpunkt hat der Patient schon etwas Vertrauen in sein operiertes Bein gewonnen, und die aktiven Übungen im oberen (volares und dorsales Beugen) und hernach im unteren Sprunggelenk und in den übrigen kleinen Fußgelenken (Pro- und Supination des Fußes, Kreisen des Fußes) können beginnen. Zur Entspannung der Wadenmuskulatur erfolgt die aktive

Bewegungsübung des Fußes in einem Beugungswinkel des Knies von etwa 60⁰. Oberster Grundsatz dieser Bewegungsübungen muß sein: sie dürfen keine Schmerzen verursachen und jeder falsche Heroismus ist verpönt!

Der Patient steht zwischen dem vierten und dem sechsten Tag erstmals auf. Dies bewirkt meist eine leichte „klinische Verschlechterung" der Zirkulationsverhältnisse (Schwellung) und gibt Anlaß, den Patienten eindringlich auf die Notwendigkeit des häufigen Hochlagerns der Beine während der nächsten Wochen hinzuweisen.

Nach Ablauf von 8—10 Tagen sind unteres und oberes Sprunggelenk normalerweise voll mobilisiert.

e) Äußere Fixation, Gehapparat oder Verzicht auf jede postoperative Fixation

Während der ersten Woche postoperativ wird keine äußere Fixation angelegt. Eine Ausnahme muß gelegentlich bei den tiefen Trümmerfrakturen gemacht werden, bei denen eine genügende Stabilisierung nicht möglich war. Solche Patienten erhalten eine doppelte U-Schiene und üben die Dorsalflexion des Fußes in dieser Schiene. Alle anderen Patienten bewegen während der ersten Woche frei von der Braunschen Schiene aus. Nach Ablauf der Mobilisierungsperiode von 8 Tagen besteht die Wahl zwischen drei Arten der Nachbehandlung.

Äußere Fixation. Fälle ohne gute Stabilisierung zwischen den Hauptfragmenten (z. B. Verbindung der Hauptfragmente lediglich über den Drehkeil, schwierige Mehrfragmentenbrüche usw.) erhalten eine äußere Fixation bis zum Knie — bei proximalen Frakturen bis zur Mitte des Oberschenkels. Persönlich haben wir uns für die Unterschenkelfixation des Kunststoffverbandes „Plexidon" bedient. Er gibt einen leichten, sehr soliden, wasserbeständigen und röntgendurchlässigen Fixationsverband. Die Kontrollen können ohne Verbandwechsel erfolgen.

Der Fixationsverband wird 10—12 Wochen belassen, sofern er nicht wegen zu lockerem Sitz gewechselt werden muß. Nach Abnahme des Fixationsverbandes sind die unmittelbar postoperativ ausgiebig bewegten Gelenke innerhalb weniger Tage wieder normalisiert. Es ist aber unverkennbar, daß sich Weichteile und Gelenke in Fällen mit äußerer Fixation ungünstiger verhalten als die nicht fixierten.

Der Gehapparat. Mit einem abnehmbaren, am Tibiacondylus abstützenden Apparat soll die funktionelle Behandlung über die ganze Nachbehandlungsperiode ermöglicht werden — unter Vermeidung der gefährlichen Frühbelastung. Zudem soll der Apparat einen gewissen Schutz beim Ausgleiten übernehmen, indem der Patient nicht auf seinen Fuß, sondern auf den Gehbügel auftritt, der die einwirkende Kraft direkt auf das Tibiakondylenmassiv überträgt.

Ein großer Teil unserer Patienten hat das Gehen mit dem Gehapparat ohne Stöcke relativ rasch erlernt. Interessanterweise haben gerade Hausfrauen den Apparat bei ihren täglichen Verrichtungen besonders schätzen gelernt, da er ihnen beide Hände frei läßt. Verschiedene unserer verunfallten Krankenschwestern konnten ihren Dienst dank des Gehapparates 5 Wochen nach der Unterschenkelfraktur teilweise wieder aufnehmen.

Beschreibung und Gebrauchsanweisung des Gehapparates (Röck-Fixationsapparat)

1. Der Röck-Fixationsapparat wird vornehmlich zur postoperativen Behandlung von Knochen-Frakturen des Unterschenkels und Knöchelgelenkes verwendet, die unter Anwendung der Osteosynthese-Technik versorgt worden sind. Dieser Apparat hat die Aufgabe, als Entlastungsapparat zu wirken, wodurch die Immobilisierung im Fixationsverband weitgehend abgekürzt wird oder ganz entfällt (Abb. 124).

Er eignet sich auch als Entlastungsapparat nach einer konservativen Frakturbehandlung. In diesem Falle ersetzt er nach Abnahme des Extensionsverbandes den Gehgips. Er bietet dem Patienten gegenüber dem Gehgips erhebliche Vorteile:

bei Nacht abnehmbar;

abwaschbar;

vielfältig verstellbar;

kann mit normalem Straßenschuh getragen werden.

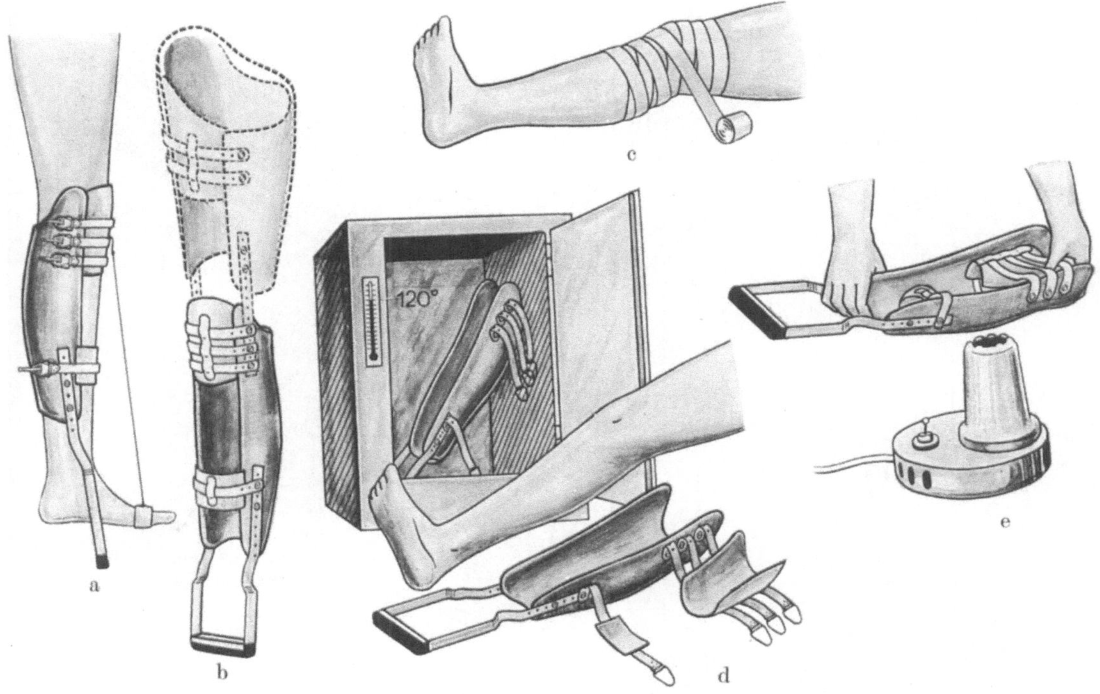

Abb. 124a—e. Gehapparat

Ferner ermöglicht der Apparat eine ständige Beobachtung der Operationswunde und insbesondere eine intensive funktionelle Nachbehandlung.

Der Apparat ist auf Wunsch zusätzlich mit einer Oberschenkelhülse mit Tuberansitz lieferbar und wirkt entlastend für Ober- und Unterschenkel und für das Knöchel- und Sprunggelenk (Abb. b).

2. Konstruktionsmerkmale. Der *Röck-Fixationsapparat* besteht aus:

a) einer der Wadenform entsprechenden Halbschale, die aus einem thermoplastischen Kunststoff angefertigt ist und als *Exportausführung* mit einer abwaschbaren Kunstlederfütterung und als *Standardausführung* mit einer Filzfütterung ausgestattet ist. An der Außenseite befinden sich vier Patentschnallen mit fünffacher Verstellmöglichkeit. Weitere Verstellmöglichkeiten sind auf der den Patentschnallen gegenüberliegenden Seite des Wadenteils mittels Rundkopfschrauben gegeben;

b) einer gepolsterten Kniekappe und einer ebenfalls gepolsterten Schienbeinkappe, die beide mit verstellbaren Halteriemen fixiert werden können;

c) einem fünffach verstellbaren Gehbügel, der eine Breitkant- und Hochkantkröpfung aufweist und mit einem auswechselbaren Hartgummiblock als Auftrittsfläche ausgestattet ist. Die Hochkantkröpfung des Gehbügels dient der besseren Abrollung während des Gehens. Die fünffache Verstellmöglichkeit erstreckt sich auf 5 × 15 mm und erfolgt beidseitig mittels Inbusschrauben.

3. Gebrauchsanleitung.

a) Der Röck-Fixationsapparat ist verhältnismäßig leicht anzulegen. Die erste Anpassung erfolgt in der Regel durch einen Angehörigen des Krankenhauspersonals, der möglichst über ein gewisses technisches Verständnis verfügen soll. Dagegen kann das An- und Ablegen des Apparates während der Behandlungsdauer ohne Schwierigkeiten durch den Patienten selbst erfolgen.

b) Die Röck-Fixationsapparate werden in vier verschiedenen Standardgrößen geliefert:

Größe 1 = für Wadenumfang 30—34 cm;   Größe 3 = für Wadenumfang 38—42 cm;
Größe 2 = für Wadenumfang 34—38 cm;   Größe 4 = für Wadenumfang 42—45 cm.

c) Bei der Versorgung eines Patienten mit einem Fixationsapparat wird die dem Wadenumfang entsprechende Größe ausgewählt und dem Patienten provisorisch angelegt. Zuvor muß das Knie mit einer elastischen Binde analog der Abb. c umwickelt werden. Bei der Anprobe ergibt sich, ob und an welchen Stellen eine Korrektur der Paßform vorgenommen werden muß.

d) Wenn größere Änderungen an der Paßform vorgenommen werden müssen, wird der Apparat in den Wärmeschrank bzw. Sterilisator gelegt und mit einer Temperatur von etwa 120° C erwärmt. Dadurch wird das Wadenteil weich und schmiegt sich bei der Anpassung der Form des Unterschenkels an (Abb. d).

e) Die Paßform der Standardgrößen 1 bis 4 ist jedoch so gewählt, daß in der Regel keine oder nur kleine Korrekturen vorgenommen werden müssen. Dabei genügt eine örtliche Erwärmung mit dem *Röck-Horo*-Elektrobrenner, der an jede Steckdose des Stromnetzes (220 Volt) angeschlossen werden kann (Abb. e).

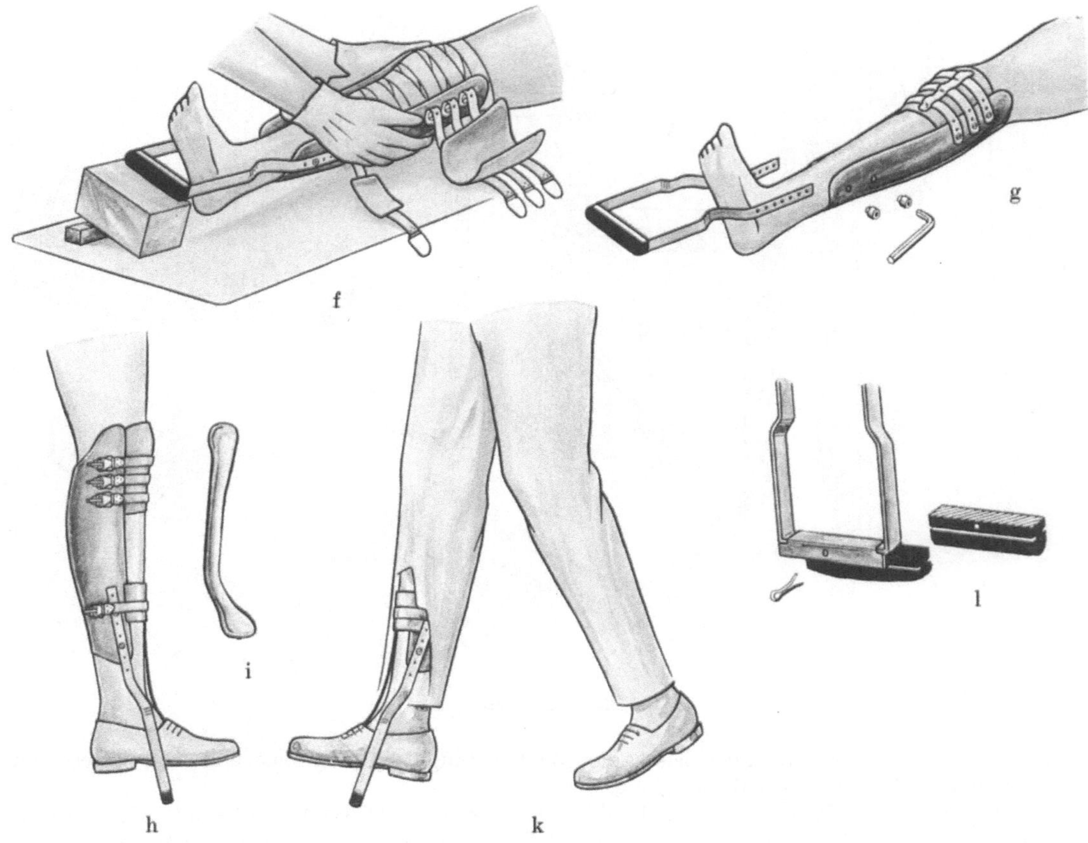

Abb. 124 f—l. Gehapparat

f) Sollte bei der Anpassung eine totale Erwärmung des Wadenteils erforderlich sein, erfolgt die Anpassung möglichst mittels Handschuhen. Falls eine, wie in Abb. e beschriebene örtliche Erwärmung ausreicht, kann sie ohne Handschutz erfolgen. Zur Anpassung wird zur Erlangung der erforderlichen Detorsion ein schräggestellter Pappkarton oder Klotz aus Holz unterlegt (Abb. f).

g) Nach der Anpassung der Waden-Halbschale wird der Gehbügel auf die erforderliche Länge eingestellt. Zu diesem Zweck werden mit Hilfe eines Sechskantschlüssels die vier Inbusschrauben gelöst und der Gehbügel auf die richtige Länge fixiert. Nachdem dies geschehen ist, wird der Gehbügel wieder festgeschraubt (Abb. g).

h) Nach erfolgter Anpassung des Fixationsapparates unternimmt der Patient die erste Gehprobe. Dabei können die Patentschnallen — soweit notwendig — nachgestellt werden, bis die optimale Paßform des Apparates erreicht ist. Nach dem Probegehen kann der Patient einen Haus- oder Straßenschuh anziehen.

Die Spitzfuß-Stellung kann entweder mit einem Zug oder mit einer Löffelschiene aus *Plexidur* (Abb. h und i) korrigiert werden.

i) Mit dem Fixationsapparat kann der Patient seine normale Straßenkleidung tragen und während der Dauer der Behandlungszeit seinem Beruf nachgehen. *Beim Gehen hat der Patient darauf zu achten, daß er mit gestrecktem Bein auftritt und nach vorne abrollt.* Dies bedarf anfangs einiger Übung, an die sich der Patient jedoch schnell gewöhnt (Abb. k).

k) Wenn der Auftrittgummi abgenützt ist, kann er durch einen neuen ausgewechselt werden. Hierzu wird der Splint gelöst und entfernt, so daß sich der Gummiblock aus seiner Führung herausnehmen läßt und der neue Gummiblock in die Führung eingeschoben werden kann. Zur Sicherung wird der Splint wieder angebracht (Abb. l).

An Orten mit einem leistungsfähigen orthopädie-mechanischen Dienst können die Wadenschalen für die einzelnen Patienten nach Maß angefertigt werden, wie dies beispielsweise in St. Gallen geschieht. Die Lösung mit dem „Konfektionsapparat" hat aber weitgehend befriedigt. Die meisten Patienten erfinden kleine Improvisationen, die ihnen helfen, Druckstellen auszugleichen. Sogar ältere Patienten — wiederum insbesondere Hausfrauen — haben sehr gut gelernt, den Apparat zu gebrauchen. Im ganzen kann gesagt werden, daß etwa zwei Drittel der Patienten mit dem Apparat wenigstens so zufrieden waren, daß sie ihn einer äußeren Fixation weit vorzogen. Ein Drittel kam damit wegen Druckschmerzen (z.B. bei hohen Fibulafrakturen) oder wegen mangelnder „Bewegungsintelligenz" nicht zurecht. Ein Drittel der Patienten integriert den Apparat so gut in den Bewegungsablauf, daß der Gehakt praktisch normal abläuft. So hatten wir einen Grenzwächter, der beschwerdefrei stundenlange Diensttouren in den Bergen mit dem Apparat unternahm. Wichtig sind schonendes Anpassen und richtige Geh-Instruktion. Es ist darauf zu achten, daß die Patienten mit gestrecktem Knie belasten. Zu langes Tragen führt zu Ödembildung — auch darauf müssen die Patienten aufmerksam gemacht werden!

Nachbehandlung ohne äußere Fixation und ohne Gehapparat. Bei Fällen mit sehr „solider Montage" (Platten, die mit mehreren Schrauben in beiden Hauptfragmenten sitzen oder genagelte Frakturen mit weitgehend querer Frakturlinie) kann sowohl auf die äußere Fixation wie auf den Gehapparat verzichtet werden, sofern der Patient sich mit letzterem nicht befreunden kann. Bei Patienten mit prekären Weichteilen wird man ebenfalls gerne auf einen fixierenden Verband verzichten. Dies ist besonders bei ausgedehnter Rekonstruktion der Tibia mit langer Incision der Fall. (So hat die in Abb. 125 wiedergegebene Patientin den Gehapparat erst einen Monat nach Operation angelegt, d.h. nachdem die ausgedehnte Incision solid verheilt war.

Patienten mit stabil verschraubten bzw. durch Platten fixierten Unterschenkeln haben sehr rasch das subjektive Gefühl einer normalen Extremität. Dies verleitet leicht zu frühem Belasten, was eine nicht zu unterschätzende Gefahr darstellt. Eine Nachbehandlung ohne äußere Fixation verlangt deshalb ein gewisses Maß an Einsicht von seiten des Patienten, und im Zweifelsfall soll der vorsichtigere Weg gewählt werden, d.h. eine äußere Fixation für die ersten 8—12 Wochen.

Die in der Kasuistik (Abb. 126 bis 313) aufgeführten 188 Fälle wurden wie folgt nachbehandelt: 6 Fälle mit Oberschenkelgips, 37 mit Unterschenkelplexidon, 125 mit Gehapparat und 20 ohne äußere Fixation.

f) Die Belastung operierter Unterschenkelfrakturen

Schematische Empfehlungen sind hier ebenso schwierig wie gefährlich. Die folgenden allgemeinen Richtlinien für die Dauer der Entlastung sind deshalb nur ungefähre prognostische Hinweise und müssen in jedem Falle mit der notwendigen Kritik angewendet werden.

	Belastungsbeginn	Volle Belastung
Nagelosteosynthesen		
Quere und kurze Schrägfrakturen im mittleren Drittel	3—4 Wochen	6—8 Wochen
Unteres Drittel	6—8 Wochen	9—12 Wochen
Splitterbrüche (mit Cerclage kombiniert)	10—20 Wochen	20—30 Wochen je nach Vascularität der Fragmente
Plattenosteosynthesen		
Quere Frakturen und kurze Schrägfrakturen	3—6 Wochen	6—8 Wochen gilt für Frakturen in Schaftmitte und im unteren Drittel
Splitterbrüche	8—12 Wochen	10—20 Wochen
Reine Schraubenosteosynthesen sowie Schrauben in Kombination mit kurzen Platten		
Torsionsfrakturen	6—10 Wochen	10—12 Wochen
Drehkeilfrakturen	10—14 Wochen	14—20 Wochen

Der nachbehandelnde Arzt wird sich aber weniger an diese schematischen Zahlen als an die klinischen Zeichen halten. Hat der Patient zu belasten begonnen, so wird der Arzt immer wieder die folgenden Zeichen beachten:

Schmerz. Schmerz entspricht nie einer Metall-Unverträglichkeit, sondern wird verursacht durch Umbauvorgänge im Knochen. Er ergibt somit praktisch nie die Indikation zur Metallentfernung, sondern zur Entlastung!

Liegt der Schmerz im Frakturbereich, so ist er eine unbedingte Gefahrenanzeige, wird er lediglich im Fußgewölbe und in der Fußwurzel verspürt, so kann weiter dosiert belastet werden, es empfiehlt sich aber das Anpassen von Einlagen. (Gelegentlich kann eine Schraube mechanisch stören — z.B. lateral eine peritendinöse Reizung unterhalten.)

Überwärmung im Gebiet der Fraktur mahnt immer zu Vorsicht, denn sie deutet auf stärkere entzündliche Vorgänge hin, unter Umständen auch auf latente Infekte. Überwärmung mit Rötung ist unbedingte Indikation zur vollen Entlastung mit strikter Bettruhe bis zum Abklingen der Symptome. Die Übungsbehandlung der Gelenke muß aber nicht aufgegeben werden.

Schwellungszustände. Sie treten vor allem dann auf, wenn der Patient wieder seiner Tätigkeit nachgeht und nicht mehr so häufig liegt, sondern meistens mit sog. hochgelagertem Bein sitzt, wobei in der Regel eine scharfe Knickung in der Inguinalgegend erfolgt. Ebenso ist die Schwellung die Folge zu langen Stehens, gelegentlich auch zu langen Tragens des Gehapparates. Ein gewisses Maß an Schwellung ist sehr oft unvermeidlich, aber dem Patienten muß immer wieder die Wichtigkeit der Schwellungsprophylaxe durch Hochlagerung eingeschärft werden. Insbesondere muß man ihn auch immer wieder zum korrekten Einbinden der Beine anhalten.

Sind die beschriebenen klinischen Zeichen vorhanden, so ist außerdem die Knochenheilung anhand von Röntgenkontrollen zu überprüfen.

g) Röntgenologische Beurteilung des Heilverlaufes operierter Unterschenkelfrakturen *

In der röntgenologischen Beurteilung operierter Frakturen haben verschiedene Beobachtungen eine andere Bedeutung als in der konservativen Frakturbehandlung. Die knöcherne Heilung operierter Frakturen erfolgt im Idealfalle ohne oder fast ohne röntgenologisch sichtbare Callusbildung. Diese „primäre Knochenheilung" tritt immer dann ein, wenn gut stabilisierte Fragmente in peinlich genaue Apposition gebracht werden, unter der Voraussetzung, daß entweder die Vascularität der Fragmente primär erhalten ist oder daß sie nach kurzer Zeit durch die Haversschen Kanäle wieder restituiert wird. Im Beginn unserer Ära der „stabilen Osteosynthese" hatten wir auf 112 Frakturen des Tibiaschaftes 30% primäre Knochenheilungen (Dissertation CORRODI). Die letzte Serie von 188 Tibiafrakturen (siehe Kasuistik) weist dagegen eine Rate von Primärheilungen auf, die um 60% herum liegt. Dies zeigt zweifellos, daß bei biomechanisch richtigem Vorgehen die primäre Knochenheilung nicht eine Ausnahme, sondern die Regel ist. Jedes Abweichen von der primären Knochenheilung muß immer als mehr oder weniger ernstes Warnzeichen gelten.

Röntgenologische Kontrollen sind 6, 12 und 16 Wochen nach der Osteosynthese zu empfehlen. Besonders wichtig ist diejenige nach 16 Wochen. Eine Großzahl der Fälle ist dann röntgenologisch geheilt und bedarf bis zur Metallentfernung keiner weiteren Kontrollen mehr. Fälle mit Störungen der Knochenheilung können im 12- und 16-Wochenbild meist klar erkannt und vor weiteren Fehlentwicklungen bewahrt werden.

Im Idealfalle sind die *Frakturlinien* nach erfolgter Osteosynthese im Röntgenbild nicht oder kaum mehr zu erkennen. Die Frakturlinien können sich nach der Operation in zwei Richtungen entwickeln. Entweder verschwinden sie innerhalb 8—12 Wochen, dann ist die Fraktur voll belastungsfähig. Dies tritt in zwei Drittel der Fälle ein. Die Fraktur-

---

* Gemeinsam mit Dr. C. WIESER, Chefarzt d. Röntg.-Abt., Kantonsspital, Chur.

linien können aber auch deutlicher werden. Damit setzt ein Vorgang ein, der von Böhler sen. für praktisch alle Frakturen als unvermeidbar angesehen wird und nach ihm
ungefähr 5—6 mm der Frakturenden betreffen soll, nämlich ein Prozeß der Demarkation
und der nachfolgenden Osteolyse. Ein Aufhellen bzw. ein Deutlicherwerden der Frakturspalten ist immer ein dringendes Zeichen, die Fraktur vor jeder mechanischen Beanspruchung möglichst zu schützen. Dies bedeutet aber nicht, daß die unbelastete funktionelle Bewegungstherapie abgesetzt werden muß. Die Osteolyse im Frakturspalt ist im
allgemeinen 8—10 Wochen nach der Operation am deutlichsten, nachher können die
Frakturlinien wieder verschwinden, ohne daß röntgenologisch ein periostaler oder
endostaler Callus sichtbar wird, sofern die Fraktur unbelastet bleibt. Meist werden aber
im Umkreis solcher deutlicher werdender Frakturlinien Callusbildungen sichtbar, insbesondere wenn die Entlastung nicht konsequent weitergeführt wird. Solche Callusbildungen sind nach unserer Erfahrung immer das Zeichen einer gewissen Unstabilität
der operierten Fraktur.

Beim Callus selber unterscheiden wir zwei Formen, nämlich einerseits den sog. „Reizcallus“ und andererseits den „Fixationscallus“. Von „Reizcallus“ sprechen wir, wenn
wolkige, unscharf begrenzte Callusmassen vorhanden sind, die als Antwort auf eine
größere Unstabilität zu werten sind und dringend die vollständige Entlastung der Fraktur
verlangen (Abb. 119a—f). Wird ein sog. Reizcallus entlastet, so verwandelt er sich ziemlich rasch, d.h. innerhalb 3—4 Wochen, in einen Fixationscallus mit scharfen Grenzen
und homogener Struktur (Abb. 119g—m). In diesem Moment kann mit dem Belasten
wieder eingesetzt werden.

Wird der Zustand der Reizcallusbildung nicht richtig erkannt (Abb. 120a—c), so folgt
bald einmal die Achsenknickung und die Ausbildung einer Pseudarthrose. Auch bei
dieser „Katastrophe“ muß das Prinzip der möglichst funktionellen Behandlung nicht aufgegeben werden, denn die Pseudarthrose nach Verschraubung läßt sich durch die innere
Stabilisierung ohne große soziale Konsequenzen für den Patienten behandeln, entweder
durch die Marknagelung oder durch die Kompressionsplattenosteosynthese (Abb. 120d—g).

Gut abgegrenzte Callusbildungen können als eigentlicher „Fixationscallus“ bezeichnet
werden. Dieses Phänomen der klaren Callusbildung zeigt die erfolgreiche Überwindung
einer Unstabilität an. Sehr häufig findet sich diese Form beim Marknagel, gelegentlich
aber auch bei Schrauben und Platten (Abb. 122). Sofern keine klinischen Reizerscheinun-
gen, wie Schmerz, Rötung, Überwärmung vorhanden sind, wird mit dem zunehmenden
Belasten fortgefahren.

Interessant sind auch noch die *osteolytischen Vorgänge* im Bereich von Metallimplantaten. Bei minderwertigen Metallen können diese osteolytischen Zonen durch starke
Metallose verursacht sein. Dies sollte heute eigentlich nicht mehr vorkommen, muß aber
leider immer noch in Betracht gezogen werden. Die beiden Hauptursachen der Osteolyse
sind aber die latenten Infekte (Abb. 123) und die mechanische Unruhe des implantierten
Fremdkörpers, die dann auftritt, wenn der Metallfremdkörper unter einen Bewegungs-
impuls gerät. Dies ist besonders dann der Fall, wenn eine Schraube zwei Knochen
verbindet, die physiologisch eine gewisse Beweglichkeit gegeneinander haben, wie beispielsweise die distale tibiofibulare Syndesmose (Abb. 125).

7. Metallentfernung nach Unterschenkelosteosynthese

Im allgemeinen ist die Entfernung der eingebrachten Metallfremdkörper ratsam. Dies
gilt ganz besonders für Fälle, bei denen Platten oder Nägel verwendet wurden. Die
Metallentfernung darf aber nicht erfolgen, bevor der Knochen eine völlig homogene
Struktur gewonnen hat. Der normale Zeitpunkt der Metallentfernung für operierte
Unterschenkel des Erwachsenen liegt bei einem Jahr nach der Osteosynthese. Beim
Adoleszenten empfiehlt sich die Metallentfernung 8—10 Monate post operationem, da
die Schrauben sonst unter Umständen vom periostalen Callus zugedeckt werden können.
Vor der Metallentfernung wird nochmals eine Röntgenkontrolle durchgeführt.

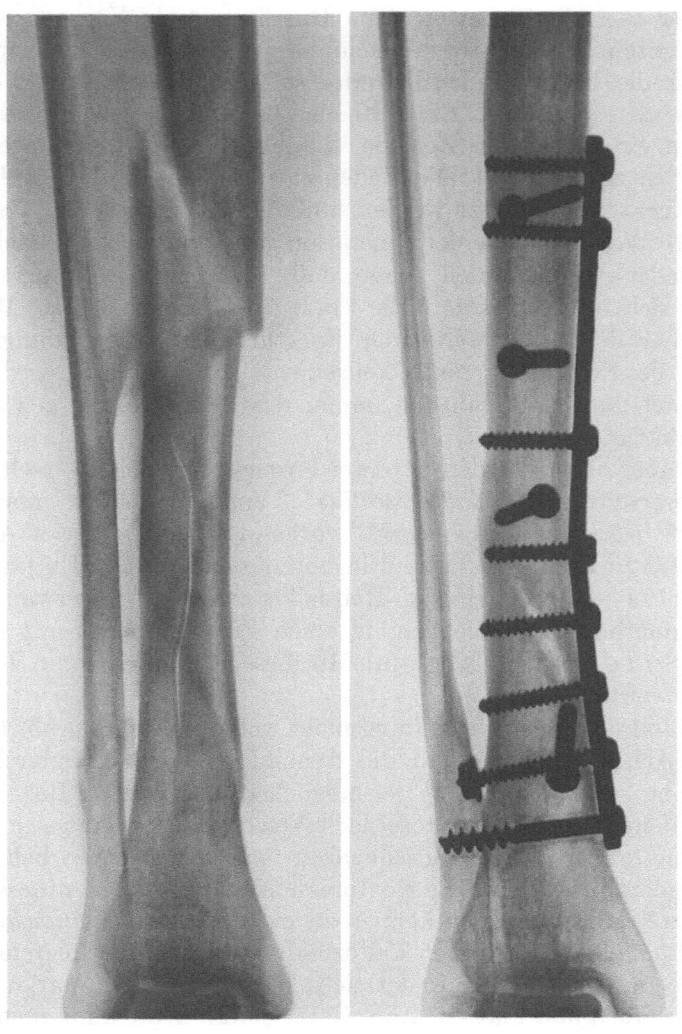

a   b

Abb. 125. a Mehrfragmentenbruch der rechten Tibia. b Status 26 Wochen nach Versorgung mit langer Platte
und rechtwinklig dazu liegenden Einzelschrauben. Man beachte die Gegenmutter in der zweituntersten Platten-
schraube, die deshalb eingebracht wurde, weil diese Schraube durchdrehte, und zweitens die in die Fibula
hineingehende Spongiosaschraube: Osteolyse um die Schraube herum infolge Bewegung. Funktionell Restitutio
ad integrum bei voller Belastung. Diese Patientin wurde wegen der ausgedehnten Incision während eines
Monats ohne Fixationsverband und ohne Gehapparat behandelt. Nach solider Wundheilung Benützung des
Gehapparates

Technik der Metallentfernung. Das kosmetische Ergebnis der primären Osteosynthese
ist im allgemeinen bei Beachtung der angeführten Weichteiltechnik und bei Anwendung
gerader Incisionen ein sehr gutes, so daß insbesondere bei Frauen die Narben kaum mehr
sichtbar sind. Es ist angebracht, dieses gute Ergebnis bei der Metallentfernung nicht zu
gefährden.

Schrauben können aus kleinen Stichincisionen entfernt werden. Es ist wichtig, die
Schrauben genau zu lokalisieren und vor Einführen des Schraubenziehers das Inbusloch
der Schraube zu säubern.

Plattenentfernungen benötigen nur selten die Eröffnung der gesamten früheren
Incision! Es genügt, die Schrauben ebenfalls aus kleinen Stichincisionen zu entfernen und
dann die Platte durch eine weitere quere Incision von etwa 2 cm Länge nach oben oder
unten herauszuziehen. Marknägel werden im allgemeinen ohne größere Schwierigkeiten von

der primären Incision aus unter erneuter Spaltung des Ligamentum patellae entfernt. Da oft größere Kraftanwendungen notwendig sind, um den Nagel zu entfernen, besteht die Gefahr erheblicher Weichteiltraumatisierungen auch bei der Nagelentfernung. Ist der Nagel ziemlich weit in die Markhöhle eingeführt, so ist es unter Umständen notwendig, die Tuberositas tibiae teilweise mit dem Meißel zu eröffnen. Die verschiedenen Nagel-extraktionsinstrumente sind alle noch nicht ideal, da es bis jetzt nicht gelungen ist, ein axial im Nagel befestigtes Instrument so stark zu konstruieren, daß jeder Nagel damit entfernt werden kann. Ein wichtiger technischer Hinweis geht dahin, den Nagel nicht mit wenigen kräftigen Schlägen entfernen zu wollen, sondern in möglichst rascher Folge wohl-dosierte Schläge zu applizieren.

Es sind Fälle beschrieben worden, bei denen die Nagelentfernung nur gelang, unter Schaffung einer schlitzförmigen Öffnung in der Tibia an ihrer engsten Stelle, d. h. dort, wo der Nagel bei der Entfernung am meisten klemmt. Wir mußten von dieser Hilfe bis jetzt noch nie Gebrauch machen, möchten sie aber für besondere Fälle erwähnen.

Schraubenentfernungen bedürfen, wenn überhaupt, nur sehr kurzer Hospitalisationen von 24—48 Std. Nägel und Platten schaffen größere Knochenwunden, so daß eine Hospitalisierung von 4—5 Tagen u. U. angezeigt ist. Das Belasten ist sofort nach der Metallentfernung erlaubt, sofern man sich an die Regel gehalten hat, diese erst bei homo-genem Knochen durchzuführen. Immerhin scheint es ratsam, den Patienten während 2 Monaten jede außergewöhnliche Beanspruchung zu verbieten. Insbesondere ist es nicht zu empfehlen, sofort nach Metallentfernung wieder intensive sportliche Betätigung auf-zunehmen.

8. Kasuistik der Fälle des Kantonsspitals Chur vom 20. 12. 61 bis 26. 4. 62

Die Tibiafrakturen bieten eine solche Mannigfaltigkeit, daß eine systematische Be-sprechung aller Einzelheiten kaum je möglich ist. Dem kritischen Leser muß zur Beurtei-lung der Methode und zur Schulung der Indikationsstellung eine umfassende Kasuistik in die Hand gegeben werden. Sie soll alle Fälle — also auch die Mißerfolge — einer ge-schlossenen Serie zeigen. In diesem Sinne ist die nachfolgende Kasuistik der Abb. 126—313 wiedergegeben. Sie umfaßt alle in diesem Zeitabschnitt in unserem Krankenhaus ein-gelieferten und operierten frischen Unterschenkelfrakturen samt ihren Kontrollen mög-lichst nach 4 Monaten. Es ist leicht verständlich, daß diese Forderung leider nicht in jedem Falle genau verwirklicht werden konnte, leben doch höchstens 20 % der Patienten in der Umgebung unserer Klinik. Es bedurfte größter Anstrengungen, um überhaupt von jedem Patienten Nachrichten zu bekommen. Es gelang uns, von sämtlichen Patienten direkte Nachricht zu erhalten und nur bei einem der 188 Fälle fehlt die Röntgen-Nach-kontrolle.

Diese Serie wurde an einem Krankenhaus beobachtet, an dem die AO-Methoden während ihres Auf- und Ausbaues seit 5 Jahren zur Anwendung gelangen und sie spiegeln den Stand der Entwicklung in einem gegebenen Moment, nämlich im Winter 1961/62. Im Winter 1962/63 hat die Zahl der mit Platten behandelten Frakturen beträchtlich zu-, diejenige der mit Schrauben behandelten Fälle abgenommen. Es mag zutreffen, daß die Mehrfragmentenfrakturen im allgemeinen jedes Jahr zunehmen, aber im wesentlichen sind es doch die erstaunlich schönen Verläufe der Platten-Osteosynthesen der dokumentierten Serie, die uns in allen Zweifelsfällen eher zur Anwendung von Platten veranlassen.

Die Kasuistik ist geordnet nach Operations-Methoden und innerhalb dieser Methoden nach Schwierigkeitsgrad der Fraktur. Der Begriff Mehrfragmenten- und Trümmerfraktur wurde von den einzelnen Operateuren etwas willkürlich verwendet und kann deshalb praktisch als Synonym angesehen werden. In jedem Abschnitt sind die Fälle mit Kompli-kationen am Schluß aufgeführt.

Die Ergebnisse der Jahreskontrolle konnten in diesem Buch nicht mehr in Bildform dokumentiert werden; sie sind aber im Appendix zusammengefaßt.

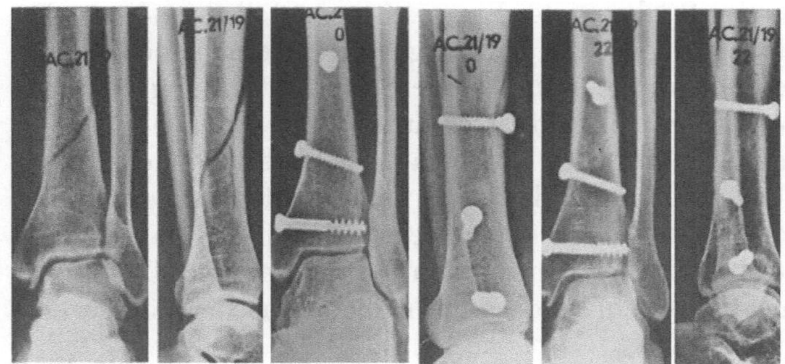

Schrauben-Osteosynthesen
Reine Torsionsfrakturen
Abb. 126. G. N., 1909.
Skiunfall, isolierte Tibiatorsionsfraktur.
Nachbehandlung mit Gehapparat. Teilbelastung nach 11 Wochen, Vollbelastung nach 13 Wochen. 22 Wochen
postop.: kleiner Fixationscallus, Frakturspalt noch schwach sichtbar.

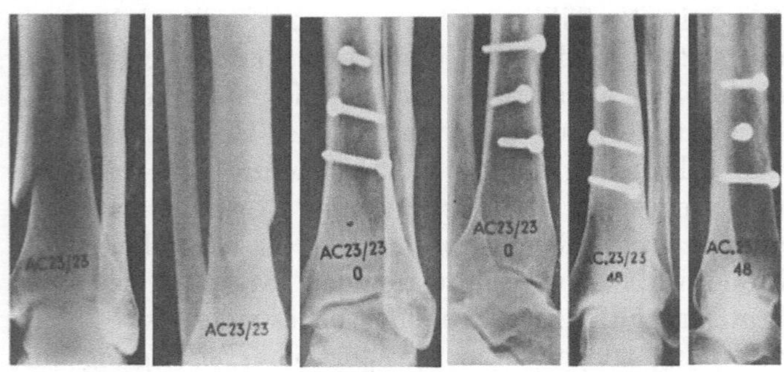

Abb. 127. E. A., 1912.
Skiunfall, isolierte Tibiatorsionsfraktur.
Nachbehandlung mit Gehapparat. Teilbelastung nach 5 Wochen, Vollbelastung nach 8 Wochen. 48 Wochen postop.: primäre Knochenheilung.

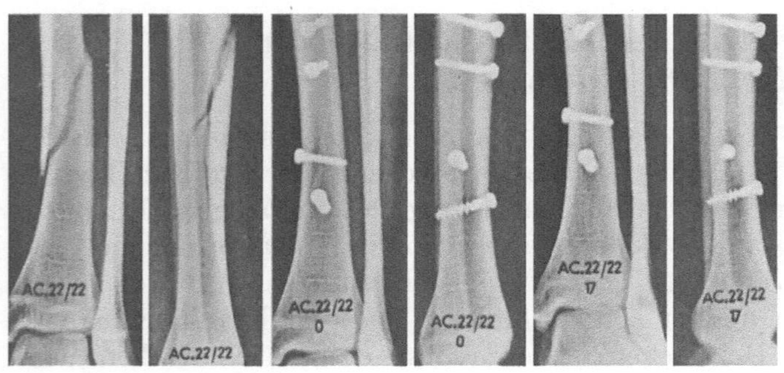

Abb. 128. B. F., 1944.
Skiunfall, isolierte Tibiatorsionsfraktur.
Nachbehandlung mit Gehapparat. Teilbelastung nach 12 Wochen, Vollbelastung nach 15 Wochen. 17 Wochen
postop.: primäre Knochenheilung.

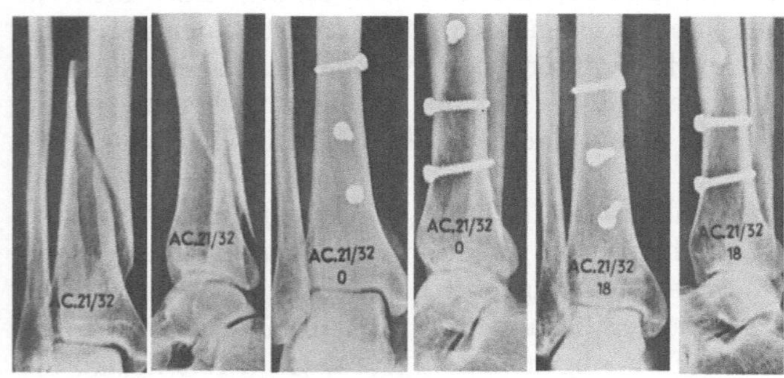

Abb. 129. L. R., 1917.
Skiunfall, reine Torsionsfraktur. Nachbehandlung mit Gehapparat. Teilbelastung nach 10 Wochen, Vollbelastung
nach 11 Wochen. 18 Wochen postop.:
primäre Knochenheilung.

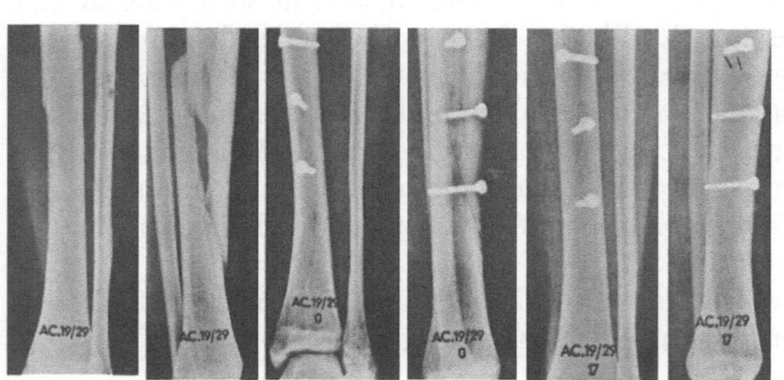

Abb. 130. F. R., 1945.
Skiunfall, reine Torsionsfraktur. Nachbehandlung mit Gehapparat. Teilbelastung nach $7^{1}/_{2}$ Wochen, Vollbelastung
nach 14 Wochen, 17 Wochen postop.:
primäre Knochenheilung.

Abb. 131. Z. A., 1925.
Skiunfall, reine Torsionsfraktur. Nachbehandlung mit Gehapparat. Teilbelastung nach 6 Wochen, Vollbelastung nach 8 Wochen. 17 Wochen postop.: primäre Knochenheilung.

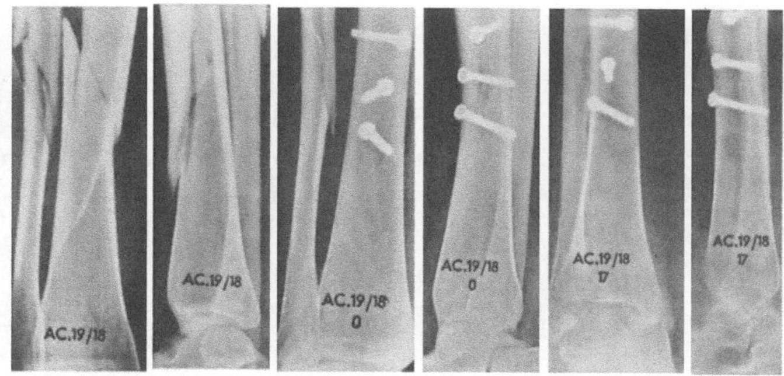

Abb. 132. B. M., 1948.
Skiunfall, reine Torsionsfraktur. Nachbehandlung mit Unterschenkel-Plexidonverband. Teilbelastung nach 8 Wochen, Vollbelastung nach 9 Wochen. 14 Wochen postop.: primäre Knochenheilung.

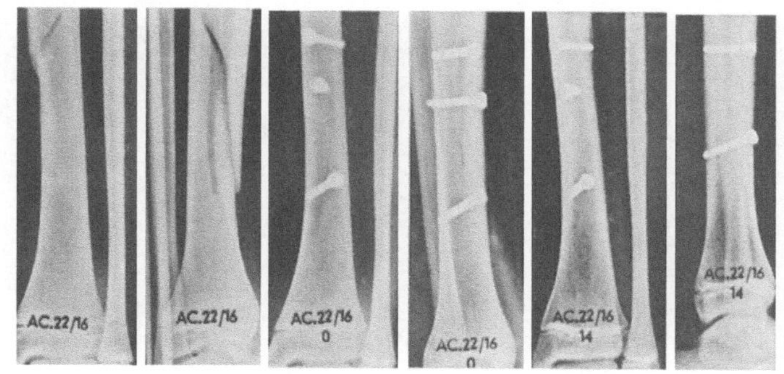

Abb. 133. K. A., 1936.
Sturz auf vereister Straße, reine Torsionsfraktur. Nachbehandlung mit Unterschenkel-Plexidonverband. Wegen schlechter Placierung der Schrauben vorsichtige Nachbehandlung. Teilbelastung nach 15 Wochen, Vollbelastung nach 18 Wochen. 18 Wochen postop.: in primärer Knochenheilung.

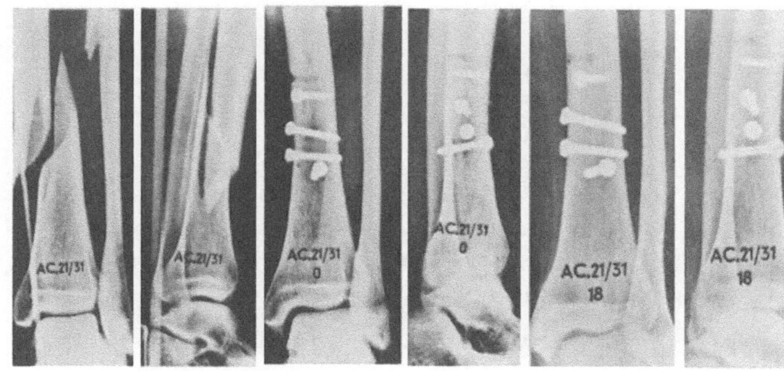

Abb. 134. F. J., 1946.
Skiunfall, reine Torsionsfraktur. Nachbehandlung mit Unterschenkel-Plexidonverband. Teilbelastung nach 10 Wochen, Vollbelastung nach 29 Wochen. 16 Wochen postop.: primäre Knochenheilung.

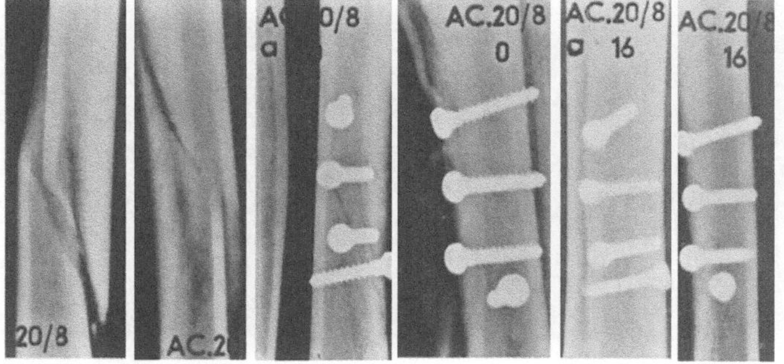

Abb. 135. v. W. T., 1913.
Skiunfall, reine Torsionsfraktur. Nachbehandlung mit Gehapparat. Teilbelastung nach 10 Wochen, Vollbelastung nach 12 Wochen. 11 Wochen postop.: in primärer Knochenheilung.

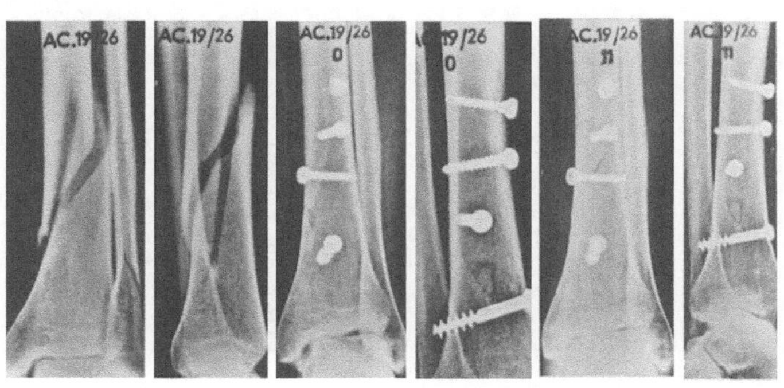

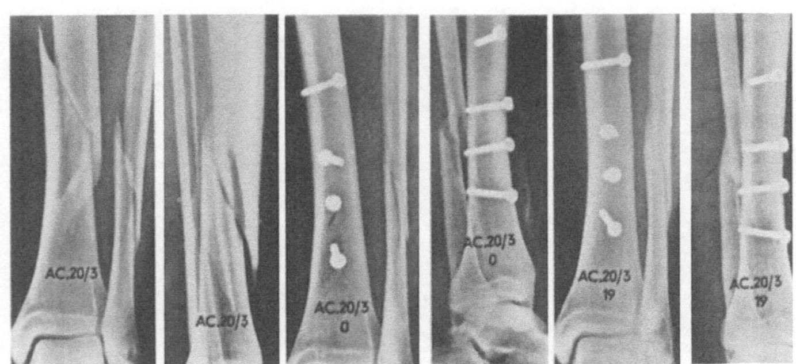

Abb. 136. F. C., 1941.
Skiunfall, reine Torsionsfraktur. Nachbehandlung mit Gehapparat. Teilbelastung nach 6 Wochen, Vollbelastung nach 9 Wochen. 19 Wochen postop.: primäre Knochenheilung.

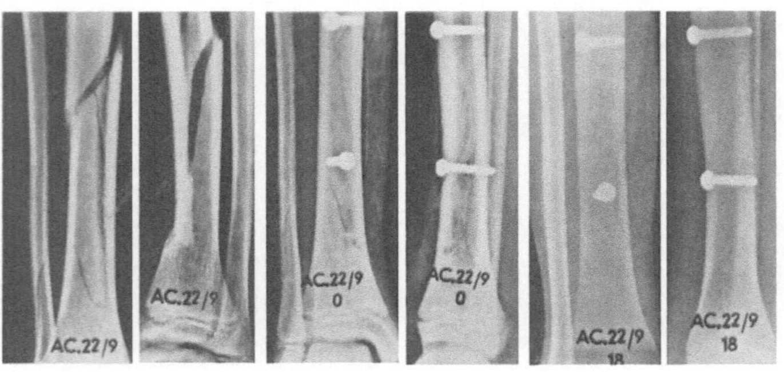

Abb. 137. G. R., 1947.
Skiunfall (Skisprung), reine Torsionsfraktur. Trotz des jugendlichen Alters wird die Indikation zur Osteosynthese aus Schulgründen gestellt. Bei Operation ist die Spitze des proximalen Fragmentes in die Markhöhle fest eingekeilt. Nachbehandlung mit Unterschenkel-Plexidonverband. Teilbelastung nach 6 Wochen, Vollbelastung nach 11 Wochen. 18 Wochen postop.: primäre Knochenheilung.

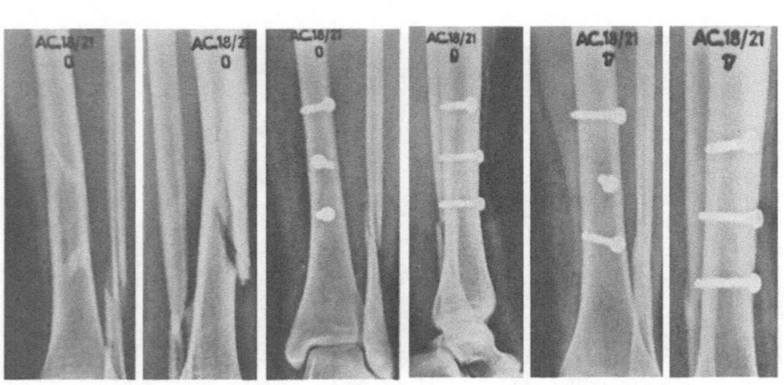

Abb. 138. S. R., 1938.
Skiunfall, reine Torsionsfraktur. Nachbehandlung mit Gehapparat. Teilbelastung nach 8$^{1}/_{2}$ Wochen, Vollbelastung nach 11 Wochen. 17 Wochen postop.: in pp-Knochenheilung.

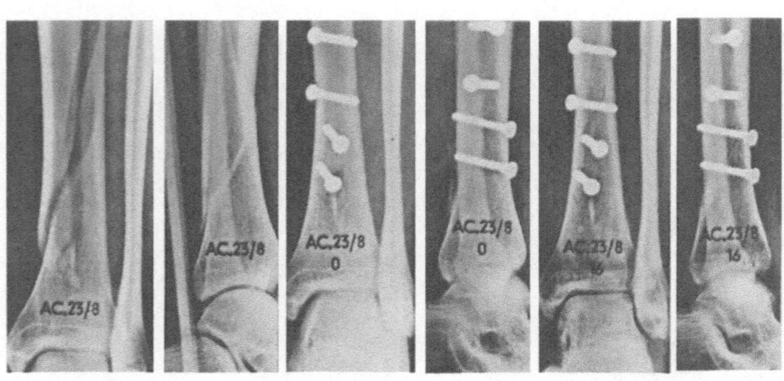

Abb. 139. P. M., 1919.
Skiunfall, reine Torsionsfraktur. Nachbehandlung mit Gehapparat. Späte Belastung wegen sichtbarem Frakturspalt: Teilbelastung nach 20 Wochen, Vollbelastung nach 25 Wochen. 16 Wochen postop.: in pp-Knochenheilung.

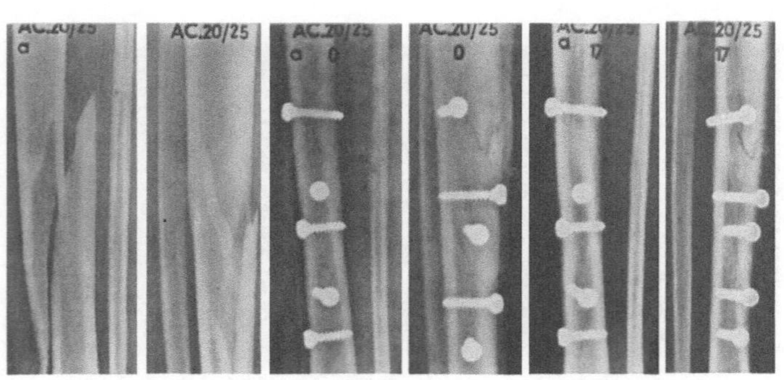

Abb. 140. N. W., 1946.
Skiunfall, reine Torsionsfraktur. Nachbehandlung mit Unterschenkel-Plexidonverband. Teilbelastung nach 13$^{1}/_{2}$ Wochen, Vollbelastung nach 16 Wochen. 17 Wochen postop.: in pp-Knochenheilung.

Abb. 141. M. H., 1937.
Skiunfall, reine Torsionsfraktur. Nachbehandlung mit Gehapparat. Teilbelastung nach 10 Wochen, Vollbelastung
nach 14 Wochen. 17 Wochen postop.:
primäre Knochenheilung.

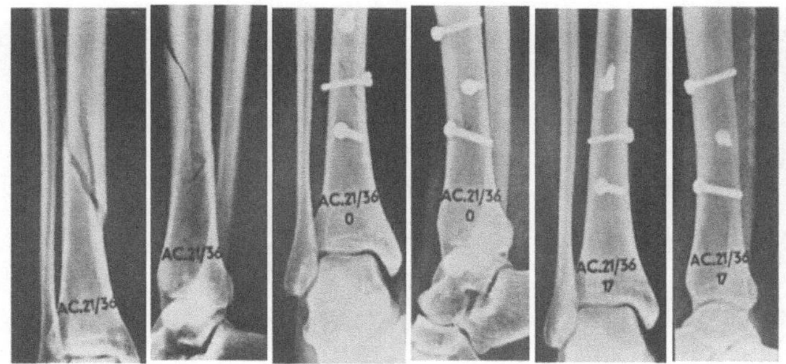

Abb. 142. A. A., 1909.
Skiunfall, reine Torsionsfraktur. Nachbehandlung mit Gehapparat. Späte
Belastung wegen Fehlen eines kleinen
Fragmentes: Teilbelastung nach 15 Wochen, Vollbelastung nach 18 Wochen.
13 Wochen postop.: kleine Calluswolke
distal (im Seitenbild), Heilung noch
nicht abgeschlossen.

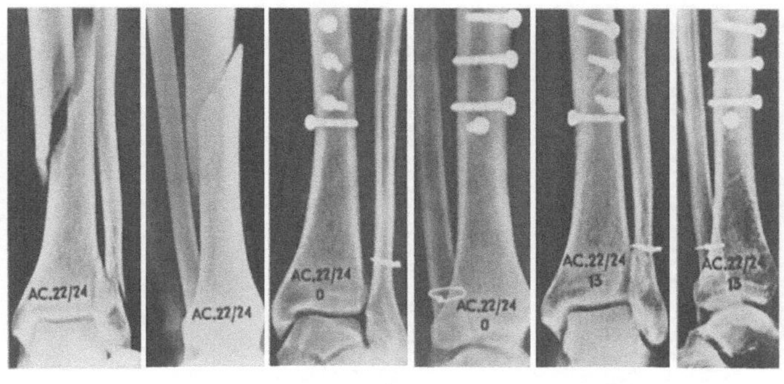

Abb. 143. G. K., 1940.
Skiunfall, reine Torsionsfraktur. Nachbehandlung ohne äußere Fixation. Teilbelastung nach 8 Wochen, Vollbelastung
nach 10 Wochen. 19 Wochen postop.:
primäre Knochenheilung.

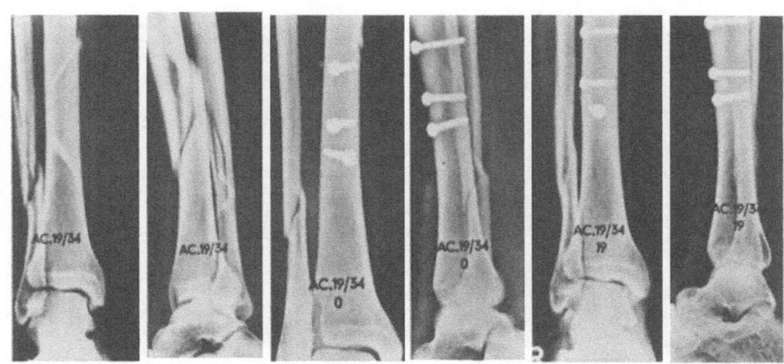

Abb. 144. W. D., 1931.
Skiunfall, reine Torsionsfraktur. Nachbehandlung ohne äußere Fixation. Teilbelastung nach 6 Wochen, Vollbelastung nach 7 Wochen. 14 Wochen
postop.: primäre Knochenheilung.

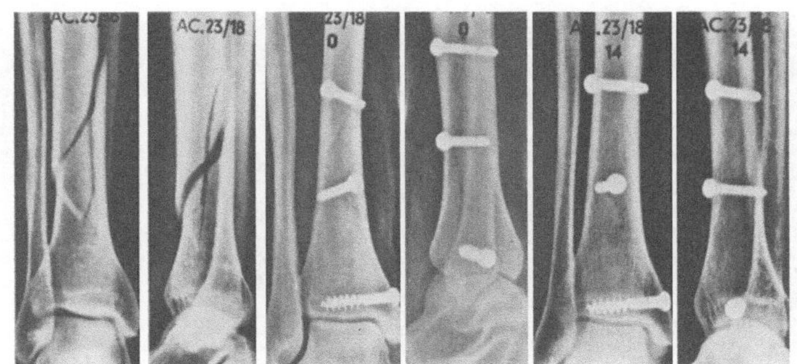

Abb. 145. K. N., 1935.
Skiunfall, reine Torsionsfraktur. Nachbehandlung mit Gehapparat. Teilbelastung nach 12 Wochen, Vollbelastung
nach 13 Wochen. 16 Wochen postop.:
kleiner Fixationscallus.

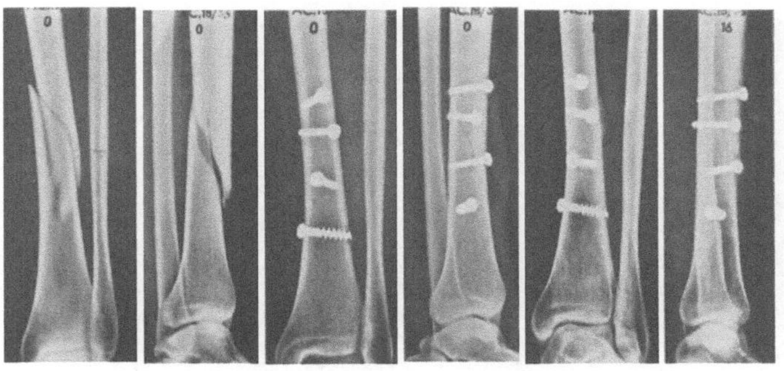

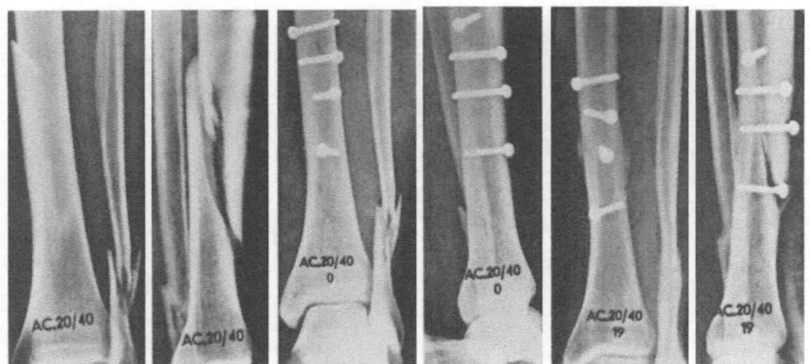

Abb. 146. H. A., 1934.
Skiunfall, Torsionsfraktur mit zusätzlichen Splittern. Nachbehandlung mit Gehapparat. Teilbelastung nach 12 Wochen, Vollbelastung nach 14 Wochen. Dislokation ohne wesentliches Trauma, ohne klinische Beschwerden. 19 Wochen postop.: in Konsolidierung mit Fixationscallus unter Entlastung.

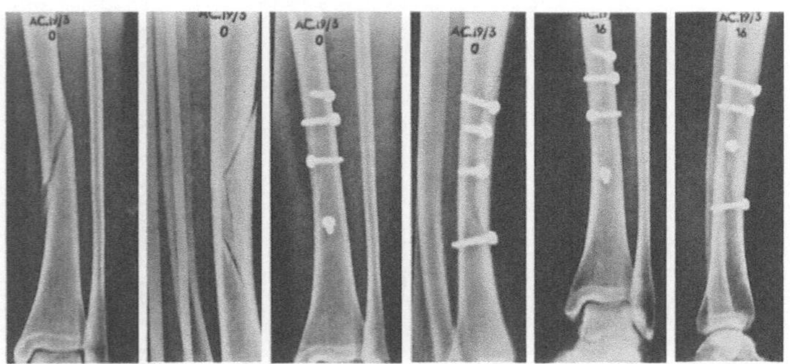

Drehkeilfrakturen

Abb. 147. S. V., 1946.
Skiunfall, isolierte Tibiafraktur mit Drehkeil. Nachbehandlung mit Gehapparat. Teilbelastung nach 12 Wochen, Vollbelastung nach $12^{1}/_{2}$ Wochen. 16 Wochen postop.: primäre Knochenheilung.

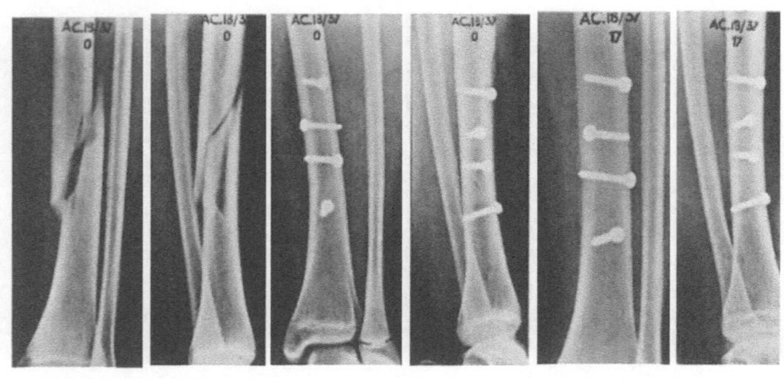

Abb. 148. R. P., 1945.
Skiunfall, isolierte Tibiafraktur mit Drehkeil. Nachbehandlung mit Gehapparat. Teilbelastung nach 9 Wochen, Vollbelastung nach 11 Wochen. 17 Wochen postop.: primäre Knochenheilung.

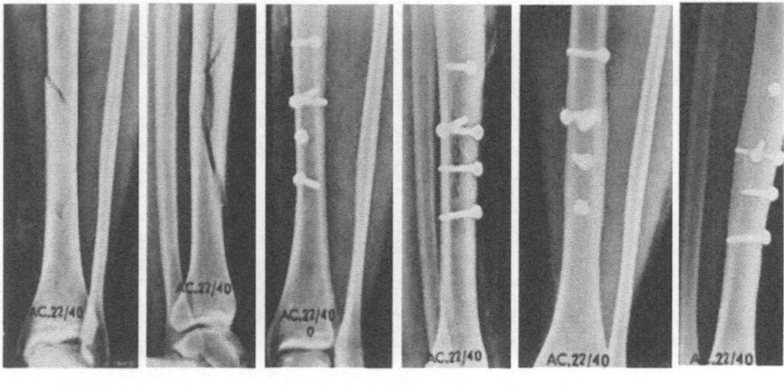

Abb. 149. L. Z., 1945.
Skiunfall, isolierte Tibiafraktur mit Drehkeil. Nachbehandlung mit Unterschenkel-Plexidonverband. Vollbelastung nach 10 Wochen. 21 Wochen postop.: Fixationscallus.

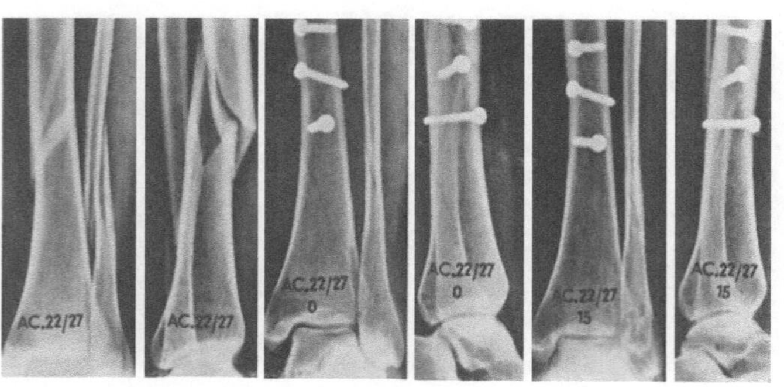

Abb. 150. O. E., 1919.
Skiunfall, Drehkeilfraktur. Nachbehandlung mit Gehapparat. Vollbelastung nach 15 Wochen. 15 Wochen postop.: in pp-Knochenheilung.

Abb. 151. H. M., 1945.
Skiunfall, Drehkeilfraktur. Nachbehandlung mit Unterschenkel-Plexidonverband. Teilbelastung nach 10 Wochen, Vollbelastung nach 14 Wochen
(hätte mit Belastung noch 3 Wochen
zuwarten sollen!). 14 Wochen postop.:
in pp-Knochenheilung, Frakturspalt
noch sichtbar.

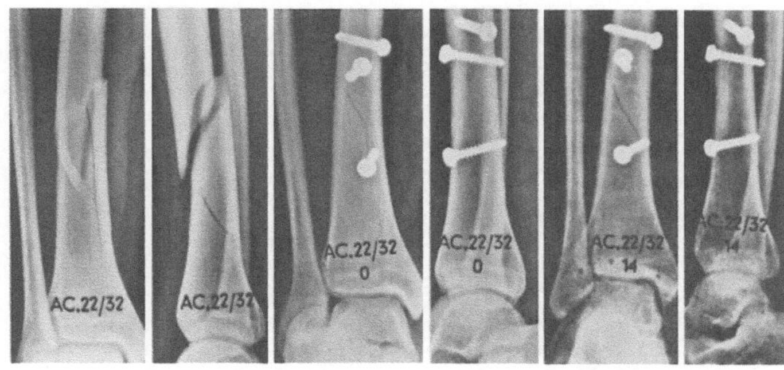

Abb. 152. B. S., 1940.
Skiunfall, Drehkeilfraktur. Nachbehandlung mit Gehapparat. Teilbelastung nach 12 Wochen, Vollbelastung
nach 15 Wochen. 16 Wochen postop.:
primäre Knochenheilung.

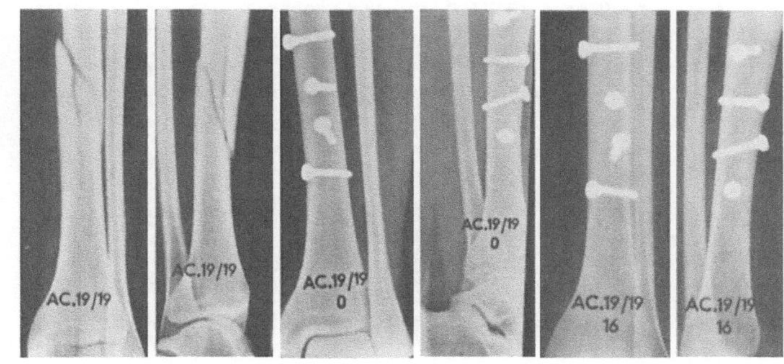

Abb. 153. H. W., 1944.
Skiunfall, Drehkeilfraktur. Nachbehandlung mit Gehapparat. Teilbelastung nach 9 Wochen, Vollbelastung
nach 12 Wochen. 22 Wochen postop.:
primäre Knochenheilung.

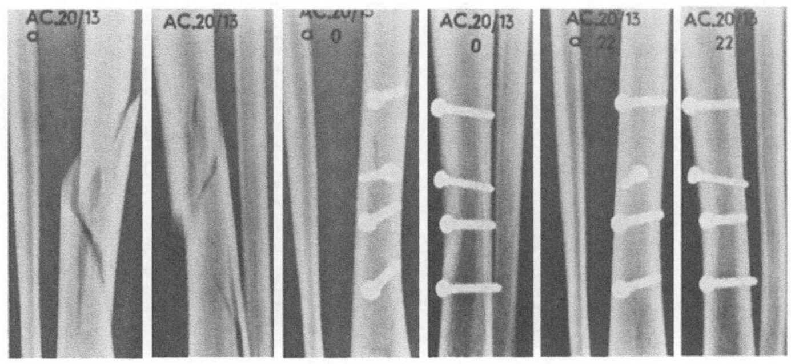

Abb. 154. M. E., 1929.
Skiunfall, Drehkeilfraktur. Nachbehandlung mit Gehapparat. Vollbelastung nach 12 Wochen. 17 Wochen
postop.: primäre Knochenheilung.

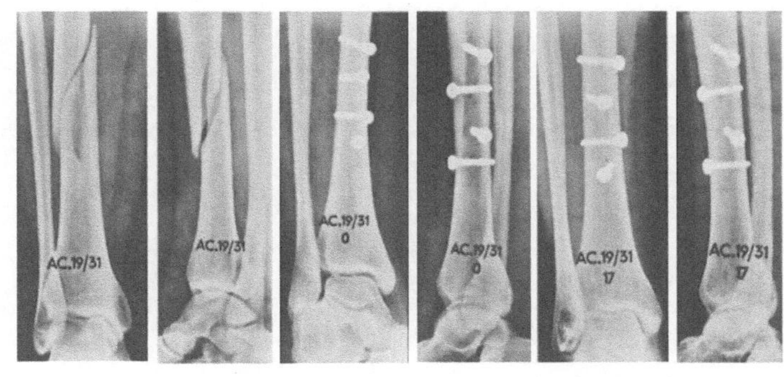

Abb. 155. N. I., 1933.
Skiunfall, Drehkeilfraktur. Nachbehandlung mit Gehapparat. Teilbelastung nach 11 Wochen, Vollbelastung
nach nach 15 Wochen. 17 Wochen
postop.: primäre Knochenheilung.

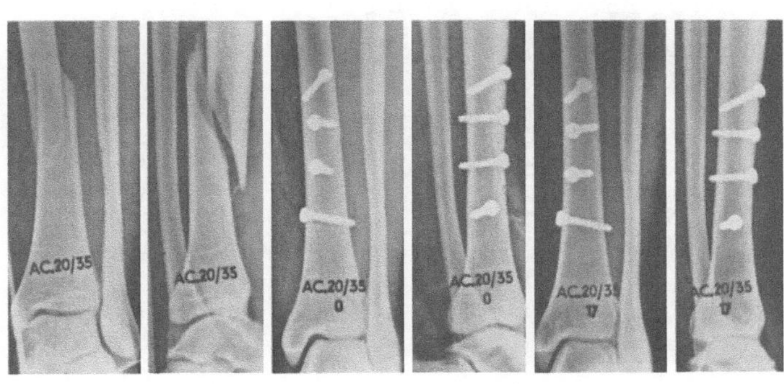

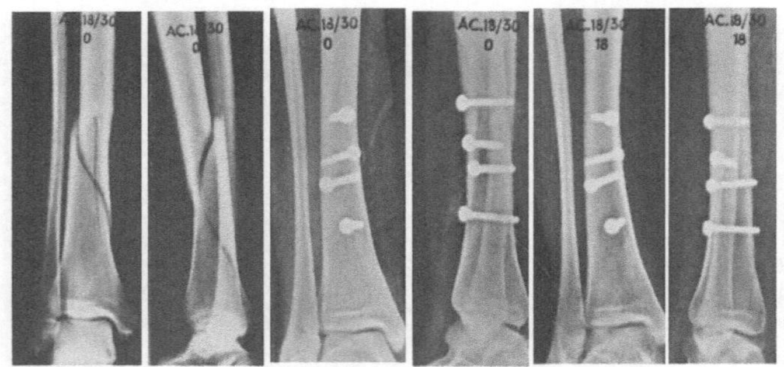

Abb. 156. B. E., 1944.
Skiunfall, Drehkeilfraktur. Nachbehandlung mit Gehapparat. Vollbelastung nach 12 Wochen. 18 Wochen postop.: primäre Knochenheilung.

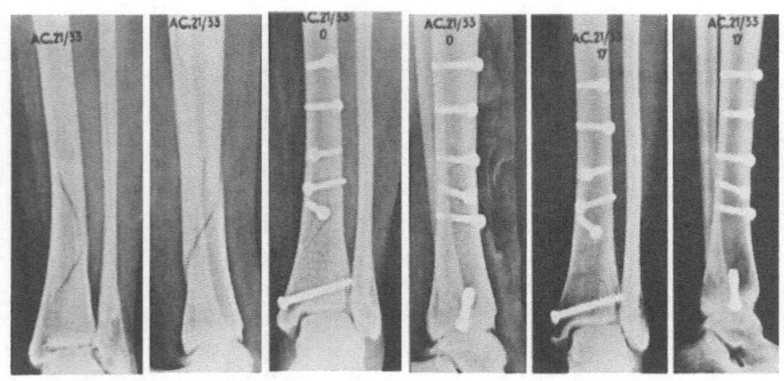

Abb. 157. T. E., 1931.
Skiunfall, Drehkeilfraktur. Nachbehandlung mit Gehapparat. Teilbelastung nach 10 Wochen, Vollbelastung nach 12 Wochen. 17 Wochen postop.: primäre Knochenheilung.

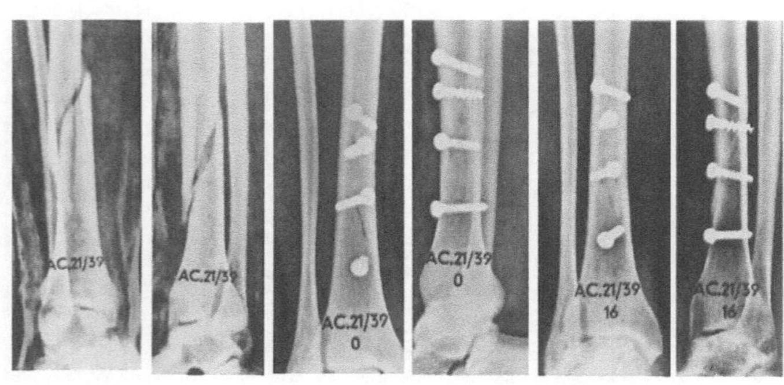

Abb. 158. G. C., 1928.
Skiunfall, Drehkeilfraktur. Nachbehandlung mit Gehapparat. Teilbelastung nach 11 Wochen, Vollbelastung nach 13 Wochen. 16 Wochen postop.: in pp-Knochenheilung.

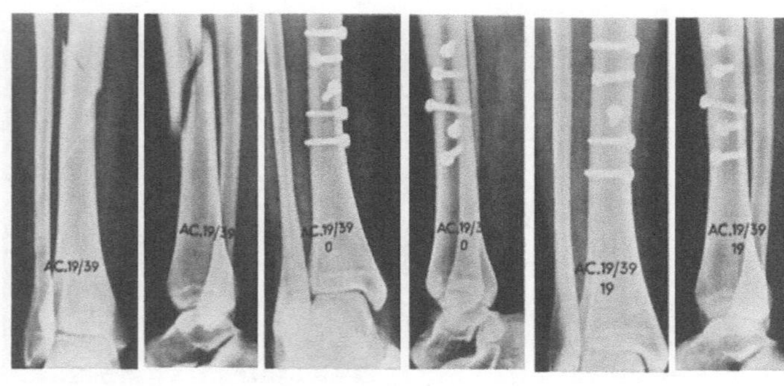

Abb. 159. W. I., 1944.
Skiunfall, Drehkeilfraktur. Nachbehandlung mit Unterschenkel-Plexidonverband. Teilbelastung nach 10 Wochen, Vollbelastung nach 11 Wochen. 19 Wochen postop.: primäre Knochenheilung.

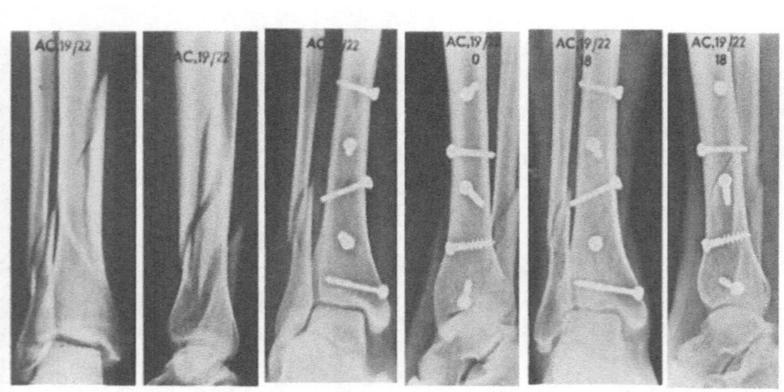

Abb. 160. H. J., 1937.
Skiunfall, Drehkeilfraktur. Nachbehandlung mit Gehapparat. Vollbelastung nach 16 Wochen. 18 Wochen postop.: in pp-Knochenheilung.

Abb. 161. W. A., 1931.
Skiunfall, Drehkeilfraktur. Nachbehandlung mit Unterschenkel-Plexidonverband. Teilbelastung nach 12 Wochen, Vollbelastung nach 13 Wochen. 17 Wochen postop.: primäre Knochenheilung.

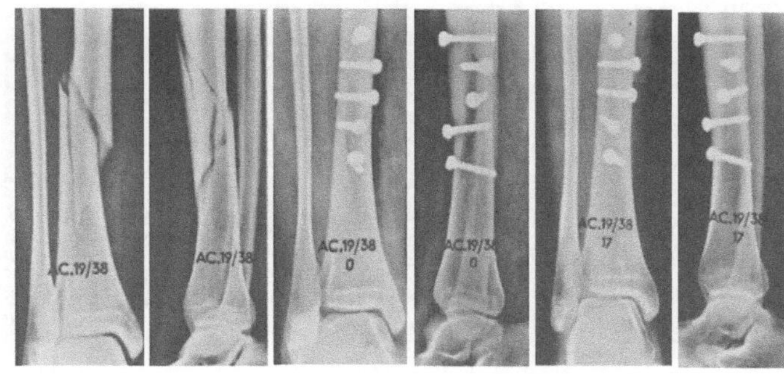

Abb. 162. B. M., 1926.
Skiunfall, Drehkeilfraktur. Nachbehandlung mit Gehapparat. Teilbelastung nach 10 Wochen, Vollbelastung nach 11 Wochen. 17 Wochen postop.: primäre Knochenheilung.

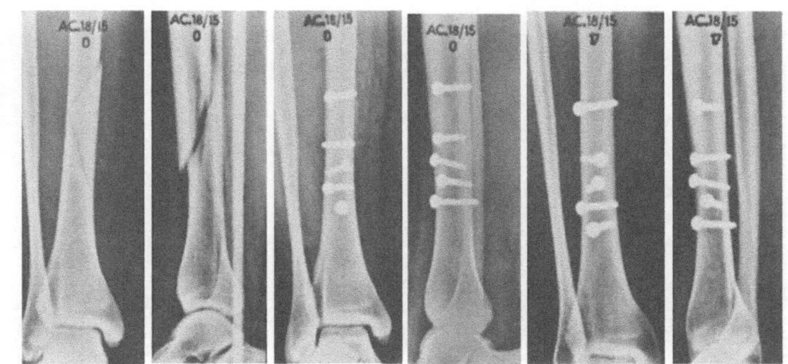

Abb. 163. R. M., 1943.
Skiunfall, Drehkeilfraktur. Nachbehandlung mit Gehapparat. Teilbelastung nach 11$^1/_2$ Wochen, Vollbelastung nach 12 Wochen. 22 Wochen postop.: primäre Knochenheilung.

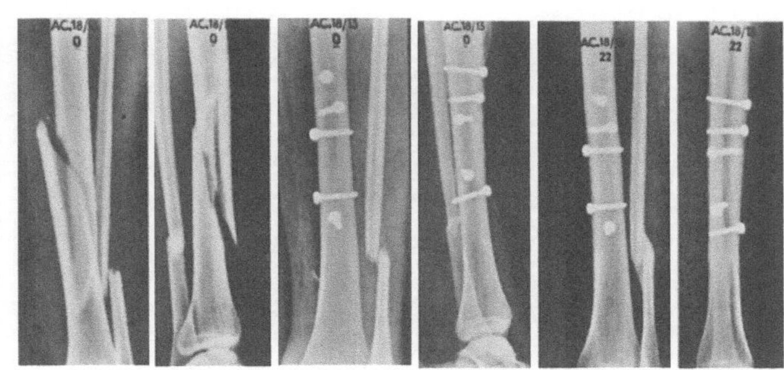

Abb. 164. K. H., 1933.
Skiunfall, Drehkeilfraktur. Nachbehandlung mit Gehapparat. Teilbelastung nach 10 Wochen, Vollbelastung nach 14 Wochen. 15 Wochen postop.: primäre Knochenheilung.

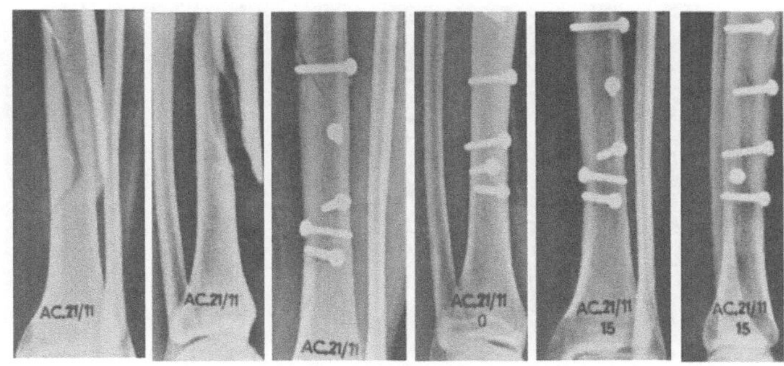

Abb. 165. M. E., 1907.
Skiunfall, Drehkeilfraktur. Nachbehandlung mit Gehapparat. Zunehmende Belastung nach 17 Wochen. 15 Wochen postop.: in pp-Knochenheilung.
Kritik: Die Fibulaosteosynthese und Reposition durch die transsyndesmale Schraube ist von fraglichem Wert.

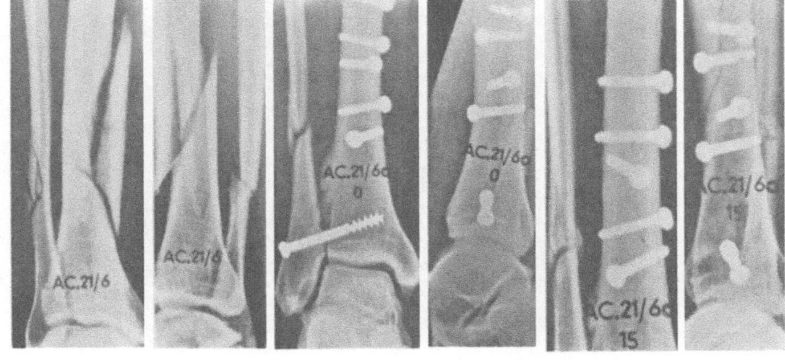

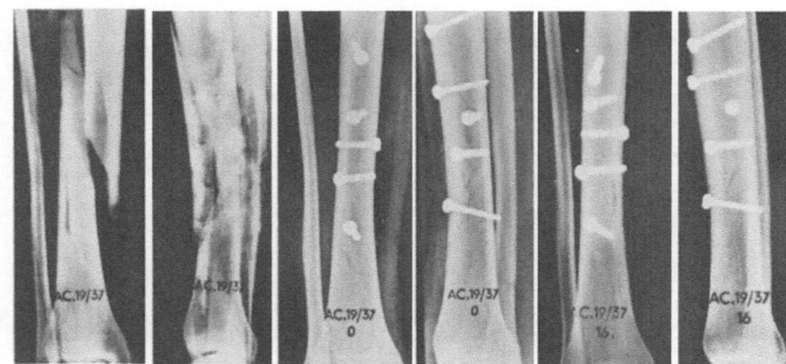

Abb. 166. E. P., 1937.
Skiunfall, offene Drehkeilfraktur. Nachbehandlung mit Gehapparat. Teilbelastung nach 10 Wochen, Vollbelastung nach 13 Wochen. 16 Wochen postop.: in pp-Knochenheilung.

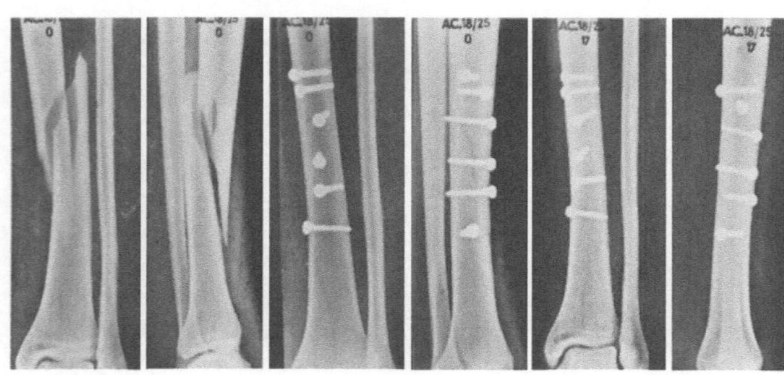

Abb. 167. M. J., 1943.
Skiunfall, Drehkeilfraktur. Nachbehandlung mit Unterschenkel-Plexidonverband. Teilbelastung nach 11 Wochen, Vollbelastung nach 13 Wochen. 17 Wochen postop.: primäre Knochenheilung.

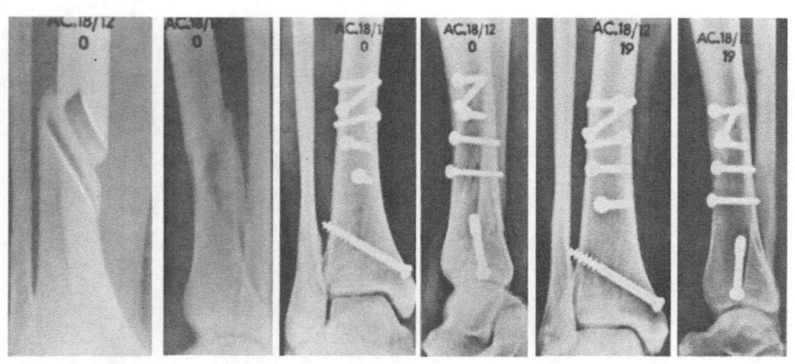

Abb. 168. G. S., 1921.
Skiunfall, Drehkeilfraktur. Nachbehandlung mit Gehapparat. Teilbelastung nach 8 Wochen, Vollbelastung nach 9 Wochen. 18 Wochen postop.: primäre Knochenheilung.

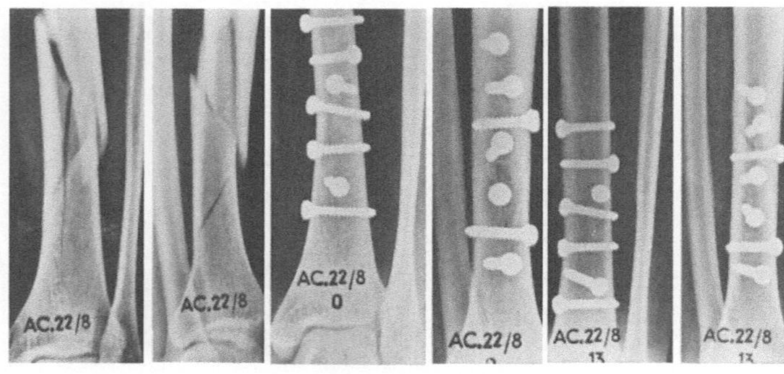

Abb. 169. G. R., 1942.
Skiunfall, Drehkeilfraktur. Nachbehandlung mit Unterschenkel-Plexidonverband. Teilbelastung nach 6 Wochen, Vollbelastung nach 10 Wochen. 13 Wochen postop.: primäre Knochenheilung.

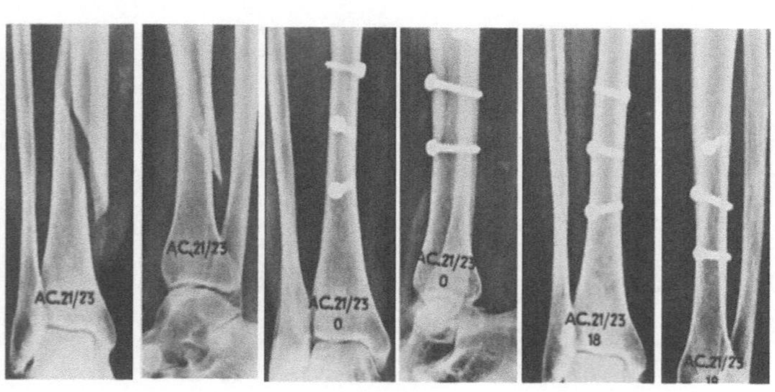

Abb. 170. T. G., 1903.
Skiunfall, Drehkeilfraktur. Nachbehandlung mit Gehapparat. Teilbelastung nach 8 Wochen, Vollbelastung nach 10 Wochen. 18 Wochen postop.: primäre Knochenheilung.

Abb. 171. T. J., 1949.
Skiunfall, Drehkeilfraktur. Trotz des jugendlichen Alters wird die Indikation zur Osteosynthese aus Schulgründen gestellt. Nachbehandlung mit Unterschenkel-Plexidonverband. Teilbelastung nach 3 Wochen, Vollbelastung nach 8 Wochen. 7 Wochen postop.: primäre Knochenheilung.

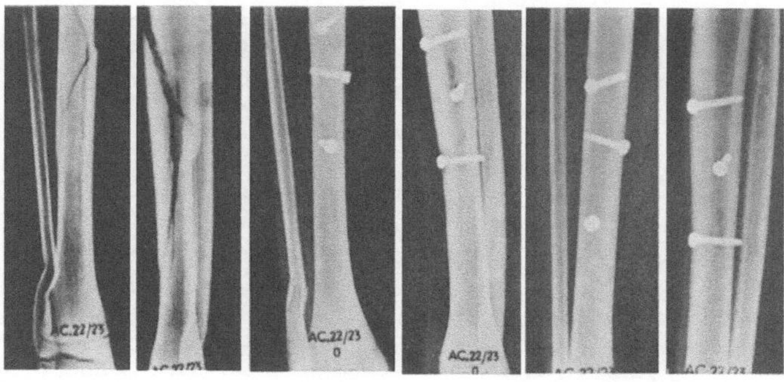

Abb. 172. C. M., 1931.
Skiunfall, Drehkeilfraktur. Nachbehandlung mit Gehapparat. Teilbelastung nach 10 Wochen, Vollbelastung nach 12 Wochen. 16 Wochen postop.: primäre Knochenheilung.

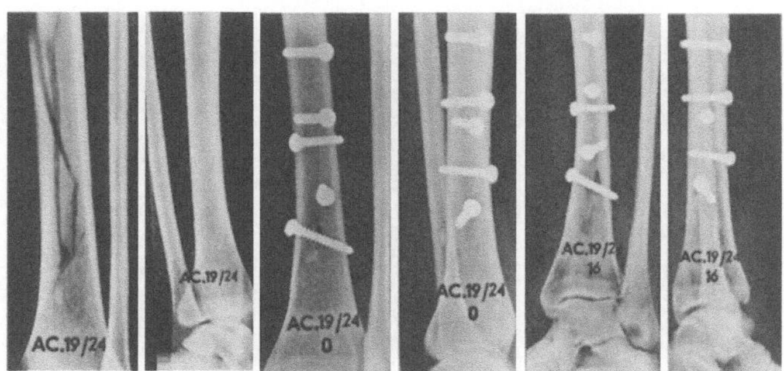

Abb. 173. R. I., 1928.
Skiunfall, Drehkeilfraktur. Nachbehandlung mit Unterschenkel-Plexidonverband. Teilbelastung nach 14 Wochen, Vollbelastung nach 18 Wochen. 31 Wochen postop.: primäre Knochenheilung. *Kritik:* Ungünstige Schraubenindikation (geringer Kontakt der Hauptfragmente), technisch nicht befriedigend (zahlreiche Korrekturen der Schraubenlage).

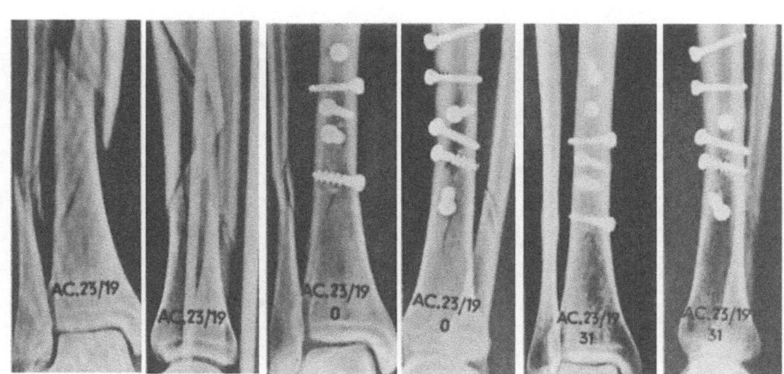

Abb. 174. B. E., 1899.
Skiunfall, Drehkeilfraktur. Nachbehandlung ohne äußere Fixation. Vollbelastung nach 10 Wochen. 16 Wochen postop.: kleiner Fixationscallus.

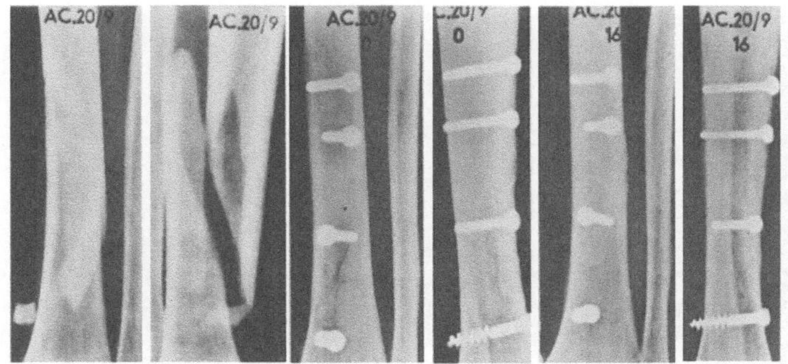

Abb. 175. R. W., 1939.
Skiunfall, Drehkeilfraktur. Nachbehandlung mit Gehapparat. Teilbelastung nach 10 Wochen, Vollbelastung nach 11 Wochen. 15 Wochen postop.: deutlicher Fixationscallus, Frakturlinien noch sichtbar. *Kritik:* Die ausgedehnte Fraktur ist mit 5 Schrauben nicht ausreichend fixiert.

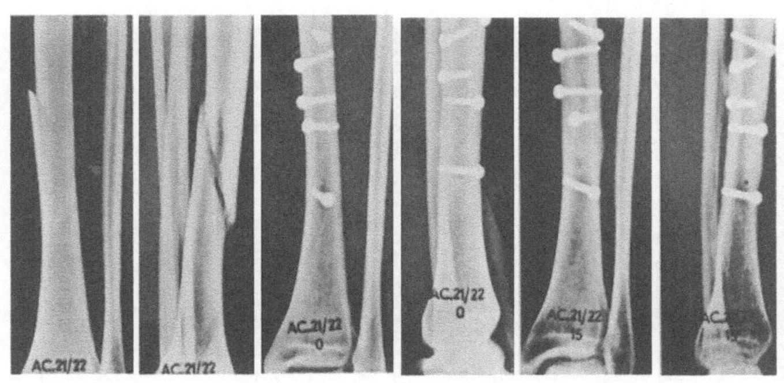

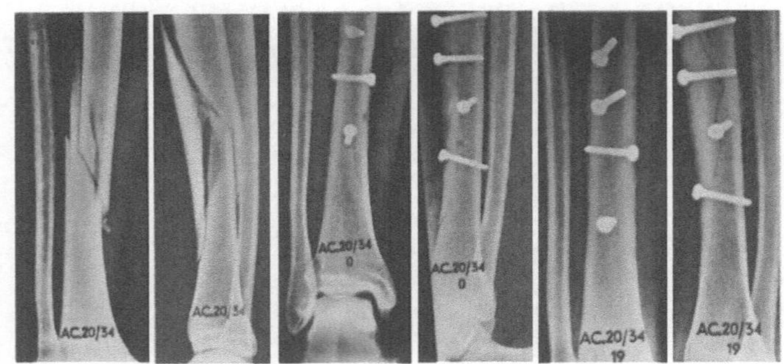

Abb. 176. S. H., 1924.
Skiunfall, Drehkeilfraktur. Nachbehandlung ohne äußere Fixation. Teilbelastung nach 10 Wochen, Vollbelastung nach 16 Wochen. 19 Wochen postop.: kleiner Fixationscallus.

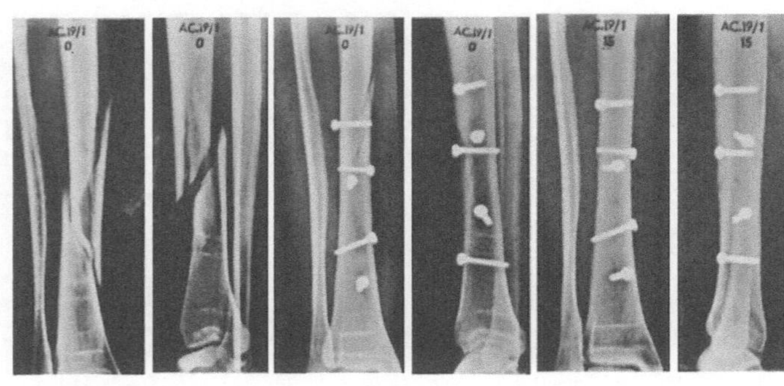

Abb. 177. U. R., 1928.
Skiunfall, Drehkeilfraktur. Nachbehandlung mit Gehapparat. Teilbelastung nach 9 Wochen, Vollbelastung nach 10 Wochen. 15 Wochen postop.: kleiner Fixationscallus.

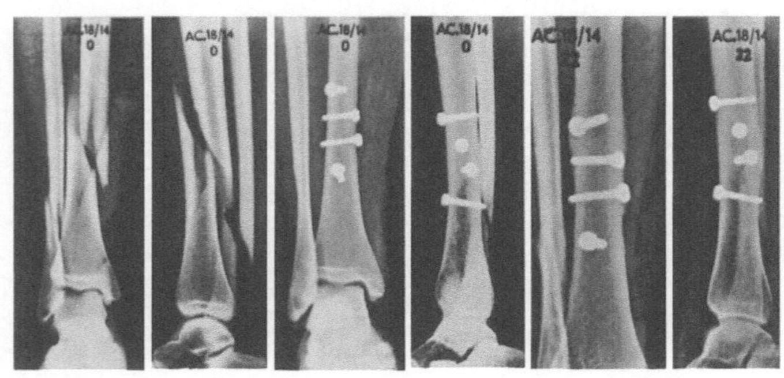

Abb. 178. A. V., 1946.
Skiunfall, Drehkeilfraktur. Nachbehandlung mit Gehapparat. Teilbelastung nach 8 Wochen, Vollbelastung nach 11 Wochen. 22 Wochen postop.: Fixationscallus, Frakturlinien noch sichtbar.

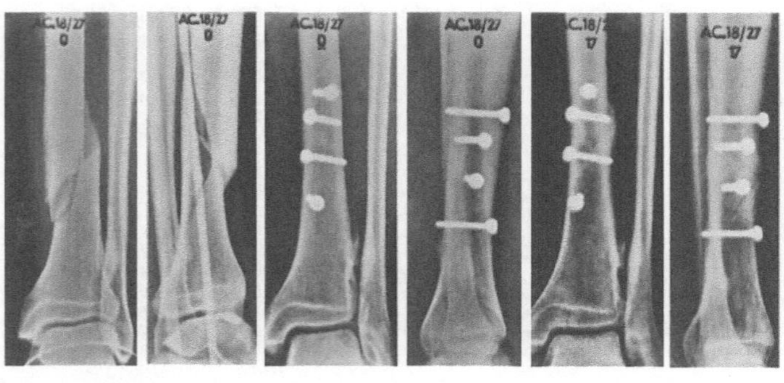

Abb. 179. P. H., 1902.
Sturz auf vereister Straße. Drehkeilfraktur. Nachbehandlung mit Gehapparat. Teilbelastung nach 12 Wochen, Vollbelastung nach 17 Wochen. 17 Wochen postop.: Fixationscallus, Frakturlinien noch sichtbar.

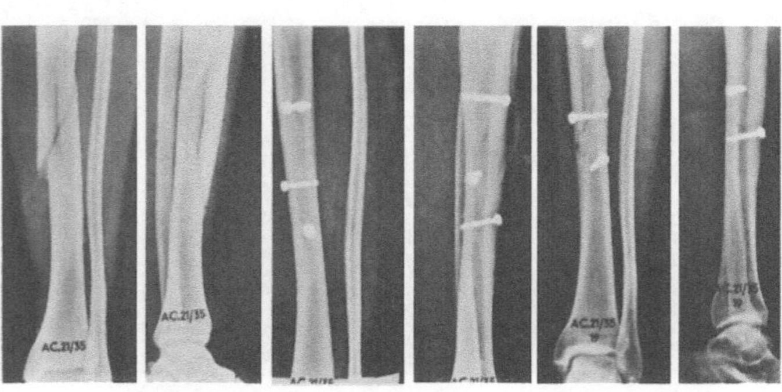

Abb. 180. I. T., 1929.
Skiunfall, Drehkeilfraktur. Nachbehandlung mit Unterschenkel-Plexidonverband. Teilbelastung nach 11 Wochen, Vollbelastung nach 13 Wochen. 19 Wochen postop.: Reizcallus, Verbreiterung des Frakturspaltes. Konsolidierung unter Entlastung. *Kritik:* Ungenügende Stabilisierung, da die Schraube zwischen den Hauptfragmenten zu nahe am Frakturspalt liegt.

Abb. 181. C. I., 1942.
Skiunfall, Drehkeilfraktur. Nachbehandlung mit Unterschenkel-Plexidonverband. Teilbelastung nach 11 Wochen, Vollbelastung nach 14 Wochen. 19 Wochen postop.: Fixationscallus, sichtbarer Frakturspalt, vorbestehende Varusabweichung.

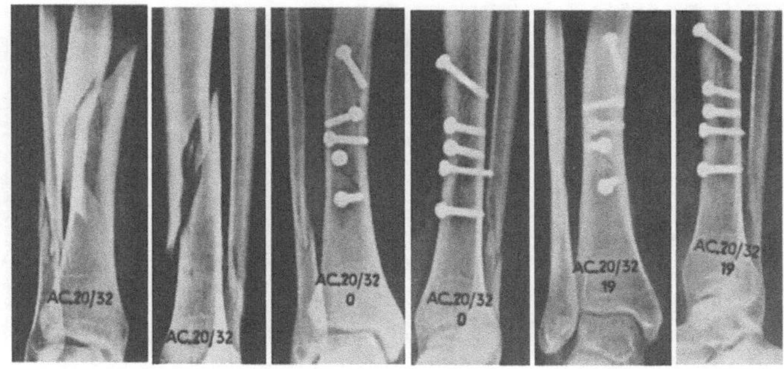

Abb. 182. W. H., 1943.
Skiunfall, Drehkeilfraktur mit zusätzlichen Splittern, Nachbehandlung mit Gehapparat. Teilbelastung nach 8 Wochen, Vollbelastung nach 12 Wochen. 18 Wochen postop.: Fixationscallus. *Kritik:* Geringer Kontakt der Hauptfragmente — zweifelhafte Indikation zur Verschraubung!

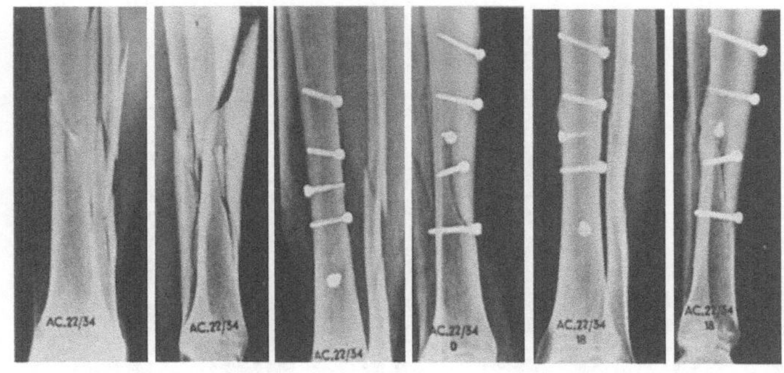

Abb. 183. M. M., 1919.
Skiunfall, Drehkeilfraktur. Nachbehandlung mit Gehapparat. Teilbelastung nach 13 Wochen, Vollbelastung nach 16 Wochen. 35 Wochen postop.: reichlicher Fixationscallus, sichtbarer Frakturspalt.

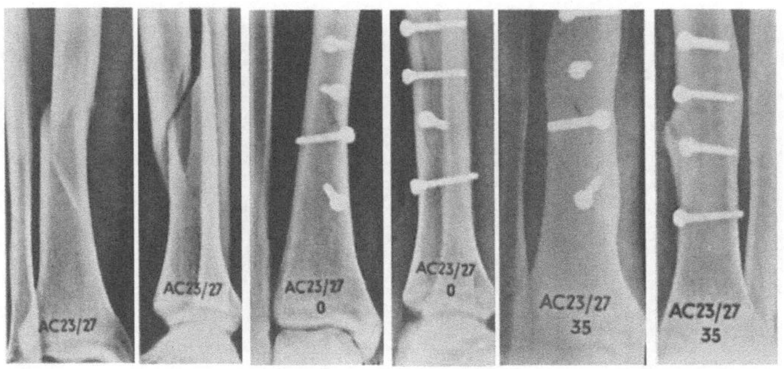

Abb. 184. B. B., 1934.
Skiunfall, Drehkeilfraktur mit zusätzlichen Splittern. Nachbehandlung mit Gehapparat. Volle Belastung nach 10 Wochen (bei sichtbarem Frakturspalt!). 22 Wochen postop.: Reizcallus, verbreiterter Frakturspalt, leichte Varusabweichung. Konsolidierung unter Entlastung. *Kritik:* Zweifelhafte Schraubenindikation — zu frühe Belastung!

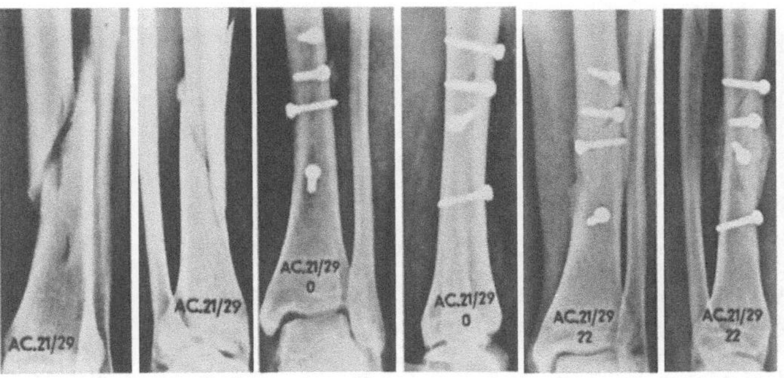

Abb. 185. M. H., 1945.
Skiunfall, Drehkeilfraktur. Nachbehandlung mit Gehapparat. Teilbelastung nach 8 Wochen, Vollbelastung nach 9 Wochen bei verbreitertem Frakturspalt distal. Proximal primäre Knochenheilung, distal offenbar sekundäre Instabilität. Konsolidierung unter Entlastung. 27 Wochen postop.: Fixationscallus. *Kritik:* Zu frühe Belastung bei breiter werdendem Frakturspalt.

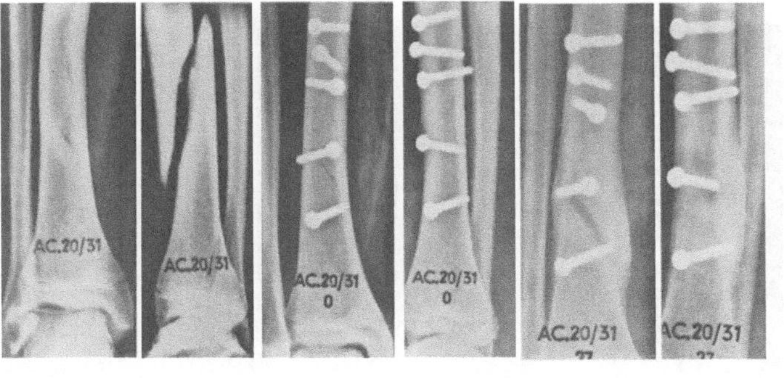

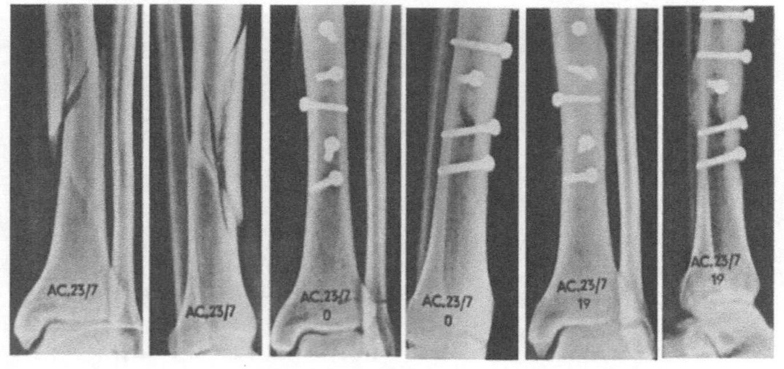

Abb. 186. J. H., 1919.
Skiunfall, Drehkeilfraktur mit zusätzlichen Splittern, im Hauptfragment bleibt ein Defekt. Nachbehandlung mit Gehapparat. Teilbelastung nach 8 Wochen, Vollbelastung nach 14 Wochen bei sichtbarem Frakturspalt. Konsolidierung unter Entlastung. 19 Wochen postop.: starke Callusbildung, leichte Varusabweichung. *Kritik:* Zu frühe Belastung bei nicht idealer Osteosynthese!

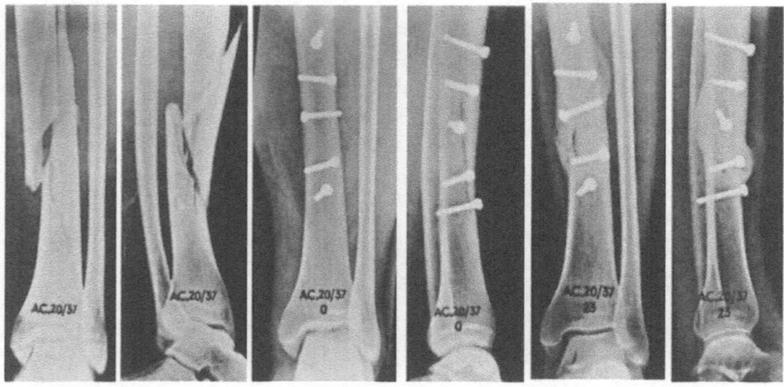

Abb. 187. S. W., 1943.
Skiunfall, Drehkeilfraktur mit zusätzlichen Splittern. Nachbehandlung mit Unterschenkel-Plexidonverband. Vollbelastung nach 8 Wochen bei sichtbarem Frakturspalt! 23 Wochen postop.: starke Callusbildung, verbreiterter Frakturspalt, leichte Varusabweichung (vgl. auch Abb. 119). *Kritik:* Zu frühe Belastung bei relativ ungünstiger Schraubenindikation (die Schraube zwischen den Hauptfragmenten befindet sich sehr nahe am Frakturspalt).

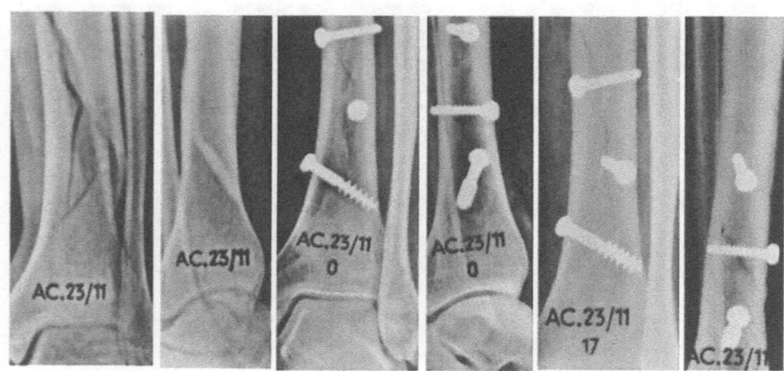

Abb. 188. S. W., 1909.
Skiunfall, Drehkeilfraktur. Nachbehandlung mit Gehapparat. Teilbelastung nach 13 Wochen. Sekundäre Dislokation nach Belastung bei gut sichtbarem Frakturspalt, Konsolidierung unter Entlastung. 17 Wochen postop.: starke Callusbildung, sichtbarer Frakturspalt. *Kritik:* Eine Fixation mit 3 Schrauben bei Vorliegen eines Drehkeils ist nur erlaubt, wenn alle Schrauben maximal halten. Die mittlere Schraube (im 4. Fragment?) liegt nahe dem Frakturspalt.

Abb. 189. L. T., 1929.
Skiunfall, Drehkeilfraktur. Nachbehandlung mit Gehapparat. Refraktur nach Sturz (ohne Gehapparat!) 3 Wochen postop. Teilbelastung nach 8 Wochen, Vollbelastung nach 12 Wochen. 19 Wochen postop.: starke Callusbildung, sichtbarer Frakturspalt. *Kritik:* Kleiner Unfall führt zu Refraktur, eine Schraube liegt im Frakturspalt.

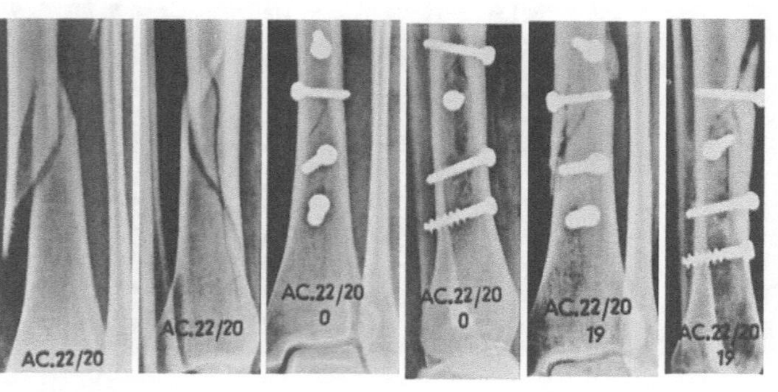

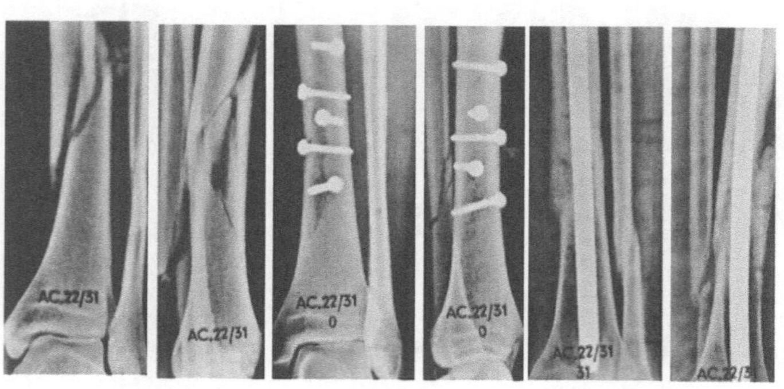

Abb. 190. F. W., 1941.
Skiunfall, Drehkeilfraktur. Nachbehandlung mit Gehapparat. Refraktur nach Autounfall 13½ Wochen postop.: Marknagelung. Vollbelastung 12 Wochen nach Marknagelung. 31 Wochen nach dem 1. Unfall: Fixationscallus.

**Mehrfragmenten-
und Trümmerfrakturen**

Abb. 191. F. P., 1922.
Skiunfall, „Mehrfragmentenfraktur",
biomechanisch als Torsionsfraktur zu
werten. Nachbehandlung mit Gehapparat. Teilbelastung nach 8 Wochen,
Vollbelastung nach 10 Wochen, 18 Wochen postop.: in pp-Knochenheilung.

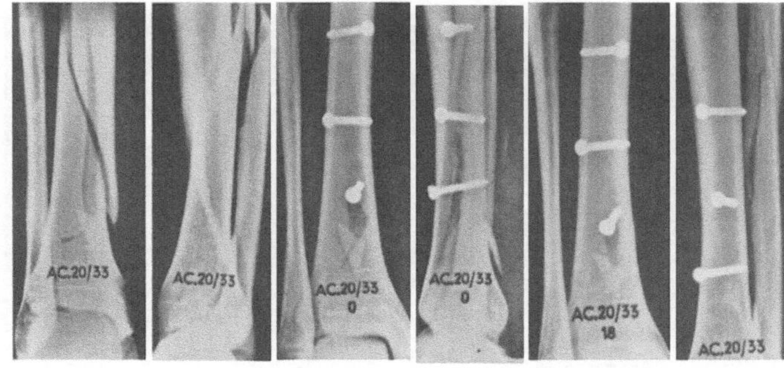

Abb. 192. S. I., 1950.
Skiunfall, Mehrfragmentenfraktur.
Trotz des jugendlichen Alters wird die
Indikation zur Osteosynthese wegen
Schulproblemen gestellt. Nachbehand-
lung mit Unterschenkel-Plexidonver-
band. Teilbelastung nach 6 Wochen,
Vollbelastung nach 8 Wochen. 21 Wo-
chen postop.: primäre Knochenheilung.

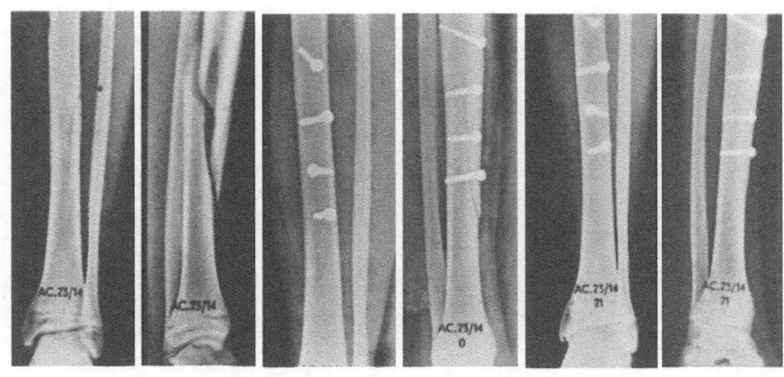

Abb. 193. S. J., 1920.
Skiunfall, Mehrfragmentenfraktur:
Nachbehandlung mit Unterschenkel-
Plexidonverband. Teilbelastung nach
14 Wochen, Vollbelastung nach 22 Wochen. 24 Wochen postop.: in pp-Knochenheilung. *Kritik:* Gewagte Schraubenindikation!

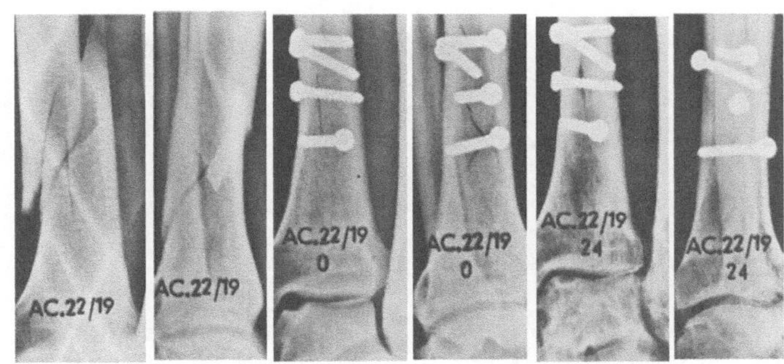

Abb. 194. G. L., 1946.
Skiunfall, „Mehrfragmentenfraktur",
biomechanisch als Drehkeilfraktur zu
werten. Nachbehandlung mit Gehapparat. Teilbelastung nach 11 Wochen
Vollbelastung nach 14 Wochen. 18 Wochen postop.: primäre Knochenheilung.

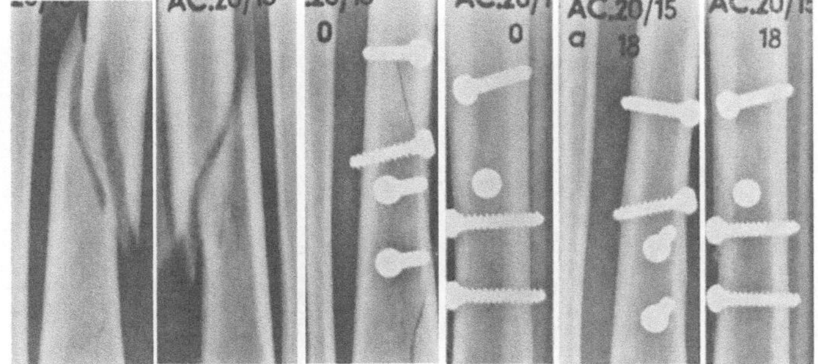

Abb. 195. M. F., 1098.
Skiunfall, „Mehrfragmentenfraktur",
biomechanisch als Drehkeilfraktur zu
werten. Nachbehandlung mit Unterschenkel-Plexidonverband. Teilbelastung nach 10 Wochen, Vollbelastung
nach 12 Wochen. 22 Wochen postop.:
primäre Knochenheilung.

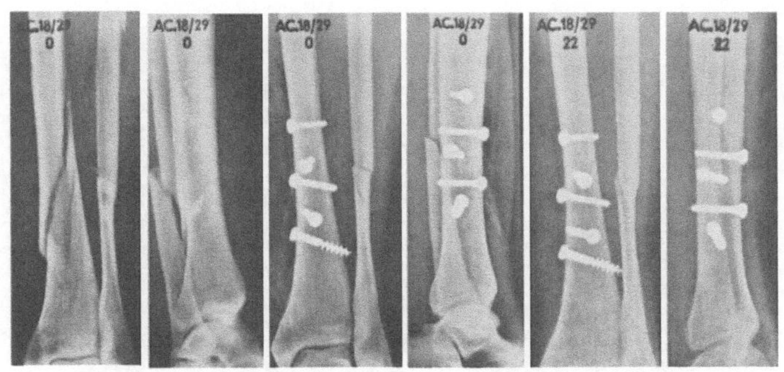

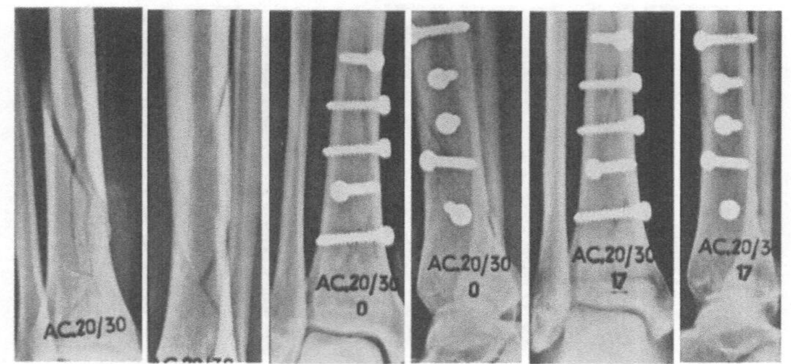

Abb. 196. T. E., 1920.
Skiunfall, Mehrfragmentenfraktur (gleichzeitig Fraktur des Mall. med. am anderen Unterschenkel!). Nachbehandlung mit Gehapparat. Teilbelastung nach 12 Wochen, Vollbelastung nach 17 Wochen. 17 Wochen postop.: in pp-Knochenheilung.

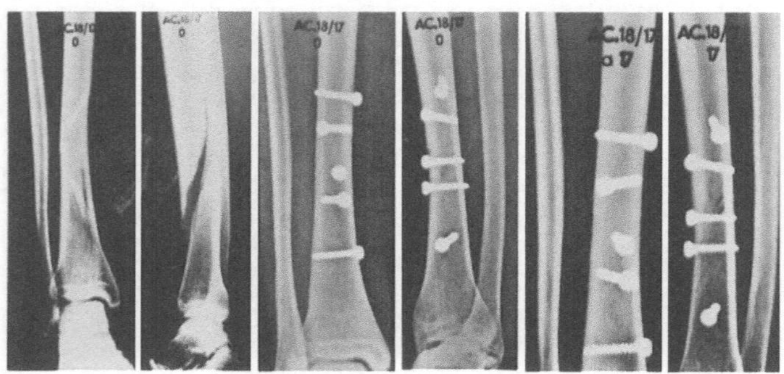

Abb. 197. Z. G., 1937.
Skiunfall, „Mehrfragmentenfraktur", biomechanisch als Drehkeilfraktur zu werten. Nachbehandlung mit Gehapparat. Teilbelastung nach 9 Wochen, Vollbelastung nach 12 Wochen. 17 Wochen postop.: primäre Knochenheilung.

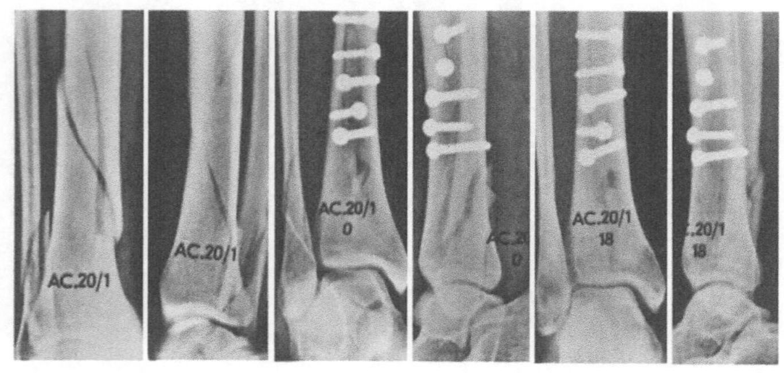

Abb. 198. B. C., 1933.
Skiunfall, „Mehrfragmentenfraktur", biomechanisch als Torsionsfraktur zu werten. Nachbehandlung mit Oberschenkel-Gipsverband. Teilbelastung nach 13 Wochen, Vollbelastung nach 16 Wochen. 18 Wochen postop.: in pp-Knochenheilung.

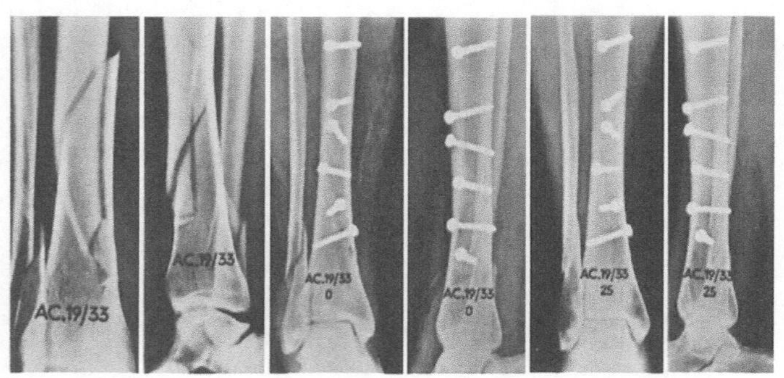

Abb. 199. F. C., 1912.
Skiunfall, Mehrfragmentenfraktur. Nachbehandlung mit Gehapparat. Teilbelastung nach 13 Wochen, Vollbelastung nach 15 Wochen. 25 Wochen postop.: primäre Knochenheilung.

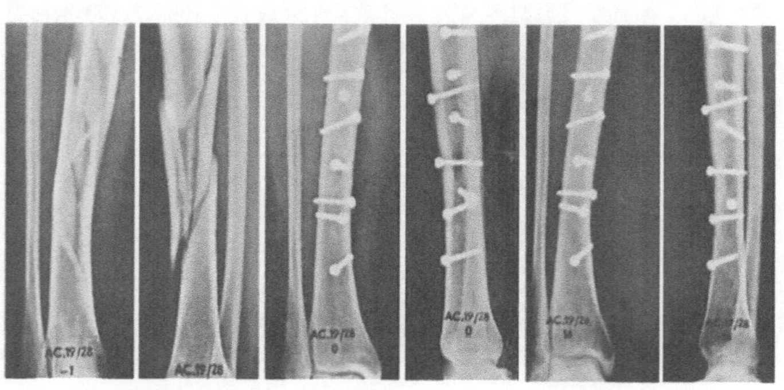

Abb. 200. K. J., 1926.
Skiunfall, Mehrfragmentenfraktur. Osteosynthese 1 Woche nach Unfall wegen schlechtem Weichteilzustand. Nachbehandlung mit Oberschenkel-Gipsverband. Zunehmende Belastung nach 12 Wochen. 16 Wochen postop.: in pp-Knochenheilung. *Kritik:* An sich Platte vorgesehen. Großes überbrückendes Fragment behält Weichteilverbindung, deshalb erscheint Verschraubung ohne Denudierung der Fragmente erlaubt.

Abb. 201. H. B., 1910.
Skiunfall, Mehrfragmentenfraktur.
Nachbehandlung mit Gehapparat. Teilbelastung nach 10 Wochen, Vollbelastung nach 13 Wochen. 15 Wochen
postop.: pp-Knochenheilung.

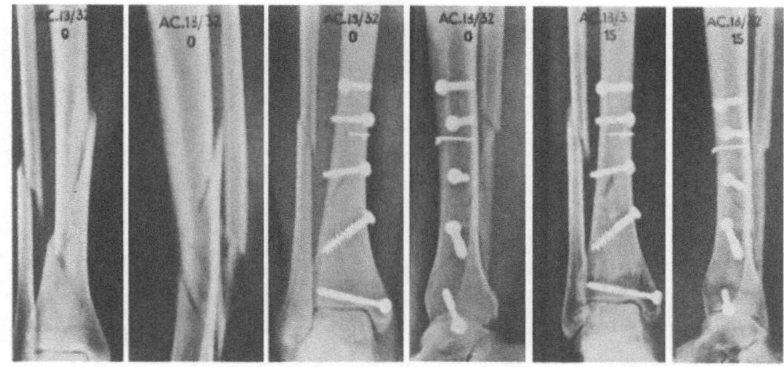

Abb. 202. S. H., 1938.
Skiunfall, Mehrfragmentenfraktur.
Nachbehandlung mit Unterschenkel-
Plexidonverband. Teilbelastung nach
12 Wochen, Vollbelastung nach 15 Wo-
chen. 12 Wochen postop.: in pp-
Knochenheilung. *Kritik:* Hauptsäch-
lichster Frakturspalt nur durch eine
Schraube gesichert. Gefährliche Osteo-
synthese!

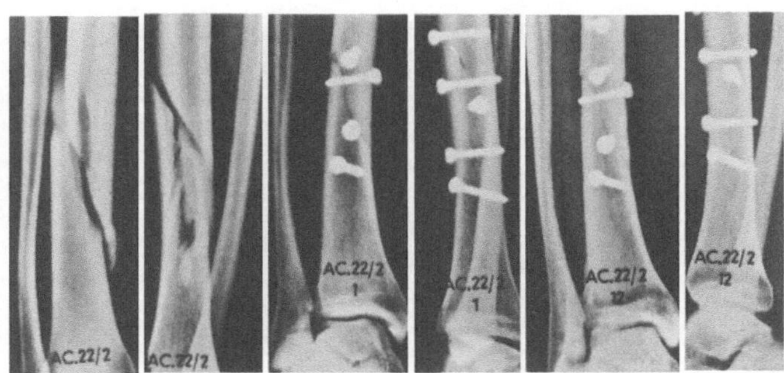

Abb. 203. B. T., 1919.
Skiunfall, Mehrfragmentenfraktur.
Nachbehandlung mit Gehapparat. Teilbelastung nach 10 Wochen, Vollbelastung nach 13 Wochen. 24 Wochen
postop.: Fixationscallus.

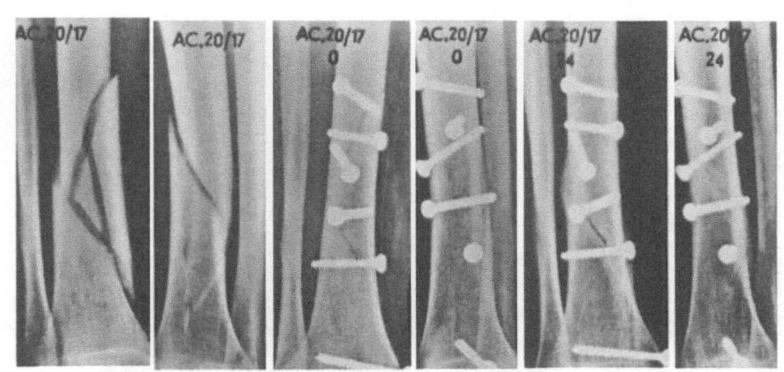

Abb. 204. H. E., 1904.
Skiunfall, Trümmerfraktur. Nachbehandlung mit Gehapparat. Teilbelastung nach 9 Wochen, Vollbelastung
nach 15 Wochen. 26 Wochen postop.:
Callusbildung bei sichtbarem Frakturspalt. *Kritik:* Entsprechend der geringen Stabilisierung im untersten
Frakturspalt wird auf der lateralen
Seite ein Callus aufgebaut.

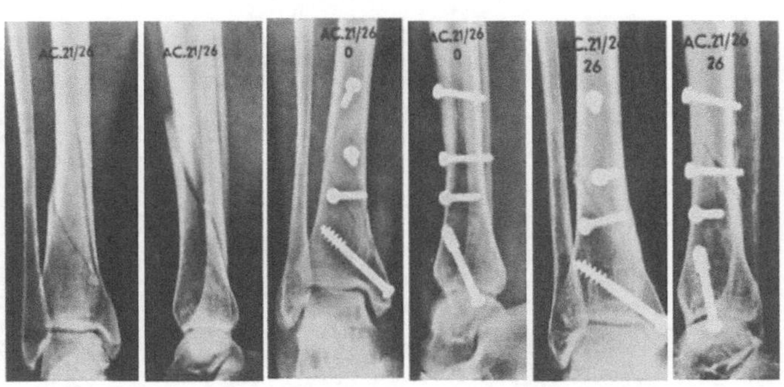

Abb. 205. B. J., 1924.
Sturz auf vereister Straße, Mehrfragmentenfraktur. Nachbehandlung mit
Unterschenkel-Plexidonverband. Teilbelastung nach 14 Wochen, Vollbelastung nach 16 Wochen, bei sichtbarem
Frakturspalt. 43 Wochen postop.: starke Callusbildung. *Kritik:* Relativ kurze
Fraktur — nach Osteosynthese noch
feststellbare Substanzdefekte.

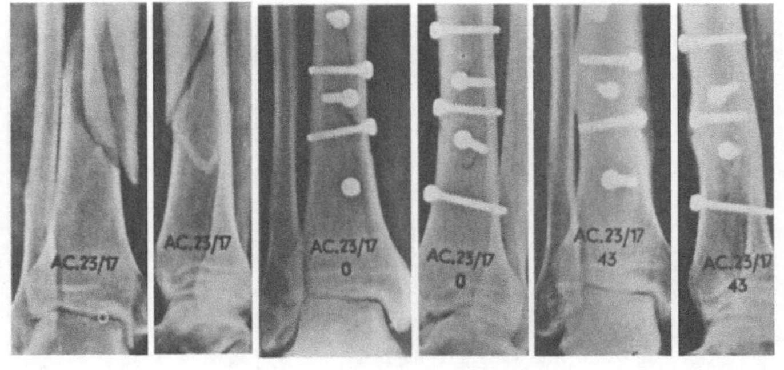

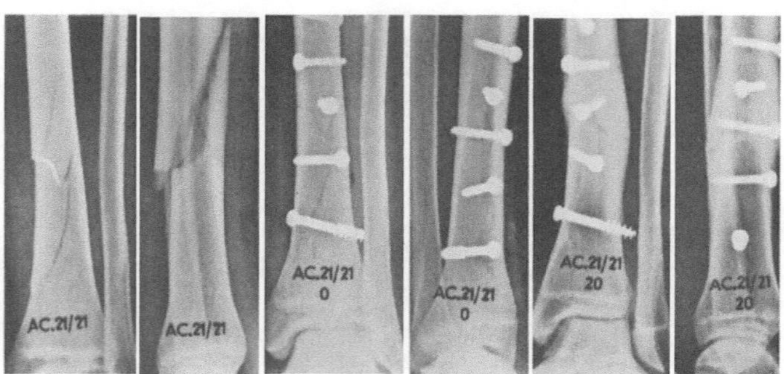

Abb. 206. E. B., 1945.
Skiunfall, Mehrfragmentenfraktur mit fast querer Frakturzone. Nachbehandlung mit Gehapparat. Teilbelastung nach 8 Wochen, Vollbelastung nach 10 Wochen. 20 Wochen postop.: Heilung mit Fixationscallus, leichter Varus. *Kritik:* Typische Plattenindikation! Pat. hat zu früh belastet.

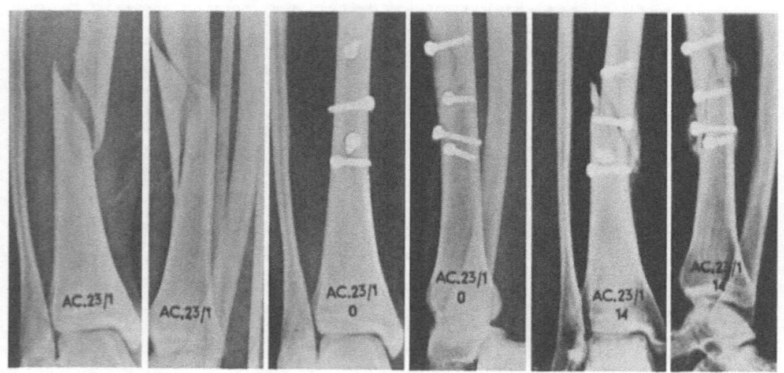

Abb. 207. K. E., 1946.
Skiunfall, Mehrfragmentenfraktur mit sehr kurzer, oberer Frakturlinie, Nachbehandlung mit Gehapparat. Refraktur 5 Wochen postop. ohne Trauma, Konsolodierung unter Entlastung. Teilbelastung nach 6 Wochen, Vollbelastung nach 15 Wochen. 14 Wochen postop.: starke Callusbildung. *Kritik:* Typische Plattenindikation!

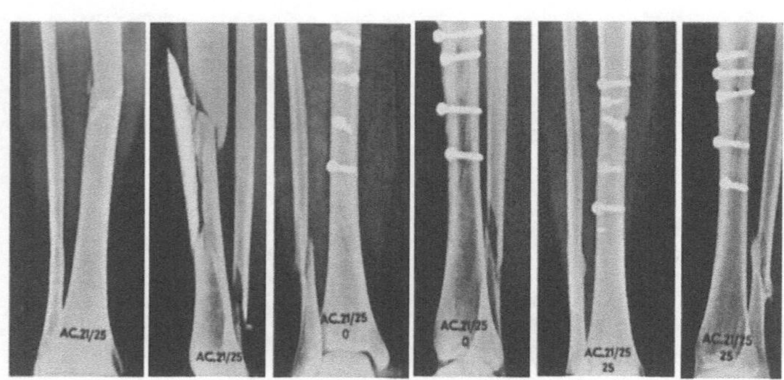

Abb. 208. N. N., 1946.
Skiunfall, Mehrfragmentenfraktur, fast kein Kontakt der Hauptfragmente. Nachbehandlung mit Oberschenkel-Gipsverband. Zunehmende Belastung nach 27 Wochen. 25 Wochen postop.: Fraktur in Durchbau begriffen. *Kritik:* Typische Plattenindikation!

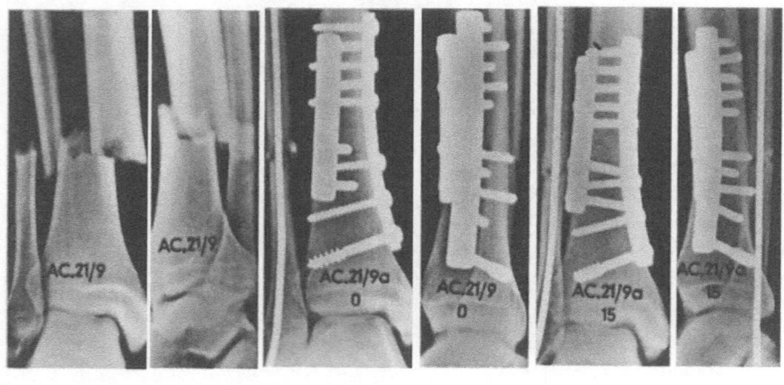

Plattenosteosynthesen

Querfrakturen

Abb. 209. C. H., 1942.
Skiunfall, Querfraktur, Osteosynthese mit 2 Kompressionsplatten. Nachbehandlung mit Gehapparat. Teilbelastung nach 5 Wochen, Vollbelastung nach 14 Wochen. 15 Wochen postop.: primäre Knochenheilung.

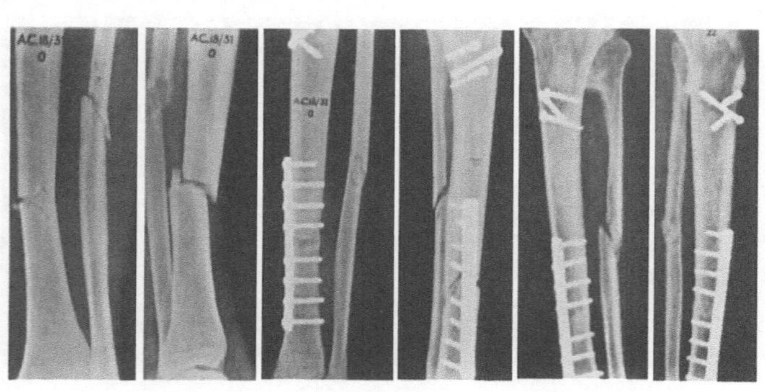

Abb. 210. S. H., 1899.
Arbeitsunfall, Querfraktur mit zusätzlicher Fissur im Tibiakopfbereich. Marknagelung wegen Verkennung der proximalen Fraktur, nachher Platte distal und Verschraubung proximal. Nachbehandlung mit Oberschenkel-Gipsverband. Teilbelastung nach $16^1/_2$ Wochen, Vollbelastung nach 22 Wochen, 22 Wochen postop.: in pp-Knochenheilung.

Reine Torsionsfrakturen

Abb. 211. F. R., 1916.
Skiunfall, kurze isolierte Tibia-Torsions-
fraktur. (Wegen Durchdrehen einer
Schraube wird eine Spongiosaschraube
verwendet). Nachbehandlung mit Gehapparat. Teilbelastung nach 9 Wochen,
Vollbelastung nach 10 Wochen. 22 Wochen postop.: primäre Knochenheilung.

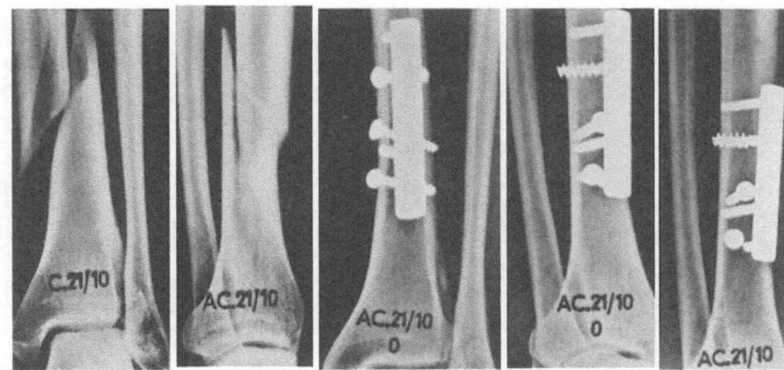

Abb. 212. S. N., 1936.
Skiunfall, doppelseitige Unterschenkel-
fraktur: links: Tibiatorsionsfraktur
(rechts s. Abb. 215). Versorgung mit
Platte zur Ermöglichung der baldigen
Frühbelastung. Nachbehandlung mit
Gehapparat. Vollbelastung nach 11 Wo-
chen. 16 Wochen postop.: primäre
Knochenheilung.

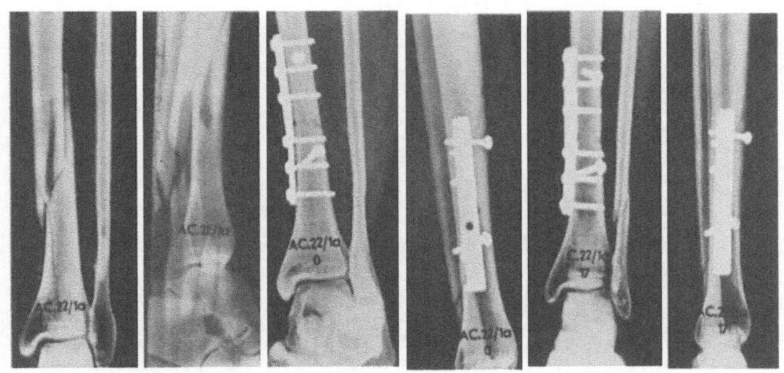

Drehkeilfrakturen

Abb. 213. E. K., 1926.
Skiunfall, Drehkeilfraktur: kleine Platte
zur Verbindung der beiden Hauptfragmente. Nachbehandlung mit Gehapparat. 17 Wochen postop.: in pp-Knochenheilung.

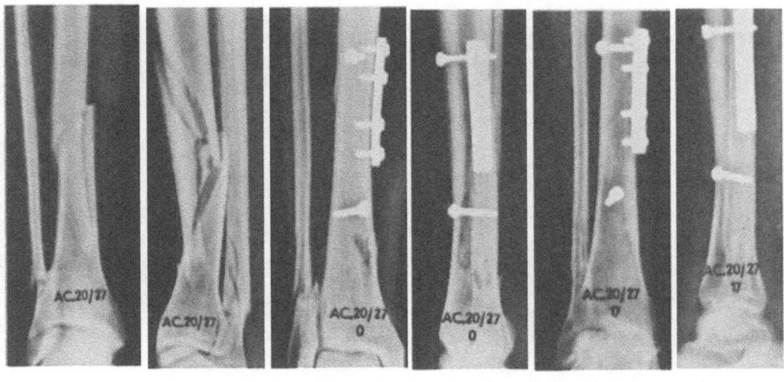

Abb. 214. M. E., 1928.
Skiunfall, Drehkeilfraktur. Nachbehandlung mit Gehapparat. Teilbelastung nach 12 Wochen, Vollbelastung
nach 14 Wochen. 17 Wochen postop.:
primäre Knochenheilung.

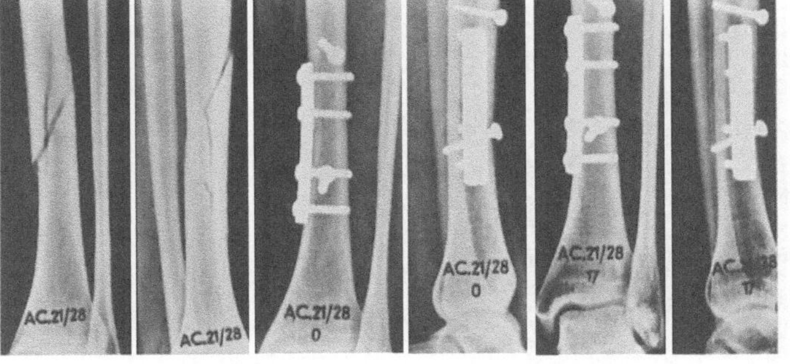

Abb. 215. S. N., 1936.
Skiunfall, doppelseitige Unterschenkelfraktur: rechts: Drehkeilfraktur (links
s. Abb. 212). Nachbehandlung mit Gehapparat. Vollbelastung nach 16 Wochen. 17 Wochen postop.: primäre
Knochenheilung.

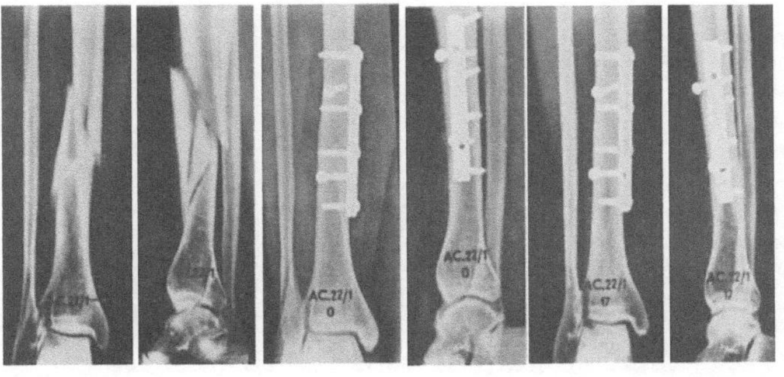

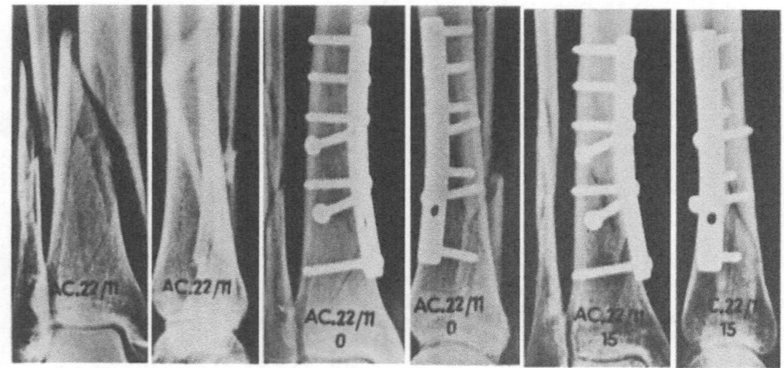

Abb. 216. A. H., 1921.
Skiunfall, Drehkeilfraktur mit zusätzlichen Aufsplitterungen. Operation 5 Tage nach Unfall wegen schlechtem Weichteilzustand. Nachbehandlung mit Gehapparat. Teilbelastung nach 12 Wochen, Vollbelastung nach 16 Wochen. 15 Wochen postop.: in pp-Knochenheilung.

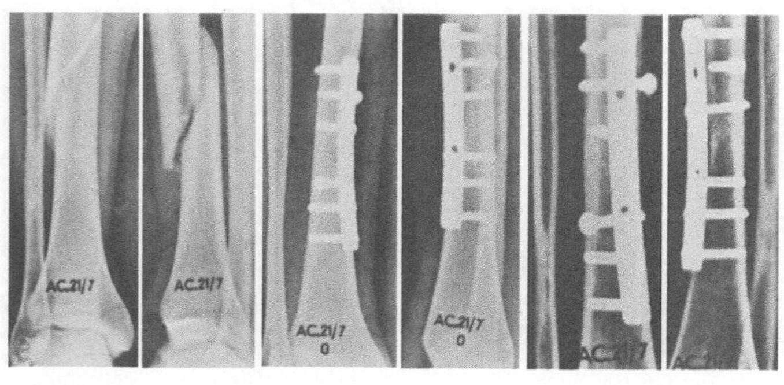

Abb. 217. S. C., 1929.
Skiunfall, Drehkeilfraktur. Nachbehandlung mit Gehapparat. Teilbelastung nach 13 Wochen, Vollbelastung nach 16 Wochen. 16 Wochen postop.: primäre Knochenheilung.

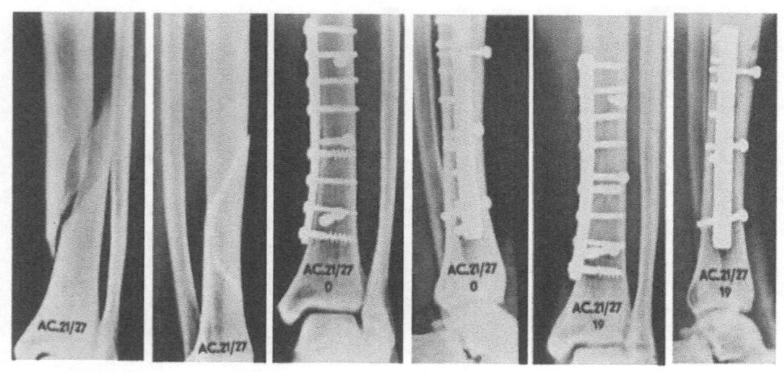

Abb. 218. H. R., 1916.
Skiunfall, Drehkeilfraktur. Nachbehandlung mit Unterschenkel-Plexidonverband. Teilbelastung nach $3^1/_2$ Wochen, Vollbelastung nach 12 Wochen. 19 Wochen postop.: primäre Knochenheilung.

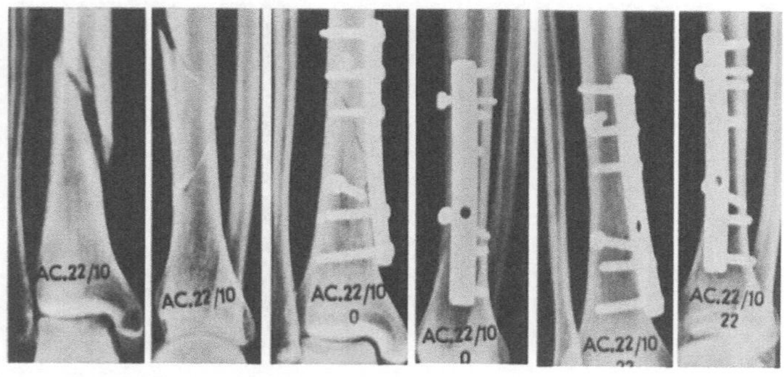

Abb. 219. G. M., 1925.
Skiunfall, doppelseitige Unterschenkelfraktur: rechts: Drehkeilfraktur (links s. Abb. 236). Pat. ist einarmig! Nachbehandlung mit Gehapparat. Teilbelastung nach 10 Wochen. Vollbelastung nach 20 Wochen. 22 Wochen postop.: primäre Knochenheilung.

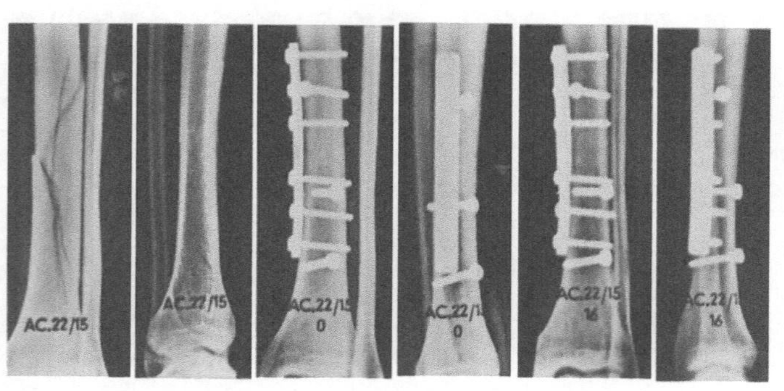

Abb. 220. K. R., 1940.
Skiunfall, Drehkeilfraktur. Nachbehandlung mit Gehapparat. Teilbelastung nach 9 Wochen, Vollbelastung nach 10 Wochen. 16 Wochen postop.: primäre Knochenheilung.

Abb. 221. D. A., 1903.
Verkehrsunfall, Drehkeilfraktur. Nachbehandlung mit Gehapparat. Teilbelastung nach 10 Wochen, Vollbelastung
nach 12 Wochen. 18 Wochen postop.:
primäre Knochenheilung.

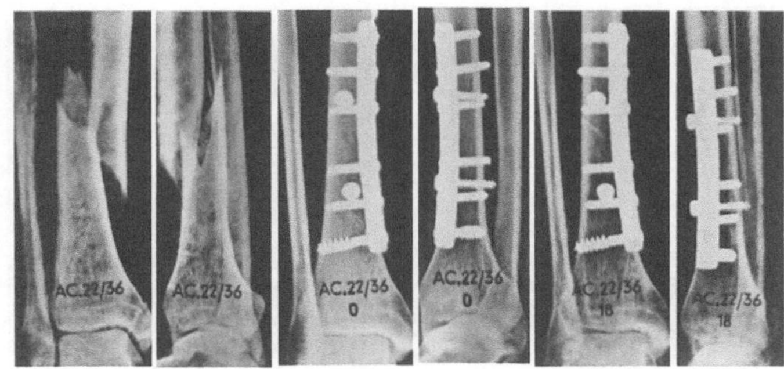

Abb. 222. E. T., 1922.
Skiunfall, Drehkeilfraktur. Nachbehandlung mit Gehapparat. Vollbelastung nach 16 Wochen. 20 Wochen
postop.: primäre Knochenheilung.

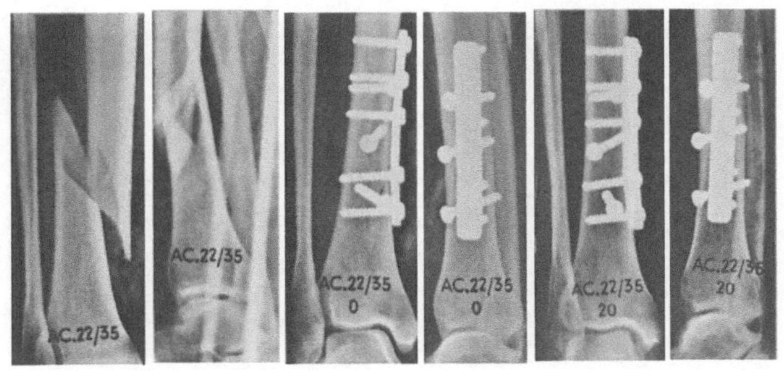

Abb. 223. H. A., 1936.
Skiunfall, isolierte Tibia-Drehkeilfrak-
tur. Nachbehandlung mit Gehapparat.
Teilbelastung nach 12 Wochen, Vollbelastung nach 13 Wochen. 16 Wochen postop.: primäre Knochenheilung.

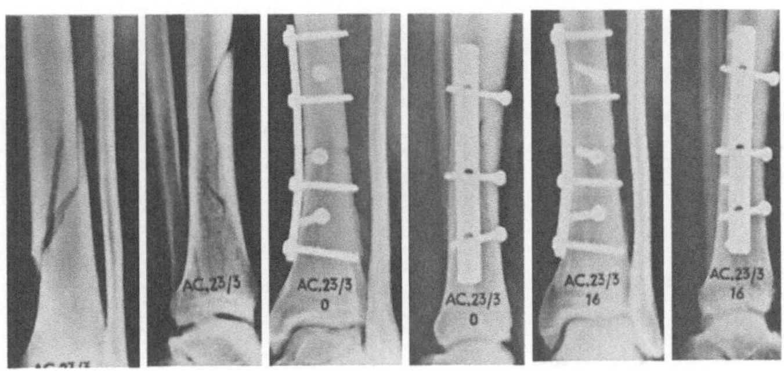

Abb. 224. M. R., 1902.
Sturz auf vereister Straße, Drehkeilfraktur. Nachbehandlung mit Gehapparat. Teilbelastung nach 11 Wochen,
Vollbelastung nach 15 Wochen. 16 Wochen postop.: primäre Knochenheilung.

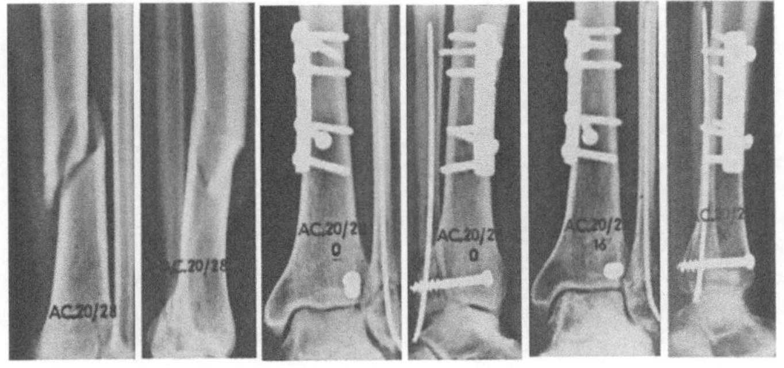

Abb. 225. F. W., 1925.
Skiunfall, Drehkeilfraktur. Nachbehandlung mit Gehapparat. Teilbelastung nach 6 Wochen, Vollbelastung
nach 9 Wochen.

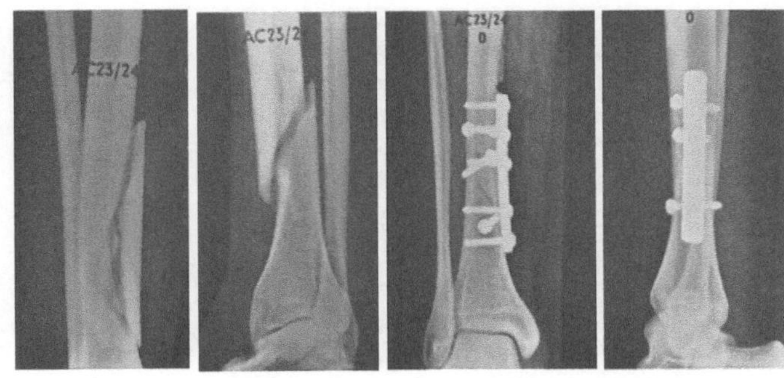

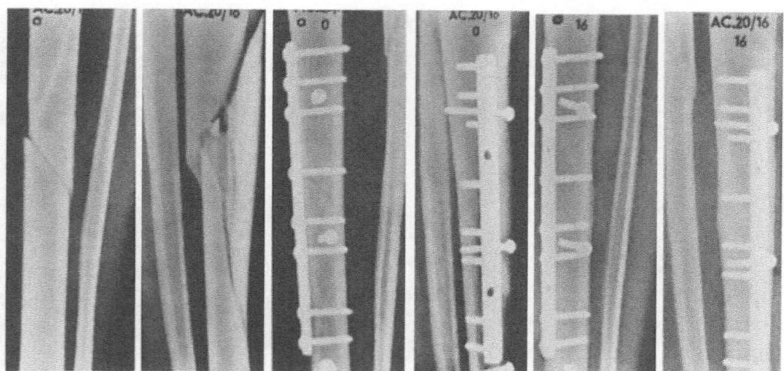

Abb. 226. P. C., 1942.
Skiunfall, Drehkeilfraktur. Nachbehandlung mit Unterschenkel-Plexidonverband. Teilbelastung nach $4^{1}/_{2}$ Wochen, Vollbelastung nach 9 Wochen. 16 Wochen postop.: kleiner Fixationscallus.

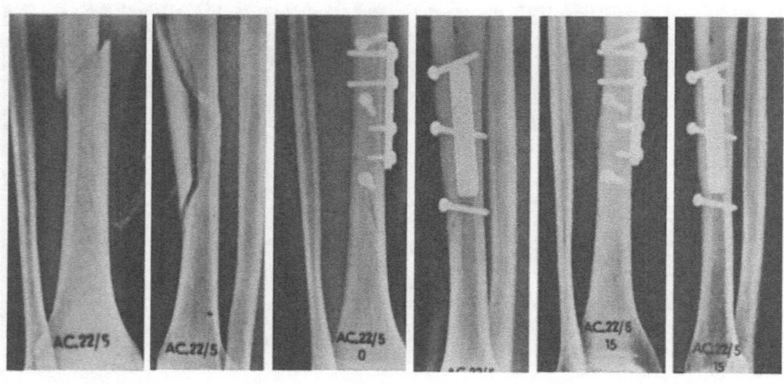

Abb. 227. M. B., 1940.
Skiunfall, Drehkeilfraktur. Nachbehandlung mit Gehapparat. Teilbelastung nach 15 Wochen, Vollbelastung nach 17 Wochen. 15 Wochen postop.: kleiner Fixationscallus.

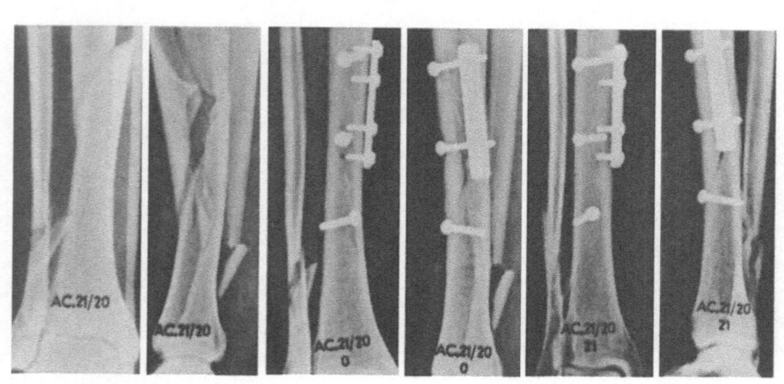

Abb. 228. S. W., 1921.
Skiunfall, Drehkeilfraktur: Kurze Schrauben wegen Anschlag der langen Schrauben an der hinteren Corticalis. Nachbehandlung mit Gehapparat. Teilbelastung nach 10 Wochen, Vollbelastung nach 16 Wochen. 21 Wochen postop.: Sichtbarer Frakturspalt, kleiner Fixationscallus. *Kritik:* Etwas frühe Vollbelastung angesichts der relativ geringen Stabilisierung zwischen den Hauptfragmenten.

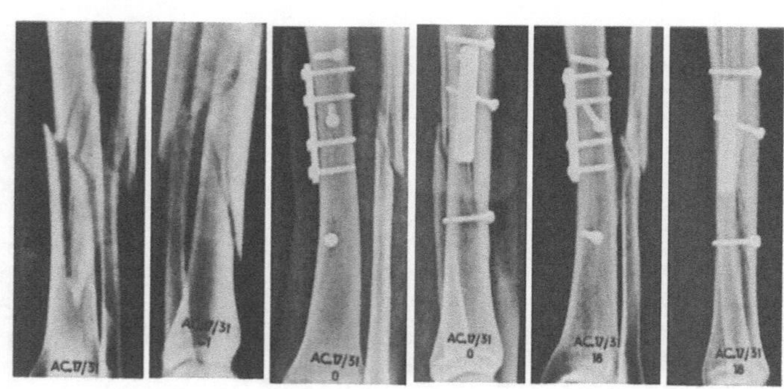

Abb. 229. D. H., 1940.
Skiunfall, Drehkeilfraktur. Operation 1 Woche nach Unfall wegen schlechtem Weichteilzustand. Nachbehandlung mit Gehapparat. Teilbelastung nach 8 Wochen, Vollbelastung nach 14 Wochen. 18 Wochen postop.: kleiner Fixationscallus.

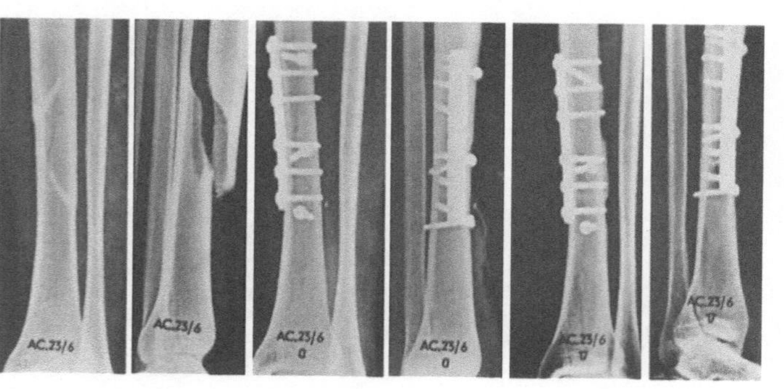

Abb. 230. B. W., 1941.
Skiunfall, Drehkeilfraktur. Nachbehandlung ohne äußere Fixation. Teilbelastung nach 4 Wochen, Vollbelastung nach 6 Wochen. 17 Wochen postop.: Fixationscallus.

Abb. 231. S. W., 1918.
Skiunfall, Drehkeilfraktur. Nachbehandlung mit Gehapparat. Teilbelastung nach 12 Wochen, Vollbelastung nach 13 Wochen. 17 Wochen postop.: Fixationscallus bei noch sichtbarem Frakturspalt.

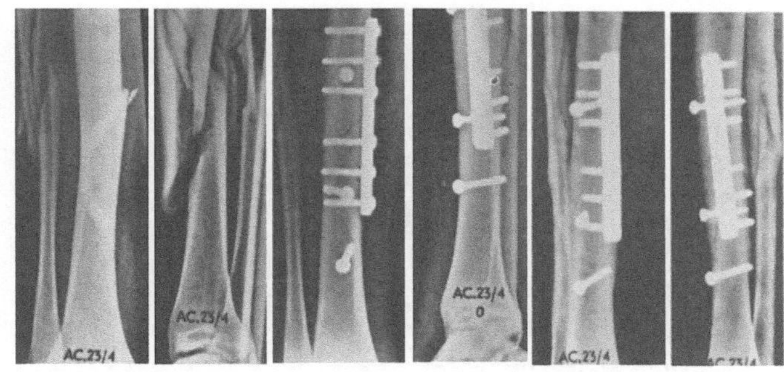

Abb. 232. S. H., 1935.
Skiunfall, Drehkeilfraktur. Nachbehandlung mit Gehapparat. Teilbelastung nach 7 Wochen, Vollbelastung nach 9 Wochen. Verbiegung der Platte bei Autounfall 16 Wochen postop.: Neue Fraktur (zusätzlich Femurfraktur!). Konsolidierung unter Entlastung.

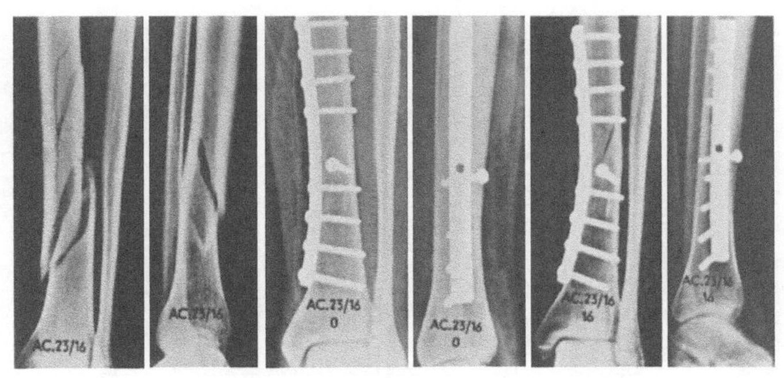

Abb. 233. H. H., 1920.
Skiunfall, Drehkeilfraktur. Nachbehandlung mit Gehapparat. Refraktur nach schwerem Sturz $6^1/_2$ Wochen nach Unfall (Äthyl!). Konsolidierung unter Entlastung im Oberschenkel-Gipsverband. 14 Wochen postop.: starke Callusbildung bei sichtbarem Frakturspalt, dislocatio ad latus, klinisch fest, deshalb keine Reintervention.

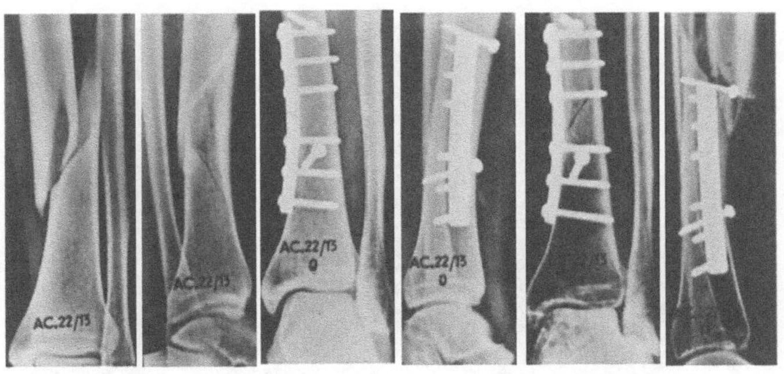

Mehrfragmenten- und Trümmerfrakturen

Abb. 234. C. L., 1910.
Skiunfall, Mehrfragmentenfraktur. Nachbehandlung mit Gehapparat. Teilbelastung nach 5 Wochen, Vollbelastung nach 12 Wochen. 16 Wochen postop.: primäre Knochenheilung.

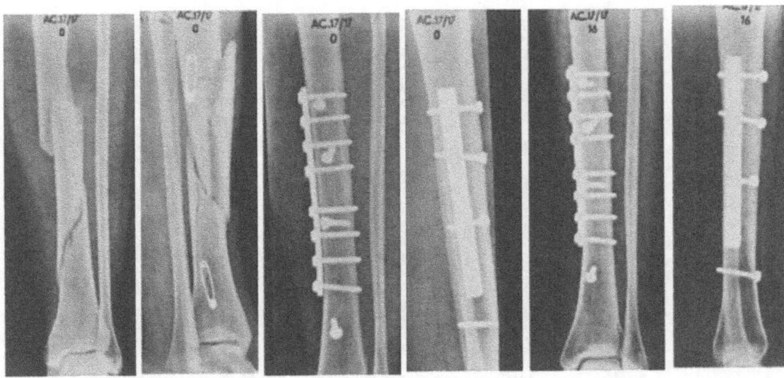

Abb. 235. K. M., 1916.
Skiunfall, Mehrfragmentenfraktur. Nachbehandlung mit Gehapparat. Teilbelastung nach 10 Wochen, Vollbelastung nach 16 Wochen. 26 Wochen postop.: primäre Knochenteilung.

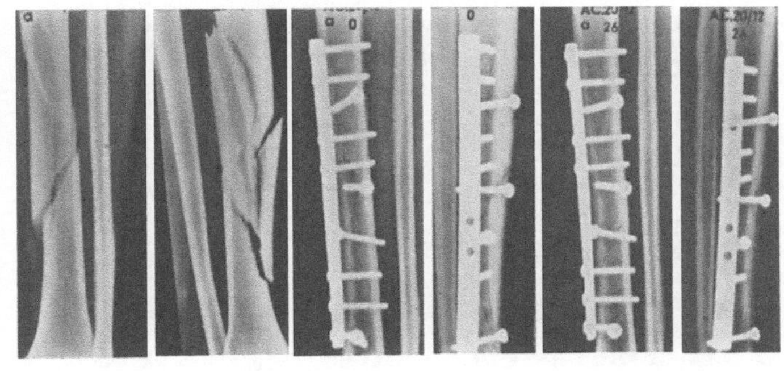

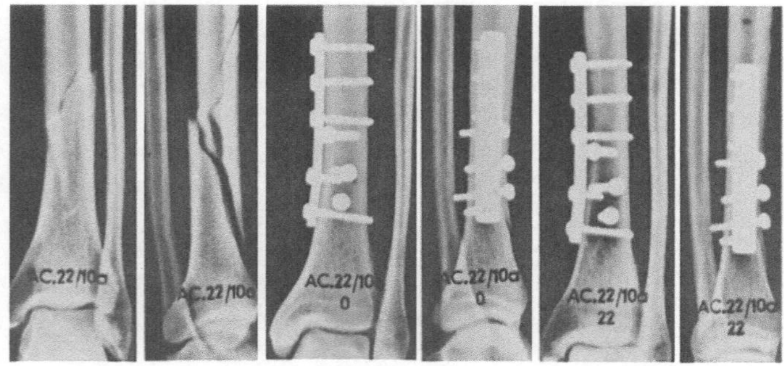

Abb. 236. G. M., 1925.
Skiunfall, doppelseitige Unterschenkelfraktur: links: Mehrfragmentenfraktur.
(rechts s. Abb. 219). Pat. ist einarmig!
Nachbehandlung mit Gehapparat. Teilbelastung nach 10 Wochen, Vollbelastung nach 20 Wochen. 22 Wochen
postop.: primäre Knochenheilung.

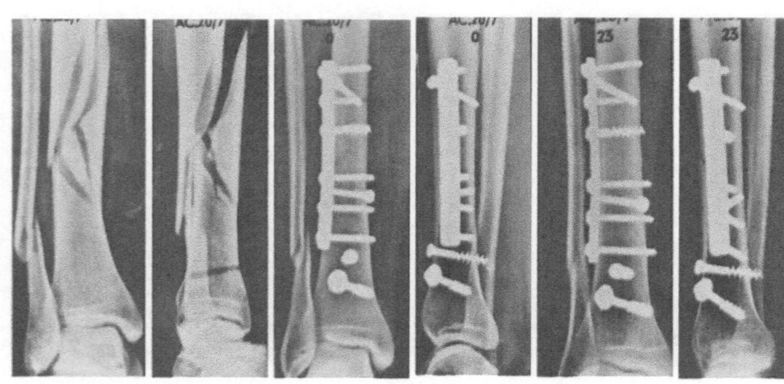

Abb. 237. T. B., 1934.
Skiunfall, Mehrfragmentenfraktur.
Nachbehandlung mit Gehapparat. Teilbelastung nach 10 Wochen, Vollbelastung nach 12 Wochen. 23 Wochen
postop.: primäre Knochenheilung.

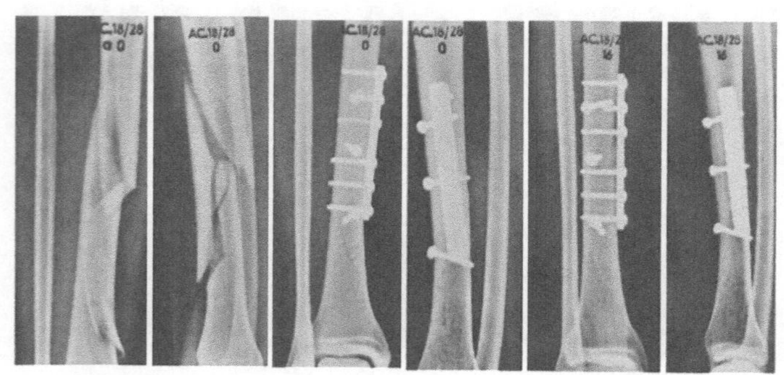

Abb. 238. B. W., 1935.
Skiunfall, Mehrfragmentenfraktur.
Nachbehandlung mit Gehapparat. Teilbelastung nach 15 Wochen, Vollbelastung nach 18 Wochen. 16 Wochen
postop.: primäre Knochenheilung.

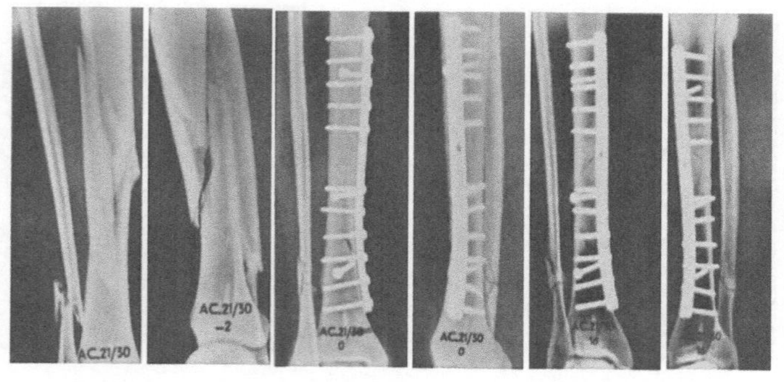

Abb. 239. H. H., 1926.
Skiunfall, Mehrfragmentenfraktur. Operation 14 Tage nach Unfall wegen
schlechtem Weichteilzustand. Nachbehandlung mit Gehapparat. Teilbelastung nach $10^{1}/_{2}$ Wochen, Vollbelastung nach 12 Wochen. 16 Wochen
postop.: in pp-Knochenheilung.

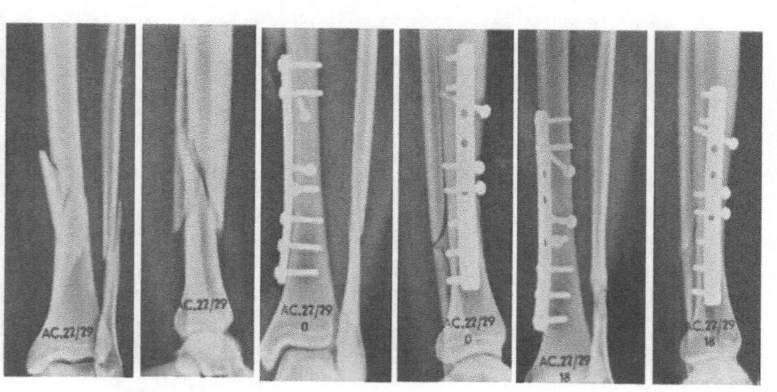

Abb. 240. S. W., 1938.
Skiunfall, Mehrfragmentenfraktur.
Nachbehandlung mit Gehapparat. Teilbelastung nach 10 Wochen, Vollbelastung nach 14 Wochen. 18 Wochen
postop.: primäre Knochenheilung.

Abb. 241. A. K., 1903.
Sturz aus dem Bett (bettlägerige Anstaltsinsassin), Mehrfragmentenfraktur.
Keine äußere Fixation möglich, da Pat.
völlig uneinsichtig und stark agitiert.
21 Wochen postop.: primäre Knochenheilung.

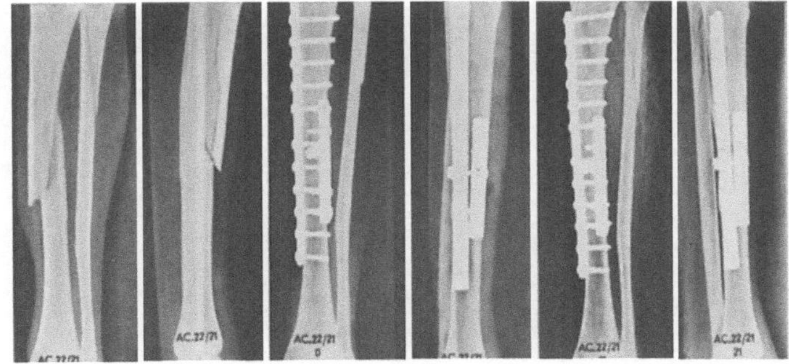

Abb. 242. B. R., 1937.
Sturz vom Pferd, Mehrfragmentenfraktur: Osteosynthese mit 2 Kompressionsplatten! Nachbehandlung mit Gehapparat. Teilbelastung nach 8 Wochen,
Vollbelastung nach 16 Wochen. 30 Wochen postop.: primäre Knochenheilung.

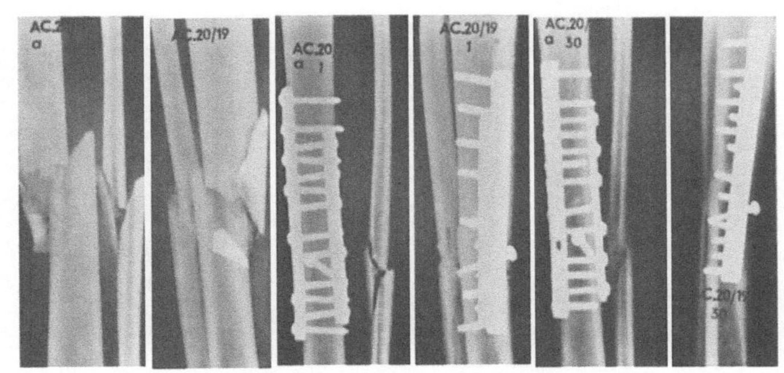

Abb. 243. N. L., 1929.
Skiunfall, Mehrfragmentenfraktur.
Nachbehandlung mit Gehapparat. Teilbelastung nach 9 Wochen, Vollbelastung nach 12 Wochen. 16 Wochen
postop.: primäre Knochenheilung.

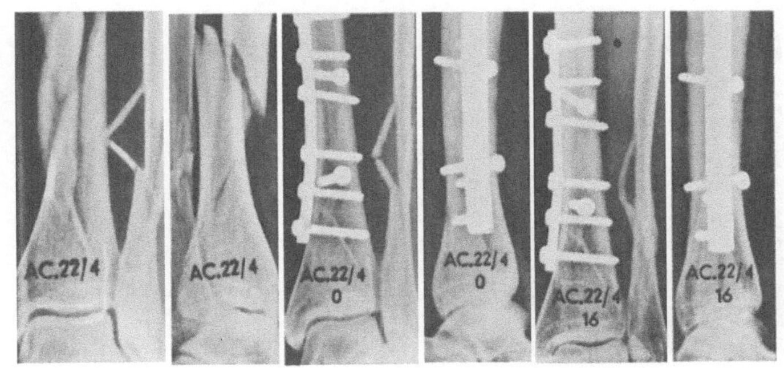

Abb. 244. M. G., 1915.
Skiunfall, Mehrfragmentenfraktur bei
Status nach konservativ behandelter
Unterschenkelfraktur. Nachbehandlung mit Gehapparat. Vollbelastung
nach 18 Wochen. 19 Wochen postop.:
in pp-Knochenheilung.

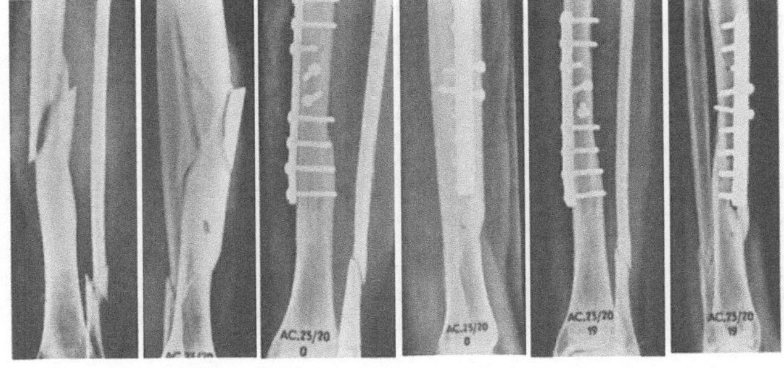

Abb. 245. G. I., 1936.
Skiunfall, Mehrfragmentenfraktur.
Nachbehandlung mit Gehapparat. Teilbelastung nach 18 Wochen, Vollbelastung nach 20 Wochen. 16 Wochen
postop.: in pp-Knochenheilung.

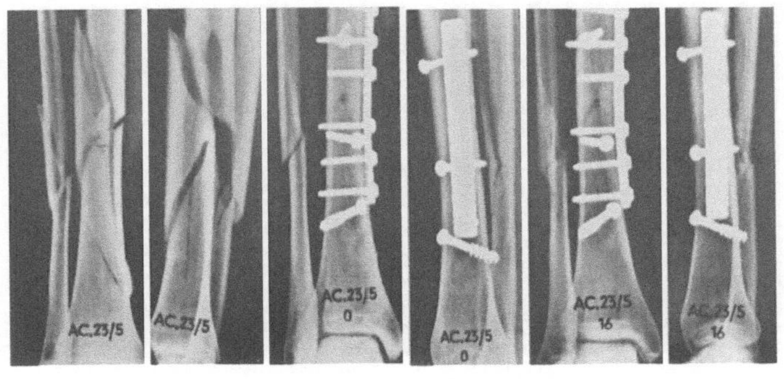

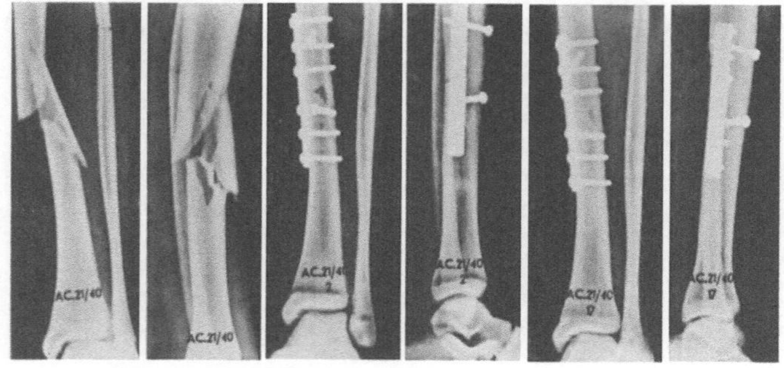

Abb. 246. M. F., 1946.
Skiunfall, Mehrfragmentenfraktur.
Nachbehandlung mit Unterschenkel-
Plexidonverband. Teilbelastung nach
10 Wochen, Vollbelastung nach 12 Wo-
chen. 17 Wochen postop.: in primärer
Knochenheilung.

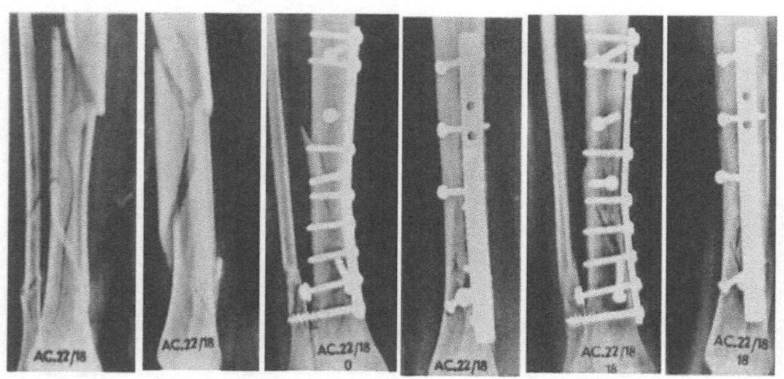

Abb. 247. K. M., 1 913.
Skiunfall, Mehrfragmentenfraktur.
Nachbehandlung ohne äußere Fixation
wegen langer Incision, nach 1 Monat
Gehapparat. Man beachte die Fibula-
fixation von medial her (unterste
Schraube) sowie die Schraube mit
Gegenmutter (2. unterste Schraube) wegen Durchdrehens (siehe auch Abb. 125).
Teilbelastung nach 12 Wochen, Vollbelastung nach 20 Wochen. 18 Wochen
postop.: kleiner Fixationscallus, bei
noch sichtbarem Frakturspalt.

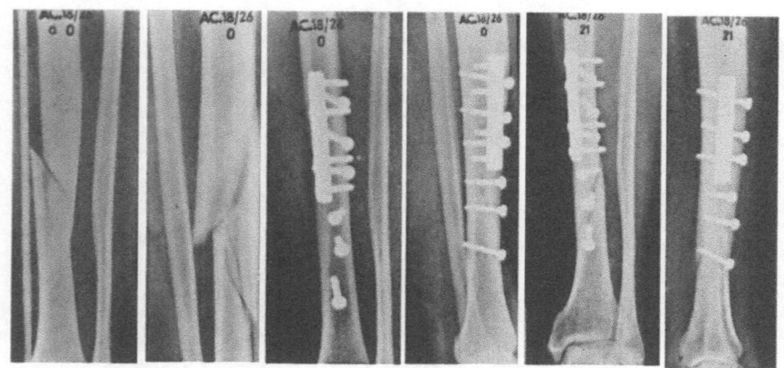

Abb. 248. A. H., 1925.
Skiunfall, Mehrfragmentenfraktur.
Nachbehandlung mit Unterschenkel-
Plexidonverband. Teilbelastung nach
$18^1/_2$ Wochen, Vollbelastung nach 21 Wochen. 21 Wochen postop.: kleiner Fixationscallus bei noch sichtbarem Frakturspalt. *Kritik:* Zu kurze Platte,
leichte Dislokation distal der Platte
nach Sturz 5 Wochen postop., Konsolidierung unter Entlastung.

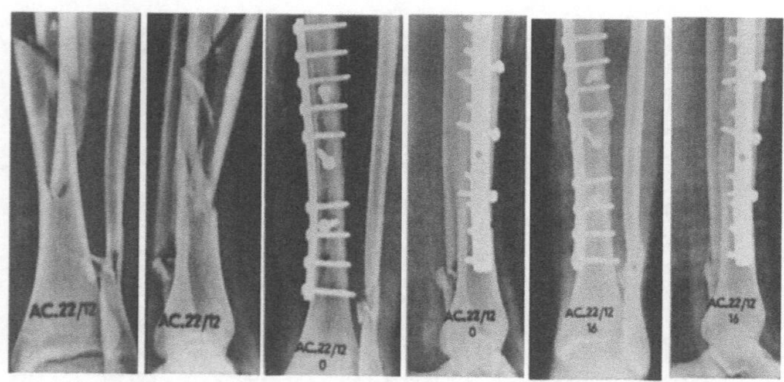

Abb. 249. W. V., 1945.
Skiunfall, Mehrfragmentenfraktur.
Nachbehandlung mit Gehapparat. Teilbelastung nach 12 Wochen, Vollbelastung nach 13 Wochen. 16 Wochen
postop.: kleiner Fixationscallus bei noch
sichtbarem Frakturspalt.

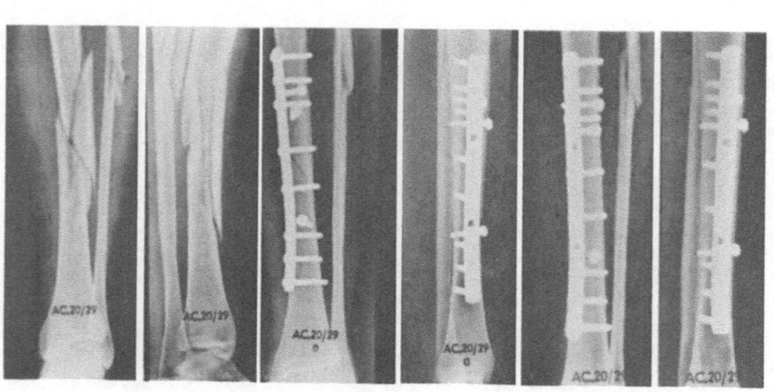

Abb. 250. V. E., 1938.
Skiunfall, Mehrfragmentenfraktur.
Nachbehandlung mit Gehapparat. Teilbelastung nach 10 Wochen, Vollbelastung nach 12 Wochen. 17 Wochen
postop.: in pp-Knochenheilung.

Abb. 251. S. M., 1944.
Skiunfall, Mehrfragmentenfraktur.
Nachbehandlung mit Gehapparat. Vollbelastung nach 10 Wochen. 17 Wochen
postop.: primäre Knochenheilung.

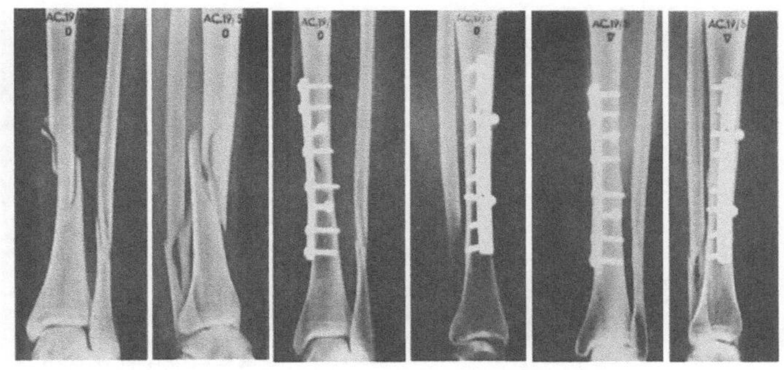

Abb. 252. B. K., 1930.
Skiunfall, Mehrfragmentenfraktur.
Nachbehandlung mit Unterschenkel-Plexidonverband. Teilbelastung nach
14 Wochen, Vollbelastung nach 18 Wochen. 22 Wochen postop.: in pp-Knochenheilung.

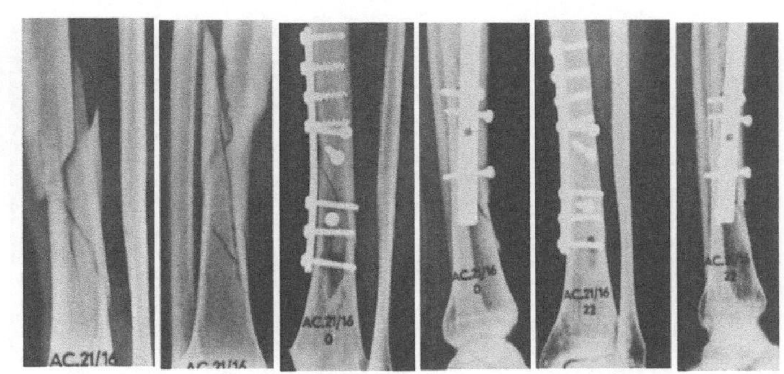

Abb. 253. G. B., 1939.
Skiunfall, Mehrfragmentenfraktur.
Nachbehandlung ohne äußere Fixation.
Teilbelastung nach 7 Wochen, Vollbelastung nach 8 Wochen. 17 Wochen
postop.: „Schalencallus". *Kritik:* Relativ kurze Platte, zu frühe Belastung.

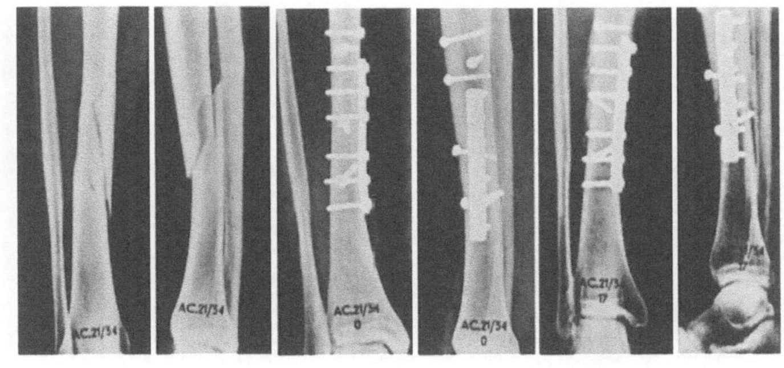

Abb. 254. M. J., 1936.
Skiunfall, Mehrfragmentenfraktur.
Nachbehandlung mit Gehapparat. Teilbelastung nach 6 Wochen, Vollbelastung nach 8 Wochen. 17 Wochen
postop.: „Schalencallus". *Kritik:* zu
frühe Belastung!

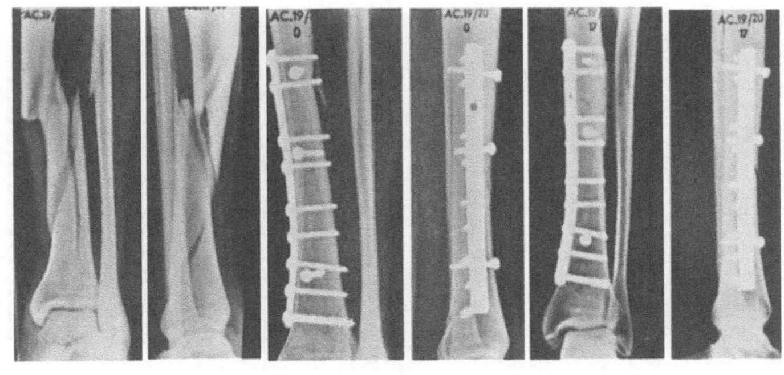

Abb. 255. M. F., 1944.
Skiunfall, Mehrfragmentenfraktur.
Nachbehandlung mit Gehapparat. Teilbelastung nach 5 Wochen, Vollbelastung nach 6 Wochen. 31 Wochen
postop.: starke Callusbildung bei noch
sichtbarem Frakturspalt. *Kritik:* Relativ kurze Platte — zu frühe Belastung.

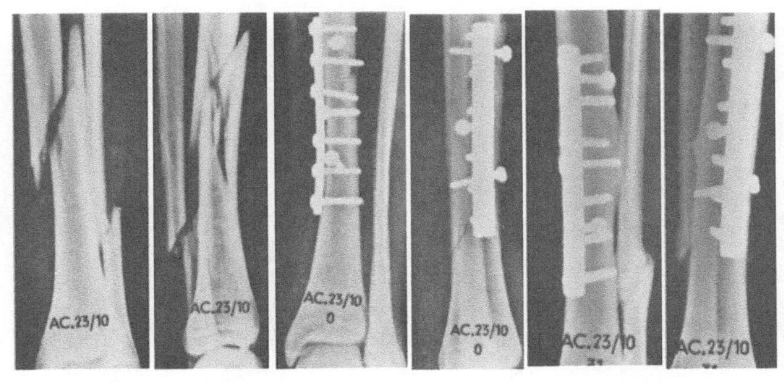

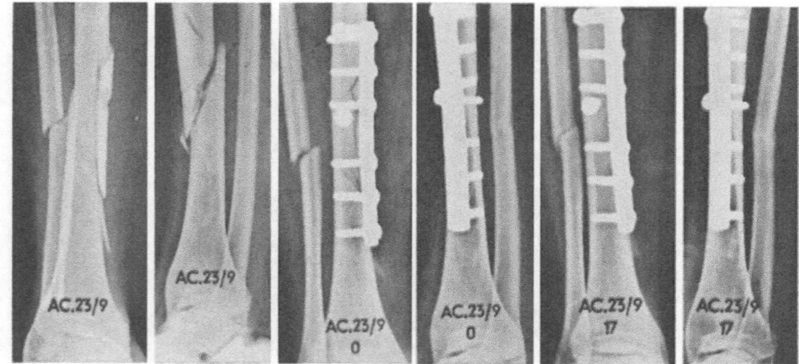

Abb. 256. G. E., 1929.
Skiunfall, Mehrfragmentenfraktur.
Nachbehandlung mit Gehapparat. Partielle Refraktur nach Sturz $2^1/_2$ Wochen nach Operation. Konsolidierung unter Entlastung. Volle Belastung nach 18 Wochen. 17 Wochen postop.: kleiner Fixationscallus.

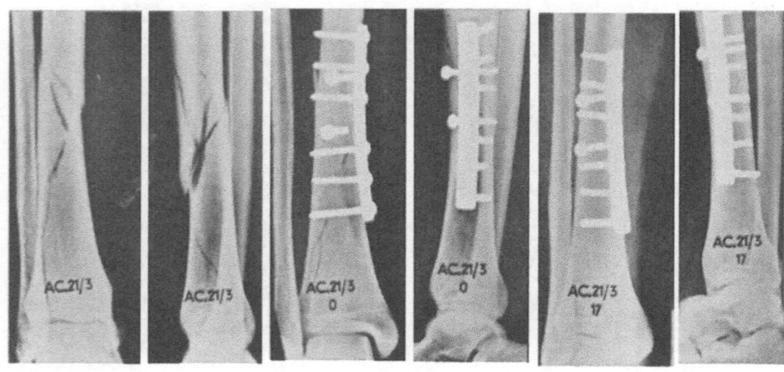

Abb. 257. M. G., 1937.
Skiunfall, isolierte Tibiatrümmerfraktur. Nachbehandlung mit Gehapparat. Teilbelastung nach $11^1/_2$ Wochen, Vollbelastung nach 16 Wochen. 17 Wochen postop.: primäre Knochenheilung.

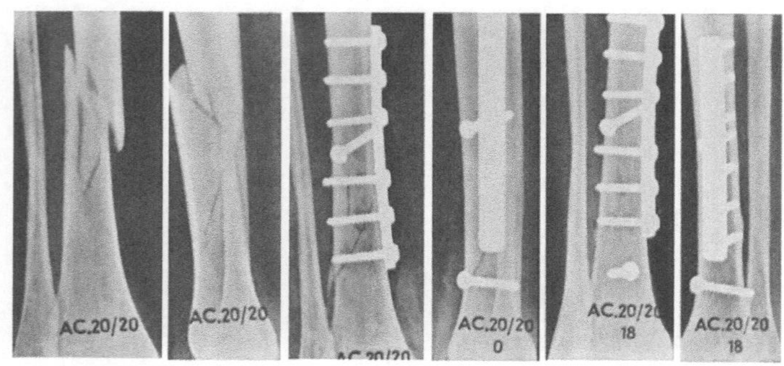

Abb. 258. R. A., 1906.
Sturz im Schnee, Trümmerfraktur. Nachbehandlung mit Gehapparat. Vollbelastung nach 19 Wochen. 18 Wochen postop.: primäre Knochenheilung.

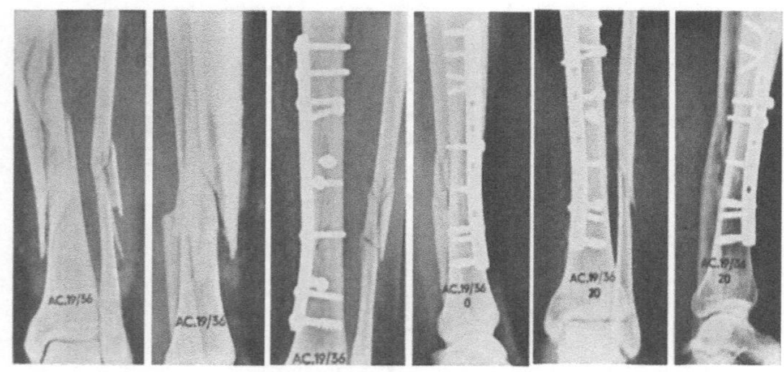

Abb. 259. G. E., 1909.
Skiunfall, offene Trümmerfraktur. Nachbehandlung mit Gehapparat. Zunehmende Belastung nach 14 Wochen. 20 Wochen postop.: primäre Knochenheilung.

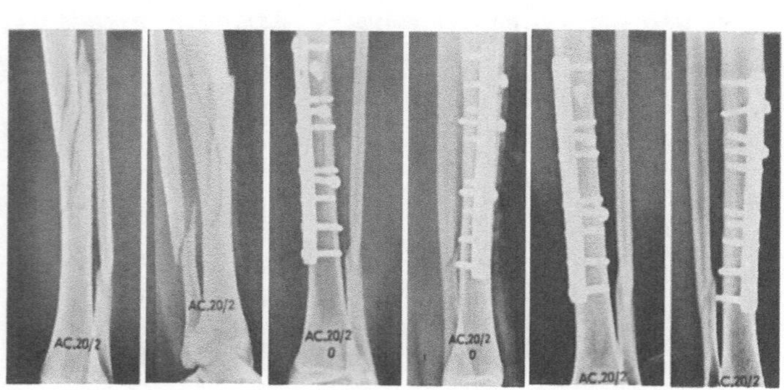

Abb. 260. H. M., 1945.
Skiunfall, Trümmerfraktur. Nachbehandlung mit Gehapparat. Teilbelastung nach 6 Wochen, Vollbelastung nach 11 Wochen. 19 Wochen postop.: primäre Knochenheilung.

Abb. 261. B. L., 1924.
Autounfall, Trümmerfraktur. Keine
äußere Fixation wegen gleichzeitig
operierter Dash-Board-Injury. Pat.
wurde vom 2. postop. Tag an antikoa-
guliert. Belastung wegen Dash-Board-
Injury verboten! 24 Wochen postop.:
in pp-Knochenheilung.

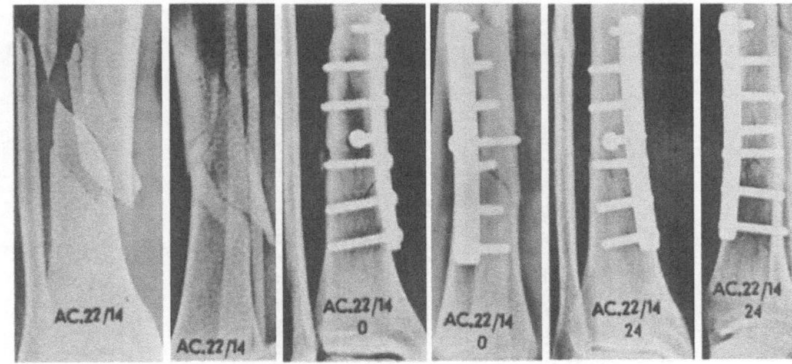

Abb. 262. S. R., 1929.
Skiunfall, Trümmerfraktur. Nachbehandlung mit Gehapparat. Zunehmende
Belastung nach 12 Wochen. 18 Wochen
postop.: primäre Knochenheilung.

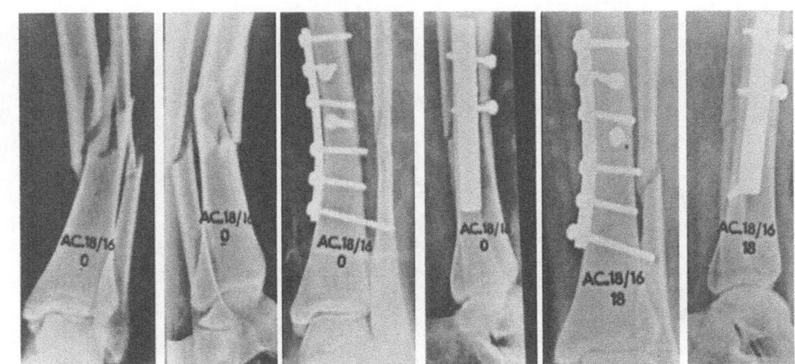

Abb. 263. K. H., 1939.
Skiunfall, Trümmerfraktur. Nachbehandlung mit Gehapparat. Teilbelastung nach 11 Wochen, Vollbelastung
nach 15 Wochen. 31 Wochen postop.:
primäre Knochenheilung.

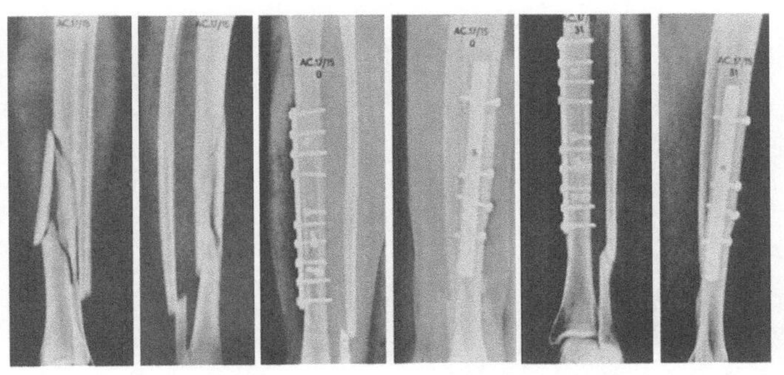

Abb. 264. L. L., 1935.
Skiunfall, Trümmerfraktur. Nachbehandlung mit Gehapparat. Teilbelastung nach 9 Wochen, Vollbelastung
nach 21 Wochen. 22 Wochen postop.:
biomechanisch interessanter Fixationscallus am Hauptfrakturspalt.

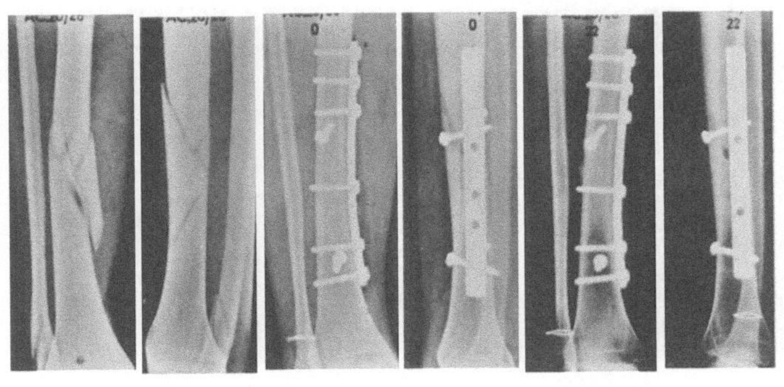

Abb. 265. v. B. I., 1921.
Skiunfall, Trümmerfraktur. Nachbehandlung mit Gehapparat. Teilbelastung nach 14 Wochen, Vollbelastung
nach 17 Wochen. 17 Wochen postop.:
primäre Knochenheilung.

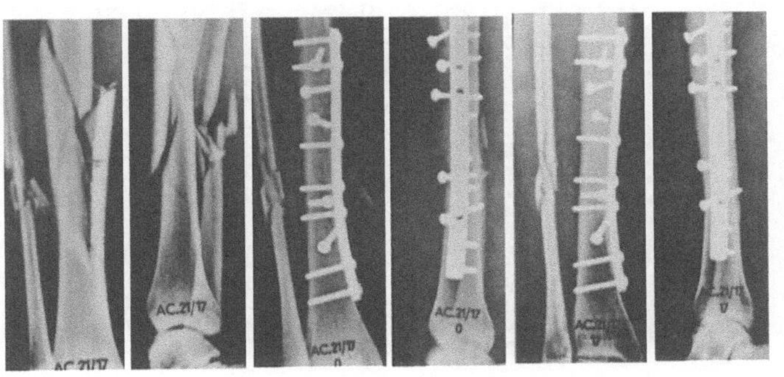

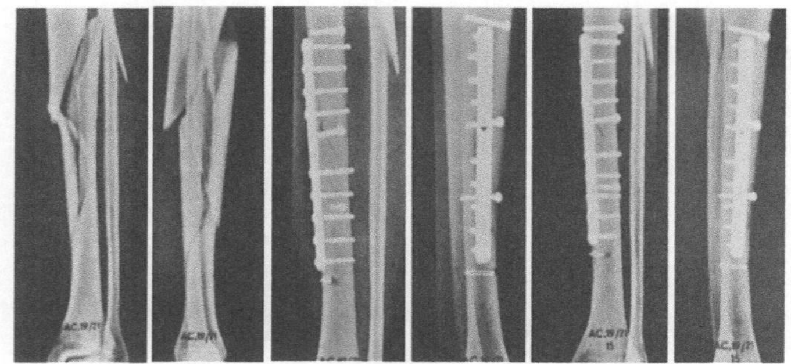

Abb. 266. H. J., 1927.
Skiunfall, Trümmerfraktur. Nachbehandlung ohne äußere Fixation wegen langer Incision, Gehapparat nach 1 Monat. Teilbelastung nach 13 Wochen, Vollbelastung nach 14 Wochen. 15 Wochen postop.: in pp-Heilung.

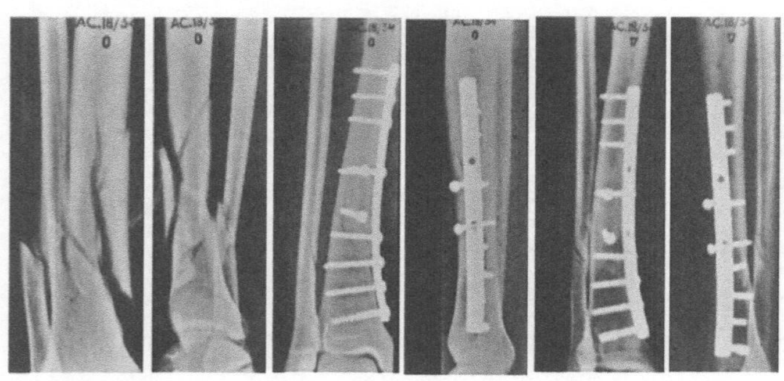

Abb. 267. L. E., 1923.
Skiunfall, Trümmerfraktur, Spongiosaplastik aus Trochanter major. Nachbehandlung mit Gehapparat. Teilbelastung nach 10 Wochen, Vollbelastung nach 12 Wochen. 17 Wochen postop.: kleiner Fixationscallus.

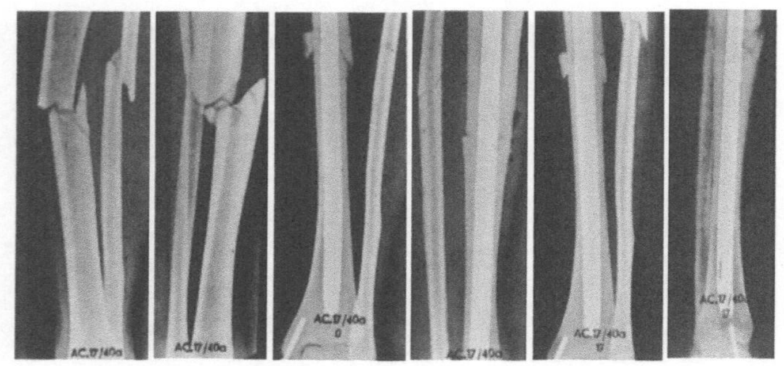

Marknagelung — Kurze Frakturen

Abb. 268. B. F., 1942.
Autounfall, kurze offene Unterschenkelfraktur. Gleichzeitige operative Versorgung einer Oberschenkelfraktur. Keine äußere Fixation. Zunehmende Belastung nach 16 Wochen. 17 Wochen postop.: Fixationscallus, Fraktur in Heilung.

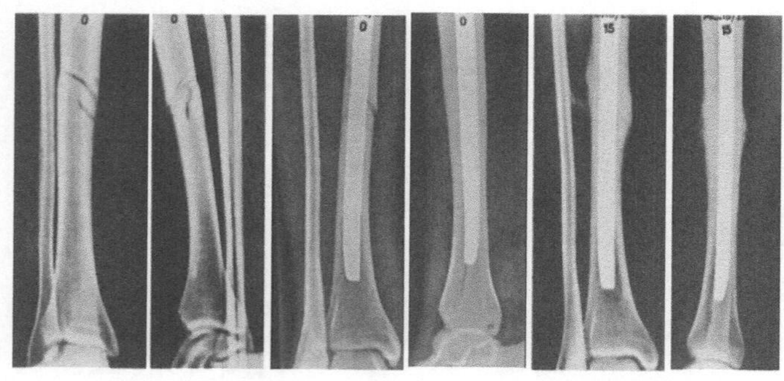

Abb. 269. C. P., 1941.
Skiunfall, kurze Fraktur. Keine äußere Fixation. Vollbelastung nach 5 Wochen. 15 Wochen postop.: größerer Fixationscallus, in Heilung.

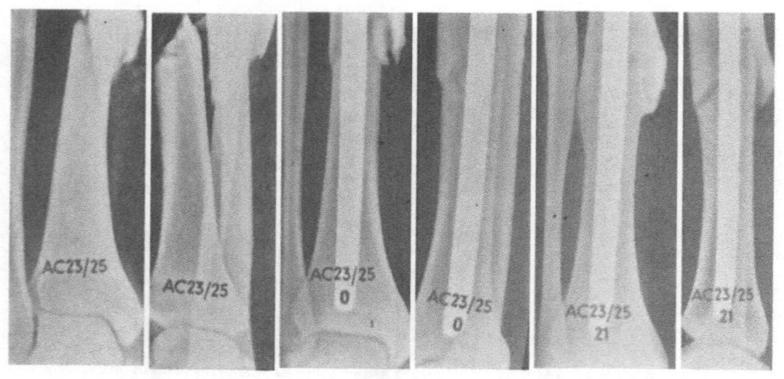

Abb. 270. B. J., 1942.
Verkehrsunfall, kurze offene Fraktur. Keine äußere Fixation. Teilbelastung nach 4 Wochen, Vollbelastung nach 7 Wochen. 21 Wochen postop.: größerer Fixationscallus, in Heilung.

Abb. 271. C. F., 1908.
Arbeitsunfall, kurze Fraktur. Nachbehandlung mit Gehapparat. Teilbelastung nach 10 Wochen, Vollbelastung nach 24 Wochen (Perforation des distalen Tibiaplateaus bei Operation, daher lange Entlastung). 21 Wochen postop.: beginnender Durchbau.

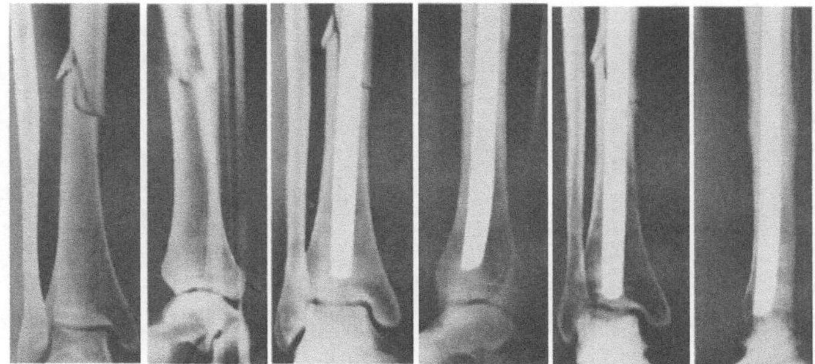

Abb. 272. P. P., 1920.
Skiunfall, kurze Fraktur. Nachbehandlung mit Gehapparat. Teilbelastung nach 6 Wochen, Vollbelastung nach 7 Wochen. 19 Wochen postop.: starke Callusbildung, Fraktur im Durchbau.

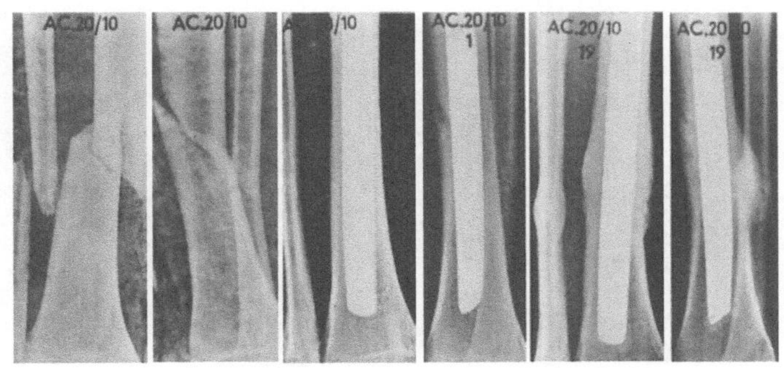

Abb. 273. W. A., 1937.
Skiunfall, kurze Fraktur. Nachbehandlung mit Gehapparat. Teilbelastung nach 7$^1/_2$ Wochen, Vollbelastung nach 9 Wochen. 17 Wochen postop.: Fixationscallus.

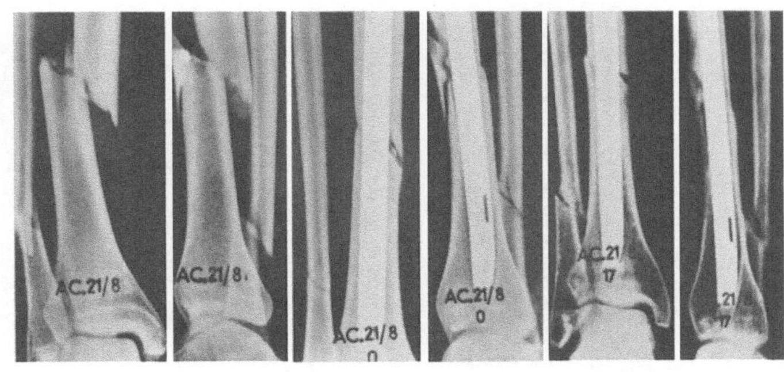

Abb. 274. H. H., 1944.
Skiunfall, kurze Fraktur. Cerclage wegen zusätzlichem Längsspalt. Keine äußere Fixation. Teilbelastung nach 8 Wochen, Vollbelastung nach 14 Wochen. Entfernung der Cerclage nach 23 Wochen. 23 Wochen postop.: in Durchbau begriffen. *Kritik:* Cerclagen sollten in der Regel nach 3 Monaten entfernt werden.

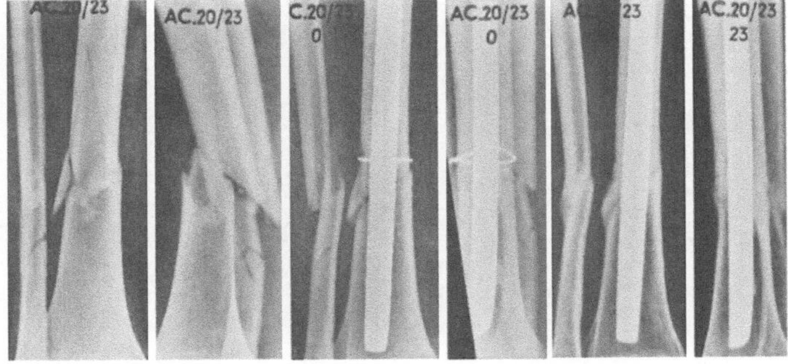

Abb. 275. N. E., 1940.
Skiunfall, offene Mehrfragmentenfraktur, Durchtritt des proximalen Tibiafragmentes nach außen. Cerclage zur Anfixierung des Biegungskeiles. Keine äußere Fixation. Teilbelastung nach 6$^1/_2$ Wochen, Vollbelastung nach 15 Wochen. 19 Wochen postop.: Fixationscallus, in Durchbau begriffen. *Kritik:* Cerclagen sollten in der Regel nach 3 Monaten entfernt werden.

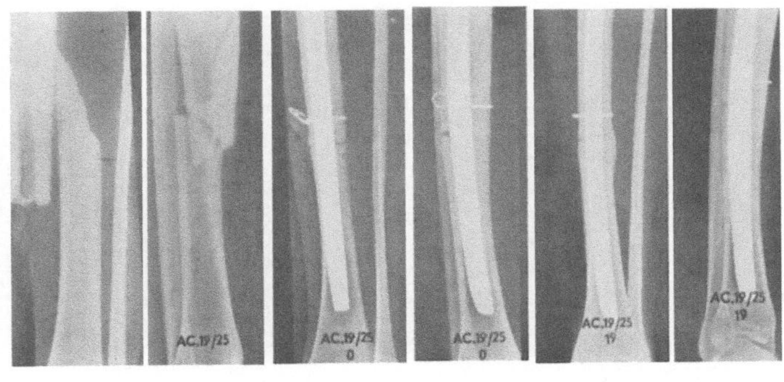

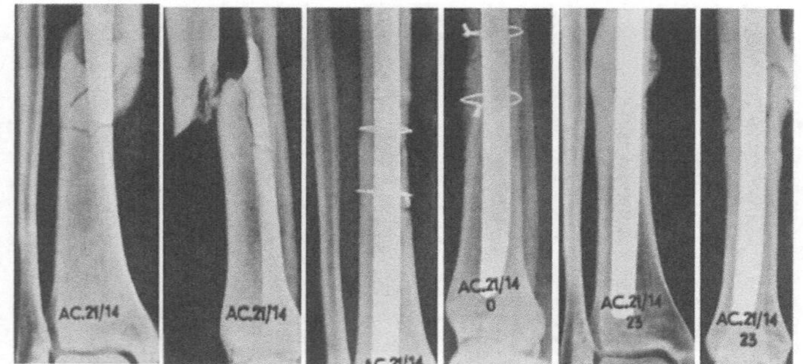

Abb. 276. C. J., 1941.
Autounfall, kurze offene Fraktur. Nachbehandlung mit Gehapparat. Teilbelastung nach 9 Wochen, Vollbelastung nach 11 Wochen. Entfernung der Cerclage 13 Wochen postop. 23 Wochen postop.: Fixationscallus, in Durchbau begriffen.

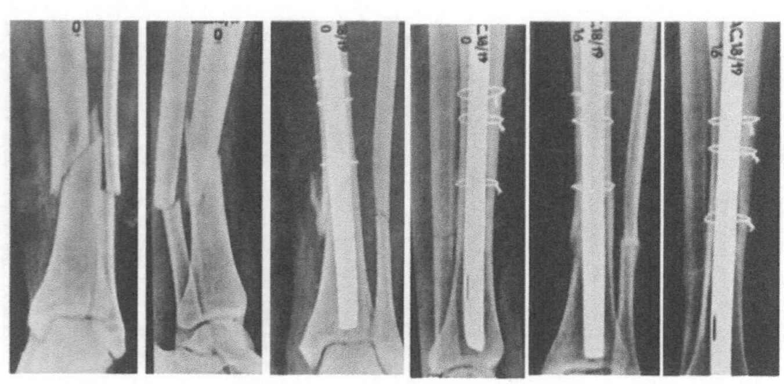

Abb. 277. L. W., 1905.
Sturz auf der Treppe, kurze Fraktur. Keine äußere Fixation. Zunehmende Belastung nach 11 Wochen. 16 Wochen postop.: in Durchbau begriffen.

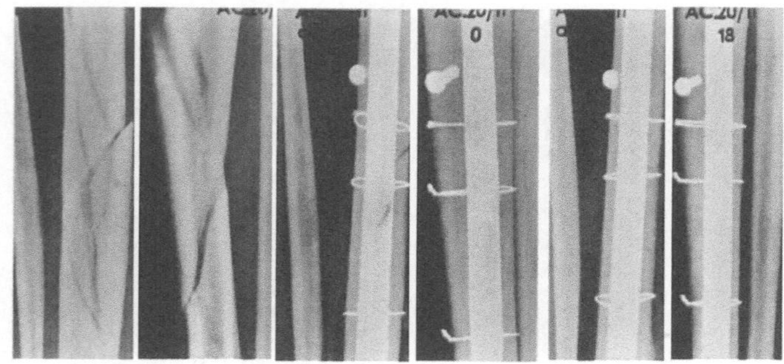

Abb. 278. K. K., 1923.
Skiunfall, kurze Mehrfragmentenfraktur: zusätzliche Schraube zur Erreichung völliger Rotationsstabilität. Keine äußere Fixation. Vollbelastung nach 8 Wochen. Entfernung der Cerclagen und der Schraube 21 Wochen postop. 18 Wochen postop.: in Durchbau begriffen.

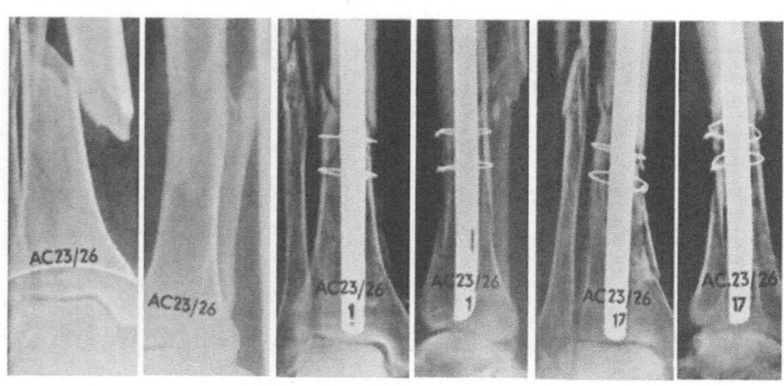

Abb. 279. P. O., 1907.
Verkehrsunfall, verschmutzte kurze offene Fraktur mit Weichteilschädigung und multiplen anderen Frakturen (Clavicula, Becken). Osteosynthese des Unterschenkels 2 Wochen nach Unfall, da proximales Fragment die Haut zu durchspießen droht. Alter Alkoholiker mit schwerer Osteoporose. Spätinfekt bei Unstabilität nach pp-Wundheilung. Nagelentfernung und Spongiosaplastik. 17 Wochen postop.: Heilung noch nicht abgeschlossen.

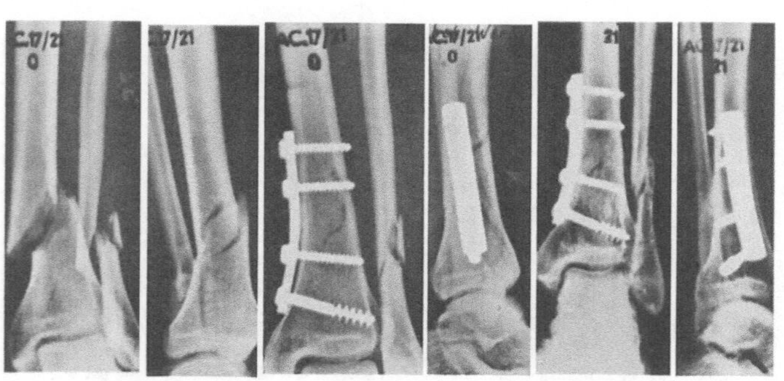

Tiefe Unterschenkelfrakturen

Schaftfrakturen des untersten Tibiafünftels

Abb. 280. D. W., 1933.
Skiunfall, kurze Fraktur. Nachbehandlung mit Gehapparat. Teilbelastung nach 11 Wochen, Vollbelastung nach 14 Wochen. 21 Wochen postop.: primäre Knochenheilung.

Abb. 281. L. F., 1949.
Skiunfall, Querfraktur mit Biegungskeil. Nachbehandlung mit Unterschenkel-Plexidonverband. Teilbelastung nach 6 Wochen, Vollbelastung nach 10 Wochen. 15 Wochen postop.: primäre Knochenheilung.

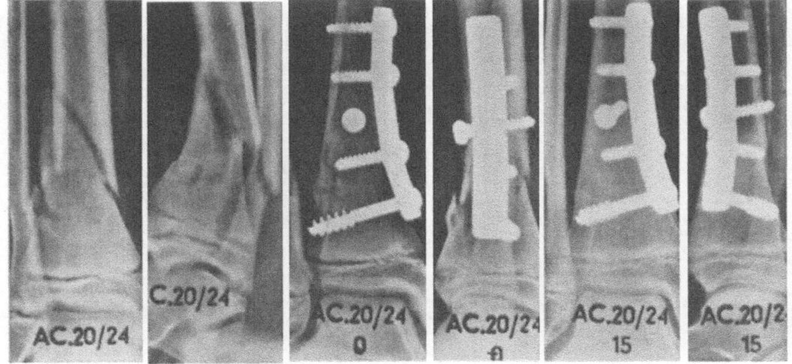

Abb. 282. S. M., 1935.
Skiunfall, kurze Schrägfraktur mit Biegungskeil. Nachbehandlung mit Gehapparat. Teilbelastung nach 9 Wochen, Vollbelastung nach 11 Wochen. 19 Wochen postop.: in pp-Knochenheilung.

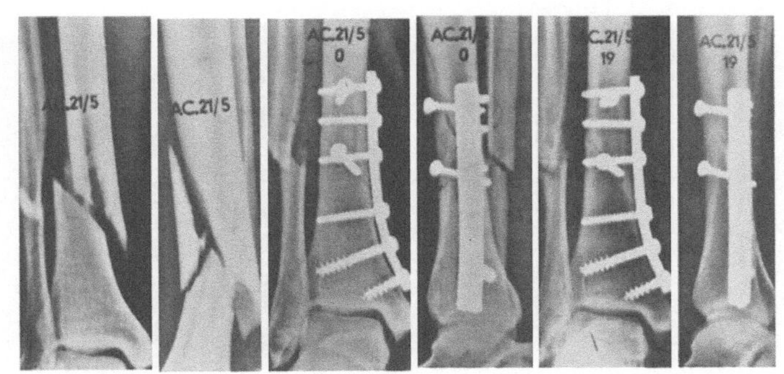

Abb. 283. G. C., 1918.
Skiunfall, Mehrfragmentenfraktur. Nachbehandlung mit Gehapparat. Teilbelastung nach 14 Wochen, Vollbelastung nach 17 Wochen. 16 Wochen postop.: primäre Knochenheilung.

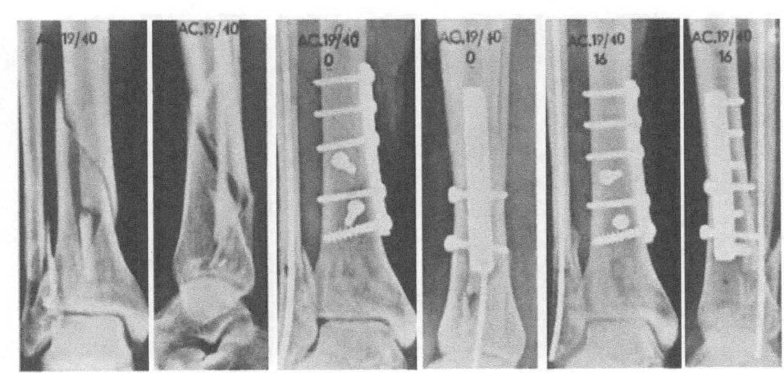

Abb. 284. B. S., 1938.
Skiunfall, Mehrfragmentenfraktur. Nachbehandlung mit Gehapparat. Teilbelastung nach 10 Wochen, Vollbelastung nach 14 Wochen. 17 Wochen postop.: Fixationscallus.

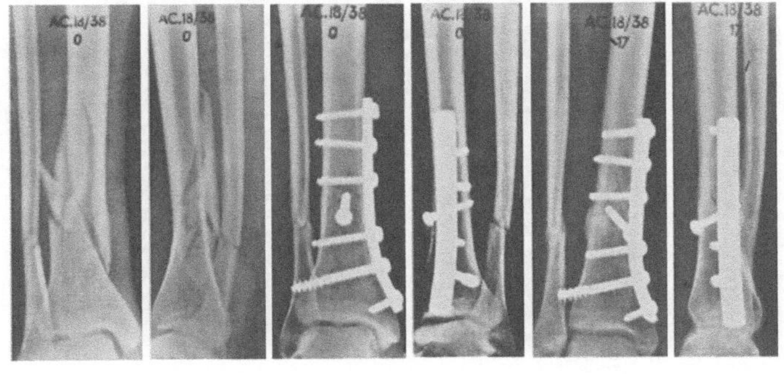

Abb. 285. W. E., 1930.
Skiunfall, offene Mehrfragmentenfraktur. Nachbehandlung mit Gehapparat. Teilbelastung nach 16 Wochen, Vollbelastung nach 17 Wochen. 17 Wochen postop.: primäre Knochenheilung.

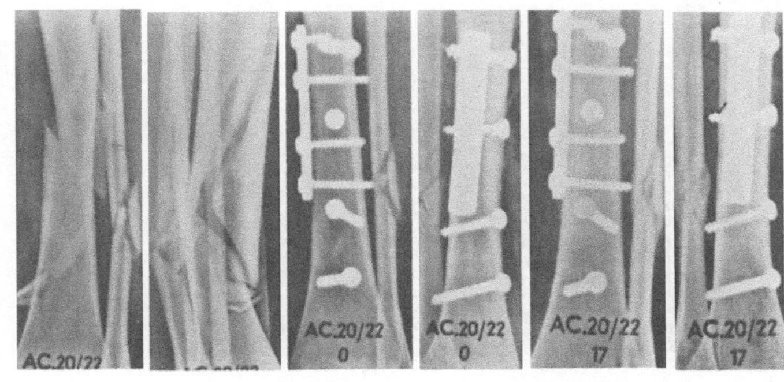

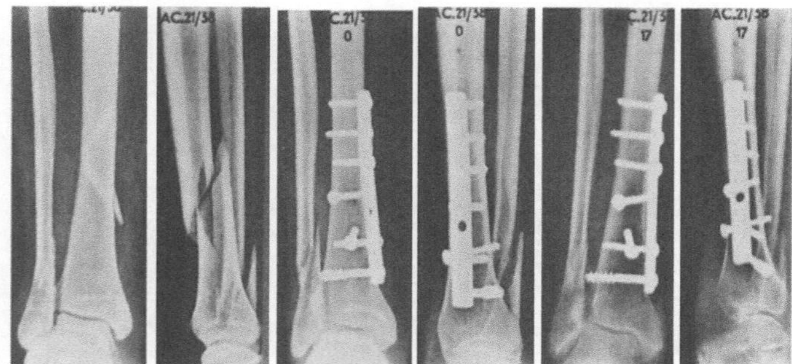

Abb. 286. Z. O., 1912.
Skiunfall, Mehrfragmentenfraktur.
Nachbehandlung mit Gehapparat. Zunehmende Belastung nach 12 Wochen.
17 Wochen postop.: primäre Knochenheilung. *Kritik:* Die tiefe Fibulafraktur
hätte reponiert und fixiert werden sollen.

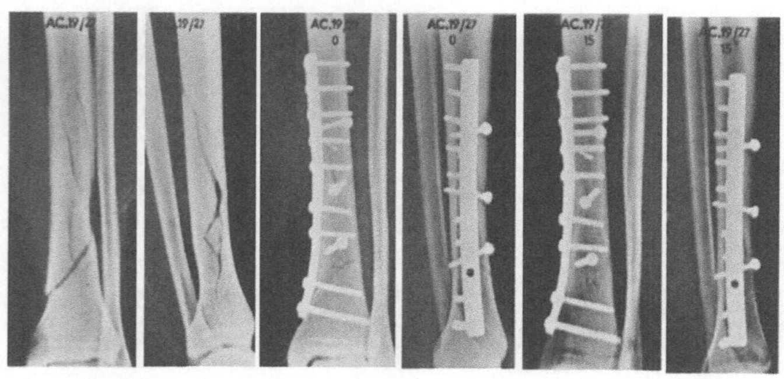

Abb. 287. H. P., 1938.
Skiunfall, Mehrfragmentenfraktur.
Nachbehandlung mit Gehapparat. Teilbelastung nach 12 Wochen, Vollbelastung nach 17 Wochen. 15 Wochen
postop.: in pp-Knochenheilung.

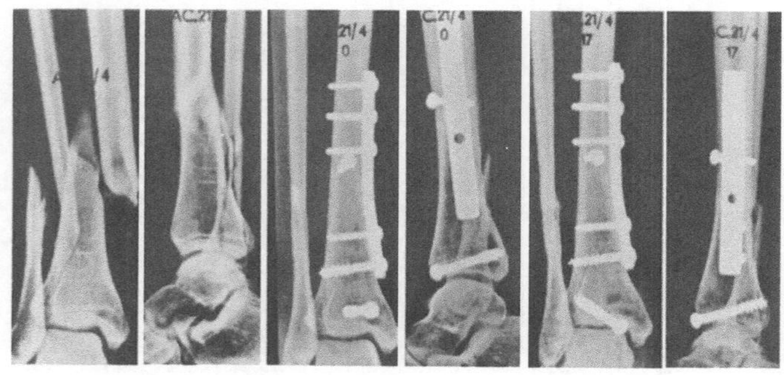

Abb. 288. A. A., 1924.
Skiunfall, Mehrfragmentenfraktur.
Nachbehandlung mit Unterschenkel-Plexidonverband. Zunehmende Belastung nach 9 Wochen. 17 Wochen postop.: primäre Knochenheilung.

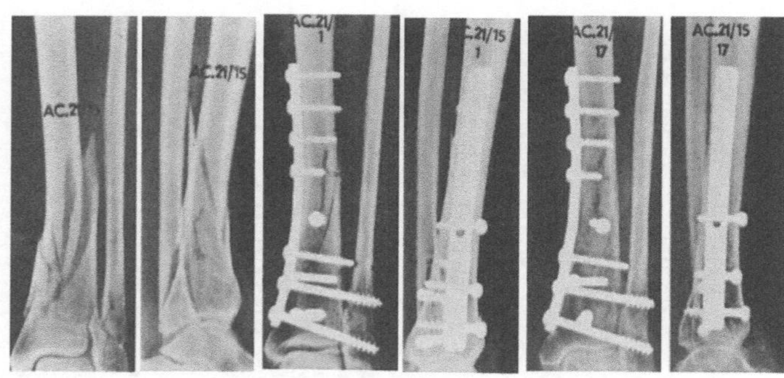

Abb. 289. R. H., 1908.
Skiunfall, Mehrfragmentenfraktur.
Nachbehandlung mit Unterschenkel-Plexidonverband. Teilbelastung nach
12 Wochen, Vollbelastung nach 20 Wochen. 17 Wochen postop.: primäre
Knochenheilung. *Kritik:* Die transsyndesmale Schraube hätte nach 8 Wochen entfernt werden sollen.

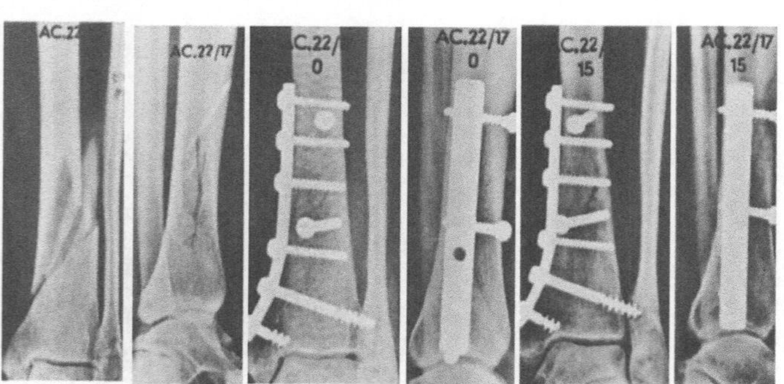

Abb. 290. R. B., 1904.
Skiunfall, Mehrfragmentenfraktur.
Nachbehandlung mit Gehapparat. Vollbelastung nach 12 Wochen. 15 Wochen
postop.: in pp-Knochenheilung. Man
beachte die Osteolysezone um das Gewinde der Spongiosaschraube im bewegten Anteil der Fibula.

Abb. 291. Z. R., 1944.
Skiunfall, offene Mehrfragmentenfraktur. Nachbehandlung mit Gehapparat.
Teilbelastung nach 11 Wochen, Vollbelastung nach 13 Wochen. Verlängerung
der Sehne des Flex. hall. long. 16 Wochen postop. 15 Wochen postop.: in
pp-Knochenheilung.

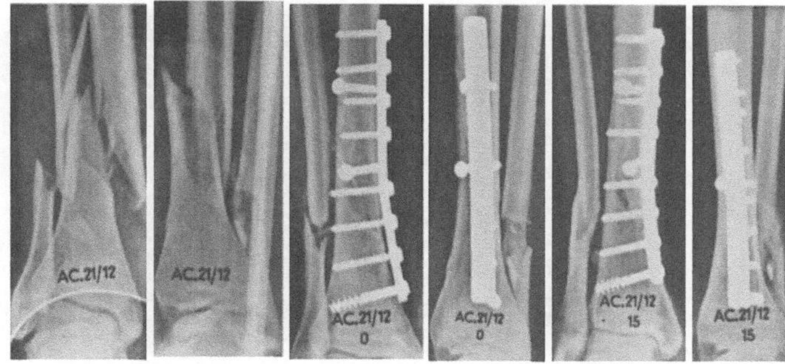

Abb. 292. H. P., 1940.
Skiunfall, Mehrfragmentenfraktur.
Nachbehandlung mit Gehapparat. Teilbelastung nach 10 Wochen, Vollbelastung nach 11 Wochen. 19 Wochen
postop.: große Callusbildung, zum größten Teil scharf begrenzt.

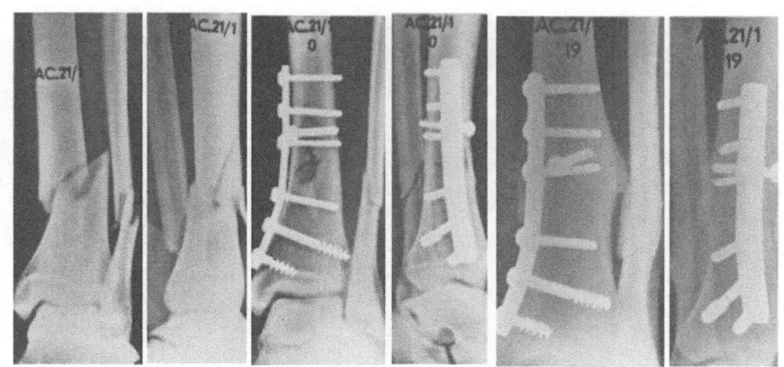

Abb. 293. S. E., 1919.
Skiunfall, Mehrfragmentenfraktur.
Nachbehandlung mit Unterschenkel-
Plexidonverband. Spätinfekt 12 Wo-
chen nach pp-Wundheilung, nach 16 Wo-
chen Fraktur konsolidiert, deshalb
Metallentfernung, pp-Wundheilung.
15 Wochen postop.: Reizcallus.

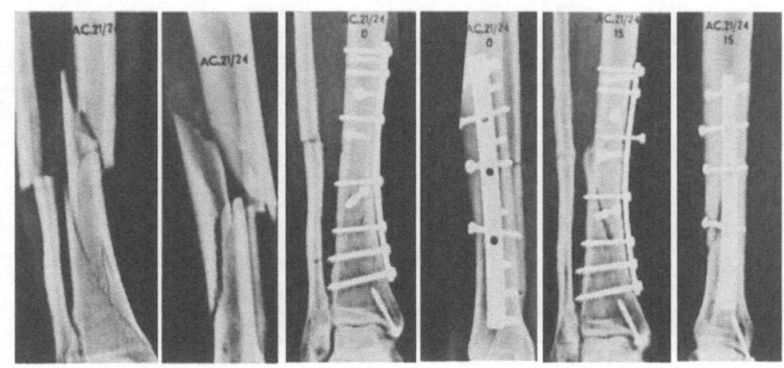

Abb. 294. L. A., 1941.
Skiunfall, Trümmerfraktur. Nachbehandlung mit Gehapparat. Teilbelastung nach 15 Wochen, Vollbelastung
nach 18 Wochen. 18 Wochen postop.:
in pp-Knochenheilung.

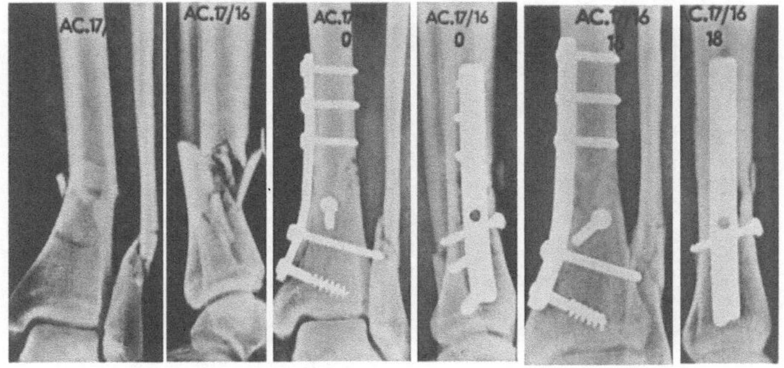

Abb. 295. G. R., 1946.
Skiunfall, Trümmerfraktur. Operation
1 Woche nach Unfall, weil Stellung
nicht befriedigend. Nachbehandlung
mit Unterschenkel-Plexidonverband.
Teilbelastung nach 11 Wochen, Vollbelastung nach 14 Wochen. 20 Wochen
postop.: in Durchbau begriffen.

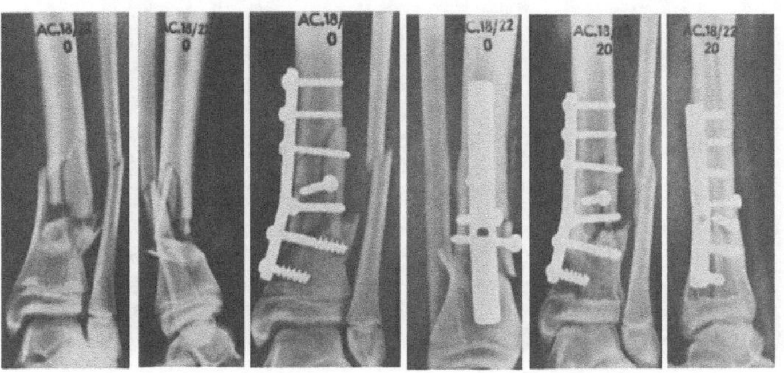

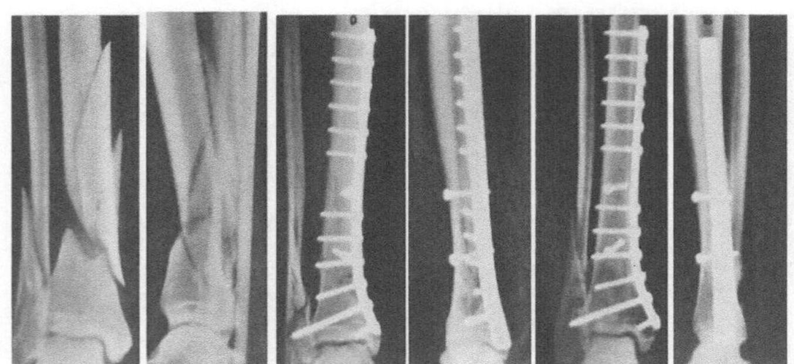

Abb. 296. B. A., 1922.
Skiunfall, Trümmerfraktur: Spongiosaplastik aus Trochanter major. Nachbehandlung mit Unterschenkel-Plexidonverband. Teilbelastung nach 11 Wochen, Vollbelastung nach 12 Wochen. 16 Wochen postop.: in primärer Knochenheilung.

Tiefe intraarticuläre Trümmerfrakturen

Stabilisierung des distalen Plateaus

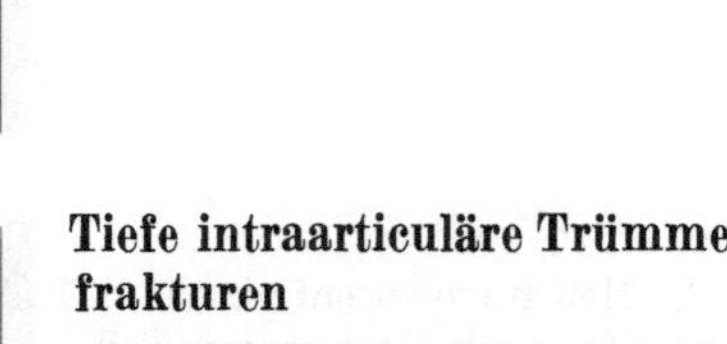

Abb. 297. S. I., 1939.
Sturz im Schnee, intraartikuläre Torsionsfraktur, Stabilisierung des distalen Plateaus. Nachbehandlung mit Gehapparat. Teilbelastung nach 12 Wochen, Vollbelastung nach 16 Wochen. 18 Wochen postop.: in pp-Knochenheilung.

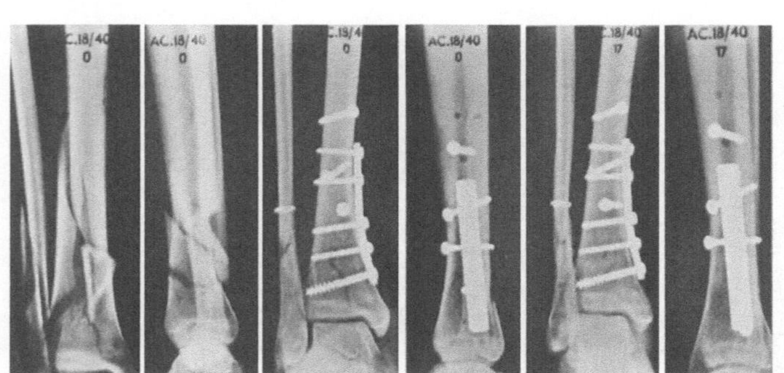

Abb. 298. T. R., 1907.
Skiunfall, intraartikuläre Trümmerfraktur, Stabilisierung des distalen Plateaus. Nachbehandlung mit Gehapparat. Teilbelastung nach 9 Wochen, Vollbelastung nach 12 Wochen. 17 Wochen postop.: primäre Knochenheilung.

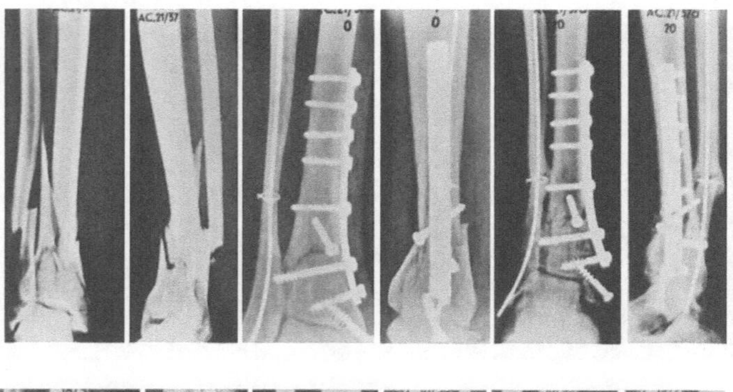

Abb. 299. R. H., 1900.
Skiunfall, intraartikuläre Trümmerfraktur, Stabilisierung des distalen Plateaus. 1 Woche postop.: Osteosynthese der Fibula wegen Valgustendenz. Primäre U-Schiene. Nachbehandlung mit Gehapparat. Teilbelastung nach 12 Wochen, Vollbelastung nach 14 Wochen. 20 Wochen postop.: Fixationscallus, verstärkte Valgusabweichung. *Kritik:* Stabilisierung war ungenügend für Sofortmobilisierung. Das distale Fragment war nur durch eine Spongiosaschraube wirklich gehalten.

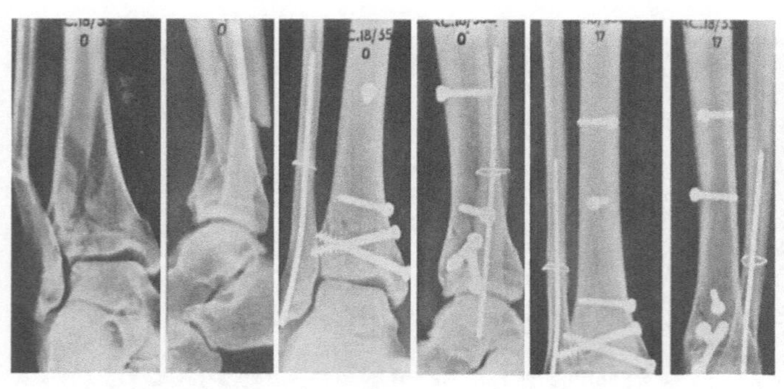

Abb. 300. W. J., 1937.
Skiunfall, intraartikuläre Trümmerfraktur, Stabilisierung des distalen Plateaus. Die Impression auf der Medialseite wurde nicht angegangen. Nachbehandlung mit Gehapparat. Zunehmende Belastung nach 12 Wochen. 17 Wochen postop.: in pp-Knochenheilung.

Rekonstruktion des distalen Plateaus

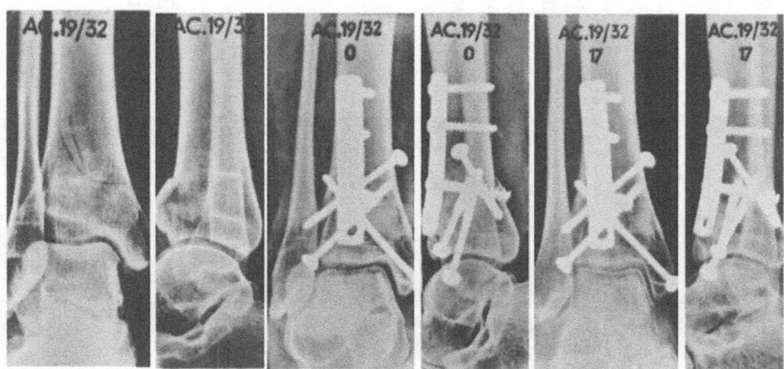

Abb. 301. N. A., 1930.
Skiunfall, intraartikuläre Trümmerfraktur. Rekonstruktion des distalen Tibiaplateaus, Spongiosaplastik aus Trochanter major, Retention des vorderen Fragments durch vordere Platte. Nachbehandlung mit Unter-schenkel-Gipsverband. Teilbelastung nach 17 Wochen, Vollbelastung nach 28 Wochen.
17 Wochen postop.: callusfreie Heilung, kleine Stufe im Gelenk (siehe auch Abb. 112).

Intraartikuläre Trümmerfrakturen

Stabilisierung des distalen Plateaus

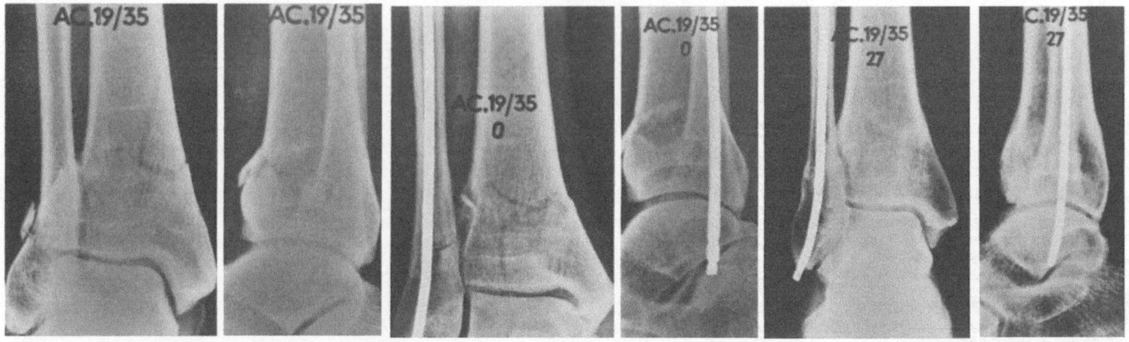

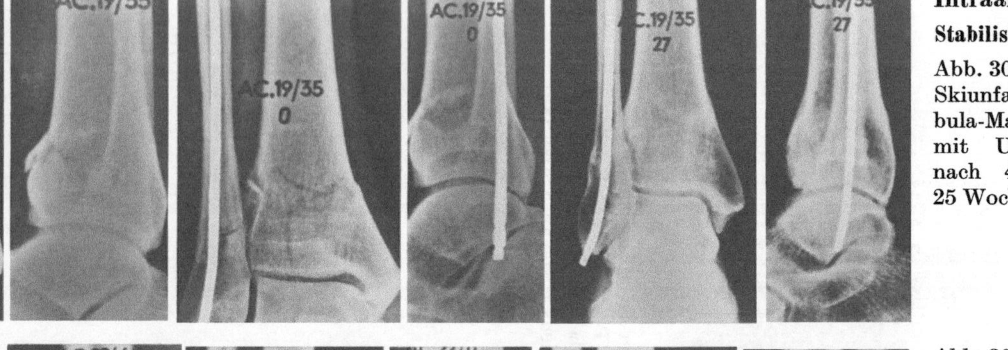

Abb. 302. v. d. D. J., 1925.
Skiunfall, intraartikuläre Mehrfragmentenfraktur: Fibula-Marknagel. Primäre U-Schiene. Nachbehandlung mit Unterschenkel-Plexidonverband. Teilbelastung nach 4 Wochen, Vollbelastung nach 12 Wochen. 25 Wochen postop.: callusfreie Knochenheilung.

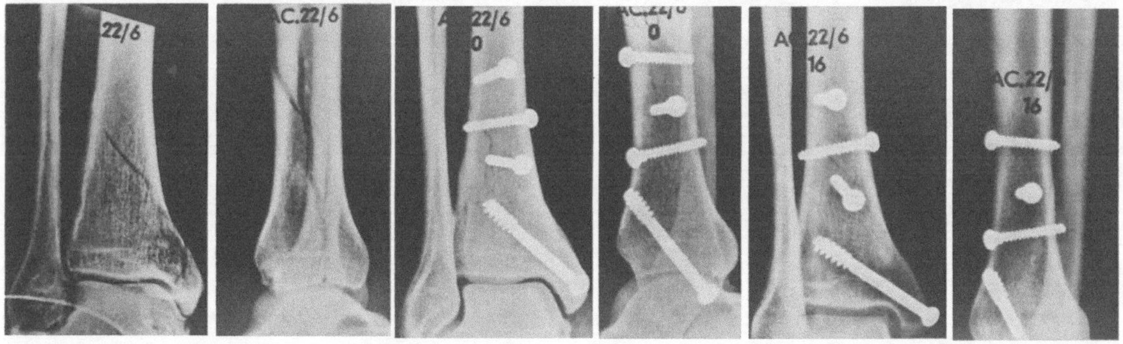

Abb. 303. M. F., 1905.
Skiunfall, intraartikuläre Mehrfragmentenfraktur. Stabilisierung des distalen Tibiaplateaus. Nachbehandlung mit Gehapparat. Teilbelastung nach 9 Wochen, Vollbelastung nach 12 Wochen. 16 Wochen postop.: kleiner Fixationscallus.

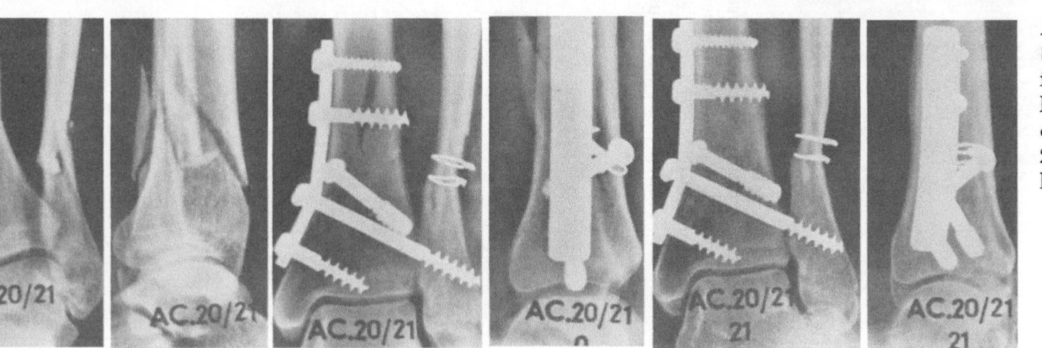

Abb. 304. V. E., 1908.
Sturz auf vereister Straße, intraartikuläre Trümmerfraktur: Stabilisierung des distalen Plateaus. Nachbehandlung mit Gehapparat. Vollbelastung nach 12 Wochen. Entfernung der Syndesmoseschraube nach 21 Wochen. 21 Wochen postop.: callusfreie Knochenheilung.

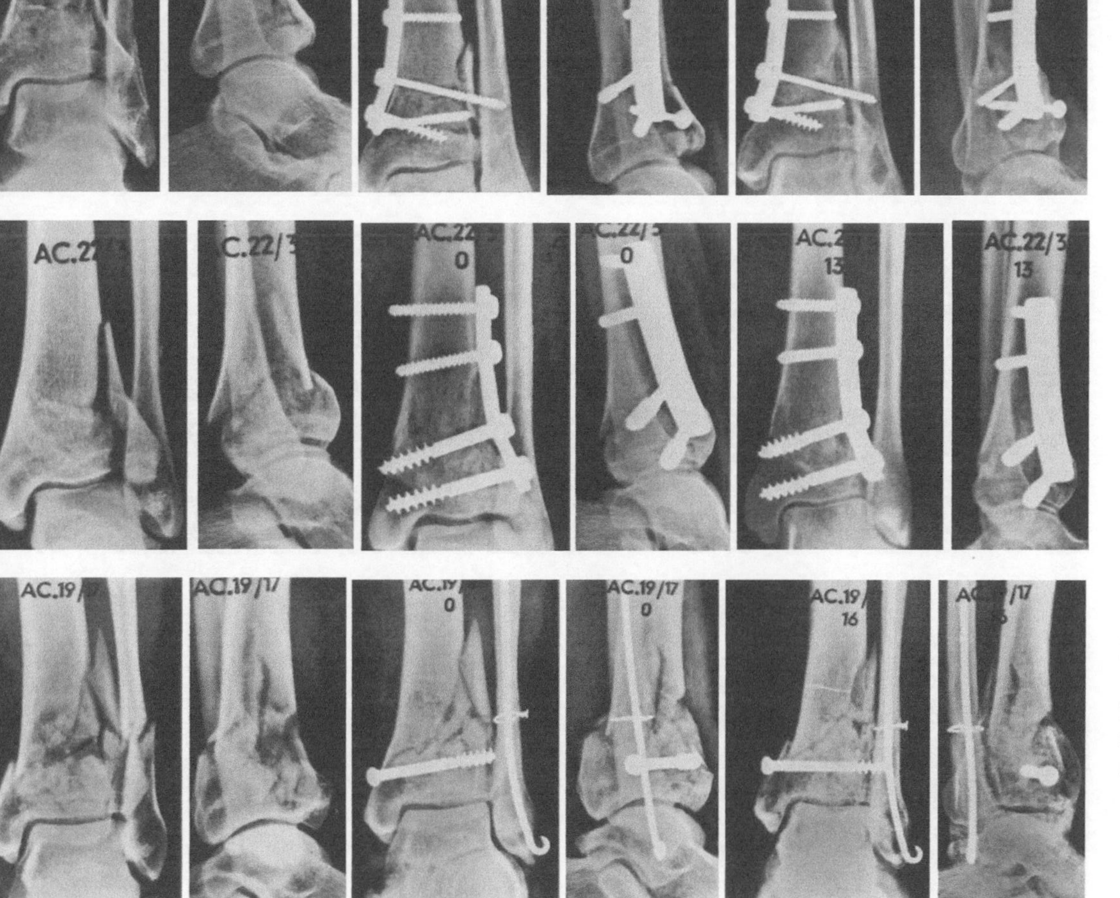

Abb. 305. M. M., 1923.
Skiunfall, intraartikuläre Mehrfragmentenfraktur, Valgusabweichung, Syndesmose verbreitert. Indikation zur Osteosynthese wurde beeinflußt durch die Tatsache, daß eine Extension aus beruflichen Gründen zu zeitraubend erschien. Stabilisierung des distalen Plateaus. Nachbehandlung mit Unterschenkel-Plexidonverband. Teilbelastung nach 6 Wochen, Vollbelastung nach 12 Wochen. 23 Wochen postop.: callusfreie Knochenheilung.

Abb. 306. S. L., 1939.
Skiunfall, intraartikuläre Mehrfragmentenfraktur. Stabilisierung des distalen Tibiaplateaus. Nachbehandlung mit Gehapparat. Teilbelastung nach 13 Wochen, Vollbelastung nach 15 Wochen. 13 Wochen postop.: callusfreie Knochenheilung, leichte Valgusabweichung.

Abb. 307. W. P., 1903.
Skiunfall, intraartikuläre Trümmerfraktur. Stabilisierung des distalen Tibiaplateaus, Spongiosaplastik aus Trochanter major. Nachbehandlung mit Oberschenkel-Gipsverband. Teilbelastung nach 12 Wochen, Vollbelastung nach 16 Wochen. 16 Wochen postop.: Fraktur in Durchbau begriffen (siehe auch Abb. 105). Geringgradige Varusabweichung.

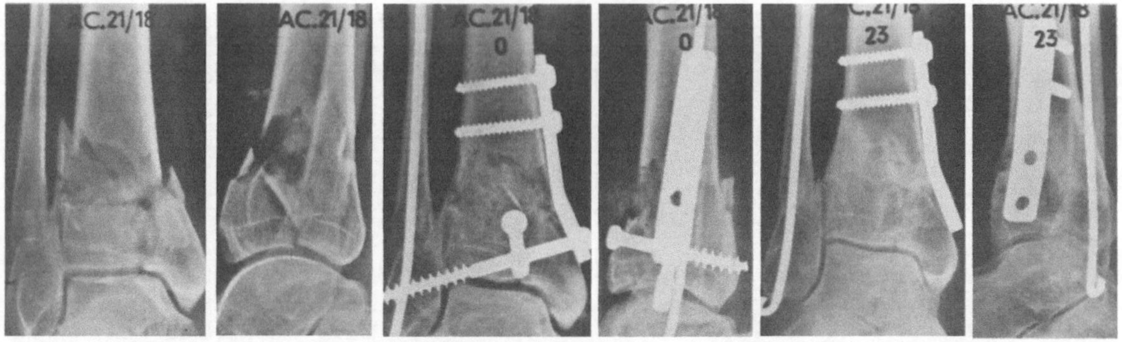

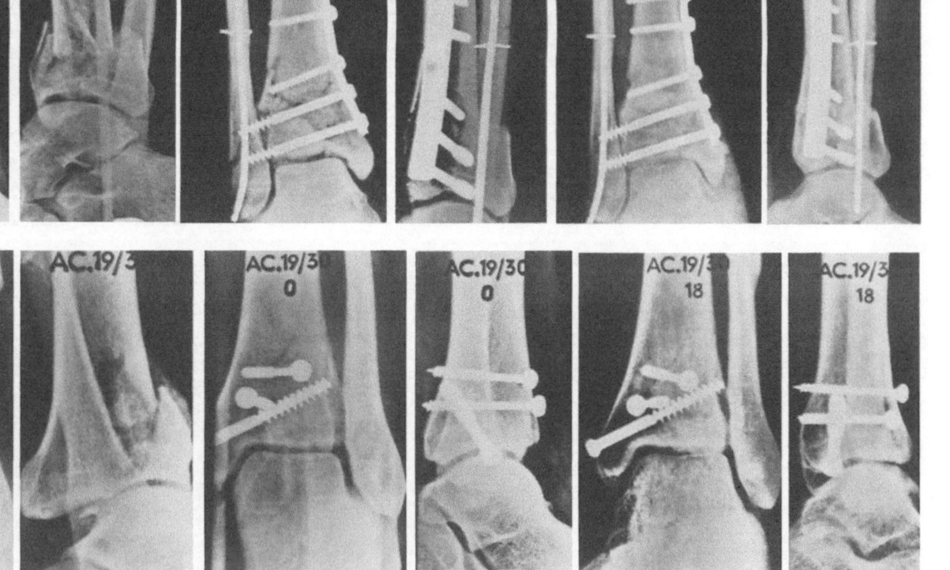

Rekonstruktion des distalen Tibiaplateaus

Abb. 308. Q. M., 1918.
Skiunfall, intraartikuläre Trümmerfraktur, Stufenbildung, Spongiosadefekt. Rekonstruktion des distalen Tibiaplateaus, Spongiosaplastik aus Trochanter major, transsyndesmale Spongiosaschraube. Nachbehandlung mit Oberschenkel-Gipsverband. Entfernung der Syndesmoseschraube und der ap-Schraube nach 7 Wochen. Zunehmende Belastung nach 12 Wochen. 23 Wochen postop.: Fraktur in Durchbau begriffen. *Kritik:* Die ap-Spongiosaschraube verläuft zu sehr im malleolären Frakturspalt.

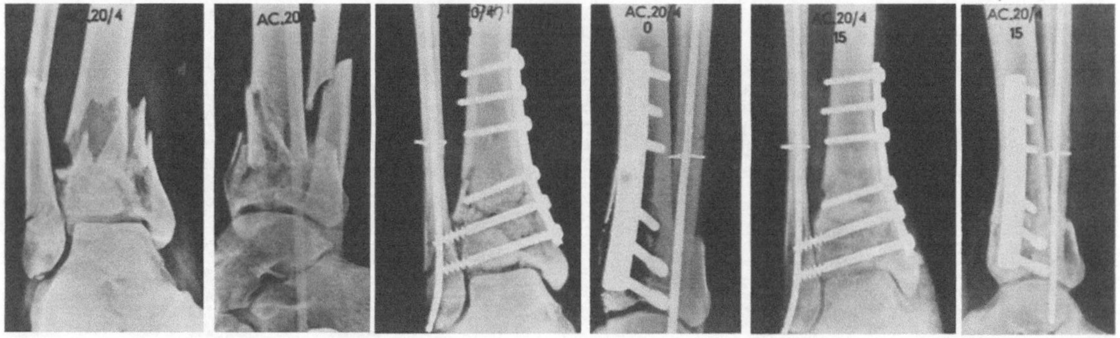

Abb. 309. H. H., 1937.
Skiunfall, intraartikuläre Trümmerfraktur. Rekonstruktion des distalen Tibiaplateaus, Spongiosaplastik aus Trochanter major. Nachbehandlung mit Gehapparat. Teilbelastung nach 12 Wochen, Vollbelastung nach 13 Wochen. 15 Wochen postop.: Fraktur in Durchbau begriffen, leichte Varusabweichung (siehe auch Abb. 108).

Abb. 310. S. L., 1937.
Skiunfall, intraartikuläre Trümmerfraktur. Rekonstruktion des distalen Tibiaplateaus, Spongiosaplastik aus Trochanter major. Nachbehandlung mit Gehapparat. Teilbelastung nach 18 Wochen, Vollbelastung nach 22 Wochen. 18 Wochen postop.: Fraktur in Durchbau begriffen.

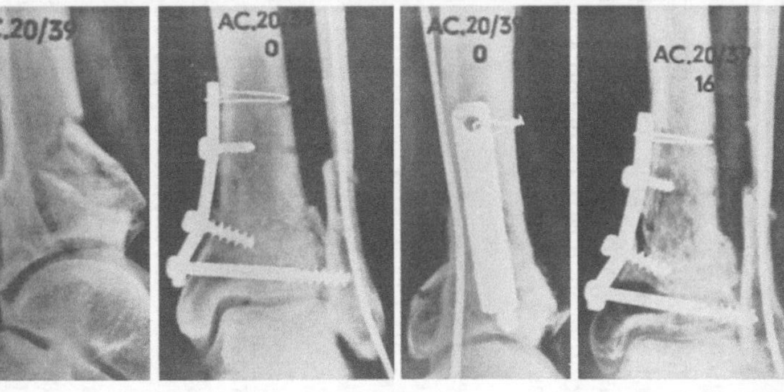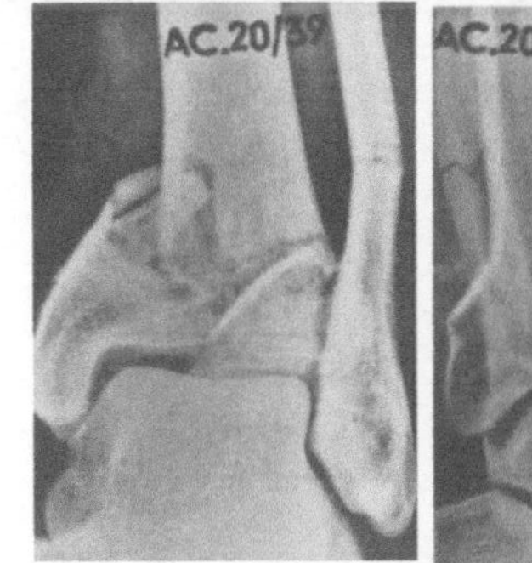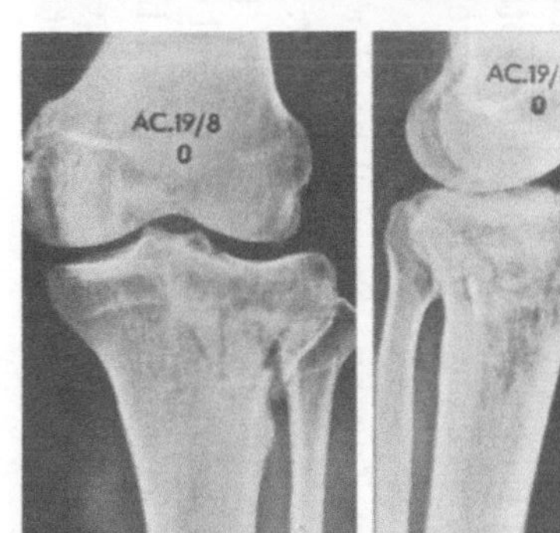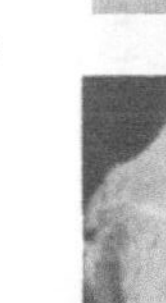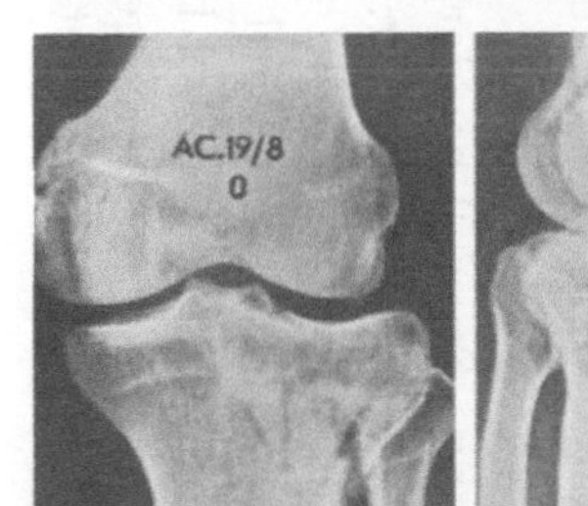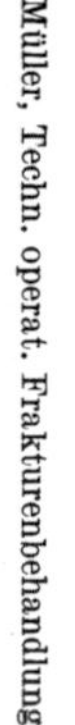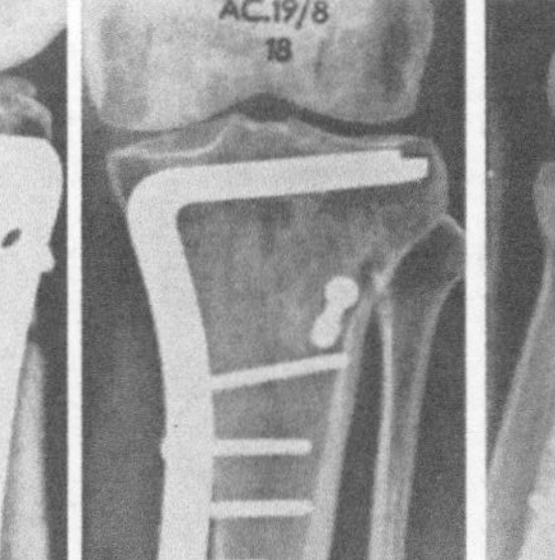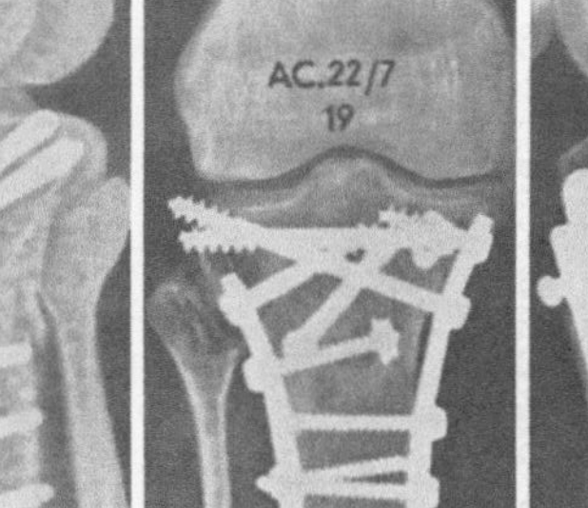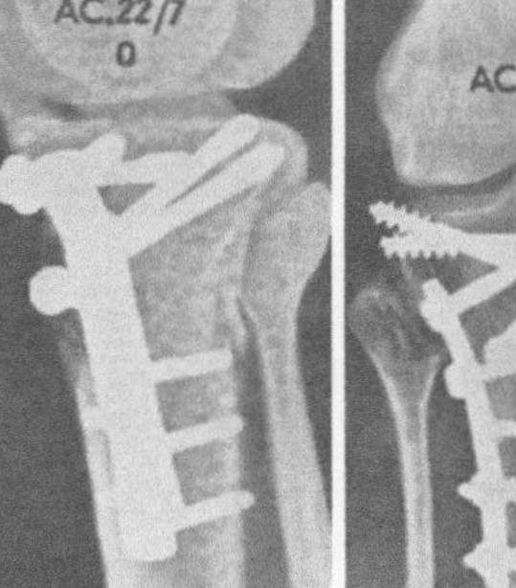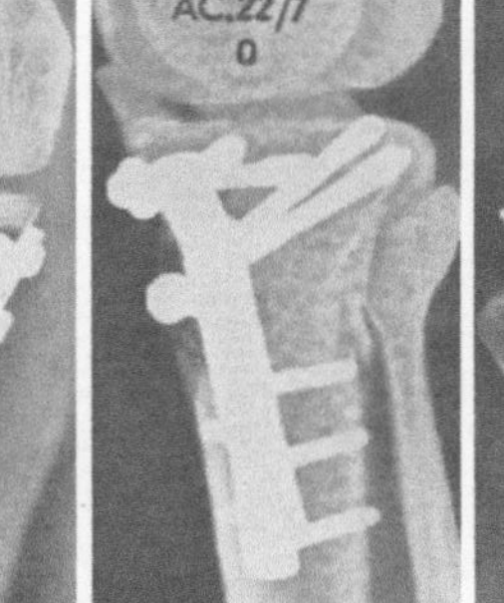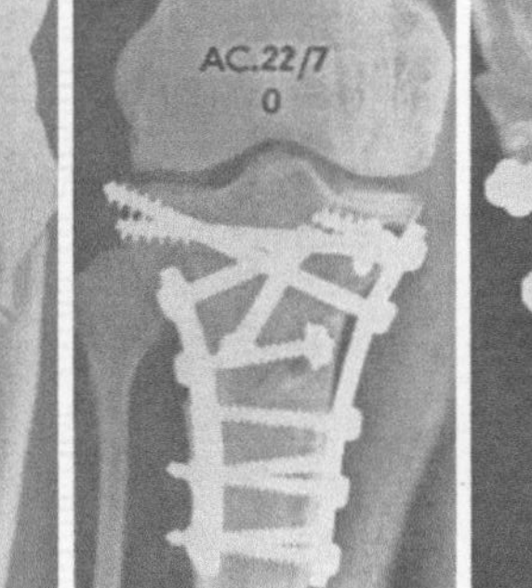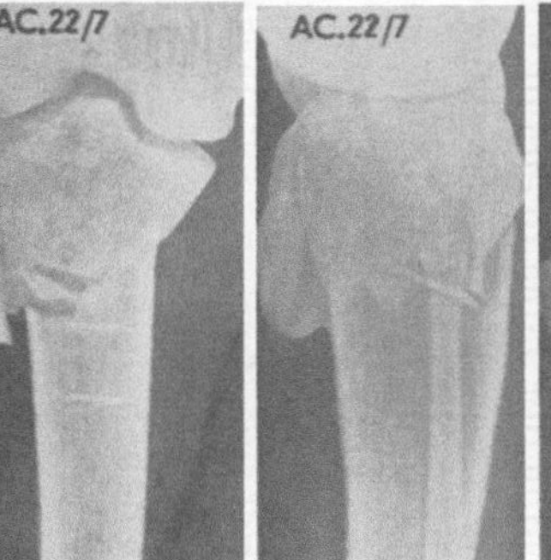

Abb. 311. L. A., 1920.
Skiunfall, intraartikuläre Trümmerfraktur. Rekonstruktion des distalen Tibiaplateaus. Nachbehandlung mit Unterschenkel-Plexidonverband, später Gehapparat. Zunehmende Belastung nach 26 Wochen (siehe auch Abb. 111).

Tibiakopf-Frakturen

Abb. 312. E. A., 1919.
Skiunfall, Tibiakopffraktur. Stabilisierung des proximalen Tibiaplateaus, Aufklappen des Knies nach Abmeißeln der Tuberositas tibiae, primäre U-Schiene. Nachbehandlung mit Plexidon-Hülse. Zunehmende Belastung nach 12 Wochen. 18 Wochen postop.: Fraktur in Durchbau begriffen. Einzelheiten s. auch Abb. 118.

Abb. 313. B. F., 1939.
Verkehrsunfall, intraartikuläre Tibiakopffraktur. Stabilisierung des proximalen Tibiaplateaus, primäre U-Schiene. Zunehmende Belastung nach $10^1/_2$ Wochen. 19 Wochen postop.: Fraktur in Durchbau begriffen.

9. Komplikationen der Marknagelung
unter besonderer Berücksichtigung der Tibiamarknagelung

Allgemeines. Die Marknagelung stellt ein technisch schwieriges Osteosyntheseverfahren dar. Das Einbringen einer metallischen Endoprothese als Kraftträger in die Markhöhle setzt nicht nur passende Länge und übereinstimmenden Durchmesser voraus, sondern es kommt wesentlich darauf an, daß die zur Formanpassung nötigen Kräfte die Widerstandsfähigkeit des Knochens nicht übersteigen. Eine Formanpassung des Nagels ist aus verschiedenen Gründen erforderlich: bei der Tibia ist sie notwendig beim Ein- und Ausschlagen, weil die Markhöhle nicht in der Achse zugänglich ist. Der Femurknochen weist eine mehr oder weniger starke Antekurvation auf, wodurch das Einschlagen eines zu dicken starren geraden Nagels unmöglich wird.

Auch in einer anscheinend geraden Markhöhle wird ein Nagel auf Deformation beansprucht, weil die Markhöhle nach der Markraumbohrung nicht gerade verläuft. Generell ist zu sagen, daß Schwierigkeiten bei der Marknagelung zu erwarten sind, wenn zur Erzielung einer stabilen Osteosynthese ein dicker Nagel nötig wäre, die Form des Knochens jedoch zu sehr von derjenigen des Nagels abweicht. Ebenso ist die Marknagelung in Frage gestellt, wenn derjenige Teil des Knochens, der den Verformungswiderstand des Nagels aushalten muß, durch Verletzung, Bohrung oder Porose zu sehr geschwächt ist. Aus diesen Überlegungen ergibt sich, daß ein rohrförmig geschlossener Nagel ungünstiger ist als einer mit einer offenen Nute, der eine gewisse Federung zuläßt.

Die Praxis hat gezeigt, daß für die Marknagelung der Tibia der 11 mm dicke Nagel aus V4A-Stahl mit einer Wandstärke von 0,9 mm genügend stabil und genügend flexibel ist. Die physikalische Messung auf einer Prüfstrecke von 175 mm Länge ergibt eine Kraft von 46 kg, die es braucht, um den Nagel um 1 mm durchzubiegen. Um diesen Deformationswiderstand von 46 für dickere Nägel beibehalten zu können, muß die Wandstärke reduziert werden. Ein 13 mm dicker Nagel darf nur noch eine Wandstärke von 0,6 mm aufweisen. Auf der anderen Seite darf die Wandstärke eines Nagels auch nicht weiter reduziert werden, weil dadurch die Elastizität vermindert wird, d.h., daß ein solcher Nagel weniger Biegemoment aushält, also von einer kleineren Kraft dauernd verformt wird. Ein dünnwandiger Nagel stellt größere Anforderungen an die Ein- und Ausschlagtechnik (s. auch S. 65).

Auf die Komplikation der Wundinfektion soll ganz speziell hingewiesen werden, weil die Marknagelung ungünstigere Verhältnisse schafft als andere Osteosyntheseverfahren. Das Nagelinnere, mit Blut und eventuell Bohrmehl gefüllt, stellt einen Nährboden dar, in dem die körpereigene Infektabwehr wenig wirksam sein kann. Die Erfahrung hat uns den Eindruck vermittelt, daß entgegen den allgemeinen Befürchtungen, bei guten Hautverhältnissen, die offene Nagelung mit der Möglichkeit, das Bohrmehl auszuspülen und eine lokale Saugdrainage anzulegen, die reizlosesten postoperativen Verhältnisse schafft.

Komplikationen durch falsche Lagerung. Falsche Lagerung verunmöglicht den Zugang zu den Markhöhlen. Querfrakturen und kurze Schrägbrüche mit kleinen Biegungskeilen bergen bei geschlossener Nagelung die Gefahr von Rotationsfehlern. Bei der Marknagelung der Tibia in einem Extensionsapparat, Hüft- und Kniegelenk im rechten Winkel, ergibt die senkrechte Stellung des Fußes meist eine Innenrotationsfehlstellung, jedenfalls immer dann, wenn im Hüftgelenk noch eine Abduktion besteht. Bei offener Nagelung ist dieser Fehler ausgeschlossen.

Komplikationen durch falschen Zugang. Speziell bei der Marknagelung der Tibia ist der richtige Zugang zur Markhöhle von größter Bedeutung. Es gibt nur einen einzigen richtigen Zugang. Es ist derjenige durch das Ligamentum patellae, bei dem der Nagel bestmöglich in die Tibiaachse eingeführt werden kann. Wird ein Nagel zu steil eingesetzt, erhöhen sich die Gefahren für die Tibiahinterwand. Dabei hat schon oft das Abknicken eines dünnen Führungsdornes eine verhängnisvolle Rolle gespielt. Die im Röntgenbild festgestellte richtige Lage des Dornes in der Markhöhle bietet noch keine Gewähr, daß der

Nagel denselben Weg nehmen wird, vielmehr ist es wohl möglich, daß der Führungsdorn selbst bei falschem Zugang richtig in die Markhöhle zu liegen kommt, ein dicker Nagel sich aber rittlings auf die Corticalis aufsetzt und beim Einschlagen den ganzen Knochen längsspaltet. Bei richtigem Zugang läßt sich der Nagel mit Leichtigkeit von Hand in den obersten Teil der Markhöhle einstoßen.

Komplikationen beim Aufbohren. Das Aufbohren der Markhöhle hat die Methode der Marknagelung vereinfacht und verbessert. Es ist jedoch für den Knochen nicht ungefährlich. KÜNTSCHER führte die ersten Markraumbohrungen noch mit Handbohrern aus. Bis zu einem Kaliber von 9 mm lassen sich die meisten Markhöhlen von Hand aufbohren. Die Methode hat den Vorteil, daß eine Knochenschädigung durch Hitze nicht zu befürchten ist, aber auch den Nachteil, daß ein fissurierter Knochen leicht gesprengt wird. Wegen der Gefahr der Knochensprengung ist ein Aufbohren von Hand über 9 mm nicht ratsam. Es ist heute deshalb allgemein üblich, motorisch getriebene Fräsköpfe zu verwenden. Wichtig ist dabei, die Köpfe so zu gestalten, daß sie sich mit einem stumpfen Conus selbst in der Markhöhle zentrieren. Scharfe, schnelldrehende Köpfe würden die Corticalis einseitig wegfräsen. Durch die Anordnung und Form der Rillen soll das weggebohrte Knochenmaterial möglichst nach hinten geschafft werden, damit es nicht in den Bohrrillen steckenbleibt, wo es zu der gefürchteten Hitzeschädigung des Knochens durch Reibung führt und dann zu Komplikationen. Durch Knochennekrose lockert sich der Nagel und die Osteosynthese wird unstabil. Die Infektionsabwehr ist beim Hitzeschaden noch schlechter als bei der Marknagelung im allgemeinen. Man achte daher darauf, daß die Bohrarbeit nicht zu groß, der Druck auf dem Bohrer klein ist und die Bohrköpfe scharf und sauber sind. Deshalb soll man bei sehr hartem Knochen den Markraum mit der Bohrung nicht zu stark aufweiten. Am besten wird die Markhöhle von $^1/_2$ zu $^1/_2$ mm aufgebohrt, wobei der Bohrer mit leichter Hand geführt werden muß. Nach Herausnehmen des Bohrers soll das Bohrmaterial als rote Knochenspänchen locker in den Gewindezügen des Bohrkopfes liegen. Dunkelgelber, in den Gewindezügen eingepreßter Knochen weist auf eine zu große Erhitzung hin! Die Sorgfalt beim Aufbohren kommt nicht nur dem Knochen zugute, sondern auch dem Instrument. Forciertes Aufbohren kann leicht zu Materialbrüchen an Bohrköpfen und Bohrwellen führen. Die dadurch entstehenden Komplikationen können selbst eine Knochentrepanation erfordern, z.B. um einen gebrochenen festgeklemmten Bohrkopf zu entfernen.

Umgekehrt hat auch das Aufbohren von sehr porotischem Knochen seine Gefahren. Bei exzentrischer Lage des Bohrdorns in der Markhöhle, besonders wenn dessen Spitze in der distalen Metaphyse fest verankert liegt, kann es vorkommen, daß die vordere oder hintere Corticalis einseitig völlig weggebohrt wird. Die Stabilität einer Nagelung, wenn sie technisch überhaupt noch möglich ist, wird in diesen Fällen schwer kompromittiert. Besonders ist darauf zu achten, daß durch die Markraumbohrung die Hinterwand nicht zu sehr geschwächt wird. Die Marknagelung einer Tibia ist nur möglich, wenn die Hinterwand intakt ist, denn sie muß beim Einschlagen des Nagels den Druck aushalten, um ihn in die Richtung der Tibiaachse zu weisen.

Komplikationen beim Einschlagen. Das Einschlagen des Nagels kann zu großen Schwierigkeiten führen. Es ist schon betont worden, daß der Nagel von Hand und ohne Gewalt in die Markhöhle einzuführen ist. Beim anschließenden Einschlagen mit einem Hammer von etwa 600 g Gewicht soll der Nagel mit jedem Schlag deutlich vorgetrieben werden; stößt er auf größeren Widerstand, wird er entfernt. Die Markhöhle muß in diesem Fall um 0,5 mm weiter aufgebohrt werden. Grundsätzlich bohren wir zuerst immer auf das Nagelkaliber auf. Das Festklemmen des Nagels kann verschiedene Gründe haben. Wir haben erlebt, daß das Kaliber auf den Marknägeln vom Hersteller falsch angegeben war. Es ist daher sehr ratsam, sich vor der Operation durch eine Schublehre selbst zu überzeugen, daß die Angaben stimmen. Bei übereinstimmendem Durchmesser von Bohrer und Nagel ist ein Festklemmen immer noch möglich. Man muß sich bewußt sein, daß bei nicht geradem Markhöhlenverlauf der Nagel auf Deformation beansprucht wird. Auf der flexiblen Bohrwelle kann der kurze Bohrkopf einseitigen Hindernissen in der Markhöhle ausweichen. Der lange Nagel kann dies nicht.

Ein anderer Grund zum Festfahren des Nagels liegt in der Möglichkeit, daß er bei der geschlossenen Nagelung auf die Corticalis des distalen Fragmentes auftrifft. Vermehrung der Schlaggewalt spaltet in einem solchen Fall das distale Fragment. Um dieser Gefahr vorzubeugen, hat man den AO-Nagel mit einem konischen Ende versehen. In einem Einzelfalle beobachteten wir die Blockierung des Nagels durch ein kleines Ausbruchfragment, das die Nagelspitze in der Markhöhle des distalen Fragmentes verklemmte. Sie führte zu einer Distraktion, einer Komplikation, die vermieden oder auf alle Fälle erkannt werden muß, wenn nicht sekundäre Störungen durch Hochtreten des oberen Nagelendes auftreten sollen.

Komplikationen beim Umnageln. Ausnahmsweise muß ein Marknagel nach Wochen wegen Störung durch das obere Nagelende durch einen kürzeren oder wegen Instabilität durch einen dickeren Nagel ersetzt werden. Bei diesem Umnageln, das scheinbar sehr einfach ist, können unangenehme Überraschungen auftreten. Durch das Ausschlagen des Nagels kommt es häufig zu einer Achsen- und Seitendislokation der Fraktur, so daß der neue Nagel nicht einfach blind eingeschlagen werden kann. Bei der Tibia verhindert dabei die intakte Fibula eine unblutige Reposition! Deshalb darf beim Umnageln das Ausschlagen nur über den dicken Führungsspieß erfolgen, der eine größere Dislokation verhindert.

Komplikationen beim Ausschlagen. Das Ausschlagen der Marknägel, besonders wenn sie jahrelang im Knochen lagen, kann sehr schwierig sein. Ein Ausschlaginstrument, das zentral im geschlossenen Rohr des oberen Nagelendes angreift, überträgt die Ausschlagskraft mechanisch viel günstiger auf den Nagel als ein Haken, der diese Kraft seitlich auf die Nagelwand wirken läßt. Die Übertragung der Ausschlagskraft auf den Nagel bei Verwendung des Hakens eignet sich eher bei dickwandigen Nägeln. Umgekehrt sind diese im gewünschten Durchmesser aber zu starr. Beim Ausschlagen werden die Nägel sehr stark auf Deformation beansprucht, besonders bei der Tibia, daher kann es vorkommen, daß beim Ausschlagen durch den zu starren Nagel ein vorderes Tibiafragment losgesprengt wird. In einem Fall mußte, um einen alten 9er Nagel zu entfernen, der 4 Jahre in der Markhöhle lag, ein Längsfrässchnitt bis in die untere Tibiahälfte angelegt werden, weil das Nagelloch ausriß.

Komplikationen durch falsche Nachbehandlung. Die Marknagelung ergibt nur selten eine so gute Ruhigstellung der Fraktur wie andere Osteosynthesemethoden. Weil aber der Marknagel als Kraftträger eine relativ frühe Belastung erlaubt, entsteht postoperativ je nach dem Verhältnis von Festigkeit und Beanspruchungsgröße ein kleinerer oder größerer Callus. Bei klinischer Beschwerdefreiheit darf auch ein größerer Callus nicht als Komplikation gewertet werden. Die Bestimmung des Belastungsbeginns ist verantwortungsvoll. Eine Querfraktur im mittleren Drittel kann im allgemeinen schon in der dritten Woche schadlos belastet werden. Querfrakturen, die außerhalb dieser Zone liegen, werden durch den Nagel schlechter stabilisiert und sollten ungefähr doppelt so lang entlastet werden. Bei Schrägfrakturen und Frakturen mit Ausbruch eines Biegungskeiles ist Vorsicht geboten. Zu frühe Belastung kann eine sekundäre Verkürzung bewirken. Dadurch wird der Nagel zu lang, sein oberes Ende tritt hoch und verursacht Schmerzen an der Patella oder führt sogar zu einem Streckausfall im Kniegelenk. Eine Umnagelung behebt diese Komplikation, die durch richtige Nachbehandlung vermieden werden kann.

Maßnahmen zur Vermeidung von Komplikationen.

1. Genaue Beurteilung der Form und der Weite der Markhöhle, der Festigkeit der Corticalis, Abschätzen des Umfangs an Bohrarbeit und der Größe der zu erwartenden Nageldeformation um die Dicke des Marknagels oder dessen Form zu bestimmen.

2. Richtige Auswahl der Nagellänge. Anwickeln des vorgesehenen Nagels auf die vordere Tibiakante mit Markierung des oberen Nagelendes auf der Haut bei der ersten

Seitenaufnahme nach Einführen des Bohrdorns. Kenntnis der Länge von Bohrdorn und Bohrwellen.

3. Bei der Tibiamarknagelung ist die Beurteilung der Hinterwand sehr wichtig. Sie muß intakt und stark genug sein, um den Nageldruck auszuhalten. Cave zu starre und zu dicke Marknägel bei weiten Markhöhlen und porotischem Knochen.

4. Die Verwendung eines Bildwandlers vermeidet zahlreiche Komplikationen. Im gleichen Sinne wirkt sich die offene Nagelung aus, die allein eine ganz exakte Reposition erlaubt und eine in beiden Fragmenten genau gleich zentrierte Bohrung sichert. Dadurch wird die Stabilität verbessert und durch Ausspülen des Bohrmehls mit anschließender Saugdrainage ein reizloser Heilungsverlauf gefördert.

5. Richtige Beurteilung der Stabilität und der Verkürzungsmöglichkeit zur Bestimmung des Belastungsbeginns.

II. Malleolarfrakturen

1. Anatomische und funktionelle Vorbemerkungen

Hinter der Röntgendiagnostik der Malleolarfrakturen verbirgt sich nur allzu leicht die naheliegende Tendenz, alle therapeutischen Vorkehrungen einseitig vom Standpunkt des Skeletes aus zu betrachten. Es ist namentlich das Verdienst von LAUGE-HANSEN (1952) gezeigt zu haben, daß zwischen den Knochenverletzungen und den meist vorhandenen Bandverletzungen ein sehr enger genetischer Zusammenhang besteht. Folgerichtig ist bei bestimmten Skeletabweichungen mit bestimmten Begleitverletzungen des Bandapparates zu rechnen, die bei der Behandlung mitberücksichtigt werden müssen.

Von ganz besonderer Wichtigkeit ist die tibio-fibulare Syndesmose (Abb. 314), welche die folgenden Elemente umfaßt:

a) das dorsale und

b) das ventrale Ligamentum tibio-fibulare;

c) die nach kranial anschließende Membrana interossea.

Für die Festigkeit der Gabel sind weniger die Membrana interossea, als in erster Linie das vordere und hintere Syndesmosenband verantwortlich. Sie verschaffen der Gabel ihre Stabilität. Durch eine gewisse Elastizität der beiden Bänder, die natürliche Verbiegbarkeit und Torsionsfähigkeit der Fibula, erhält die Gabel auch dynamische Funktion, nämlich die eines Auffanglagers für den recht komplizierten Bewegungsablauf der Talusrolle.

Beim Auftreten kommt die Horizontalebene des oberen Sprunggelenks in leichte Supination zu liegen, die beim Gehen etwa 5°, beim Laufschritt etwa 10° ausmacht. Um die kinetische Energie des Belastungsdruckes aufzufangen, entsteht eine entsprechende Verschiebungstendenz der Tibia nach medial und ein entsprechender Druck des Talus nach lateral gegen den Anschlag des Malleolus fibularis (Abb. 315). Dieser Verschiebungstendenz wirken das vordere und das hintere Syndesmosenband entgegen und verhindern eine über die elastische Anpassung hinausreichende Gabelerweiterung. Die dabei auftretenden Druck- und Scherkräfte müssen vom äußeren Knöchel und der Syndesmose übernommen werden. Das Ligamentum deltoideum bietet keinen Gegenhalt, wie NAVARRE (1962) experimentell zeigen konnte. Wird der äußere Knöchel auf Gelenkhöhe reseziert, so läßt sich die Talusrolle trotz intaktem Ligamentum deltoideum immer noch 2—3 mm nach lateral verschieben. Über den Gegenversuch, die Querresektion des inneren Knöchels, fanden sich keine Literaturangaben. Hingegen ergab eine klinische Beobachtung (Orthopädisch-traumatologische Abteilung, Kantonsspital St. Gallen), daß der Verlust des inneren Knöchels wohl eine manuelle Talusverschiebung nach medial um etwa 1—2 mm gestattet, die aber beim Gehen ausbleibt. Aus derartigen Beobachtungen erklärt sich die aus röntgenologischen Untersuchungen abgeleitete Annahme von BOLIN (1961), daß

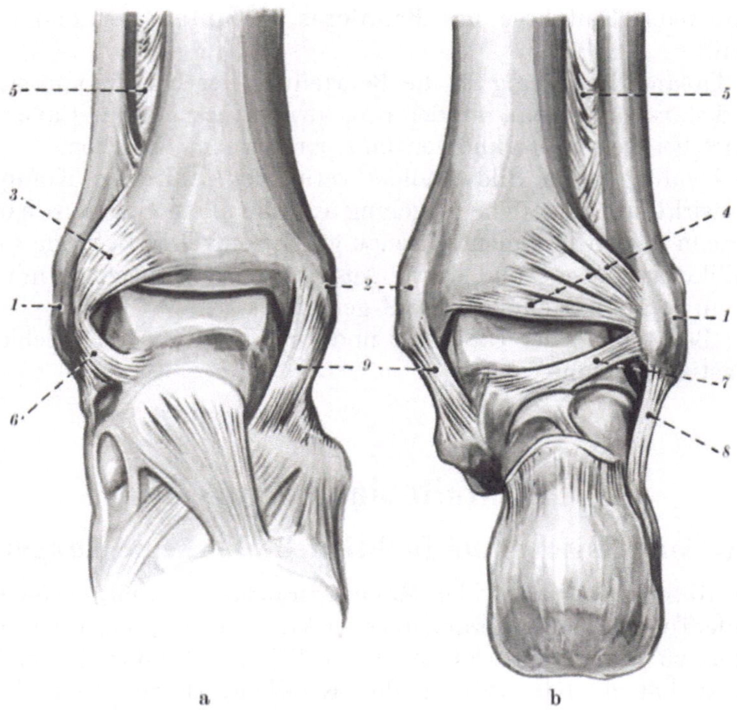

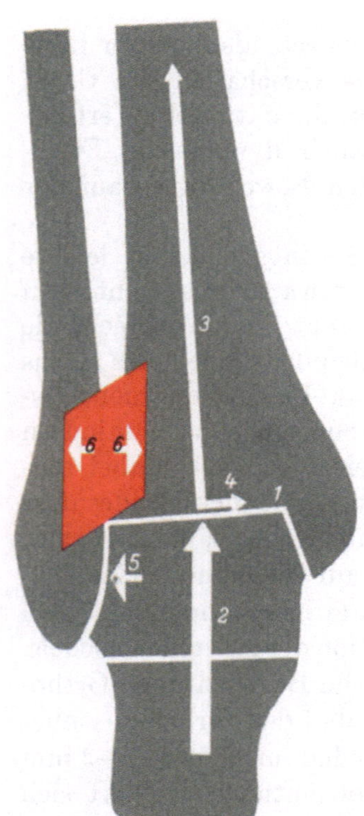

Abb. 314 a u. b. Anatomie des Sprunggelenkes

1 Malleolus lateralis
2 Malleolus medialis
3 Lig. tibiofibularis anterius

4 Lig. tibiofibularis posterius
5 Membrana interossea cruris
6 Lig. talofibulare anterius

7 Lig. talofibulare posterius
8 Lig. calcaneofibulare
9 Lig. deltoideum

Abb. 315.　Belastungsmechanismus im oberen Sprunggelenk beim Gehen

1 Schiefe Ebene des oberen Sprunggelenks
2 Bodendruck
3 Druckkomponente entlang der anatomischen Beinachse
4 Druckkomponente entlang der Ebene des oberen Sprunggelenks
5 Druck im Fibulotalar-Gelenk entsprechend 4
6 Zug in der Syndesmose entsprechend 5

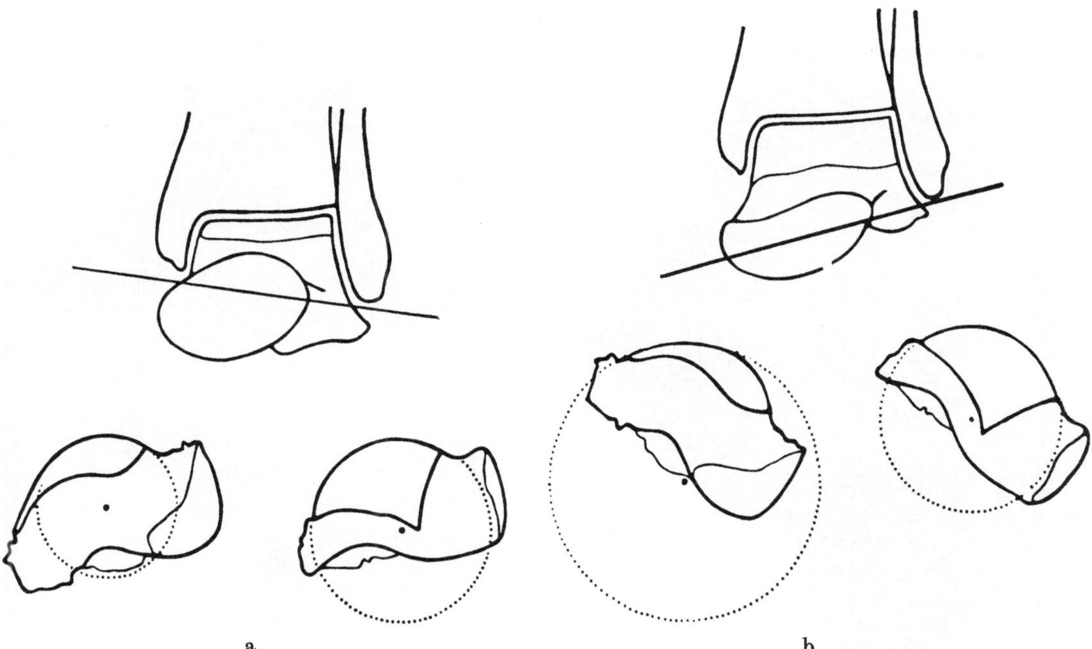

Abb. 316 a u. b. Wechsel der Talusachse bei Dorsalflexion (a) und Plantarflexion (b)
(nach C.H. Barnett u. J. R. Napier)

der äußere Knöchel bis zu $^1/_6$ der beschleunigten Körperlast aufzufangen hat. Er besitz
somit eine nicht zu unterschätzende Tragfunktion. Zusammen mit den Syndesmosen
bändern bildet er eine funktionelle Einheit, die für die statisch-dynamische Sicherung
der Talusrolle von allergrößter Bedeutung ist und diejenige des inneren Knöchels über-
trifft. Der völlig starre innere Knöchel hat vorwiegend statische Funktion und bildet in
Verbindung mit dem Ligamentum deltoideum einen Schutz gegen Pronation im oberen
Sprunggelenk.

Durch die Untersuchungen von Barnett u. Napier (1952) erfährt die Mechanik des
oberen Sprunggelenks eine weitere Präzisierung. Bei Dorsal- und Plantarflexion wechselt
die Stellung der frontalen Talusachse (Abb. 316). Die wesentliche Änderung liegt in
einem Tiefertreten des medialen Achsenpunktes bei Plantarflexion. Dementsprechend
verlängert sich der mediale Bewegungsradius (Abb. 316b). Die Achse kommt ungefähr
senkrecht auf den lateralen Gelenkspalt zu stehen, so daß in dieser Bewegungsphase die
Funktion des äußeren Knöchels als Führungslager besonders deutlich in Erscheinung
tritt. Bei Dorsalflexion stellt sich die Achse ungefähr senkrecht zum medialen Gelenkspalt ein, so daß die Rolle des Führungslagers hauptsächlich auf den inneren Knöchel
verschoben wird (Abb. 316a).

Wenn man außerdem berücksichtigt, daß die Talusrolle vorne breiter ist als hinten,
so ergibt sich gesamthaft eine bedeutende Komplexität im Bewegungsablauf des oberen
Sprunggelenks.

2. Patho-physiologische Gesichtspunkte

Je stärker ein Gelenk beansprucht wird, desto mehr fallen Kongruenzabweichungen
als Ursache von Spätschäden ins Gewicht. Schon kleine Inkongruenzen sind imstande,
an bestimmten Stellen des Gelenkes eine über das physiologische Maß hinausreichende
Knorpelbelastung zu erzeugen. Dadurch kommt es am gefäßlosen Knorpel leicht zu

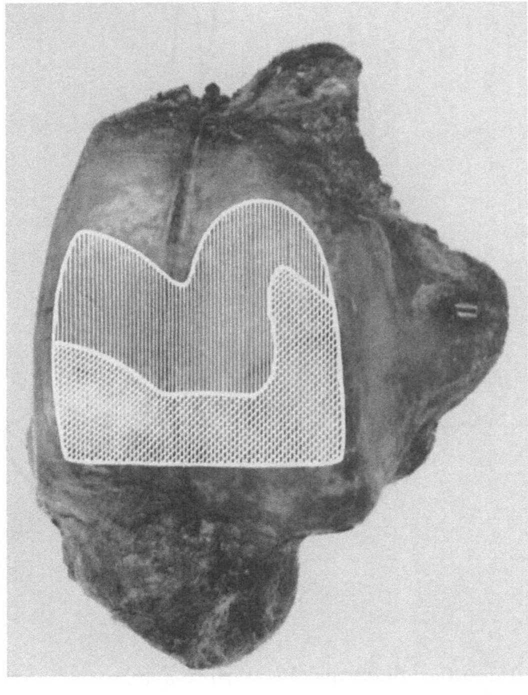

a

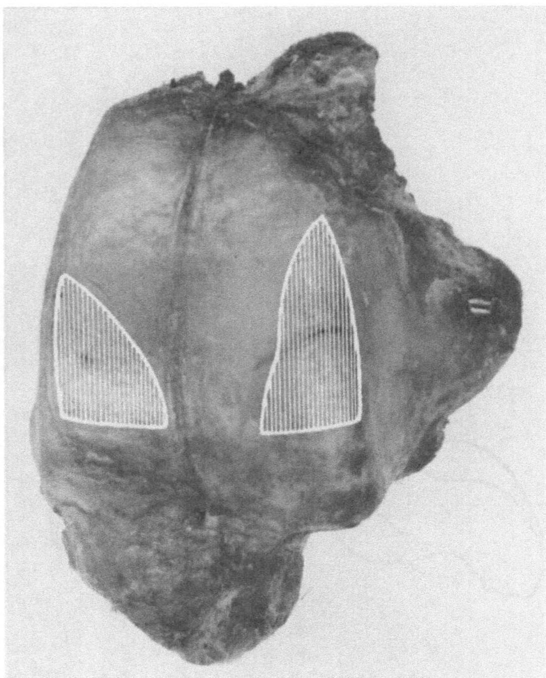

b

▭ Berührungsfläche zwischen Talusrolle und Gabel bei einer Scharnierbewegung von 10 ° (Normalfall)

▨ Reduktion dieser Berührungsfläche nach Drehung der vertikalen Talusachse um 2 ° nach lateral

Reduktion der Berührungsfläche nach Drehung der vertikalen Talusachse um 4 ° nach lateral

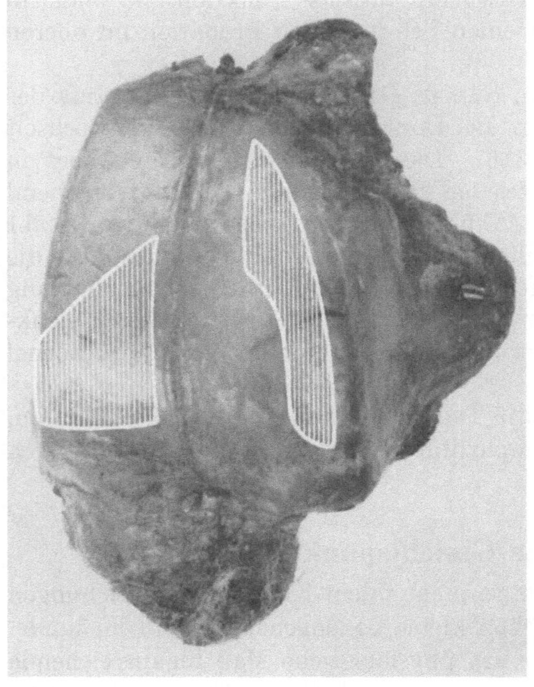

c

Reduktion der Berührungsfläche nach linearer Verschiebung der Talusrolle in Richtung äußerer Knöchel um 2 mm

Abb. 317 a—c. Bestimmung der Berührungsflächen am oberen Sprunggelenk bei einer Scharnierbewegung von 10⁰ (5⁰ Planatar- und 5⁰ Dorsalflexion). a Normale Berührungsfläche und Reduktion derselben bei einer Drehung der vertikalen Talusachse um 2⁰ nach lateral, b um 4⁰ nach lateral, c bei linearer Verschiebung der Talusrolle nach lateral um 2 mm

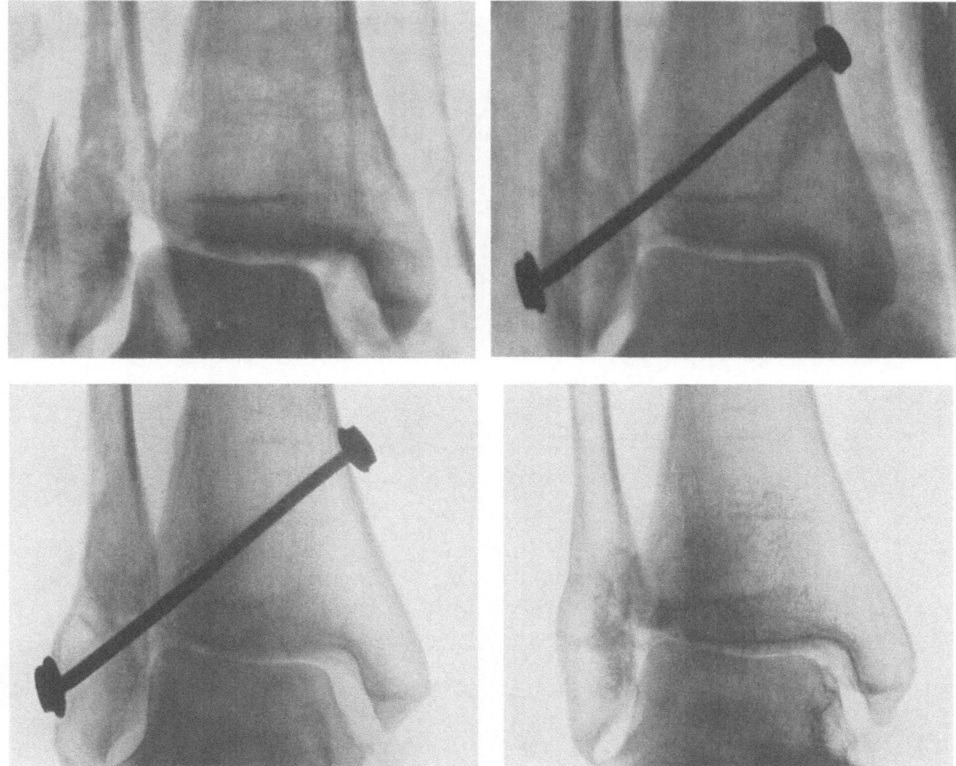

Abb. 318. Sekundäre Arthrose nach operativer Behandlung. Schon primär ungenügende Reposition, Zunahme der Fehlstellung durch sekundäres Abweichen bei liegendem Bolzen

Ernährungsstörungen und regressiven Veränderungen, schließlich zu reaktiven Erscheinungen am Knochen und damit zu dem bekannten Bild der sekundären Arthrose. Am Hüftgelenk hat PAUWELS berechnet, daß eine bestimmte Reduktion der Tragfläche zu einer um das mehrfache gesteigerten Druckbelastung pro cm² führt.

Um diese Verhältnisse für das obere Sprunggelenk abzuklären, haben wir das Verhalten der Belastungsfläche bei einigen praktisch wichtigen Fehlstellungen der Talusrolle experimentell untersucht (WILLENEGGER und STRAUMANN). Gewählt wurden eine Verdrehung der Vertikalachse um 2⁰ und 4⁰ nach lateral, ferner eine 2 mm große Verschiebung der Talusrolle gegen den äußeren Knöchel. Diese Modellversuche entsprechen einer Dislokation des äußeren Knöchels nach dorsal bzw. nach lateral. Die so erzeugten, kleinen Inkongruenzen hatten bereits eine eindrückliche Reduktion der tragenden Berührungsflächen zur Folge (Abb. 317). Eine ähnliche Zielsetzung liegt den Untersuchungen von BREITENFELDER (1957) zugrunde, der an der Leiche zeigen konnte, daß eine 2—3 mm große Dorsalverschiebung des äußeren Knöchels die vertikale Achse der Talusrolle um 10⁰ verdreht. Ebenso bedeutungsvoll sind die Verkürzungen des äußeren Knöchels. Bei Brüchen auf Syndesmosenhöhe kommt es dabei zu einer Schiefstellung der Talusrolle im Sinne der Valgität (Abb. 318). Bricht die Fibula oberhalb der Syndesmose, so führt die Verkürzung nicht nur zu einer Valgität der Talusrolle: dadurch daß die verbreiterte Partie des Malleolus fibularis über die Ränder der Incisura tibialis zu liegen kommt, entsteht außerdem eine Gabelsprengung mit Lateralverschiebung der Talusrolle (Abb. 319).

Die genannten Untersuchungen und Beobachtungen zeigen, wie schon kleine Dislokationen des äußeren Knöchels große gelenkmechanische Konsequenzen nach sich

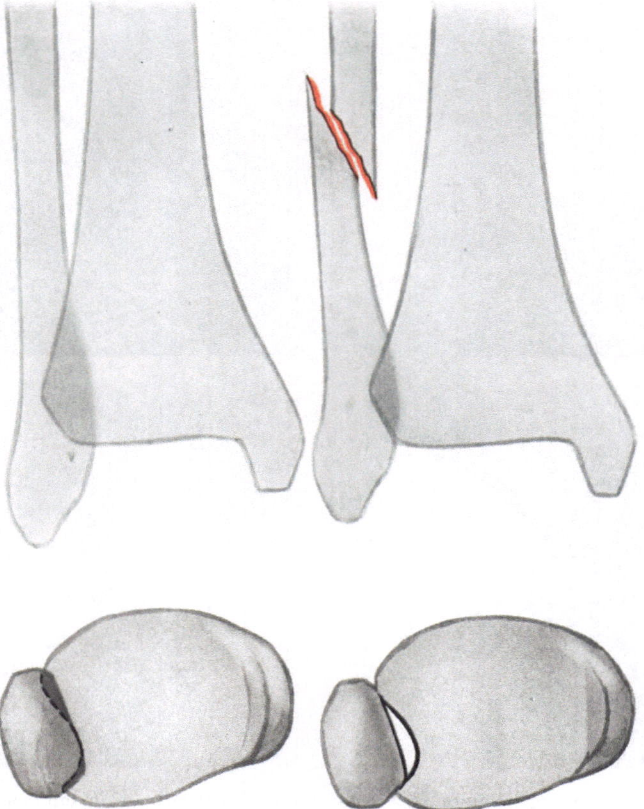

Abb. 319. Verschiebung der Fibula in der Incisura tibialis infolge Verkürzung

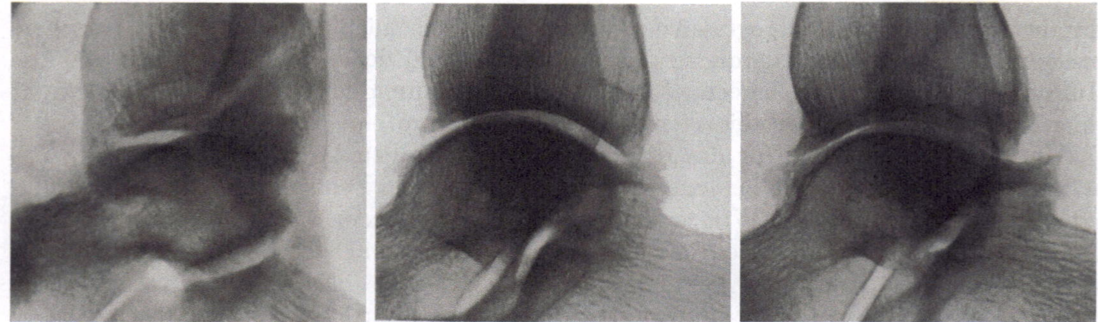

Abb. 320. Bei sonst guter Reposition verblieb eine Verschiebung des äußeren Knöchels nach dorsal um 3 mm. Die dadurch bedingte geringfügige Drehung der Talusrolle führte zu sekundärer Arthrose mit chronischer Synovitis und Beschwerden (Beobachtung nach 3 und 6 Jahren)

ziehen. Die Fibula wird zum Leitstab der Talusrolle. Es überrascht darum nicht, wenn schon nach wenig dislozierten Malleolarbrüchen die Möglichkeit sekundärer Arthrosebildung gegeben ist (Abb. 320). Auf der anderen Seite muß man sich fragen, wie weit sich z. B. die sehr kleinen Dislokationen, welche wir für die Modellversuche gewählt haben, auf die Verhältnisse in vivo übertragen lassen. Es wäre denkbar, daß durch Anpassung des Bandapparates ein gewisser Ausgleich möglich ist, so daß die Talusachse nicht um das Maß der Frakturdislokation verschoben würde. Ob es eine solche Toleranz gibt,

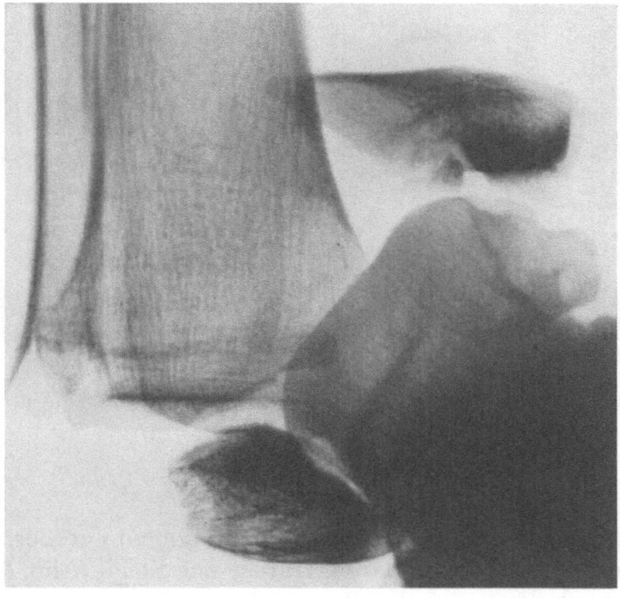

a

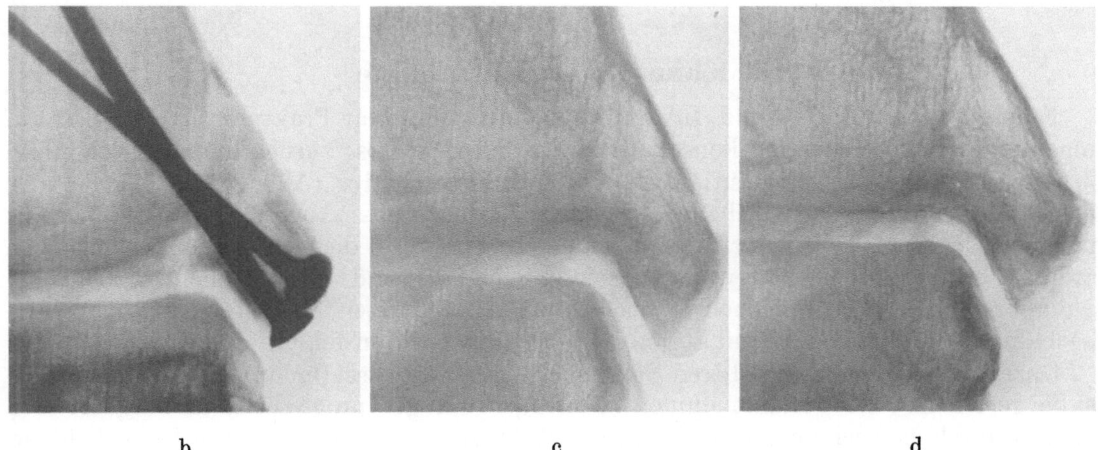

b   c   d

Abb. 321 a—d. Die intraartikuläre Trümmerzone am Frakturspalt des inneren Knöchels führte zu keiner sekundären Arthrose, weil keine biomechanisch störenden Inkongruenzen zwischen Talusrolle und Gabel zurückblieben. Nach 6 und 9 Jahren volle Funktion im oberen und unteren Sprunggelenk; nur angedeutete Kapselverdickung. Keine Rente bzw. Abfindung

wissen wir nicht sicher. Weitere experimentelle Untersuchungen und exakt durchgeführte Spätkontrollen von verheilten, nur sehr wenig dislozierten Knöchelbrüchen bleiben abzuwarten. Nach eigenen Untersuchungen (WILLENEGGER 1961) besteht Grund zur Annahme, daß auch kleinste Dislokationen in ihrer pathogenetischen Bedeutung vorsichtig beurteilt werden müssen, namentlich dann, wenn sich mehrere Dislokationen kombinieren, z.B. gleichzeitige Verkürzung und Dorsalverschiebung des äußeren Knöchels. Als belanglos dürfen nur solche Dislokationen betrachtet werden, die die Lage der Talusrolle in keiner Weise ändern, ferner Frakturzonen, denen keine Tragfunktion zukommt. Zu diesen letzteren gehören z.B. die am medialen Tibiaplateau liegenden Trümmerzonen beim Supinationsbruch (Abb. 321), ferner die Abbrüche an der hinteren Tibiakante, sofern ihre Gelenkfläche nicht mehr als ein Fünftel bis ein Viertel des sagittalen Gelenk-

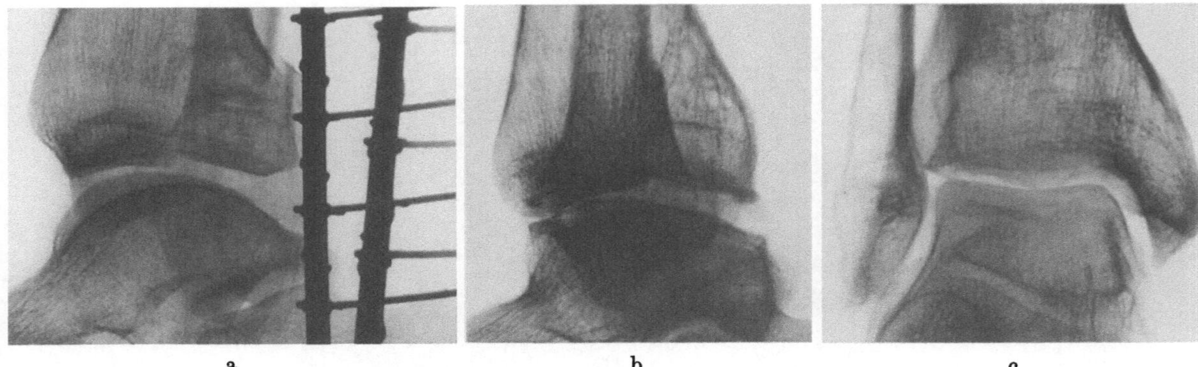

a   b   c

Abb. 322a—c. Sekundäre Arthrose bei ungenügender Reposition eines großen Fragmentes der hinteren Tibiakante

durchmessers beträgt. Sind die knorpeltragenden Fragmente größer, so hat die mangelhafte Reposition immer eine sekundäre Arthrose zur Folge (Abb. 322).

Am Schluß sei noch kurz auf die Beobachtung hingewiesen, daß sich die Metallfixation bei ungenügend reponierten Fragmenten besonders ungünstig auswirkt (Abb. 323).

3. Klinische Gesichtspunkte

Fast alle Spätschäden und Invaliditäten nach Malleolar-Frakturen lassen sich auf ungenügende Reposition und konsekutive sekundäre Arthrose zurückführen, gleichgültig, ob dem ungenügenden Repositionsresultat eine konservative (Abb. 320, 322) oder eine operative (Abb. 318, 323) Behandlung vorausgegangen ist. Abgesehen von Fällen mit intraartikulärer Infektion dürfte eine sekundäre Arthrose, die sich nicht biomechanisch erklären ließe, zum mindesten selten sein. Jedenfalls sind wir verpflichtet, bei allen sekundären Arthrosen, die nach Malleolarfrakturen auftreten, in erster Linie nach biomechanisch bedingten Kausalfaktoren bzw. nach Repositionsfehlern zu suchen.

Durch die Belastung des oberen Sprunggelenks wird die sekundäre Arthrose in hohem Maße gefördert. Sie verläuft immer mehr oder weniger progredient und äußert sich klinisch durch eine schmerzhafte chronische Synovitis und eingeschränkte Beweglichkeit. Manchmal kann ein relativ gutes Frühresultat mit geringen Beschwerden, guter Funktion und fehlender Arbeitsminderung über die röntgenologisch bereits vorhandene Arthrose hinwegtäuschen. Die ersten Zeichen der sekundären Arthrose, z.B. eine Sklerosierung an Stellen mit erhöhtem Druck, treten in der Regel frühzeitig auf. Bei einer Überprüfung von Spätkontrollen haben wir keine Fälle mit ungenügender Reposition gefunden, bei denen die ersten Zeichen der sekundären Arthrose nicht schon $1^{1}/_{2}$ Jahre nach der Verletzung aufgetreten wären (WILLENEGGER 1961).

Für die Bewertung der Behandlungsresultate ist die sekundäre Arthrose eines der wichtigsten Kriterien. Fast immer bildet sie einen untrüglichen Beweis für verbliebene Inkongruenzen, die auf ungenügende Reposition zurückzuführen sind. Fehlt sie, so war das Repositionsergebnis vom biomechanischen Standpunkt aus genügend und hinterließ keine Zonen mit erhöhter Druckbelastung des Knorpels. Einen weiteren Hinweis verdienen die funktionellen und die übrigen klinischen Befunde. Zuverlässige Daten lassen sich nur durch exakte Messung der Funktion, Angaben über Kapselverdickungen, Restsynovitis und Beschwerden gewinnen. Nur auf einer solchen Basis ist es möglich, die endgültigen Ergebnisse verschiedener Behandlungsmethoden und verschiedener Auffassungen epikritisch miteinander zu vergleichen. Die bloße Qualifizierung mit den Prädikaten „gut, mäßig, schlecht" genügt nicht; denn diese Prädikate werden von Autor

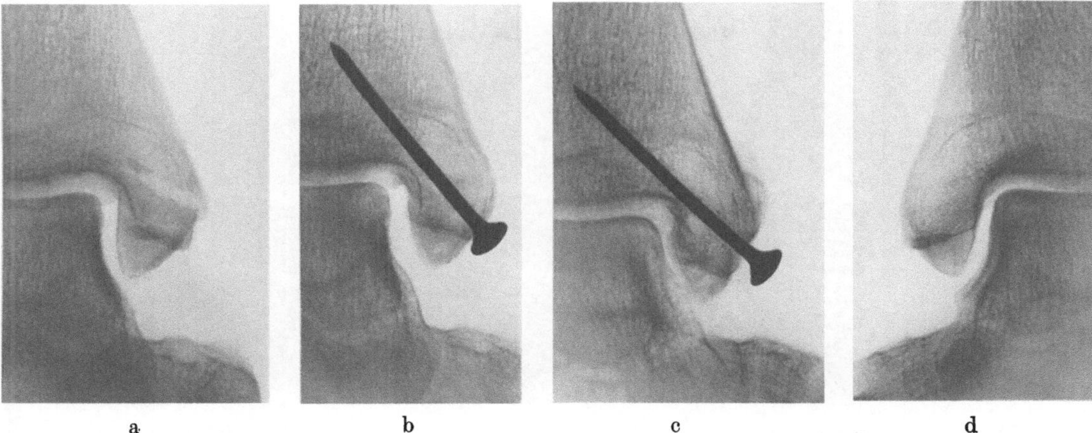

a   b   c   d

Abb. 323a—d. Sekundäre Arthrose nach fehlerhafter Osteosynthese eines abgebrochenen inneren Knöchels. Nicht die Methode als solche war fehlerhaft, sondern die ungenügende Reposition. a Unfallbild, b postoperative Aufnahme, c nach 2 Jahren, d intakte Gegenseite

zu Autor verschieden interpretiert. So spricht z.B. KRISTENSEN (1949), der die Ergebnisse bei genetischer Reposition nach LAUGE-HANSEN zusammengestellt hat, noch dann von einem „guten klinischen Resultat", wenn der Bewegungsumfang bis zur Hälfte eingeschränkt war.

4. Grundsätzliche Bemerkungen zur operativen Behandlung

Anatomie und Pathophysiologie des oberen Sprunggelenks erfordern eine anatomische Wiederherstellung der Gabel. Dabei kommt dem Knochen-Band-Komplex, der aus Syndesmose und Fibula besteht, eine besonders große Bedeutung zu, weil der äußere Knöchel einerseits Tragfunktion besitzt und gleichzeitig eine ganz wichtige Rolle als Leitstab der Talusachse spielt. In dieser Betrachtungsweise liegt eine Konstante von zentraler Bedeutung, die bei jeder Verletzung des oberen Sprunggelenks immer wieder in den Mittelpunkt zu stellen ist.

Durch gute konservative Reposition, welche nach genetischen Prinzipien erfolgt, können viele Malleolarfrakturen reponiert und eventuelle Gabelsprengungen wieder geschlossen werden, vor allem bei den Supinationsbrüchen. Oft bleiben aber kleinere Dislokationen, die vom biomechanischen Standpunkt aus nicht gleichgültig sind, zurück. Ferner kann sich das anfänglich gute Repositionsresultat beim Rückgang der Schwellung verschlechtern, so daß neue Einrenkungsmanöver nötig werden. Hinzu kommen die Nachteile einer langdauernden Ruhigstellung im Gipsverband. Gesamthaft betrachtet sind die Dauerresultate konservativ behandelter Knöchelbrüche nach einer Übersicht von REIMERS (1953) in rund 30 % der Fälle unbefriedigend. Darum hat die chirurgische Behandlung der Malleolarfrakturen in den letzten 10—20 Jahren eine immer größer werdende Anhängerschaft gefunden (FELSENREICH, SCHÜRCH, DANIS, BONNIN, HOHMANN, ZUELZER, MAURER, REIMERS, STURZENEGGER, LAURENT, MARNEFFE, BÖHLER jun., WITT, WELLER u.v.a.). So ist in der Literatur bereits eine Fülle der verschiedensten operativen Behandlungsmethoden zu finden. Es ist nicht möglich, auf alle diese Vorschläge im einzelnen einzutreten. Wir werden uns im Abschnitt „Operationstechnik" auf eine Darstellung derjenigen Methoden beschränken, die sich im Rahmen unserer Arbeitsgemeinschaft bewährt haben (s. S. 184).

Der unzweideutige Vorteil der primären Osteosynthese der Malleolarfrakturen liegt zunächst darin, daß sich die Forderung nach exakter anatomischer Wiederherstellung der biomechanisch wichtigen Skeletelemente weitaus am sichersten erfüllen läßt. Auch lassen sich allfällige Bandschäden, namentlich diejenigen der vorderen Syndesmose einsehen

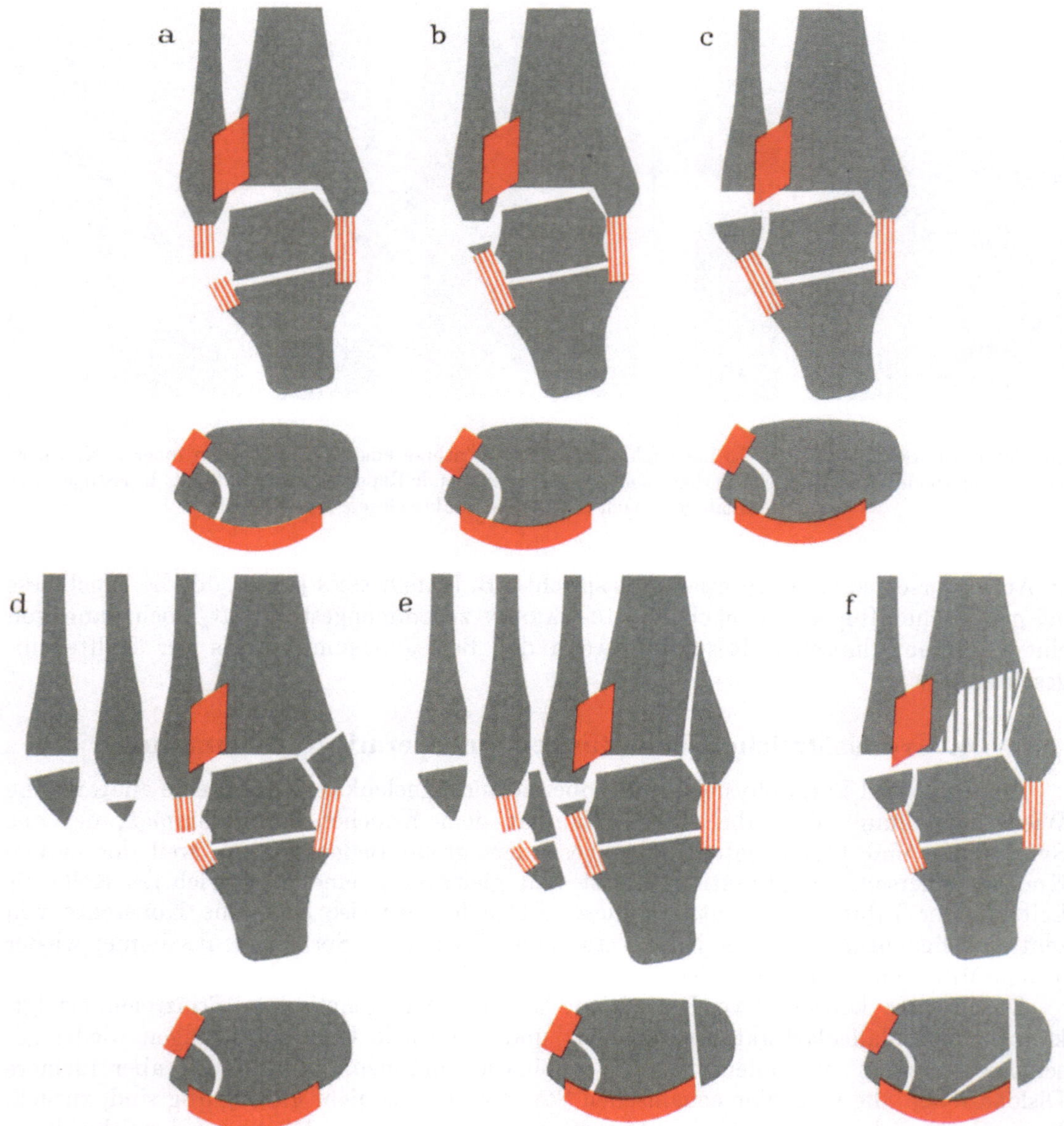

Abb. 324a—f. Malleolarfrakturen mit Verletzung der Fibula distal von der Syndesmose. a Ruptur des fibularen Seitenbandes. b Abrißfraktur der Fibulaspitze. c Querfraktur auf Höhe des Gelenkspaltes. d Zusätzliche schräg ansteigende Fraktur des Malleolus tibialis. e Zusätzliche vertikale Fraktur des Malleolus tibialis. f Zusätzliche Fraktur der hinteren Tibiakante

und beheben. Wenn es operativ technisch überhaupt möglich ist, so sollen bei der anatomischen Wiederherstellung der Gabel keine Kompromisse gemacht werden, wenn man von der Behandlung eine wirkliche Dauerheilung erwartet. Unsere Nachkontrollen haben gezeigt, daß sich sogar die Wiederholung eines Eingriffs lohnt, wenn erst auf diese Weise eine exakte Wiederherstellung der Gelenkkongruenz zu erzielen ist. — Der andere große Vorteil liegt in der Möglichkeit der funktionellen Nachbehandlung, was voraussetzt, daß die Osteosynthese ausreichend stabil sein muß. Einen besonders günstigen Einfluß hat die funktionelle Frühbehandlung auf den Knorpel, dessen anatomische Integrität (Flüssigkeitsgehalt, Elastizität, Trophik) nur dann ein Optimum bewahrt, wenn der Knorpel ständiger Bewegung und Druckänderung ausgesetzt ist („Knorpelmassage" nach PAUWELS). Dieser Hinweis darf gerade bei den Malleolarfrakturen, wo es

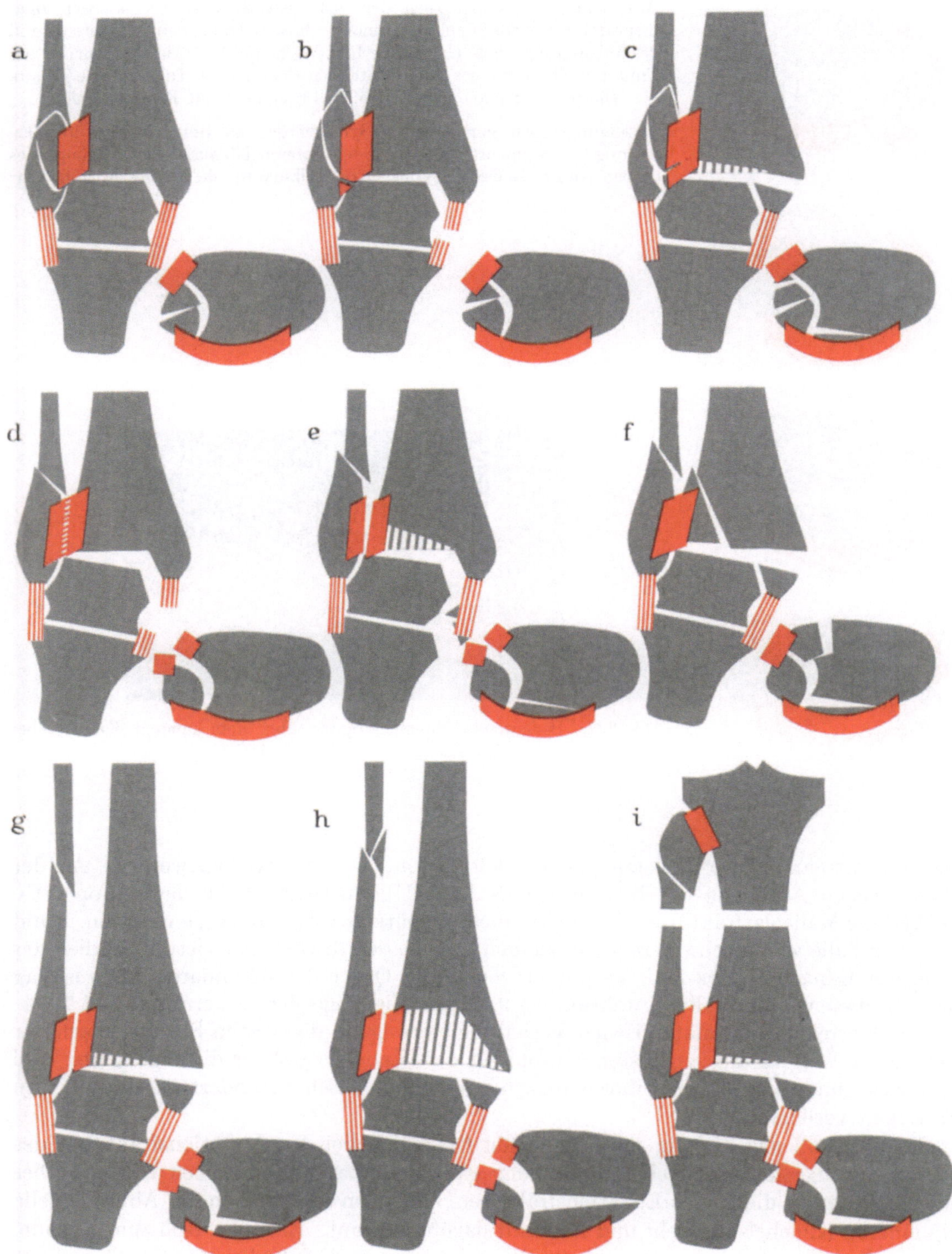

Abb. 325a—i. Malleolarfrakturen mit Verletzung der Fibula auf Höhe der Syndesmose oder oberhalb davon.
a Isolierte Schrägfraktur des äußeren Knöchels. b Zusätzliche Zerreißung des Lig. delt. c Zusätzliche Abrißfraktur des Malleolus tibialis und Abrißfraktur der hinteren Tibiakante. d Fibulaschrägbruch knapp oberhalb
der Syndesmose mit Zerreißung der ventralen Syndesmose und des Lig. delt. e Zusätzliche Abrißfraktur der
hinteren Tibiakante. f wie e, aber mit großer Abrißfraktur der vorderen Syndesmose und des Malleolus
tibialis. g Fibulaschaftbruch mit totaler Syndesmosensprengung und Abrißfraktur des Malleolus tibialis.
h wie g, aber mit bedeutender Fraktur der hinteren Tibiakante. i wie g, Fibulafraktur knapp unterhalb
des Fibulaköpfchens

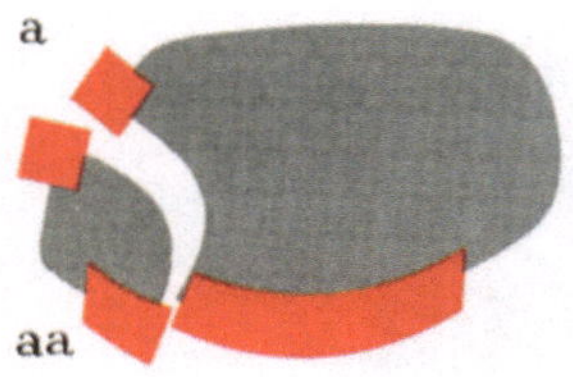
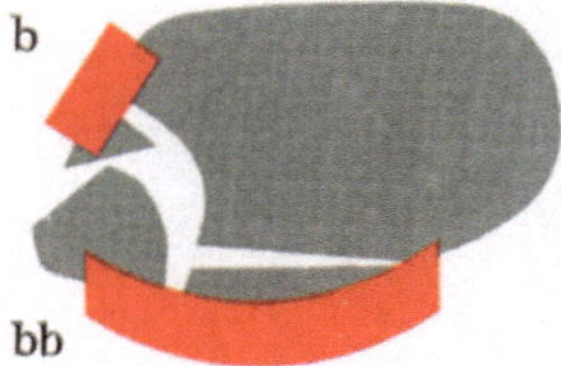
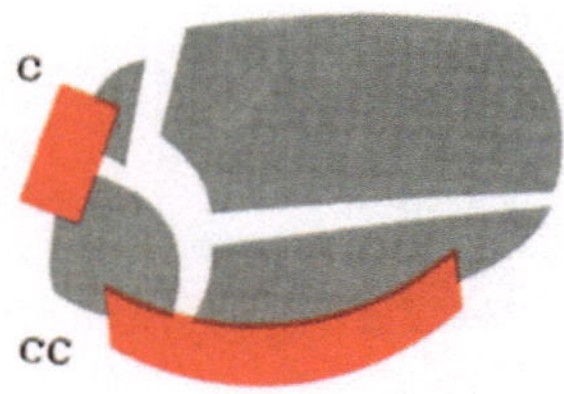
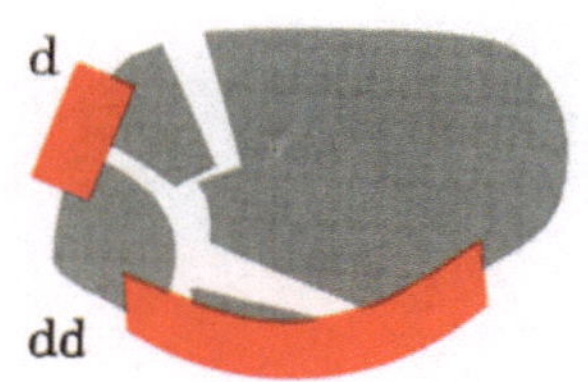

Abb. 326. Verletzungstypen der ventralen Syndesmose. a Rein ligamentärer Durchriß (Typus Clairmont). b Abrißfraktur am vorderen Rand des äußeren Knöchels („Type Le Fort-Wagstafe"). c Abrißfraktur an der Tibia mit Bildung eines antero-lateralen Fragmentes „tubercule de Tillaux Chaput". d Wie c, jedoch größeres Fragment mit Knorpelanteil.

Verletzungstypen der dorsalen Syndesmose. aa Rein ligamentäre Zerreißung. bb Segmentaler Abriß an der hinteren Tibiakante. cc Bildung eines großen Kantendreiecks (Typus Earle-Volkmann). dd Kleine Abrißfraktur

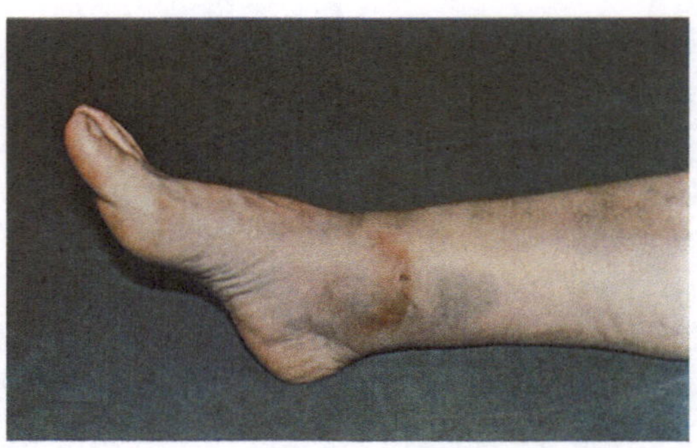

Abb. 327. Bedeutende Hautschädigung über dem inneren Knöchel bei Luxationsfraktur vom Pronationstyp

sich um intraartikuläre Verletzungen handelt, besonders unterstrichen werden. An der chirurgischen Abteilung des Kantonsspitals Liestal konnten rund 200 primär operativ behandelte Malleolarfrakturen einer individuellen Spätkontrolle unterzogen werden. Rund 75 % der Fälle waren schwerere Verletzungen, welche den dritten und vierten Stadien der Typisierung nach LAUGE-HANSEN entsprachen. Die Quote der sekundären Arthrose lag bei 6 %, diejenige der vollen Funktion bei 92 % und diejenige der Dauerrenten bei 7,5 %.

Die Korrektur der anatomischen Verhältnisse erfolgt in den ersten Stunden nach der Verletzung weitaus am leichtesten, sowohl für den Knochen wie für die Ligamente, weil Spongiosa und Bindegewebe durch reaktive Vorgänge rasch verändert werden und an Festigkeit verlieren.

Darum muß das Ziel der notfallmäßigen Operation bei den Luxationsfrakturen des oberen Sprunggelenkes in seiner Bedeutung ganz besonders unterstrichen werden. Dies gilt vor allem für diejenigen Luxationsfrakturen, bei denen die Tibia an der Abbruchstelle des inneren Knöchels vorsteht und die Haut darüber spannt. Eine oft rasch zunehmende, hochgradige Weichteilschwellung mit Blasenbildung und Schädigung der Unterhaut durch Fragmente können schon nach wenigen Stunden eine risikofreie Intervention verunmöglichen (Abb. 327).

Verspätete Zuweisungen und schwerere Begleitverletzungen der Weichteile, namentlich auch Unsicherheiten in bezug auf die arterielle Versorgung, zwingen zu aufgeschobener Dringlichkeit bis zu etwa 4 Wochen. Während dieser Zeit sind neben der Sorge um die Weichteile (Hochlagerung) provisorische Reposition und Fixation der Luxationsfraktur unbedingt erforderlich.

5. Einteilung der Malleolarfrakturen

Bei den Malleolarfrakturen besteht zwischen Unfallmechanismus und Verletzungsform ein enger Zusammenhang. Dementsprechende Klassifikationen sind zuerst von ASHHURST und BROMER (1922) aufgestellt worden. Später hat LAUGE-HANSEN (1952) die genetische Klassifikation verfeinert und vervollkommnet. Verschiedene Autoren und auch wir selber haben die Erfahrung gemacht, daß sich dieses Schema für die Praxis als zu umständlich erweist, und daß sich darin bei der hohen kinetischen Energie, welche heute vielfach im Unfallmechanismus mitspielt, nicht mehr alle Verletzungstypen einordnen lassen. Auch ist zu berücksichtigen, daß die Osteosynthese der malleolaren Luxationsfrakturen eine genetische Klassifikation nicht unbedingt erfordert. Für die operative Behandlung, welche auf eine ganz exakte anatomische Wiederherstellung der verletzten Knochen- und Bandelemente abzielen muß, kommt es in erster Linie auf eine genaue Beurteilung der einzelnen Verletzungsbereiche an.

Darum sind die vereinfachten Klassifikationen, wie sie in neueren Arbeiten propagiert wurden (MAGNUSSON, DANIS, BONNIN, SOEUR) zweckmäßiger. DANIS, der sich als einer der ersten mit der operativen Behandlung der Malleolarfrakturen systematisch befaßt hat, lenkte die Aufmerksamkeit auf die zentrale Bedeutung des äußeren Knöchels. Je nach Höhe und Frakturtyp der Fibula lassen sich zugehörige Begleitverletzungen der Bänder zum mindesten vermuten und durch genauere Röntgenabklärung (gehaltene Aufnahmen), in manchen Fällen aber erst bei der operativen Revision diagnostizieren. Dies betrifft vor allem die Zerreißungen des Ligamentum deltoideum und der Syndesmose, sofern sie rein ligamentär sind. Auch nach den Erfahrungen innerhalb unserer Arbeitsgemeinschaft hat sich eine Klassifikation, welche die Verhältnisse im äußeren Knöchelbereich in den Mittelpunkt stellt, für die Praxis der Osteosynthese als am zweckmäßigsten erwiesen. Je nach dem vorherrschenden Entstehungsmechanismus lassen sich die Fibulaverletzungen in zwei Hauptgruppen einteilen:

a) In solche unterhalb der Syndesmose,

b) in solche auf Höhe und oberhalb der Syndesmose.

Bei Gruppe a handelt es sich im wesentlichen um die sog. Supinationsbrüche, die mit Frakturen des inneren Knöchels einhergehen können. Die Syndesmose dagegen bleibt intakt. Gruppe b sind Außenrotations-Pronations-Abduktionsfrakturen, welche mit Ausnahme der reinen Außenrotationsfrakturen immer mit einer Verletzung der Syndesmose verbunden sind. Auf dieser Basis und an Hand einer eingehenden Detailbearbeitung durch WEBER ergibt sich folgende Klassierung:

a) Malleolarfrakturen mit Verletzung der Fibula distal von der Syndesmose

Unterhalb der Syndesmose bzw. des oberen Sprunggelenkes bricht die Fibula unter der Einwirkung von Zugkräften, welche durch Umkippen des Rückfußes im Sinne der Supination zustande kommen. Je nach Größe und Richtung zusätzlich einwirkender Kräfte (Einwärtsrotation, Adduktion) kommt es zu den folgenden abgestuften Verletzungstypen (Abb. 324):

α) Isolierte Verletzung am äußeren Knöchel

aa) Ruptur des fibularen Seitenbandes (Abb. 324a).

bb) Abrißfraktur der Fibulaspitze (Abb. 324b).

. cc) Querfraktur auf Höhe des Gelenkspaltes (Abb. 324c).

β) Mit zusätzlicher Verletzung des inneren Knöchels

aa) oder bb) oder cc) kombiniert mit mehr oder weniger vertikalem Abbruch des inneren Knöchels (Abb. 324d, e).

γ) Mit zusätzlicher Fraktur der hinteren Tibiakante

4. mit Abbruch der hinteren Tibiakante. Das hintere Fragment liegt nach medial zu und beeinträchtigt die hintere Syndesmose funktionell nicht (Abb. 324f).

Bei allen diesen Bruchformen ist die Syndesmose intakt, und es kommt deshalb zu keiner Gabelsprengung. Entsteht trotzdem eine Instabilität der Gabel, so beruht sie auf dem frakturbedingten Verlust des Knöchelhaltes. Danach richtet sich das Ausmaß der Talusluxation.

b) Malleolarfrakturen mit Verletzung der Fibula auf Höhe der Syndesmose und oberhalb davon

In diesem Bereich bricht die Fibula durch *kombinierte* Einwirkung von Torsions-, Scher- und Biegungskräften, welche erzeugt werden bei forcierter Außenrotation, Pronation und Abduktion des Fußes.

Bei reiner Außenrotation des Fußes (oder Innenrotation des Unterschenkels gegenüber dem am Boden fixierten Fuß) verläuft die Fibulafraktur als typischer Schrägbruch von vorn/unten nach hinten/oben.

Im einfachsten und häufigsten Falle — bei der isolierten Außenrotationsfraktur des äußeren Knöchels — bleiben Syndesmosenbänder und innerer Knöchel intakt (Abb. 325a).

Je höher die Schrägfraktur zu liegen kommt, desto mehr ist sie Ausdruck von zusätzlichen Scher- und Biegungskräften, die durch forcierte Pronation und Abduktion des Fußes entstehen. Mit aufsteigender Fibulafraktur kommt es in zunehmendem Maße zu einer vorerst minimalen, partiellen oder totalen Sprengung der syndesmalen Bandverbindung mit Einbezug der Membrana interossea, ferner zur Fraktur des inneren Knöchels oder zu einer bloßen, jedoch schweren Zerreißung des Ligamentum deltoideum (Abb. 325b—i).

Das vordere und hintere Syndesmosenband können an verschiedenen Stellen und in verschiedenem Ausmaße reißen (Abb. 326). Die rein ligamentäre und totale Zerreißung des Bandkomplexes kommt vor, ist aber selten. Meistens handelt es sich um Abrißfrakturen an den entsprechenden Ansatzstellen.

Im einzelnen sind für das *vordere* Syndesmosenband folgende Verletzungen typisch:

1. Rein ligamentärer Durchriß (Typus CLAIRMONT).

2. Abrißfraktur von mehr oder weniger großem Ausmaß am vorderen Rand des äußeren Knöchels („type *Le Fort-Wagstafe*").

3. Abrißfraktur mit antero-lateraler Fragmentbildung an der Tibia von wechselnder Größe („tubercule de *Tillaux-Chaput*"), unter Umständen mit Übergreifen auf den vorderen Anteil der tibialen Gelenkfläche.

Verletzungstypen des *hinteren* Syndesmosenbandes:

1. Rein ligamentäre Zerreißung.

2. Die häufigste Verletzung entspricht einer Abrißfraktur an der hinteren Tibiakante von einer kleinsten, im Röntgenbild eben noch sichtbaren Abrißfraktur bis zur Bildung eines großen Fragmentes, dem sog. Dreieck nach EARLE-VOLKMANN. Charakteristisch ist die laterale Lage dieses hinteren Tibiafragmentes (Abb. 325, 326).

Einer Notiz von LAUGE-HANSEN folgend, ist der Abbruch des dorsalen Kantendreiecks nicht von VOLKMANN, sondern zuerst von EARLE beschrieben worden (s. bei MAGNUSSON).

Noch einige Bemerkungen zur isolierten Syndesmosensprengung ohne Fibulafraktur:

Die reine Syndesmosensprengung ist selten. MAGNUSSON (1945) hat aus der Literatur lediglich 15 Fälle zusammenstellen und eine eigene Beobachtung hinzufügen können. Wir verfügen ebenfalls über eine solche Beobachtung (MÜLLER, persönliche Mitteilung). Wenn die reine Gabelsprengung trotzdem als solche verhältnismäßig häufig diagnostiziert wird, so beruht dies darauf, daß auf den gewöhnlichen Röntgenaufnahmen des oberen Sprunggelenkes der hohe Begleitbruch des Fibulaschaftes nicht zur Darstellung kommt und daß an Stelle des inneren Knöchelbruches eine bloße Ruptur des Ligamentum deltoideum vorliegt, die als solche nicht erkannt wird.

Diese Darlegungen zeigen, daß dem Supinationstyp der Gruppe a ein einfacheres und begrenzteres unfallmechanisches Geschehen zugrunde liegt. Bei den Außenrotations-Abduktions-Pronationstypen sind die mechanischen Einwirkungen komplexer. Neben den Frakturen kommt es zu fast regelmäßigen Begleitverletzungen der Bänder. Außerdem zeigen diese Luxationsfrakturen sehr viele Variationen, weil sich die einzelnen mechanischen Einwirkungen überschneiden. Trotzdem läßt sich eine gewisse Klassifizierung nach einzelnen Grundtypen, wie es im folgenden versucht sein soll, durchführen (Abb. 325).

α) Brüche bei vorwiegender Außenrotation

Charakteristika: Fibularer Schrägbruch auf Höhe der Syndesmose. Keine oder geringe Schädigung der vorderen bzw. hinteren Syndesmose.

aa) Isolierter Schrägbruch des äußeren Knöchels (Abb. 325a).

bb) Schrägbruch des äußeren Knöchels mit Zerreißung des Ligamentum deltoideum: Hier kann es bereits zu einer teilweisen Schädigung des vorderen Syndesmosenbandes kommen (Abb. 325b).

cc) Schrägbruch des äußeren Knöchels mit Abrißfraktur (Horizontalabbruch) des inneren Knöchels. Vordere Syndesmose minimal, hintere Syndesmose als Abrißfraktur an der hinteren Tibiakante geschädigt (Abb. 325c).

β) Brüche mit zusätzlicher Pronation und Abduktion

Charakteristika: Fibulabruch, aufsteigend. Syndesmose in allen Fällen wesentlich mitverletzt.

dd) Fibulaschrägbruch wenig oberhalb der Syndesmose mit Ruptur des Ligamentum deltoideum oder Abrißfraktur bzw. Horizontalabbruch des inneren Knöchels (Abb. 325d). Ausgedehnte Verletzung der vorderen Syndesmose in allen Varianten (Abb. 326a—d). Die hintere Syndesmose ist intakt.

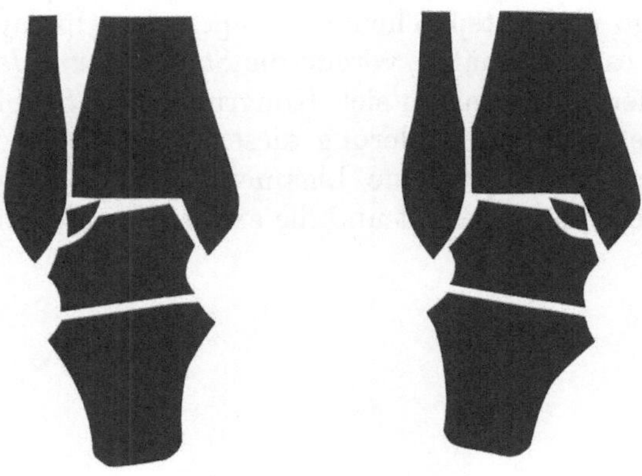

Abb. 328. „flake fracture"

ee) Gleich wie dd, jedoch höheres Ansteigen des Fibulaschrägbruches (Abb. 325e): Hier ist das hintere Syndesmosenband verletzt in Form eines kleinen Volkmannschen Dreiecks.

ff) Gleich wie dd, jedoch mit Bildung eines größeren „tubercule de Tillaux-Chaput" (Abb. 325f).

gg) Höher liegende Fibulaschaftfraktur mit Zerreißung des Ligamentum deltoideum oder Abrißfraktur bzw. Horizontalabbruch des inneren Knöchels: Beide Syndesmosenbänder sind gesprengt. Zusätzliche Ruptur der Membrana interossea (Abb. 325g).

hh) Gleich wie gg, jedoch Bildung eines großen Fragmentes aus der hinteren Tibiakante (Abb. 325h).

ii) Gleich wie gg, jedoch hoch liegende Fibulaschaftfraktur (Abb. 325i).

Ohne Ausnahme sind diese Frakturtypen durch Gabelinstabilität, oft mit ganz besonders schweren Luxationen nach lateral oder in anderen Richtungen charakterisiert.

Schließlich ist bei allen Luxationsfrakturen auf eine mögliche, durch das Röntgenbild nicht aufgedeckte Begleitverletzung hinzuweisen: die Knorpelschädigung, die sowohl an der Gabel wie an der Talusrolle auftreten kann. Knorpelverletzungen an der Gabel kommen bei den Abrißfrakturen vor. An der Talusrolle treten sie am lateralen oder medialen Gelenkrand auf („flake fracture"), je nachdem, ob es sich um eine Supinationsfraktur oder um eine Fraktur der Abduktions-Pronationsgruppe handelt (Abb. 328).

6. Operationstechnik

Ziel. a) Anatomische Wiederherstellung des Skelets und der Kongruenz des oberen Sprunggelenkes.

b) Wiederherstellung des Bandapparates.

c) Ausreichende Stabilität der Osteosynthese. Postoperative Frühmobilisierung zur Vermeidung von Ruheschäden.

Zeitpunkt der Operation: Möglichst notfallmäßig.

Gegenindikation: Schlechte Hautverhältnisse, arterielle Zirkulationsstörungen.

a) Allgemeine Technik

1. Die pneumatische Blutsperre bringt für die genaue Übersicht der Verletzungsstellen große Vorteile. Nur bei gefährdeter Haut, bei arteriellen Zirkulationsstörungen, die traumatisch oder durch ausgeprägte unfallfremde Faktoren (Arteriosklerose, Diabetes) bedingt sind, ist Vorsicht am Platz und von der Blutsperre sogar abzusehen.

2. Lage auf dem Operationstisch. Für einseitiges Vorgehen, lateral oder medial, empfiehlt sich entsprechende Halbseitenlage. Müssen beide Knöchel operiert werden, empfiehlt sich normale Rückenlage und entsprechendes Kippen des Operationstisches.

3. Im allgemeinen ist es zweckmäßig, vorerst die *Stabilisierung der Fibula* vorzunehmen. Durch die Versorgung der Fibula lassen sich Kongruenz und Stabilität der Gabel bereits weitgehend wiederherstellen. Eine Änderung dieser Reihenfolge drängt sich unter Umständen dann auf, wenn das abgerissene Ligamentum deltoideum zwischen Talusrolle und medialem Knöchel eingeschlagen ist und die exakte Reposition des äußeren Knöchelgebietes verhindert.

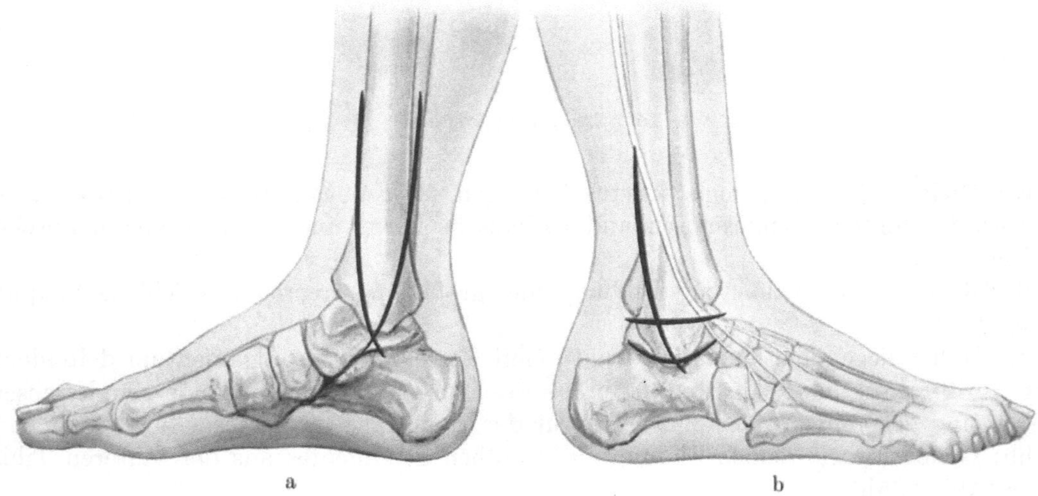

Abb. 329a u. b. Hautschnitte für den Zugang zum medialen (a) und zum lateralen (b) Knöchel

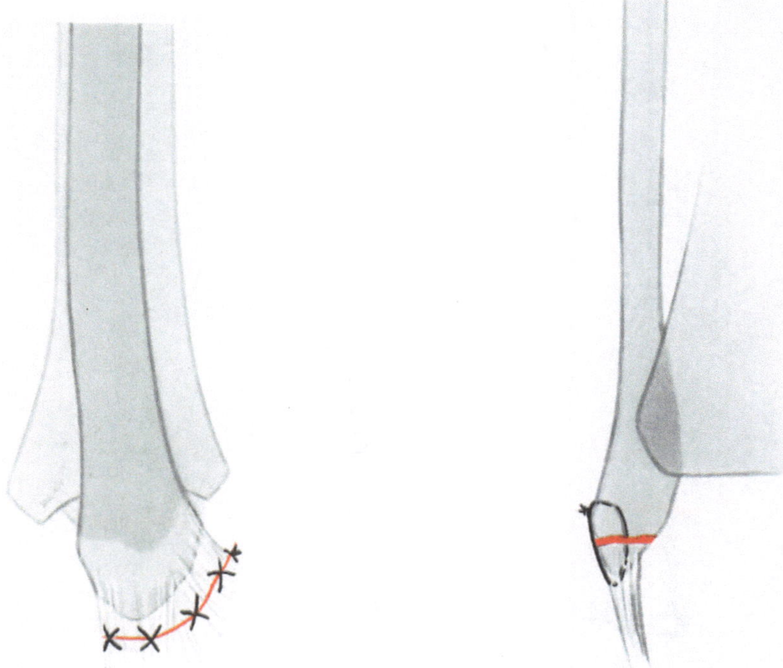

Abb. 330. Fortlaufende Naht des fibularen Seitenbandes   Abb. 331. Drahtnaht bei Abrißfraktur der Fibulaspitze

4. Hautschnitte.

Lateral. Der nach dorsal und der nach ventral gerichtete, leichte Bogenschnitt sind gleichwertig (Abb. 329 a u. b). Der kräftige Ramus cutaneus des Nervus fibularis ist zu schonen, denn dauernde Sensibilitätsstörungen dieses Nervs sind für den Patienten unangenehm.

Medial. Nach dorsal gerichteter leichter Bogenschnitt. Wenn keine größeren Revisionen zu erwarten sind, kann ein Querschnitt oder ein fersenwärts geführter, leichter Bogenschnitt angelegt werden.

5. Das wichtigste Kriterium für eine einwandfreie Reposition bildet das anatomische Resultat in situ. Fehlermöglichkeiten sind aber trotzdem vorhanden. Darum sollte keine operative Knöchelversorgung abgeschlossen werden, bevor eine letzte Röntgenkontrolle vorliegt. In schwierigen Fällen, z.B. bei Trümmerbrüchen der Fibula im Syndesmosenbereich und namentlich auch bei Spätkorrekturen, sind vorgängige Vergleichsaufnahmen der intakten Gegenseite zu machen. Eine richtige Beurteilung der Gabel ist röntgenologisch nur dann möglich, wenn die Tibia bei anterio-posteriorem Strahlengang um rund 30° einwärts rotiert wird. Unter Berücksichtigung der individuellen Tibiatorsionsvariationen wird dieses Ziel am besten so erreicht, daß die Achse durch beide Malleolen plattenparallel zu liegen kommt.

6. Mit Abschluß der Operation ist sowohl lateral wie medial eine *Saugdrainage* einzusetzen.

7. Die *postoperative Hochlagerung* halten wir bei den malleolaren Luxationsfrakturen für besonders wichtig.

b) Spezielle Operationstechnik

Für die Versorgung der einzelnen Frakturen und Bandverletzungen am oberen Sprunggelenk besteht bereits eine umfangreiche Literatur (s. bei WILLENEGGER 1961). Gute Methoden sind solche, die folgende Anforderungen erfüllen:

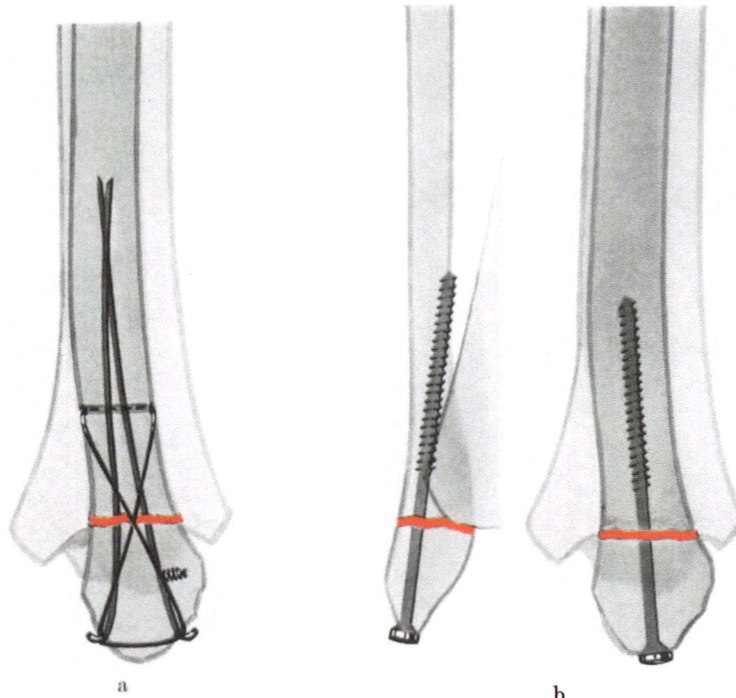

Abb. 332a u. b. Versorgung der Fibulaquerfraktur auf Höhe des Gelenkspaltes. a Zuggurtung. b Zugschraube

1. Zuverlässige Stabilisierung der exakten anatomischen Reposition.

2. Methoden, die einen gewissen intrafragmentären Druck erzeugen, der zum mindesten Adaptation und Stabilität begünstigt.

3. Maßnahmen, welche die Frakturheilung nicht behindern.

4. Aufrechterhaltung der Gabelelastizität.

5. Einfache Handhabung.

Problematisch ist die Versorgung der Syndesmose. Wir glauben, daß trotz vieler Bemühungen, die unseren eingeschlossen, dieses schwierige chirurgisch-technische Problem noch nicht in allen Einzelheiten gelöst ist.

Im folgenden werden diejenigen Methoden und deren Variationen beschrieben, die an Hand der Literatur und nach unseren Erfahrungen den prinzipiellen Anforderungen am besten gerecht werden.

α) Das Vorgehen an der Fibula

1. Ruptur des fibularen Seitenbandes

Befund. Es handelt sich meistens um einen breiten Querriß, der mindestens die beiden vorderen, voneinander nicht immer zu unterscheidenden Bandzipfel umfaßt. Gleichzeitig ist die Kapsel am unteren und vorderen Malleolarumfang eingerissen. Die nach vorn subluxierte Talusrolle ist sichtbar.

Vorgehen. Die Reposition erfolgt durch leichte Auswärtsrotation und Pronation des Fußes. Nach erfolgtem Gelenkschluß zeigen die eingerissenen Band- und Kapselränder weitgehende Adaptation. Als Naht empfiehlt sich eine doppelreihige, von vorn nach hinten und wieder zurück nach vorne gelegte, fortlaufende Naht mit Kunststoff (z.B. geflochtenes Nylon Nr. 0). Die einzelnen Stiche sollen nicht zu eng gestellt und mit möglichst feiner Nadel gemacht werden (Abb. 330).

2. Abrißfraktur der Fibulaspitze

Befund. Hier ist das fibulare Seitenband intakt. Einige Faserzüge können nach vorne zu eingerissen sein. Wie unter 1 ist das Gelenk eröffnet und subluxiert.

Vorgehen. Die Reposition erfolgt wie unter a). Die genaue Reposition des Spitzenfragmentes wird mit einem feinen Einzinkhäkchen festgehalten. Fixation mittels Hemicerclage, wobei der Draht durch ein sagittales Bohrloch im Knöchelmassiv und am unteren Rand der abgebrochenen Knöchelspitze durch die Ansatzstelle des Bandes hindurchgeführt wird (Abb. 331).

3. Querfraktur auf Höhe des Gelenkspaltes

Befund. In der Regel handelt es sich um eine glatte Querfraktur.

Vorgehen. Die Reposition ist durch Auswärtsrotation und Pronation einfach. Mit Einzinkhaken läßt sich die exakte Reposition ohne Schwierigkeiten erzielen. Als Fixation haben sich die folgenden Verfahren am besten bewährt:

die Zuggurtung (Abb. 332a);

die schräge Verschraubung mit der Zugschraube, wie sie für den Malleolus internus benützt wird (Abb. 332b);

die gekreuzte Verspickung (Abb. 333b, 358b).

4. Fibularer Schrägbruch auf Höhe der Syndesmose (vorwiegend Außenrotationsbruch)

Dieser typische Schrägbruch von hinten/oben nach vorn/unten kann ziemlich vielgestaltig sein. Die Spiralkomponente ist verschieden stark ausgeprägt. Vom kurzen bis zu einem sehr langen Schrägbruch, der mehrere Zentimeter Länge umfassen kann, gibt es alle Übergangsformen. Ferner können Drehkeile und regellose Trümmerbildungen hinzukommen. Das Gelenk ist meistens nicht sichtbar, es sei denn, daß der Frakturspalt stark klafft oder daß Trümmerbildung vorliegt.

Versorgung des glatten Schrägbruches (Abb. 333)

Exakte Reposition und provisorische Festhaltung mit einer Knochenfaßzange sind bei frischen Frakturen und normaler Festigkeit leicht. Denn es genügt, den äußeren Knöchel an das proximale Fragment, welches mit der Syndesmose noch ausreichend vorhanden ist, im Minimum mit dem vorderen Syndesmosenband in fester Verbindung steht, zu adaptieren. Dadurch ist die richtige anatomische Lage des äußeren Knöchels in jedem Fall garantiert. Weniger einfach sind die Probleme bei der definitiven Osteosynthese, weil neben der Stabilität auch noch die strikte Aufrechterhaltung der normalanatomischen Valgität der distalen Fibula zu fordern ist. In jedem Falle ist es wichtig, daß die provisorische Fixation während der Osteosynthese ununterbrochen erhalten bleibt.

Was nun die Fixationsmethoden selber anbelangt, so möchten wir zunächst auf gewisse Gefahren der bloßen Markraumschienung hinweisen. Sie liegen darin, daß die Stabilität nicht immer genügt. Sobald man die provisorische Fixation entfernt, kommt es zu einem Klaffen des Frakturspaltes und zu einer Verschlechterung der normalen anatomischen Valgität. Zweifellos gibt es Fälle, bei denen die Markschienung allein ausreicht. Wir dürfen aber ihre grundsätzlichen Nachteile nicht übersehen. Sowohl aus dem eigenen Erfahrungskreis, wie an Hand der Literatur, läßt sich die Unzulänglichkeit der bloßen Markraumschienung durch zahlreiche Beispiele belegen, vor allem bei Verwendung des Rushpin.

Aus diesem Grunde sind diejenigen Osteosyntheseverfahren vorzuziehen, welche sich eine direkte Fixation der exakt reponierten Fragmente zum Ziele setzen. In diesem Sinne haben sich die folgenden Verfahren als zweckmäßig und zuverlässig erwiesen.

Die *Zugschraube*, wie sie für den inneren Knöchel Verwendung findet. Sie muß von hinten/distal ungefähr senkrecht zum Bruchspalt nach vorne/proximal eingesetzt werden.

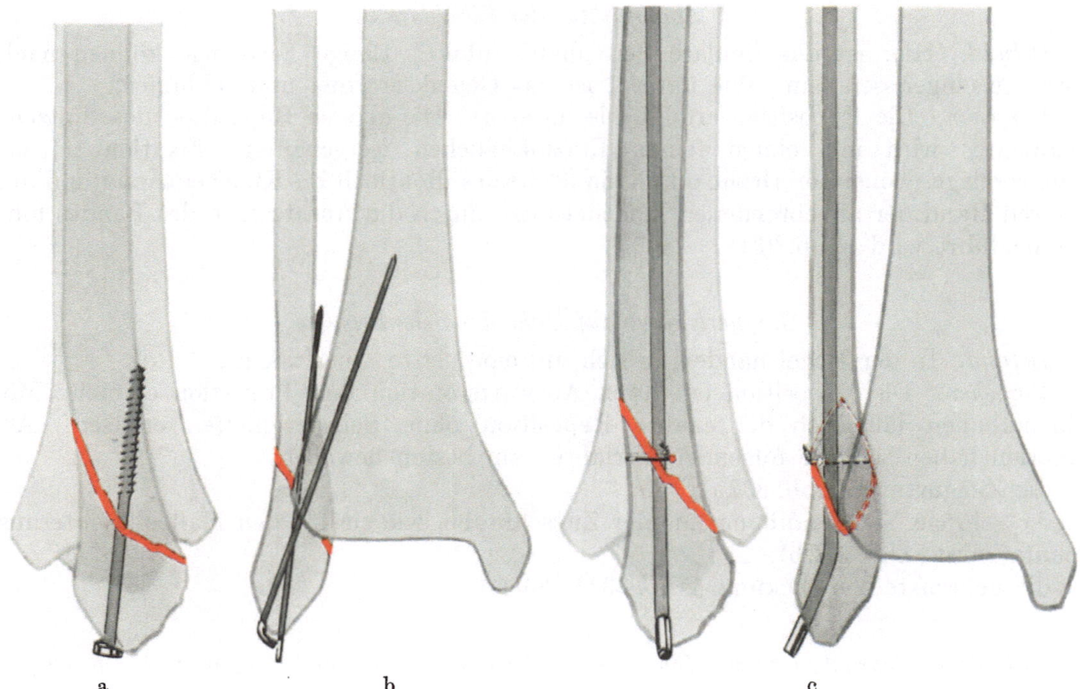

Abb. 333a—c. Versorgung der Fibulaschrägbrüche auf Höhe der Syndesmose. a Zugschraube. b Spickdrahtosteosynthese des äußeren Knöchels, der eine Draht mit Verankerung in der Tibia. c Markraumschienung,
kombiniert mit Hemicerclage zur Verhinderung der Rotation

Die Vorbohrung erfolgt mit dem 3,2 mm-Bohrer. Da die Schrauben selbstschneidend sind,
erübrigt sich das Vorschneiden eines Gewindes. Bei längeren Schrägbrüchen empfiehlt
sich das Einsetzen einer zweiten Schraube proximal davon. Je nach
der sagittalen Breite der Fibula sind unter Umständen Naviculare-
schrauben zu verwenden (Abb. 333a).

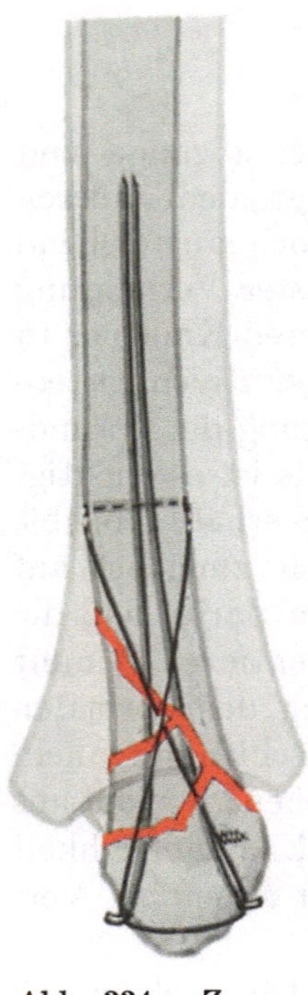

Abb. 334. Zugver-
schraubung bei gro-
ßem Fragment des
inneren Knöchels,
Gurtung bei
Trümmerbruch

Sehr zweckmäßig ist auch die *Verspickung* mit Kirschner-Drähten,
wobei der eine mehr vorn, der andere mehr hinten am distalen
Malleolus eingesetzt wird. Beide Drähte kommen etwas gekreuzt gegeneinander zu liegen, wobei es zweckmäßig ist, den von dorsal her einge-
bohrten Spickdraht oberhalb der Syndesmose hindurch in der lateralen
Corticalis der Tibia zu verankern (Abb. 333b). Spickdrahtdicke: 1,8mm.

Für bestimmte Fälle kann die kombinierte Anwendung der *Markraumschienung mit Cerclage* oder *Hemicerclage* Anwendung finden
(Abb. 333c). Nach unseren Erfahrungen haben sich für die Markraumschienung ein Kirschner-Draht von 2,0 mm Dicke, ein entsprechend dünner Rushpin oder der dreikantige Oberholzer-Nagel
bewährt. Wie die letzten beiden Nagelformen, wird auch der Kirschner-
Draht nicht eingebohrt, sondern von der Fibulaspitze her eingeschlagen. In jedem Falle müssen die letzten 4 cm des noch vorstehenden Nagelendes valgisiert bzw. abgebogen und erst dann
definitiv eingeschlagen werden.

Ein schwieriges Behandlungsproblem bilden die *Trümmerbrüche*,
weil allein schon die anatomische Reposition und erst recht die stabile
Osteosynthese an die Grenzen des operativ Möglichen führen können.
Ist die Versplitterung regellos und durch keine stützenden Hauptfragmente mehr charakterisiert, so ist eine anatomische Restitution
überhaupt unmöglich.

Bei der blutigen Reposition liegt das erste Erfordernis darin, den noch vorhandenen Periostschlauch unter allen Umständen zu erhalten. Am meisten intakt bleiben dessen vorderer Rand und die Verbindung mit dem vorderen Syndesmosenband. Durch manuellen Druck mit dem Daumen lassen sich die Fragmente oft erstaunlich gut nach medial und vorne gegen das noch vorhandene Auffanglager des Periostes herandrücken. Ist auf diese Weise die anatomische Form der Fibula wieder hergestellt, dann werden vom unteren Umfange des Knöchels aus zwei bis mehrere dünne Spickdrähte (höchstens bis zu ·1,2 mm dick) fächerförmig um die Längsachse der Fibula bis in den Schaft hinein eingebohrt. Es ist dabei bedeutungslos, ob die eine oder andere Drahtspitze außerhalb des Fibulaschaftes zu liegen kommt. Es ist nur wichtig, daß man mit den Spickdrähten ein hohes Maß von vorläufiger Fixation erreicht, die zum Abschluß mit einer Zuggurtung ergänzt wird. Es ist zweckmäßig, die distal liegenden Drahtenden rechtwinklig abzubiegen und kurz abzuklemmen (Abb. 334). Ferner empfiehlt es sich, einzelne Splitter durch feinere periostale oder transossäre Catgutnähte gegeneinander festzuhalten, namentlich in querer Richtung. Auch kann es nützlich sein, vor der definitiven Längsverspickung eine gezielte provisorische Fragmentfixation mit einzelnen dünnen und kurzen Spickdrähten vorauszuschicken.

Ist die Wiederherstellung der Form durch das Ausmaß der Versplitterung erschwert und anatomisch nicht mehr genau zu beurteilen, dann empfiehlt es sich, wenigstens die Länge der Fibula mit Hilfe von intraoperativen Röntgenkontrollen (Vergleich mit der intakten Gegenseite!) auszugleichen. Die Fixation, die niemals im Sinne einer stabilen Osteosynthese durchführbar ist, erfolgt nach dem Prinzip der schrägen und mehr oder weniger achsenparallelen Verspickung mit verhältnismäßig dünnen Kirschner-Drähten, unter Umständen mit einem zusätzlichen Markraumdraht.

5. Fibulafrakturen oberhalb der Syndesmose

Diese Gruppe ist im Gegensatz zu den bis jetzt erwähnten Fibulabrüchen dadurch charakterisiert, daß die Syndesmose in verschiedenem Ausmaße (Abb. 325) mitverletzt ist.

Die operative Versorgung dieser kombinierten Verletzungen erfordert eine getrennte Technik für die Osteosynthese und die Wiederherstellung des syndesmalen Apparates. Die Osteosynthese des Fibulaschaftes hat vor allem den Zweck, den nach kranial/dorsal verschobenen, nach außen verdrehten äußeren Knöchel in die Incisura tibialis formschlüssig einzurenken.

Die *Versorgung der Fibulafraktur* mehr und weniger oberhalb der Syndesmose:

Bei kurzen Schrägbrüchen: Hemicerclage in Kombination mit einer Navicularesschraube, welche von vorn/oben nach hinten/unten möglichst senkrecht zum Frakturspalt (Abb. 335a) führt.

Bei längeren Schrägbrüchen: zwei bis drei Naviculareschrauben (Abb. 335b). Auch zwei bis mehrere Cerclagen, besser Hemicerclagen mit dünnem Draht, haben sich als zweckmäßig erwiesen.

Die *Versorgung des Fibulaschaftbruches:*
Nach unseren bisherigen Erfahrungen erweist sich die direkte Versorgung der Fibulafraktur bis etwa zur Mitte des Schaftes für die Wiederherstellung einer exakten Kongruenz im distalen Tibio-Fibular-Gelenk als notwendig, nicht nur im Interesse des Längenausgleichs, sondern auch im Hinblick auf die übrigen Abweichungsmöglichkeiten wie Rotation und Valgität. Folgende Verfahren sind dazu geeignet:

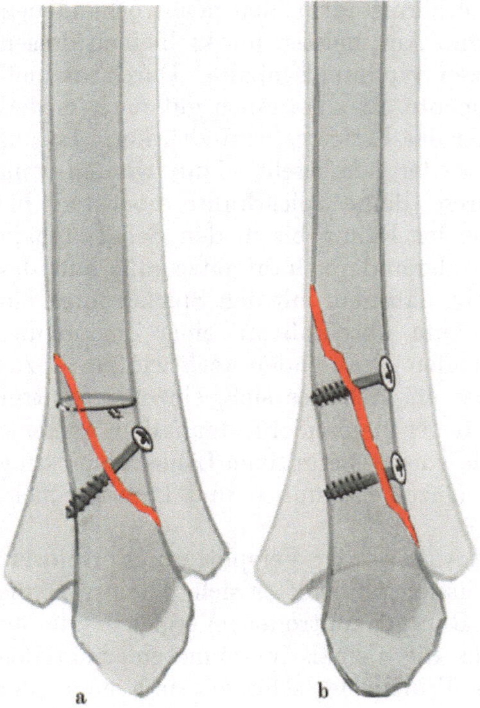

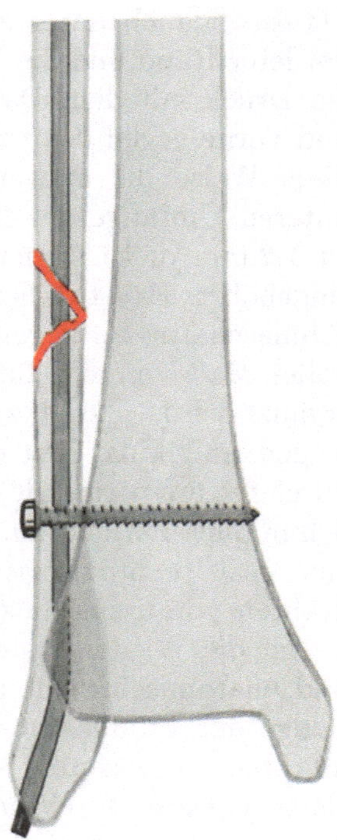

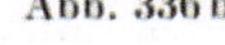

Abb. 336 b

Abb. 335a u. b. Versorgung der Fibulaschrägbrüche oberhalb der Syndesmose. a Verschraubung
und Hemicerclage bei kurzen Schrägbrüchen.
b Verschraubung bei langen Schrägbrüchen

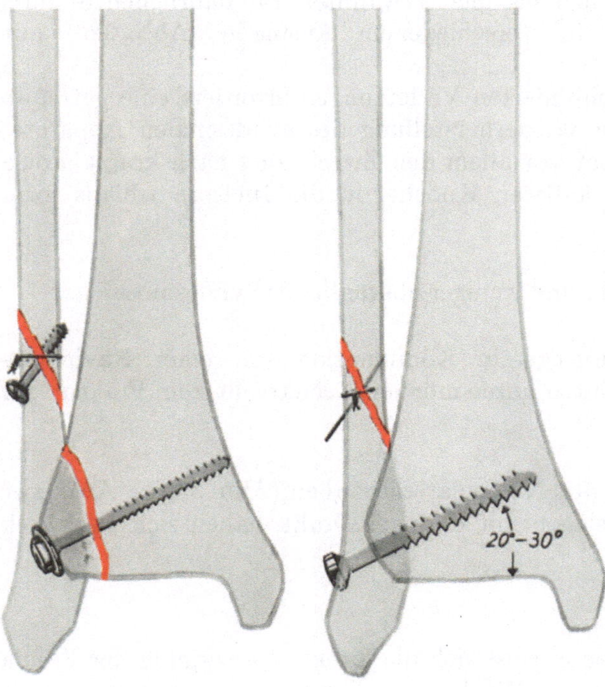

a

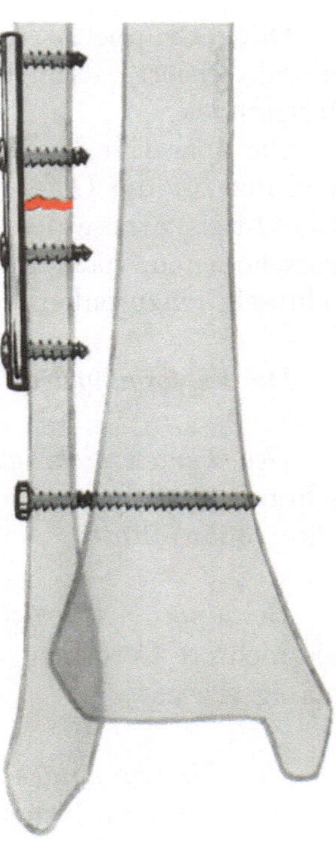

c

Abb. 336a—c. Versorgung des Fibulaschaftbruches. a Transfixation mit Navicularesschraube oder Spickdraht
in Kombination mit Hemicerclage bei engem Markraum. b Markraumschienung bei weitem Markraum.
c Plattenverschraubung bei Querbrüchen oder hohen Schrägbrüchen mit Drehkeil

Bei kurzen Schrägbrüchen mit engem Markraum: Transfixation mit Navicularschraube oder Spickdraht in Kombination mit einer Hemicerclage aus dünnem Draht. Es ist unbedingt darauf zu achten, dazu einen dünnen Draht zu benützen (Abb. 336a).

Bei kurzen Schrägbrüchen mit weitem Markraum: Markraumschienung, wobei sich der dreikantige Marknagel nach OBERHOLZER (2,5 bis 3,5 mm dick) am besten bewährt hat. Der Marknagel darf nur bei freigelegter, exakt reponierter und mit einer Zange provisorisch starr fixierter Fraktur eingeschlagen werden, um jede Fehlstellung, namentlich Längen- und Rotationsfehler während des Einschlagens, auszuschließen (Abb. 336b).

Bei hohen Schrägbrüchen mit Drehkeil und bei *Querbrüchen* hat sich die Plattenverschraubung (bei Querbrüchen immer mit Kompression) als ein außerordentlich zuverlässiges Verfahren erwiesen, ganz besonders auch bei Spätkorrekturen (Abb. 336c).

β) Die operative Versorgung der Syndesmose

Bei allen Syndesmosenverletzungen, auch wenn sie nur das eine Syndesmosenband betreffen, findet man im Minimum eine Lockerung im distalen Tibio-Fibular-Gelenk, die während der Operation ohne weiteres verifizierbar ist. Für die diagnostische Beurteilung der einzelnen Verletzungstypen genügen die Röntgenaufnahmen (Gabelsprengung, Abbruch der hinteren Tibiakante, Abbruch der Syndesmose an der Fibula, tubercule de Tillaux-Chaput) und die Inspektion der vorderen syndesmalen Verbindung in situ (Zerreißung oder Abrißfrakturen des vorderen Syndesmosenbandes).

Die chirurgische Problematik der Syndesmosenversorgung berührt zwei Kardinalfragen: *welche* Anteile der Syndesmose müssen versorgt werden und *wie* sind sie zu versorgen?

Führt die Abrißfraktur des hinteren Syndesmosenbandes nur zu einem kleinen Tibiafragment, so bleiben im allgemeinen noch genügend Verbindungsfasern übrig, um die Kontinuität des hinteren Syndesmosenbandes zur Tibia zu gewährleisten. Darum reicht die Stabilisierung des gebrochenen äußeren Knöchels aus, um die Festigkeit der hinteren Syndesmose wieder herzustellen. Anders verhält es sich bei den größeren hinteren Tibiafragmenten. In solchen Fällen ist immer damit zu rechnen, daß die Kontinuität zwischen Band und Tibia unterbrochen ist. Solche Fragmente brauchen auf Grund von biomechanischen Überlegungen nicht immer versorgt zu werden (s. S. 175), so daß derartige, nicht stabilisierte Abrißfrakturen eine Instabilität des hinteren Syndesmosenbandes zurücklassen können. Darum ist es in diesen Fällen notwendig, eine allfällige Verletzung des vorderen Syndesmosenbandes nicht nur zu adaptieren, sondern zu stabilisieren.

Die chirurgische Versorgung der einzelnen Verletzungstypen ist methodisch noch nicht in allen Teilen als gelöst zu betrachten. Die damit zusammenhängenden Probleme und das, was sich im bisherigen Aufsuchen von guten Methoden als brauchbar erwiesen hat, sei im folgenden dargelegt.

1. Kontinuitätsunterbruch der vorderen Syndesmose

Bei reiner Bandzerrung. Wenn das hintere Syndesmosenband fest ist — entweder schon primär oder durch operative Wiederherstellung — so genügt es, die vordere Bandzerreißung mit einer Adaptationsnaht zu versehen.

Schwieriger gestaltet sich das Problem der totalen Gabelsprengungen.

Eines der ältesten Verfahren ist die Gewindebolzung. Diese Idee geht auf LAMBOTTE zurück. Sie wurde später von SCHÜRCH und MERLE D'AUBIGNÉ aufgegriffen. Die Gefahr des verschraubten Bolzens liegt im Überdruck und in der Verstarrung der Gabel. So verfügen wir im eigenen Krankengut (WILLENEGGER) neben sehr guten über mehrere Fälle, bei denen Verknöcherungen der Syndesmose und schwere, druckbedingte Arthrosen aufgetreten sind. Darum haben wir den Bolzen für die Behandlung frischer Syndesmosensprengungen grundsätzlich verlassen. Eine Modikation des Gewindebolzens hat WELLER angegeben. Sie ist in bezug auf Druck und Verstarrung der Gabel günstiger zu beurteilen, praktisch aber noch zu wenig erprobt, um etwas definitives darüber auszusagen.

Ähnliche Überlegungen gelten für die Verschraubung der Gabel auf Höhe der Syndesmose. Der Vorschlag von DANIS, die Schraube in einem Winkel von 25—30⁰ zur Horizontalen einzuführen (Abb. 336a), vermindert die grundsätzlichen Bedenken, die man auch der Schraube entgegenbringen muß, nicht. In Ermangelung anderer geeigneter Methoden haben wir die Verschraubung als befristete mechanische Sicherung, namentlich der vorderen Syndesmosennaht, übernommen. Obschon wir die Schrauben nach 2 Monaten entfernt haben, kam es doch nicht selten zu Verknöcherungen im Syndesmosenbereich, so daß wir auch die Schraube wieder mehr und mehr verlassen haben.

Wir neigen heute zur Auffassung, die Stabilisierung der totalen Gabelsprengung für den Fall, daß der Kontinuitätsunterbruch an der hinteren Bandverbindung aus irgendeinem Grunde bestehen bleibt, am vorderen Syndesmosenband vorzunehmen. Dies ist ohne besondere Schwierigkeiten möglich, wenn es sich um den Ausbruch eines größeren „tubercule de Tillaux-Chaput" handelt. Namentlich unter Notfallbedingungen lassen sich solche Fragmente exakt reponieren und mit einer Zugschraube (je nach Fragmentgröße Naviculare-, Malleolar- oder Spongiosaschraube) fixieren (Abb. 336a). Schwieriger ist das Problem bei rein ligamentärer Gabelsprengung und bei Abrißfrakturen am vorderen Fibularand. In diesen Fällen versuchen wir heute mehr und mehr, die vordere Syndesmose zu nähen, eventuell mit transossär gelegtem Faden, und die Naht durch eine oberhalb der Syndesmose liegende Stellschraube mit durchgehendem Gewinde in der Fibula und der Tibia zu sichern. Es ist dabei wichtig, eine Zugwirkung der Schraube zu vermeiden, weil sonst die Gefahr besteht, daß das distale Tibia-Fibulargelenk unter zu starken Druck gesetzt wird (Abb. 336b, 337c). Die Stellschraube muß wenigstens 2 Monate, soll aber nicht viel länger belassen werden.

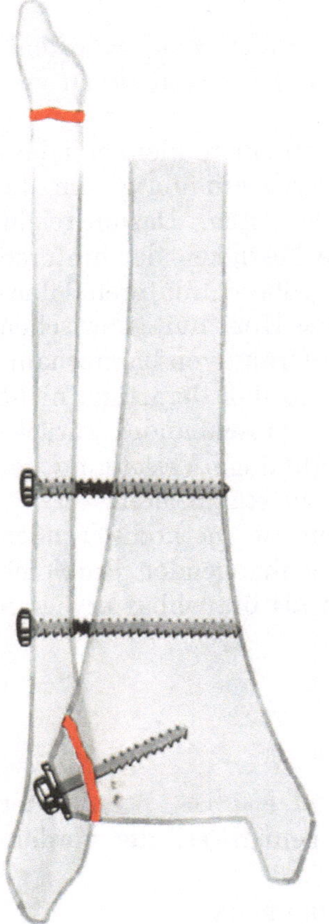

Abb. 337. Stellschraube oberhalb der Syndesmose zur Sicherung einer Gabelsprengung (s. auch Abb. 336 b u. c)

2. Kontinuitätsunterbrechung der hinteren Syndesmose

An der hinteren Syndesmose reißt der laterale Ansatz als solcher nicht ein. Im Sinne einer Abrißfraktur bleibt er stets mit dem abgebrochenen Fragment des äußeren Knöchels in Verbindung. Darum stellt sich an der hinteren Syndesmose nur die Frage einer Reposition und Fixation des tibialen Fragments, des sog. hinteren Kantendreiecks. Aus biomechanischen Gründen müssen Fragmente, die mehr als ein Fünftel bis ein Viertel der Tibiagelenkfläche umfassen, exakt reponiert und fixiert werden.

Gelingt die Einrichtung durch Dorsalflexion des Fußes nicht, was manchmal der Fall ist, dann ist freizulegen. Der zweckmäßige Zugang ist derjenige von medial her. Die kräftige Sehne des Musculus tibialis posticus wird durch eine periostale Längsincision von der hinteren medialen Tibiakante abgelöst und im Zusammenhang mit dem übrigen Sehnen-, Gefäß- und Nervenbündel (Beuger, Vasa et Nervus tibialis posticus) nach dorsal abgeschoben. Damit gelangt man subperiostal auf die Hinterseite der Tibia. Von hier aus läßt sich das Fragment am besten mit einem schlanken Pfriem anstechen und nach caudal schieben. Die Operation erfordert wegen des schmalen Zugangs Erfahrung und Übung, führt aber so gut wie immer zu einem ausgezeichneten Repositionsresultat, wenn das Fragment als Ganzes erhalten ist. Die Stabilisation wird folgendermaßen vorgenommen:

Die mehr lateral liegenden Fragmente der Außenrotations-Pronations-Abduktionsbrüche werden am besten von vorne her verschraubt. Es ist zweckmäßig, das Fragment vorgängig mit 1—2, ebenfalls von vorne eingeführten, percutanen Spickdrähten provisorisch zu fixieren und eine Röntgenkontrolle anzuschließen. Die Verschraubung selber wird so vorgenommen, daß dicht oberhalb des Gelenkspaltes die Vorderseite der Tibia durch eine kleine Längsincision freigelegt wird. In der Regel genügt eine einzige Zugschraube (Abb. 338 b).

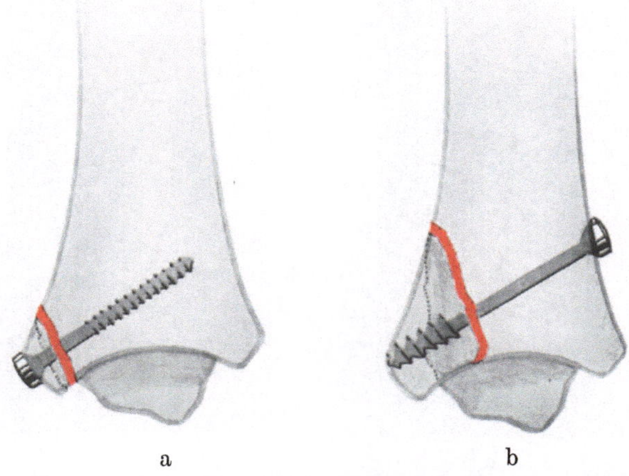

a   b

Abb. 338a u. b. Verschraubung eines großen Fragmentes der hinteren Tibiakante

Das mehr medial liegende Fragment der Supinationsbrüche (Abb. 324f.) ist leichter zugänglich und wird besser gleich von hinten her versorgt, entweder mit einer Schraube oder durch ein bis zwei Spickdrähte von höchstens 1,4 mm Dicke. Die Spickdrähte können in einer gewissen Distanz vom Knochen abgewinkelt und abgeklemmt werden. Sie lassen sich später von einer Stichincision aus leicht entfernen (Abb. 338a).

γ) Das Vorgehen am inneren Knöchel

1. Ruptur des Ligamentum deltoideum

Befund. Ähnlich wie beim fibularen Seitenband kann es sich hier ebenfalls um einen breiten Querriß handeln. Es kommen aber auch Abrisse der distalen Ansatzstellen am Talus vor, wobei oft das Periost mit abgelöst ist. Nach hinten zu ist meistens das Sehnenfach der Beuger aufgerissen. Nicht selten sind größere Ligamentanteile aus dem proximal liegenden Bereich zwischen Knöchel und Talusrolle interponiert.

Vorgehen. Für breite Querrisse empfiehlt sich die doppelreihige fortlaufende Naht, wie sie für das fibulare Seitenband beschrieben worden ist (Abb. 340a).

2. Abrißfraktur der inneren Knöchelspitze

Befund. Das Ligamentum deltoideum ist als solches intakt. Allerdings gibt es Übergänge von kleinsten Fragmenten mit Bandabrissen von vorne nach hinten bis zu etwas größer werdenden Fragmenten mit kleiner werdenden Begleitabrissen der Bänderzüge.

Vorgehen. Wie bei der Abrißfraktur am äußeren Knöchel empfiehlt sich hier die Hemicerclage (Abb. 340b). Je nach Mitbeteiligung des Seitenbandes sind einige zusätzliche Bandnähte hinten und vorn zu machen.

3. Abbruch eines kleinen Knöchelfragmentes

Befund. Es kommen sowohl Querbrüche, Schrägbrüche, gelegentlich auch unregelmäßige Brüche mit kleinsten spongiösen Trümmerbildungen vor.

Vorgehen. Die Erfahrung hat gezeigt, daß viele dieser Fragmente schon durch die Verletzung in mehr oder weniger großem Umfange bionekrotisch werden. Darum sind alle Manipulationen am Fragment mit größter Sorgfalt vorzunehmen. Die Reposition erfolgt mit feinen Einzinkhaken. Für die Fixation hat sich die gekreuzte Verspickung mit dünnen Kirschner-Drähten (0,8—1,0 mm) als das einfachste, die Zuggurtungsosteosynthese als das zuverlässigste bewährt (Abb. 340c).

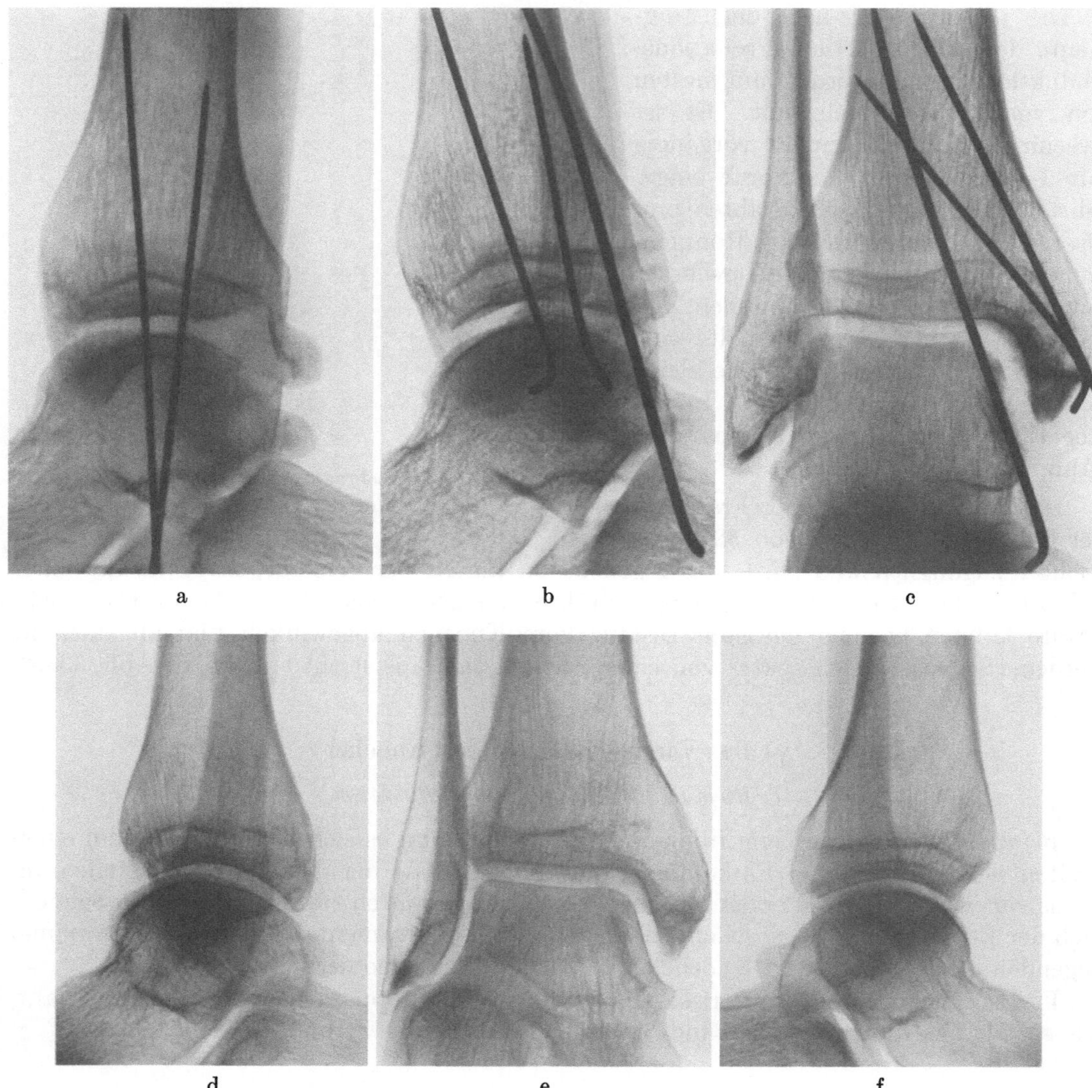

Abb. 339a—f. a Abbruch eines hinteren Kantenfragmentes mit starker Dislokation. b Spickdrahtosteosynthese von mediodorsal her. c Gleichzeitige Spickdrahtosteosynthese eines abgebrochenen inneren Knöchels.
d und e Vollständige Heilung bei fehlerloser Revitalisierung des bionekrotischen Fragmentes. f intakte
Gegenseite

4. Abbruch eines großen Knöchelfragmentes

Befund. Man findet hier alle Übergänge von der queren bis zur vertikal liegenden
Bruchfläche. Oft ist Periost interponiert, das sowohl vom proximalen Frakturrand wie
vom abgebrochenen Knöchelrand stammen kann. Das Gelenk ist leicht zu inspizieren,
was im Hinblick auf eine mögliche Knorpelverletzung des Talusrandes auch gemacht
werden soll. Die Ernährung ist bei großen Fragmenten in der Regel nicht gefährdet.

Vorgehen. Mit Einzinkhaken lassen sich diese Fragmente so gut wie immer exakt
reponieren. Dabei ist vor allem auf den vorderen Tibiarand zu achten. Liegt eine ungenügende Reposition vor, so läßt sie sich an dieser Stelle am leichtesten erkennen. Bei allen
Repositionen des inneren Knöchels hat man hier die zuverlässigsten inspektorischen und
palpatorischen Kontrollmöglichkeiten, um so mehr, als an dieser Stelle auch das Gelenk
meistens mehr oder weniger weit frei liegt. Die erreichte Reposition wird mit zwei

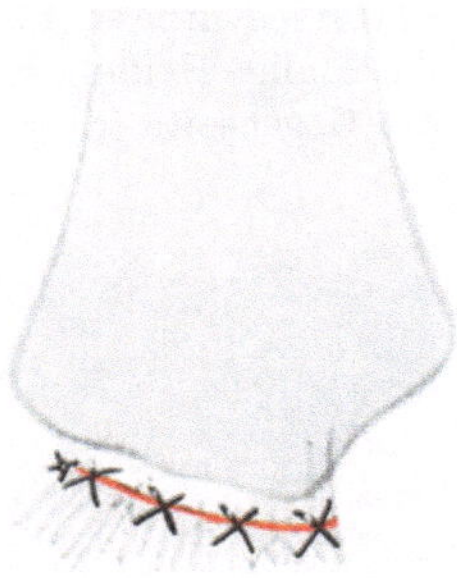
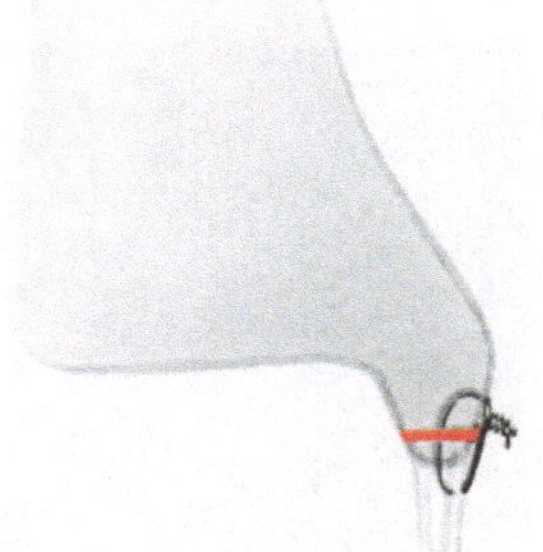

Abb. 340a. Fortlaufende Naht des medialen Seitenbandes

Abb. 340b. Drahtnaht bei Abrißfraktur der inneren
Knöchelspitze

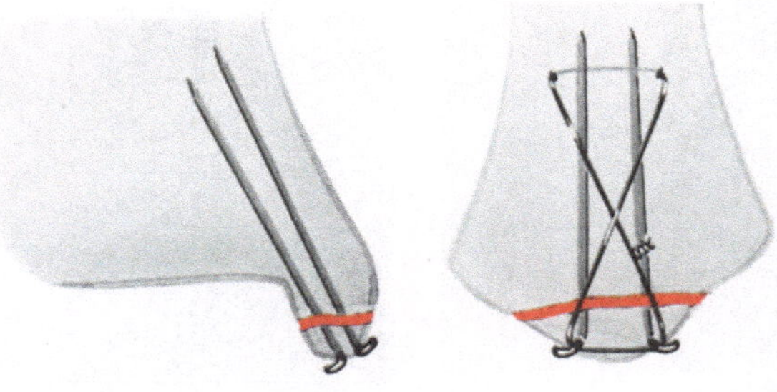

Abb. 340c. Gekreuzte Spickdrahtosteosynthese oder Zuggurtung bei Abbruch eines kleinen inneren Fragments

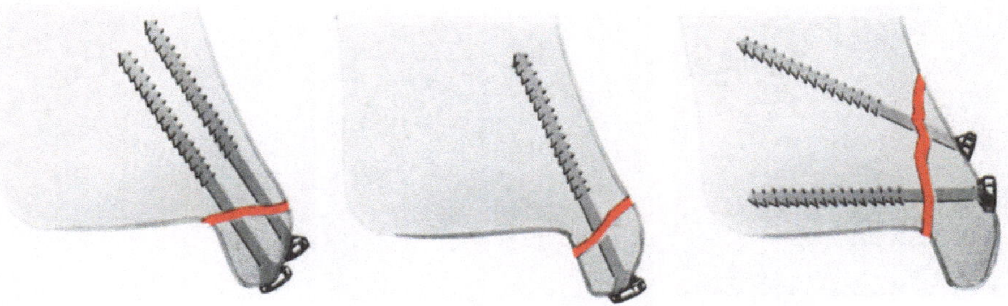

Abb. 341. Zugschraube bei großem Fragment des inneren Knöchels

Einzinkhaken festgehalten und mit ein bis zwei Spickdrähten provisorisch fixiert. Für die
definitive Stabilisierung bildet die Zugschraube (Malleolarschraube) das Verfahren der
Wahl. Dazu genügt ein Bohrloch mit dem 3,2 mm-Gewindebohrer, da die Schraube
selbstschneidend ist. Es ist zu prüfen, ob die Stabilität durch eine einzige Schraube
gewährleistet bleibt (Rotation). Sonst ist eine zweite Schraube einzusetzen, unter Umständen nur eine kleine Navicularschraube am ventralen Fragmentsporn oder auch ein
Spickdraht, der auf dem Knochen rechtwinklig abgebogen wird (Abb. 341).

Spezielle Frakturen

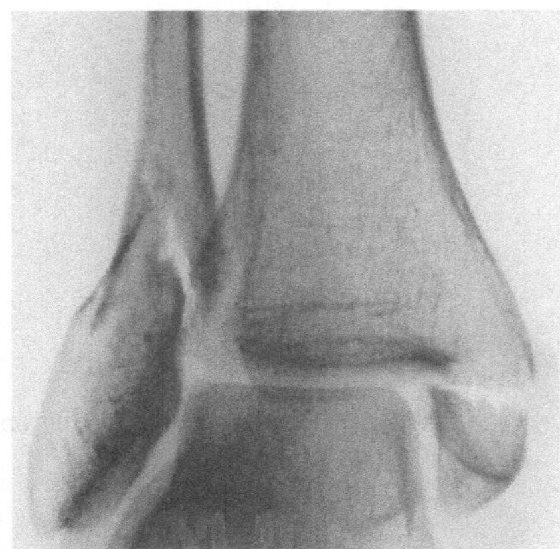

Abb. 342a—d. Spickdrahtosteosynthese (b) bei Pronations-Abduktionsbruch (a). Vollständige Heilung nach 5 Jahren (c), intakte Gegenseite (d)

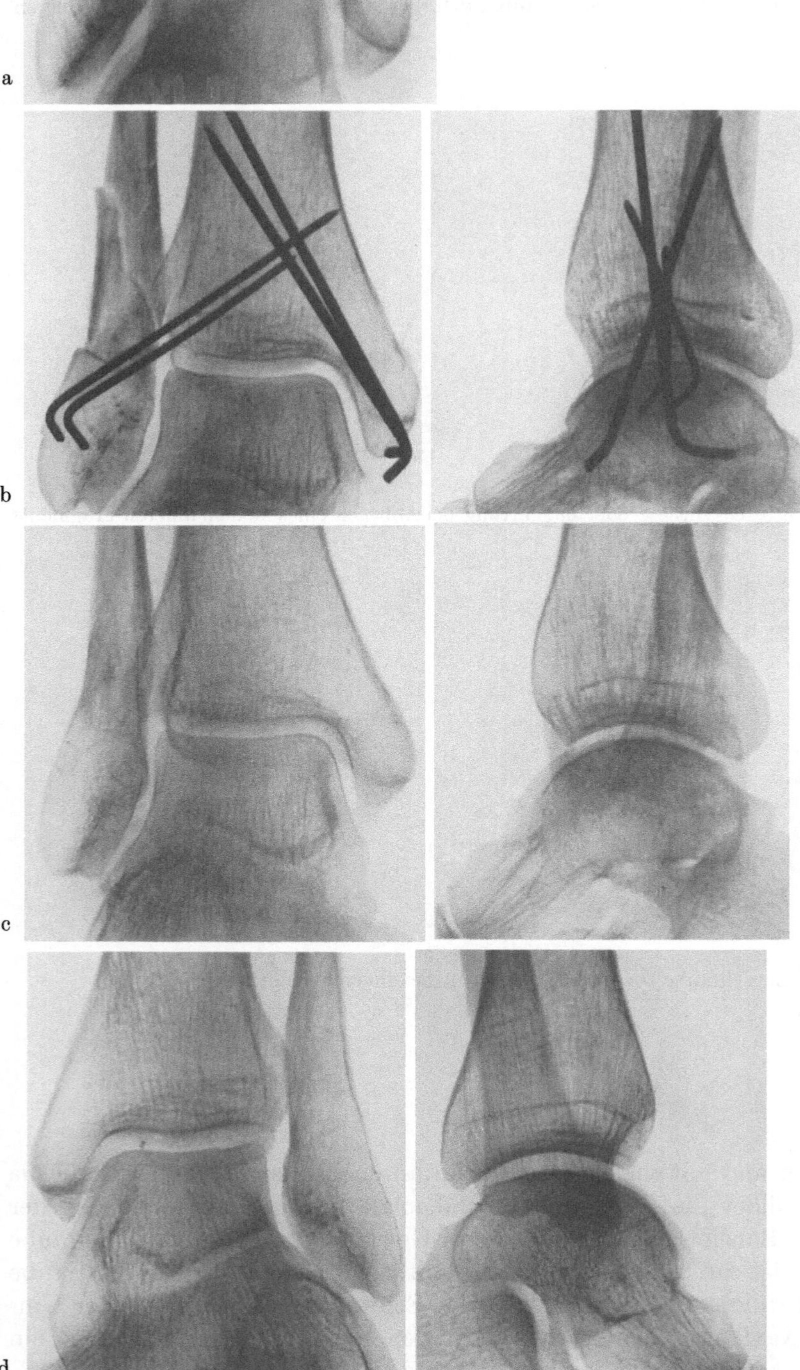

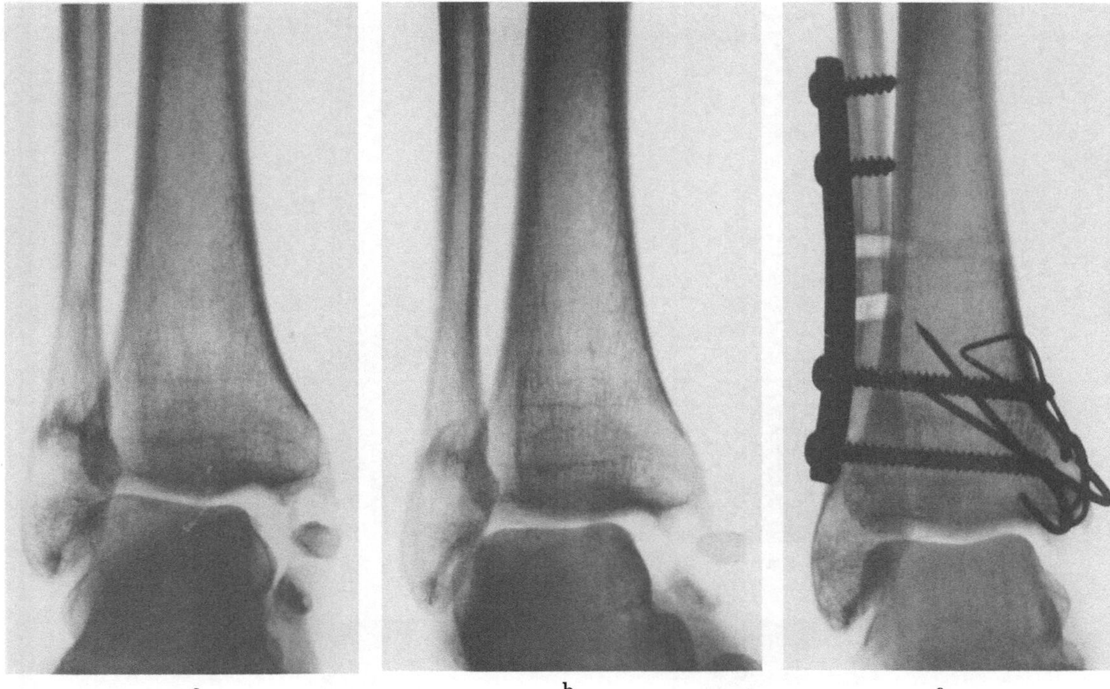

Abb. 343a—c. Veraltete konservativ behandelte Pronations-Luxationsfraktur mit Gabelinstabilität, Unsicherheitsgefühl und rezidivierenden Distorsionen. a Gehaltene Aufnahme in Pronation: Insuffizienz des pseudarthrotischen Malleolus tibialis und Aufweitung der Syndesmose. b Gehaltene Aufnahme in Supination: Nicht behebbare Syndesmosen-Aufweitung wegen Callus innerhalb der Syndesmose. c 4 Wochen nach operativer Rekonstruktion: Verlängerungs-Osteotomie der Fibula, Abtragung des syndesmalen Callus und Sicherung der Syndesmose durch quere Verschraubung, Osteosynthese von Resten des Malleolus tibialis: Normaler Gelenkschluß

c) Nachbehandlung

Die postoperative Hochlagerung kann nicht genug betont werden. Die entzündlich-reparativ bedingte Schwellungstendenz tritt viel weniger in Erscheinung. Vorbestandene Ödeme und Hämatome, die in allen Fällen von aufgeschobener Dringlichkeit immer vorhanden sind, bilden sich rascher zurück. Schon nach wenigen Tagen erhält die Haut ihre normale Fältelung zurück. Die günstige Beeinflussung des venösen und lymphogenen Rückflusses bildet außerdem einen wichtigen Sicherungsfaktor für die Wundheilung.

Zur Vermeidung der Spitzfußtendenz empfehlen wir das Anlegen einer doppelten, U-förmigen Gipsschiene (Abb. 23), die in der Regel 4 Tage belassen wird. Dann ist der Wundschmerz so weit abgeklungen, daß das Gelenk ohne Halteverband schmerzfrei aktiv bewegt werden kann. Man soll die Patienten anhalten, die Dorsalflexion des Fußes und die Zehenmobilisation im Rahmen des Möglichen bereits während der viertägigen Gipsfixation zu üben.

Für das weitere Procedere ist die aktive Mobilisierung weiterhin in den Vordergrund zu stellen. Es besteht jedoch kein Hinderungsgrund, den Unterschenkel zum Schutz vor Traumatisierung mit einer abnehmbaren Fixation (U-Schiene, dorsale Gipsschale u. a.) zu versehen. Dies erweist sich vor allem dann als zweckmäßig, wenn die Patienten verreisen müssen oder ihre Arbeit unter Benützung von Armkrücken wieder aufnehmen möchten. Ausnahmen von dieser Regel werden nur dann aufgezwungen, wenn in schwierigen Fällen einzelne Frakturelemente nicht ausreichend stabilisiert werden können, z.B. bei regellosen Trümmerbrüchen am äußeren Knöchel. In solchen Fällen ist unter Umständen eine Dauerfixation von wenigen Wochen nicht zu umgehen. Nach Naht des isoliert

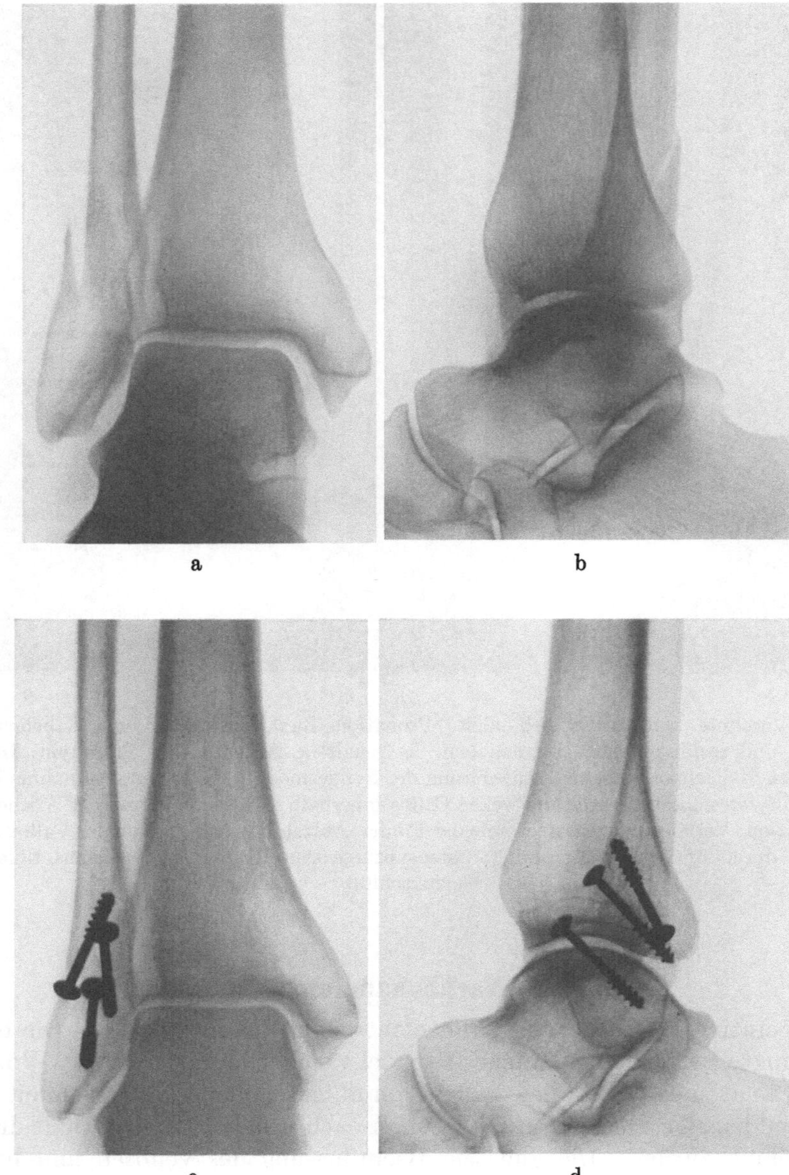

a   b
c   d

Abb. 344a—d. Z. J., 1897: Außenrotations-Luxationsfraktur. a u. b Unfallbilder; c u. d 17 Wochen nach Osteosynthese, Naht der distalen ventralen Syndesmose und Naht des Lig. deltoideum

zerrissenen, fibularen Seitenbandes halten wir eine ununterbrochene, postoperative Gipsfixation von 6 Wochen für erforderlich.

Nach Knöchelfrakturen richtet sich die Belastung nach der Schwere der Verletzung. Bei reinen Außenrotationsbrüchen des äußeren Knöchels. bei denen die Syndesmose fest ist und die auch keine anderen Begleitverletzungen aufweisen, ist die Frühbelastung mit Abschluß der Wundheilung ohne weiteres möglich. Sind Bänder mitverletzt, dann sollte mit der Belastung 4—6 Wochen zugewartet werden. Mußte die Syndesmose durch Verschraubung gesichert werden, so ist in allen Fällen vor der vollen Belastung, etwa 8 Wochen nach Operation, die Schraube zu entfernen.

Drei Monate nach Unfall sind die Patienten in der Regel wieder gehfähig.

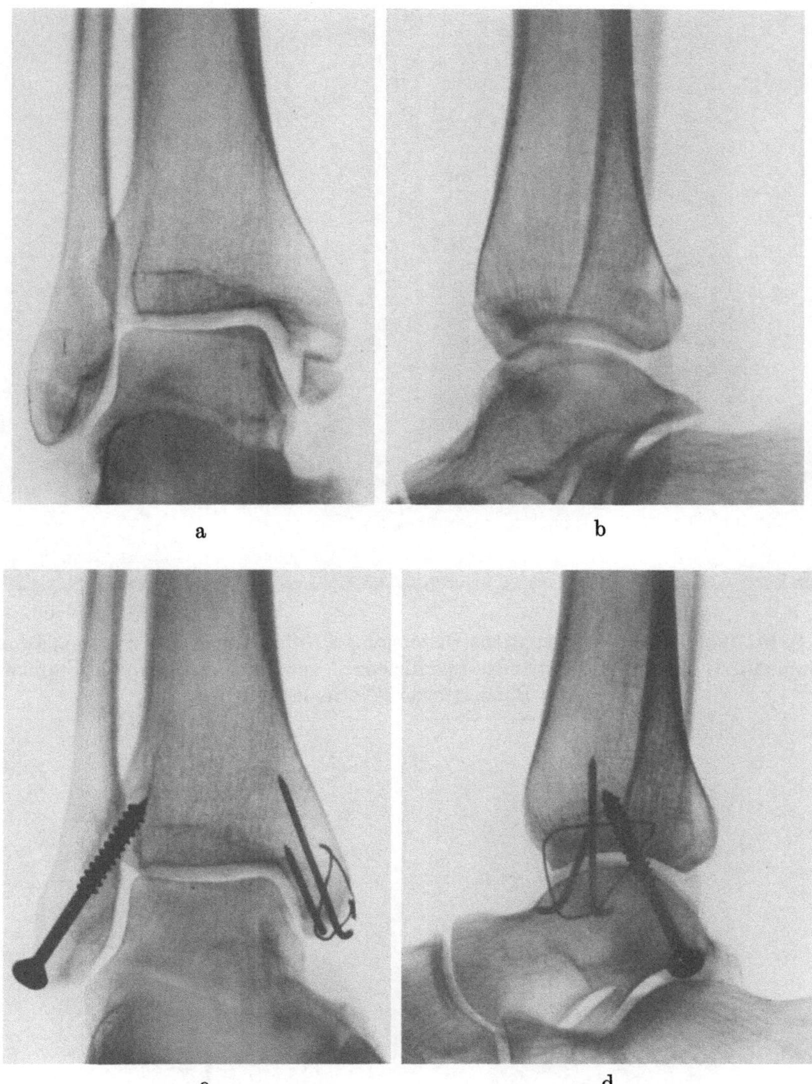

Abb. 345a—d. A. B., 1926: Außenrotations-Luxationsfraktur. a u. b Unfallbilder; c u. d 18 Wochen nach Osteosynthese

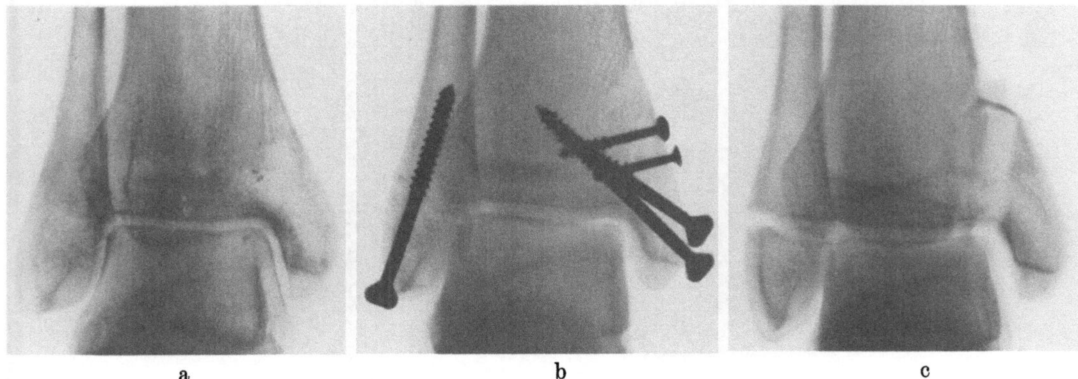

Abb. 346a—c. S. F., 1944: Supinations-Luxationsfraktur. a Unfallbild; b nach Osteosynthese; c 20 Wochen nach Osteosynthese

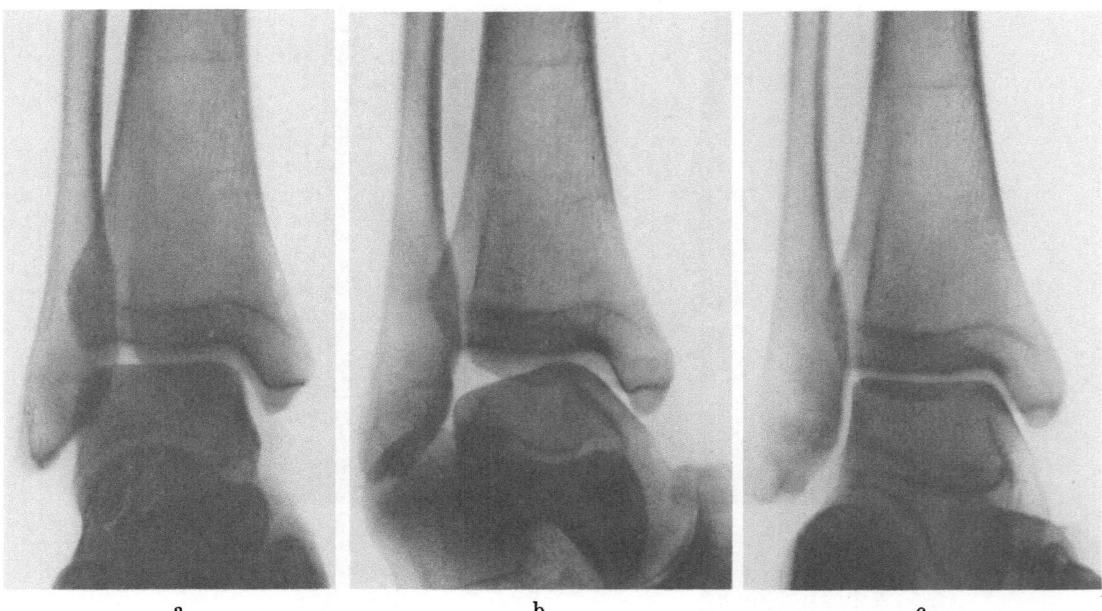

a   b   c

Abb. 347a—c. S. H., 1939: Schwere Supinations-Distorsion. a Unfallbild: Keine Knochenläsion; b gehaltene Aufnahme in Supination: Laterale Seitenbänder-Insuffizienz; c gehaltene Aufnahme in Supination 6 Wochen nach Naht der Bänderruptur: Normaler Gelenkschluß

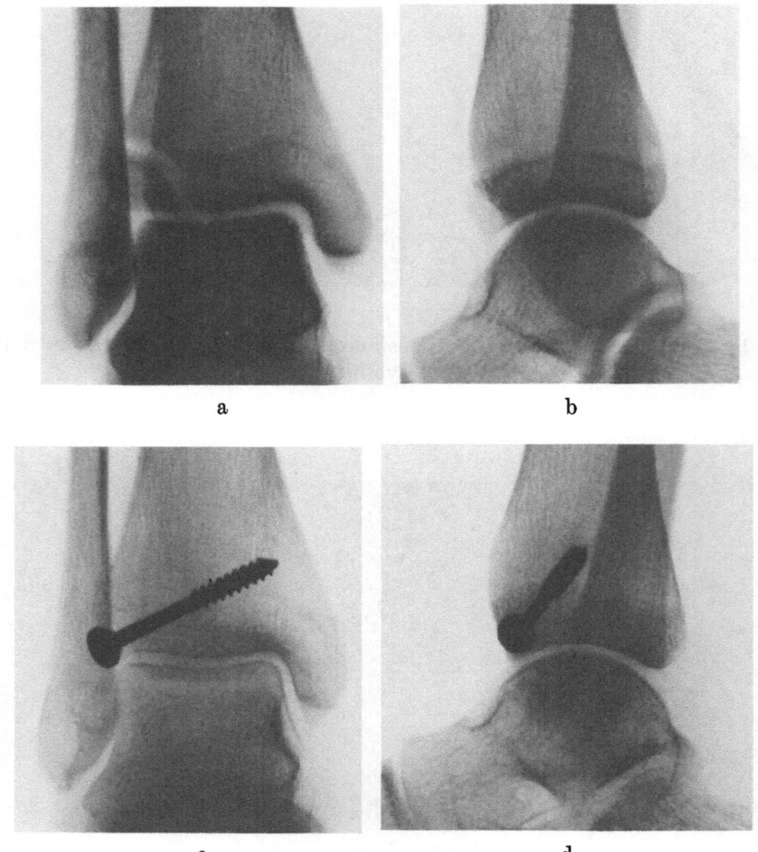

a   b

c   d

Abb. 348a—d. B. M., 1946: Außenrotations-Luxationsfraktur ohne Fibulafraktur. a u. b Unfallbilder: Großes Tubercle de Tillaux-Chaput; c u. d 6 Wochen nach Osteosynthese

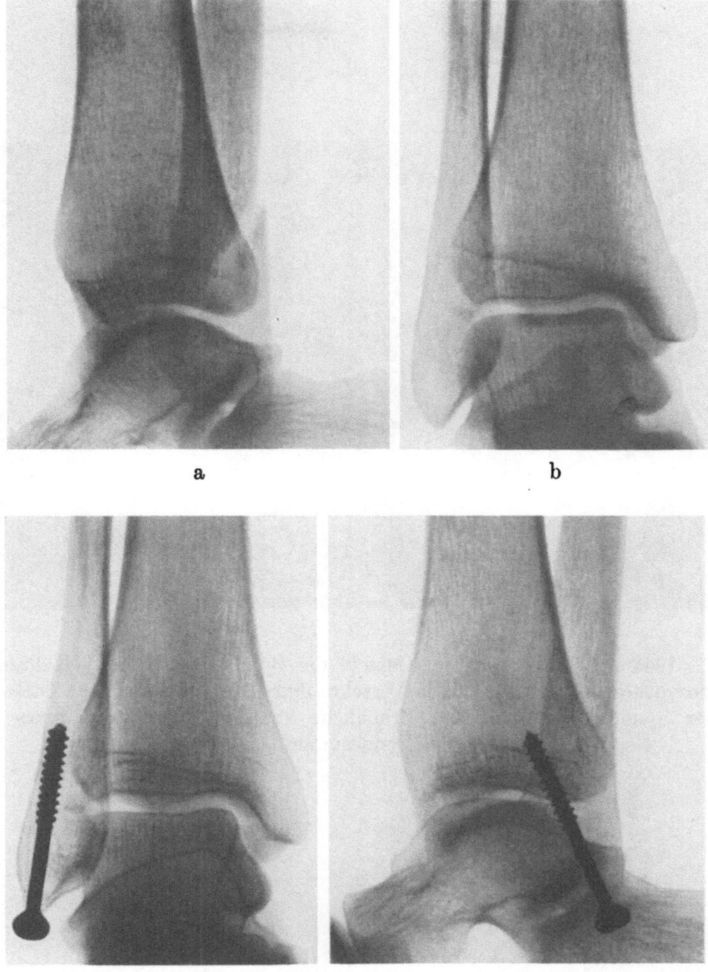

Abb. 349a—d. P. V., 1939: Außenrotations-Luxationsfraktur. a u. b Unfallbilder; c u. d 12 Wochen nach Osteosynthese

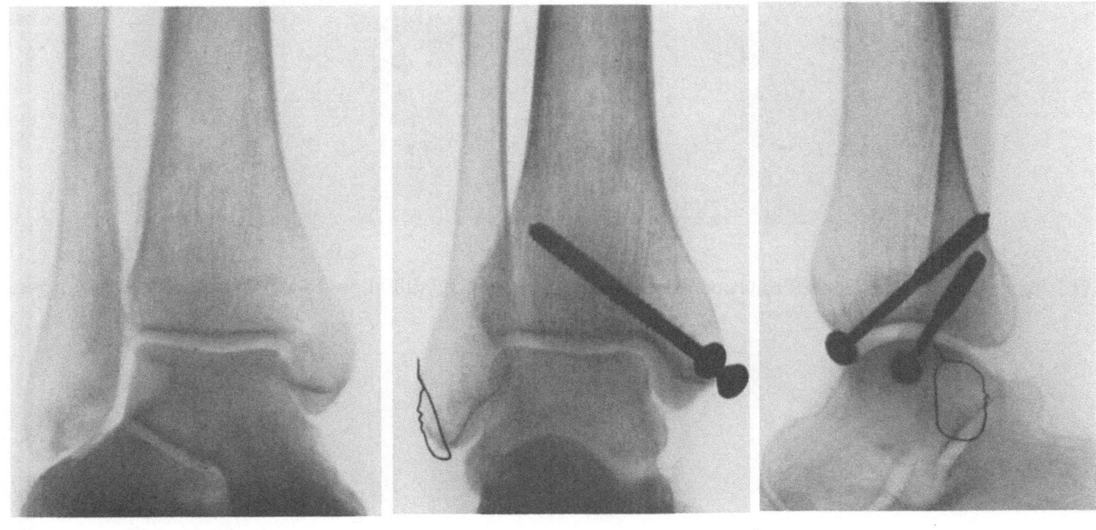

Abb. 350a u. b. B. V., 1886: Supinations-Luxationsfraktur. a Unfallbild; b 25 Wochen nach Osteosynthese

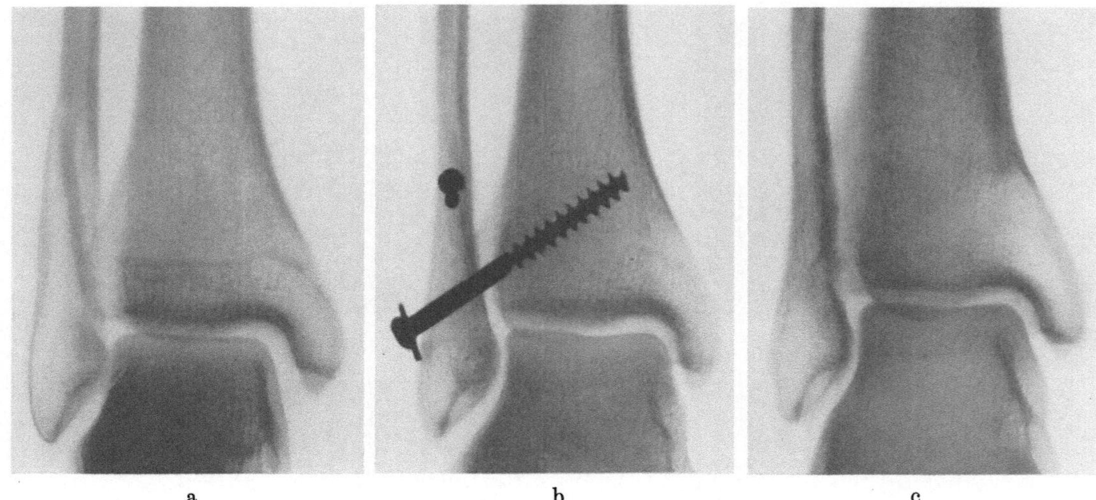

a   b   c

Abb. 351a—c. B. T., 1943: Verknöcherung im Gebiete der Syndesmose nach Verschraubung nach DANIS. a Unfallbild; b Osteosynthese und Syndesmosen-Verschraubung; c 8 Monate nach Osteosynthese, 6 Monate nach Entfernung der Syndesmosen-Schraube: Erhebliche knöcherne Reaktion inner- und oberhalb der Syndesmose

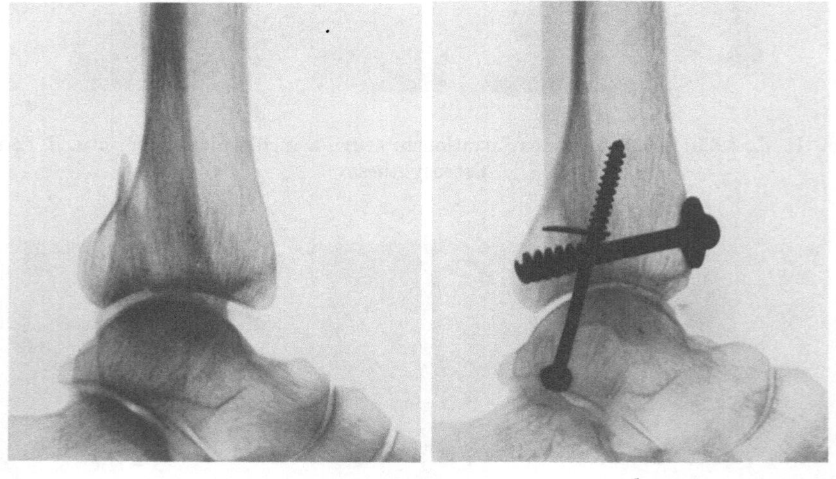

a   b

Abb. 352a u. b. S. M., 1898: Pronations-Luxationsfraktur. a Unfallbild; b 13 Wochen nach Osteosynthese

Abb. 353a—c. S. M., 1929: Pronations-Luxationsfraktur

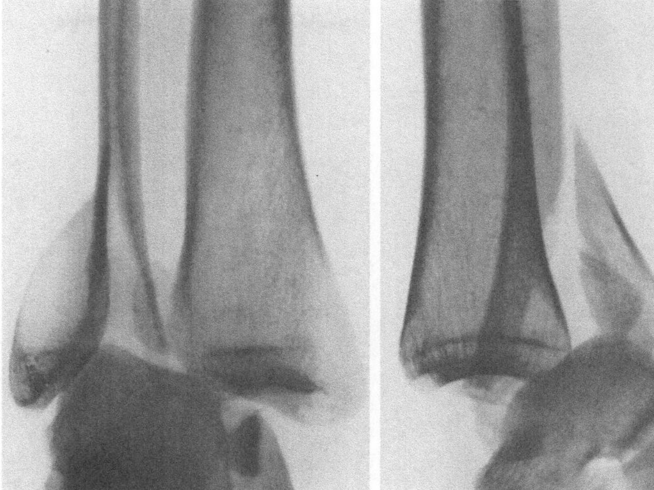

a Unfallbilder

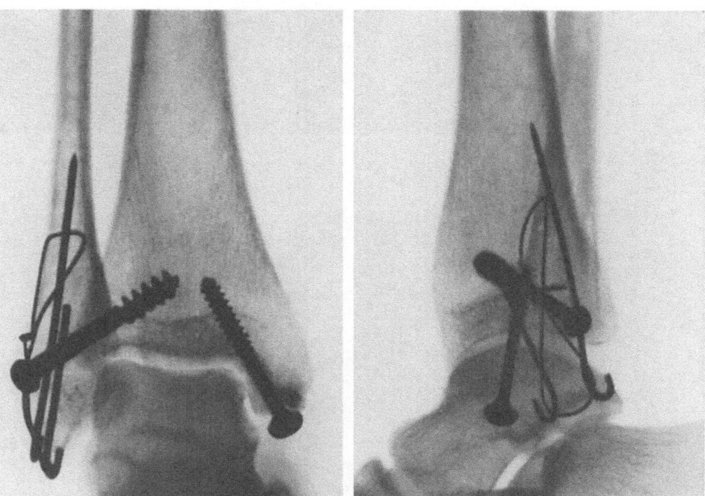

b 8 Wochen nach Osteosynthese

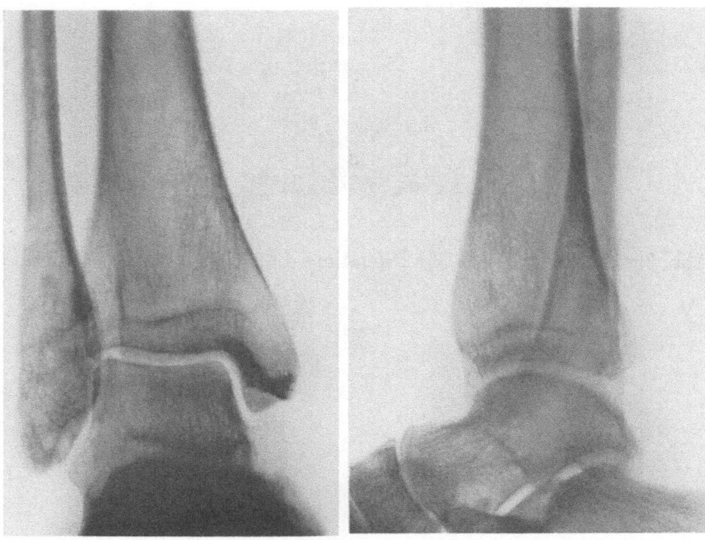

c 16 Wochen nach Osteosynthese, 8 Wochen nach Metallentfernung

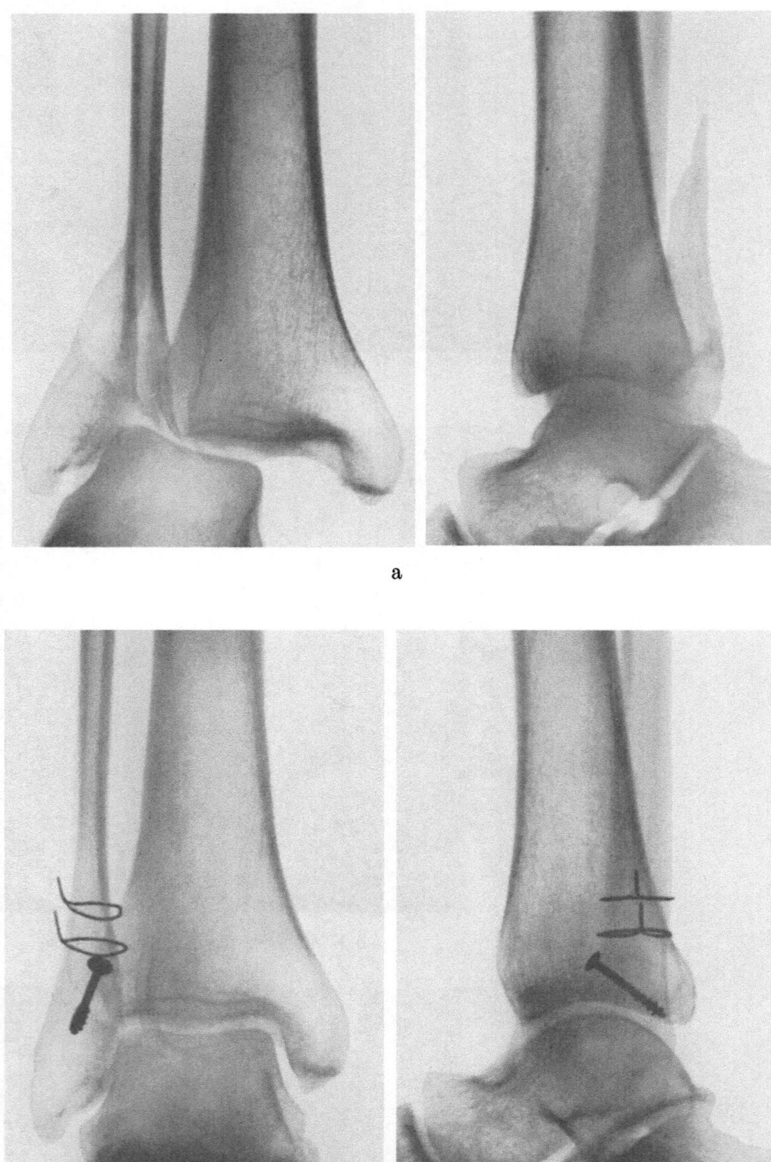

Abb. 354a u. b. H. J., 1936: Pronations-Luxationsfraktur. a Unfallbilder; b 10 Wochen nach Osteosynthese

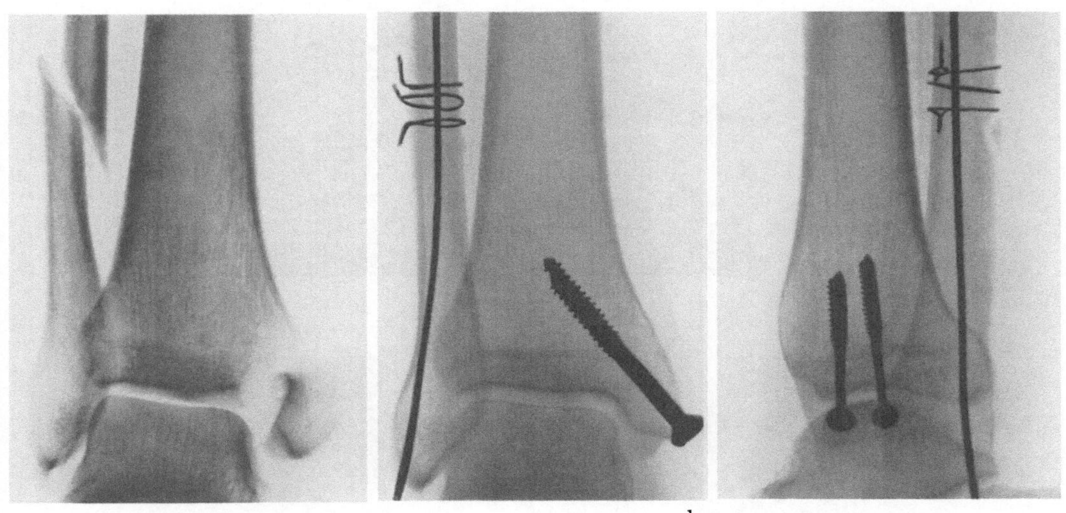

Abb. 355a u. b. M. G., 1932: Pronations-Luxationsfraktur. a Unfallbild; b postoperatives Resultat

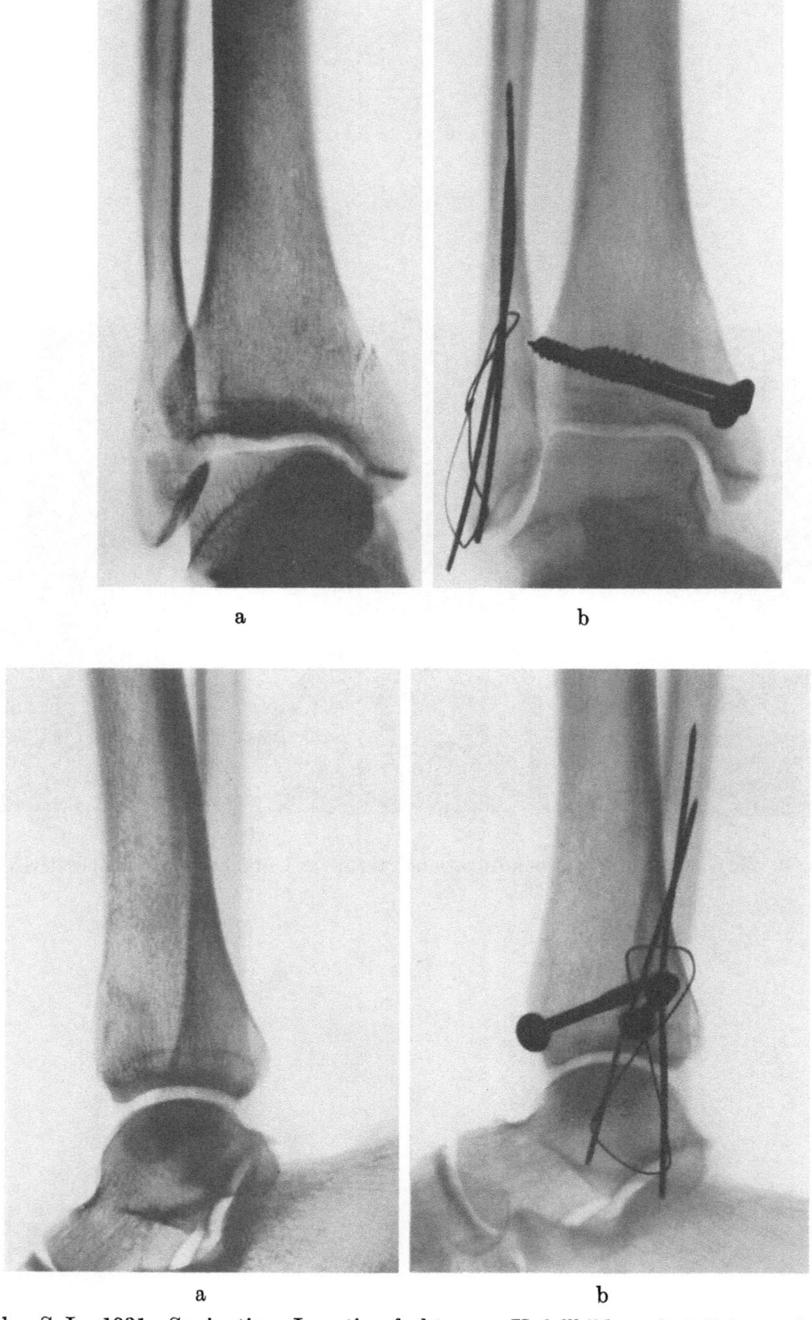

Abb. 356a u. b. S. L., 1931: Supinations-Luxationsfraktur. a Unfallbilder; b 1 Jahr nach Osteosynthese

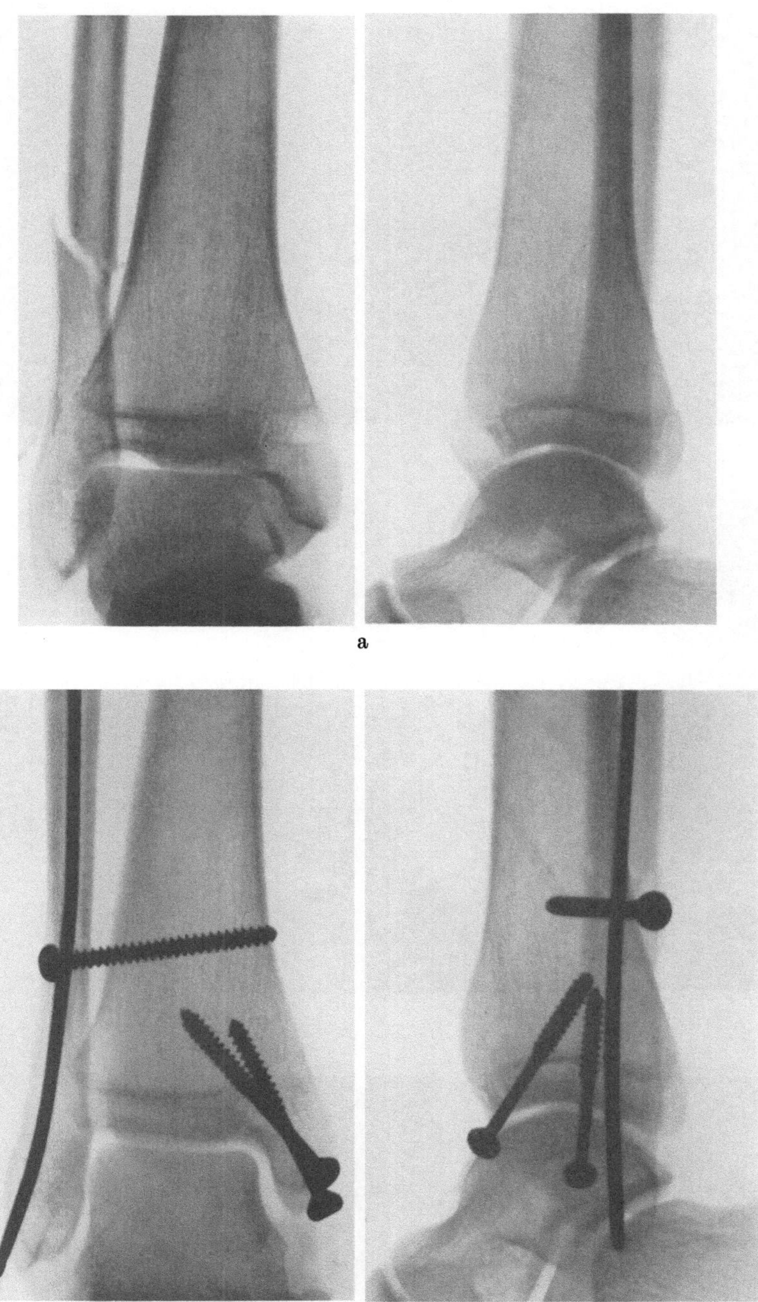

a

b

Abb. 357a u. b. U. J., 1945: Pronations-Luxationsfraktur. a Unfallbilder; b postoperatives Resultat

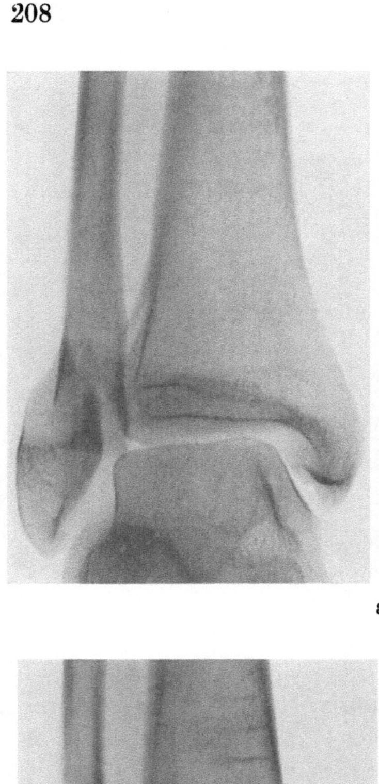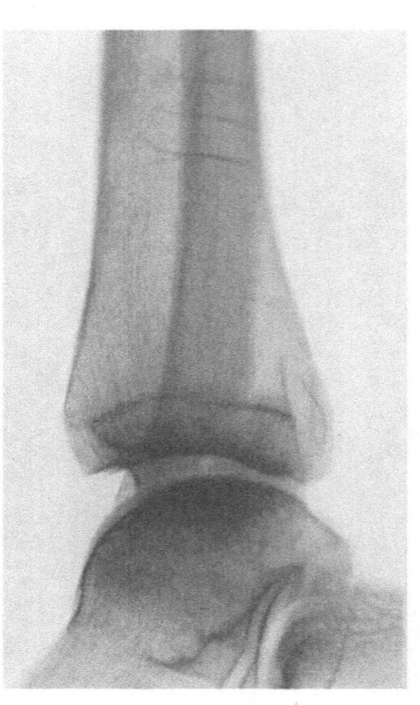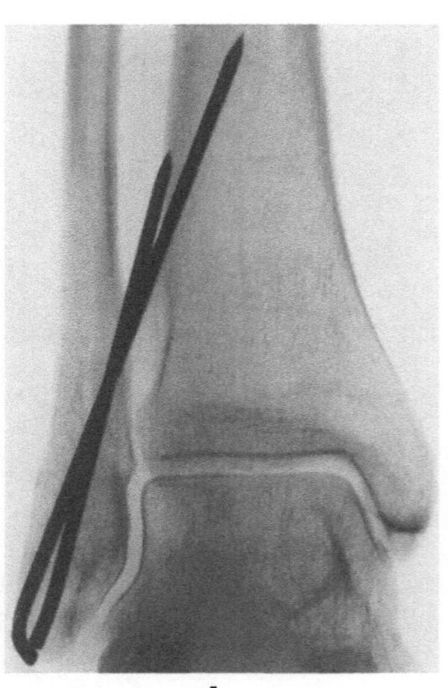

a

b

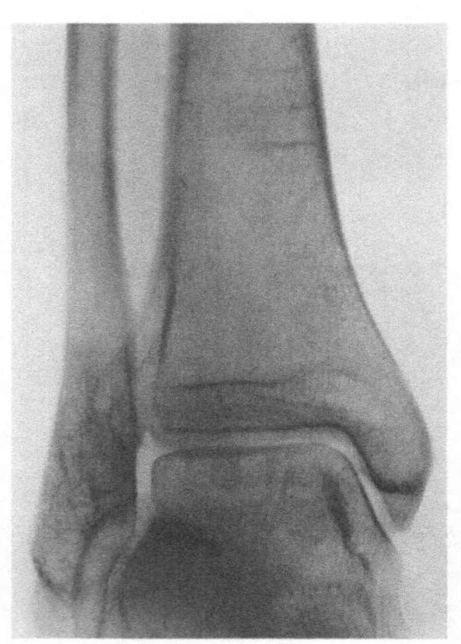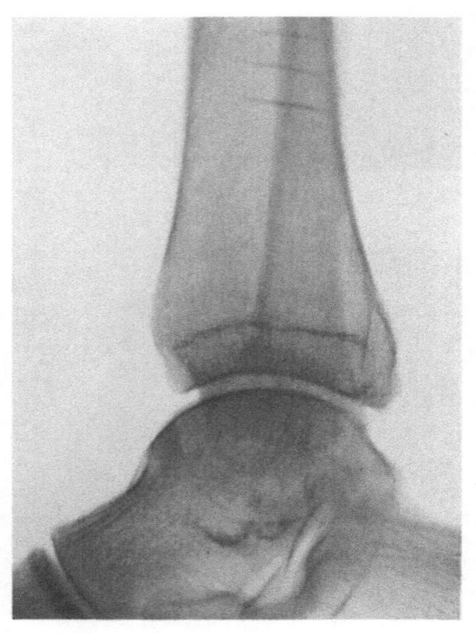

c

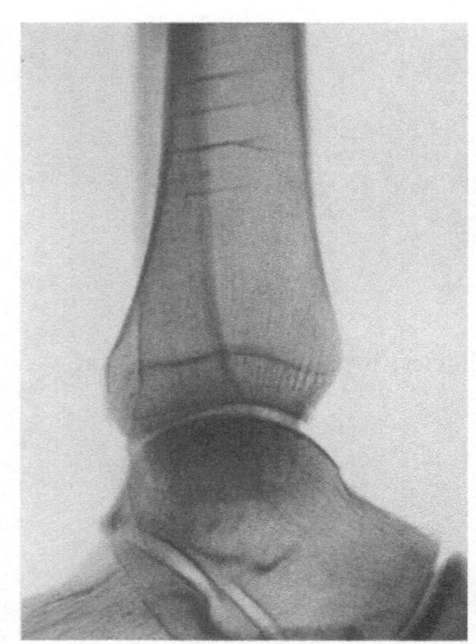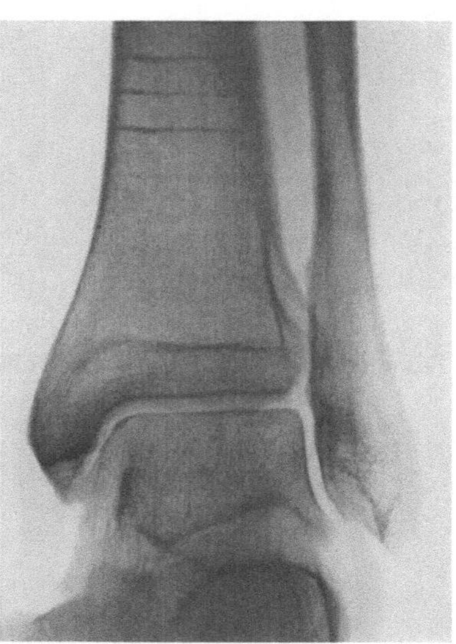

d

Abb. 358a—d. Gekreuzte Spickdrahtosteosynthese bei Schrägbruch des äußeren Knöchels und Subluxation der Talusrolle. a Unfallbild; b gekreuzte Spickdrähte des äußeren Knöchels; c 6 Jahre nach Osteosynthese; d intakte Gegenseite

III. Femurfrakturen

1. Einleitung

Die Femurfraktur stellt eine schwere Verletzung dar und ist gefürchtet wegen ihrer Auswirkungen auf den Organismus als Ganzes. Die Indikation zur Operation darf deshalb nicht lediglich vom operativ-technischen Standpunkt aus diskutiert werden (s. dazu auch den Abschnitt über Schock und Fettembolie). Sehr im Vordergrund steht der Blutverlust, der bei einer Oberschenkelfraktur zwischen 500 und 3000 cm³ beträgt (GANZONI 1959; CLARK 1957). Was die Frage der Fettembolie anbetrifft, so soll hier nur daran erinnert werden, daß sie ein spezielles Problem darstellt (SEVITT 1962). Es ist unser bestimmter Eindruck, daß neben adäquater Infusionstherapie (Blutersatz soweit nötig, um Blutdruck über 100 und Pulsfrequenz unter 100 zu bringen, allenfalls Rheomacrodex in einer Menge von 500—1500 cm³, bis zur Erreichung einer guten Mikrozirkulation) die Sofortoperation und die möglichst aktive Nachbehandlung (sofortige postoperative Mobilisierung) eine gewisse prophylaktische Wirkung haben (KNISELY 1942; THORSEN 1950; GELIN 1956). Natürlich soll die Operationsindikation nicht erzwungen werden. Die Tatsache, daß Verletzte schon über Stunden in schwerem Schockzustand sind, legt Zurückhaltung nahe. Es soll erst bei tadelloser peripherer Zirkulation und möglichst nach Kontrolle des Blutvolumens (oder mindestens nach Erreichung einer normalen Urin-Stundenmenge) operiert werden. Lebensbedrohliche Schädelverletzungen stellen ebenfalls eine Kontraindikation dar. Schwere andere Begleitverletzungen, wie beispielsweise diejenigen des Thorax und des Abdomens, bedeuten keine Kontraindikation an sich, sondern stellen lediglich Probleme der Rangordnung des chirurgischen Vorgehens. Beispielsweise wird man eine blutende Milz zuerst angehen, um dann, wenn irgend möglich, in der gleichen Operationssitzung auch noch den Oberschenkel zu versorgen. Das gleiche gilt für Darm- oder Leberverletzungen.

2. Lagerung

Für jede Art des Vorgehens ist die Seitenlage am zweckmäßigsten, da sie eine freie Manipulierung des Beines erlaubt, unter anderem auch das rechtwinklige Abbiegen in der Hüfte, um einen allfällig verwendeten Marknagel auf kürzestem Weg vom Trochanter durch die Haut ins Freie zu bringen, bzw. von der Haut her den Trochanter zu erreichen.

a) Geschlossenes Vorgehen

Spezialisierte Kliniken mögen diesen Weg unter Verwendung des Bildverstärkers und des Fernsehens grundsätzlich vorziehen. Die Gefahren der Stellungsfehler (insbesondere der Fehlrotation) sind aber nicht gering.

b) Offenes Vorgehen

Uns scheint das primär offene Vorgehen bei richtigem Zugang mit wenig Nachteilen verbunden und zudem mit großer Sicherheit eine anatomische Reposition und eine völlig stabile Osteosynthese zu gewährleisten. Wir geben ihm deshalb in fast allen Fällen den Vorzug. Mittlere Krankenhäuser können viel eher eine planmäßige offene Osteosynthese des Oberschenkels durchführen als ohne die nötigen technischen Hilfsmittel die schwierige geschlossene Marknagelung. Voraussetzung ist allerdings der richtige, möglichst blutlose Zugang zum Femur.

3. Zugänge

Der Zugang erfolgt für alle Frakturlokalisationen — sofern das offene Vorgehen gewählt wird — von hinten lateral, indem man vorerst die Fascia lata spaltet und dann mit einem Raspatorium den Vastus lateralis vom Septum intermusculare abschiebt

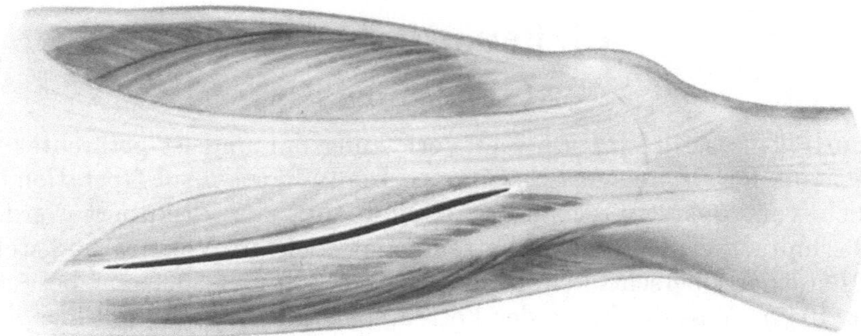

Abb. 359. Operativer Zugang für Oberschenkel-Frakturen des mittleren und distalen Abschnittes

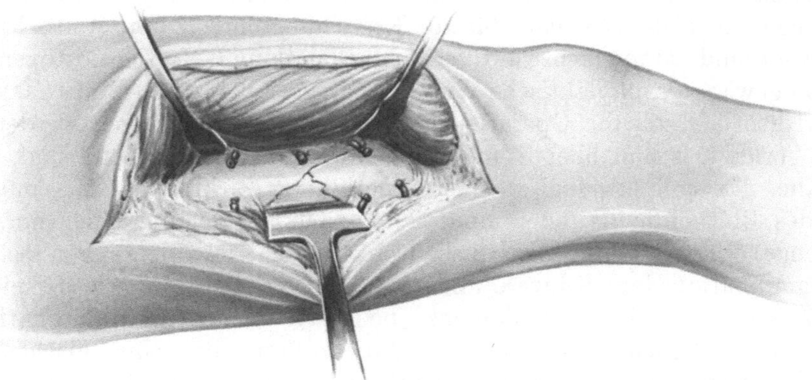

Abb. 360. Der Vastus lateralis wird vom Septum intermusculare abgeschoben
unter präliminärer Ligatur der Perforantes

(s. Abb. 360). Es werden dabei vier bis fünf perforierende Arterien getroffen, die eine
präliminäre Ligatur erfordern. Bei den Kondylenfrakturen kommt man oft nicht um
die Einkerbung oder Durchtrennung des Tractus iliotibialis herum.

Frakturen des distalen Schaftes und der Kondylen können mit Vorteil in Blutsperre
operiert werden.

4. Frakturen des mittleren Schaftdrittels

Zugang wie oben beschrieben. Bei allen Oberschenkelfrakturen müssen die Hauptfragmente durch einen die Frakturzone überbrückenden Kraftträger verbunden werden.
Verschraubungen sind absolut kontraindiziert. Sie führen praktisch immer zu Refrakturen.
(Als Ausnahme mag bei einer sehr langen Schrägfraktur des Adoleszentenalters die Verschraubung gewählt werden.) Für alle Frakturen Erwachsener bleibt die Auswahl zwischen der Doppelplatte und dem dicken, physiologisch gekrümmten Marknagel.

a) Die offene Marknagelung

Freilegen der Fraktur wie oben beschrieben hinter dem Vastus medialis vorgehend.
Die proximale Markhöhle wird vom Frakturherd aus bei rechtwinklig gebeugtem Hüftgelenk auf eine Weite von 14—18 mm aufgebohrt. Nach genügender Ausweitung des
proximalen Fragmentes kontrolliert man, ob der vorgesehene Nagel in das distale Fragment einzudringen vermag. Ist dies nicht der Fall, wird auch das distale Fragment bis
über die physiologische Enge hinaus auf die entsprechende Weite aufgebohrt. Bei Schrägfrakturen oder Splitterfrakturen ist es oft wünschbar, mit dem Aufbohren erst einzusetzen,
wenn die Reposition erfolgt ist. In solchen Fällen wird vom Frakturherd her mit dem
Handbohrer das Trochantermassiv unmittelbar medial des Trochanter major eröffnet
und der Führungsspieß nach proximal vorgetrieben und durch eine Stichincision aus der

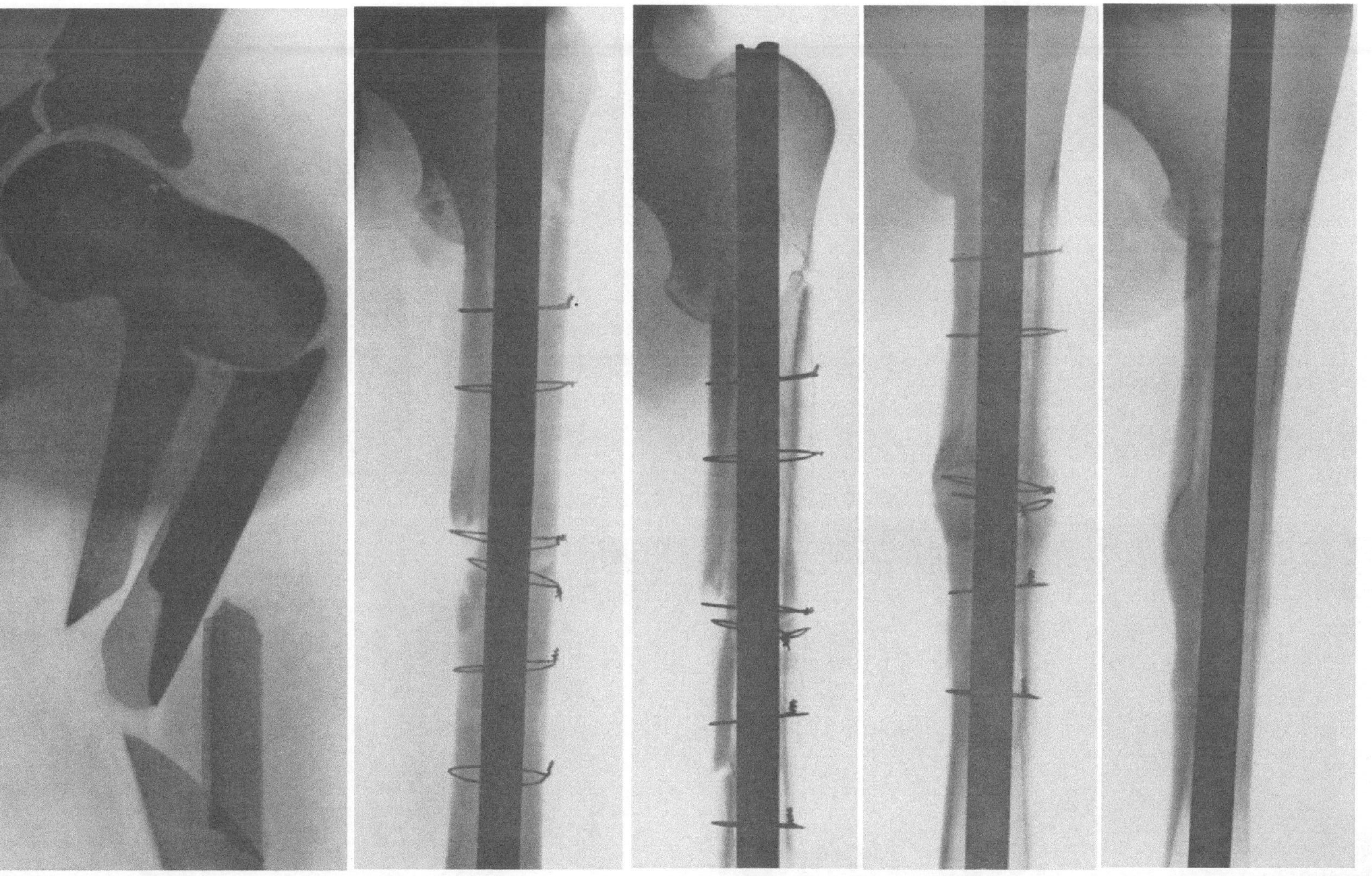

a   b   c   d   e

Abb. 361a—e. a Femur-Trümmerfraktur links, Verkehrsunfall. Der Patient wies außerdem folgende Verletzungen auf: offene Trümmerfraktur Unterschenkel rechts, Beckenfraktur, Nierenkontusion links, Blasen- und Urethraruptur, RQW linker Ellenbogen mit eröffneter Bursa und Tricepssehnenabriß, multiple RQW am Kopf. Sofort-Osteosynthese des linken Oberschenkels und des rechten Unterschenkels. b Postoperatives Kontrollbild nach offener Marknagelung und zusätzlichen Cerclagen. c Status 11 Wochen postop.: keine Belastung! Aktive Bewegungsübungen. d 41 Wochen postop.: Vor Entfernung der Cerclage-Drähte. e Status 58 Wochen postop.

14*

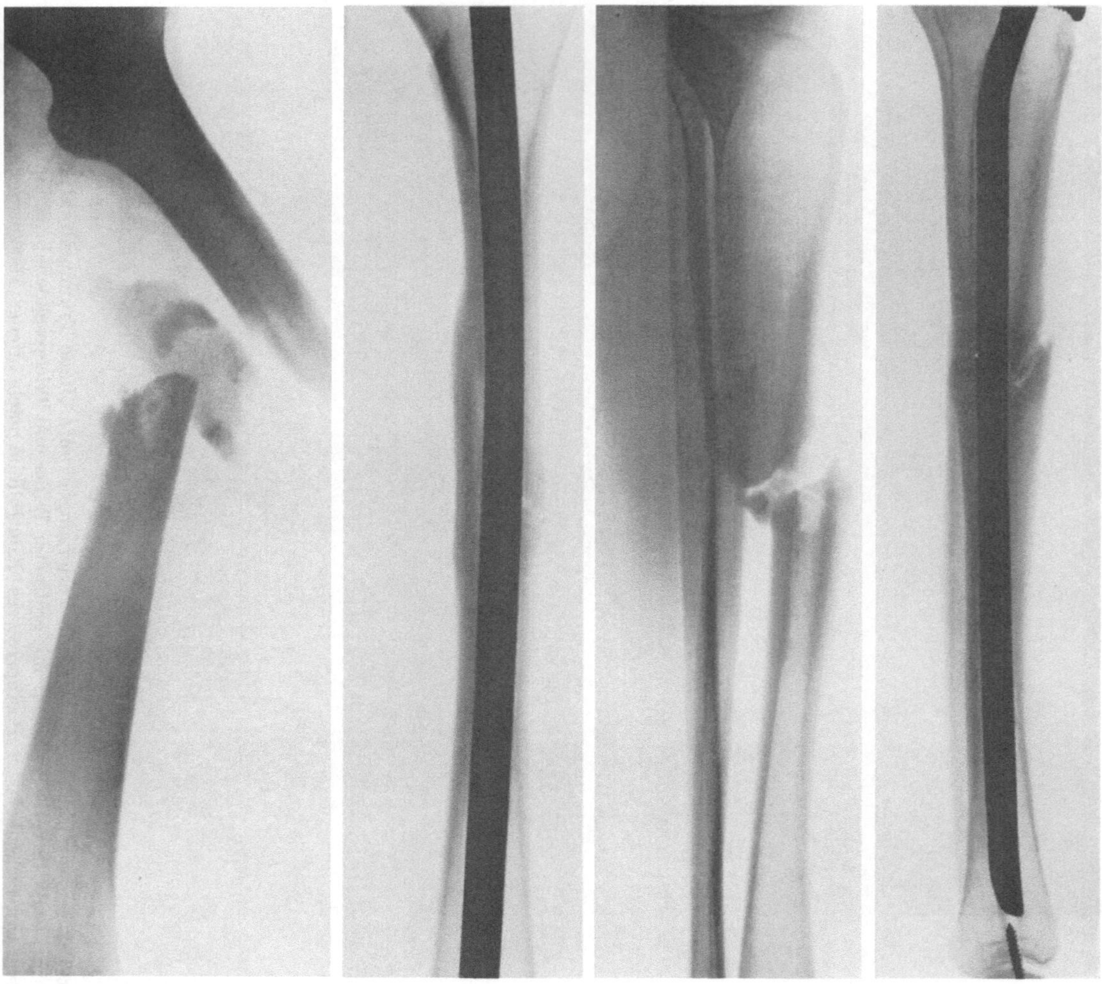

a   b   c   d

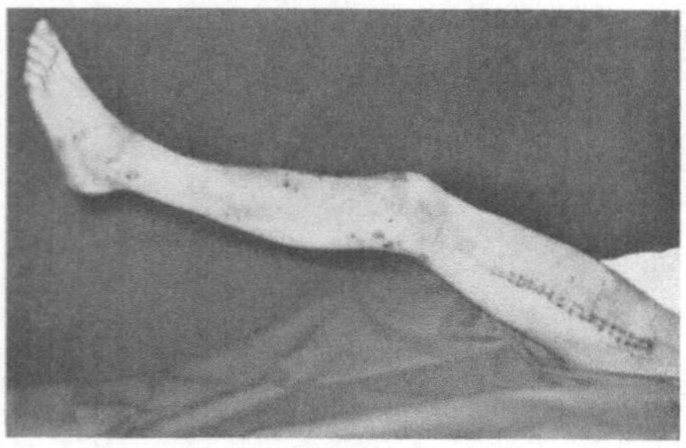

f 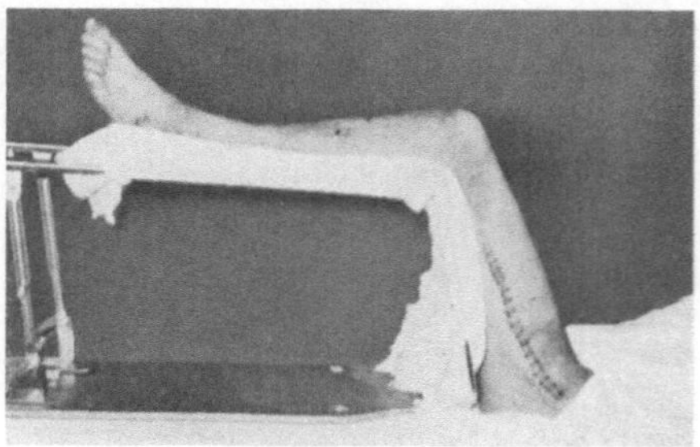   e

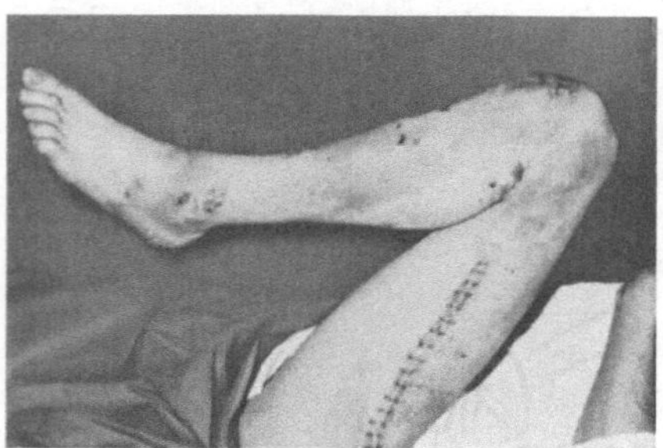

g

Abb. 362a—g. a Offene Oberschenkel-Trümmerfraktur links, Verkehrsunfall. b Status 29 Wochen nach Marknagelung. Daneben wies der Patient noch folgende Verletzungen auf: Offene Unterschenkelquerfraktur links, Fraktur des Malleolus medialis links, RQW am Kopf. Behandlung durch sofortige Osteosynthese von Oberschenkel-, Unterschenkel- und Malleolarfraktur (c, d). Dauer der Hospitalisation: 23 Tage. e Typische Lagerung nach Oberschenkel-Osteosynthese. f u. g. Aktive Beweglichkeit 18 Tage nach primärer Osteosynthese von Oberschenkel, Unterschenkel und Malleolus medialis

Haut heraus geleitet. Es erfolgt dann die Reposition und die provisorische Retention der reponierten Fraktur mit Cerclagen und Faßzangen und hernach das Aufbohren. Auch in einem solchen Falle darf das distale Hauptfragment nur bis über die engste Stelle hinaus aufgeweitet werden, damit der Nagel mit seinem distalen Ende in unveränderte Spongiosa eindringen kann.

Der gewählte Nagel wird dann entweder bei reponierter Fraktur vom Trochanter her eingeschlagen oder bei nicht reponierter Querfraktur vom Frakturherd nach oben geschlagen, aus der oberen Wunde herausgeführt und dann unter Reposition der beiden Fragmente gegen das distale Hauptfragment vorgetrieben. Nach erfolgter Nagelung ist es besonders wichtig, die Frakturstelle auf Rotationsstabilität zu prüfen. Unter Umständen kann eine kleine Restbewegung durch eine zusätzliche 4- oder 6-Loch-Kompressionsplatte aufgefangen werden, die lediglich in einer Corticalis ankert, da sie sonst mit dem Nagel in Konflikt geraten würde.

b) Plattenosteosynthese des Oberschenkels

Freilegen der Frakturstelle wie oben beschrieben. Reposition mit Zangen oder provisorischen Cerclagen. Es werden dann zwei Kompressionsplatten möglichst gleichzeitig angebracht, im rechten Winkel zueinander liegend, die eine lateral und die andere ventral. Die gleichzeitige Verspannung beider Platten ist besonders wertvoll. Im Minimum werden dicke 8-Loch-Platten verwendet, sehr oft sind aber lange Platten erforderlich, die jedoch nicht unbedingt die gleiche Länge haben müssen (s. Abb. 363).

c) Wundverschluß und postoperative Lagerung

Der nach ventral abgeschobene Vastus lateralis wird reponiert und mit höchstens zwei bis drei lockeren Catgut-Fäden in situ fixiert. Redon-Drains bis auf den Frakturherd. Sorgfältige Rekonstruktion der Fascia lata. Besonders wichtig ist die postoperative Lagerung des operierten Beines in Rechtwinkel-Stellung des Knies. Dank dieser Lagerung erreichen die Patienten schon nach 2 Wochen volle Mobilität des Knies (s. Abb. 362).

d) Belastung operierter Oberschenkelfrakturen des mittleren Drittels

Quere Frakturen können sowohl nach der stabilen Nagelung wie auch nach der Plattenosteosynthese 3 Wochen nach der Operation voll belastet werden. Bei Schrägfrakturen mit Abrutschgefahr muß der Belastungsbeginn je nach operativem Befund auf 6—20 Wochen hinausgeschoben werden.

5. Frakturen des distalen Femurdrittels und der Femurkondylen

Zugang von lateral wie oben beschrieben. Soweit die Kondylen nicht direkt betroffen sind, genügt meist die Osteosynthese mit zwei Platten (Abb. 363). Mit Vorteil wird bei leerer Markhöhle eine primäre Spongiosatransplantation mit der Plattenosteosynthese kombiniert.

a) Suprakondyläre Frakturen

Für unmittelbar suprakondyläre Frakturen eignet sich am besten die Winkelplatte (s. Abb. 364). Der Femurschaft muß in diesen Fällen übersichtlich dargestellt werden. Die Lage der Winkelplatte soll aber weniger nach dem Schaft als nach der Gelenklinie festgelegt werden. Als erstes wird deshalb ein der Gelenklinie paralleler Kirschner-Draht eingebohrt und seine Lage kontrolliert. Der physiologische Winkel zwischen Schaft- und Gelenklinie beträgt 95°. Die AO-Winkelplatten zeigen ebenfalls diese Abwinkelung. Wird die Lamelle der Platte parallel zur Gelenklinie eingeschlagen, so fixiert sie den Schaft in diesem physiologischen Winkel von 95°. Individuelle Variationen können jederzeit durch Röntgenuntersuchung auf der gesunden Seite eruiert werden. Die primäre Befestigung des Kondylenmassivs an der Winkelplatte erleichtert die sonst ungemein schwierige

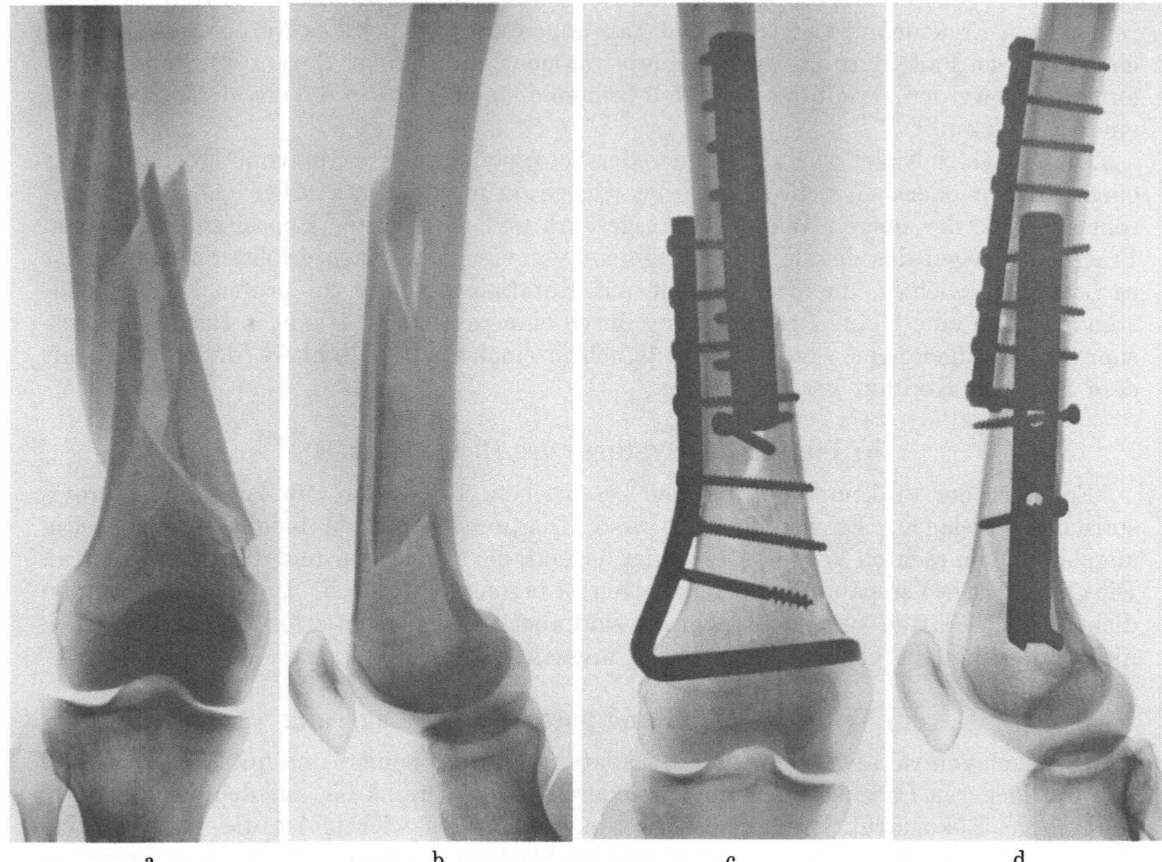

a   b   c   d

Abb. 363a—d. a u. b. Supracondyläre Mehrfragmentenfraktur des Oberschenkels. c u. d Status 7 Wochen postop.: Verbindung der beiden Hauptfragmente mit Winkelplatte, die zudem das mediale Fragment nach dem Zugschraubenprinzip verbindet. Zusätzliche Verbindung zwischen den beiden Hauptfragmenten durch rechtwinklig zur ersten Platte fixierende zweite Platte. Fraktur in primärer Knochenheilung, Dauer der Hospitalisation: 16 Tage

Reposition distaler Frakturen. Wenn immer möglich, wird die Winkelplatte am Femurschaft nicht nur festgeschraubt, sondern die Frakturgegend wird unter Kompression gebracht. Bei Schrägfrakturen können zusätzliche Schrauben verwendet werden.

b) Transkondyläre Frakturen, Y-Frakturen

Zugang von lateral wie oben beschrieben. Unter Umständen Spalten des Tractus ileotibialis bis zum Ansatz des Fibulaköpfchens und Ausmeißeln der Tuberositas tibiae mit dem Ligamentum patellae. Der ausgemeißelte Sehnenersatz läßt sich beim Wundverschluß mit einer Spongiosaschraube wieder befestigen. Reposition und vorläufige Retention durch eine bis zwei Spongiosaschrauben. Einbringen der Winkelplatte wie oben beschrieben und Durchführen der Kompression (s. Abb. 364). Wundverschluß wie oben beschrieben. Auf sorgfältige Rekonstruktion des Tractus iliotibialis ist Wert zu legen. Die Lagerung erfolgt wiederum mit rechtwinklig gebeugtem Knie.

c) Postoperative Behandlung

Bettruhe bis zur Sicherstellung der Wundheilung, d.h. während 6 Tagen unter sofortiger Antikoagulation. Bewegungsübungen langsam steigernd mit Beginn 24 Std nach der Operation.

Der Belastungsbeginn schwankt zwischen 8—16 Wochen je nach Beschaffenheit der Fraktur.

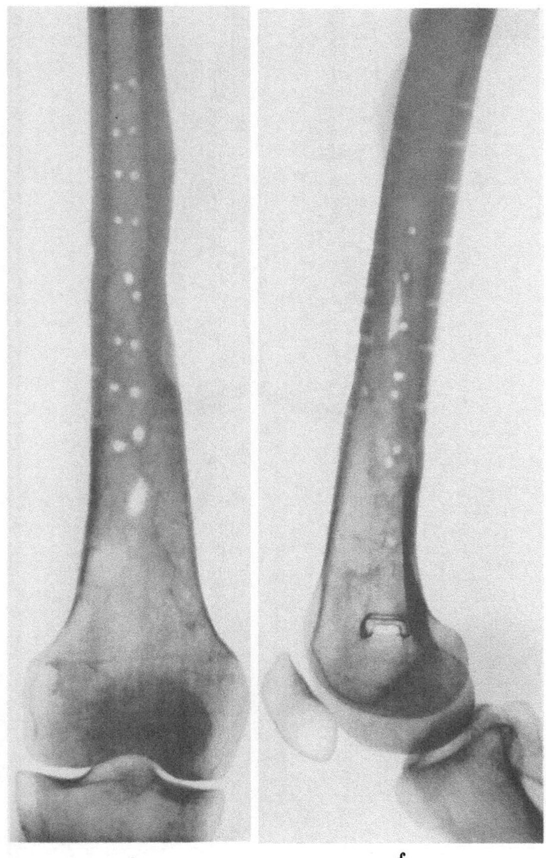

Abb. 363e u. f. Status 61 Wochen postop., unmittelbar nach Metallentfernung

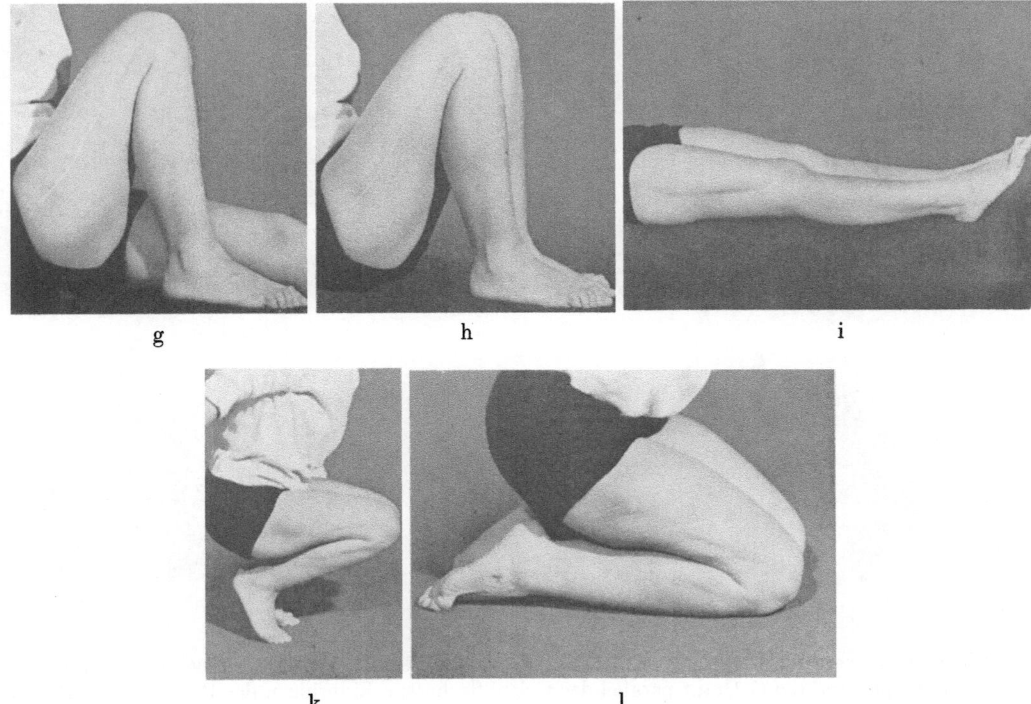

Abb. 363g—l. Funktioneller Status 101 Wochen postop. und 40 Wochen nach Metallentfernung

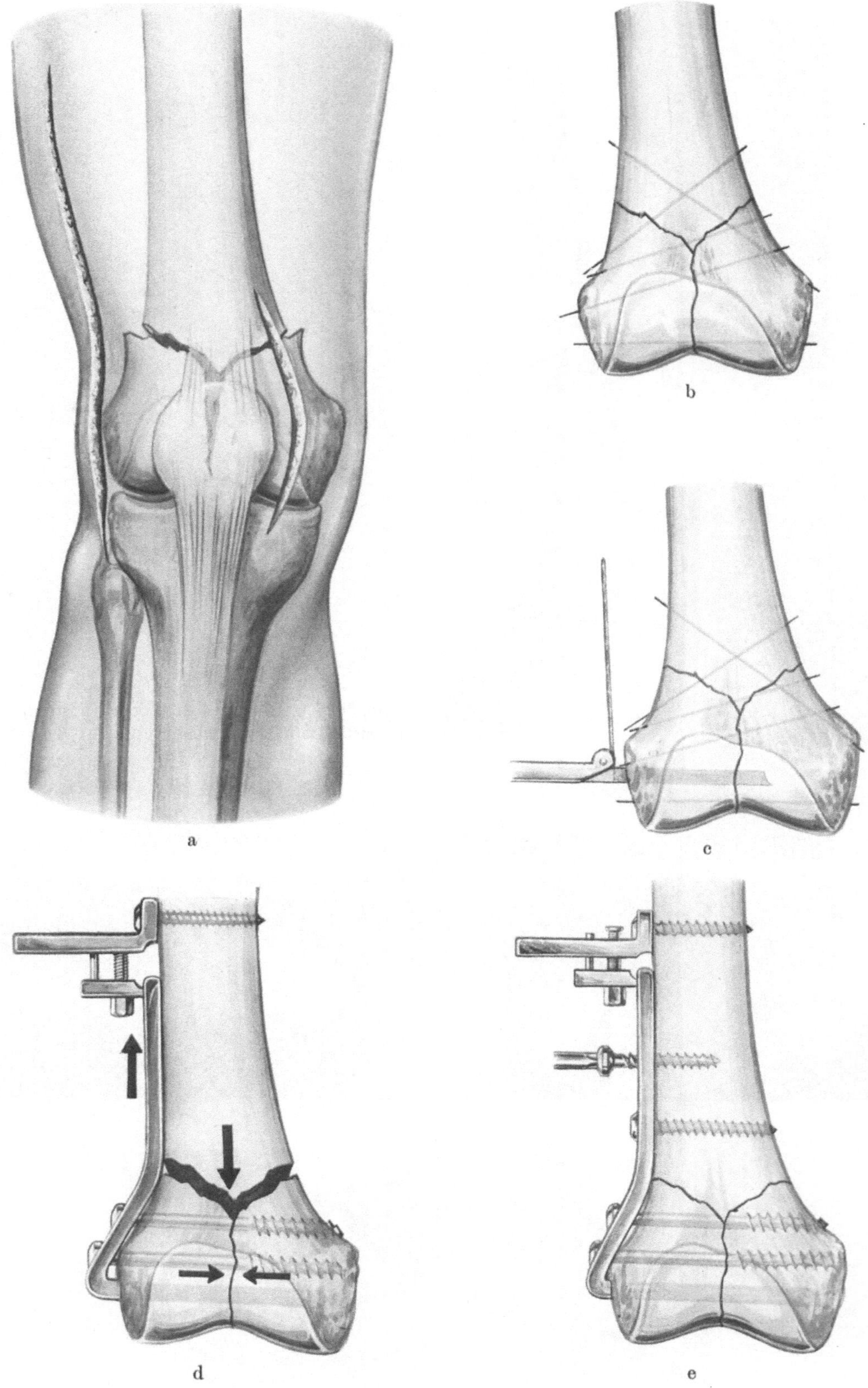

Abb. 364a—e. Das operative Vorgehen bei der Y-Fraktur der Femurkondylen: a Zugänge; b provisorische Adaptation mit Spickdrähten (1 Draht parallel der Gelenkfläche!); c Einbringen des Plattensitzinstrumentes; d Osteosynthese der Kondylen und nachher Kompression gegenüber dem Femurschaft; e Festschrauben der Platte

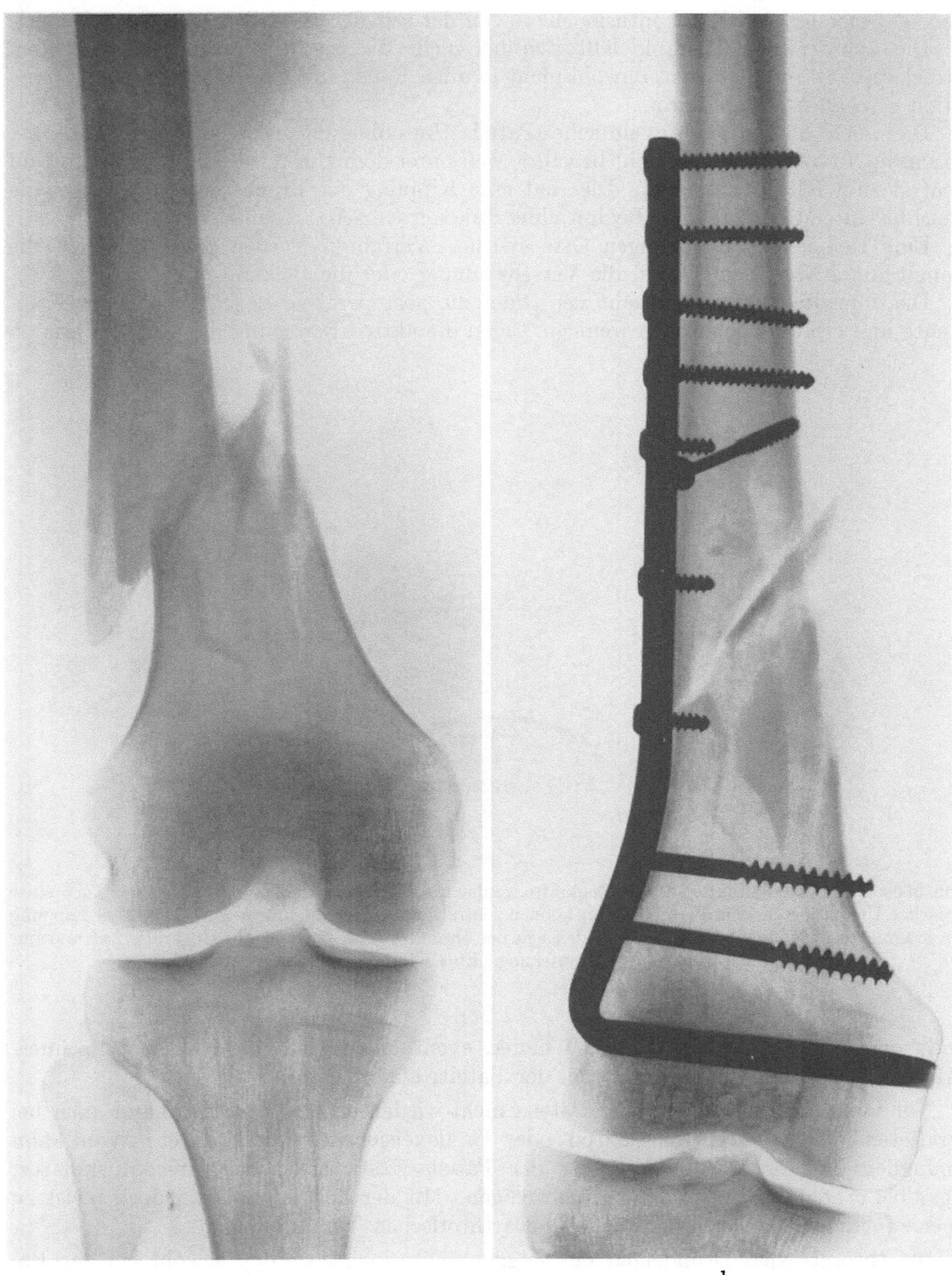

Abb. 365a u. b. a Tiefe offene Femur-Trümmerfraktur; b Status 4 Wochen postop.: Überbrückung mit langer
Kondylenplatte Knieflexion bis 70⁰ aktiv möglich

IV. Die Patella-Frakturen

Die zweckmäßige Behandlung der Patella-Fraktur hängt von der Art der Fraktur und — besonders bei Kniekontusionen — von der seit dem Unfall vergangenen Zeit ab.

Die konservative Therapie läßt sich bei nicht dislozierter Fraktur und intaktem Streckapparat verantworten, obwohl nicht in allen Fällen mit einer anatomischen Reposition gerechnet werden kann.

Die noch häufig geübte einfache Patella-Umschlingung (Cerclage nach BERGER, KOCHER, NICOLET) hat sich nicht bewährt, weil unter dem Muskelzug die Fragmente bald ventral zum Klaffen kommen. Dies hat eine Kippung der Bruchstücke zur Folge, die gleichbedeutend ist mit dem Beginn einer Inkongruenz-Arthrose (Abb. 366b).

Eine Reihe von zuverlässigen Osteosynthese-Verfahren wurden entwickelt, wie die Longitudinal-Naht nach PAYR, die Verschraubung oder die Bolzung.

Die doppelte Zuggurtungsnaht vermeidet die postoperative Lageänderung der Fragmente und erlaubt schon nach wenigen Tagen die aktive Bewegung des Knies. Deshalb

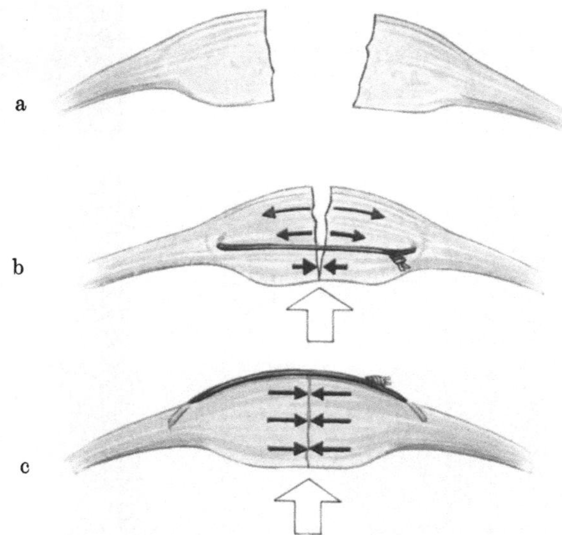

Abb. 366a—c. a Patellafraktur. Durch Zugkräfte werden die Fragmente auseinandergerissen. b Nach einer einfachen Umschlingung oder Verschraubung können ventral immer noch Zugkräfte einwirken. Eine Kippung der Fragmente ist unumgänglich. c Liegt dagegen der Draht ventral, fängt er alle Zugkräfte auf und nur Druckkräfte kommen zur Auswirkung. Eine Kippung ist nicht mehr möglich

sind wir dazu übergegangen, diese Technik, eventuell in Kombination mit Kirschner-Drähten, auch bei Trümmerfrakturen der Patella auszubauen.

Nur wenn die Gelenkfläche der Patella nicht wiederhergestellt werden kann, oder bei veralteten Fällen, führen wir die Teil- oder Totalexcision der Patella durch. Wohl kann anfänglich das funktionelle Ergebnis der Patella-Exstirpation bei guter Muskulatur, sogar bei erhöhter Beanspruchung, befriedigen. Mit der Zeit kommt es jedoch meist zu einer zunehmenden Gelenkschwäche und arthrotischen Veränderungen.

Die theoretischen Grundlagen des Zuggurtungsprinzips wurden sowohl bei der Besprechung der Umschlingung (S. 44) als auch bei der Olecranonfraktur (S. 235) umrissen.

Wichtig ist, daß die Drähte über der Patella liegen und sofort angezogen werden, bis die Fragmente auf der Rückseite zum Klaffen kommen (Abb. 367a). Bei Beugung des Kniegelenks oder geringer Anspannung des Quadriceps kommen die Bruchflächen unter sehr hohen Druck, so daß ein Abrutschen unmöglich wird. Eine Drahtumschlingung, die nur die Sehnenansätze an den Patella-Enden fixiert, hat sich meist als ungenügend erwiesen, weil es unter dem ständigen Muskelzug zu einer Ermüdungsfraktur des Drahtes kommen kann. Der zweite kleine Draht wird nur durch die Sharpeyschen Fasern über

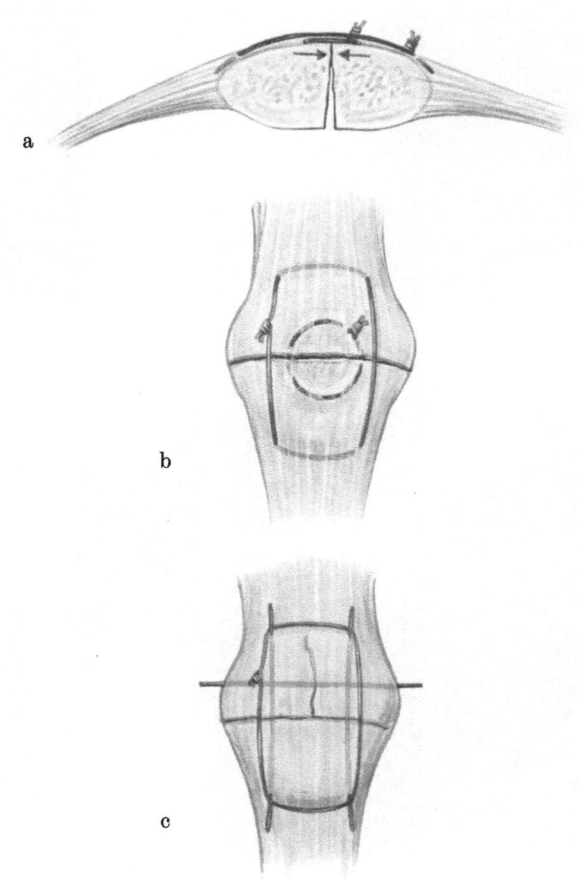

Abb. 367a—c. Lage der Zuggurtungsdrähte am Schluß einer Osteosynthese der Patella. Die Fragmente erscheinen etwas überkorrigiert und kippen leicht nach ventral. a Ansicht von der Seite; b von vorn bei einfacher Querfraktur; c zusätzliche Spickung bei Mehrfragmentenbruch: Die Längsdrahtenden werden vom Umschlingungsdraht miteinander unter großer Spannung verbunden

die Patella geführt. Beide Drähte messen 1,5 bis 2,0 mm im Durchmesser und sind aus V4A-Stahl hergestellt.

Bei Mehrfragmentenbrüchen können die verschiedenen Bruchstücke durch kleine Spickdrähte exakt reponiert und miteinander verbunden werden. Die Zuggurtung stabilisiert dann das ganze System (Abb. 367c).

Am Ende des Eingriffes muß, um eine Stufenbildung auszuschließen, stets die Patella-Rückseite von der Seite her revidiert werden.

Abschließend wird der seitliche Bandapparat sorgfältig vernäht.

Als Hautschnitt hat sich die quere Incision zwei Finger breit über dem Kniegelenkspalt bewährt.

Nachbehandlung: Postoperativ wird das Bein in einer Schaumgummi-Schiene gelagert, das Kniegelenk um 30° gebeugt. Nach 5—6 Tagen wird das Kniegelenk aktiv gestreckt und das ganze Bein gehoben. Beugung nur bis etwa 120° erlaubt. Nach 10—12 Tagen, wenn die Schwellung des Gelenkes zurückgegangen ist und dieses auch gegen Widerstand gestreckt werden kann, legt man für einen Monat einen Zinkleimverband und eine Gipshülse an und der Patient kann entlassen werden.

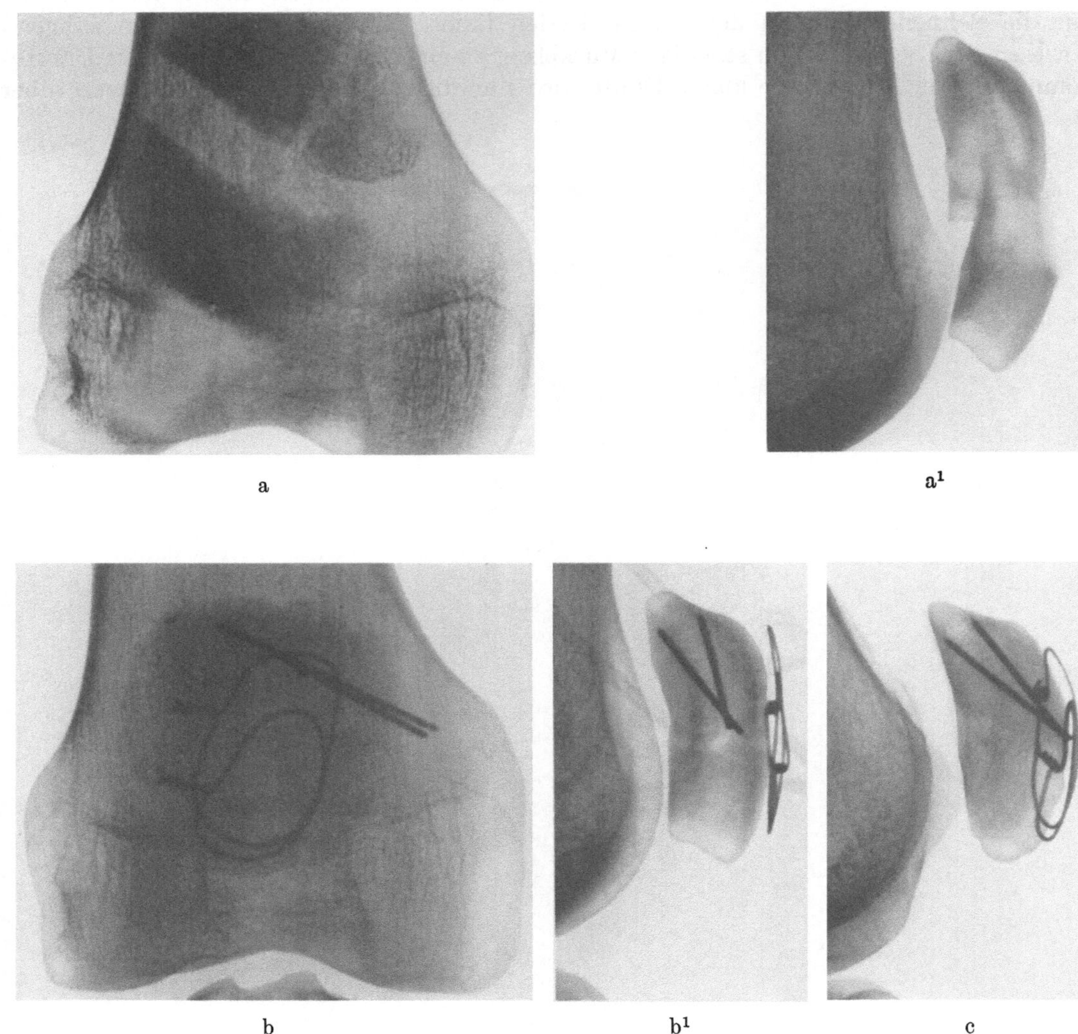

Abb. 368a—c. a, a¹ Unfallbilder; b, b¹ postoperatives Bild; c Rö. 1 Jahr später

Nach der ambulanten Gipsentfernung, bei der eine Rö.-Kontrolle gemacht wird, beginnt man mit der aktiven und passiven Mobilisierung; nach 4 Monaten erneute Kontrolle.

Bei der Behandlung der Patella-Fraktur haben sich im Laufe der Zeit folgende Richtlinien herauskristallisiert:

1. Bei Frakturen ohne Verschiebung. *Konservative oder operative Behandlung.* Streckapparat intakt. Aktive Streckung möglich.

Konservative Therapie. Punktion des Hämarthros. Kompressionsverband. Zwei Tage später (eventuell nach Wiederholung der Punktion) Zinkleimverband bis Mitte Unterschenkel und Gipshülse in Streckung (nicht Überstreckung) für die Dauer eines Monats. Während dieser Zeit Quadricepsübungen, Heben des Beines, Umhergehen.

Ambulante Entfernung der Gipshülse, danach elastische Binde und Therapie im Turnsaal während 2—3 Wochen.

Operative Therapie. Exakte Reposition, Verschraubung mit Spongiosaschrauben. Aktive Mobilisation vom dritten Tag an, überhaupt kein Gipsverband.

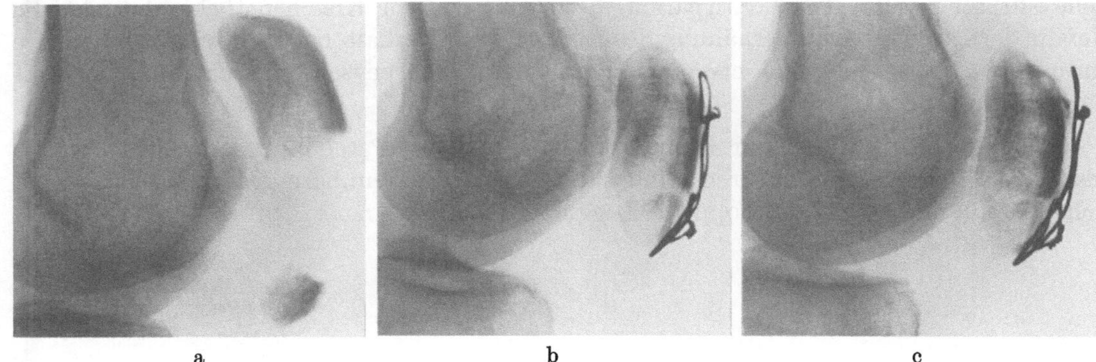

Abb. 369a—c. Patellafraktur mit Abriß des distalen Patellaendes.
a Osteosynthese nach 2 Wochen. b Kniebeweglichkeit nach 2 Wochen. c Rö. nach 2 Monaten

2. Bei einfachen Frakturen mit Läsion des Streckapparates und intakter Gelenkfläche: doppelte Zuggurtungsdrähte. Eingehen auf die Patella durch eine Querincision. Stets Inspektion der Knorpelfläche an der Patella und an den Femurkondylen unmittelbar unterhalb der Patella. Nur bei erheblicher Läsion derselben wird die Patella excidiert. Sonst *vordere doppelte Drahtumschlingungsnaht*, die praktisch nur die ventralen Sharpeyschen Fasern fassen soll (Abb. 368).

3. Bei Mehrfragmentenbrüchen: wenn möglich Kombination von Spickdrähten und Zuggurtungsdrähten. Bei Stückbrüchen werden die verschiedenen Fragmente mit Kirschner-Drähten fixiert und eine Drahtumschlingung durch die Ligamentansätze angelegt, um diese zusammenzuhalten. Erst dann erfolgt die kurze vordere, unter höchster Spannung liegende Zusatz-Cerclage als Zuggurtung.

Die Hinterfläche der Patella muß in diesen Fällen am Schluß des Eingriffes von der Seite besonders genau revidiert werden. Es soll dabei festgestellt werden, ob keine erhebliche Knorpelläsion vorliegt und ob während des Drahtanziehens keine Stufe entstanden ist.

4. Bei ausgedehnter Knorpelabsprengung und Stückbrüchen, bei denen die Gelenkflächen nicht wieder hergestellt werden können: Patellaexstirpation. Dieser Eingriff wird in den letzten Jahren immer häufiger vorgenommen, obwohl das postoperative Ergebnis oft bedeutend schlechter ist als bei einer in einwandfreier Stellung verheilten Fraktur. Durch die Excision wird der Hebelarm verkürzt und die zur Stabilisierung des Kniegelenks notwendige Kraft beträchtlich erhöht. Patienten mit kräftiger Muskulatur können den Verlust der Patella bedeutend besser kompensieren, als Patienten mit atrophischen Muskeln.

Technik der Sofortexcision der Patella. Die Patella wird scharf präpariert und sämtliche Periost- und Knochenfragmente werden sorgfältig entfernt. Alsdann wird eine End-zu-End-Naht der Quadricepssehne und des Lig. patellae mit eingeflochtenem Nylon vorgenommen. Dadurch entsteht eine Verkürzung von etwa 3—4 cm, was sich bei frischen Fällen günstig auswirkt. Die Sehnenfasern werden doppelt vernäht (kosmetisch gleicht dies der Patella). Zusätzlich können von der Seite her Synovianähte mit feinem Catgut gemacht werden; danach folgt erst die Schließung des seitlichen Fensters.

Nachbehandlung. Lagerung des Kniegelenkes möglichst gebeugt. Übung vom sechsten Tag an. Nach Fadenentfernung Gipshülse für 3—4 Wochen. Der Hauptnachteil dieses Eingriffes ist die postoperativ oft zunehmende Muskelatrophie am Oberschenkel, und bei älteren oder muskelschwachen Patienten eine auffallende Schwäche und Haltlosigkeit im operierten Kniegelenk, besonders beim Berg- und Treppenabwärtsgehen.

5. Bei seitlichen Abbrüchen oder Trümmerfrakturen des unteren Kniescheibenpols: Teilexstirpation. Bei Totalexstirpation des abgesprengten Knochenstückes besteht die Gefahr der exzentrischen Vernähung des Ligamentes. Deshalb belassen wir, insbesondere am unteren Kniescheibenpol, etwas Knochen an den Sharpeyschen Fasern. Cerclage mit Zuggurtungsdrähten.

6. Veraltete Frakturen. Der Indikationsbereich für die Patellektomie wird hier weiter gesteckt. Zweifragmentfrakturen ohne makroskopisch erkennbare Knorpelläsion eignen sich aber für die sekundäre doppelte Zuggurtungsnaht.

V. Unterarm-Frakturen

1. Unterarmschaft-Brüche

Die konservative Behandlung von Unterarmschaftfrakturen beim Erwachsenen ist schwierig, und ihre Ergebnisse sind erfahrungsgemäß keineswegs immer befriedigend. Die geschlossene Reposition hat vor allem die komplizierten Muskelverhältnisse des Unterarms zu berücksichtigen, welche bei Schaftfrakturen nicht nur zu Achsenknickungen und Seitenverschiebungen, sondern meist auch zu Verdrehungen der Fragmente führen. Nur eine ideale anatomische Einrichtung ergibt später einwandfreie funktionelle Heilung. Außerdem ist Ruhigstellung von mindestens 8 Wochen im Gipsverband, nach BOEHLER (1943) oft auch 10—15 Wochen, zur Konsolidation notwendig. Die unblutige Behandlung findet ihre Grenzen an der Interposition von Weichteilen, am Verfangen spitzer Fragmentenden in den Muskeln und an der Unmöglichkeit, bei gewissen Bruchformen, z.B. Schrägbrüchen, durch den Gipsverband allein eine genügende Retention aufrechtzuerhalten. Bei

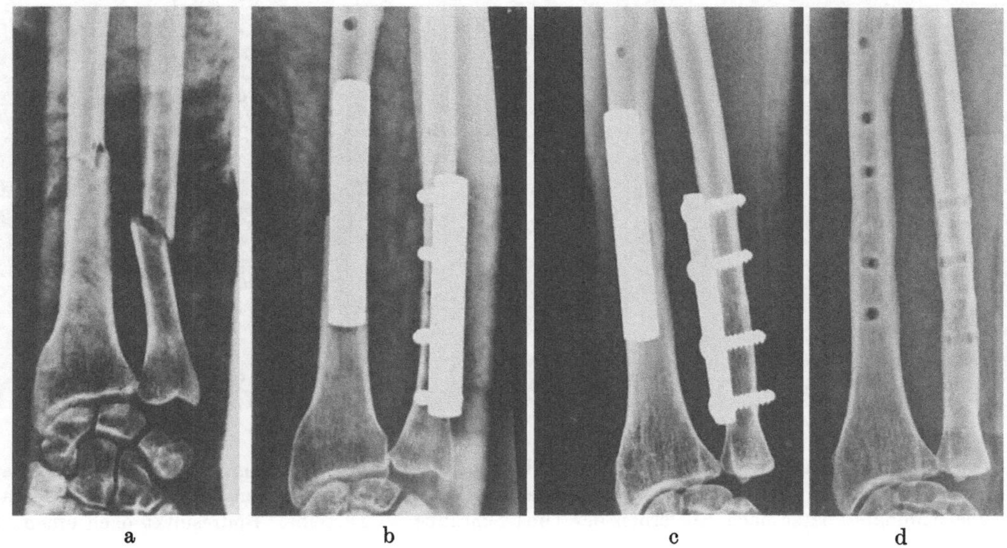

a   b   c   d

Abb. 370a—d. D. M. 56jährig, ♀. a Distale Querfraktur beider Unterarmknochen. b Versorgung von Radius und Ulna mit je einer 4-Loch-Druckplatte. In solchen Fällen müssen beide Knochen durch Platten stabilisiert werden, auch wenn — wie im vorliegenden Fall — der eine keinerlei Dislokation zeigt. Mit einer Sekundärverschiebung ist sonst mit Sicherheit zu rechnen. c Dieselbe nach 7 Monaten. d Dieselbe. Endresultat nach Entfernung der Druckplatte

Ein-Knochenbrüchen kommt es nicht selten zu Sperrpseudarthrosen, da der Partner-Knochen die bei der konservativen Behandlung notwendige leichte Verkürzung verunmöglicht. Nur im Kindesalter sind die Voraussetzungen für eine konservative Behandlung der Unterarmfrakturen besser, so daß das unblutige Vorgehen grundsätzlich in den Vordergrund zu stellen ist.

Den Schwierigkeiten der unblutigen Behandlung kann durch die Osteosynthese wirksam begegnet werden. Unter den verschiedenen Methoden der operativen Behandlung kommt der Druckplatten-Osteosynthese besondere Bedeutung zu. Allein der Umstand, daß mit ihr eine so hohe Stabilität der Fraktur erreicht wird, daß auf zusätzliche Gipsfixation verzichtet und die Extremität innerhalb kurzer Zeit anatomisch und funktionell wiederhergestellt werden kann, gibt dem Verfahren seine eindeutige Überlegenheit über andere Behandlungsmethoden.

Es ist namentlich das Verdienst von DANIS, auf diese wichtigen Gesichtspunkte hingewiesen und die Druckosteosynthese der Unterarmknochen zu einem besonders aussichtsreichen Verfahren entwickelt zu haben.

a) Klinische und methodische Indikationsstellung

Grundsätzliche Vorbemerkungen. Die Druckplattenosteosynthese eignet sich zur
Behandlung sowohl der frischen Unterarmschaftbrüche wie der Pseudarthrosen. Die
gelenknahen Frakturen sind von ihr ausgeschlossen, da das kurze Epiphysenfragment
dem Anbringen der Platte zu wenig Raum bietet.

Unter den frischen Frakturen stellen vor allem die einfachen Quer- und die kurzen
Schrägbrüche die besten Indikationen dar. Bei den Querfrakturen führt die Druckosteosynthese in erster Linie zu einer optimalen Adaptation der Bruchflächen. Ob der
Druck darüber hinaus im Sinne von PAUWELS auch biologische Bedeutung hat, d.h. auf
die Entwicklung der Fibroblasten zu Osteocyten einwirkt, ist nach dem heutigen Stand
der Experimentalforschung noch nicht restlos abgeklärt. Eine ganz besonders gute

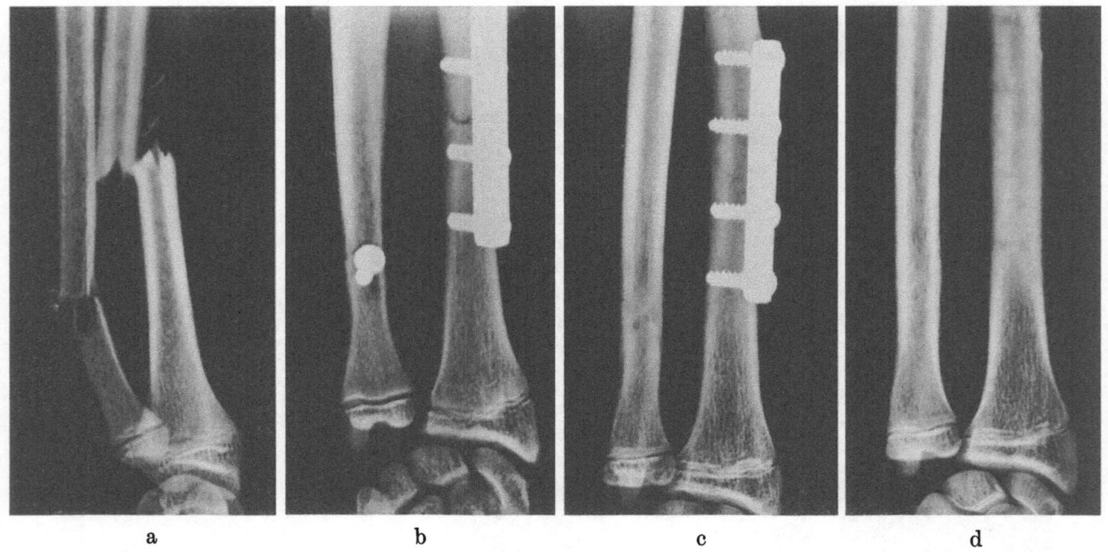

a   b   c   d

Abb. 371a—d. P. J., 19jährig, ♂. a Distale Querfraktur beider Unterarmknochen. b Versorgung des Radius
mit 4-Loch-Druckplatte, der treppenförmig gebrochenen Ulna mit einer einzigen kurzen Corticalisschraube.
c Dieselbe 6 Monate später nach Entfernen der Ulna-Schraube. d Dieselbe. Endresultat nach einem Jahr

Indikation für die Druckosteosynthese bilden die Pseudarthrosen. Wenn es die Achsenverhältnisse und die Stellung der Fragmente erlauben, erübrigt sich eine Anfrischung.
Stabilität und Druck als solche genügen, um eine rasche und sichere Ossifikation zu
erwirken. Nur bei dislozierten Fragmenten ist man zu einer Stellungskorrektur und damit
zu einer Anfrischung der Fragmentenden gezwungen.

Wahl der Platte. Zur Stabilisierung von einfachen Querfrakturen genügt im allgemeinen die 4-Lochplatte. Liegen mehrere Bruchstellen nahe beieinander, empfiehlt es
sich, die verschiedenen Bruchstellen mit einer längeren 5- bis 6-Lochplatte gemeinsam zu
fixieren. Bei weit auseinander liegenden Bruchstellen sind zwei kurze Platten zweckmäßig.
Bei Pseudarthrosen müssen im Interesse der Stabilität im allgemeinen die längeren 6-Loch-
platten verwendet werden, eventuell in Verbindung mit einem Anlagespan oder einer
Spongiosaplombe, namentlich dann, wenn die Pseudarthrose einen zusätzlichen Knochendefekt aufweist.

Frakturen beider Unterarmknochen und kombinierte Methoden. Sind beide Unterarmknochen frakturiert, so bildet die Druckplattenversorgung jedes einzelnen Knochens
für sich das sicherste Verfahren, weil damit eine hervorragende Stabilität erreicht wird,
die eine Nachbehandlung praktisch ohne zusätzliche Gipsfixation ermöglicht. In dieser
Hinsicht können wir die Erfahrungen von DANIS an Hand der Nachkontrollen, welche im
Rahmen unserer Arbeitsgemeinschaft durchgeführt worden sind, nur bestätigen.

Bei der kombinierten Methode handelt es sich in der Regel um eine Kombination von Platten und Marknägeln. Der Amerikaner EGGERS (1949), bekannt durch seine Schlitzplatte, war einer der ersten, der diese Idee auf breiterer Basis verwirklicht hat (EGGERS, JINKINS et al., 1960).

Für die Ulna wurde die Platte, für den Radius die Markraumschienung vorgeschlagen. Dabei gingen die Autoren von der Überlegung aus, daß die Ulna wegen ihres proximalen Fixpunktes Rotationskräften auf Höhe der Bruchstelle stärker ausgesetzt ist als der Radius, der an beiden Enden rotieren kann.

Im Interesse des Zeitgewinnes haben wir diese Kombination ebenfalls durchgeführt. Ob für die Markraumschienung der Dreikantnagel nach OBERHOLZER (1946), der Rush-Pin oder Kirschner-Drähte Verwendung finden, ist Ermessenssache. Neben einwandfreier Hei-

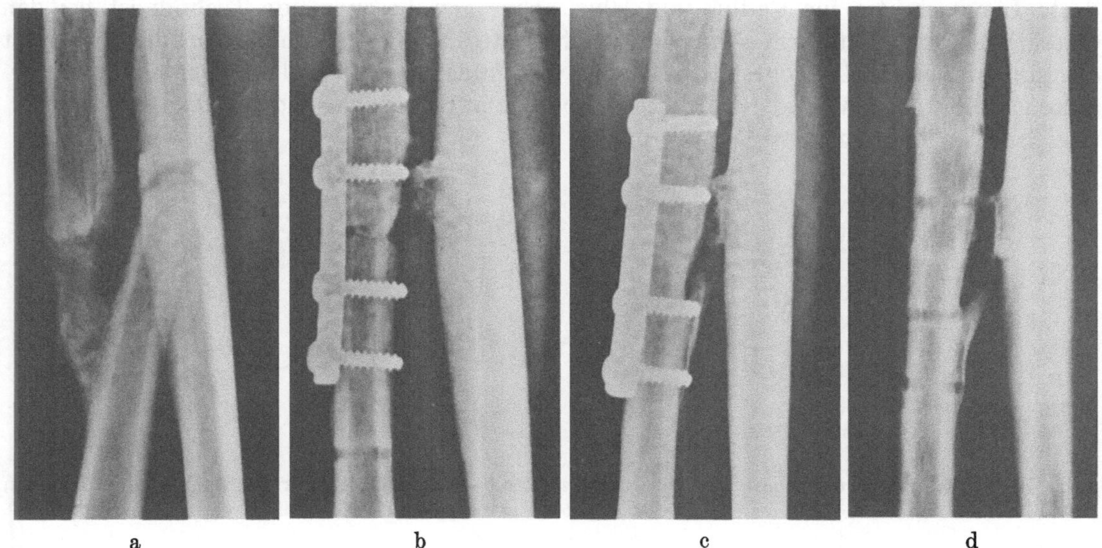

a   b   c   d

Abb. 372a—d. W. P., 31jährig, ♂. a Nach konservativer Behandlung mit starker Dislokation geheilte Radiusschaftfraktur. Rotationsbewegung unmöglich. b Dieselbe nach Abtragung des Callus, Reposition und Druckplattenosteosynthese des Radius. c Dieselbe, 3 Monate nach der Operation. d Dieselbe, nach Entfernung der Platte, 1 Jahr nach der Operation

lung, die auch ohne zusätzliche Gipsfixation eintrat, haben wir jedoch auch Pseudarthrosen des Radius gesehen. Darum betrachten wir die Kombination von Druckplatte und Marknagel als ein Ausweichverfahren. Wenn immer möglich haben wir heute die Tendenz, beide Unterarmknochen mit einer Druckplatte zu versehen, unter Umständen auch zweizeitig; denn nichts garantiert die Sicherung gegen eine Rotationsinstabilität so zuverlässig wie die Druckplattenosteosynthese.

b) Technik

Allgemeine Bemerkungen. Die *Blutsperre* ist bei jeder Unterarmosteosynthese erwünscht. Sie bietet für die Sicherheit der anatomischen Präparation so große Vorteile, daß sie nur in seltenen Fällen, z.B. bei Verdacht auf Arterienverletzung oder bei vorbestehenden Zirkulationsschäden (allgemeine Arteriosklerose, Morbus Buerger) zu unterlassen ist. Im allgemeinen soll die Blutsperre nicht länger als 1 Std ununterbrochen liegen. Dadurch lassen sich Dauerschädigungen an Nerven und Gefäßen mit Sicherheit vermeiden. Werden nacheinander Radius und Ulna operiert, so wird die Blutdruckmanschette zwischen den beiden Eingriffen kurz gelockert.

Zeitpunkt des Eingriffes. Wir betrachten die Schaftfrakturen des Unterarmes als ,,Fractures of Necessity". Geschlossene wie offene Brüche werden also primär versorgt, sofern sich keine besonderen Kontraindikationen ergeben.

Anaesthesie. Muß man gegenüber einer Allgemeinnarkose irgendwelche Reserven anbringen, so können gerade bei den Unterarmbrüchen die Vorteile der Plexusanaesthesie ausgenützt werden.

Lagerung. Bei Brüchen des Radius allein wird der Kranke auf den Rücken gelagert. Bei Ulnafrakturen und bei Brüchen beider Unterarmknochen bietet die von DANIS empfohlene Bauchlage ausgesprochene Vorteile. Der Arm wird horizontal im rechten Winkel vom Körper abgespreizt, die Hand am Extensionsgriff fixiert. In Supination ist der Radius, in Pronation die Ulna in bequemster Weise zugänglich und unter Zug zu reponieren. Auch die Durchleuchtungskontrolle mit dem Bildverstärker wird durch diese Lagerung sehr erleichtert.

Schnittführung. Grundsätzlich befürworten wir zur Freilegung der Frakturen gesonderte Längsschnitte für Radius und Ulna. Eine gewebeschonende Technik ist bei den Operationen am Unterarm schon bei der Schnittführung notwendig, um die Integrität des subcutanen Fettgewebes bzw. dessen Gleitfähigkeit unter allen Umständen zu erhalten. Die Incision wird nicht direkt über dem Knochen, sondern etwas volar bzw. dorsal davon angelegt.

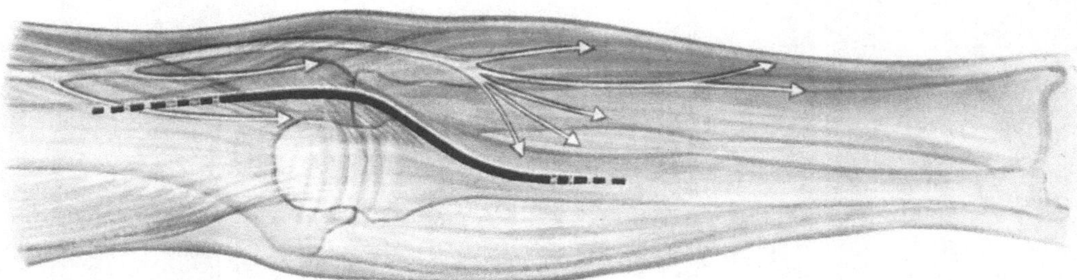

Abb. 373. Ansicht des Unterarmes von dorsal. Sie zeigt die Schnittführung zur Freilegung des proximalen Radius-Drittels, bei welcher eine Verletzung des Ramus profundus N. radialis vermieden wird. Weiteres im Text

Für Radius und Ulna ergeben sich im einzelnen die folgenden Schnittführungen:

Radius. Zur Freilegung des distalen und mittleren Drittels empfiehlt sich der Längsschnitt nach BOURGERY. Er liegt in einer Linie, die das Radiusköpfchen mit dem Griffelfortsatz verbindet. In diesem Bereich ist die Muskelinnervation nicht gefährdet, und der Zugang im Muskelinterstitium bereitet keine Schwierigkeiten. Der M. ext. carpi radialis brevis wird nach volar, der M. ext. dig. comm. nach dorsal abgezogen.

Für die Schnittführung im proximalen Drittel seien die wichtigsten anatomischen Hinweise vorausgezeigt:

Im proximalen Drittel werden M. ext. dig. comm., M. ext. dig. V proprius und M. ext. carpi ulnaris von relativ kurzen Ästen des Ramus profundus Nervi radialis innerviert, nachdem er den M. supinator durchbohrt hat. An der Austrittsstelle aus diesem Muskel teilt sich dieser Teil des Ramus profundus fächerförmig auf und strahlt nach kurzem Verlauf in die genannten Muskeln ein. Ein Aufsuchen des Radius von der radialen Seite aus im Interstitium zwischen M. ext. carpi ulnaris und M. ext. dig. comm. + dig. V proprius führt hier zur Zerrung und Schädigung des Nerven, zumal für das Anlegen der Platte ein relativ großer Raum nötig ist. Auch der volare Weg im Interstitium zwischen M. ext. carpi radialis brevis und longus, oder zwischen M. ext. carpi radialis brevis und M. ext. dig. comm. gefährdet den Ramus profundus in ausgesprochenem Maße. — Eine Nervenschädigung läßt sich nur vermeiden, wenn ganz dorsal zwischen M. anconaeus und M. ext. carpi ulnaris eingegangen wird. Die Innervation des M. anconaeus durch einen Muskelast des N. radialis, der bereits am Oberarm nach dorsal des Septum intermusculare vom Stamm abgeht, unter dem Triceps verläuft und ulnar des Epicondylus radialis den Ellbogen kreuzt, ist durch diesen Weg nicht gefährdet.

Demnach ist als Hautschnitt für den Zugang zum proximalen Radiusdrittel eine Linie zu wählen, die am Epicondylus radialis humeri beginnend bogenförmig dem Rand

des M. anconaeus folgt und drei Querfinger distal des Olecranon auf die Ulnakante
übergeht. Von dieser Stelle an folgt sie der Ulna. Nach Durchtrennen der Fascia antebrachii und der muskulären Insertion an der Ulna lassen sich die Strecker nach volar-
radial abschieben, und man gelangt auf der Membrana interossea auf die Dorsalseite des
Radius. — Dieser Zugang hat wohl den Nachteil der größeren Tiefe, aber den großen Vorteil des sicheren Vermeidens einer Radialisschädigung. Er eignet sich auch zur Entfernung
einer Platte, da im Narbengewebe der Nerv eher verletzt werden kann.

Die *Ulna* erreicht man in ihrer ganzen Länge von einer Incision aus, die neben ihrer
leicht tastbaren Kante vom Olecranon zum Handgelenk führt. Die Strecker werden nach
dorsal, die Beuger nach volar abgezogen.

Bei Brüchen beider Knochen im proximalen Drittel genügt die Incision, wie sie für
das proximale Radiusdrittel beschrieben wurde, für die Freilegung von Radius und Ulna.

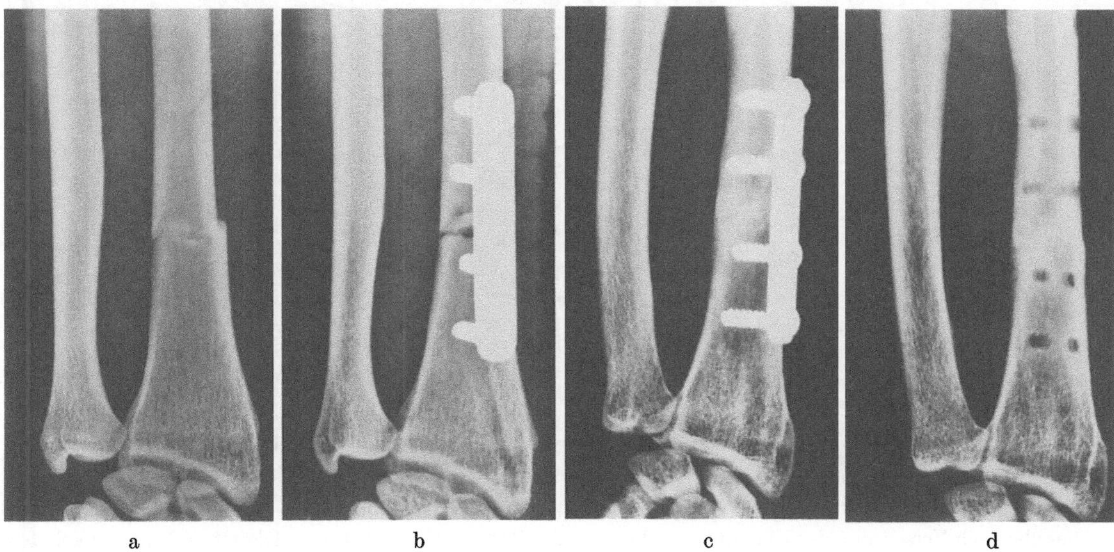

a   b   c   d

Abb. 374a—d. T. G., 31jährig, ♂. a Isolierte Radiusschaftfraktur auf Höhe der distalen Drittelgrenze. Seltene
Frakturform; bei konservativer Behandlung häufig Ausgang in Pseudarthrose (HUGHSTON). b Dieselbe.
Versorgung mit 4-Loch-Druckplatte. Dieser Bruch ist eine „Fracture of Necessity", und die Druckplatten-
osteosynthese ist die Behandlungsmethode der Wahl. c Dieselbe. Kontrollbild nach 10 Monaten. d Dieselbe.
Endresultat nach Entfernen der Platte

Anlegen der Platte. Die Platten werden zweckmäßig am distalen Radius radial oder
dorso-radial, im proximalen Drittel dorsal, an der Ulna ulnarseits angelegt. Bisweilen ist
es vorteilhaft, den Knochen mit dem Meißel etwas zu glätten oder die Platte leicht zu
biegen. Die Platten werden immer subperiostal angelegt. Die Spannung der Platte
erfolgt immer auf der Seite des längeren Fragmentes. Dieser Gesichtspunkt muß bereits
bei der Hautschnittführung berücksichtigt werden.

Wahl der Schrauben. Die Länge der Corticalisschrauben muß mit aller Sorgfalt
bestimmt werden. Bei den dünnen Röhrenknochen des Unterarms fixieren zu kurze
Schrauben die Platte ungenügend; zu lange Schrauben führen zu unerwünschten Reiz-
erscheinungen und Störungen der Rotation.

Der Eingriff am Knochen. Die Fragmente werden nach ihrer Freilegung mit feinen
scharfen Einzinkhäkchen reponiert. Zu ihrer Festhaltung werden schmale Hohmann-
haken eingesetzt, deren Krümmung dem Knochen entspricht und ihm eng anliegt. Wesentlich ist schon bei dieser ersten vorläufigen Einrichtung die Korrektur einer Rotations-
verschiebung. Die bereits auf Grund der Röntgenaufnahme gewählte Druckplatte wird
dem Knochen angepaßt und am kurzen Fragment mit einer Corticalisschraube locker

fixiert. (Die Verschraubung folgt den Prinzipien, wie sie S. 49ff. gegeben werden:
Bohren der Schraubenlöcher durch beide Corticales mit dem 3,2 mm Bohrer; Schneiden
des Gewindes mit dem Gewindeschneider.) Dann werden die Fragmente exakt eingerichtet. Die Platte wird am langen Fragment durch einen Festhalter (Verbrugge-Zange)
oder durch eine Cerclage fixiert. Die restlichen Schrauben am kurzen Fragment (ein bis
zwei je nach Plattenlänge) werden eingebracht. Das Einsetzen geschieht unter Beihilfe
der Plattenbohrbüchse. Alle Schrauben müssen durch die abgekehrte Corticalis reichen.
Es folgt die Montage des Plattenspanngerätes: mit einer Bohrlehre wird 14 mm vom
Plattenende entfernt im langen Fragment ein Bohrloch durch beide Corticales gelegt;
eine Schraube fixiert hier das Spanngerät. Ist dieses fest montiert, so wird die Reposition

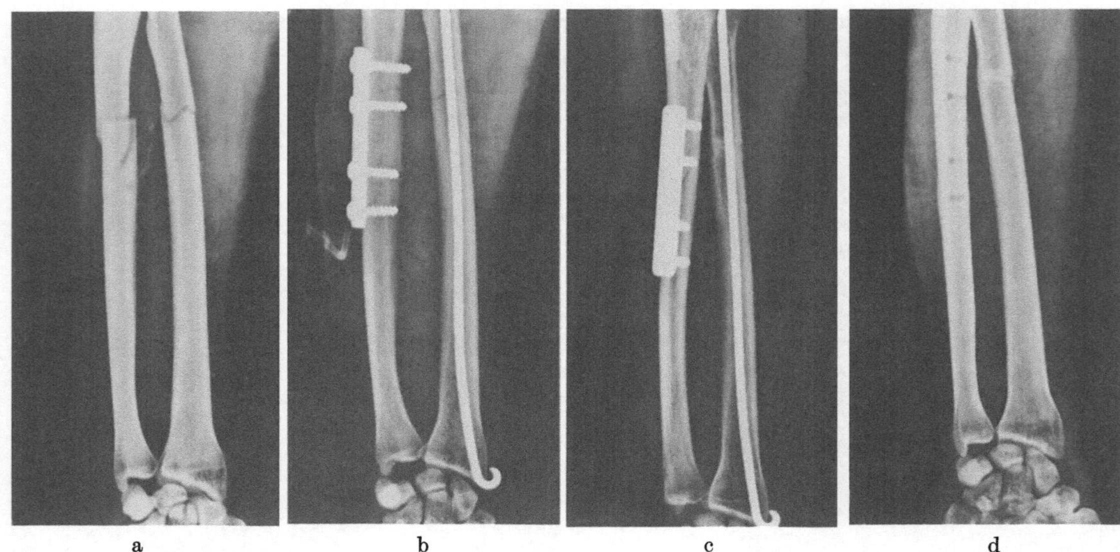

a   b   c   d

Abb. 375a—d. B. E., 19jährig, ♂. a Querfraktur beider Unterarmknochen an der proximalen Drittelgrenze.
b Dieselbe nach Versorgung der Ulna mit Druckplatte, des Radius mit Rush-Pin. c Dieselbe 4 Monate nach der
Operation. d Dieselbe. Resultat nach Entfernung des OS-Materials

der Fragmente nochmals überprüft und nötigenfalls korrigiert. Das Spanninstrument
wird sodann langsam mit dem Kardanschlüssel, bei tiefer Lage der Platte mit dem Uni-
versalschraubenschlüssel oder einem Steinmann-Nagel angezogen, bis die Bruchspalte
verschwindet. Das Spanngerät muß während des Spannens mit zwei Fingern fixiert
werden, um ein Übertragen der beim Spannen auftretenden Rotationskräfte auf die
Fragmente zu verhüten. Ergibt die Röntgenkontrolle einwandfreie Fragmentstellung,
so werden die Schrauben am kurzen Fragment endgültig festgezogen. Dann wird die
Platte auch am langen Fragment mit einer Schraube im frakturnächsten Loch fixiert,
worauf Verbrugge-Zange oder Cerclage und Spanngerät abgenommen werden können.
Zuletzt werden die restlichen Schrauben am langen Fragment eingesetzt.

Drainage. Das Operationsgebiet wird für 24—48 Std durch ein Redondrain trocken-
gelegt. Nach der Versorgung isolierter Ulnafrakturen kann auf eine Drainage verzichtet
werden.

Wundverschluß. Nach Abnahme der Blutsperre und Blutstillung wird die Wunde
in Schichten geschlossen. Als Nahtmaterial der Haut verwenden wir Mersylen 0000 mit
atraumatischer Nadel. Die intracutane Blair-Donati-Naht ergibt kaum sichtbare Narben.
Der Hautnaht am Unterarm ist bei weiblichen Patienten größte Sorgfalt zu schenken.

Verband. Als Verband genügt ein Streifen Poroplast. Der Arm wird nicht elastisch
eingewickelt und nie ein Gipsverband angelegt.

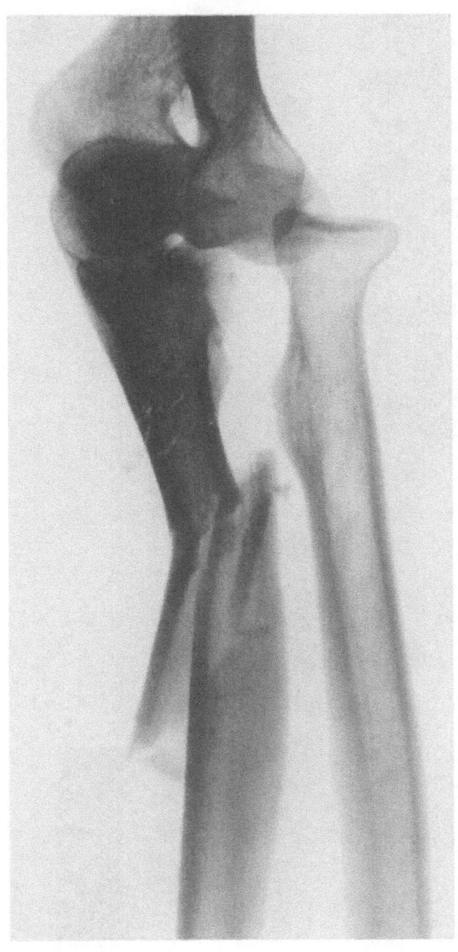 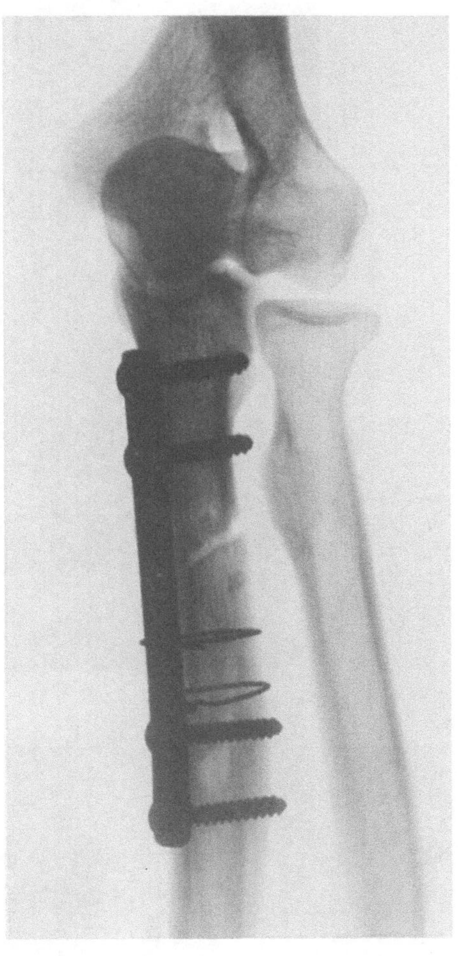

a b

Abb. 376a u. b. L. A., 22jährig, ♂. a Monteggiafraktur. Mehrfragmentenbruch der Ulna, proximale Luxation des Radius. b Dieselbe nach Versorgung der Ulnafraktur mit 6-Loch-Platte und Reposition der Radiusluxation. Im Frakturzentrum sind halbzylindrische Bruchstücke mit Falzcerclagen an der Platte fixiert

Nachbehandlung. Der Arm wird während 24 Std stark hochgelagert, Finger, Handgelenk und Ellbogen werden sofort nach dem Erwachen aus der Narkose aktiv bewegt. Der Patient erhält einen weichen Gummiball zur Anregung aktiver Bewegungsübungen. Nach 5—6 Tagen kann der Kranke entlassen werden. — Nach 4 Wochen und nach 4 Monaten wird je eine Röntgenkontrolle veranlaßt. Ein Jahr nach der Operation erscheint der Patient zur Schlußkontrolle.

Metallentfernung. Das Osteosynthesematerial kann am Unterarm im allgemeinen 6 Monate nach dem Eingriff entfernt werden. Zu frühzeitige Entfernung führt mit Sicherheit zur Refraktur. Die Schrauben werden von kleinen Einzel-Stich-Incisionen aus freigelegt; die Bohrkanäle plombiert man nach Herausdrehen der Schrauben mit Gelfoam-Stäbchen. Die Platte selbst wird von der Incision einer endständigen Schraube aus herausgezogen. Jede kleine Incision wird durch eine feine Hautnaht geschlossen. Der Eingriff kann ambulant ausgeführt werden.

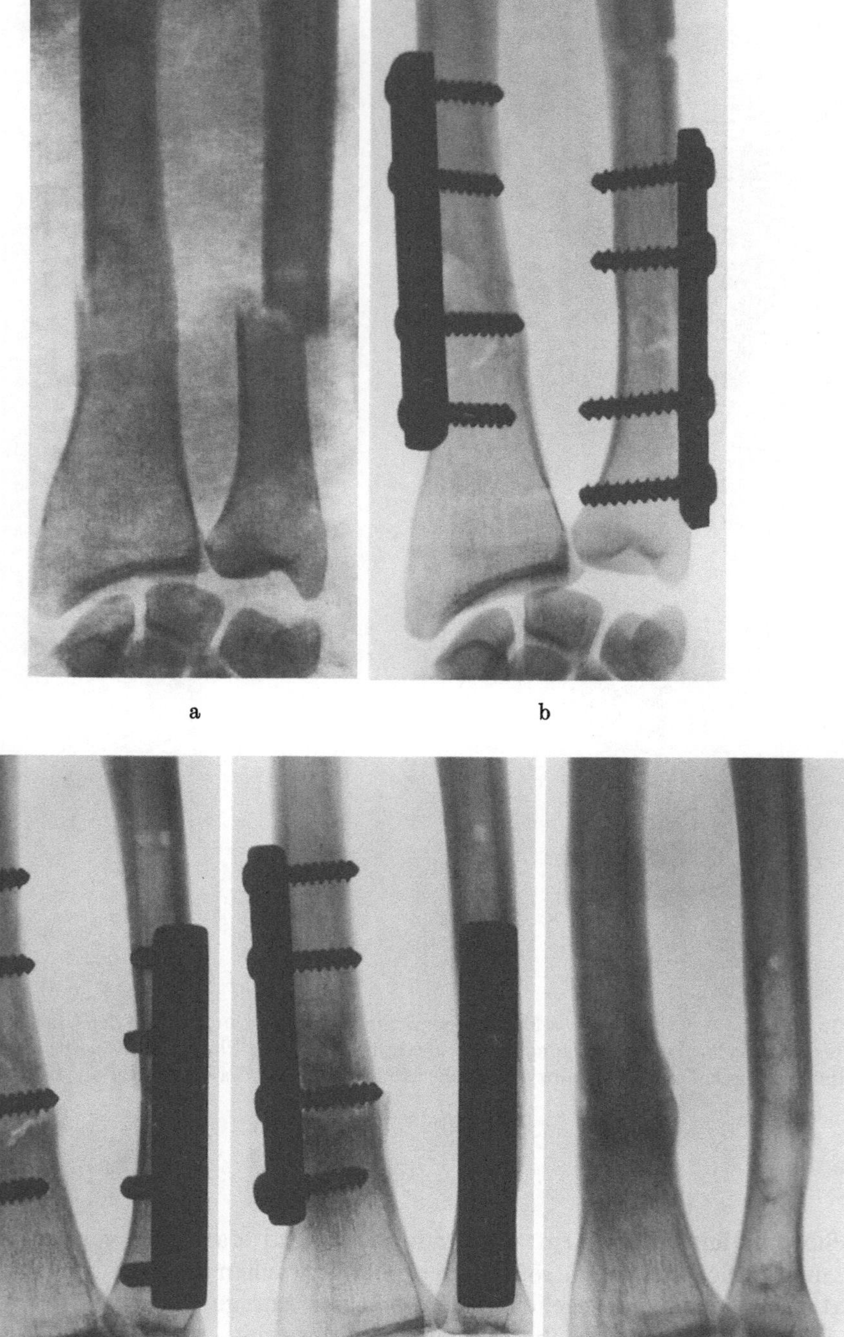

Abb. 377a—e. B. I., 33jährig, ♂. a Distale Querfraktur beider Unterarmknochen. Biegungskeil des Radius. b Dieselbe, nach Versorgung mit zwei Druckplatten. Der Biegungskeil des Radius ist mit einer Schraube gegen die Platte fixiert. Distale Schraube leider zu kurz. c Dieselbe, nach 4 Wochen. d Dieselbe, nach 5 Monaten. e Dieselbe. Endresultat nach Entfernung der Platten, 1 Jahr nach der Operation

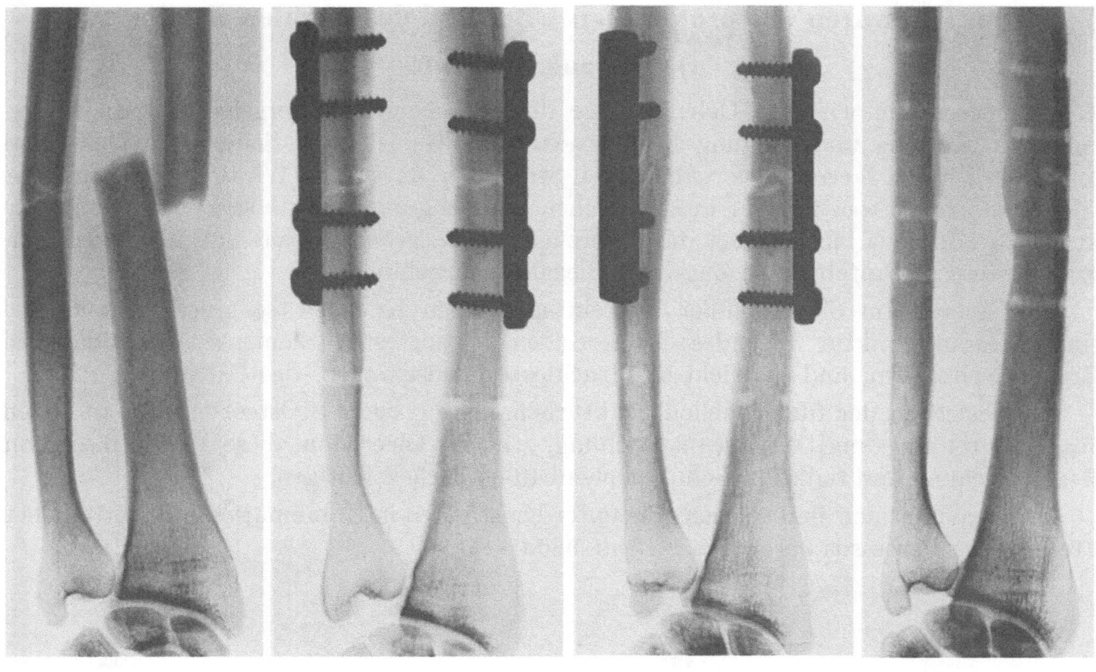

a   b   c   d

Abb. 378a—d. F. G., 21jährig, ♂. a Stark dislozierte Fraktur des Radius in Schaftmitte. Infraktion der Ulna. b Dieselbe. Versorgung beider Knochen mit Druckplatte. c Dieselbe. 4 Monate nach der Operation. d Dieselbe. Endresultat nach Entfernung der Platten

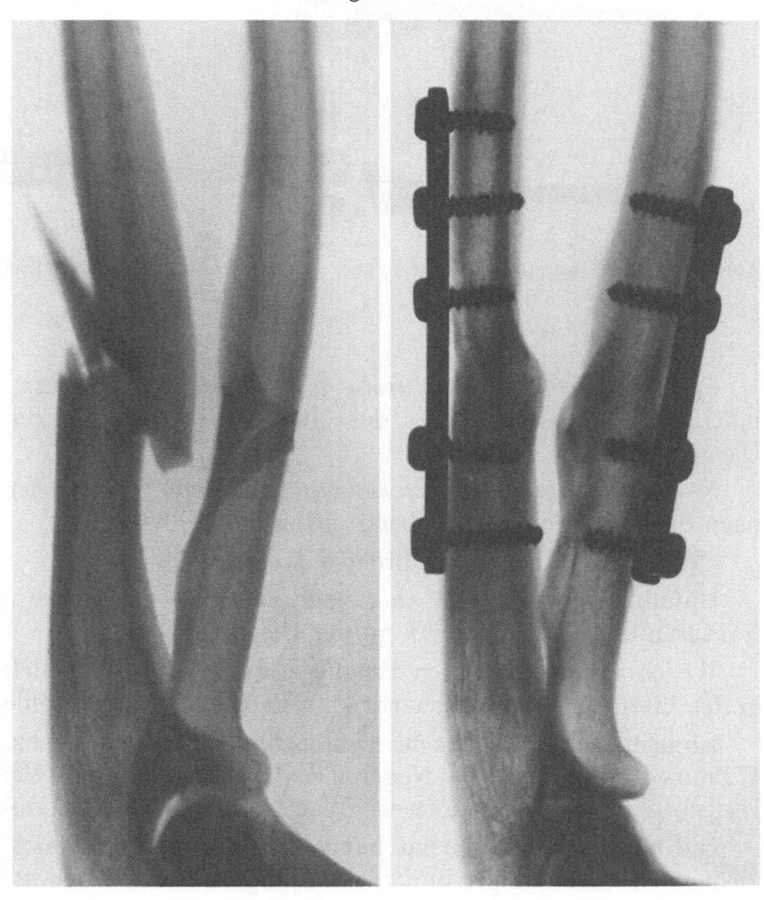

Abb. 379a u. b. X. Y., 45jährig. ♂. a Biegungsfraktur beider Unterarmknochen auf Höhe der proximalen Drittelgrenze; b dieselbe nach einem Jahr vor Entfernung der beiden Druckplatten

a   b

2. Frakturen der proximalen Ulna und des distalen Radius

a) Olecranon-Fraktur

Das Olecranon wird als Gelenkpfanne des Ellbogen-Scharniergelenkes ganz ausgesprochen auf Zug und Biegung beansprucht. Im Gebiete des Scheitels der Incisura semilunaris ulnae herrscht vor allem bei Streckung unter der Wirkung des Musculus triceps brachii, etwas weniger ausgesprochen bei Beugung im Ellbogen, unter der Wirkung des Musculus biceps (über die Faserzüge des Lacertus fibrosus und über die Membrana interossea antebrachii) Zug- und Biegebeanspruchung.

Wie überall am Skelet, außer bei rein spongiösen Knochen, so geschieht auch bei einer Olecranonfraktur folgendes: Es zerreißen die zugfesten Elemente, die kollagenen Bindegewebsfasern, und es bricht die druckfeste Hartsubstanz, das Calcium-Apatit.

Im Bestreben der funktionellen Frakturbehandlung hat die Osteosynthese an Orten ausgeprägter Zug- und Biegebeanspruchung, z.B. am Olecranon, diese Verhältnisse von Beanspruchung und funktionellem Knochenbau zu berücksichtigen.

Drei Bruchformen sind typisch, alle unter Umständen in Kombination mit zusätzlicher Fraktur des Processus coronoideus (Abb. 380a—c):

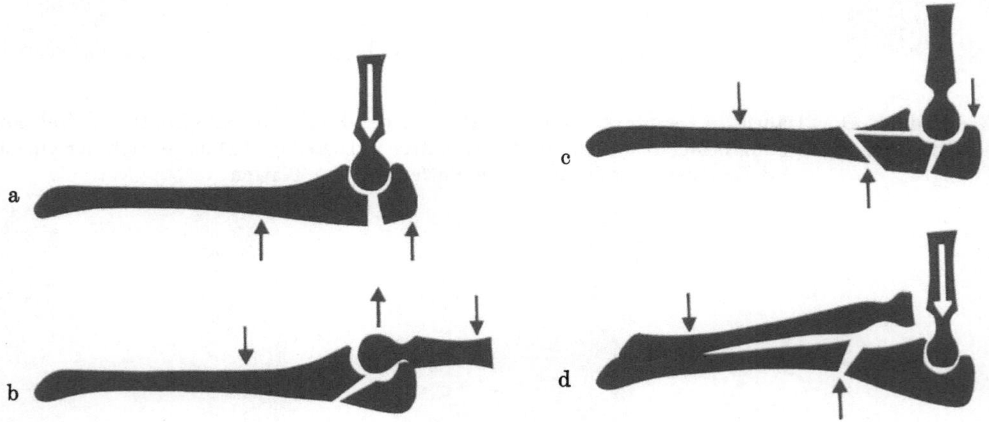

Abb. 380a—d. Olecranon-Fraktur-Typen. a Querfraktur. b Schrägfraktur. c Mehrfragmenten-Fraktur. d Monteggiafraktur

a) Frakturspalt quer auf Höhe des Scheitels der Incisura semilunaris ulnae als Folge plötzlichen, forcierten Zuges des Musculus triceps oder durch direkten Sturz auf das Olecranon.

b) Schräg verlaufender Frakturspalt aus dem Scheitel der Incisura semilunaris ulnae nach distal als Folge von Überstreckung im Ellbogen.

c) Trümmerbruch durch direktes Trauma.

Unfallmechanisch und therapeutisch dem Querbruch gleichzusetzen sind Abrißfrakturen des Triceps brachii an der Olecranonspitze.

Wegen der zweifelhaften Prognose konservativ behandelter Olecranonfrakturen sind in der Literatur verschiedenartigste Osteosynthesen empfohlen:

Einfache, ringförmige oder gekreuzte Drahtnaht (LISTER; ORAM; BERGER; BÖHLER; WATSON-JONES), axiale Nagelung (OSTLING), axiale Verschraubung (MCAUSLAND; HARMON; CALLAHAN), Lanesche Platte (BECH, nach ERIKSSON, SAHLIN und SANDAHL).

Die genannten Methoden haben den Vorteil, daß man den Ellbogen postoperativ nicht mehr oder weniger in Streckstellung, wie bei konservativer Behandlung, sondern in der für die Nachbehandlung günstigeren Rechtwinkelstellung fixieren kann.

Um so viel Stabilität zu erreichen, daß man auf jede äußere Fixation verzichten kann, gehen wir bei der Osteosynthese der Olecranonfrakturen folgendermaßen vor:

Lagerung des Patienten in Bauchlage, Ellbogen rechtwinklig gebeugt, hängender Unterarm.

T-förmige Hautincision ohne Bildung von Hautlappen direkt bis auf die Fraktur bzw. dorsale Ulnakante (Abb. 381).

Die Osteosynthese erfolgt nach dem Prinzip der Zuggurtung (WEBER) (Abb. 382):

a) Querbruch. Exakte Reposition mit Einzinkhaken und axiale Spickung mit zwei bis vier Kirschner-Drähten. Anlegen eines Bohrloches quer durch die Ulnakante im

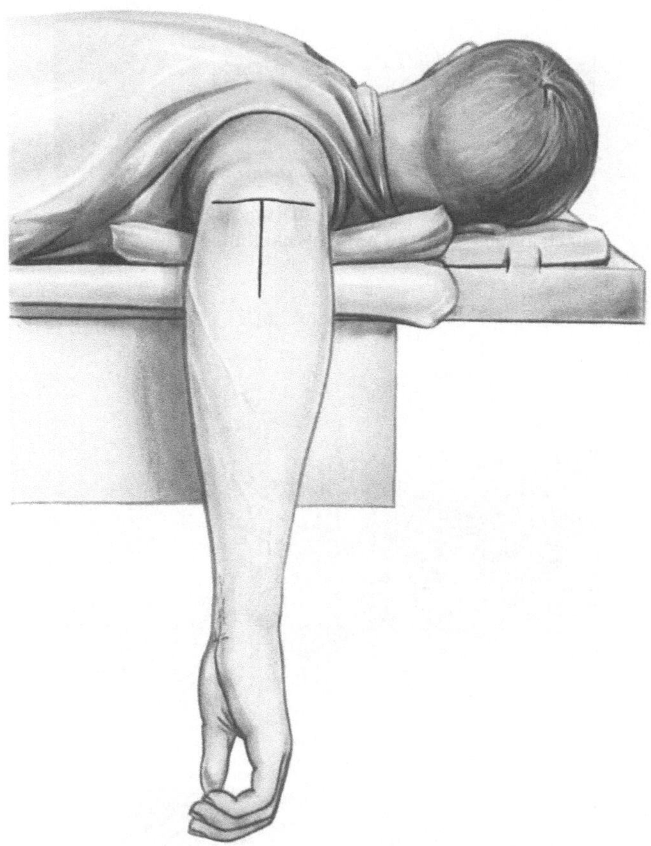

Abb. 381. Lagerung und Hautschnitt zur Olecranon-Osteosynthese

distalen Fragment. Durchziehen eines Cerclagedrahtes (1 mm), Kreuzung des Drahtes und Herumführen um die vorstehenden Enden der Kirschner-Drähte. Quirlung des Drahtes unter maximaler Anspannung. Kürzen und Umbiegen der Kirschner-Draht-enden zu kleinen Haken. Nachschlagen der kleinen Haken über den gelegten, sog. Zug-gurtungsdraht hinweg (Abb. 383).

b) Schrägbruch. Die Reposition, erreicht mit Einzinkhaken, wird provisorisch stabilisiert mit axialer Verspickung oder mit einer schlanken Osteosynthesezange. Die Schrägfraktur wird definitiv stabilisiert mit einer Zugschraube, senkrecht zum Fraktur-spalt eingesetzt, und weiter genau gleich, wie unter a) beschrieben (Abb. 384).

c) Trümmerbruch. Im Falle zusätzlicher Frakturen ist durch Distraktion der Ole-cranonfraktur die Übersicht der Gelenkfläche des distalen Fragmentes zu erzwingen. Mit feinem Einzinkhaken ist vorerst der gebrochene Processus coronoideus zu reponieren,

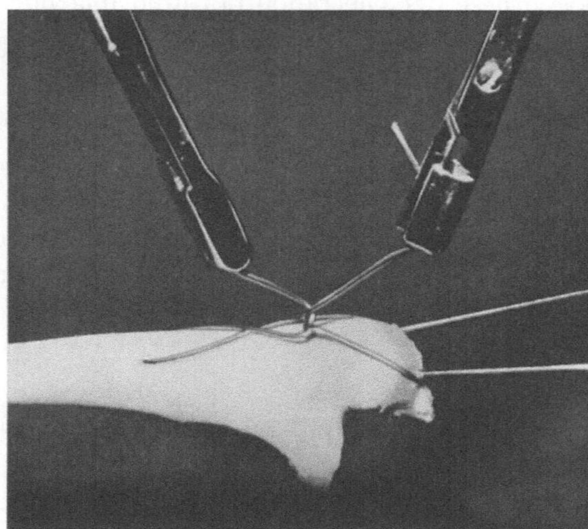

Abb. 382. Gekreuzte Zuggurtungs-Osteosynthese
nach Reposition und axialer Spickung (nach WEBER)

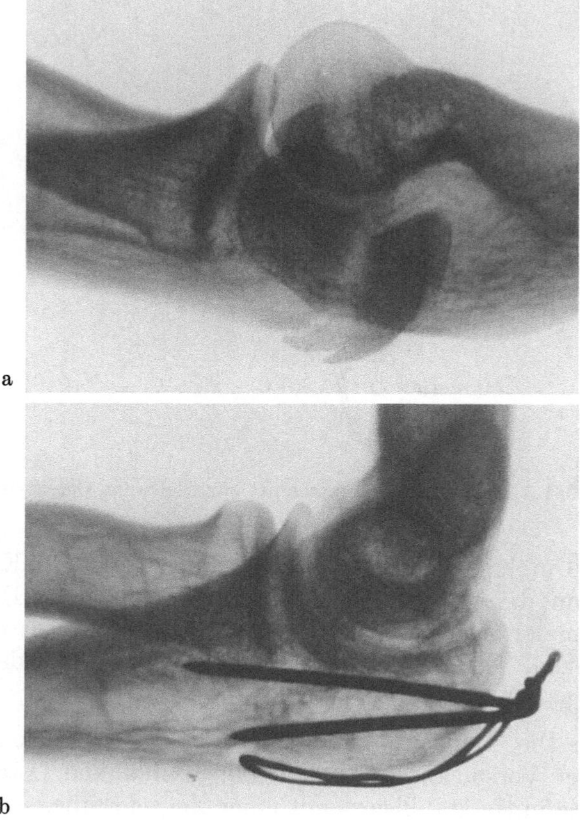

Abb. 383a u. b. Olecranon-Querfraktur bei 20jährigem Mann.
a Unfallbild. b 4 Monate nach Osteosynthese

mit einer schlanken Osteosynthesezange oder mit einer großen Kocher-Klemme provisorisch zu fixieren und mit einer Zugschraubenosteosynthese von der dorsalen Ulnakante her definitiv zu stabilisieren. Schrittweise, im Falle weiterer Fragmentierung, wird mittels Verschraubung, Hemicerclagen, Verplattung der Mehrfragmentenbruch in einen Zweifragmentenbruch verwandelt. Es folgt zum Abschluß die Zuggurtungsosteosynthese (Abb. 385).

Von entscheidender Wichtigkeit ist in jedem Fall einer Olecranonfraktur außer der genauen Reposition und axialen Fixation des Repositionsresultates das Anlegen des gekreuzten Zuggurtungsdrahtes.

Eigene Versuche an der isolierten Ulna haben ergeben, daß die geschilderte Zuggurtungsosteosynthese die Festigkeit einer Olecranonfraktur gegenüber Biegebeanspruchung um das Sechs- bis Achtfache erhöht im Vergleich zur Osteosynthese mit der einfachen Drahtnaht oder mit axialer Verschraubung.

Der gekreuzte Draht übernimmt die bei der funktionellen Nachbehandlung auftretenden Zugkräfte auf Höhe der Incisura semilunaris ulnae. Er ermöglicht im Gegensatz zu der einfachen U-Naht, der axialen Nagelung oder Verschraubung dank seines funktionellen Charakters die gipsfreie Nachbehandlung.

Das Wundgebiet ist zu drainieren nach REDON, die Wundheilung zu begünstigen durch Ruhigstellung mit Gipsschiene für 4 Tage. Vom fünften postoperativem Tag an wird funktionell nachbehandelt. Während insgesamt 3—4 Wochen empfiehlt sich das Tragen des verletzten Armes in einer Armschlinge. Nach 4—6 Wochen ist eine einfache Olecranonfraktur in der Regel funktionell und anatomisch geheilt.

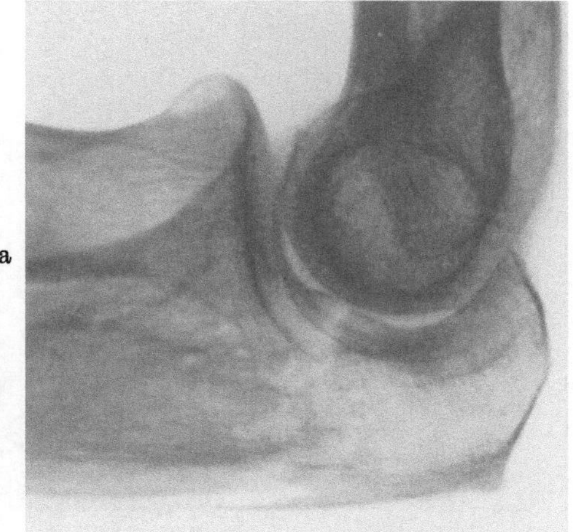

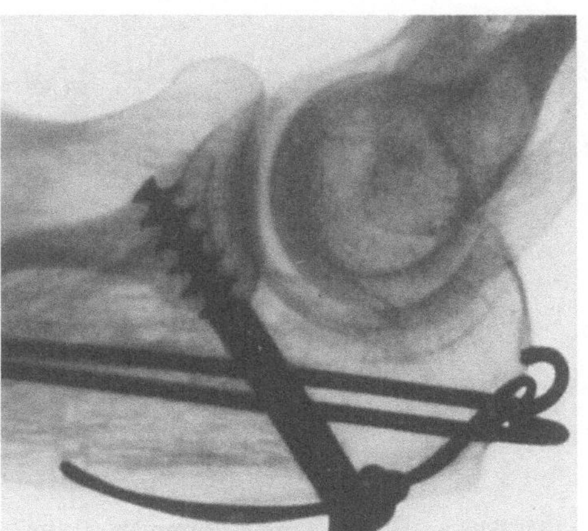

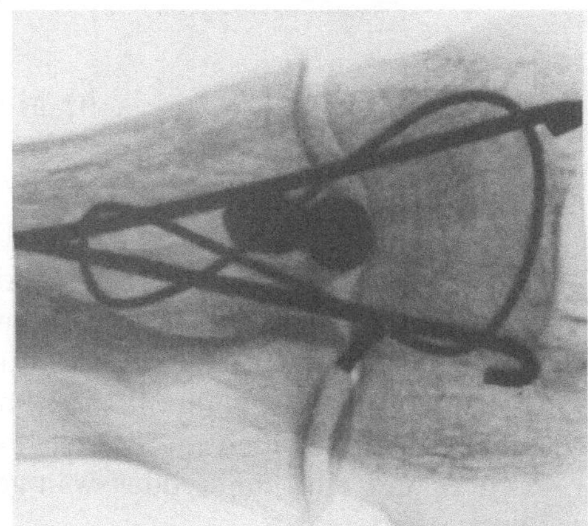

Abb. 384 a u. b. Olecranon-Schrägfraktur bei 55jährigem Mann. a Unfallbild. b 4 Monate nach Operation

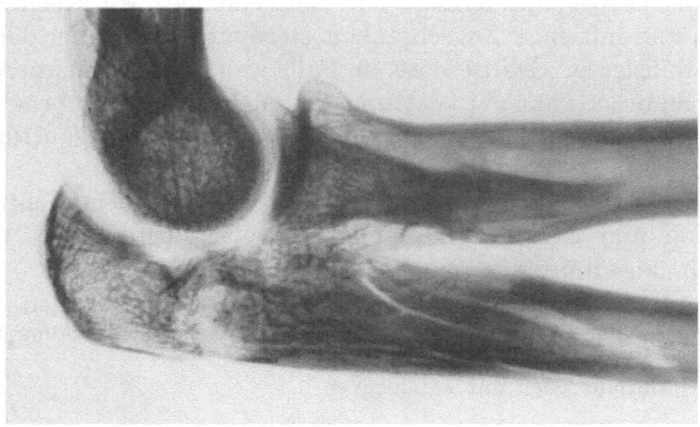

a

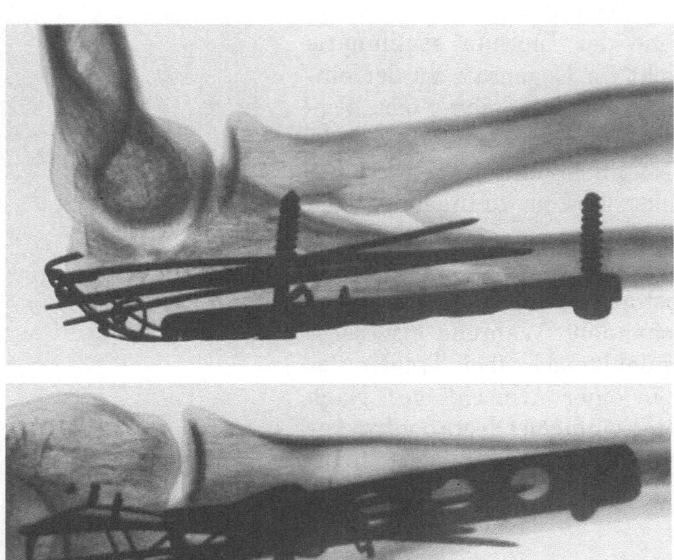

b

Abb. 385a u. b. Olecranon-Trümmerfraktur bei 19jährigem Mann. a Unfallbild. b 2 Wochen nach Operation

b) Monteggia-Fraktur

Die konservative Behandlung der Monteggiafraktur (Abb. 380d) ist aus mehreren Gründen zweifelhaft:

Voraussetzung für ideale Reposition des proximalen, im Ellbogen luxierten Radius ist die exakte Reposition der Ulnafraktur.

Wegen der Zerreißung des Ligamentum anulare radii und der Membrana interossea ist ein geschlossenes, selbst ideales Repositionsresultat äußerst instabil.

Während der langdauernden Ruhigstellung bis zur Heilung der Ulnafraktur entwickelt sich immer eine mehr oder weniger ausgesprochene, sekundäre Gelenksteife des Ellbogens und eine mehr oder weniger ausgesprochene Beeinträchtigung der Pro-Supination im Unterarm.

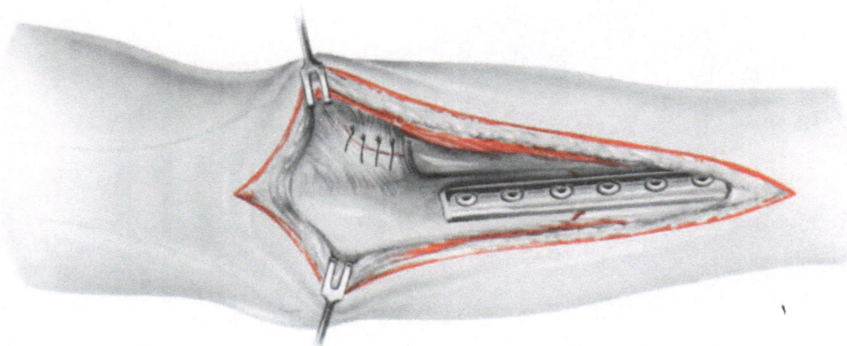

Abb. 386. Technik der Osteosynthese bei Monteggia-Fraktur. Zugang nach SPEED und BOYD. Osteosynthese mit Druckplatte. Naht oder plastischer Ersatz des Ligamentum anulare radii

Die Prognose der Monteggiafraktur ist wesentlich besser, wenn beide Einzelkomponenten dieser Verletzung anatomisch exakt zur Ausheilung gebracht und auf langdauernde Ruhigstellung verzichtet werden kann. Dies ist nur möglich durch operative Rekonstruktion.

Operationstechnik. Nach SPEED und BOYD eröffnen wir das verletzte Ellbogengebiet von einem Hautschnitt aus, welcher radial entlang der dorsalen Ulnakante verläuft vom Olecranon bis Mitte Unterarm. Nach Spaltung des Periostes entlang der Ulnakante und subperiostaler Abschiebung der hier entspringenden Streckermuskulatur erscheint die Ulnafraktur im Operationsfeld. Die Fraktur wird reponiert und stabilisiert mit einer 6-Loch-Vorderarmdruckplatte nach allgemeiner Technik. Es überrascht regelmäßig, daß nach anatomisch exakter Reposition und Stabilisation der Ulnafraktur die Luxation des proximalen Radius spontan behoben ist. Es verbleibt nun das zerrissene Ligamentum anulare entweder zu nähen oder plastisch zu ersetzen (Abb. 386).

Bei frischer Fraktur ist der Riß des Ligamentum anulare in der Regel am radialen Umfang des proximalen Radius auffindbar. Die Stümpfe des zerrissenen Ligamentes werden vereinigt durch eine mehrfach eingestochene Kunststoffnaht (z.B. geflochtenes Nylon 0).

Bei verspäteter operativer Versorgung ist eine primäre Naht unter Umständen nicht mehr möglich. Dann empfiehlt sich der plastische Ersatz: Ein Fascien- oder Cialithautstreifen, durchgeführt durch ein Bohrloch in der Ulna und herumgeführt um den Hals des Radius, in sich selbst vernäht, bildet den anatomischen Ersatz des Ligamentum anulare.

Das Wundgebiet ist nach REDON zu drainieren für 48 Std. Eine dorsale Gipslonguette für 4 Tage bzw. die dadurch bedingte Ruhigstellung des Verletzungsgebietes begünstigt eine schwellungsarme primäre Wundheilung. Ab fünftem postoperativem Tag wird mit aktiven Bewegungsübungen begonnen.

Unsere bisherigen Erfahrungen mit der genannten anatomisch-rekonstruktiven und funktionellen Behandlung sind sehr gut. Bei frischer Verletzung und bei beschriebener Versorgung der beiden Hauptläsionen (Ulnafraktur, Ruptur des Ligamentum anulare radii) ist Restitutio ad integrum zu erwarten ohne Weichteilschäden und ohne sekundäre Gelenksteife (Abb. 387).

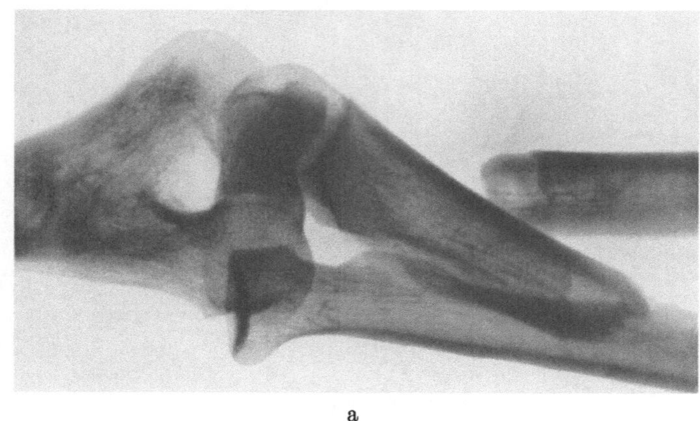

a

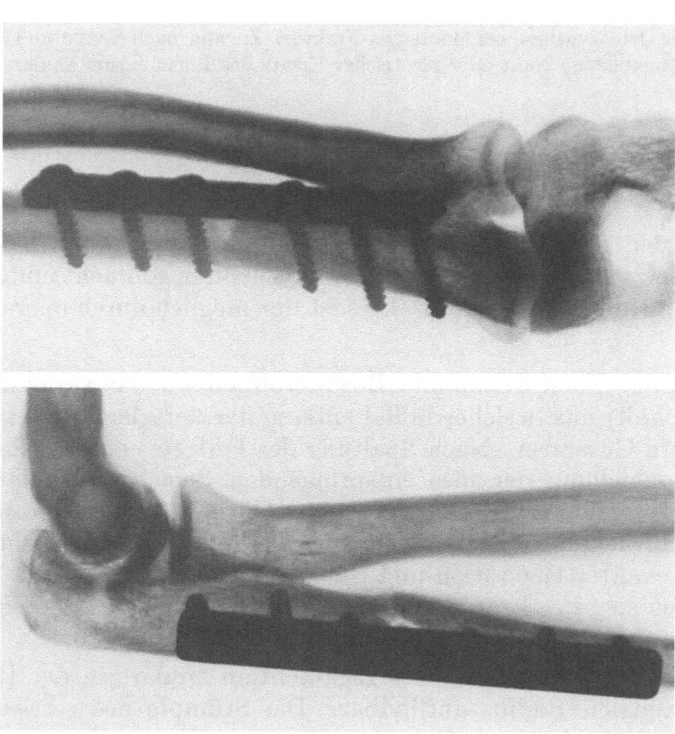

b

Abb. 387a u. b. Monteggia-Fraktur bei 43jährigem Mann. a Unfallbild. b 2 Monate nach Operation

c) Distale Radius-Fraktur

Im allgemeinen befürworten wir bei der typischen epi-, knapp metaphysären, distalen Radiusfraktur die geschlossene Reposition und Gipsfixation. Achsenfehler unter 10⁰, außer in besonderen Fällen, werden toleriert. Schon leichteste Verkürzungen des Radius gegenüber der Ulna jedoch erstreben wir zu vermeiden, denn häufig verbleiben Restbeschwerden im distalen Radio-Ulnargelenk, meist kombiniert mit Behinderung der Supination.

In manchen Fällen instabiler Schräg- oder Mehrfragmentenbrüche ist ein anatomisch und besonders auch funktionell kompromißloses oder auch nur ein befriedigendes Resultat mit konservativer Behandlung nicht zu erreichen.

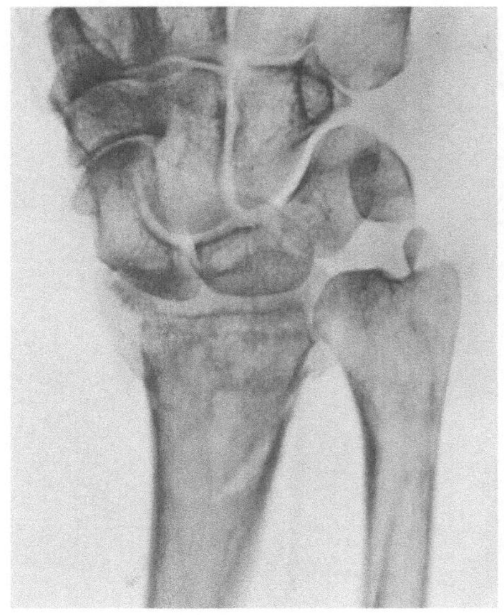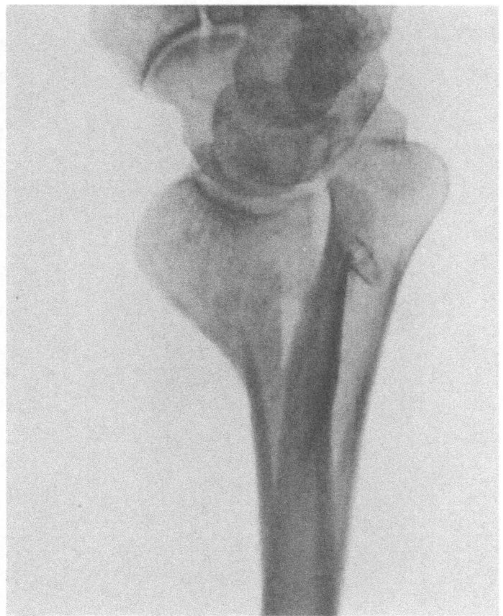

a

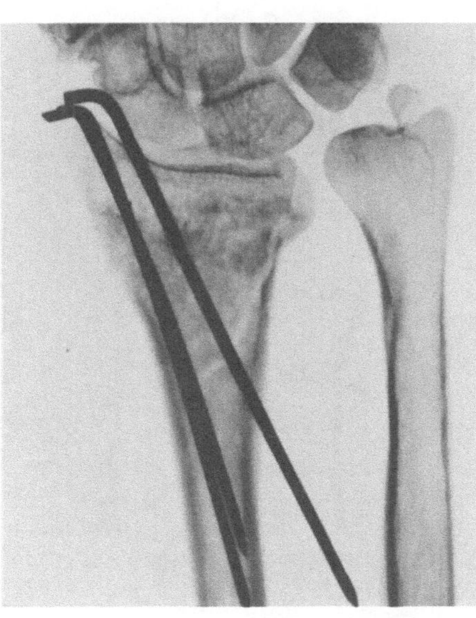

b

Abb. 388a u. b. Instabile distale Radiusfraktur bei 62jähriger Frau.
a Unfallbild. b 4 Wochen nach geschlossener Reposition und percutaner Spickung

In Anlehnung an WILLENEGGER (1959), DOWLING und SAWYER (1962) ergeben sich
für uns folgende Indikationen zur Osteosynthese, eventuell nach offener Reposition.

1. Instabile Schräg- und Mehrfragmentenbrüche, besonders bei Patienten, welche bei
ihrer beruflichen oder sportlichen Betätigung auf möglichst normale Funktion im Handgelenk angewiesen sind.

2. Instabile oder nicht reponierbare Brüche beim Jugendlichen, eventuell mit partieller
Lösung der Epiphysenfuge (Gefahr konsekutiver Wachstumsstörung bei Frakturheilung
in Fehlstellung.

3. Offene Brüche.

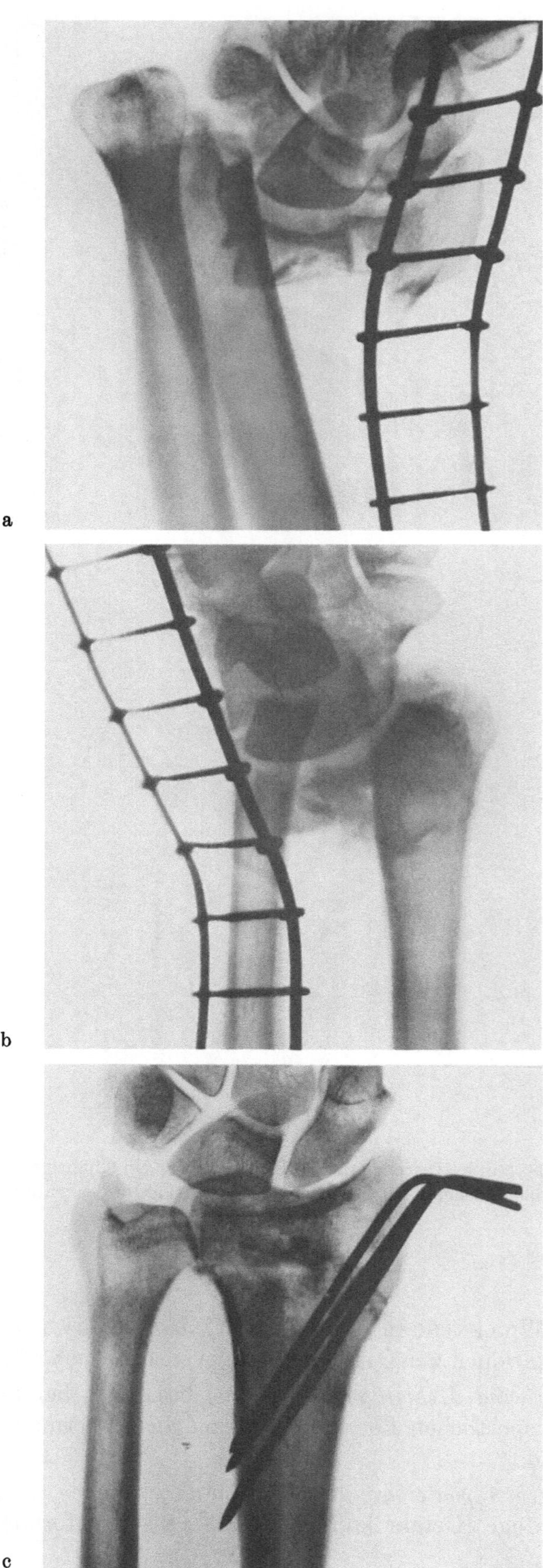

Abb. 389a—c. Offene distale Radiusfraktur bei 57jährigem Mann. a u. b Unfallbilder. c Postoperatives Resultat

Operationstechnik.

1. Lokalanaesthesie oder Axillarblock, beim Kind Narkose.

2. Geschlossene Reposition der Fraktur unter optischer Kontrolle mit dem Bildverstärker. Die instabile Fraktur, exakt reponiert und manuell gehalten, wird nun transfixiert mit ein bis drei Kirschner-Drähten. Die Kirschner-Drähte werden mit dem Motor percutan gespickt. Ihre Richtung: Processus styloideus radii — Frakturzone — Corticalis der Radiusmetaphyse ulnar. Die Drähte werden gekürzt auf 2—3 cm über dem Niveau der Haut. Eine dorsale oder volare Gipsschiene dient zur Ruhigstellung. Nach 3 Wochen Entfernung der Kirschner-Drähte und Anlegen eines neuen Gipsverbandes für weitere 1 bis 3 Wochen.

3. Gelingt die wünschbare anatomisch exakte Reposition der Fraktur unter dem Bildverstärker nicht, so wird offen die Fraktur reponiert.

Lagerung des Patienten. Rückenlage, Arm auf einem Armtischchen. Blutsperre am Oberarm (sehr gut möglich bei Plexusanaesthesie oder bei Axillarblock).

Longitudinale Incision radial über distalem Radius von der Fovea radialis aus 5—6 cm nach proximal. Der Ramus superficialis N. radialis nach dorsal, die Sehnen des Musculus extensor pollicis brevis und des Musculus abductor pollicis longus nach palmar weg gehalten, wird das Periost in Längsrichtung gespalten vom Processus styloideus nach proximal bis zum proximalen Fragment. Reposition der Fraktur unter Zuhilfenahme eines feinen Elevatoriums, welches quer durch den Bruchspalt eingeführt wird. Nach mutmaßlich guter Reposition Transfixation mit zwei bis vier schräg/axialen Kirschner-Drähten und Röntgenkontrolle. Abbiegen und Kürzen der Kirschner-Drähte, Saugdrainage, Wundverschluß. Bei wesentlichem Spongiosadefekt, bei älteren Patienten mit porotischem Knochen infolge der Stauchung beim Unfall nicht selten, ist dieser Defekt aufzufüllen durch eine Spongiosaplastik aus dem Beckenkamm. Dann allerdings wird eine Narkose notwendig.

Ruhigstellung der Fraktur mit dorsaler Gipsschiene. Nach 3 Wochen Weiterbehandlung wie unter 2. beschrieben.

Nach Abschluß der Ruhigstellung erfolgt in üblicher Art und Weise die physikalischfunktionelle Nachbehandlung. Im Falle, daß die Drähte versenkt wurden, ist das Metall nach Abschluß der Frakturheilung, nach spätestens 2 Monaten, zu entfernen, um im Gebiete der Daumenstrecksehnen keine Schädigungen zu verursachen.

Eine besondere Indikation zur Osteosynthese der distalen Radiusfraktur bildet der *offene Bruch* und zwar aus folgenden Gründen:

1. Das Frakturgebiet ist unfallbedingt bereits eröffnet, unter Umständen verunreinigt und erfordert ohnehin eine operative Versorgung.

2. Bei schwerer Dislokation der Fragmente scheitert der einfache Repositionsversuch daran, daß sich das proximale Radiusfragment zwischen den Sehnen im Handgelenkbereich und zwischen den Fasern des Musculus pronator quadratus verfangen hat.

3. Mögliche Begleitverletzungen von Sehnen, Nerven und Gefäßen bedürfen der visuellen Abklärung und operativen Versorgung.

Bei günstiger Lage der Hautdurchtrennung wird das Frakturgebiet durch verlängernde Schnitte dargestellt. Bei ungünstiger Lage der Hautverletzung wird vorerst die Wundversorgung vorgenommen und das Verletzungsgebiet von Incisionen aus aufgesucht, welche in der Handchirurgie üblich sind. Das proximale, in den Weichteilen knopflochartig verhakte Fragment ist durch Spreizung und Spaltung des zirkulär verlaufenden Handgelenkbandapparates zu mobilisieren. Erst jetzt gelingt die Reposition der Radiusfraktur. Sowohl beim reinen Querbruch, als auch beim instabilen Schräg- oder Mehrfragmentenbruch empfiehlt sich nun die schräg/axiale, unter Umständen percutane Verspickung vom Processus styloideus her, und zwar geleitet durch die Grundsätze bei der Behandlung komplizierter Knochenbrüche. Durch die Stabilisierung der Fraktur erübrigt sich der korrigierende Gipsverband, so daß von dieser Seite die an sich schon mehr oder weniger schwer geschädigten Weichteile keine zusätzliche Beanspruchung mehr erfahren.

Nach Abschluß der Wundheilung werden die mit Osteosynthese versorgten, offenen distalen Radiusbrüche weiterbehandelt wie die geschlossenen Frakturen.

VI. Navicularefraktur der Hand
1. Pathophysiologische Vorbemerkungen

Für die Pathologie und Therapie der Navicularefrakturen sind zum Teil mechanische Gesichtspunkte, vor allem aber die Ernährungsverhältnisse von wesentlicher Bedeutung.

Das Kahnbein stellt den beweglichsten Knochen des Handgelenks dar. Ein Bruch des Kahnbeins führt deshalb zu beträchtlichen gelenkmechanischen Veränderungen.

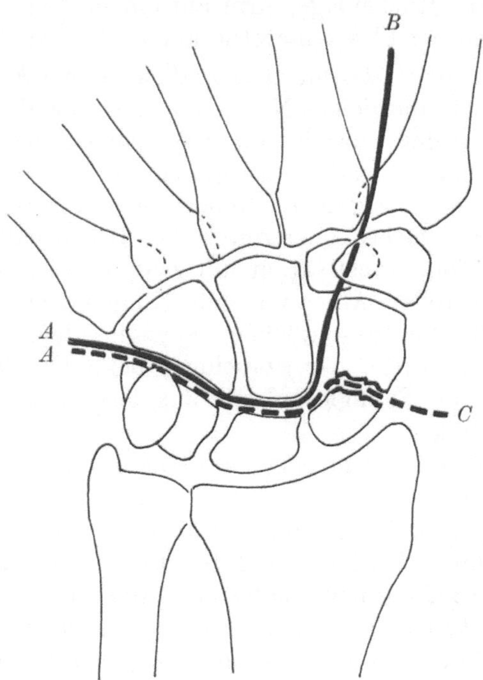

Abb. 390. Verlauf der Abwinkelungsebene im Handwurzelgelenk: *A—B* bei intaktem Naviculare, *A—C* bei Navicularefraktur (aus RITTER)

Unter normalen Verhältnissen verläuft die Abwinkelungsebene des intercarpalen Handwurzelgelenkes in einer Linie A—B, bei Kahnbeinbrüchen ist sie durch den Verlauf A—C (Abb. 390) charakterisiert. Bei der Ulnarflexion kommt es zu einer radialen Diastase und Seitenverschiebung im Bruchspalt (Abb. 391). Eine charakteristische Mitbewegung des Os naviculare ist die Volarkippung bei Radialflexion, die im Bruchspalt eine besonders ausgeprägte Dislokation auslöst (Abb. 392). Außerdem werden die Volar- und Dorsalflexion, sowie alle kombinierten Bewegungen des Handgelenkes, selbst Fingerbewegungen auf die Fraktur übertragen.

Trotz verschiedener Bemühungen (LEXER, DELKESCAMP, PREISER, CAVE, LOGROSCINO u. DE MARCHI, OBLETZ und HALBSTEIN, LÜTZELER) darf man die Problematik in der Gefäßversorgung des Naviculare noch nicht als abgeschlossen betrachten. Die Schwierigkeiten liegen hauptsächlich in der Technik der Gefäßdarstellung. Die für die Behandlung wichtigen Fakten lassen sich wie folgt herausstellen (Abb. 393a u. b):

Am besten abgeklärt ist die Hauptzufuhr aus Verästelungen des Ramus carpeus dorsalis A.rad. Diese feinen Arterien perforieren das Lig. carpi transversum und bilden ein auf das

Periost, ferner ein endossalwärts führendes Arteriennetz. Eine weitere arterielle Zufuhr erfolgt durch ein Gefäßgeflecht, welches aus dem Lig. collaterale radiale stammt und nach dem Tuberculum naviculare zieht. Eine dritte, sehr variable arterielle Versorgung

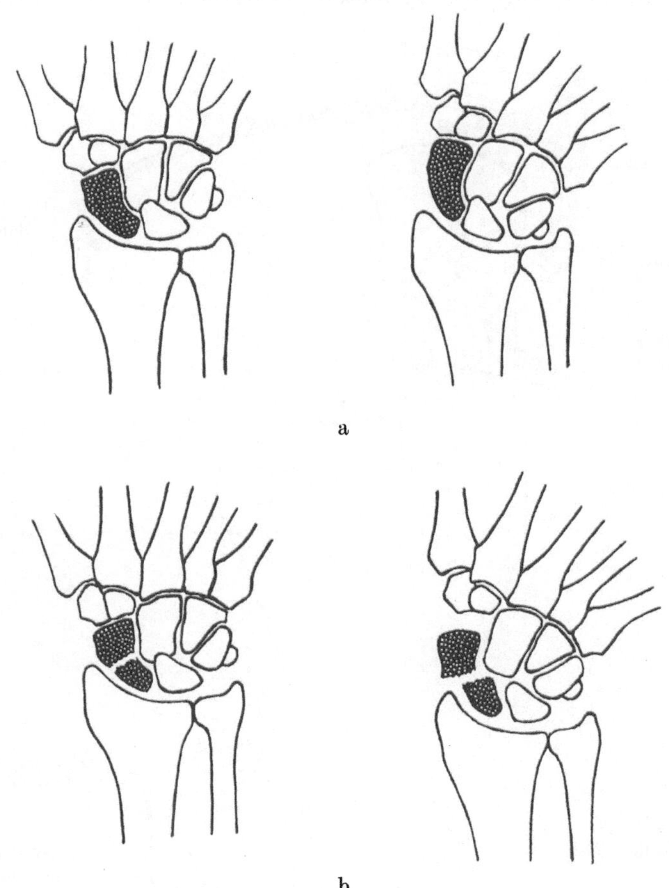

Abb. 391a u. b. Bewegung der Handwurzelknochen bei Ulnarflexion: a bei intaktem Naviculare; b bei Navicularefraktur (aus RITTER)

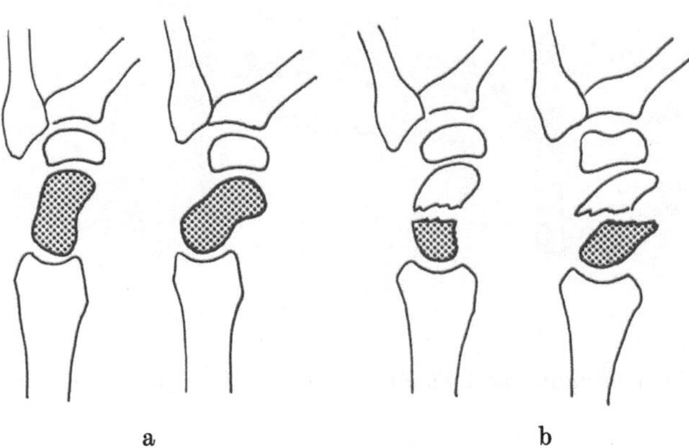

Abb. 392a u. b. Volarkippung des Naviculare bei Radialflexion: a bei intaktem Naviculare; b bei Navicularefraktur (aus RITTER)

erreicht das Kahnbein von ulnar her. Es handelt sich um kleine Gefäßbrücken in den Band- und Kapselverbindungen zwischen Mondbein und ulnarer Circumferenz des Naviculare (LÜTZELER), die für die Ernährung proximaler Fragmente Bedeutung haben können. Noch unklar sind allfällige Gefäßbrücken aus dem Ramus carpeus volaris A. rad. Ein makroskopisches Kriterium zur Beurteilung der Ernährungsverhältnisse am Naviculare sind die Foramina nutritia. Im Vergleich zu den übrigen Handwurzelknochen ist deren Zahl beim Naviculare am kleinsten (LOGROSCINO u. DE MARCHI). Träger der

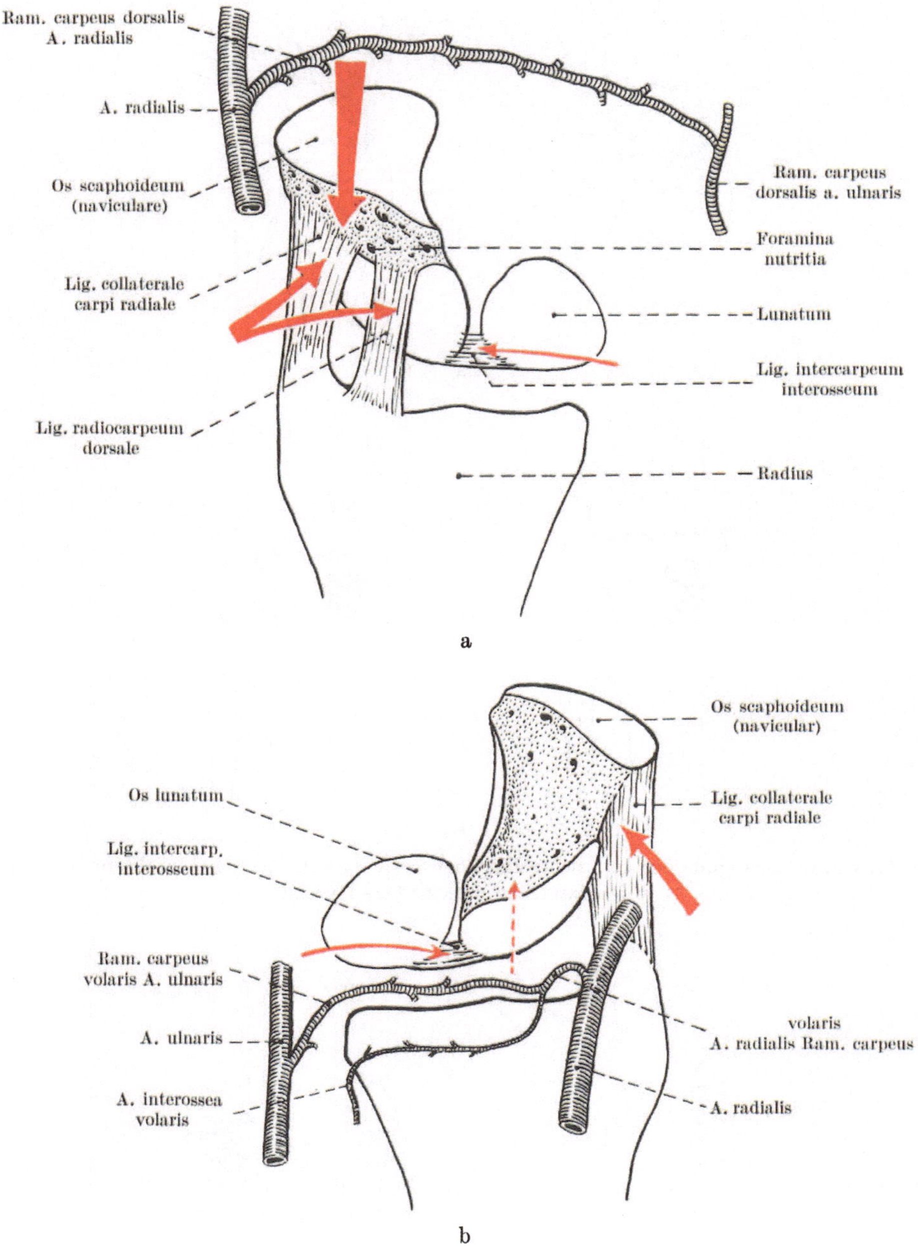

Abb. 393a u. b. Arterielle Versorgung und Foramina nutritia des Naviculare. a dorsale; b volare Aufsicht

Foramina nutritia sind die folgenden extraartikulären bzw. periostgedeckten Bezirke: a) ein dorsaler, der sich nach ulnar verjüngt; b) ein radialer um das Tuberculum herum; c) ein größerer volarer Bezirk. In 10—20% aller Kahnbeine zeigt der proximale, intraartikulär liegende Anteil keine Foramina nutritia (OBLETZ u. HALBSTEIN).

Es ist üblich, die Kahnbeinbrüche entweder topographisch in ein distales, mittleres und proximales Drittel einzuteilen oder nach Frakturtypen zu unterscheiden (Abb. 394).

2. Bemerkungen zur Indikationsstellung

Nach größeren Statistiken liegen die Heilaussichten der konservativen Frühbehandlung frischer Navicularefrakturen mit speziellen Gipsverbänden bei 90 % (REHBEIN; BÖHLER, TROJAN und JAHNA). Darum stellt sich die Frage des operativen Vorgehens hauptsächlich bei verzögerter Heilung und Pseudarthrose. Insbesondere hat sich die Schraubenosteosynthese in Einzelfällen und kleineren Serien so gut bewährt, daß es

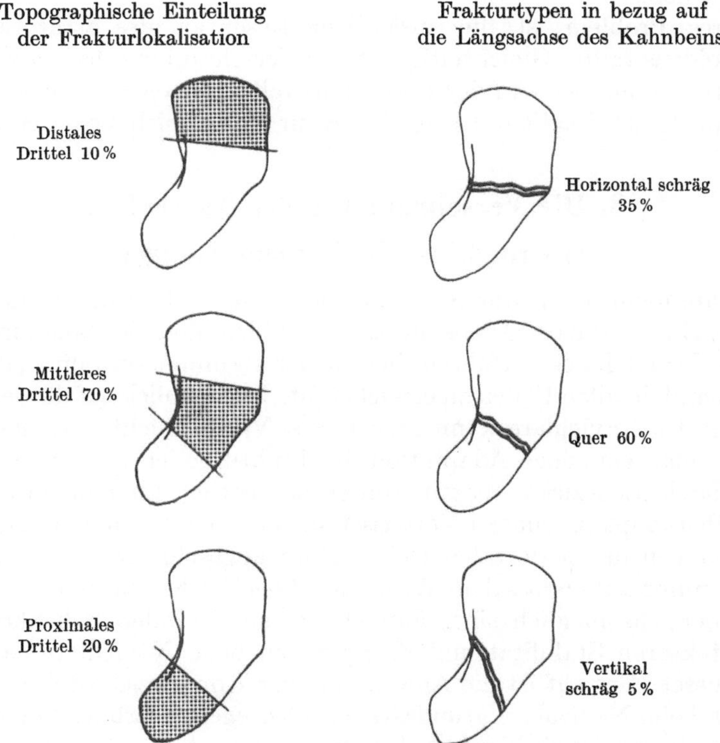

Abb. 394. Einteilung der Navicularefrakturen (nach RUSSE)

einige wenige Autoren in ausgewählten Fällen gewagt haben, auch frische Frakturen zu verschrauben (MAATZ, DANIS, McLAUGHLIN, BÜHLMANN). Wir sind ebenfalls der Meinung, daß man gegenüber der Verschraubung frischer Navicularefrakturen zurückhaltend sein muß und daß sich die Indikation auf bestimmte Einzelfälle beschränken sollte, so z.B. bei starker Diastase des Frakturspaltes; gelegentlich wird man auch eine wirtschaftliche Indikation stellen dürfen, wenn der Verunfallte durch langdauernden Gipsverband in berufliche Schwierigkeiten gerät.

Vorläufig betrachten wir verzögerte Bruchheilung und Pseudarthrose als die Indikation der Wahl. Nach den Ergebnissen von McLAUGHLIN und nach unseren eigenen Erfahrungen ergeben sich für die Indikation zur Verschraubung folgende Richtlinien:

a) Gute Indikation: Alle Fälle im distalen und mittleren Drittel, die keine nennenswerte Arthrosis deformans und Osteoporose aufweisen. Das proximale Fragment ist ausreichend ernährt, so daß eine ungestörte Konsolidation so gut wie sicher erwartet werden darf.

b) Relative Indikation: Fälle im proximalen Drittel, bei denen das proximale Fragment mit dem Schraubengewinde noch zuverlässig gefaßt werden kann.

c) Schlechte Indikation: Alle Fälle mit sehr kleinen proximalen Fragmenten. Es entstehen Schwierigkeiten beim Einsetzen des Schraubengewindes. Die so wichtige

Adaptation der Bruchflächen ist in Frage gestellt. Es kann sogar zu einer Längsspaltung des kleinen Fragmentes kommen.

Schwierige Indikationsfragen stellen sich bei Arthrosis deformans und Osteoporose. Arthrotische Störungen können so sehr im Vordergrund stehen, daß von der Sanierung einer allfälligen Navicularepseudarthrose kein Fortschritt zu erwarten ist. Kommt es dagegen auf dem Boden einer vorbestandenen Arthrose zu einer frischen Navicularefraktur, so gelten unter Umständen andere Überlegungen. Die primäre Verschraubung könnte hier sogar erwünscht sein, weil sich dadurch der Gipsverband völlig oder fast völlig umgehen ließe.

Ein weiteres Problem ist die zusätzliche Resektion des arthrotisch deformierten Processus styloideus radii. Gleichzeitig mit der Verschraubung haben wir diesen Eingriff erst zweimal vorgenommen. An der Resektionsstelle können sich neue Verknöcherungen bilden; der Nutzen ist fraglich. In der Literatur finden sich keine Hinweise, die Frage bleibt offen.

3. Die Verschraubung des Naviculare

a) Grundsätzliche Vorbemerkungen

Das Zugschraubenprinzip dürfte gerade beim Naviculare die biologischen Anforderungen, die an eine optimale Osteosynthese zu stellen sind, weitaus am besten erfüllen. Der eine große Vorteil dieses Verfahrens liegt in der absoluten Stabilität, die bei guter Indikation und Technik in allen Fällen zu erreichen ist. Im Hinblick auf die gelenkmechanische Beanspruchung des Naviculare kann man diesen Vorteil nicht hoch genug einschätzen. Ferner erreicht man eine enge Adaptation der Frakturenden bzw. eine Kompression des fibrösen Pseudarthrosebezirks. Damit werden namentlich für bionekrotische Fragmente die einzigen, überhaupt möglichen Voraussetzungen für eine Heilung geschaffen. Solche Fragmente sind von der periostalen Gefäßzufuhr abgeschnitten, so daß Revitalisierung und Ossifikation nur auf endossalem Wege, also über die Kontaktstelle des Fraktur- bzw. Pseudarthrosebereichs möglich sind, ähnlich der subcapitalen Schenkelhalsfraktur. So fallen die Teilfaktoren Stabilität und Kompression beim Naviculare ganz besonders ins Gewicht. In dieser Hinsicht ist die Anwendung der Kompressionsschraube allen anderen Osteosynthesen beim Naviculare grundsätzlich überlegen. Darüber hinaus verschafft die stabile Verschraubung Möglichkeiten der Frühmobilisation, wie sie kein anderes Verfahren aufweist.

Nach den bisherigen Erfahrungen besteht in der endgültigen Konsolidierungsmöglichkeit kein Unterschied zwischen ernährten und bionekrotischen Fragmenten, vorausgesetzt daß diese letzten zuverlässig fixiert werden können. Es ergibt sich lediglich ein Unterschied in der Konsolidierungsdauer, die bei den bionekrotischen Fällen viele Monate, vielleicht sogar bis mehrere Jahre betragen kann.

b) Vorbereitende Maßnahmen

α) Zur diagnostischen Präzisierung sind zwei Vergrößerungsaufnahmen in a—p-Richtung und Fechterstellung zu empfehlen.

β) Für die Längenbestimmung der Schraube (Abb. 395) bietet ein Standardröntgenbild des Schraubenansatzes vermehrte Sicherheit (GASSER). Der Schraubensatz wird so aufgenommen, daß die Focus-Film-Distanz (FFD) 80 cm und diejenige zwischen Schraube und Platte (OFD) 1 cm beträgt; diese letzte Distanz stimmt ungefähr mit den anatomischen Gegebenheiten in situ überein. Vor jeder Operation wird eine a—p-Aufnahme des intakten Naviculare der Gegenseite in derselben FFD angefertigt. Zur Feststellung der individuell notwendigen Schraubenlänge wird das Standardröntgenbild des Schraubensatzes vor dem Schaukasten über das Röntgenbild des unverletzten Naviculare gehalten und jene Schraube gewählt, welche vom Tuberculum naviculare bis zum proximalen Ende des Kahnbeins reicht.

c) Operationstechnik

Allgemeines. Der Eingriff erfolgt in Allgemeinnarkose, mit Muskelrelaxantien und in pneumatischer Blutsperre. Wir halten die Mithilfe von zwei Assistenten und die Möglichkeit intraoperativer Röntgendiagnostik (Aufnahme oder Bildwandler) für notwendig.

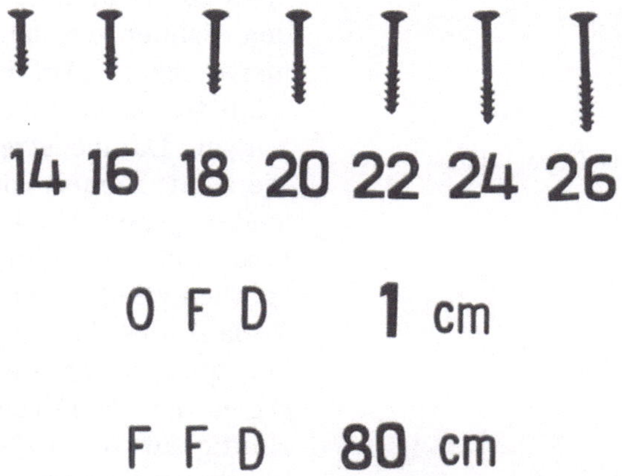

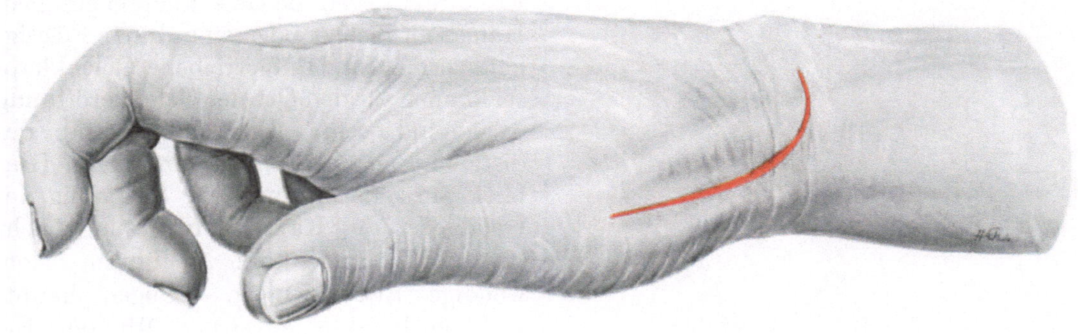

Abb. 395. Vermessungsvorlage (Röntgenbild) des Schraubensatzes mit genormter Focuseinstellung.
OFD = Objekt-Film-Distanz; FFD = Focus-Film-Distanz

Vor dem Hautschnitt ist eine anatomische Orientierung durch Inspektion und Palpation durchzuführen. Bei Dorsalflexion im Handgelenk entstehen Hautfalten. Die am meisten proximal liegende entspricht dem distalen Gelenkrand des Radius. Vom Griffelfortsatz des Radius ausgehend palpiert man in direkter Fortsetzung nach distal und in der Tiefe der Tabatière das Tuberculum naviculare. Flektiert man die Hand nach radial, so wandert der kleine Knochenvorsprung nach volar (Kippmechanismus).

Abb. 396. Hautschnitt

Hautschnitt und Zugang erfolgen nach McLaughlin. Der Hautschnitt beginnt distal über der Basis des Os metacarpale I, verläuft zwischen den armwärts divergierenden Sehnen des Extensor pollicis longus und brevis über die Tabatière und endet in volarkonvexem Bogen etwa da, wo die Sehne des Ext. poll. long. die Articulatio radio-carpea kreuzt (Abb. 396).

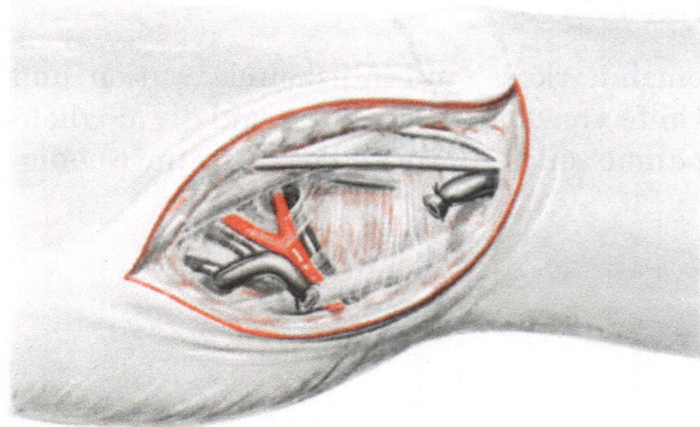

Abb. 397. Subcutane Topographie

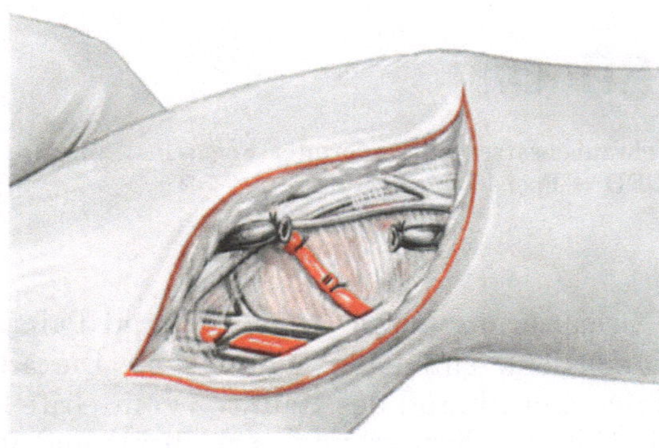

Abb. 398. Subcutane Topographie mit inkonstantem
Verlauf des Ram. carpeus dorsalis A. radialis

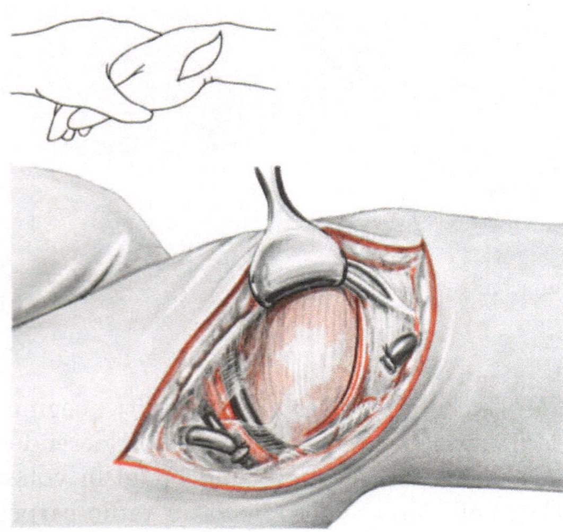

Abb. 399. Kapselschnitt

Subcutane Topographie (Abb. 397). Nach Ablösung des halbmondförmigen Hautlappens nach dorsal und ulnar werden meistens eine dicke Vene und ein Ast des N. radialis sichtbar. Die Vene wird ligiert, der Nerv sehr schonend nach ulnar gehalten. Durch subcutane Präparation identifiziert man die armwärts divergierenden Sehnen des langen und kurzen Daumenstreckers. Am distalen Ende des Hautschnittes erscheint unter der Sehne des kurzen Daumenstreckers die A. radialis. Sie zieht, immer von den Vv. radiales begleitet, gegen den Handrücken. Diese Gefäße werden peinlichst geschont. Gelegentlich findet man einen inkonstanten Verlauf des R. carpeus dorsalis A. rad., der quer durch die Mitte der Tabatière gegen den Handrücken zieht (Abb. 398), Häufigkeit 10—15%. Behindert dieser inkonstante Arterienast das weitere Vorgehen, so kann er ohne Bedenken durchtrennt werden.

Kapselschnitt (Abb. 399). Durch den einen Assistenten wird das unterlegte Handgelenk an den vier langen Fingern in eine Volarflexion von 30⁰ gezogen und maximal gegen ulnar abduziert. Durch diese Bewegung kommt das Tuberculum naviculare in das freigelegte Gebiet zu liegen. Man kann es leicht palpieren. Gleichzeitig wird die radiale Gelenkfläche der proximalen Kahnbeinhälfte vom Radius weg direkt gegen die Gelenkkapsel gezogen. Hämatomzeichen oder eine durch Flüssigkeitsvermehrung aufgetriebene Gelenkkapsel können für den Ort der Gelenkeröffnung wegleitend sein. Den Gelenkrand des distalen Radiusendes fühlt man. Im Hinblick auf eine bestmögliche Schonung der Gefäße ist der Kapselschnitt quer, leicht bogenförmig und kurz zu führen. Notwendige Erweiterungen erfolgen hauptsächlich handrückenwärts. Mit der Erweiterung nach distal läuft man Gefahr, die gefäßführenden extraartikulären Elemente des Naviculare (Bandapparat und Periost) zu verletzen. Das Multangulo-Naviculargelenk sollte im Interesse der Blutversorgung nicht eröffnet werden.

Inspektion des freigelegten Naviculare. Bei ausreichendem Kapselschnitt und richtiger Handhaltung, insbesondere durch

Zug, können proximales Fragment, Frakturspalt oder Pseudarthrose, in der Regel
gut überblickt werden. Am sichtbaren
Frakturspalt achtet man auf Ausdehnung
und Begrenzung, auf allfällige Blutungen
(Vitalitätszeichen), auf fibröse Überbrückungen, Periostfetzen sowie auf etwaige
Sekundärveränderungen (Konsistenzminderung, Cysten, Herabsetzung der Knorpeltransparenz und Feuchtigkeit). Besonders
zu beachten ist die falsche Beweglichkeit
der Fragmente durch sorgfältige Bewegung
der gehaltenen Hand und instrumentell.
Alle diese Manipulationen müssen äußerst
vorsichtig und schonend erfolgen, um bei
relativ stabilen Fragmenten die Repositionsmöglichkeiten und damit die Heilungsaussichten nicht zu verschlechtern.

Reposition. Die Reposition erfolgt nach
erneutem Zug, erneuter Volarflexion und
Ulnarabduktion der Hand. Sie gelingt im
allgemeinen gut. Pseudarthrosen sollen
unter keinen Umständen aufgeklappt werden. Je nach Größe des proximalen Fragmentes genügt für die Reposition das Einführen eines kleinen Löffels mit schmaler
und leicht gebogener Endplatte, die nur
geringgradig ausgehöhlt ist.

Bohrung und Verschraubung (Abb. 400—
402). Der eine Assistent übernimmt den
Navicularelöffel und hält ihn als Bohrunterlage zwischen das proximale Navicularefragment und die artikulierende
Radiusfläche. Nun wird an der für die
Schraube vorgesehenen Stelle durch die
Kapsel hindurch ein feiner Spickdraht von
1 mm Durchmesser und genau abgemessener Länge in der Achse des Kahnbeins
und womöglich senkrecht zur Frakturebene
gebohrt und seine Lage röntgenologisch
in a—p-Richtung und Fechterstellung kontrolliert. Notwendige Korrekturen erfolgen
durch Neubohrung. Es ist dabei gleichgültig, ob die Drahtspitze über das Naviculare hinausreicht (Abb. 403a). Anschließend wird die Kapsel an der Eintrittsstelle
des Drahtes auf 2 bis höchstens 3 mm incidiert, um für die Bohrung den nötigen
Zugang zu schaffen. Dieser Spickdraht
markiert die spätere Lage der Schraube.
Für die Herstellung des Bohrloches muß
er wieder entfernt werden. Aus diesem
Grunde wird ein zweiter Transfixationsdraht

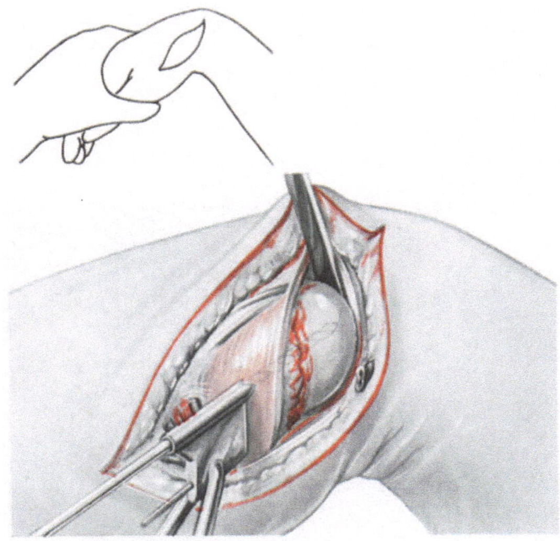

Abb. 400. Bohrung

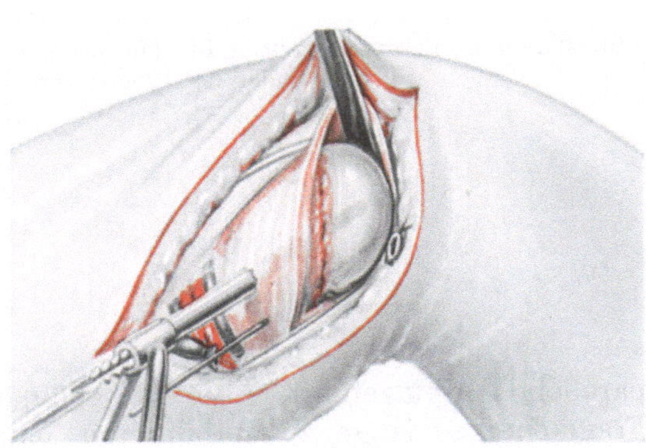

Abb. 401. Schneiden des Gewindes

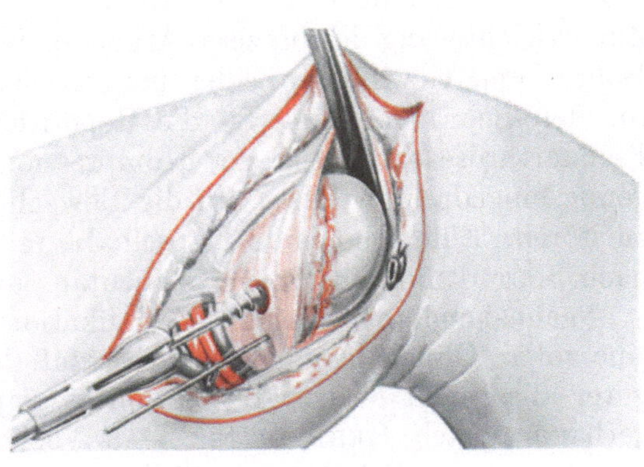

Abb. 402. Verschraubung

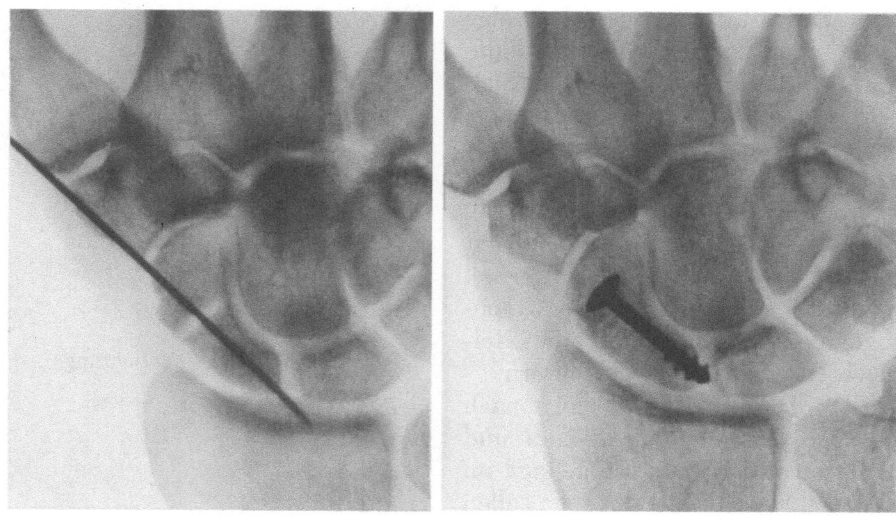

a   b

Abb. 403a u. b. Führungsdraht. a Ideal liegender Führungsdraht bei 4 Monate alter Pseudarthrose. b Völliges
Verschwinden des Pseudarthrosespaltes durch Schraubenkompression

parallel dazu eingeführt (Abb. 400, 406b), um die Richtung festzuhalten und die beiden
Fragmente so lange zu stabilisieren, bis an der eingesetzten Schraube nur noch die
letzten Drehungen fehlen. Während der Bohrung (Abb. 400) beobachtet man den Frakturspalt auf allfällige Distraktion und Flüssigkeitsaustritt. Daran läßt sich kontrollieren,
ob die Bohrspitze das proximale Fragment erreicht hat, abschiebt oder anbohrt. Ist das
proximale Fragment stark sklerosiert, so empfiehlt sich die Verwendung des Gewindeschneiders (Abb. 401). Man wählt eine Schraube, deren Gewindeteil nach dem Ver-
messungsbild möglichst vollständig in das proximale Fragment zu liegen kommt. Die
letzten Umdrehungen der Schraube drücken das proximale Fragment gegen das distale.
Zur Erleichterung des präzisen Arbeitens liegen dem Instrumentarium Führungsstäbe für
Bohrer und Gewindeschneider bei, ferner besitzt der Schraubenzieher eine Haltehülse
für den Schraubenkopf. Ist die Reposition ideal, so verschwindet der Fraktur- bzw.
Pseudarthrosespalt unter der Kompression (Abb. 403b). Der Schraubenkopf soll weit
genug eingedreht werden, um die Beweglichkeit des Multangulo-Naviculargelenks nicht
zu stören. Eine schonende Kapselnaht mit wenigen Catgutknöpfen, eine Saugdrainage
nach JOST-REDON, sparsame Subcutan- und dichte Hautnähte beenden die Operation.

    Nachbehandlung. Bei guter Indikation und absolut stabiler Verschraubung genügt
eine volare Gipsschiene bis zum Abschluß der Wundheilung. Bei relativer Indikation mit
guter aber nicht belastbarer Stabilität empfiehlt sich das Tragen eines Navicularegips-
verbandes nach REHBEIN für 4—8 Wochen. Schwere manuelle Arbeit sollte bis zur
radiologisch verifizierbaren Ossifikation unterbleiben.

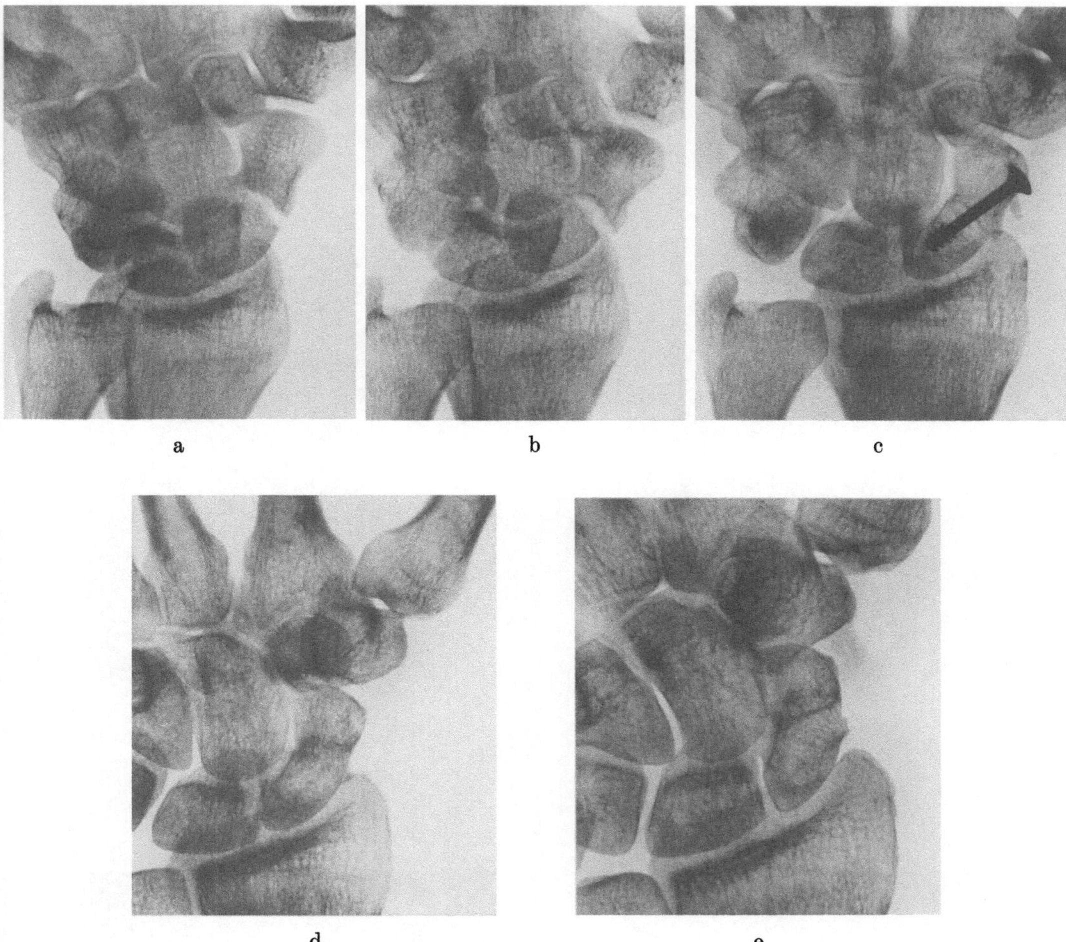

Abb. 404a—e. Gute Indikation bei drohender Pseudarthrose. a Unfallbild; b 11 Wochen später; c 4 Wochen nach Verschraubung; d Heilung nach 64 Wochen, e nach 185 Wochen

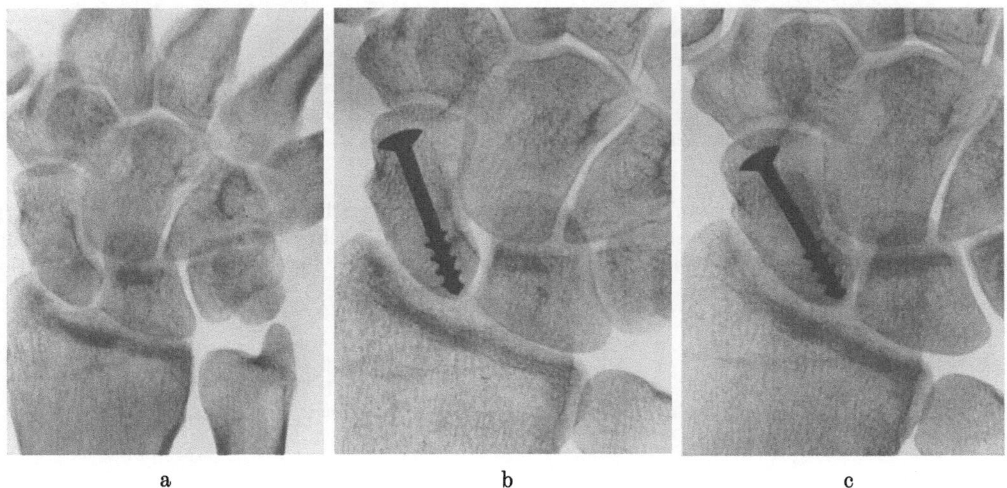

Abb. 405a—c. Gute Indikation bei 5½ Monate alter Pseudarthrose (a); b 5 Wochen nach der Verschraubung, deutliche Ossifikation; c Heilung nach 1 Jahr, keinerlei Beschwerden, volle Funktion

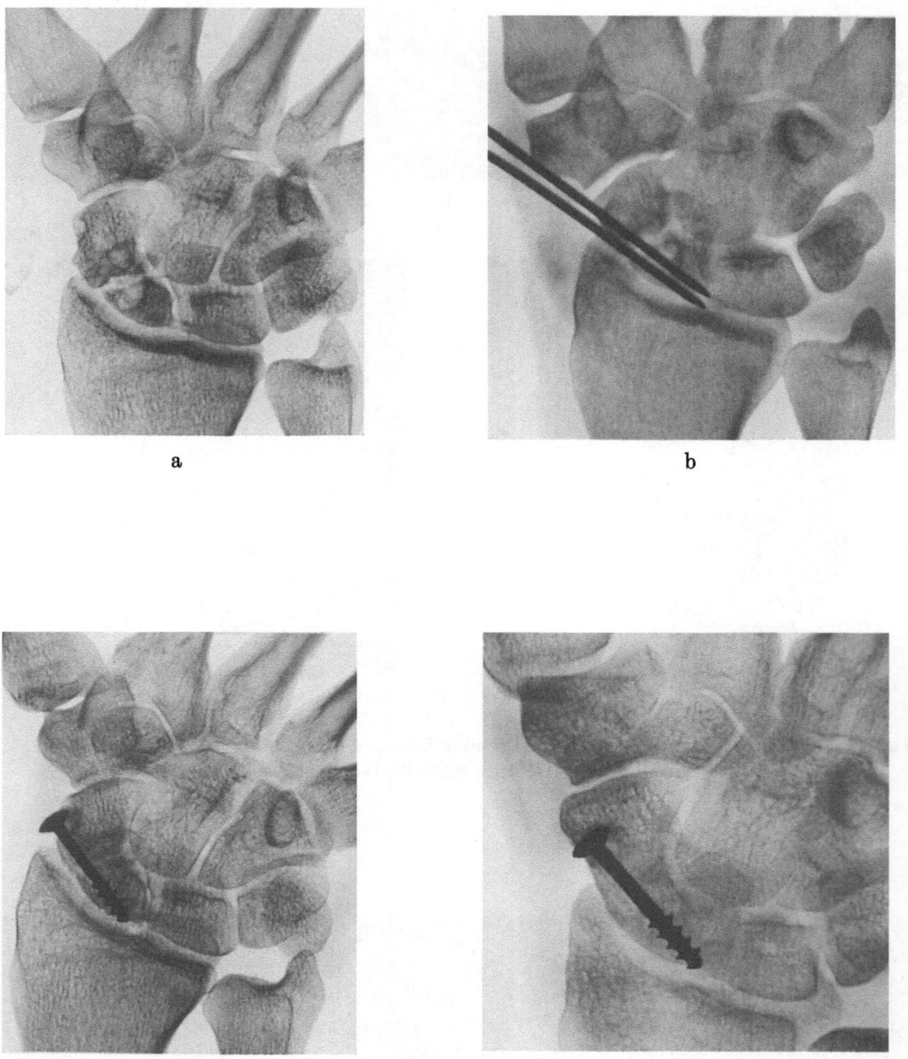

Abb. 406a—d. Erfolgreiche Verschraubung einer 7 Jahre alten Pseudarthrose mit Bionekrose des intraartikulären Fragments (a); b Operationsbild; c 43 Wochen nach der Verschraubung; d 92 Wochen nach der
Verschraubung, Revitalisierung und Umbau des Knochens, keinerlei Beschwerden und volle Funktion

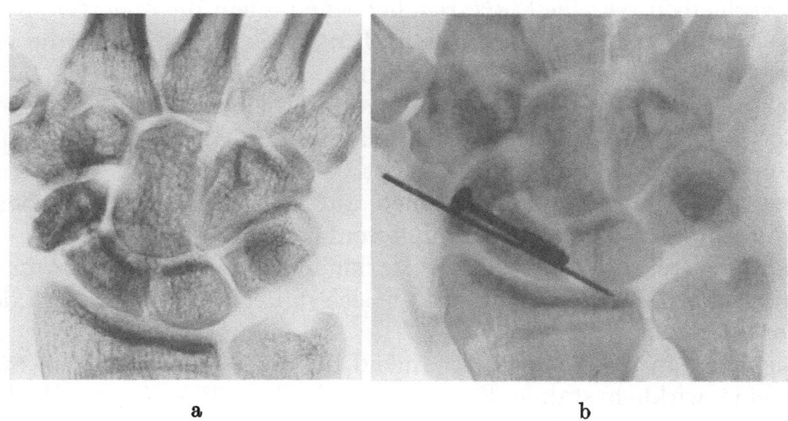

a b

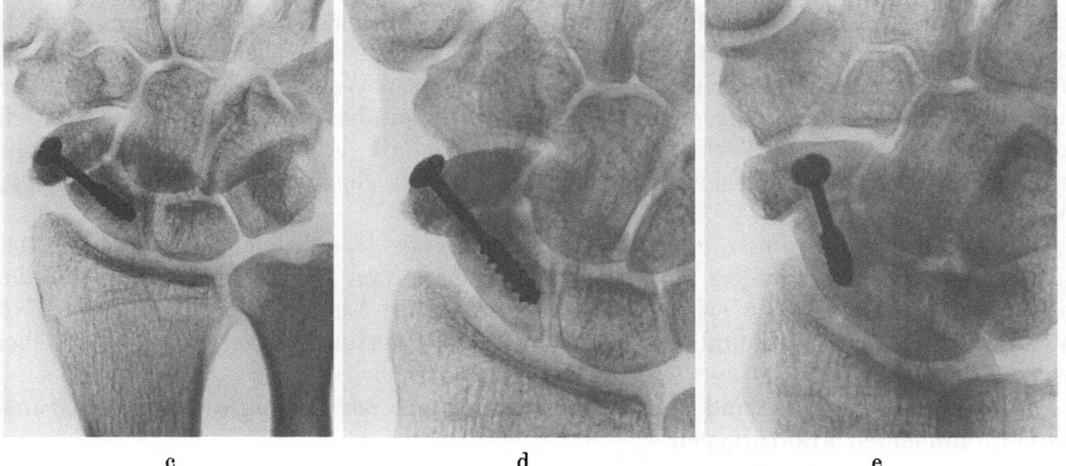

c d e

Abb. 407a—e. Erfolgreiche Verschraubung einer 12 Jahre alten Pseudarthrose (a und b); c **33** Wochen nach Verschraubung, trotz starkem Druck verbleibt noch ein schmaler Pseudarthrosespalt; d nach 68 Wochen; e nach 2 Jahren, keinerlei Beschwerden, volle Funktion

VII. Technik der Osteosynthese von Humerusfrakturen

Der *größte Teil* der Oberarmfrakturen — insbesondere die subcapitalen sowie die Mehrfragmentenbrüche — bleibt aus zwei Gründen der konservativen Behandlung überlassen:

a) Ihr Zugang stellt ungleich größere Ansprüche als bei den unteren Extremitäten oder am Vorderarm.

b) Die konservative Behandlung kann sehr früh mit aktiven Bewegungsübungen verbunden werden, so daß Immobilisierungsschäden weitgehend vermeidbar sind.

Trotzdem verbleiben *einzelne Frakturen*, bei denen allein die operative Reposition eine funktionelle Wiederherstellung erwarten läßt. Ihre Indikation wird für die verschiedenen Abschnitte des Oberarms gesondert besprochen.

Anatomisch zeichnet sich der Humerus aus durch eine relativ weite Markhöhle und eine dünne Corticalis seines Schaftes. Die große Spongiosamasse seines Kopfes liegt zur Hälfte subchondral oder intracapsulär und ist in ihrer Ernährung auf intakte Kapselgefäße angewiesen, beim Erwachsenen auch auf die Ernährung aus der Metaphyse und beim Kinde auf eine unversehrte Epiphysenfuge.

Im distalen Sechstel verjüngt sich die Markhöhle sehr stark und ist im Bereich der Fossa olecrani zentral ganz verschwunden, um sich in den Corticalisträgern der Kondylen spaltförmig fortzusetzen.

Dieser Bau wirkt an sich schon bestimmend für die Wahl der Osteosynthesetechnik. Es erschwert eine wirklich stabile Fixation durch Rush-Pins (weite Markhöhle), oder durch eine Marknagelung, da ein die Höhle wirklich ausfüllender Nagel infolge seines großen Durchmessers den Humeruskopf zu stark beeinträchtigt.

Die topographische Anordnung des relativ dicken Weichteilmantels beeinflußt die Operationstechnik maßgeblich: die sehr differenzierten Muskelansätze am Massiv des Caput humeri als Elevatoren, Innen- und Außenrotatoren und Ab- und Adduktoren erfordern zur Erhaltung einer ungestörten Funktion eine möglichst genaue anatomische Rekonstruktion des durch Fraktur veränderten Knochens. Gleichzeitig stellen aber die Weichteile dem Zugang zum Knochen Hindernisse in den Weg, die unbedingt respektiert werden müssen: der Gefäßnervenstrang im Sulcus bicipitalis medialis und der N. radialis mit seinem spiralförmigen Verlauf um den Humerusschaft. Aber auch die Respektierung der Innervation einzelner Muskeln zwingt zur Einhaltung genau vorgezeichneter Zugangswege.

Es sei vorweggenommen, daß die Abdeckung des Operationsfeldes für sämtliche Operationen am Humerus — in Berücksichtigung der im allgemeinen Teil hierzu angegebenen Technik — so zu erfolgen hat, daß der ganze Arm frei beweglich bleibt. Nur so kann die zur Reposition und Synthese schwieriger Frakturen nötige Bewegungsfreiheit gewährt werden.

Die folgenden Schnitte und Zugangswege eignen sich zur Versorgung aller am Humerus vorkommenden Frakturtypen.

1. Weichteile und Zugang zum Knochen

Lateraler Zugang. Der Hautschnitt beginnt am kranialen Ende des Sulcus deltoideopectoralis auf Höhe der Clavicula, zieht am ventralen Rande des M. deltoideus in flachem Bogen nach unten bis zu dessen Ansatz und läuft von dort in gerader Richtung auf den Epicondylus radialis. Die V. cephalica wird nach medial gehalten oder kann ohne Schaden durchtrennt werden. In den Interstitien zwischen Pectoralis major und Deltoideus, bzw. zwischen Biceps und Brachialis und Brachioradialis vordringend, gelangt man auf den Humerus. Einzig der M. brachialis muß schräg von proximal/medial nach distal/lateral durchtrennt werden. Dies darf jedoch ohne Schaden für seine Innervation geschehen, da er in seinem proximalen/lateralen Teil durch den Radialis, distal/medial aber durch den Musculocutaneus innerviert wird.

Auf dem beschriebenen Wege wird der N. radialis erst im distalen Teil der Wunde angetroffen, und zwar am distalen/lateralen Rande des M. brachialis, wo er im Interstitium zwischen diesem (medial) und dem M. brachio-radialis (lateral) von oben/lateral nach unten/medial verläuft.

Es sei betont, daß der N. radialis in jedem Falle, wo er durch die Lage des Schnittes oder die Art der Fraktur gefährdet erscheint, durch Präparation vom Gesunden her übersichtlich darzustellen ist, bevor die Freilegung der Fraktur weitergeführt oder die Reposition begonnen wird. Dies gilt ganz besonders für jene Fälle, in denen das Gewebe posttraumatisch durch Hämatom- und Ödembildung oder Narben verändert und unübersichtlich geworden ist (z.B. auch bei der Plattenentfernung).

Bei der Freilegung einzelner Fragmente befleißigen wir uns der größtmöglichen Schonung des Periostes.

Nach der allgemeinen Beschreibung dieser Schnittführung erfordern eine besondere Erwähnung:

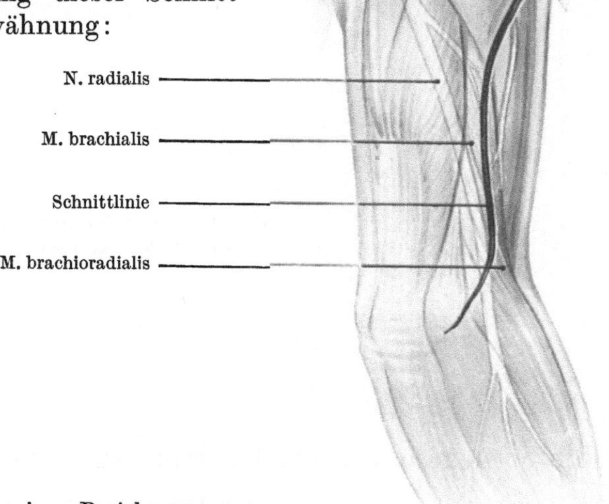

Abb. 408. Darstellung des lat. Zuganges und seiner Beziehungen zu N. radialis und Muskelinterstitien (nähere Beschreibung im Text)

a) Die Freilegung des Humeruskopfes

Bei nicht sehr stark entwickeltem Deltoideus kann dieser Muskel am horizontal abduzierten Arm mit Hohmannhebel nach lateral gehalten werden, so daß genügend Übersicht über das Frakturgebiet frei wird. Bei dickerem Muskel oder komplizierteren Frakturen empfiehlt es sich, die claviculäre Partie seines Ursprunges auf 3—4 cm Länge von medial nach lateral abzulösen und den Muskel nach lateral umzuschlagen. Da der Deltoideus durch den N. axillaris von dorsal her innerviert wird, schädigt ihn dieses Vorgehen nicht. Zu vermeiden ist starker Druck der Hohmannhebel gegen die Unterfläche des Muskels (Entspannung des Muskels durch Abduktion) oder das Einsetzen der Hohmannhebel zu weit kranial, wo sie mit ihrer Spitze den N. axillaris in der lateralen Achsellücke durch Druck schädigen können.

b) Die Freilegung des Epicondylus ulnaris

Der Schnitt beginnt 8—10 cm proximal des Epicondylus ulnaris, umgeht diesen auf seiner dorsalen Seite und endet 5 cm distal des Epicondylus in Richtung auf den Processus styloideus ulnae. Bei Operationen am ulnaren Epicondylus soll der N. ulnaris prinzipiell dargestellt werden. Man findet ihn am leichtesten direkt im Sulcus nervi ulnaris und kann ihn dann nach proximal und distal verfolgen, wo der erste abgehende Muskelast (zum

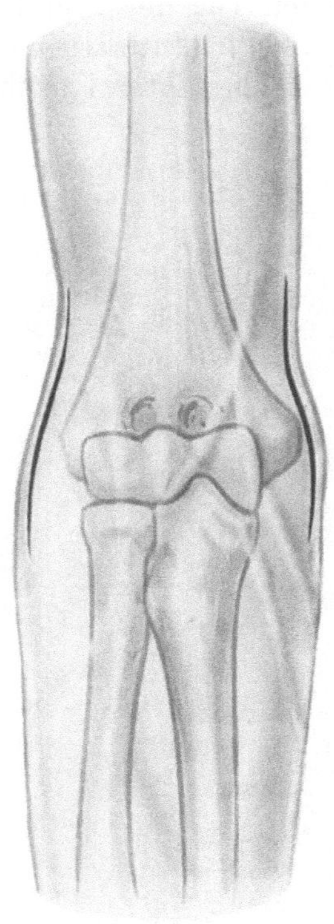

Flexor carpi ulnaris) geschont werden muß. Läßt die Lage der Bruchfläche oder der Spickdrähte vermuten, daß der N. ulnaris bei Beugung im Ellbogengelenk durch Callus oder Drahtende gereizt werden könnte, so wird er am besten primär nach volar, vor den Epicondylus medialis und unter die auf kurze Strecke abgelösten Flexoren verlegt. Eine entsprechende Incision im Septum intermusculare mediale vermeidet eine Zerrung des Nerven bei der Streckung (genauer Vermerk der Nervenverlagerung in der Krankengeschichte im Hinblick auf die Entfernung von Osteosynthesematerial).

Abb. 409. Darstellung der Incisionen zur Freilegung von Frakturen der Kondylen, bzw. suprakondylären Frakturen

c) Die Freilegung der distalen Humerusmetaphyse von dorsal (dorsaler Zugang)

Je nach Form und Lage der Fragmente im distalen Humerusschaft und der daraus sich ergebenden beabsichtigten Technik der Osteosynthese wird es bei distalen Schaftfrakturen häufig nötig sein, sich möglichst frühzeitig zu entscheiden, ob der Humerus vom lateralen, oder vom dorsalen Zugange aus freigelegt werden soll.

Der laterale Zugang kann nach unten erweitert werden, indem er gegen die Ellenbeuge hin nach volar einbiegt. Man gelangt dann medial des Radialis auf die Fraktur, was sich besonders bei vorliegenden Störungen von seiten der A. brachialis oder des N. medianus empfiehlt.

Verlangt die Versorgung der Fraktur einen mehr dorsalen Zugang, so empfiehlt es sich, die Tricepssehne vom Olecranon proximalwärts in ihrer Mitte zu spalten und, den M. triceps in der Längsrichtung aufspaltend, direkt auf den Humerusschaft einzugehen.

Bei diesem Vorgehen finden wir den N. radialis knapp unterhalb der Mitte des Humerusschaftes, wo er unter dem Caput longum und laterale, dem Ursprung des Caput mediale folgend, den Schaft spiralig umkreist.

Bei allen Frakturen, die auch eine Rekonstruktion der distalen Gelenkenden des Humerus benötigen, ist die Längsspaltung des Triceps nicht zu empfehlen, da sie keine genügende Übersicht vermittelt.

d) Schluß der Wunde

Durchtrennte längsgestreifte Muskeln (brachialis) oder Muskelursprünge (Deltoideus), werden durch 3—4 Chrom-Cat-Knopfnähte adaptiert. Im übrigen beschränken wir uns

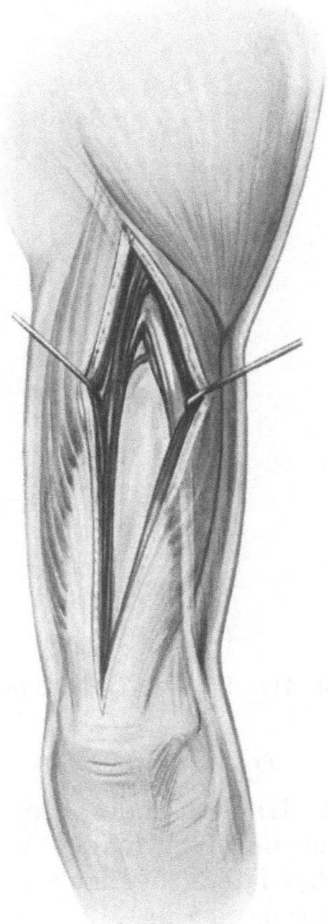

Abb. 410. Dorsaler Zugang zur distalen Humerusschafthälfte. Man beachte den im proximalen Wundwinkel freigelegten N. radialis (näheres s. Text)

auf die Naht der Fascie, welche am Oberarm mit dem subcutanen Fettgewebe eng verbunden ist. Durch diese, über einen Redondrain gelegte Naht, werden die Muskelinterstitien geschlossen durch lockere Zusammenlagerung der Muskeln.

2. Technik der typischen Osteosynthesen
a) Subcapitale Frakturen

Indikation: Die Osteosynthese empfiehlt sich bei

allen mit Luxation des Kopfes kombinierten Brüchen,

mit Destruktion des Kopfes (bei jungen Leuten) einhergehenden subcapialen Frakturen,

seltener bei den nicht reponierbaren Humeruskopffrakturen und subcapitalen Humerus-Pseudarthrosen (Abb. 415).

Mittel

Da das zentrale Fragment als kurzer, beweglicher Hebelarm dem peripheren leicht folgen kann, genügt zur Fixation eine kurze T-Platte. Das T-Stück — 36 mm lang — ist konzentrisch zum Kopfumfang gebogen und umgreift diesen zu etwa einem Sechstel. Es zeigt außerdem eine dem Humerushals angepaßte Adduktionsneigung. Das T-Stück fixiert den Kopf durch zwei Spongiosaschrauben, wogegen der 65 mm lange Schenkel der Platte den Schaft mit drei Corticalisschrauben erfaßt und zugleich die Möglichkeit bietet, mit Hilfe des üblichen Plattenspanners einen axial auf die Fraktur wirkenden Druck zu erzeugen.

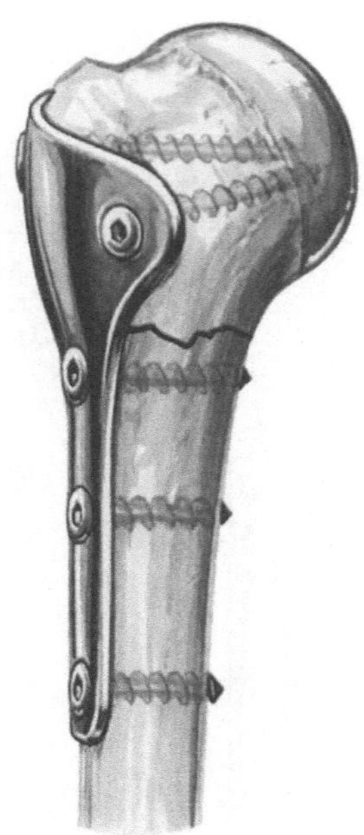

Abb. 411. Schulter-T-Platte in situ

Operationstechnik

Nach Freilegung des oberen Humerusendes liegt bei Rotationsmittelstellung des Humerus das Tuberculum minus ungefähr in der Mitte des Gesichtsfeldes. Auf der Höhe seines kranialen Endes, aber lateral der langen Bicepssehne beginnend, wird das Periost entlang dem lateralen Rande der im Sulcus intertubercularis liegenden Bicepssehne gespalten und mit dem Raspatorium zurückgeschoben. Die Sehne selbst bleibt im Sulcus liegen. Je ein Hohmannhebel mit schmalem Schnabel wird lateral und medial subperiostal eingeführt, und zwar möglichst distal, um den N. axillaris nicht im Bereiche der lateralen Achsellücke zu verletzen. Während der Assistent das Frakturgebiet auf diese Weise einstellt, reponiert der Operateur die Fraktur unter Zug, Rotation und Seitenverschiebung, wobei bei starker Adduktion des distalen Fragmentes die als Hypomochlion in die Axilla eingelegte Faust gute Dienste leistet. Nach Erreichung einer guten Achsen- und Rotationsstellung — die Crista tuberculi minoris dient als gutes Kriterium einer einwandfreien Rotationskorrektur — trachtet man, die Fragmente etwas zu verkeilen.

Wir verzichten darauf, am Caput humeri das Periost und die Gelenkkapsel in der vollen Ausdehnung des T-Stückes der Platte abzuschieben. Durch dieses Vorgehen würde die durch Infraktionen oft schon stark geschädigte Struktur des Kopfes noch mehr geschwächt und einzelne Muskelansätze würden zur Retraktion veranlaßt unter vermehrter Dehiszenz kleiner, kalottenförmiger Ausrißfrakturen.

Beim Auflegen der Platte, welche sich nach guter Reposition infolge ihrer Form leicht adaptiert, überbrückt das T-Stück den die Sehne enthaltenden Sulcus intertubercularis, wobei eine der Spongiosaschrauben in das Tuberculum minus, bzw. seine Crista zu liegen kommt, die laterale Schraube aber in das breitere Massiv des Tuberculum maius, oder seiner Crista. Es ist darauf zu achten, daß der obere Plattenrand das Tuberculum minus nicht nach proximal überragt.

Nach Erreichung einer guten Plattenlage wird zunächst das Loch für die mediale Spongiosaschraube mit der speziellen Bohrbüchse und einem Durchmesser von 3,5 mm gebohrt. Das Gewinde wird nur in der diesseitigen Corticalis geschnitten und die erste Spongiosaschraube locker eingedreht. Es erfolgt eine nochmalige Prüfung und Korrektur der Plattenlage und dann die Versenkung der zweiten (lateralen) Spongiosaschraube.

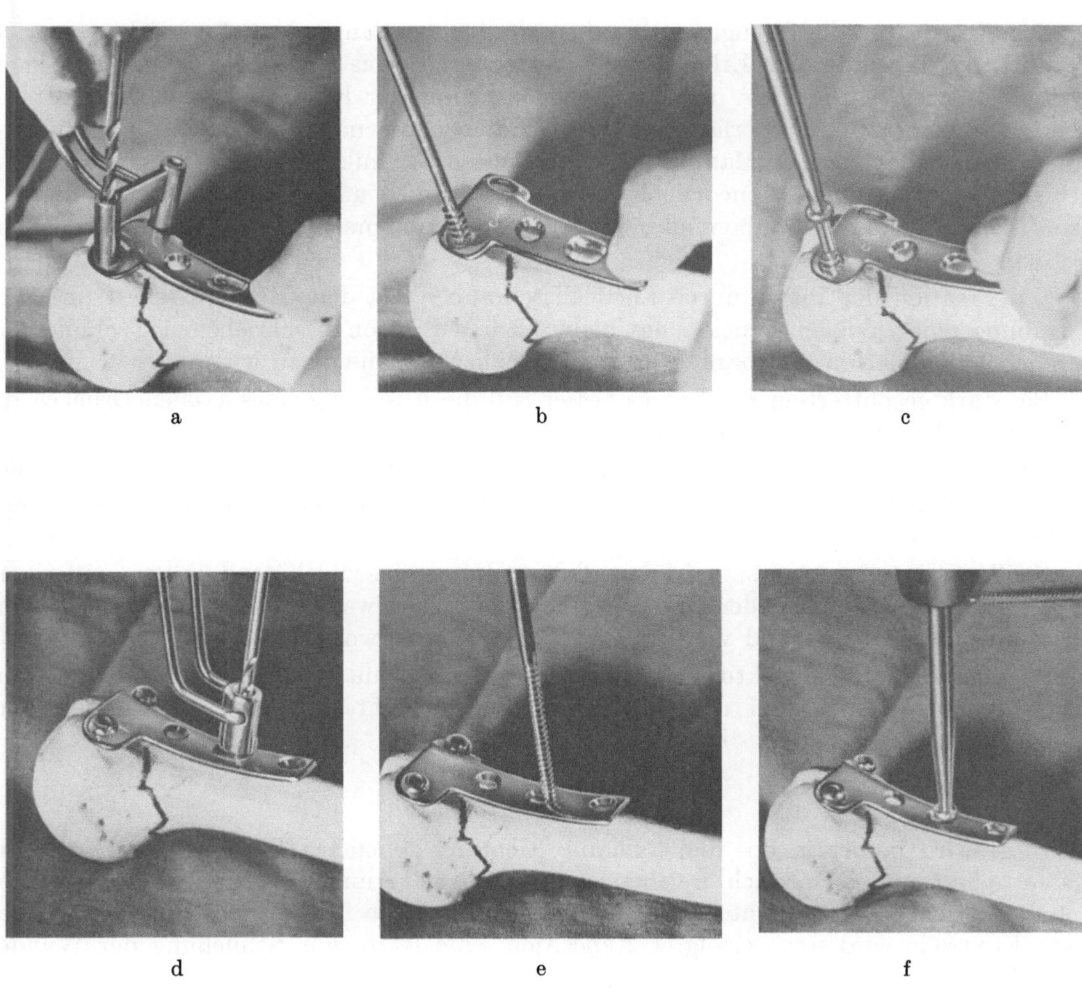

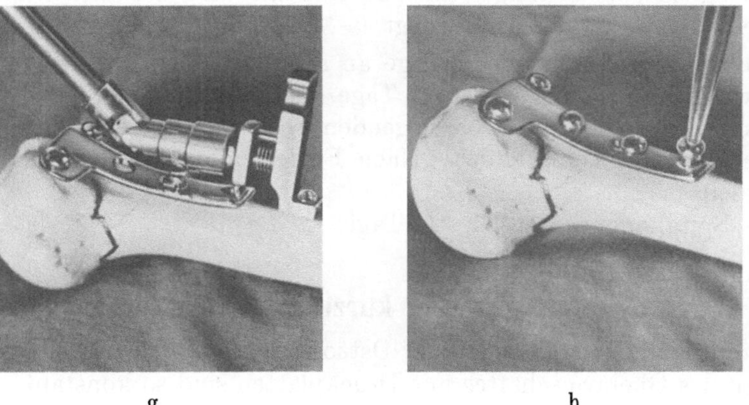

Abb. 412a—h. Einsetzen der Schulter-T-Platte: a Bohren der Löcher für Spongiosaschrauben mit 3,5 mm-Bohrer unter Verwendung der spez. Bohrbüchse. b Schneiden des Gewindes. c Eindrehen einer Spongiosaschraube. d Das Loch für die erste Corticalisschraube wird mit Bohrbüchse *distal* im ovalen Loch des Plattenschenkels gebohrt. e Schneiden des Gewindes. f Einsetzen der 1. Corticalisschraube, vorerst locker. g Spannen der Platte bzw. Einstauchen des Schaftes in das Kopffragment. h Die beiden proximalen Corticalisschrauben sind gesetzt und angezogen. Der Spanner ist entfernt und die letzte Schraube wird gesetzt

Die Kanäle für die Spongiosaschrauben werden nur langsam und vorsichtig so tief gebohrt, bis die eindeutige Erhöhung des Widerstandes das Erreichen der gegenseitigen Corticalis anzeigt. Die Tiefe der Bohrlöcher wird mit der Knopfsonde bis zur Plattenoberfläche gemessen. Die erhaltenen Werte ergeben die nächste passende Schraubenlänge einschließlich Kopf. Man erreicht durch diese Technik, daß sich die Schrauben in der Hohlkugel an der Gegencorticalis etwas verstemmen und zusätzlichen Halt finden. Das Überdrehen der Schraube muß besonders hier durch vorsichtiges Anziehen vermieden werden.

Die Fixation der Platte durch Corticalisschrauben auf dem Humerusschaft und die Ausübung eines axialen Druckes geschieht nach der schon beschriebenen Technik der geraden Druckplatten und braucht hier nicht näher geschildert zu werden.

Bei stark gesplittertem Kopf ist es besser, auf die Ausübung eines axialen Druckes zu verzichten, da der Kopf dadurch gesprengt werden könnte.

Das Festziehen aller Schrauben beendet die Osteosynthese. Eine Bewegungskontrolle orientiert über die Festigkeit der Fixation und darüber, daß die Platte nicht eine Hemmung der Abduktion verursacht.

Größere Einzelfragmente, meist dem Tuberculum maius zugehörend, müssen mit einer außerhalb der Platte liegenden Spongiosaschraube fixiert werden, besonders dann, wenn sie die Funktion stören und von der Platte nicht erfaßt worden sind.

Liegt eine Mehrstückfraktur mit kleinen Fragmenten und dehiszenten Muskelansätzen vor, so ist es empfehlenswert, diese durch kräftige Zügelnähte zu fassen, zu raffen und vor Anziehen der Schrauben an diesen zu verankern.

Röntgenkontrolle

Diese wird immer in ap- und axillärer Richtung gemacht. (Ein zur Aufnahme der Kassette bestimmtes Holzfach, welches schon bei der Lagerung des Patienten unter dessen Schulter gelegt wird, erleichtert die Plazierung der Platte für die ap-Aufnahme.) Eine erste Kontrolle wird nach erfolgter Reposition, eine letzte vor Schließung der Wunde gemacht.

Nachbehandlung

Der Patient steht am Abend nach der Operation oder spätestens am darauffolgenden Tag auf. Mußte der claviculäre Ursprung des Deltoides nicht abgelöst werden, so trägt der Patient lediglich eine Schlinge. Im andern Falle wird der Arm während der ersten 10 Tage auf eine Abduktionsschiene gelegt.

Alle Gelenke werden vom ersten Tage an selbsttätig bewegt. Wurde der Deltoides abgelöst, so wird während der ersten 10 Tage die Abduktion nur passiv geübt. Immer aber wird durch Heben der Hand bei liegendem rechtwinklig gebeugtem Ellbogen sofort die aktive Außenrotation ausgeführt. Nach Entfernung der Schiene kann der Patient entlassen werden.

Dauer des Spitalaufenthaltes 10—12 Tage.

b) Quere und sehr kurze Schrägfrakturen

Indikation. Die guten Ergebnisse der Osteosynthese von Querfrakturen oder kurzen Schrägbrüchen des Oberarmschaftes mit Druckplatten sind so konstant, daß die Indikation dazu beim Erwachsenen sehr weit gestellt werden darf.

Die gute Fixation und die damit erreichbare freie Beweglichkeit lassen die Druckplattenverschraubung, besonders bei Adipösen, bei Emphysematikern oder bei Kreislaufinsuffizienz, ferner bei Cerebralsklerose, Zuständen mit motorischer Unruhe, oder bei Mitverletzungen des Thorax, kurz überall dort als besonders angezeigt erscheinen, wo die zur konservativen Behandlung nötigen Fixationsverbände schlecht vertragen werden.

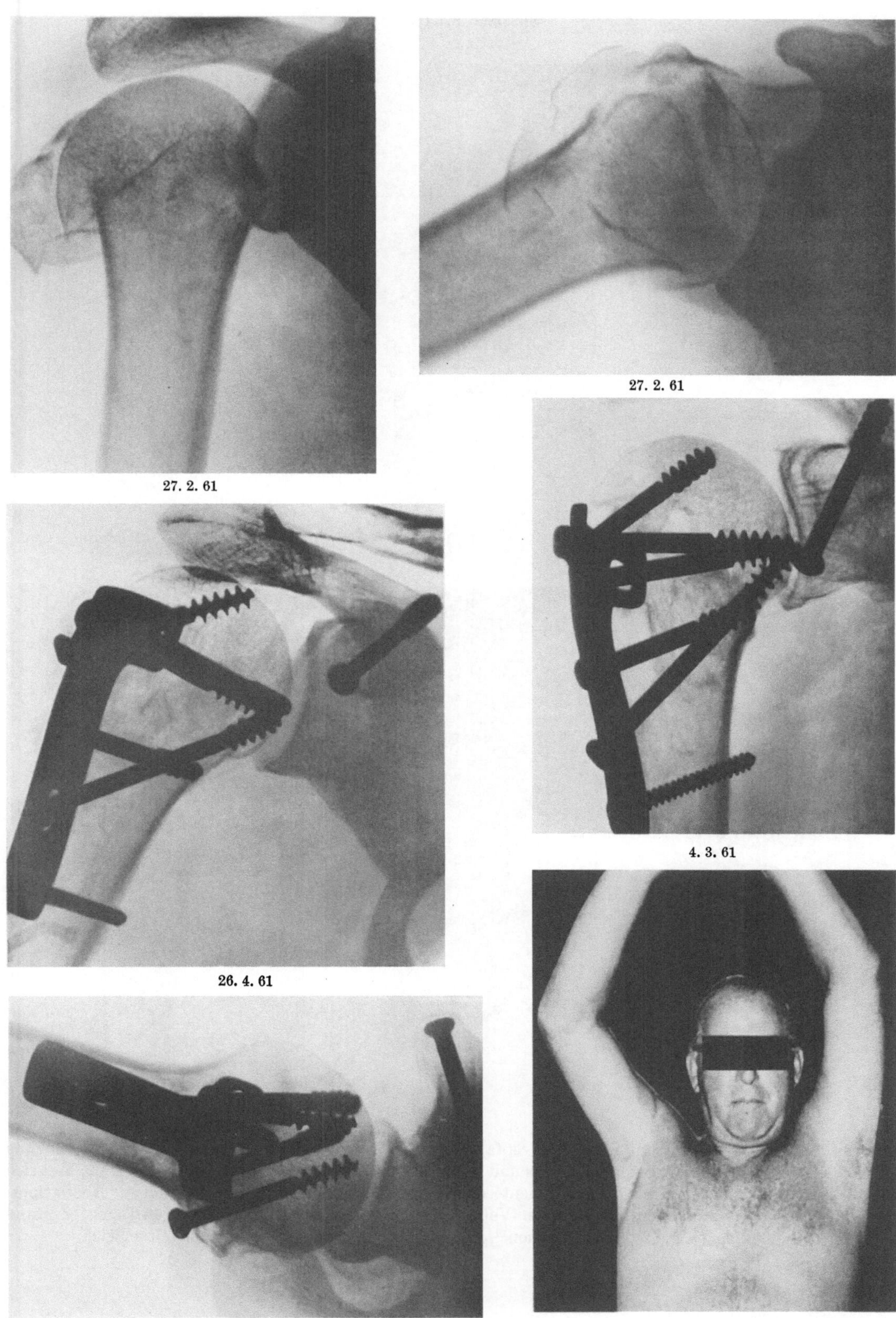

Abb. 413. Sch. L. 1911, ♂. 27. 2. 61 Sturz beim Skifahren. Luxationsfraktur der rechten Schulter mit Zertrümmerung des Kopfes. Operation am 4. 3. 61: Rekonstruktion des Kopfes mit Spongiosaplombe und Erreichung einer guten Rundung des Kopfes. 2½ Monate post op. (26. 4. 61) sehr gute Form des Kopfes, gute Struktur. Am 29. 9. 61 erkennt man auf der axialen Aufnahme nur einen kleinen deshiszenten Corticalissporn ventral, im übrigen normaler Durchbau und normale Form des Kopfes. Funktion s. Bild

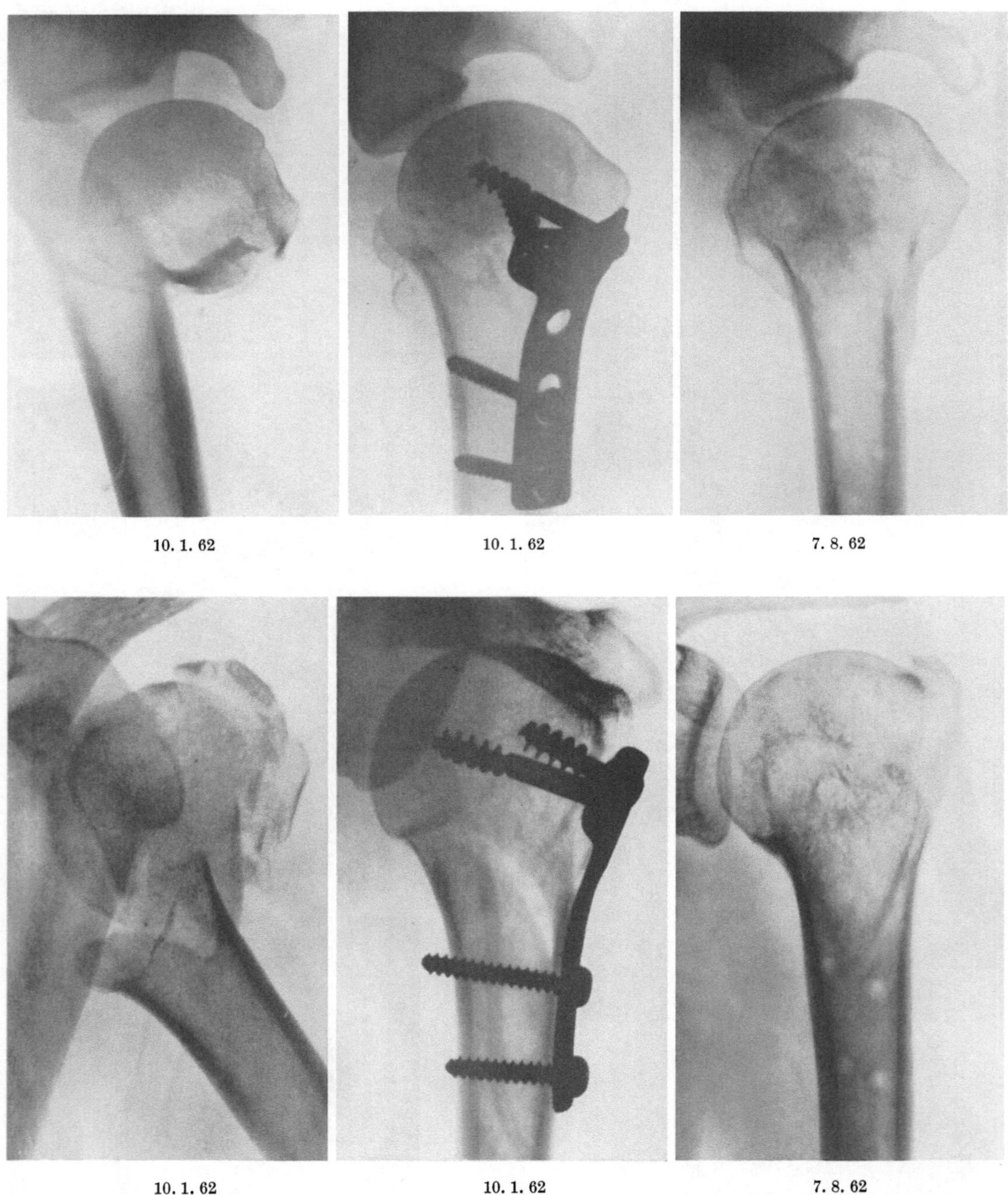

Abb. 414. M. P. 1921, Kaufmann. Sturz beim Skifahren 10. 1. 62. Subkapitale Humerusfraktur mit Sprengung der Kopfkalotte, Abriß des Tuberculum maius und Subluxation des Kopfes. Operation am 10. 1. 62, Fixation durch T-Platte und Raffung der Stückfragmente durch Zügelnähte, gutes Operationsresultat. Abduktionsschiene für 10 Tage. Spitalaufenthalt 12 Tage. Volle Arbeitsfähigkeit als Kaufmann nach 48 Tagen. Zustand nach 4 Monaten (7. 5. 62) Außenrotation $^1/_2$ normal, Abduktion und Elevation seitengleich.

Mittel

Verwendet werden gerade Druckplatten, welche mittels Corticalisschrauben fixiert werden, und zwar um so längere Platten (6—8 Lochplatten), je schwerer der Arm und je dünner (osteoporotischer) der Knochen ist.

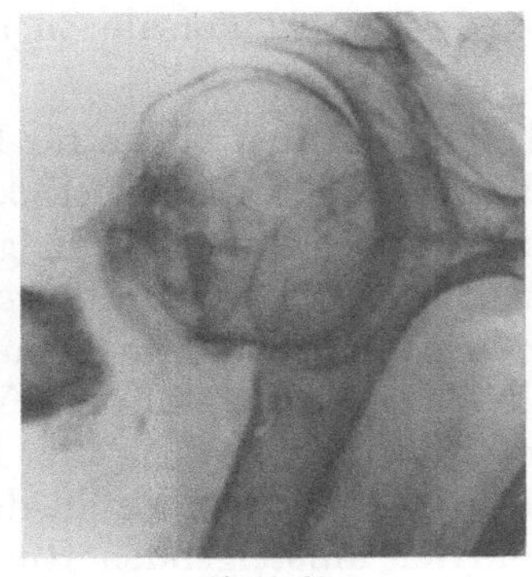
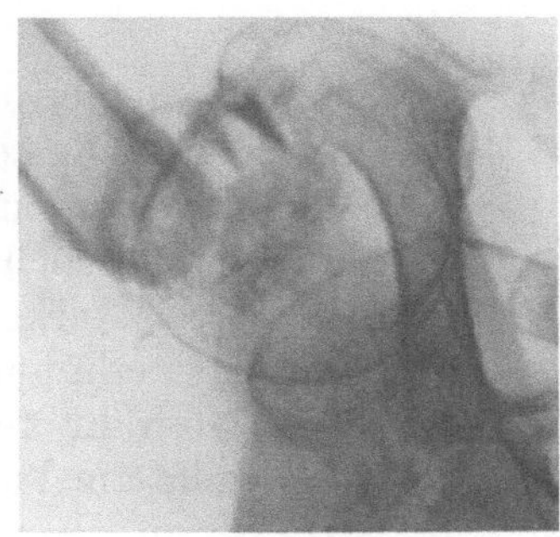

19. 10. 60   19. 10. 60

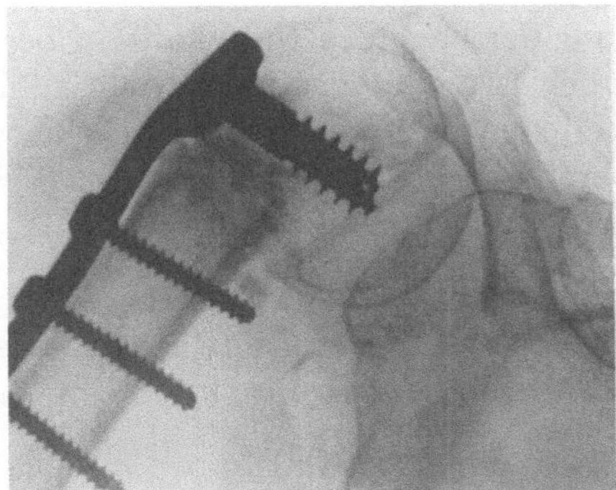
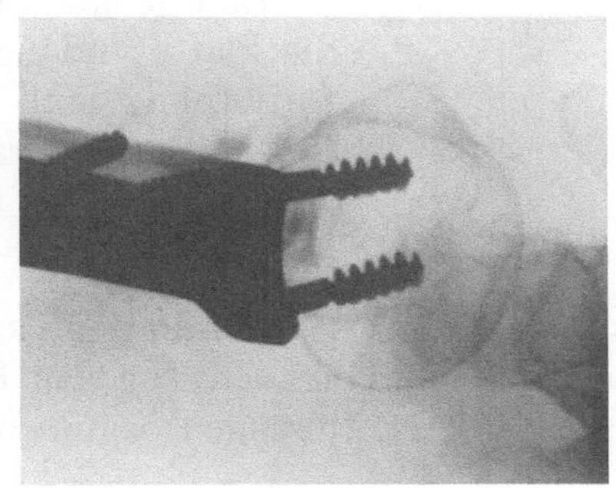

25. 4. 61   25. 4. 61

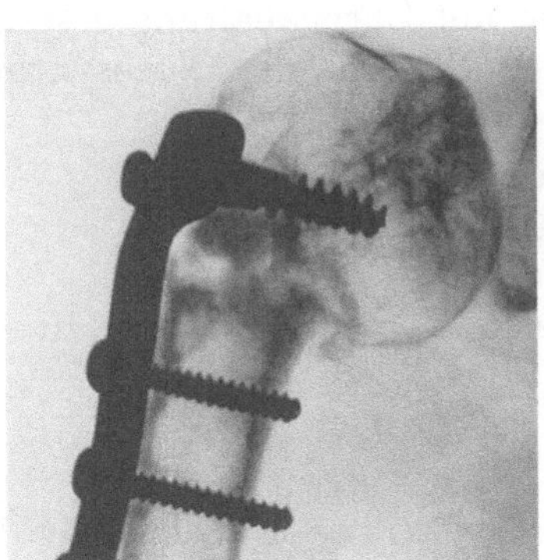
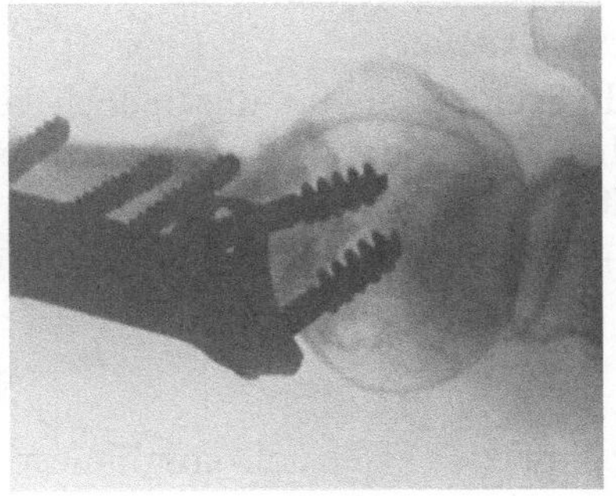

29. 5. 62   29. 5. 62

Abb. 415. R. J., Zahnarzt. Autounfall vom 2. 2. 60. Subkapitale Querfraktur rechts. Trotz Gips und späterer Operation auswärts Ausgang in Pseudarthrose. 19. 10. 60 Zustand bei Beginn der Behandlung, 25. 4. 61 Operation: Anlegen einer Schulter-T-Platte ohne Anfrischung der Pseudarthrose, Herstellung eines starken axialen Druckes. Anlegen eines Oberarmbrustgipses, aus welchem nach Abnahme einer Schale ab 30. 4. 61 aktive Übungen gemacht werden. Spitalaufenthalt 21 Tage, bei der Entlassung aktive Abduktion bis 90° möglich. 29. 5. 62 Pseudarthrose im medialen Bereich durchgebaut, lateral noch eine Spalte erkennbar. Beweglichkeit sehr gut, Elevation bis 170°, Abduktion 100°, Rotation 80°

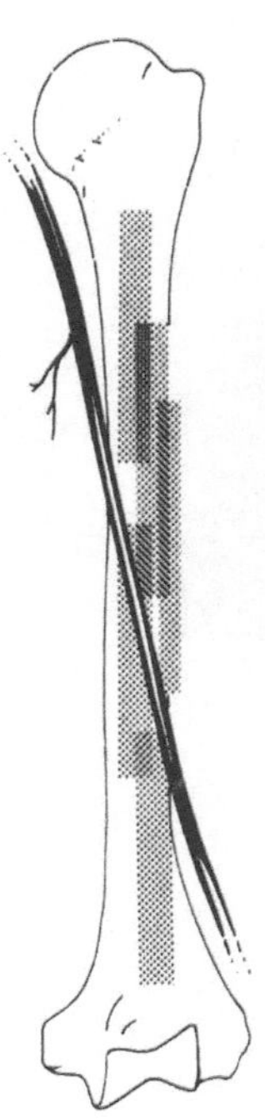

Abb. 416. Verschiedene Lagen der geraden Platten am Humerusschaft in Abhängigkeit vom Verlaufe des N. radialis

Operationstechnik

Als Zugang wird der untere laterale Abschnitt gewählt. In speziellen Fällen ist im distalen Drittel der dorsale Zugang vorzuziehen.

Die queren oder kurzen Schrägfrakturen bieten für Reposition und Fixation keine wesentlichen technischen Schwierigkeiten. Am häufigsten kommen Rotationsfehler vor, in deren Folge sich die Fragmente nicht richtig verzahnen, bzw. die Frakturspalte sich auch bei starkem Axialdruck nicht schließt. Sinngemäß ist eine gute Verzahnung und ein vollkommener Schluß der Frakturlinie eine Gewähr für richtige Rotation. Ebenso ist die Rotationskontrolle am Verlaufe der Crista tuberculi minoris, in der distalen Hälfte an den von den Epikondylen aufsteigenden Rippen zu erkennen. Bei der Montierung der Platte weichen wir dem N. radialis nach Möglichkeit aus. Die Platte kann aber auch ohne Schaden für den Radialis unter diesen geschoben werden. Zwischen Nerv und Platte ist etwas Muskel zu interponieren.

Eine genaue Beschreibung der Lage des N. radialis in bezug auf die Platte und ihre Schrauben ist in diesem Falle wichtig. Bei der Entfernung muß man auf jeden Fall ein Gerät zur elektrischen Reizung des N. radialis bereithalten.

Nachbehandlung

Der Patient kann am Abend des Operationstages oder am folgenden Tag das Bett verlassen und sofort mit aktiven Bewegungsübungen beginnen.

c) Lange Schräg- und Stückfrakturen des Schaftes

Indikation. Da die Erreichung einer die Operation rechtfertigenden vollständigen Osteosynthese schwierig ist, soll hier die Indikation mit Zurückhaltung gestellt werden. Mehrstückfrakturen am Humerusschaft stellen an die Technik der Osteosynthese besonders hohe Ansprüche.

Die Indikation erscheint uns jedoch gegeben bei:
allen Mitläsionen der Nervenstränge oder der A. brachialis,
allen offenen Frakturen.
Sie ist auch bei allen distalen gelenknahen Mehrfragementenbrüchen zu empfehlen.

Mittel

4—8-Lochplatte, eventuell kombiniert mit einer zweiten 4—5-Lochplatte, die in zwei um 90° verschobenen Ebenen angelegt werden. Auch die Verwendung eines Corticalisspanes oder eines Beckenkamm-Spanes im Gegengriff zur Platte ist in besonders schwierigen Fällen und bei osteoporotischen Knochen zu empfehlen.

Technik

Die Montierung der Platte unterscheidet sich im Prinzip nicht von der Technik, die im allgemeinen Teil beschrieben wurde. Mit der Anwendung des axialen Druckes muß man vorsichtig sein, bzw. man muß ihn gänzlich unterlassen, da er infolge der Keilform der Fragmente zu Verwerfungen führen kann.

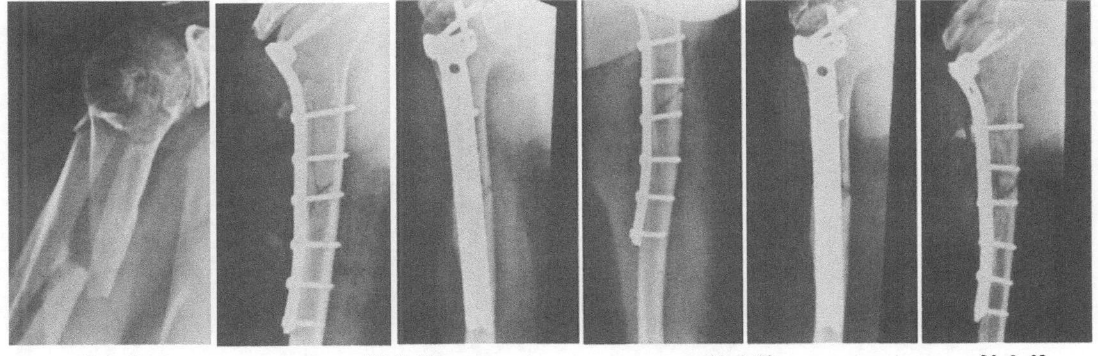

Abb. 417. Sch. A 1897. 19. 1. 62 Sturz durch Ausgleiten. Subkapitale Splitterfraktur in einer 14 cm langen Zone. Operation am 25. 1. 62 und Fixation mit einer speziell angefertigten langen Schulterplatte. Sehr gutes primäres Operations-Resultat. Patientin, eine adipöse Frau, war nach 49 Tagen als Wirtin wieder voll arbeitsfähig. 14. 5. 62 4-Monatskontrolle: Stellung unverändert gut, Beschwerdefreiheit. 26. 9. 62 Durchbau fast vollständig, Elevation und Abduktion nur um je 10—15° gehemmt. Rotationen vollkommen frei. Fall von Dr. H. MÄDER, Zug, dem wir für die Überlassung zur Publikation bestens danken

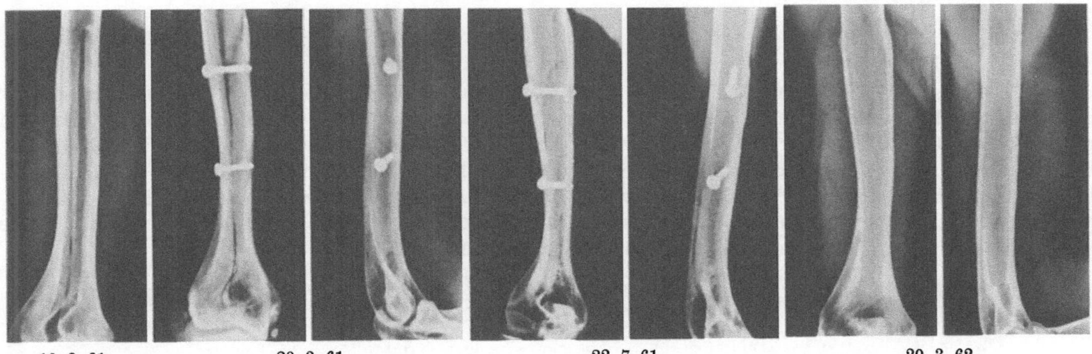

Abb. 418. St. H. 1929, Bahnangestellter. Eisenbahnunglück am 19. 3. 61. Längsfraktur fast des ganzen Humerusschaftes. Verschraubung am 20. 3. 61 mit drei Corticalisschrauben. Reposition nicht ideal, jedoch sehr solid, Spitaldauer 17 Tage, kein Gips, am 22. 7. 4 Monate später volle Funktion aller Gelenke, volle Arbeitsfähigkeit nach 102 Tagen (einschließlich Arbeitsausfall bei Schraubenentfernung). 29. 3. 62 Zustand nach Schraubenentfernung

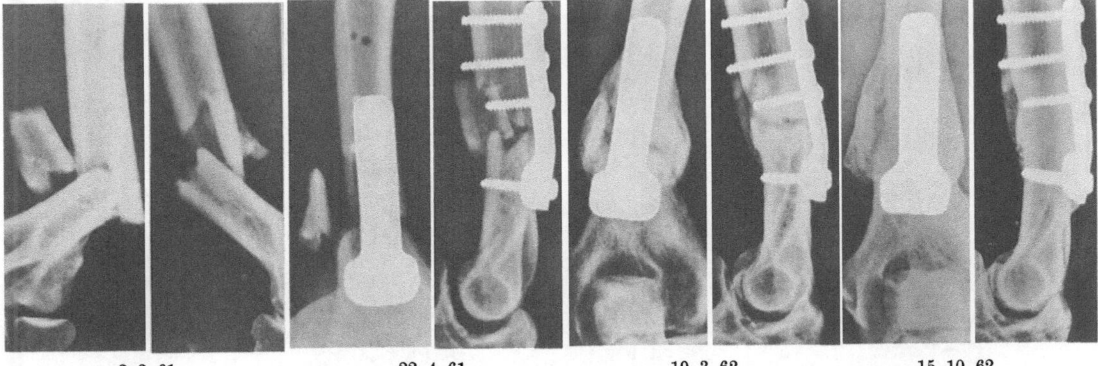

Abb. 419. F. X. 1883, Landwirt. Hufschlag auf linken Ellbogen mit stark verschmutzter offener Querfraktur knapp über dem Ellbogen am 2. 3. 61. Schwierige Reposition mit unbefriedigendem Resultat. Nach 51 Tagen, am 22. 4. 61 Operation, wobei die Fraktur durch eine T-Platte fixiert wird, so daß das T-Stück das breite periphere Fragment oberhalb der Fossa olecrani erfaßt. Fixation entsprechend der Knochenstruktur mit Corticalisschrauben. Reposition nicht ideal, Fixation fest. 1 Jahr später am 19. 3. 62 starker Callus, Durchbau noch nicht ganz vollständig, Fraktur klinisch fest. 15. 10. 62: Vollständiger Durchbau des etwas luxurierenden Callus, welch letzterer für nicht vollkommen feste Fixation spricht. Funktion des Ellbogengelenkes 170—70° Streckbeugebewegung, Pro- und Supination frei

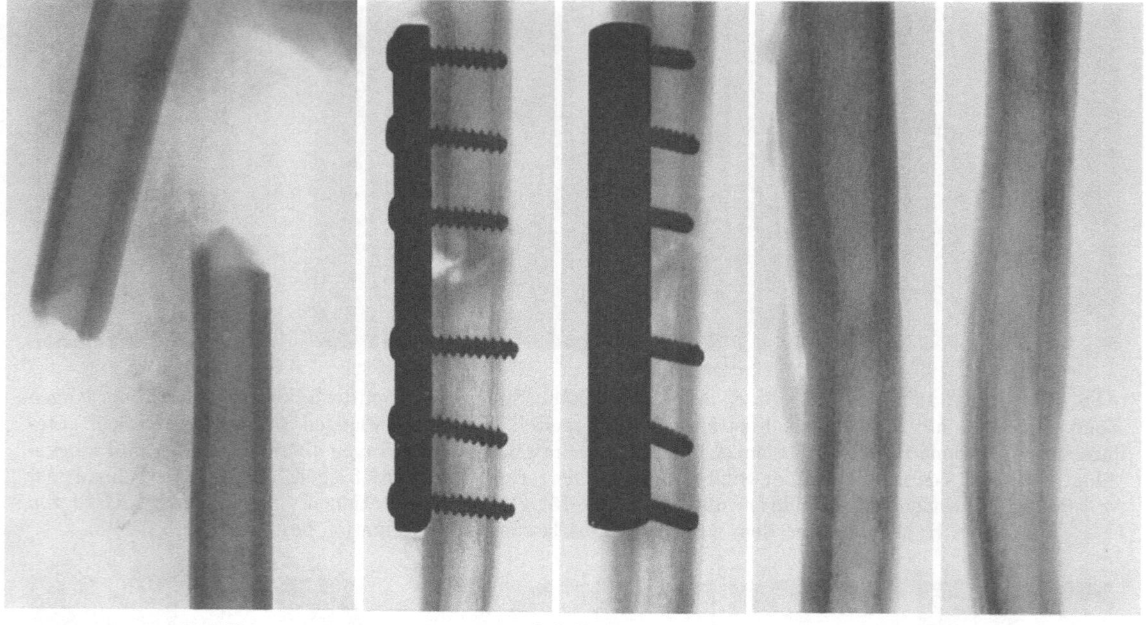

11. 4. 60   3. 8. 60   4. 7. 61

Abb. 420. B. Hp. 1945, Schüler. Am 11. 4. 60 offene Humerusquerfraktur mit starker Verschmutzung in der Mitte des Schaftes durch Steinschlag. Starke Dislokation. Radialis intakt. Sofortige Operation. Fixation mit 6-Lochplatte. 10 Tage dorsale Schiene, Spitalaufenthalt 18 Tage. 4 Wochen postoperativ voll arbeitsfähig als Ausläufer in einer Bäckerei. Bei der 4-Monatskontrolle am 3. 8. geringer periostaler Callus, Durchbau im medialen und dorsalen Frakturbereich, volle Funktion. Am 16. 11. 7 Monate postoperativ guter Durchbau, am 7. 4. 61 Plattenentfernung, Humerusachse normal voll durchgebaut, Funktion seitengleich, totale Arbeitsunfähigkeit einschließlich Plattenentfernung 35 Tage

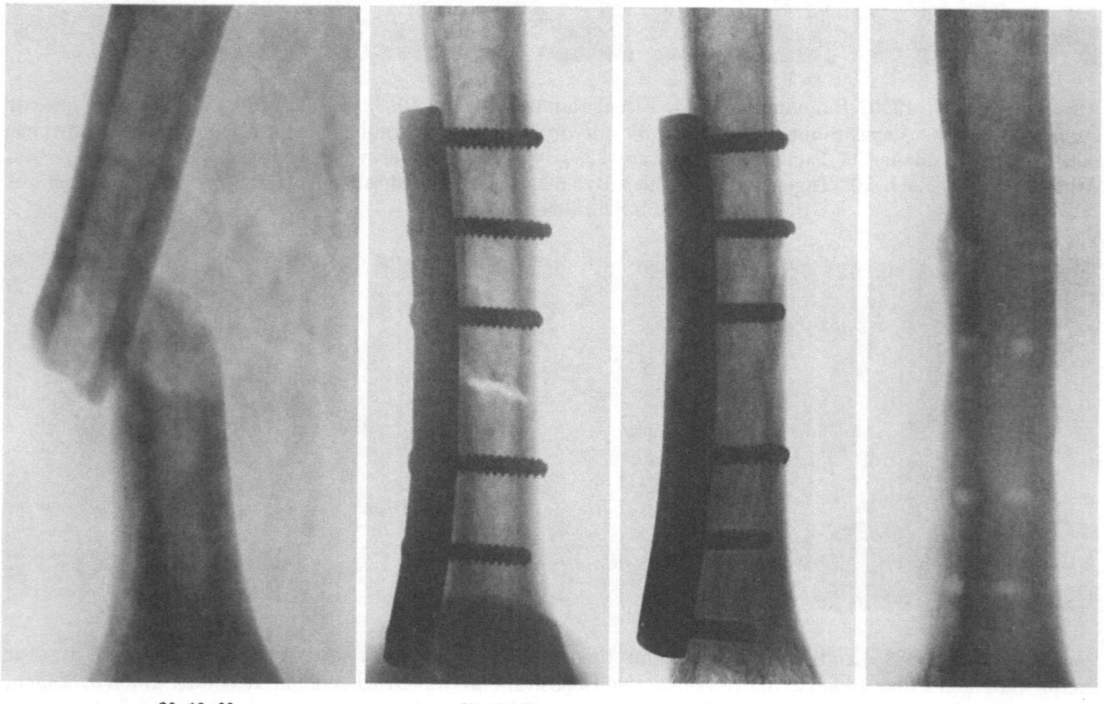

20. 10. 60   27. 10. 60   21. 6. 61   15. 2. 62

Abb. 421. C. K. 1935, Landwirt. 20. 10. 60 Unfall mit Traktor. 27. 10. 60 Operation mit gerader Platte (distal etwas abgebogen). Reposition nicht ganz ideal, Osteosynthese stabil. Spitaldauer 47 Tage. Nach 8 Monaten vollständiger Durchbau (21. 6. 61). Nach einem Jahr Frakturspalten vollständig verschwunden, etwas starker endostaler Callus (15. 11. 61). Bei Metallentfernung (15. 2. 62) klagt der Patient über etwas Schmerzen beim Heben schwerer Lasten. Gelenke (Schulter und Ellbogen) vollkommen frei und schmerzlos

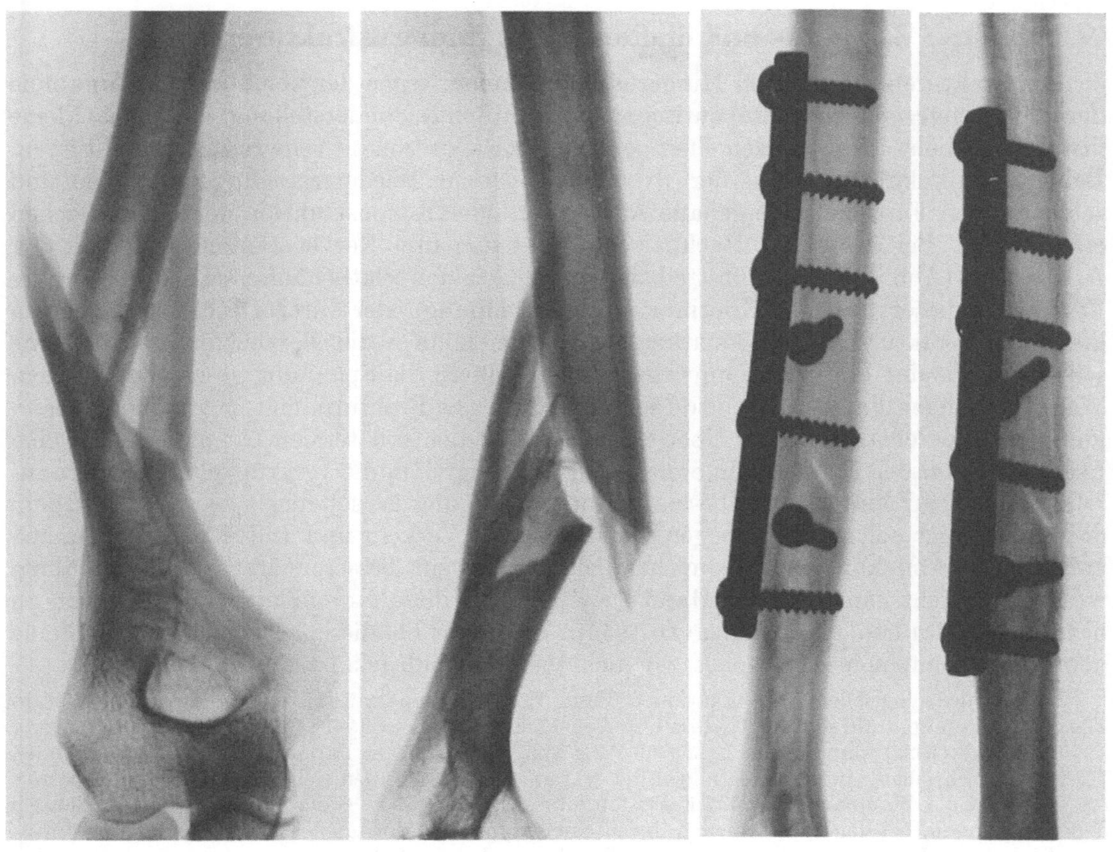

21. 1. 62 6. 6. 62

25. 9. 62

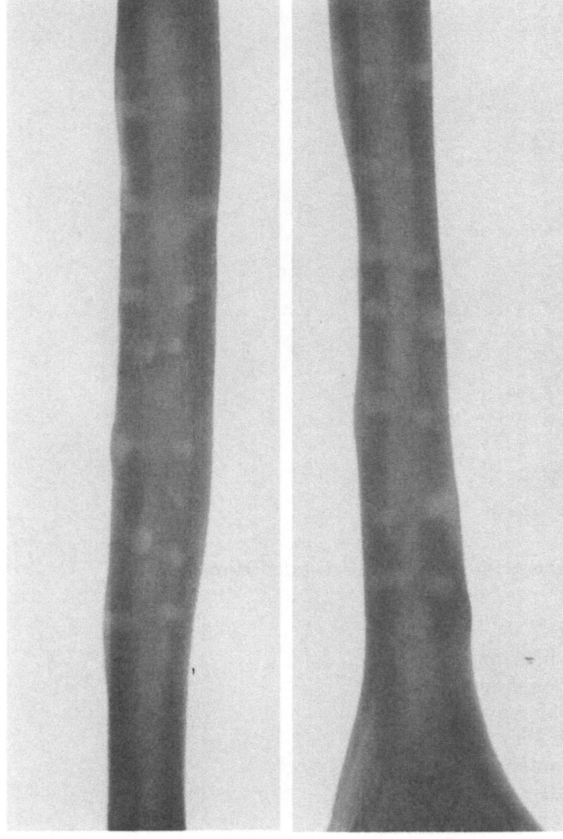

13. 11. 62

Abb. 422. Z. Chr. 1938, Verkäuferin. Autounfall
am 21. 1. 62. Lange Schrägfraktur mit Ausbruch-
keil zwischen mittlerem und unterem Drittel.
Radialis intakt. Operation am 25. 1., Fixation
durch 6-Lochplatte mit separater Verschraubung
des Keiles durch zwei Corticalisschrauben. Reposition nicht anatomisch genau, Fixation fest.
Dorsale Gipsschiene für 3 Wochen mit täglicher
Abnahme und Übungsbehandlung. Spitalaufenthalt 15 Tage. Nach 4 Monaten: am 6. 6. 62
keine Dislokation, guter Durchbau, Arbeitsunfähigkeit 105 Tage. Bei der 4-Monatskontrolle
Pro- und Supination frei, Ellbogengelenk rechts
50—180⁰, links 40—180⁰. Schultergelenk vollkommen frei. 25. 9. 62 Funktionsbild 50—180⁰,
Patientin ist vollständig beschwerdefrei

3. Supra- und diakondyläre Humerusfrakturen

Die Frakturen am distalen Humerusende nehmen wegen der komplizierten Anatomie der Ellbogengegend in therapeutischer Hinsicht eine Sonderstellung ein. Das kleine distale Fragment ist auch nach einer gelungenen Reposition oft schwer zu immobilisieren. Bei intraartikulärem Verlauf der Bruchlinien ist zur Wiedererlangung der vollen und schmerzfreien Funktion eine genaue Adaptation oder Rekonstruktion der Gelenkflächen erforderlich. Bei der engen Nachbarschaft mit den drei Nervenstämmen und mit der A. brachialis (Abb. 423) sind unmittelbare Komplikationen relativ häufig, sei es durch direkte Verletzung dieser Gebilde (Kontinuitätsdurchtrennung) oder durch Druckschädigung im klaffenden Frakturspalt. Bei starker Dislokation können die Nervenstämme über eine scharfe Kante der Fragmente hinwegziehen und durch die Spannung geschädigt werden. Wegen der engen Fascienumscheidung kann schon das Frakturhämatom zu einer Drosselung der A. brachialis führen. Über einen Spasmus der kollateralen Gefäße entsteht eine Ischämie distal der Fraktur, die ohne sofortiges Eingreifen die verkrüppelnde Volkmannsche Kontraktur hinterläßt. Diese extreme Schädigung ist seltener geworden, trotzdem die Anzahl der schweren Ellbogenfrakturen durch Verkehr und Industrie zugenommen haben. Die Abnahme geht wahrscheinlich parallel zur besseren ärztlichen Betreuung, weshalb es nicht ganz von der Hand zu weisen ist, diese Komplikation als iatrogen zu bezeichnen (BÖHLER 1961; LIPSCOMB 1955). Inwieweit bei diesem Endzustand auch eine neurogene Komponente mitspielt, ist nicht befriedigend geklärt.

Bei den neurologischen Komplikationen dieser Frakturgruppe müssen wir die unmittelbar traumatische Parese und die sog. Spätparese unterscheiden (BERGMANN 1949; CONSTENSOUX 1918; HUNT 1916). LEWIS (1922) und MILLER haben 60 Fälle von traumatischer Parese bei Fraktur des distalen Humerus beschrieben. In dieser Serie war der N. radialis mit 44 Fällen weitaus am häufigsten betroffen, während der N. ulnaris mit fünf Fällen an letzter Stelle stand. Ganz anders verhält es sich bei den Spätparesen, bei denen dieselben Autoren eine frappante Priorität des N. ulnaris mit 94% festgestellt haben. Das Intervall zwischen der Fraktur und dem Auftreten der ersten Symptome der

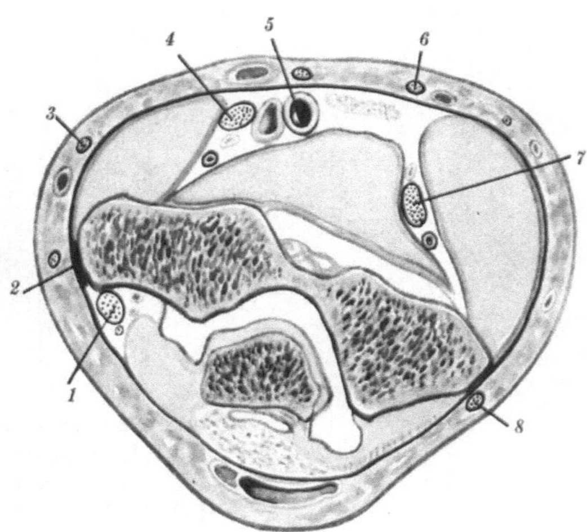

Abb. 423. Querschnitt des Oberarmes im Bereiche des distalen Humerus.

1 N. ulnaris;
2 Septum intermusculare uln.;
3 N. cut. antebrach. uln.;
4 N. medianus;
5 A. brachialis;
6 N. cut. antebrach. rad.;
7 N. radialis;
8 N. cut. antebrach. dors.

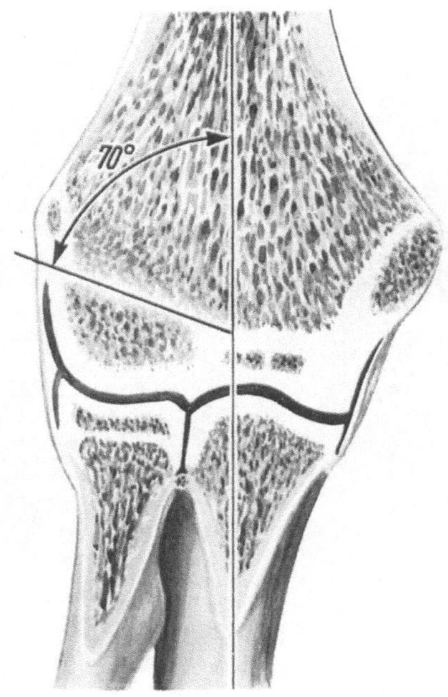

Abb. 424. Frontalschnitt durch das Ellbogengelenk mit Knochenkernen und Wachstumsfugen
(13jähriges Mädchen)

Ulnarisparese ist sehr unterschiedlich (Gay 1947; Murphy 1916). So schwankte es in den 42 publizierten Fällen der neurologischen Universitätsklinik Zürich zwischen 6 Monaten und 56 Jahren! (Mumenthaler 1961). Es ist deshalb nicht erstaunlich, daß sich der Betroffene oft nicht an die durchgemachte Fraktur erinnert, oder daß der untersuchende Arzt einen kausalen Zusammenhang gar nicht in Erwägung zieht (Dressler 1958).

Die Läsion des Skeletes kann auch hier zu einer Pseudarthrose oder zu einer Heilung in Fehlstellung führen, was die Funktion des Ellbogengelenkes beeinträchtigt. Jugendliche mit der noch bestehenden Wachstumszone sind sekundären Fehlstellungen nach Frakturen durch direkte Schädigung der Epiphysenfugen oder durch ungenügende Reposition eines abgesprengten Epicondylus besonders ausgesetzt (Abb. 425).

Es ist auffallend, daß die Ularisspätparese vorwiegend nach Läsionen im Bereiche des Condylus radialis mit sekundärer Valgität auftritt. Es kann sich dabei kaum ursächlich um eine relative Verlängerung des Nervenverlaufes handeln. Bei dieser Deformität ist auch nicht mit einer vermehrten Luxationstendenz des Nerven zu rechnen (Mumenthaler 1958). Das humero-ulnare Scharniergelenk verliert die laterale Stabilität durch Fehlen des Widerlagers des Radiusköpfchens an der Trochlea und reagiert durch Verdickung des periartikulären Gewebes. Es handelt sich prinzipiell um denselben Mechanismus, wie er bei den arthrogenen Ulnarislähmungen angetroffen wird (Hensell 1953). Man findet denn auch fast regelmäßig den Nerven bei der operativen Freilegung in pannusartiges Narbengewebe eingebettet. Da das Gelenk selbst primär nicht geschädigt ist, darf man annehmen, daß die Gewebsreaktion durch die vermehrte Beanspruchung bei Wegfall der seitlichen Verstrebung entsteht. Diese theoretische Überlegung mahnt uns zur Vorsicht bei der Resektion des Radiusköpfchens und der distalen Ulna, da mit beiden Eingriffen die seitliche Stabilität beeinträchtigt wird und eine Überbelastung des Humero-Ulnargelenkes durch Scherkräfte resultiert.

Eine für diese Region typische Komplikation ist die periartikuläre Verkalkung. Kein anderes Gelenk neigt nach Verletzungen des Kapselapparates sosehr zur Ablagerung von Kalk in das Bindegewebe und zur Myositis ossificans wie das Ellbogengelenk. Die Therapie der Komplikationen wird an anderer Stelle besprochen.

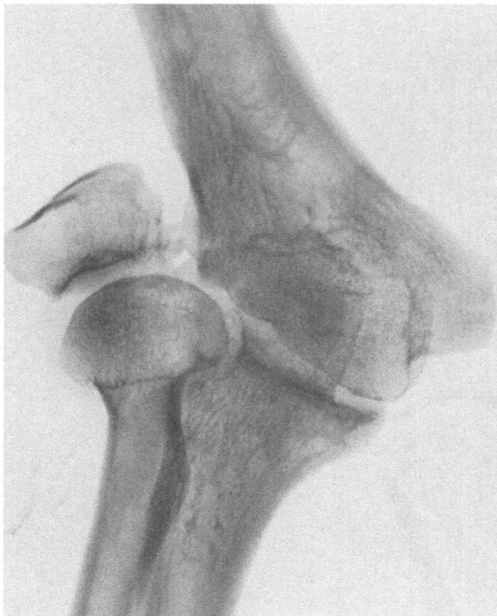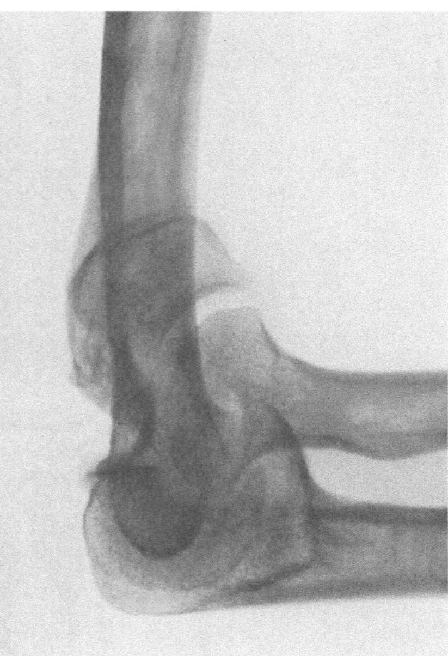

Abb. 425. F. M., 37jährig. Fraktur des Epicondylus radialis rechts mit 10 Jahren. Nach einem Trauma, das er mit 22 Jahren am Ellbogen erlitt, plötzliches Auftreten von Ulnarissymptomen mit Schmerzhaftigkeit. Wechselnd starke Beschwerden, die während 10 Jahren zu einer EMV-Rente von 10% führten. Anschließend ohne besondere Ursache starke Zunahme der Symptome, weswegen der Patient 10 Jahre nach Einsetzen der Beschwerden durch tiefe Volarverlagerung des N. ulnaris operiert wurde. (Dieser Fall wurde uns zur Illustration von Herrn Prof. M. MUMENTHALER, Bern, überlassen, die Röntgenbilder von Herrn Prof. WELLAUER, Vorsteher des Röntgeninstitutes, Kantonsspital Zürich)

Bei der Vielfalt der Frakturformen des distalen Humerus und bei Berücksichtigung der relativ häufigen Begleitverletzung können keine schematischen Behandlungsregeln aufgestellt werden. Das Ziel der Therapie ist eine achsengerechte Stellung mit kongruenten Gelenkflächen unter *Erhaltung der vollen Funktion*. Diese Forderung wird durch die stabile Osteosynthese am sichersten erfüllt. Die pfeilerartige V-förmige Konstruktion des distalen Humerus und die lädierbaren Epiphysenfugen setzen ihr aber bestimmte Grenzen und verlangen oft eine improvisierte Anpassung der Methode an die vorgefundene Situation.

Die suprakondylären Frakturen bei Kindern und Jugendlichen. Sie werden in der Regel konservativ mit der Vertikalzug-Methode nach BAUMANN (1960) behandelt.

Ein galgenartiger Aufbau aus Rohrelementen wird auf Schulterhöhe des liegenden Patienten am Bett angebracht. Der Galgen muß breit und hoch sein, damit die einzelnen Zügel möglichst lange gehalten werden können. Der verletzte Arm wird durch eine Olecranon-Kirschner-Extension senkrecht aufgehängt und durch zwei weitere horizontale Züge in ein stabiles Gleichgewicht gebracht. Durch Änderung der Zugrichtung und des Zuggewichtes läßt sich die Fraktur fast immer achsengerecht einstellen. Bei genügender Länge der Zügel verschiebt sich die Zugrichtung mit den Bewegungen des Patienten nur unwesentlich. Die Rotation stellt sich bei dieser Anordnung spontan ein und muß nicht korrigiert werden. Nach 3 Wochen ist die Fraktur so weit konsolidiert, daß die Extension entfernt und mit aktiven Bewegungsübungen begonnen werden kann.

Liegt neben der suprakondylären Fraktur gleichzeitig eine Zirkulationsstörung oder ein neurologischer Ausfall vor (Hyperextensionsfraktur!), der nach Reposition andauert, so besteht auch beim Kind die *absolute* Indikation zur operativen Versorgung. Ebenfalls operativ muß der Abbruch des Condylus radialis behandelt werden. Das Vorgehen bei Brüchen im Bereiche des Epicondylus ulnaris richtet sich nach der Größe des Fragmentes

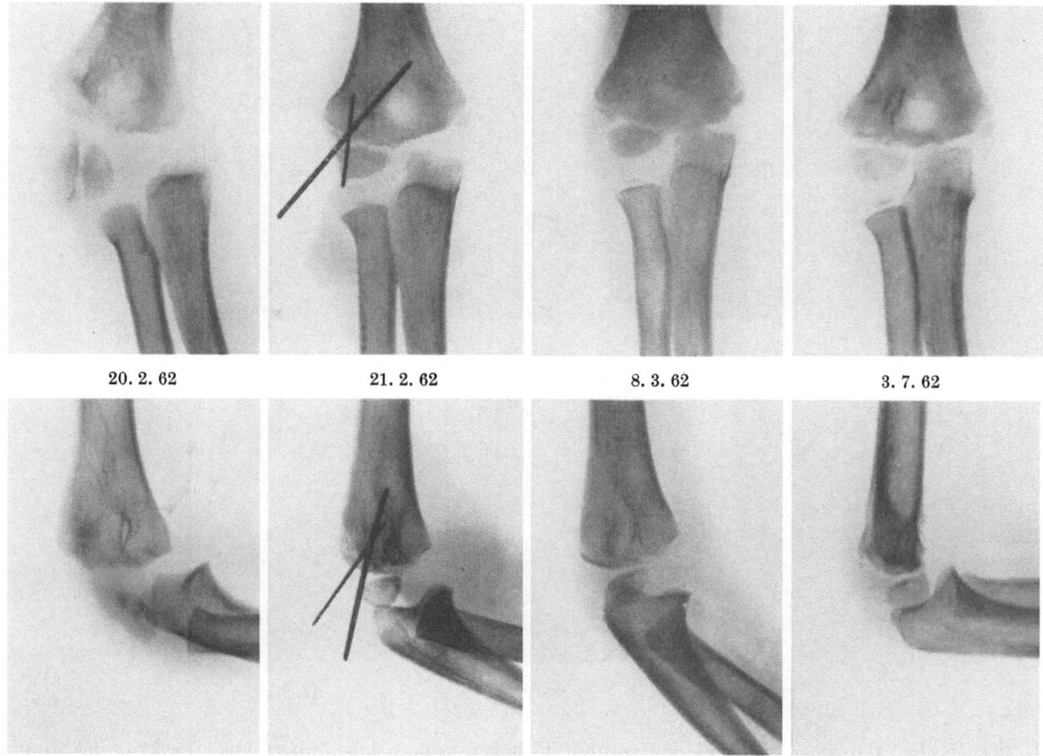

Abb. 426. Ab. W., 6jährig. Sprung aus 2 m Höhe und Aufschlagen auf den rechten Ellbogen. Notfallmäßige Einweisung wegen Fraktur des Condylus radialis rechts mit starker Dislokation und Verdrehung des Fragmentes. Blutige Reposition noch in der gleichen Nacht und Osteosynthese durch zwei gekreuzte Kirschner-Drähte, die knapp subcutan abgeschnitten werden, Gipsschiene. 18 Tage nach der Operation Entfernung der beiden Drähte und Beginn mit aktiver Mobilisation. Ambulante Kontrolle nach 4 Monaten zeigt eine praktisch normale Funktion, jedoch eine Varusstellung von gut 10°. Subjektiv beschwerdefrei

und nach dem neurologischen Befund. Wenn wir an die Möglichkeit der Spätparese des N. ulnaris durch vermehrten Callus und Luxation des Nervs denken, so werden wir uns auch hier leichter zur Operation entschließen (SENGESSE 1898). Beim Kind ist die sichere Beurteilung der Fraktur anhand des Röntgenbildes oft schwer, weshalb eine Vergleichsaufnahme der gesunden Seite herangezogen werden sollte. Eine bestehende Achsenabweichung als Varus oder Valgus kann mit der Orientierungslinie nach BAUMANN (1959) bestimmt werden. Auf einer streng seitlichen Röntgenaufnahme des Ellbogens manifestiert sich eine Varusfehlstellung der Epiphyse durch Überschneidung derselben mit der proximalen Ulna. Dieses Phänomen wird als *Signe de l'éclipse* bezeichnet (MARION 1962). Als Methode der Osteosynthese hat sich die Spickung mit gekreuzten Kirschner-Drähten am besten bewährt, während sich die Verwendung von Schrauben nur äußerst selten aufdrängt (Abb. 426, 427). Die Schädigung eines kleinen Fragmentes durch das Einführen einer Schraube kann zu einer weitgehenden Knochennekrose führen. Auch für die Wachstumszone bedeutet der feine Kirschner-Draht ein geringeres Trauma als das relativ große Schraubengewinde. Da aber die Spickung keine absolute Stabilität der Fraktur erreicht, muß eine postoperative Ruhigstellung durch Gipsschiene während 2—3 Wochen aufrechterhalten werden. Diese kurze Immobilisierung wirkt sich nicht nachteilig aus,

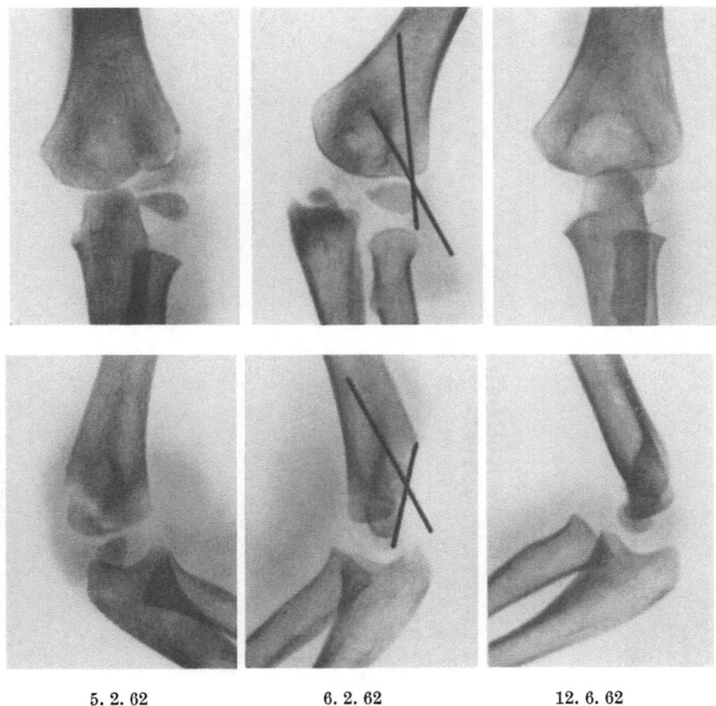

Abb. 427. G. R., 4jährig. Sturz auf den rechten Ellbogen vom Küchenbüfett aus. Fraktur des Condylus radialis rechts mit mäßiger Verschiebung. Blutige Reposition ein Tag nach dem Unfall und Osteosynthese mit zwei dünnen gekreuzten Kirschner-Drähten. Postoperative Ruhigstellung durch Oberarmgipsschiene. Entdrahtung 15 Tage nach der Operation. Bei der 4-Monatskontrolle ist Anatomie, Kraft und Gelenkbeweglichkeit symmetrisch — Fraktur nicht mehr erkennbar

da es sich um Kinder und Jugendliche handelt, die den Funktionsausfall rasch wieder ausgleichen, wenn man sie sich selbst überläßt. Die Drähte werden nach der Gipsabnahme durch kleine Stichincisionen entfernt. Erst dann setzt die aktive — und *nur* die aktive Mobilisierung ein.

Die suprakondylären Brüche beim Erwachsenen. Die Indikation zur Osteosynthese wird beim *Erwachsenen* — vor allem wenn es sich um artikuläre Brüche handelt — viel weiter gestellt, da es mit konservativer Methode nur selten gelingt, eine gute Kongruenz der Gelenkflächen zu erreichen. Bei älteren Individuen verhindert die stabile Osteosynthese auch bei suprakondylären Frakturen wegen der sofortigen Mobilisierung langwierige Versteifung im Ellbogen und in der Schulter. Zur Stabilisierung der suprakondylären Frakturen verwenden wir beim Erwachsenen entweder zwei Platten (ohne Kompression!) oder eine Platte mit einer schräg verlaufenden Zugschraube kombiniert. Bei besonders günstigen Verhältnissen wird man auch mit zwei gekreuzten Spongiosaschrauben eine ausreichende Stabilität erreichen.

Liegt eine Stückfraktur mit multiplen kleinen Fragmenten vor, müssen wir auch beim Erwachsenen auf eine absolute Stabilität verzichten und durch einige Kirschner-Drähte die Rekonstruktion der Gelenkfläche anstreben. In diesen Fällen wird eine zusätzliche Gipsfixation angelegt und für 3 Wochen belassen. Bei den schwersten Formen mit weitgehender Zertrümmerung der Gelenkflächen muß man mit dem Versuch einer Osteosynthese sehr vorsichtig sein. Wahrscheinlich kann durch die Extensionsmethode mit frühzeitiger Mobilisierung ein besseres Resultat erzielt werden (BOCCANEGRA 1961).

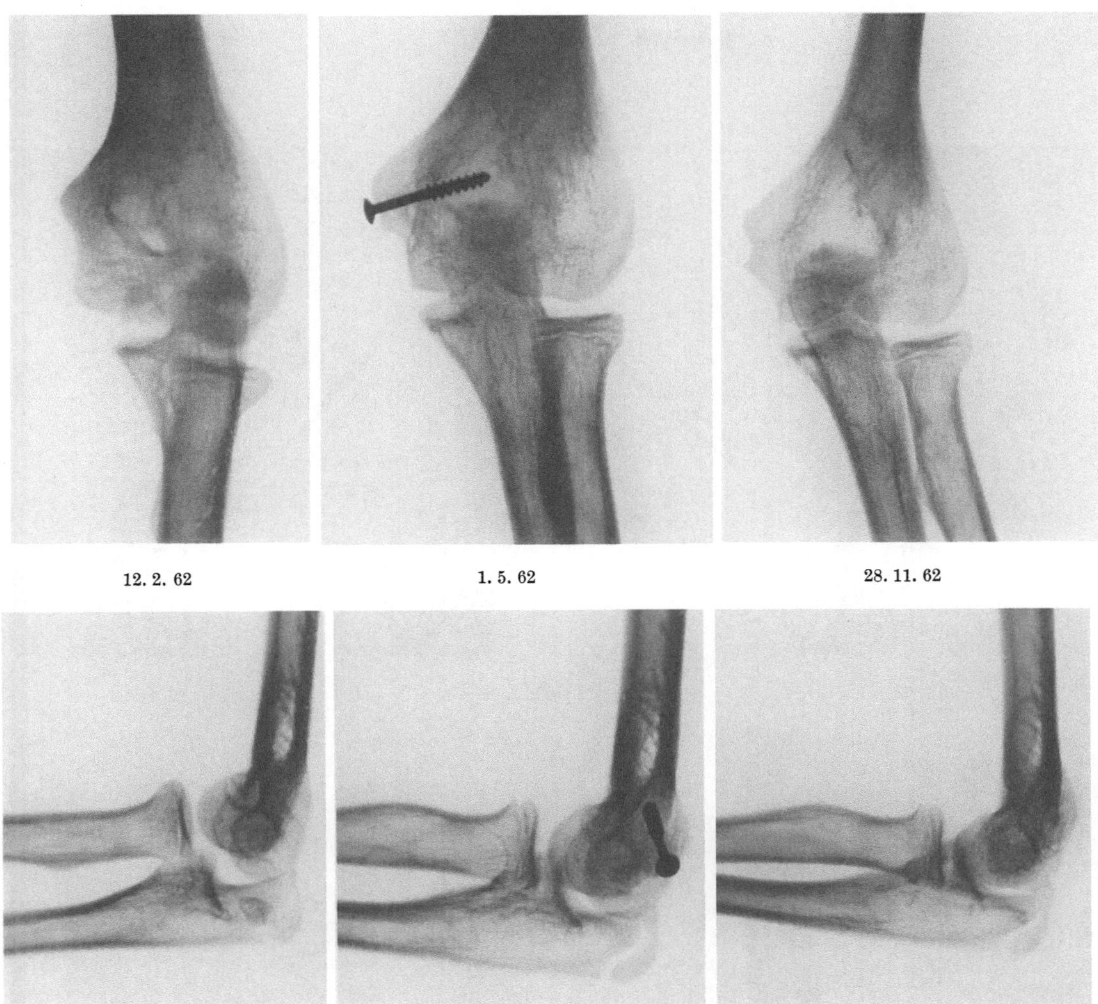

Abb. 428. F. K., 15jährig. Sturz auf den rechten Ellbogen beim Sprung über Gartenzaun. Notfallmäßige Einweisung wegen irreponibler Luxation des rechten Ellbogens mit Ausriß des Epicondylus ulnaris und Paresen des N. medianus und ulnaris, sonst völlig symmetrische Beweglichkeit. Hier wurde statt der Spickung mit Kirschner-Drähten eine Navicularenschraube verwendet, da die Fraktur schon 5 Tage zurücklag und das abgerissene Fragment wegen der bereits bestehenden Verkürzung der Weichteile nur unter erhöhter Spannung reponiert werden konnte. Die Schraube wurde länger als üblich belassen, um die Gefahr einer perineuralen Narbenbildung bei der bestehenden Ulnarisparese durch einen erneuten frühzeitigen Eingriff nicht zu erhöhen.

Der Zugang zur operativen Versorgung der Fraktur richtet sich nach der Lokalisation und nach der Art derselben. Entscheidend ist auch das Vorliegen einer eventuellen neurologischen oder zirkulatorischen Komplikation. Beim Kind kommt man fast immer mit einem lateralen, medialen oder mit beiden Zugängen gleichzeitig aus. Bei der sehr tief sitzenden und quer verlaufenden Fraktur des Erwachsenen und bei der Y-Fraktur ist der hintere Zugang der einfachste und ungefährlichste.

In Bauchlage des Patienten werden Haut und Subcutis durch einen in der Mittellinie verlaufenden Schnitt gespalten, das Olecranon S-förmig umfahrend. Nach Aufsuchen des N. ulnaris wird die Tricepssehne am Übergang zum muskulären Anteil zungenförmig umschnitten, nach distal

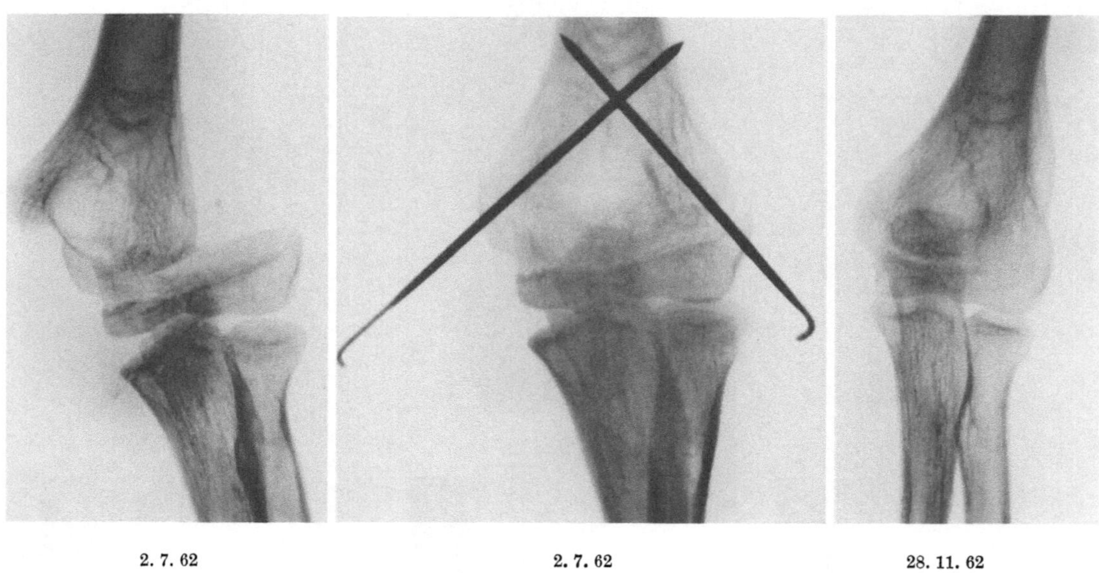

2. 7. 62   2. 7. 62   28. 11. 62

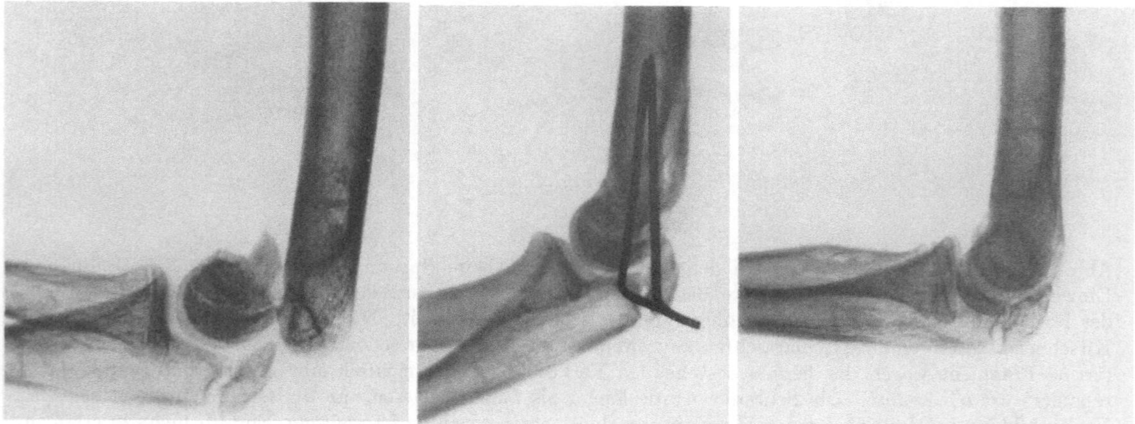

Abb. 429. R. J., 13jährig. Sturz auf den linken Ellbogen und sofortige Klinikeinweisung wegen suprakondylärer Humerusfraktur links mit beginnender Ulnarisparese. Freilegung der Fraktur durch zwei seitliche Schnitte. Der N. ulnaris liegt stark gespannt über dem proximalen Fragment. Er wird primär mobilisiert und nach volar verlagert. Reposition der Fraktur und Osteosynthese durch zwei gekreuzte Kirschner-Drähte. Ruhigstellung durch Gipsschiene für 2½ Wochen, dann Entdrahtung und Mobilisierung. Bei der Kontrolle 4 Monate nach dem Unfall hat sich die Parese vollständig zurückgebildet. Es bestand noch ein Beugeausfall von 10° und ein Supinationsausfall von 10°. Subjektiv beschwerdefrei

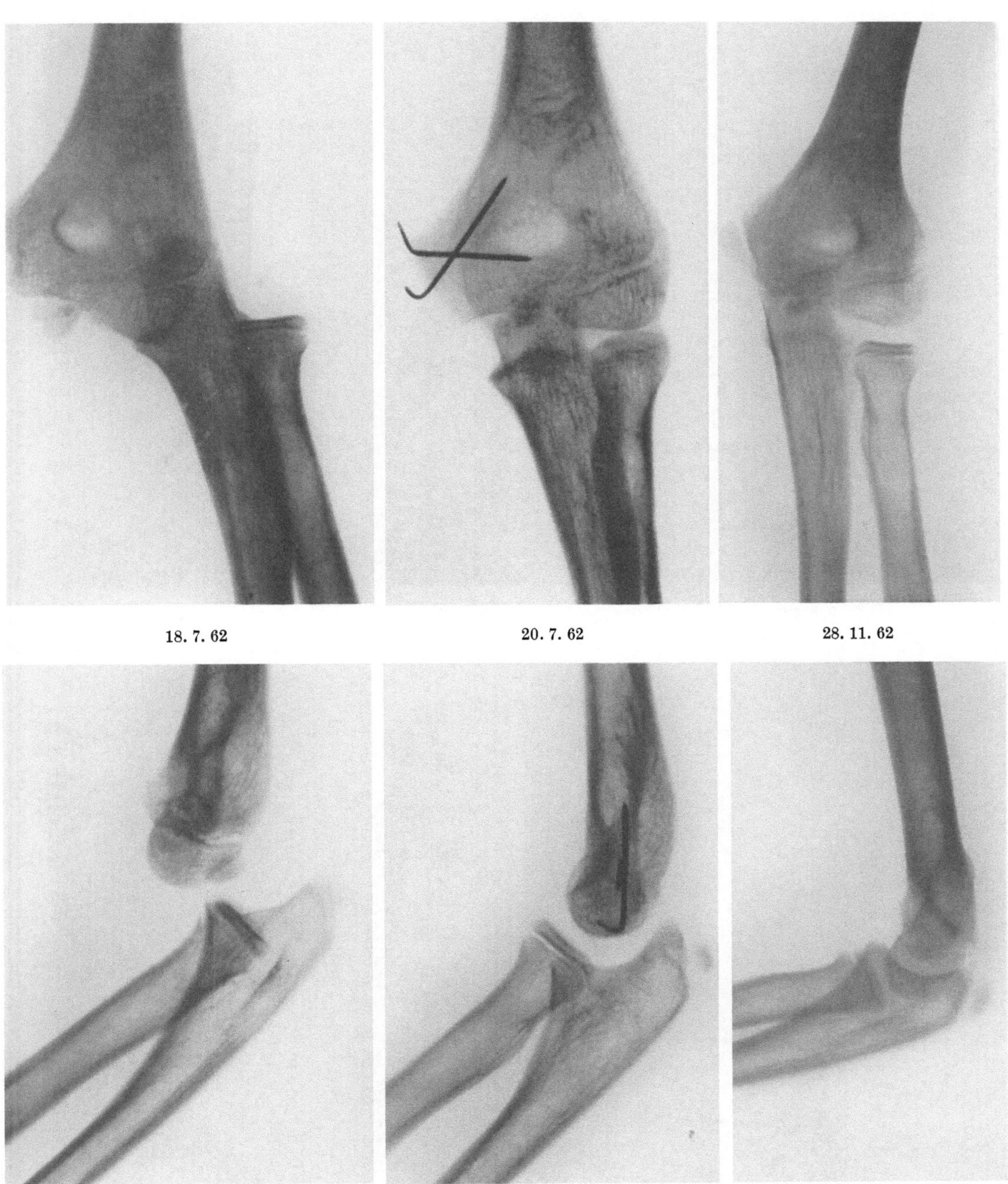

Abb. 430. K. P., 11jährig. Sturz vom Baum auf die linke Hand. Er zieht sich dabei eine Luxation des linken Ellbogens mit Ausbruch des Epicondylus ulnaris zu. Keine neurologischen Ausfälle. Sofortige geschlossene Reposition der Luxation. Zwei Tage später schlechte Stellung des Epicondylus ulnaris, weshalb offen reponiert und mit zwei dünnen Kirschner-Drähten fixiert wird. Der Nerv ist unverändert und wird in seinem Lager belassen. Ruhigstellung durch Gipsschiene für 2 Wochen. Entfernung der Drähte auswärts erst nach 5 Wochen. 4 Monate nach dem Unfall ist die Funktion des Ellbogens völlig normal und seitengleich. Es bestehen keine neurologischen Ausfälle

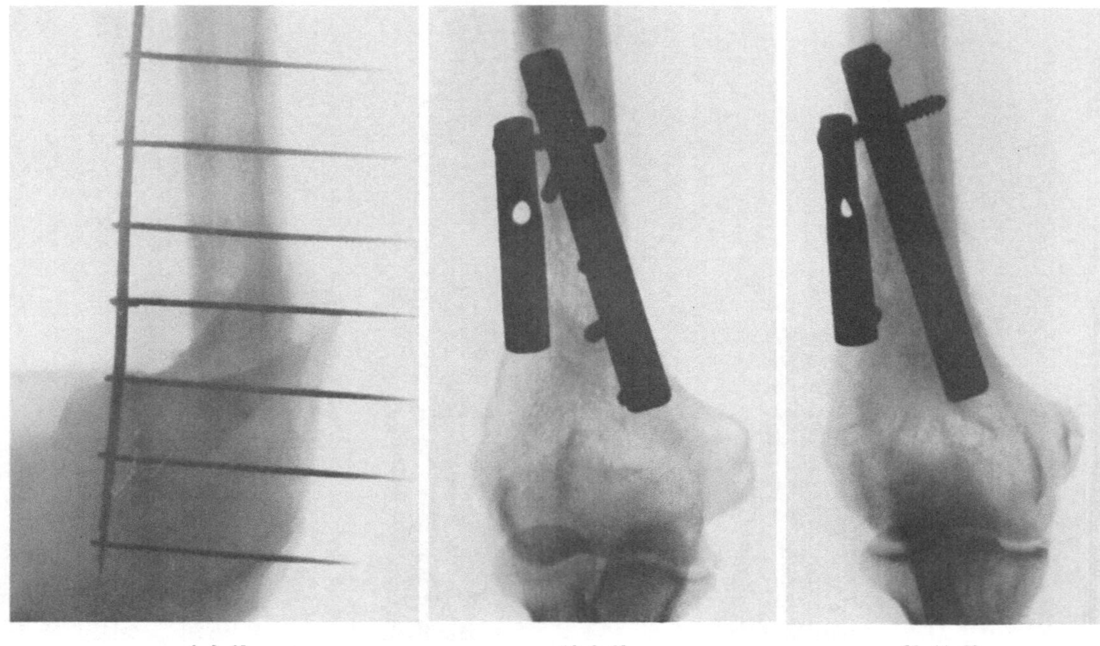

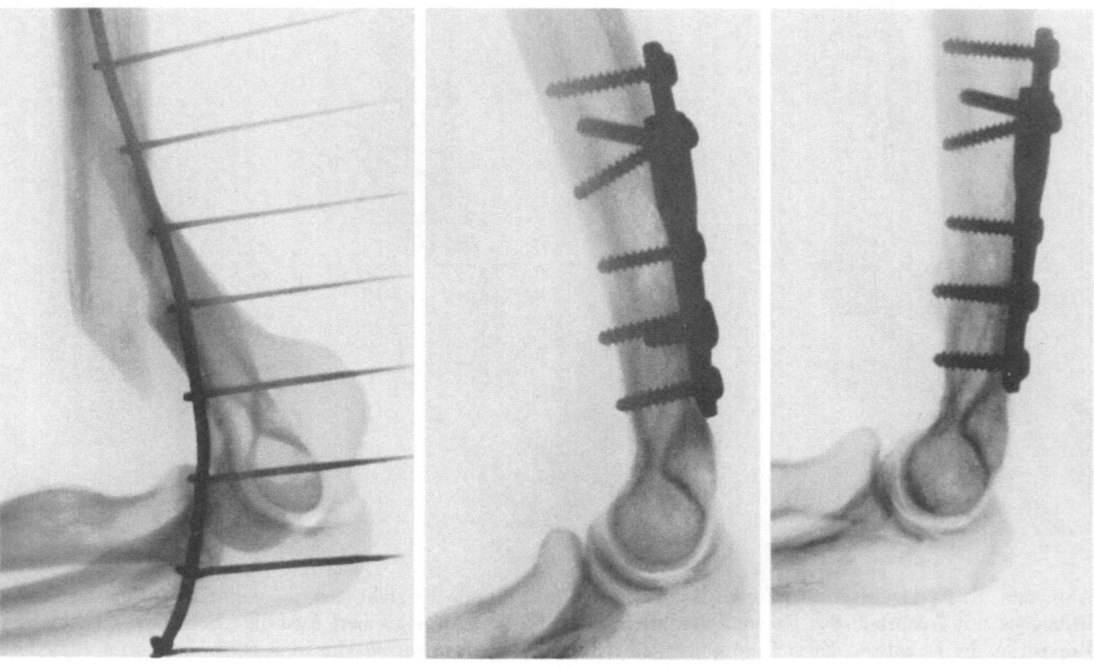

Abb. 431. L. J., 78jährig. Sturz mit Motorrad als Selbstunfall und notfallmäßige Klinikeinweisung mit gelenknaher distaler Humerusfraktur links ohne Beteiligung des Gelenkes. Keine neurologischen Ausfälle, keine Durchblutungsstörungen. Operation ein Tag nach dem Unfall. Hinterer Zugang mit zungenförmiger Ablösung der Tricepssehne am Übergang zum muskulären Anteil. Stabile Osteosynthese mit 5-Loch- und 3-Lochplatte. Keine äußere Fixation, Mobilisierung ab zweiten Tag. Bei der Entlassung 3 Wochen nach dem Unfall bestand nur noch ein Streckausfall von 10°, während die übrigen Bewegungen des Ellbogens, der Hand und der Schulter völlig frei waren. 4 Monate nach dem Unfall ist die Fraktur konsolidiert und der funktionelle Zustand unverändert gut

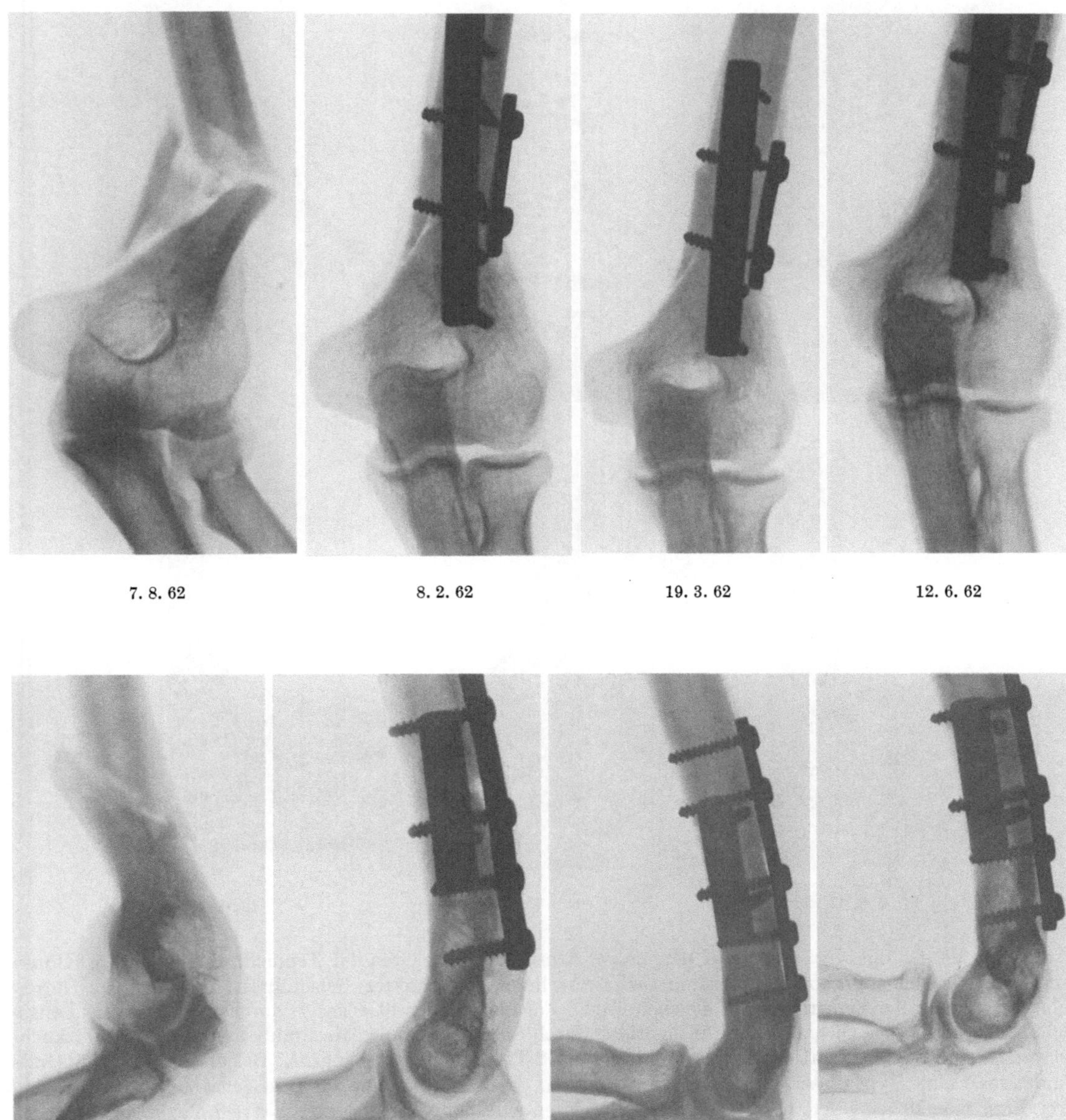

Abb. 432. Di P. G., 23jährig. Wurde in der Baugrube durch einen stürzenden Balken erfaßt. Bei Klinikeintritt schwerer Schock, Stückfraktur des rechten Femur und des linken Humerus. Wegen des schlechten Allgemeinzustandes konnte erst am folgenden Tage die Humerusfraktur operativ versorgt werden, während die Femurfraktur erst 3 Wochen später durch Doppelplattenosteosynthese stabilisiert wurde. Beim Humerus lateraler Zugang und Osteosynthese mit 5-Loch- und 2-Lochplatte. Keine äußere Fixation. 14 Tage nach der Operation wird der Ellbogen beschwerdefrei in vollem Umfange bewegt. Bei der 4-Monatskontrolle waren die Verhältnisse am Ellbogen und an der Schulter links und rechts symmetrisch

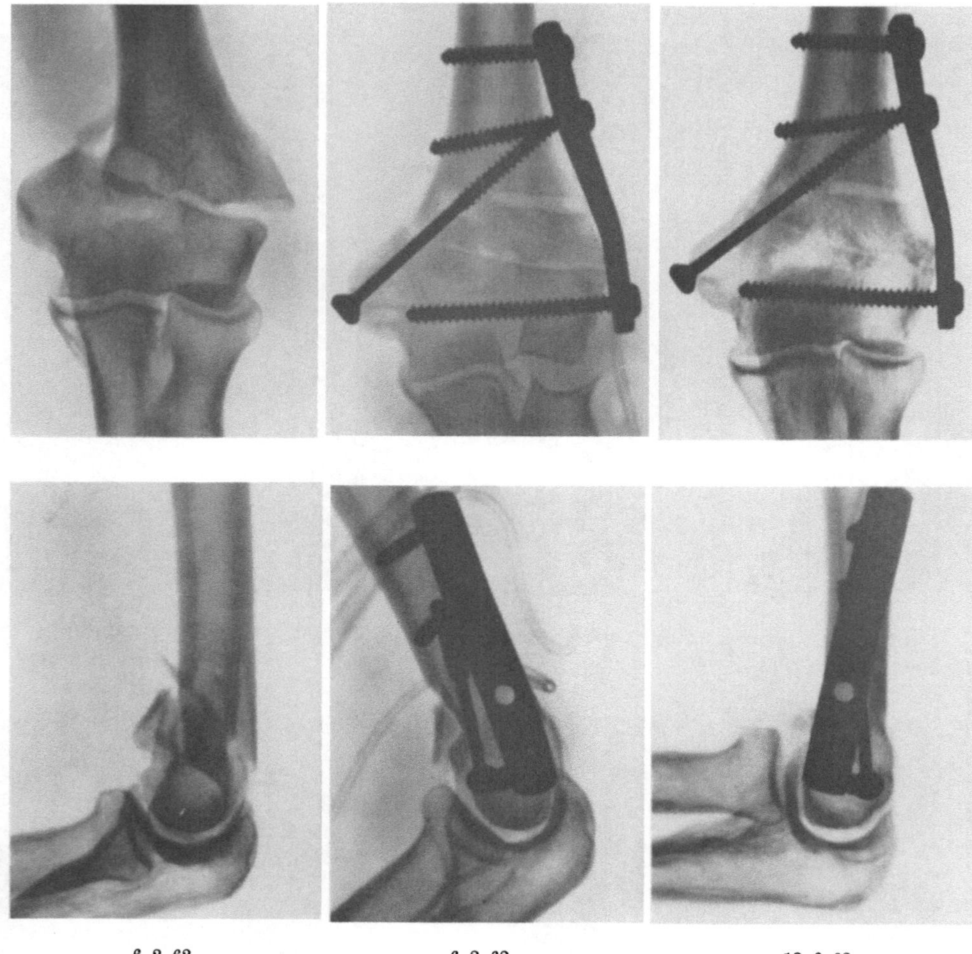

Abb. 433. W. J., 78jährig. Sturz auf den linken Arm durch Ausgleiten auf Teppich. Notfallmäßige Klinikeinweisung wegen suprakondylärer Humerusfraktur links mit intakter Sensibilität, Motorik und Durchblutung. Operative Versorgung am gleichen Tage. Zugang auf der Streckseite durch zwei parallele Längsschnitte beidseits des Olecranons. Osteosynthese durch eine lange Malleolarschraube und durch eine 4-Lochplatte. Keine äußere Fixation, aktive Mobilisierung 2 Tage nach dem Eingriff. Bei der 4-Monatskontrolle findet man eine Hypästhesie an den ulnaren Fingern. Extension/Flexion im Ellbogen 160/85°. Supination frei, Pronation 10° eingeschränkt. Bei diesem Patienten wird bei Normalisierung des neurologischen Befundes das Osteosynthesematerial belassen

zurückgeschlagen, aber mit dem Olecranon in Zusammenhang belassen. Der Periostmantel und der muskuläre Ursprung des Triceps können mit dem Raspatorium abgeschoben werden. Bei hauptsächlicher Beteiligung der Gelenkflächen, bei der die Beurteilung des Gelenkes im Vordergrund steht, kann das Olecranon temporär abgemeißelt und die Tricepssehne nach proximal umgeschlagen werden. Vor der Abmeißelung wird ein Bohrloch durch die Spitze des Olecranons in den Schaft der Ulna getrieben und ein Spongiosagewinde vorgeschnitten. Dieses Vorgehen ermöglicht eine exakte Reinsertion des abgemeißelten Stückes.

Das eingeführte Osteosynthesematerial muß die Fossa olecrani unberührt lassen, da auch geringfügige Verletzungen dieser Gegend zu einem dauernden Streckausfall führen können. Wenn aus technischen Gründen Osteosynthesematerial durch unmittelbare Nähe des N. ulnaris (besonders ventral) eingelegt werden muß oder wenn der Sulcus n. ulnaris durch die Fraktur selbst geschädigt worden ist, ist es ratsam, den Nerven primär nach volar zu verlagern, ohne die ersten Zeichen einer später auftretenden Parese abzuwarten.

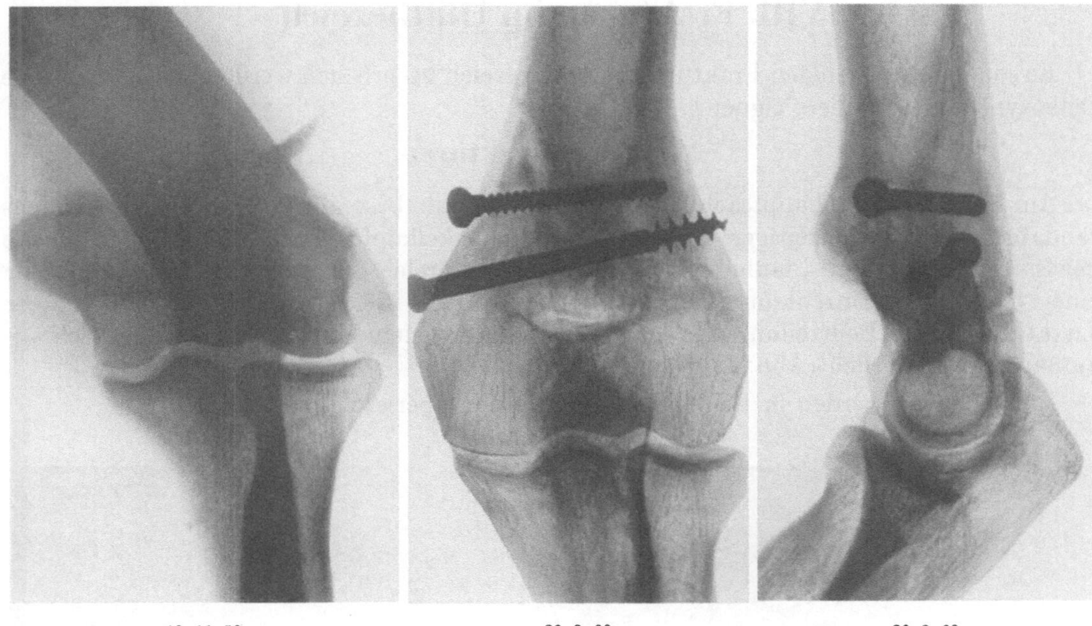

Abb. 434. F. T. 1895. Dieser 64jährige Mann stürzte direkt auf den rechten Ellbogen und wurde notfallmäßig eingewiesen. Es handelte sich um einen extrem dicken und plethorischen Mann, bei dem eine äußere Fixation gar nicht möglich gewesen wäre. Deshalb sofortige offene Reposition und Osteosynthese mit zwei Schrauben. Ruhigstellung mit Gipsschiene bis zur Wundheilung, dann aktive Mobilisierung. Bei der Kontrolle 4 Monate nach dem Eingriff Streckung bis 180⁰, Beugung bis 70⁰, Pronation und Supination uneingeschränkt

Die am häufigsten angewandte Methode ist die tiefe Volarverlagerung (NIGST 1953; BATEMAN 1962), wobei der ganze Ursprung der ulnaren Beuger am Condylus abgelöst wird, um nach Verlagerung des Nerven wieder darüber fixiert zu werden. Zur Vermeidung einer sekundären Neuritis muß das Septum intermusculare am distalen Humerus vollständig reseziert werden, da sonst der Nerv hier eine knieförmige Knickung beschreiben muß. Der R. articularis ist fast immer zu kurz und verhindert eine genügende Lateralisierung des Nervenverlaufes. Er soll deshalb prinzipiell geopfert werden, währenddem die manchmal zu kurzen Äste für den Flexor carpi ulnaris und den Flexor profundus IV—V mit dem Rücken des Messers nach proximal abgestreift werden können. Die abgelöste Muskulatur wird nur durch feste Naht der oberflächlichen Sehnenplatte reinseriert. Fixationsnähte des Nerven selbst in seinem neuen Bett lassen sich immer vermeiden.

Nach erfolgter Reposition einer Fraktur mit provisorischer Stabilisation, auf jeden Fall aber vor dem Wundverschluß, muß das Ergebnis durch eine Röntgenkontrolle verifiziert werden. Werden dann provisorische Kirschner-Drähte durch Schrauben ersetzt, kann es zu einem leichten Abgleiten des Fragmentes nach proximal kommen. Die Schraube muß deshalb nach Möglichkeit senkrecht zum Frakturspalt gesetzt werden, was bei dem pfeilerartigen Aufbau des distalen Humerus nicht immer gelingt.

Beim lateralen Zugang zur Reinsertion eines abgebrochenen Condylus radialis muß auf den N. cutaneus antebrachii dorsalis geachtet werden, der schon auf dieser Höhe die Fascie durchdringt und als gut sichtbarer Ast neben dem Condylus verläuft. Trotzdem das autonome Gebiet dieses Hautnerven sehr klein ist, wird der Ausfall auch ohne Bildung eines schmerzhaften Neromes als störend empfunden, was die Qualität der Operation wie eine unschöne Narbe in den Augen des Patienten herabsetzt. Bei Verletzungen lohnt sich deshalb die primäre Naht während der Osteosynthese oder die Sekundärnaht anläßlich der Entfernung des Osteosynthesematerials.

VIII. Frakturen im Hüftbereich

Es sollen nur diejenigen Frakturen im Hüftbereich besprochen werden, die sich für eine Osteosynthese besonders eignen.

1. Beckenfrakturen

Am Becken sind es hauptsächlich die hinteren und da besonders die kranialen Pfannenrandabrisse bei gleichzeitiger Luxation des Schenkelkopfes nach hinten oben, sowie gewisse intraartikuläre Pfannenbodenfrakturen im Bereich der Hauptbelastungszone, die einer operativen Einrenkung und Fixation bedürfen. Bei Verdacht auf eine hintere Luxation ist zur Beurteilung der Größe der abgerissenen Knochenstücke eine Schrägaufnahme erforderlich (Abb. 435b und 437a).

Diese Brüche werden in Bauchlage in Extension operiert.

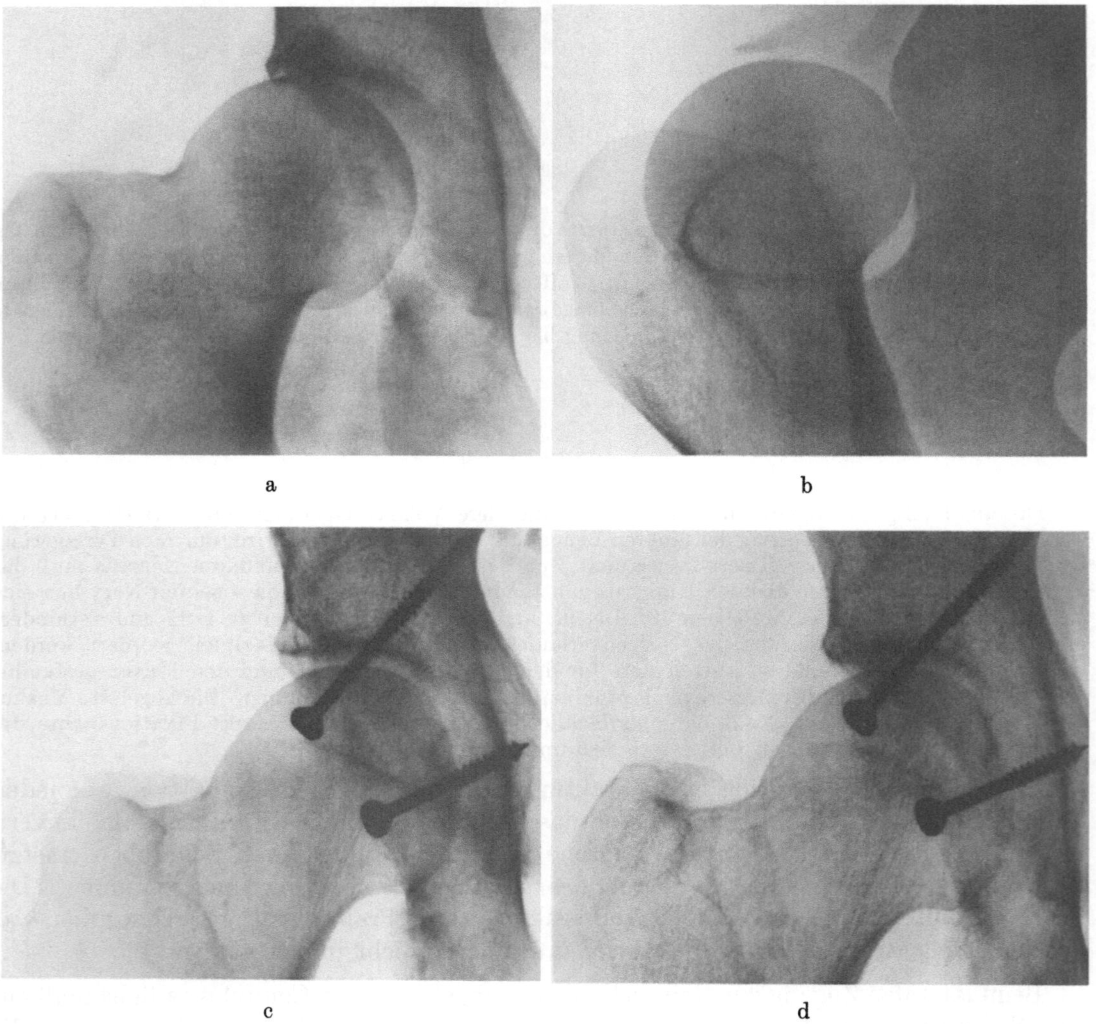

a   b

c   d

Abb. 435a—d. Luxationsfraktur mit Abriß von zwei Fragmenten am dorsalen Pfannenrand. Reposition 5 Std nach dem Unfall und Fixation der Fragmente mit zwei Schrauben. Aufstehen nach 8 Tagen, Entlassung nach Hause mit zwei Krückstöcken am 13. Tag. Kontrolle nach 6 Monaten: Patient geht ohne Stock, leicht hinkend. Außer einer leichten Sperrung der Rotationsbewegung ist die Beweglichkeit des Hüftgelenkes vollkommen frei. a Unfallbild. b Halbschräge Aufnahme, auf der das Ausmaß der Luxation ersichtlich ist. c Nach der Osteosynthese. d Nach 8 Monaten

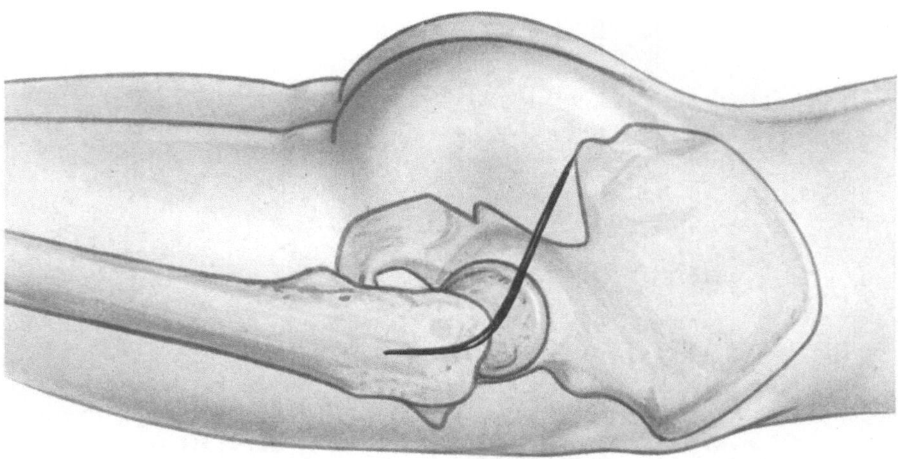

Abb. 436. Lagerung und dorso-lateraler Zugang für die Osteosynthese des hinteren Pfannenrandes. Bauchlage. Extension. Schnitt fingerbreit von der Spina ilica ventralis zum Trochanter major und etwas nach distal

Bei den Luxationsfrakturen ziehen wir den dorso-lateralen Schnitt vor, bei dem die horizontale Achse besonders lang ist (Abb. 436).

Stumpfes Eingehen zwischen den Fasern des M. glutaeus maximus. Nach Darstellung des luxierten Schenkelkopfes wird unter Extension die Luxation meist mühelos behoben. Nur selten ist es nötig, zusätzlich mit einem Einer-Haken den Schaft gleichzeitig nach lateral zu ziehen. Zu seltenen Fällen kommt es vor, daß ein intraartikulär liegendes Pfannenrandstück ein Hindernis bildet, das vor der Reposition entfernt werden muß.

Ist die Reposition gelungen und hat man sich versichert, daß sich kein abgesprengtes Knochen- oder Knorpelstück im Gelenk befindet, erfolgt die anatomische Rekonstruktion des Pfannendaches und des obersten Pfannenrandes. Als vorläufiges Stabilisationsverfahren haben sich dünne *Kirschner*-Drähte bewährt. Für die endgültige Fixation verwenden wir meist Malleolarschrauben (Abb. 435c und Abb. 437b). Postoperativ können die Patienten meist nach einer Woche mit Hilfe von zwei Krückstöcken aufstehen. Die volle Belastung wird dagegen erst nach 2—4 Monaten erlaubt.

Auch einfache, nicht reponierbare Pfannenbodenfrakturen, die durch die Hauptbelastungszone führen, können mit demselben dorso-lateralen Schnitt in Bauchlage angegangen werden. Zur Vermeidung einer Ischiasverletzung durch Druck wird der Nerv übersichtlich dargestellt. Die Reposition erfolgt unter starker Extension der entsprechenden internen Extremität mit zwei Einerbolen. Es hat sich auch bewährt, in das distale Fragment oder beiderseits der Fraktur eine Schraube einzusetzen. Man gewinnt dadurch zwei Fixpunkte, die die Reposition erheblich erleichtern können.

Zur Fixation dienen eine kleine AO-Platte oder zwei kräftige U-förmige Klammern, die den Spalt stabilisieren.

Bedeutend schwieriger gestaltet sich der Eingriff bei den mit einer Schenkelhalsfraktur kombinierten Brüchen. Wie Abb. 438c zeigt, lohnt sich in solchen Fällen eine sorgfältige Osteosynthese, selbst wenn größere, devitalisierte Knochenfragmente geopfert werden müssen. Vitallium-Prothesen werden nur bei älteren Patienten verwendet. Bei jüngeren versuchen wir die Rekonstruktion immer in den Fällen, die eine Erfolgsmöglichkeit bieten.

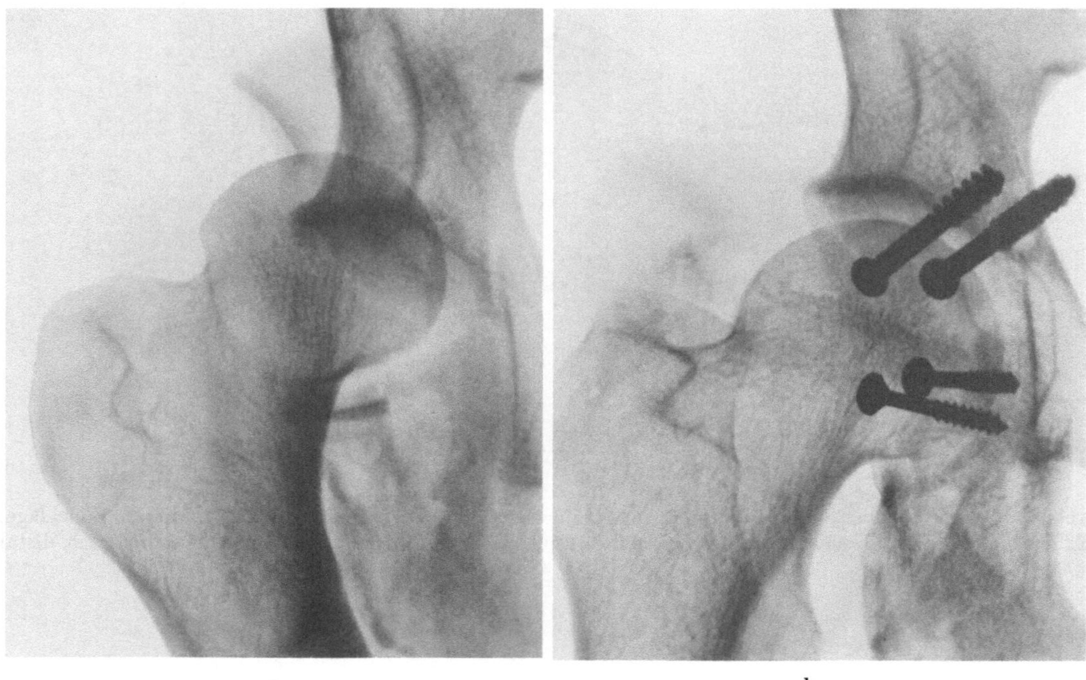

a   b

Abb. 437a u. b. 2 Wochen alte Luxationsfraktur mit Impression des Pfannengrundes. Nach Einrenkung Osteosynthese der Pfannenfragmente mit vier Schrauben. Aktive Mobilisation von der zweiten Woche an, Aufstehen nach 4 Wochen. a Unfallbild. b 1 Monat nach Einrenkung, Heilung ohne Beweglichkeitseinbuße

2. Die medialen Adduktionsschenkelhalsfrakturen

Seit den grundlegenden Arbeiten von FELSENREICH, SMITH, PETERSEN, PUTTI werden die medialen Schenkelhalsadduktionsfrakturen an den meisten Kliniken der Welt operiert. Entweder wird der Schenkelhalsbruch genagelt, verschraubt, bzw. mit einem Span fixiert (MOREIRA), oder bei älteren Patienten durch eine Schenkelkopf-Halsprothese ersetzt.

Bei den medialen Schenkelhalsfrakturen sind zwei Probleme zu berücksichtigen: *die Ossifikation der Fraktur und die Vitalität des Schenkelkopfes.*

Die *Verknöcherung* des Schenkelhalsbruchs kann nahezu immer durch richtige Reposition, Einstauchung und stabile Fixation der Fraktur erreicht werden. Die Prognose dieser Fraktur bleibt jedoch ungewiß, weil ein Kopfeinbruch infolge Nekrose des Schenkelkopfes erst 2—3, ja bis 10 Jahre nach der Fraktur erfolgen kann. Nur die drei- oder noch besser die fünfjährige Spätkontrolle kann deshalb Aufschluß über den Wert unserer Behandlungsmethode geben.

Die Kopfnekrose hängt von den lokalen Durchblutungsverhältnissen nach durchgeführter Osteosynthese ab. Die Gefäßversorgung des Schenkelkopfes ist seit 40 Jahren bekannt und die neueren Arbeiten von JUDET, LAGRANGE, HIPPS haben an unseren diesbezüglichen Kenntnissen nichts geändert.

Die drei Hauptgefäße des Schenkelkopfes gehören zum Gefäßgebiet der Arteria circumflexa femoris tibialis. Sie verlaufen auf der Dorsalseite des Schenkelhalses in den gekröseähnlichen Innenhautfalten und dringen unmittelbar an der Kopf/Halsgrenze in den

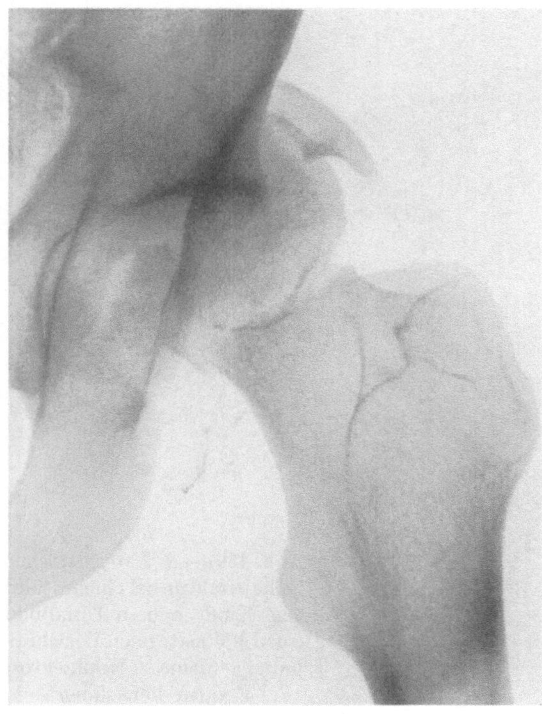

a

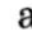

Abb. 438a—c. Luxationsfraktur von Schenkelkopf und Pfanne bei einem 30jährigen Patienten. Bei der offenen Reposition fällt auf, daß die dorso-kraniale Schenkelkopfarterie intakt ist, so daß auf eine Schenkelkopfresektion verzichtet werden kann. Nach Excision des zertrümmerten unteren Pols des Schenkelkopfes werden deshalb die Osteosynthese des Kopfhauptfragmentes durchgeführt und gleichzeitig die ausgesprengten drei kraniodorsalen Pfannenfragmente wieder angeschraubt. a Eine Woche nach Unfall. b Nach 3 Monaten, Kopf hebt sich von der Umgebung ab. c Nach 8 Monaten gleicht sich die Struktur des Schenkelkopfes der Umgebung an. Patient ist beschwerdefrei, das Gelenk frei beweglich und belastungsfähig

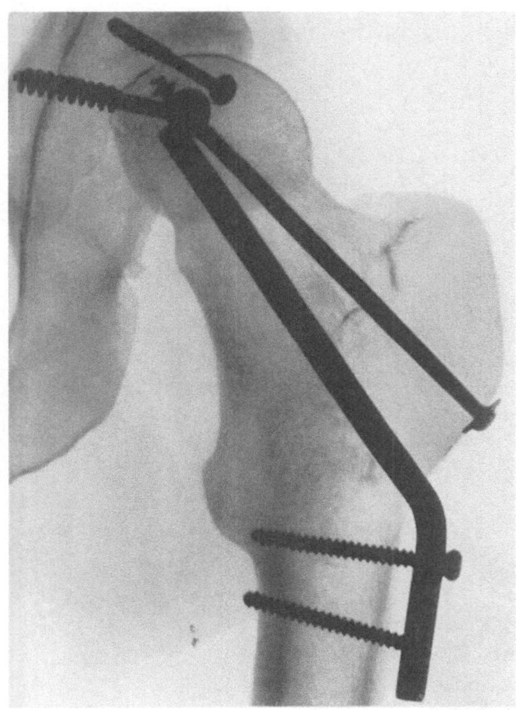

b

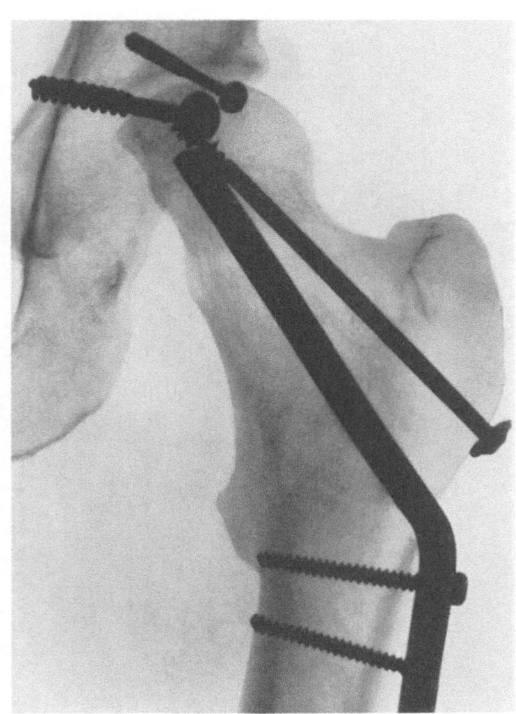

c

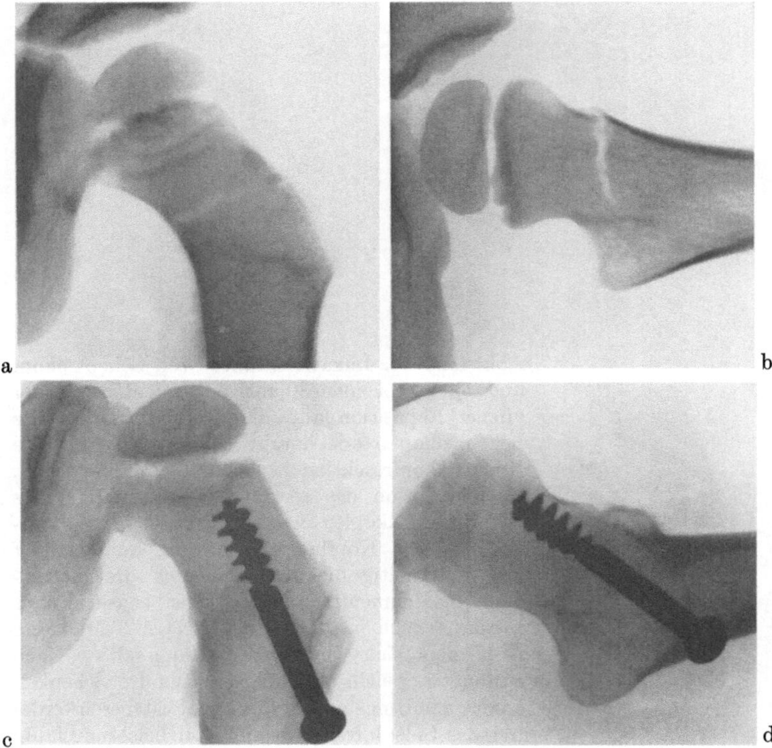

Abb. 439a—d. Laterale Schenkelhalsfraktur bei einem 7jähri-
gen Kind. a u. b Unfallbild;
c u. d 4 Monate nach Verschraubung: keine   Kopfnekrose,
Fraktur konsolidiert

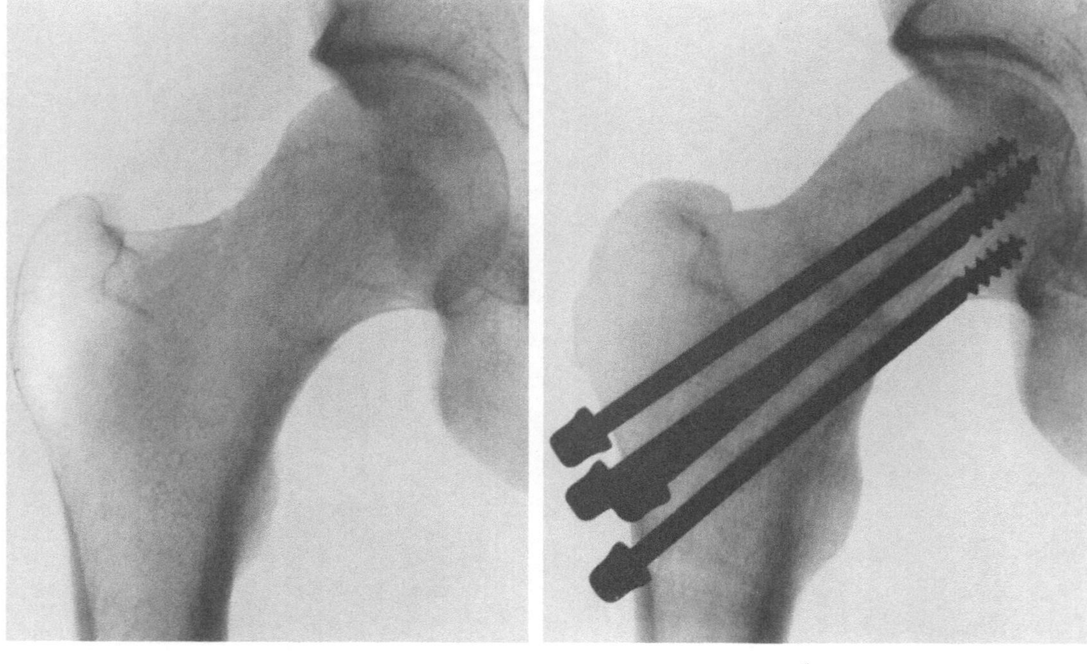

Abb. 440a u. b. Verschraubung einer Ermüdungsfraktur des Schenkelhalses. a vor; b 6 Monate nach dem
Eingriff

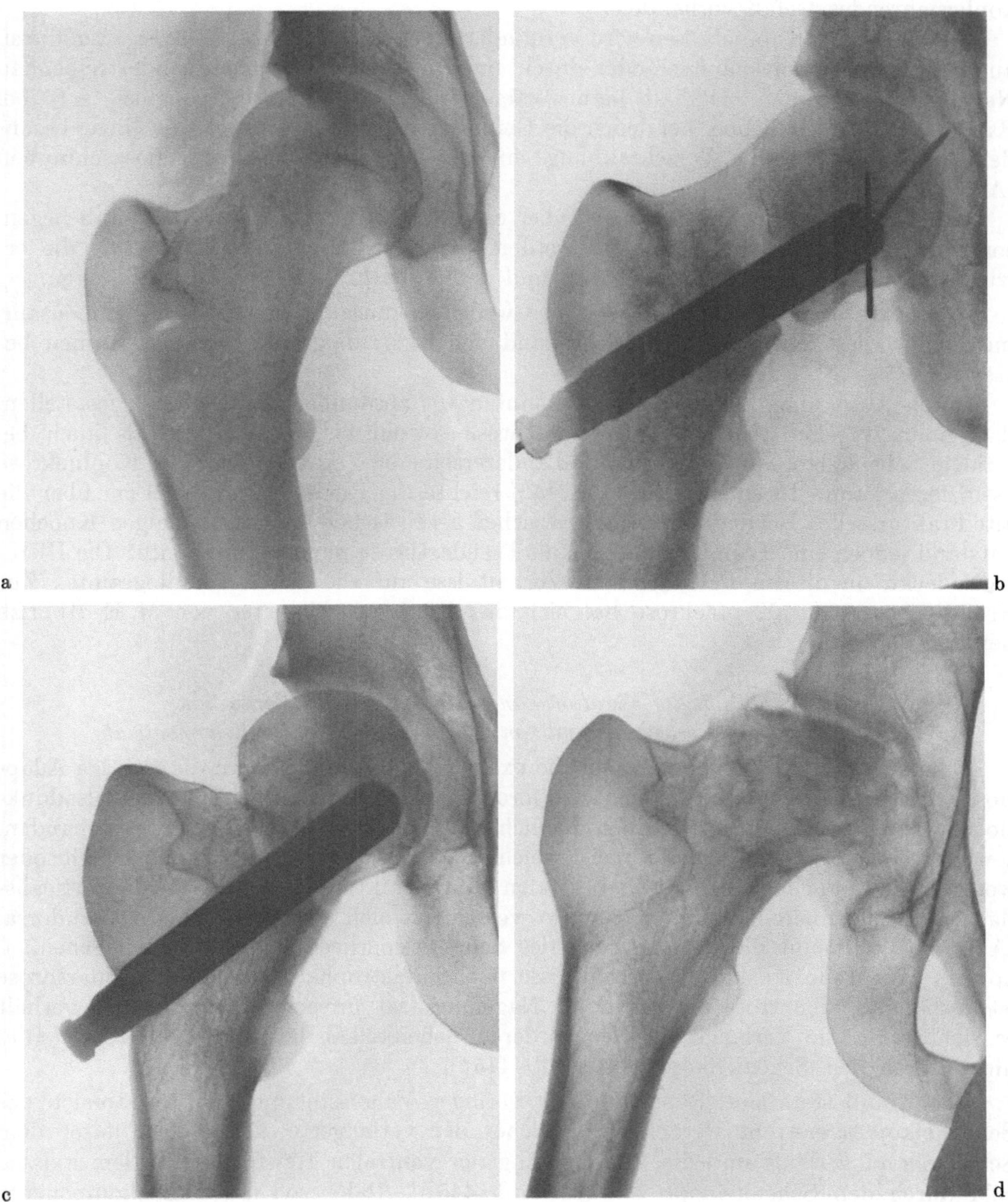

Abb. 441a—d. a Nicht dislozierte mediale Schenkelhalsfraktur bei einem 30jährigen Patienten. b Während der Nagelung erfolgt eine starke Dislokation. c Nach 6 Monaten erscheint das Ergebnis befriedigend. d 2 Jahre später Kopfeinbruch und schwere posttraumatische Arthrosis deformans. *Bei Jugendlichen keine Nagelung sondern Verschraubung*

Knochen ein. Auf der Ventralseite des Schenkelhalses entspringt eine einzige Halsarterie aus dem Ramus ascendens der A. circumflexae femoris tibialis. Somit ist ventral kein kopfernährendes Gefäß vorhanden.

Die Quote der Kopfnekrosen wird vermindert, wenn die noch intakten Arterien durch ausgiebige Repositionsmanöver oder durch einen die Fragmente auseinandertreibenden Nagel zerstört werden. Deshalb befürworten wir bei einer harten Spongiosa, z.B. bei Kindern und Jugendlichen, bei denen die Gefahr der Distraktion durch den Nagel besonders groß erscheint, die Verschraubung mit ein bis vier langen Spongiosaschrauben (Abb. 439, 440).

Dabei müssen die Schrauben nicht über dem Schenkelsporn wie in Abb. 440b liegen, sondern möglichst kranial eingesetzt werden. Nur bei dieser Lage können sie die erwünschte Zuggurtungswirkung ausüben und damit die Fraktur unter Druck setzen.

Kopfnekrose und Pseudarthrose stehen weder in kausalem noch in direktem Zusammenhang. Diese Tatsache ließ sich anhand von autoradiographischen Aufnahmen bestätigen.

Durch Autoradiogramme mit P 32 konnten wir zusammen mit BESSLER feststellen, daß einerseits eine Schenkelkopfpseudarthrose sowohl bei Kopfnekrose als auch bei vitalem Schenkelkopf auftreten und daß andererseits die Fraktur trotz einer Kopfnekrose ossifizieren kann. In einem Fall (Abb. 442) reichte die Revitalisation bis 1 cm über die alte Frakturstelle. Bei der Begrenzung zwischen nekrotischen und lebensfähigen Knochen entstand jedoch eine Trümmerzone, die als Pseudarthrose imponieren könnte. Die Histologie deckte in diesem Fall dieselben Verhältnisse auf wie das Autoradiogramm. Zur Frühdiagnose einer Kopfnekrose hat sich das Röntgenischiometer von M. E. MÜLLER bewährt (Abb. 444).

Die Stabilität der Fixation hängt von der Art der Reposition, von der Osteosynthesetechnik und von der Einstauchung der Fragmente ab

Beim subcapitalen Bruch ist nicht die exakte Reposition, sondern die richtige Adaption und Einstauchung der Fragmente zu fordern. Nicht nur sind bei Schenkelhalsadduktionsbrüchen, besonders im dorsalen Bereich, oft kleine Ausbruchfragmente vorhanden, sondern die bei älteren Patienten meist weiche Spongiosa ist dorsal fast immer mehr oder weniger eingestaucht, gleich wie bei distalen Radiusfrakturen. Werden beide Corticalisflächen genau übereinandergebracht, so verschiebt sich der Kopf nach distal/dorsal (Abb. 445a). Trennt die Verlängerung des Schenkelspornes nach medial den Schenkelkopf in zwei Teile, so sind die Verhältnisse noch katastrophaler und eine Pseudarthrose ist in diesen Fällen trotz einwandfreier Nagelung fast unvermeidlich. Ähnlich verhält es sich, wenn die Verlängerung der vorderen Schenkelhalsfläche auf dem axialen Bild nicht durch den Schenkelkopf geht (Abb. 445c).

Somit muß stets eine Reposition mit geringer Valgusstellung und Antetorsion des Schenkelkopfes erstrebt werden, bei welcher der verlängerte Adambogen unter dem Schenkelkopf verläuft und die Verlängerung der ventralen Halsfläche auf dem axialen Bild durch den Schenkelkopf verläuft (Abb. 445b). Dabei soll die Valguskomponente nicht zu ausgeprägt sein. Sie würde sonst entweder die kranio-dorsalen, kopfernährenden Gefäße, die vielleicht intakt sind, abdrosseln, oder der Hebelarm der Muskelkraft würde durch die Annäherung des Kopfzentrums an den kleinen Glutäen dermaßen verkürzt, daß schon die dadurch bedingte Überbeanspruchung des Schenkelkopfes zu Schmerzen und einer posttraumatischen Arthrosis deformans führt.

Wie oben angeführt, hat sich als Osteosynthesemethode die Verschraubung nur bei jungen Patienten mit einer dichten, festen, gut ernährten Spongiosa bewährt. Bei älteren Verletzten mit osteoporotischen Knochen dagegen können die Schraubengewindegänge die letzten verbliebenen Gefäße zerstören, ohne der Fraktur einen genügenden Halt zu verschaffen. Deshalb sind wir nach einigen unglücklich ausgefallenen Versuchen sowohl

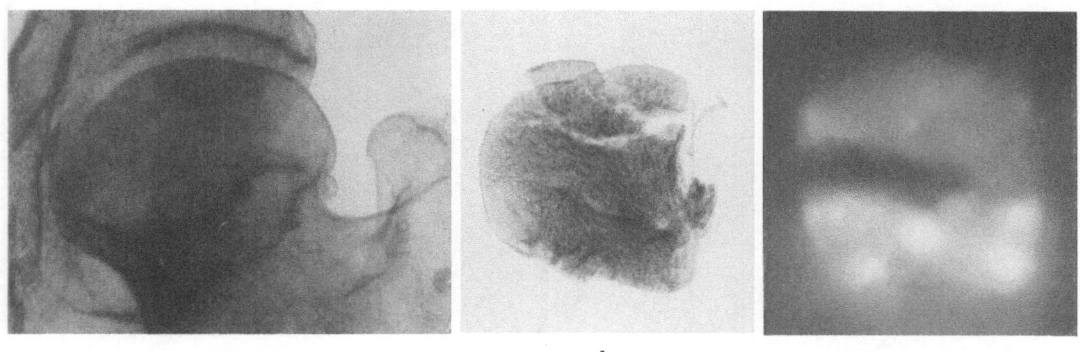

a   b   c

Abb. 442a—c. Kopfnekrose 2 Jahre nach eingekeilter Abduktionsfraktur. a Röntgenbild vor Operation. b Röntgenbild des resezierten Femurkopfes. Infraktion und Fragmentierung der gewichttragenden Femuranteile. c Autoradiogramm starke Radioaktivität bis 1 cm über der verknöcherten Fraktur, vollständige Inaktivität der mittleren Kopfzone. Durchtränkung der eingebrochenen Knochenteile mit radioaktiver Synovialflüssigkeit (nach BESSLER und MUELLER)

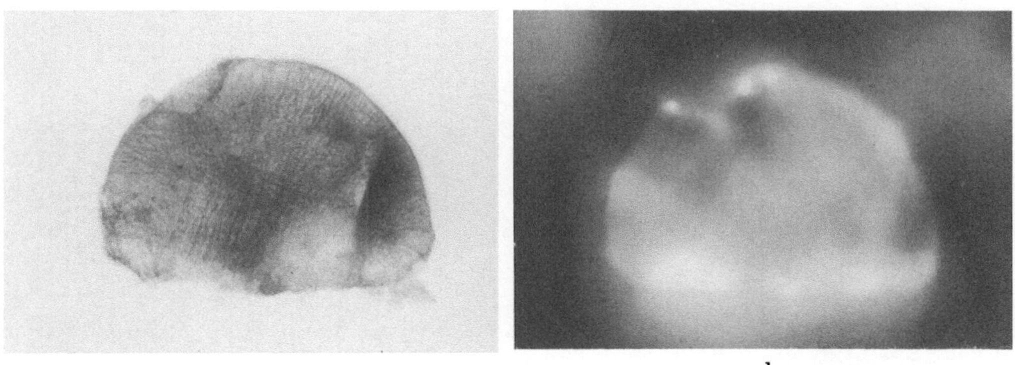

a   b

Abb. 443 a u. b. a Röntgenbild und b Autoradiogramm des Femurkopfes einer 6 Monate alten lockeren Schenkelhalspseudarthrose. Sklerotische Reaktion im oberen lateralen Femurkopfabschnitt oberhalb des Nagelkanals. Im übrigen osteoporotische Spongiosastruktur. Reichliche Speicherung radioaktiver Substanzen im ganzen Femurkopf. Etwas geringere Radioaktivität in der Umgebung der Fovea capitis und im oberen lateralen Femurquadranten

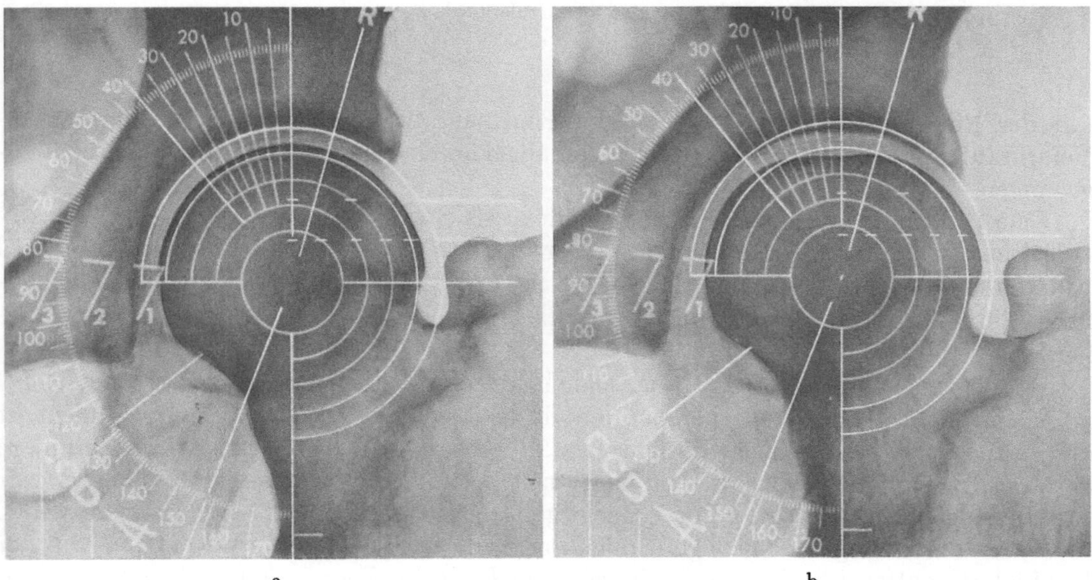

a   b

Abb. 444 a u. b. a Normale kreisförmige Schenkelkopfkontur. b Beginnender Einbruch mit leichter Entrundung des Schenkelkopfes. Diagnose mit dem Röntgenischiometer (BESSLER-MÜLLER)

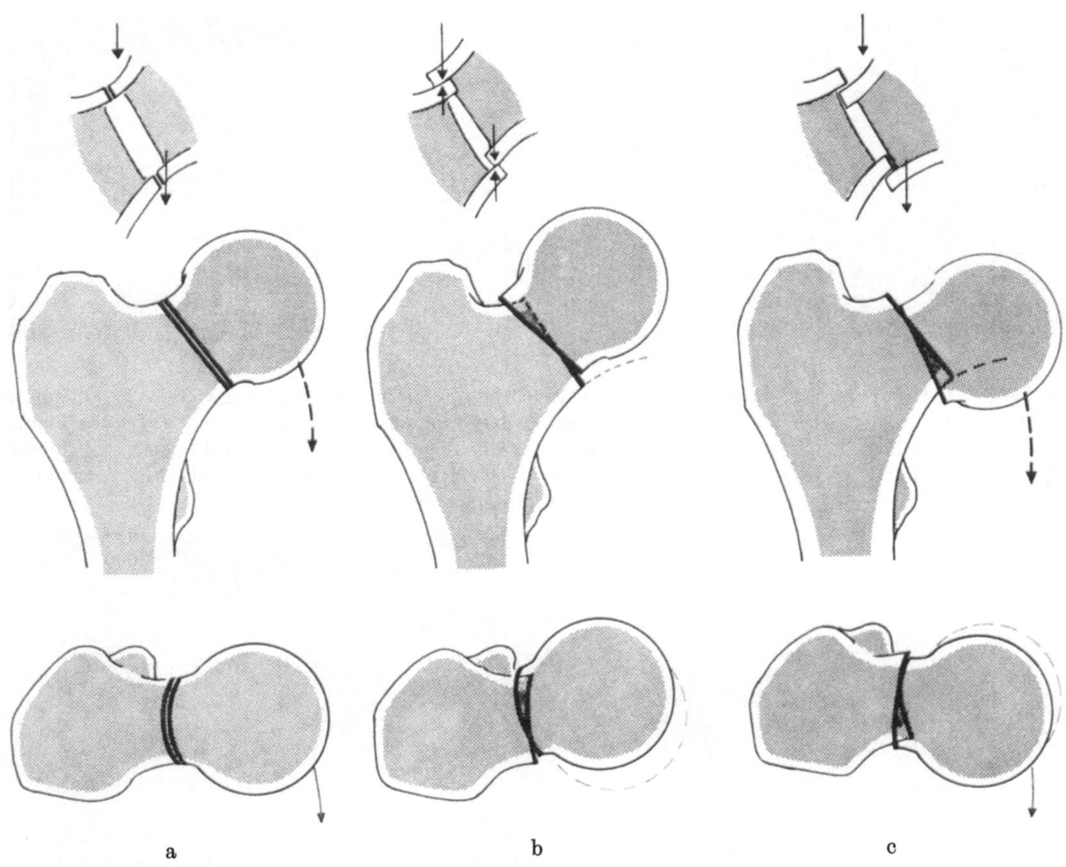

Abb. 445a—c. Bei einem subkapitalen Schenkelhalsadduktionsbruch ist je nach Reposition bei älteren Patienten und weicher Spongiosa mit einer Unstabilität zu rechnen. (Vergleich mit zwei überschobenen Holzrahmen nach McElvenny). a Bei exakter Reposition, Tendenz zum Kippen, da die Corticalis fest, die Spongiosa dagegen weich ist. b Ideale Reposition in leichter Valgusstellung. Die Verlängerung der unteren Schenkelhalskontur verläuft unter dem Schenkelkopf. Auch axial gesehen, besteht eine leichte Überkorrektur der Innenrotation. c Ungenügende Reposition in beiden Richtungen. Ein späterer Abrutsch ist mit einer Osteosynthese kaum aufzuhalten

mit der Einzelschraube nach PUTTI oder REIMERS, als auch mit der Vierquadranten-Verschraubung bei älteren Patienten davon abgekommen und wieder zur Nagelung übergegangen.

Eine Unmenge von Nagelmodellen wurden seit SWEN JOHANNSON, SMITH-PETERSEN (1937) und BOEHLER (1957) angepriesen. Der stabilste Nagel ist ohne Zweifel der H-Nagel von LAING (1961). Seine Maße erscheinen nicht nur für die Ernährung des Schenkelkopfes gefährlich, sondern die Einführung dieses breiten Nagels kann erhebliche Schwierigkeiten bereiten.

Das von uns gewählte U-Profil ermöglicht es, den Schenkelkopf wie mit einer Gabel in seinem nicht gefährdeten caudalen Anteil zu fassen und zu stabilisieren. Zudem ist die Festigkeit dieses U-Nagels derjenigen des H-Nagels fast ebenbürtig. Vor Einführen des Nagels wird sein Weg mit dem Plattensitzinstrument vorbereitet, das bis fast zur Frakturlinie eingeführt wird und als mächtiger Hebelarm auf das distale Fragment wirkt.

Neben der richtigen Nagellage (Spitze am Ende des Eingriffes etwa 0,5 mm von der Kopfkalotte entfernt) spielt die *Ineinanderstauchung der Fragmente* am Schluß des Eingriffes eine erhebliche Rolle (BÖHLER 1957) für die rasche Verknöcherung der Fraktur. Die Größe dieser Einstauchung ist schwierig zu beurteilen. Bei älteren Patienten müssen wir mit 1—1¹/₂ cm rechnen, was bei der Bestimmung der Nagellänge zu beachten ist. Die Einstauchung erfolgt am besten mit Hilfe des zwischen Tuberculum innominatum und Eintrittsstelle der Platte gesetzten Schlitzhammers, auf dessen Ende mit einem kräftigen Hammer geschlagen wird.

Bei der Schenkelhalsfraktur befürworten wir die *offene Reposition unter Sicht*. Die Gründe, die uns zu dieser Einstellung geführt haben, sollen kurz angeführt werden.

Durch die verbesserte Technik und die Anwendung eines kleinen, die Weichteile beiseite schiebenden krummen Hohmann-Hakens, dessen Spitze über dem ventralen Pfannenrand zu liegen kommt, ist der Eingriff relativ einfach und bietet gute Übersicht über die Frakturstelle. Sehr gefährlich und auf jeden Fall zu unterlassen ist die intraartikuläre Einsetzung des Hohmann-Hakens, die den Knorpel schwer lädieren würde. Auch beidseits des Schenkelhalses sollten die Hohmann-Haken nicht zu tief nach dorsal reichen (Abb. 446b).

Kopfernährende Gefäße werden durch die gewählte Schnittführung nicht lädiert. Die Reposition unter Sicht erfolgt nach einiger Übung schonend und gelingt fast auf Anhieb. Röntgenbilder sind für eine einfache Operation kaum nötig, wenn doch, genügen meist zwei Röntgenaufnahmen. Das Repositionsergebnis, eine eventuelle Distraktion während der Nagelung und die Einstauchung der Fragmente können jederzeit kontrolliert werden. Die postoperativen Folgen sind meist komplikationslos. Es scheint uns sogar, daß das offene Vorgehen wegen der Lagerung auf einem gewöhnlichen Tisch und nicht auf einer Beckenstütze, sowie die kurze Dauer des Eingriffes, weniger schockierend wirkt als eine schwierige blinde Nagelung. Außerdem ist das Repositionsergebnis mit dem Röntgenbild meist schwieriger zu erfassen. Chirurgisch kontrollierte, sog. gute blinde Repositionen zeigten uns, daß das Kopffragment oft um 30⁰ oder mehr um seine eigene Achse, im Sinne der Flexion, verdreht war.

Darüber hinaus ist nicht zu vergessen, daß gerade Schenkelhalsbrüche mit caudalem Schenkelkopfsporn, die die beste Prognose in bezug auf Schenkelkopfnekrose aufweisen, fast nur unter Sicht reponiert werden können. Der harte caudale Sporn ist meist dermaßen in der Spongiosa verhakt, daß er nur durch kräftigen Zug in der Richtung des Schenkelhalses mit einem dicken, über dem Trochanter minor eingesetzten Einerhaken, bei gleichzeitiger Abduktion und Außenrotation des Beines von seiner Lage befreit werden kann. Sobald dieser Bruch schonungsvoll reponiert wird (MÜLLER 1957), kann mit einem guten Ergebnis gerechnet werden, denn die kopfernährenden Gefäße bleiben in ihrer Großzahl erhalten.

Zeitpunkt der Operation

Die Operation erfolgt nach einer eingehenden Untersuchung möglichst am Unfalltag. Obwohl sich die meisten Patienten in schlechtem Allgemeinzustand befinden, vermehrt das Zuwarten und die sog. ,,medizinische Vorbereitung" erfahrungsgemäß das Operationsrisiko (JUDET). Gerade für die älteren Patienten gilt der Satz ,,Bewegung ist Leben, Leben ist Bewegung" in vermehrtem Maße. Sobald sie aber ihre Extremität ohne Schmerzen bewegen können, ist es auffallend wie rasch sie sich erholen. Zudem vermehrt sich möglicherweise mit jedem Tag die Gefahr der nicht mehr beeinflußbaren Kopfnekrose. Schon deshalb erstreben wir den Anschluß der Schenkelkopfzirkulation an diejenige des Schenkelhalses in den ersten 8 Tagen.

Die Technik der offenen Reposition und Osteosynthese der Schenkelhalsadduktionsfraktur ist auf den Schemata ersichtlich (Abb. 446).

Die Lagerung erfolgt nach einiger Übung auf einem gewöhnlichen Tisch in Rückenlage. Eine Röntgenplatte wird unter das Gesäß gelegt.

Der 15—20 cm lange gebogene Hautschnitt beginnt in der Mitte zwischen Spina ilica ventralis und Trochanter major-Spitze. Er führt bis unterhalb der Trochanter major-Spitze, etwa 8—10 cm distal vom Tuberculum innominatum. Fasciaeröffnung in Richtung Spina ilica ventralis.

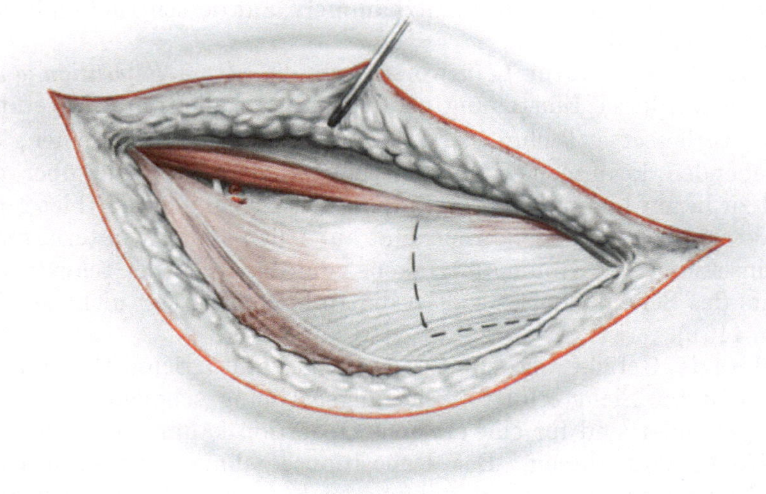

a

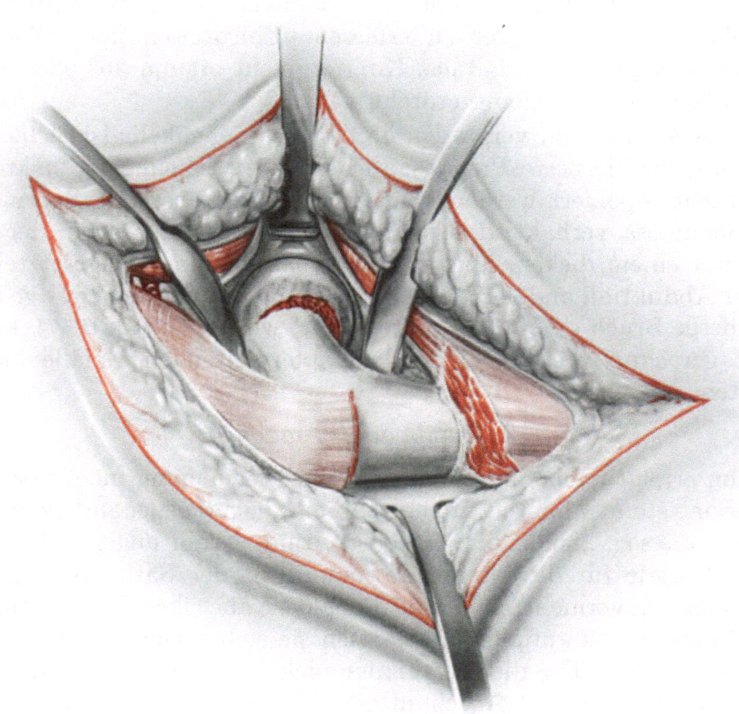

b

Abb. 446a u. b. Technik der offenen Reposition eines medialen Schenkelhalsbruches; a nach bogenförmigem
Haut- und Fascienschnitt über dem Trochanter major wird der proximale Ansatz des M. **vastus** fibularis
L-förmig incidiert und beiseite geschoben. Eingehen zwischen M. glutaeus und M. tensor fasciae latae. b Nach
Längseröffnung der Gelenkkapsel und Abschieben des lateralen Kapselansatzes, Einsetzen von vier Hohmann-
Haken. Am wichtigsten ist der obere Haken, dessen Spitze auf der Becken-Innenseite über dem ventralen
Pfannenrand liegt

Die Kreuzungsstelle der Ober- und Unterschenkelmuskulatur ist durch ein kleines Fettpolster auf der Ventralseite der Linea intertrochanterica gekennzeichnet. Von hier aus dringt man stumpf in Richtung Spina ilica ventralis vor, zwischen M. tensor fasciae latae und Mm. glutei auf die Ventralseite der Gelenkkapsel. Dabei werden die zwei von lateral zum M. tensor fasciae latae führenden Blutgefäße, nicht aber der Nerv dieses Muskels, durchtrennt.

Der proximale Ansatz des M. vastus fibularis wird zurückgeschoben, wobei vorerst der dorsale Muskelrand auf einer Distanz von 8—10 cm zu präparieren und abzulösen ist. Auf Höhe des Tuberculum innominatum wird der sehr dünne, sehnige Ansatz des M. vastus fibularis bis auf Gelenkkapselhöhe durchtrennt.

Mit dem Raspatorium schiebt man die Muskulatur nach medial ab, bis die ganze ventrale Seite der Intertrochantergegend freiliegt. Breite Längsspaltung der Gelenkkapsel in Richtung Schenkelhals bis zum Pfannenrand. Anbringen je eines Haltefadens an den distalen Kapselzipfeln. Einschieben eines abgebogenen Hohmann-Hebels interartikulär zwischen Schenkelhals und Trochanter minor.

Ein zweiter Hohmann-Haken kommt auf die Kranialseite des Schenkelhalses unmittelbar medial vom Trochanter major möglichst lateral zu liegen. Ein dritter, schmaler Hohmann-Hebel mit einer dünnen, langen Spitze kann nun über den Schenkelhals und unter die Gelenkkapsel eingetrieben werden, bis seine Spitze den Kapselansatz auf der Ventralseite des Gelenkes durchstößt, um sich medial über dem knöchernen Pfannenrand einzuhaken. Der Frakturspalt kommt jetzt breit zur Darstellung. Nur selten ist eine zusätzliche Limbusdurchtrennung nötig. Eventuelle Kopf- oder Schenkelhalseinbrüche auf der Ventralseite oder abgesprungene Knochenfragmente sind jetzt leicht erkennbar.

Bei physiologischen Verhältnissen wird genau 3 cm distal vom Tuberculum innominatum mit Hilfe des 4,5-Bohrers sowie des Zapfenbohrers der Klingensitz angelegt. Das Plattensitzinstrument wird so weit eingeschlagen, bis seine Spitze nahezu auf Frakturhöhe liegt.

Nach Beurteilung der Lage des Schenkelkopfes erfolgt unter Sicht die schonungsvolle Reposition. Ist das Kopffragment gegenüber dem Hals im Sinne einer Flexion verdreht, gelingt die Einrichtung erst dann, wenn das proximale Fragment mit einem Elevatorium gedreht wird, während man gleichzeitig mit Hilfe eines am Schenkelsporn eingeführten Einzinkerhakens einen lateralen Zug ausführt.

Die Reposition selbst erfolgt nach Curarisierung des Patienten in maximaler Extension, maximaler Adduktion und Außenrotation. Dadurch werden die Fragmente leicht voneinander gelöst und sobald sie sich an richtiger Stelle befinden, wird das Bein maximal abduziert und innenrotiert. Auf eine weiterdauernde Extension kann man von nun an meist verzichten. Der Schenkelkopf wird mit Hilfe von ein oder zwei Kirschner-Drähten fixiert und nach langsamer Außenrotation des Beines kann das Repositionsergebnis besonders im caudalen und ventralen Anteil kontrolliert und nach den oben angegebenen Richtlinien beurteilt werden. Bei richtig erscheinender Adaptation kann das Plattensitzinstrument weiter eingetrieben werden. Kann man die Reposition nicht mit Sicherheit klinisch prüfen, so wird die Hüfte in zwei Ebenen geröntgt.

Zur Bestimmung der benötigten Klingenlänge mißt man zuerst die Distanz zwischen Frakturspalt und Plattensitz am lateralen Femur. Zu dieser Distanz werden $2^{1}/_{2}$ bis $3^{1}/_{2}$ cm, je nach Kopfdurchmesser, dazugerechnet.

Das Plattensitzinstrument wird herausgeschlagen und anschließend durch den gewählten Schenkelhalsnagel ersetzt. Mit dem Schlitzhammer werden die Fragmente eingestaucht.

Röntgenbild a.p. und auch axial bei rechtwinklig gebeugtem und um 30° abduzierten Oberschenkel. Die Unterschenkel sind dabei rechtwinklig gebeugt und liegen parallel zum Operationstisch. Beurteilung des Repositionsergebnisses nach den oben angeführten Richtlinien (Abb. 445 b) und der Lage des Schenkelhalsnagels.

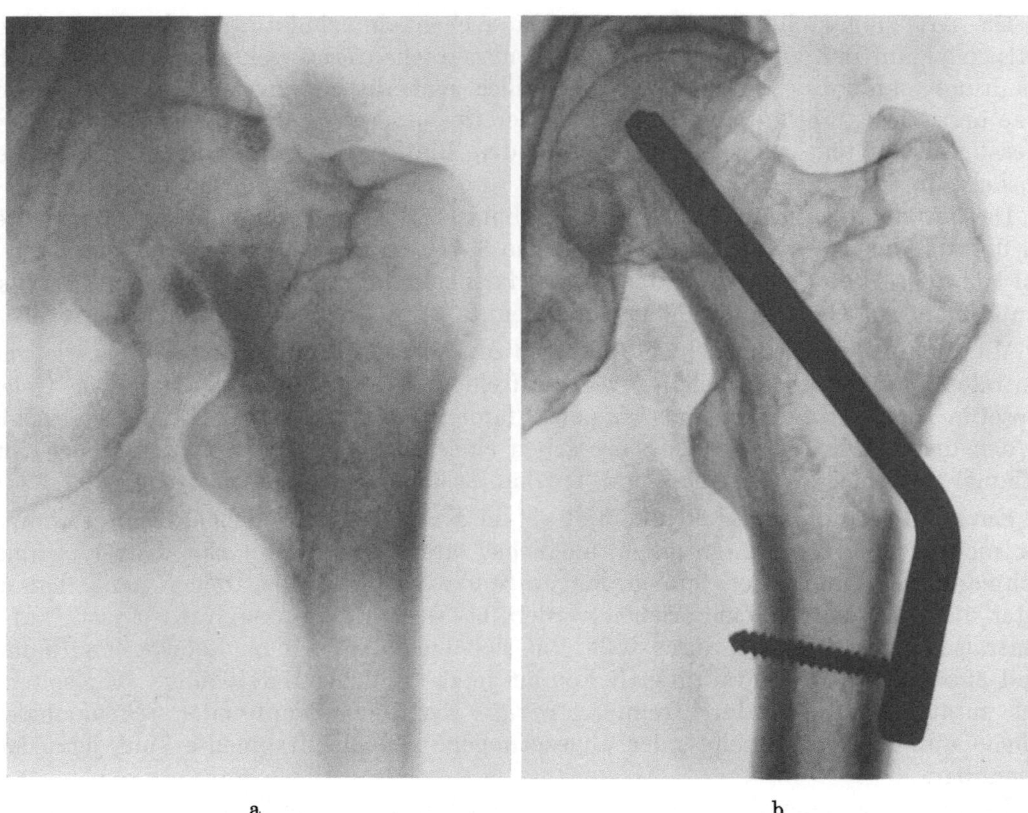

a   b

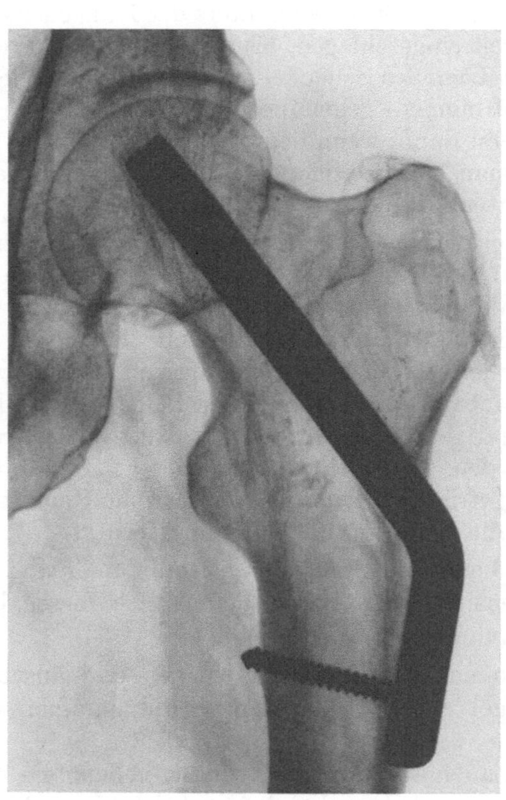

c

Abb. 447a—c. Subkapitale Fraktur bei 68jährigem Patienten a nach Unfall; b 4 Monate nach offener
Nagelung; c 1 Jahr später

Bei einwandfreiem Klingensitz wird die Platte am Schenkelschaft angeschraubt und die Fragmente nochmals mit Hilfe des am Tuberculum innominatum ansetzenden Schlitzhammers tief ineinander gestaucht. Schichtweiser Wundverschluß. Einlegen von zwei Redondrains. Befestigen des Glutaeus medius mit zwei Nähten am Ansatz des M. vastus fibularis. Hautnaht mit Nylon.

Nachbehandlung

Leichte Hochlagerung. Fuß etwa 20 cm über der Horizontalen. Bein in einer Schaumgummischiene in leichter Innenrotation und Abduktion. Knie leicht gebeugt.

Nach 24 Std Anspannungsübungen für Quadriceps und Fuß. Leichte Knieübungen. Regelmäßig tiefe Atemübungen vom ersten Tag an. Drain-Entfernung nach 48 Std. Vom vierten Tag an Cumarin-Präparate. Sitzen am Bettrand am sechsten Tag. Nach 10—14 Tagen Aufstehen ohne Belastung, Röntgenkontrolle wie üblich nach 4 Monaten. Belastung wird anschließend je nach Fall erlaubt.

Nach der Nagelung einer subcapitalen Fraktur sollten die Patienten wohl umhergehen, jedoch ihre Extremität nicht belasten (WILLENEGGER).

Die zeitweise bis 1 Jahr oder mehr benötigte Entlastung ist bei sehr alten Patienten in der Praxis nicht durchführbar, so daß nach subcapitalen Frakturen in 35% bis über 50% ein Risiko besteht. Bei betagten Patienten wird daher bei einer Kopfnekrose mit Kopfeinbruch, gleich wie bei einer Pseudarthrose, bei intaktem Pfannenknorpel, eine Schenkelhalsprothese eingesetzt. Deshalb empfehlen wir, bei frischen subcapitalen Adduktionsfrakturen bei über 75jährigen Patienten oder bei solchen in schlechtem Allgemeinzustand, die Kopf/Halsprothese nach MOORE, THOMPSON, EICHER oder ein eigenes Modell einzusetzen. Nach der Operation können die Patienten das Bett meist nach dem siebenten Tag wieder verlassen. Ein wesentlicher Fortschritt war die Fixation der Prothese im Schenkelschaft mittels polymerisiertem Methylmetacrylat.

Bei allen diesen Prothesen ist darauf zu achten, daß nach dem Eingriff die Trochanter major-Spitze über die Mitte der Kopfprothese zu liegen kommt. Liegt die Trochanter major-Spitze tiefer, werden die periartikulären Muskeln überstreckt, und eine frühzeitige Abnützung des Knorpelbelages an der Hauptbelastungsstelle ist die Folge. Die Entwicklung einer Arthrosis deformans ist dann kaum mehr aufzuhalten. In diesen Fällen kann vielleicht die Totalprothese von CHARNLEY die Situation wieder einigermaßen retten.

Technik des Einsetzens einer Moore- oder Thompson-Prothese

Operation in Seitenlage, Schnitt von der Mitte zwischen Crista ilica posterior und Trochanter major-Spitze leicht bogenförmig bis handbreit unter den Trochanter major.

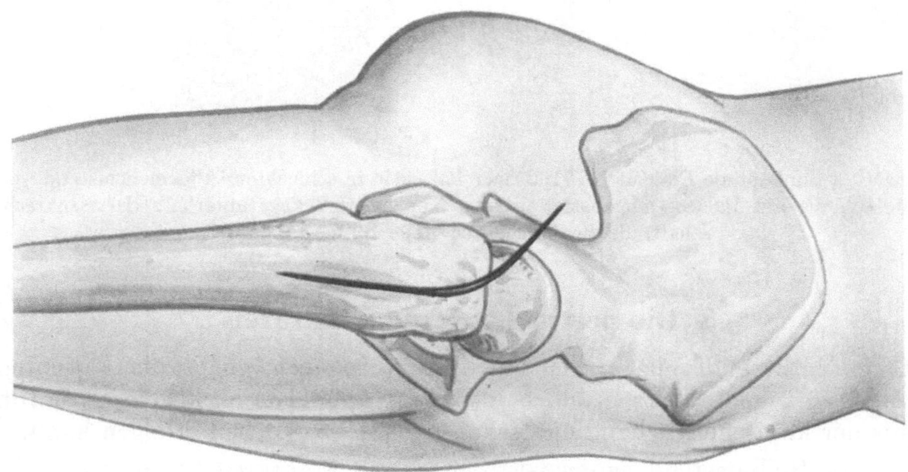

Abb. 448. Hautschnitt für die Einsetzung einer Prothese nach MOORE. Patient in Seitenlage

Fascieneröffnung. Die Muskelfasern des Glutaeus maximus werden auseinandergeschoben. Nach Durchtrennung der Außenrotatoren ist der dorsale Anteil der Hüftgelenkkapsel erkennbar. Nach einem T-förmigen Schnitt in der Kapsel kann der Schenkelkopf im allgemeinen bei Innenrotation des Beines mühelos mit Hilfe eines breiten Löffels herausluxiert werden. Der Schenkelhals wird dann an der Basis zwischen Trochanter major und Trochanter minor abgetragen, das ganze Trochanter major-Massiv mit dem scharfen Löffel ausgehöhlt und die Markhöhle mit einer Raspel so lange erweitert, bis die gewählte Prothese mit Leichtigkeit eingeführt werden kann. Beim Einsetzen der Prothese ist darauf zu achten, daß die Spitze des Trochanter major-Massivs etwas höher zu liegen kommt als die Mitte des neuen Schenkelkopfes.

Die Antetorsion soll im allgemeinen etwa 10⁰ betragen. Dann wird das in Rollenform präparierte „Palacos" in die sauber präparierte, möglichst trockengelegte Markhöhle eingedrückt. Der Prothesenstiel folgt sofort nach und wird so lange in der errechneten Richtung gehalten, bis die Masse fest geworden ist. Überschüssiges „Palacos" wird entfernt, solange es noch weich ist. Die anschließende Reposition erfolgt durch Extension und Außenrotation. Die Kapsel wird verschlossen, und zwei dünne Polyäthylendrains sorgen für die Hämatomentleerung. Nach Wundverschluß Lagerung in einer Schaumgummischiene.

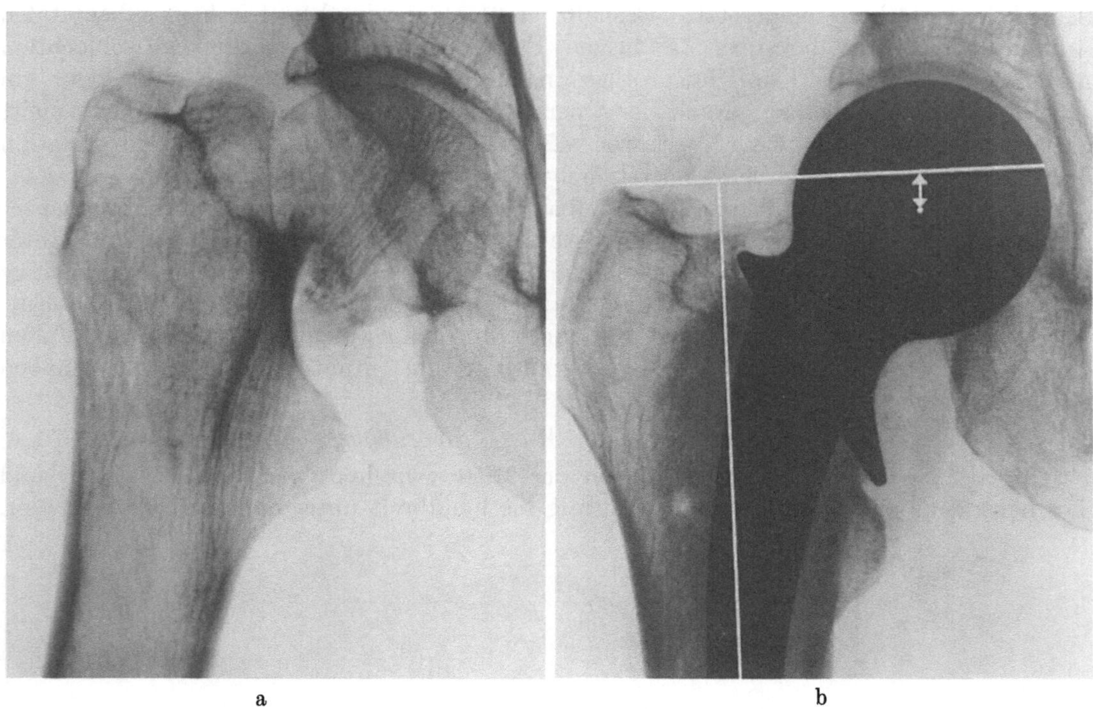

a   b

Abb. 449a u. b. a Subkapitale Fraktur bei 71jähriger Patientin in schlechtem Allgemeinzustand. b Prothese nach THOMPSON, die mit Palacos eingebettet wurde. Kopfzentrum liegt unterhalb der Senkrechten zum Schaft, die die Trochanter major-Spitze tangiert

3. Die pertrochanteren Frakturen

Die Osteosynthese der pertrochanteren Frakturen ermöglicht die Patienten meist schon nach 5—6 Tagen aufsitzen und bald danach aufstehen zu lassen, so daß die Entlassung aus der klinischen Behandlung schon nach 4—5 Wochen erfolgen kann.

Wohl ist die Heilungstendenz der pertrochanteren Frakturen besonders gut, aber das Operationsrisiko ist nach neueren Statistiken geringer einzuschätzen, als das Risiko der

konservativen Behandlung mit seiner lange dauernden Ruhigstellung. Decubital-
geschwüre, Gelenksteifen, erhebliche Fehlstellung und monatelange Rehabilitationszeit
sind beim operativen Vorgehen praktisch unbekannt.

Die Osteosynthese der pertrochanteren Frakturen muß stabil sein, damit die Patienten
frühzeitig aufstehen können. Diese Forderung begegnet bei osteoporotischem Knochen
oder bei Trümmerbrüchen gewissen Schwierigkeiten, läßt sich jedoch in jedem Fall
erfüllen, manchmal allerdings erst nach Ausfüttern des ausgehöhlten Schenkelhalses mit
einem Metacrylatpräparat (s. unten).

Nagelplatten mit festem Winkel und demselben U-Profil wie die Schenkelhalsnägel
haben sich bewährt.

Zeitpunkt der Operation

Im allgemeinen und wenn immer möglich, wird auch bei den pertrochanteren Frakturen sofort oder am nächsten Morgen operiert. Muß ausnahmsweise einige Tage gewartet
werden, ist eine Kirschner-Draht-Extension zweifingerbreit über dem oberen Sprunggelenk anzulegen.

Präoperative Röntgenaufnahmen

Damit auf der gesunden Seite die Länge der benötigten Platte geprüft werden kann,
wird vorgängig zur Operation stets eine Beckenübersichtsaufnahme mit Innenrotation
der gesunden Extremität gemacht.

Repositionsergebnis

Weil bei pertrochanteren Frakturen die Spongiosa stets eingestaucht ist, versuchen
wir, einen caudalen Sporn so zu verhaken, daß schon durch die Reposition allein die
Fraktur weitgehend stabilisiert wird (Abb. 450). Liegt der caudale Sporn medial vom
Schaft, muß der Nagel die ganze Last des Körpers tragen. Es ist daher nicht verwunderlich, daß in Einzelfällen ein Ermüdungsbruch des Nagels auftritt.

Operationstechnik bei einfachen pertrochanteren Brüchen
(s. ebenfalls S. 70 und Abb. 79)

Zuerst sind auf der Röntgenaufnahme und auf der gesunden Seite mit der gewählten
Platte deren Einführungsstelle am Schaft und die Distanz zwischen ihr und dem Tuberculum innominatum festzulegen.

Die Operation wird entweder in Narkose oder seltener in Lokalanaesthesie ausgeführt,
bei der auch der Frakturspalt anaesthesiert wird. Operation auf normalem Tisch mit oder
ohne Extensionsmöglichkeit. Im ersten Fall Reposition in Extension, Abduktion, Innenrotation und Fixation des Fußes.

15 cm langer gerader Hautschnitt von der Trochanter major-Spitze aus nach distal.
Durchtrennung der Fascie. Eingehen hinter dem M. vastus fibularis und Zurückschieben
des Muskels nach medial, so daß die ganze Intertrochantergegend freigelegt werden kann.
Einsetzen eines spitzen, kleinen Hohmann-Hakens über dem Schenkelhals unmittelbar
medial von der Trochanter major-Spitze und eines breiten, gerillten Hohmann-Hakens
intraartikulär am Schenkelsporn. Palpieren des Trochanter minor.

Kontrolle der Reposition unter Sicht. Ineinanderstauchen der Fragmente. Bei
ungenügender Reposition muß mit Elevator und Einerhaken nachgeholfen werden. Wenn
die Verhältnisse nicht befriedigen, wird erneut in Extension reponiert, und zwar zuerst
bei Adduktion und Außenrotation, später bei Abduktion und Innenrotation. Vorläufige
Fixation der Fragmente mit Kirschner-Drähten. Anlegen des Zielgerätes distal vom
Tuberculum innominatum. Einschlagen eines richtunggebenden Kirschner-Drahtes oder
des 3 mm-Bohrers im ventralen Rand der Schenkelkopfkalotte. Der Draht liegt dabei
dem Schenkelhals auf, und zwar unmittelbar kranial vom Adambogen.

Bohren des Loches im Oberschenkelschaft für die Plattenklinge mit dem 4,5-Bohrer und der Zapfenfräse, bei physiologischen Verhältnissen 3—4 cm distal vom Tuberculum innominatum.

Das Loch wird nach distal etwas erweitert, damit die Platte mit ihrer inneren Wölbung gut anliegt und beim Einschlagen den Knochen nicht sprengt.

Einschlagen des Plattensitzinstrumentes genau parallel zum richtunggebenden Kirschner-Draht bis 2—3 cm über die Bruchfläche hinaus. Röntgenkontrolle a.p. und axial. Diese letzte Aufnahme erfolgt bei 90° Beugung im Hüftgelenk und Abduktion des Oberschenkels um 30°.

Im allgemeinen folgt das Einsetzen der gewählten Platte mit richtigem Winkel und richtiger Klingenlänge, wobei die Spitze etwa 15 mm von der Kopfkalotte entfernt liegen sollte. Fixation derselben am Schenkelschaft mittels Festhalter. Mit dem 3,75 mm-Bohrer, ungefähr parallel zur Platte, wird nun im Trochantermassiv ein Bohrloch für eine Spongiosazugschraube mit 32 mm Gewindelänge angelegt. Eindrehen einer 7 bis 9 cm langen Schraube.

Röntgenkontrolle a.p. und axial, wiederum bei rechtwinklig gebeugtem Oberschenkel und Abduktion von 30°.

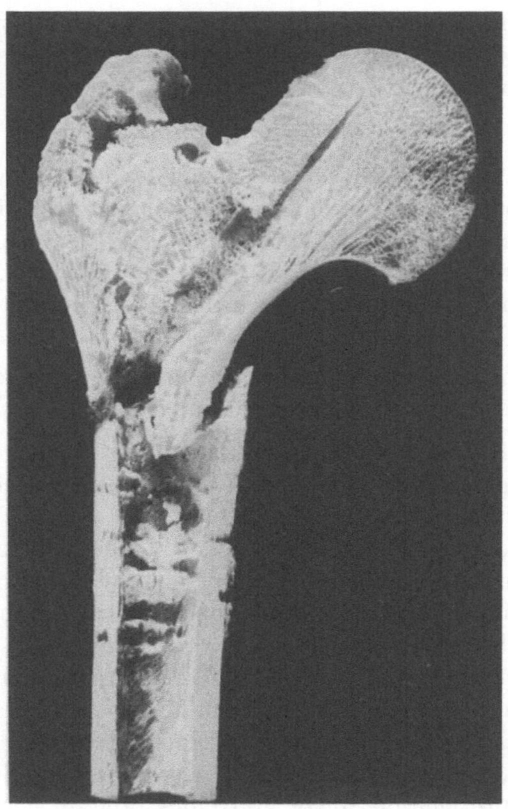

Abb. 450. Erwünschte Repositionsstellung bei medialem Sporn (anatomisches Präparat). Ist der Schenkelschaft lateralisiert, bleibt die Fraktur trotz Nagelung unstabil. Bei richtiger Reposition, wie hier, ist der mediale Sporn im Schaft eingestaucht und der Hals-Schaftwirbel beträgt 120—130°

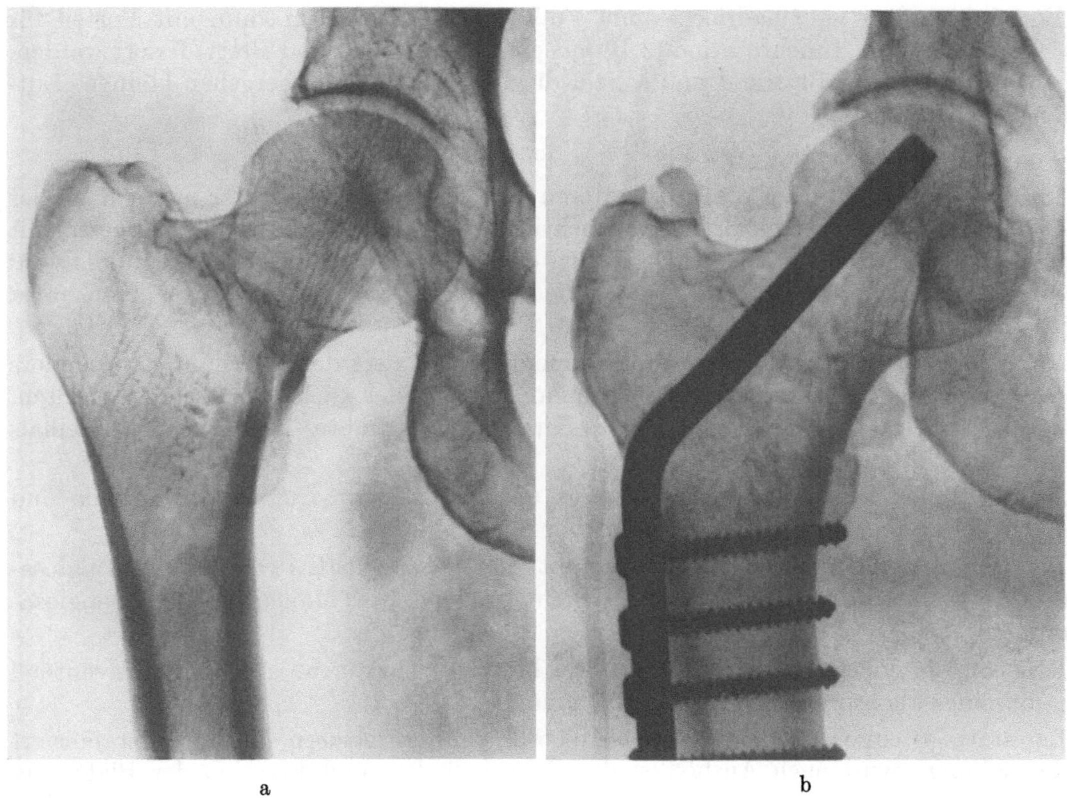

a							b

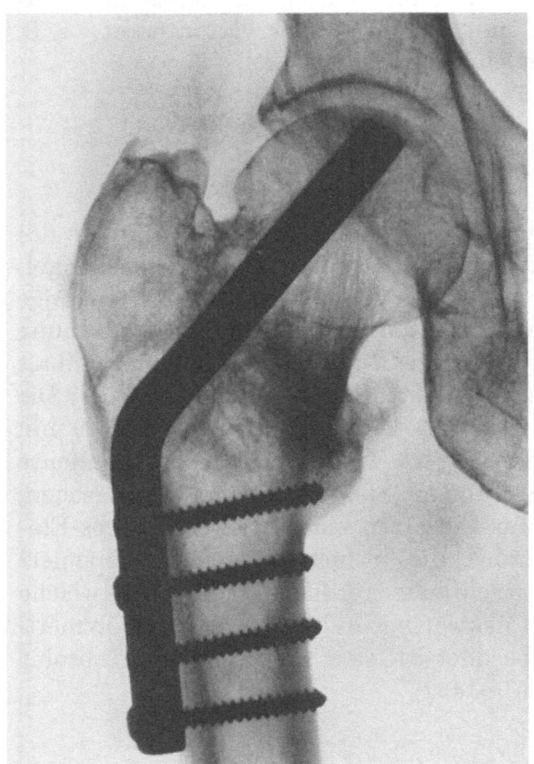

c

Abb. 451a—c. Pertrochantere Fraktur nur mit einem
zu hoch liegenden Nagel fixiert. a Vor, b nach
Osteosynthese; c 1Jahr später. *Schaft nicht medial,
Schenkelsporn nicht im Schaft eingekeilt, deshalb
spätere Einstauchung der Fragmente mit Gefahr eines
Durchbruchs der Plattenspitze*

Nachbehandlung

Vom ersten Tag an Quadriceps- und Fußübungen. Das Bein kann mit Vorteil für 4—5 Tage in leichter Innenrotation (z. B. mit einem Gipsschuh und Brett) fixiert werden. Danach Aufsitzen am Bettrand und sobald die Patienten gut umhergehen können, Entlassung nach Hause.

Operation bei Trümmerfrakturen

Im allgemeinen springen die Trochanteren ab. Kann der Trochanter minor nach der Fixation des pertrochanteren Bruches an richtiger Stelle leicht reponiert und eingestaucht werden, fixiert man ihn mit einer Corticalis- oder Spongiosaschraube. Andernfalls wird er einfach belassen. Schwieriger kann sich die Reposition eines abgesprengten Trochanter major-Massivs gestalten.

Vorerst adaptiert man beide Hauptfragmente und fixiert den Trochanter, besonders in bezug auf die Höhe mit 1—2 Steinmann-Nägeln oder dicken Kirschner-Drähten. Anlegen des Zielgerätes und Einsetzen des Kirschner-Leitdrahtes über dem Schenkelhals in die Kopfkalotte. Röntgenkontrolle a. p.

Ist die Reposition geglückt, Einschlagen des Plattensitzinstrumentes wie oben und dann der gewählten Platte. Röntgenkontrolle a. p. und axial.

Fixation des oberen Schaftabschnittes mit dem Schenkelhals (8 cm lange Spongiosaschraube mit Unterlage) und mit dem Trochantermassiv (1—2 Malleolar- oder Spongiosaschrauben).

Fixation der Platte am Schaft mit drei bis vier Schrauben. Am Schluß eventuell Fixation eines abgesprengten Trochanter minor.

Bei stark osteoporotischem Knochen oder Trümmerfrakturen, die nicht stabilisiert werden können, wird nach Aushöhlen des Schenkelhalses und Fixation der Platte am Schenkelschaft mit Vorteil das ganze unter Extension mit einem Metacrylatpräparat, z. B. Palacos, eingegossen (MÜLLER).

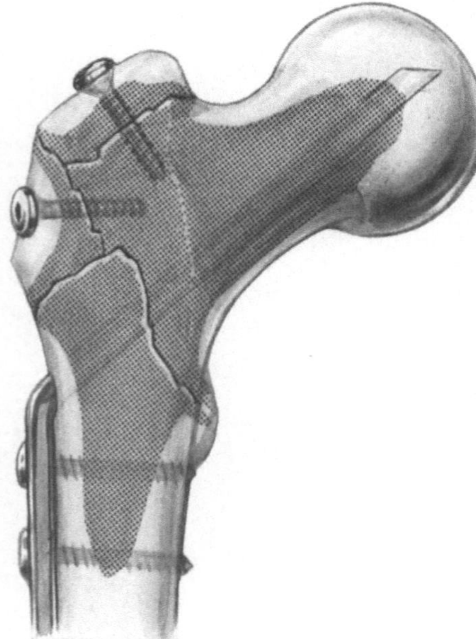

Abb. 452. Schema einer pertrochanteren Fraktur mit dem Methylmetacrylatpräparat „Palacos" stabilisiert

Technik des Eingriffes

Nach Darstellung der Fraktur, Auslöffeln des Schenkelhalses und eines Teiles des Schenkelkopfes. Reposition und Einlegen der Plattenklinge in den ausgehöhlten Schenkelhals. Verschraubung der Platte. Eingießen der Klinge im Schenkelhals und der kranialen Schraube mit Palacos. Die beiden Hauptfragmente sind nach etwa 10 min stabilisiert. Jetzt werden alle Nebenfragmente mit einer kurzen Spongiosa-Schraube versehen. Nach dem Einsetzen einer zweiten Palacos-Einlage werden die kleinen Fragmente reponiert und die Schraubengewinde in die noch weiche Palacos-Masse eingedreht. Sobald die Polymerisation beendet ist, sind alle Fragmente absolut stabil (Abb. 452).

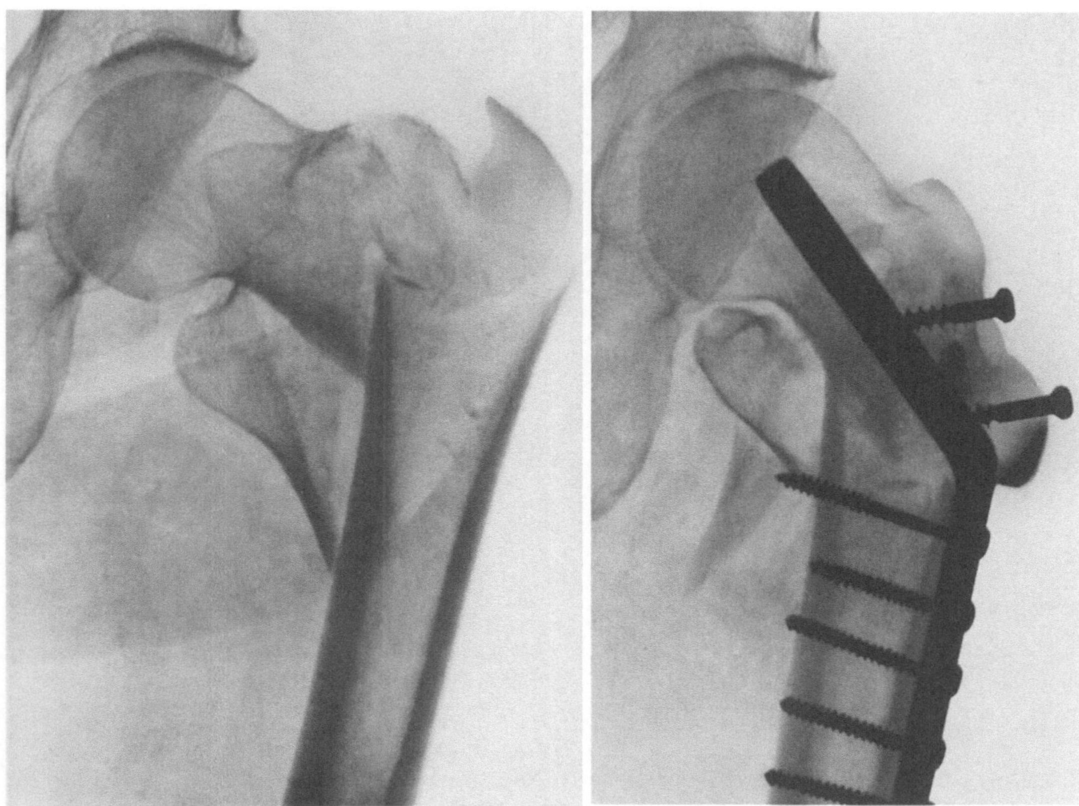

Abb. 453. Pertrochantere Fraktur bei einem 74jährigen schweren Polyarthritiker, Stabilisierung der Hauptfragmente mit Palacos, Nagel und Schrauben. Aufstehen am 10. Tag

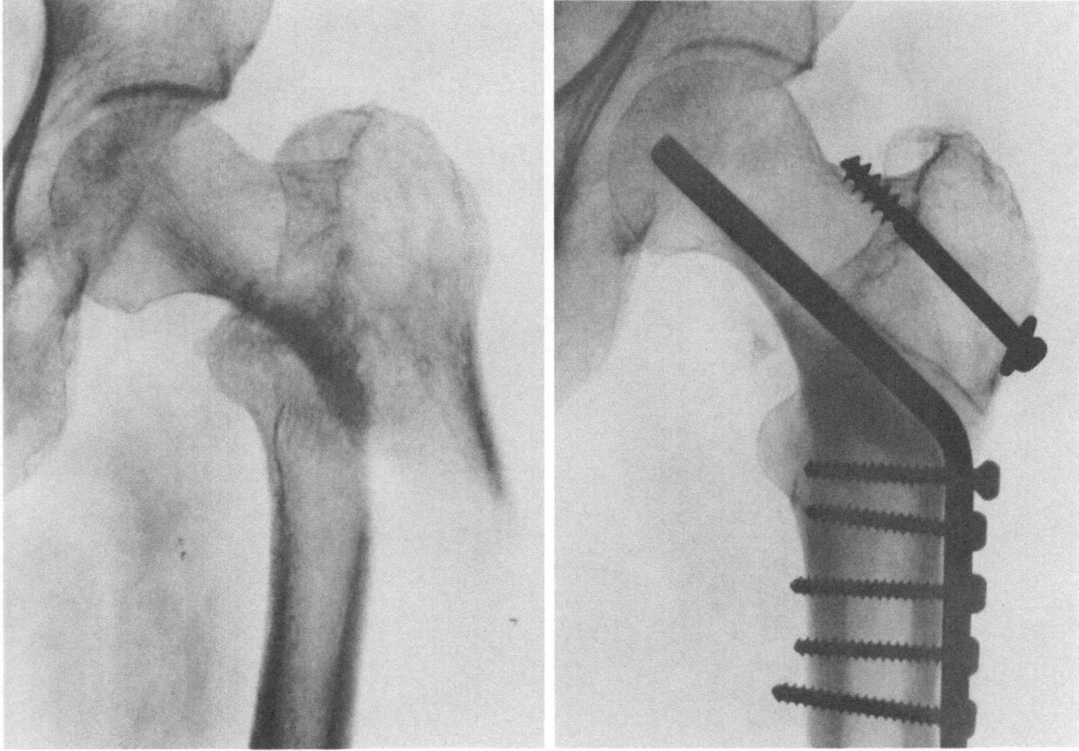

Abb. 454. Pertrochantere und subtrochantere Fraktur mit einem langen Schenkelhalsnagel mit verlängerter Platte versorgt

Anhang

I. Die Osteosynthese der offenen Frakturen

Noch heute gilt die Behandlung der offenen Frakturen als eines der unerfreulichsten Kapitel der Knochenchirurgie.

So berichtete ZOLLINGER (1951) in den statistischen Mitteilungen der SUVA, daß im Jahr 1945 60 offene Beinfrakturen der Schweizerischen Unfallversicherung angemeldet wurden. Die mittlere Behandlungsdauer betrug 394 Tage, das Mittel der Arbeitsunfähigkeit 376 Tage. Erhebliche Rentenauszahlungen erfolgten an 66% der Fälle. Fünf Amputationen mußten ausgeführt werden, wovon zwei Spätamputationen. Nachträgliche Todesfälle infolge verschiedener Eingriffe wurden drei gemeldet. Sind die heutigen Ergebnisse besser? Wir möchten dies bezweifeln, nachdem wir fast wöchentlich infizierte Pseudarthrosen nach offener Fraktur zu sehen bekommen.

Die primäre oder sekundäre Osteosynthese der offenen Frakturen ergibt, genau wie die konservative Behandlung, nur dann gute Resultate, wenn bestimmte *Grundprinzipien* respektiert werden. Nicht so sehr die Behandlungsmethode am Knochen steht hier im Vordergrund, als vielmehr die strikte Einhaltung gewisser Grundprinzipien.

In der Bewertung einer Frakturbehandlung zählt in erster Linie das funktionelle Endergebnis. Das Auftreten einer Osteitis bei offenen Frakturen birgt die größte Gefahr und führt zum vorzeitigen Mißerfolg. Der Verhütung der Infektion gilt daher unsere größte Aufmerksamkeit. *Das bestmögliche funktionelle Endergebnis bleibt aber auch bei den offenen Frakturen das Ziel unserer Bestrebungen.*

Jede offene Fraktur stellt uns vor zwei Probleme: die Wundversorgung und die Behandlung der Fraktur.

a) Die Wundbehandlung

Die Mayo-Klinik hat in der von ihrem Stab sorgfältig ausgearbeiteten bakteriologischen Statistik nachgewiesen, daß von über 90% der infizierten offenen Frakturen die nachgewiesenen Bakterien nicht beim Unfall selbst in die Wunde gelangt sind, sondern daß es sich meistens um Spitalinfektionen handelt, hervorgerufen durch therapieresistente Stämme.

Wir versuchen dieser zusätzlichen Infektionsgefahr dadurch zu begegnen, daß wir schon beim Eintreffen des Verunfallten jeden Kontakt mit der Wunde vermeiden. Ein schon vor der Einlieferung angelegter Verband wird erst im Operationssaal durch den Operateur selbst abgenommen. Jede nicht versorgte Wunde wird sofort mit einer sterilen Gaze bedeckt und provisorisch verbunden. Weder Chauffeur und Krankenwärter noch Krankenschwestern oder Assistenten dürfen die Wunde vor der Operation ansehen. Vergessen wir nie, daß mehr als 50% des Pflegepersonals Träger virulenter Keime sind.

Es dürfte nützlich sein, an einige bekannte Tatsachen zu erinnern. Eine verschmutzte Wunde ist in den ersten Stunden nach ihrer Entstehung nicht infiziert, sie ist höchstens von mehr oder weniger pathogenen Keimen besiedelt. Die in die Wunde eingedrungenen Keime können sich erst in einem ihnen günstigen Milieu entwickeln, wozu 6—10 Std Latenzzeit nötig sind. POLICARD (1930) hat gezeigt, daß eine Autolyse devitalisierter Gewebe durch leukocytäre Fermente mit Abbau der großen Eiweißmoleküle notwendig ist, um die Vermehrung der Bakterien zu ermöglichen. Wenn wir daher so rasch als möglich das devitalisierte Gewebe excidieren, schaffen wir die bestmöglichen Bedingungen für eine ungestörte Wundheilung.

Das *sofortige Debridement* und die *Excision der Wundränder* sind seit FRIEDRICH (1898) nur eine Art der Wundreinigung, die die Entfernung des zerstörten Gewebes bezweckt. In der Regel werden offene Weichteilwunden in Richtung der Gliedachse *verlängert* und die *Fascien quer gespalten*. Verletzte *Muskeln*, die auf Klemmen nicht reagieren, werden excidiert, *Nerven* und *Arterien* revidiert, *Fremdkörper* entfernt. Um die Fraktur gut überblicken zu können, werden die Fragmente abgewinkelt und eventuell mit einer Bürste abgerieben. Bereits losgelöste Knochensplitter sind zu entfernen, sie werden gewaschen und in eine Penicillinlösung eingelegt. Meistens setzen wir sie am Schluß des Eingriffs wieder ein, weil sie in den raschen Wiederaufbau des Knochens einbezogen werden.

Der Eingriff dauert lange, muß äußerst sorgfältig durchgeführt und mit einer Hämostase abgeschlossen werden.

Alle antiseptischen Mittel sind zu vermeiden, denn im Bestreben, damit die Mikroben zu töten, zerstört man sehr oft die lokalen Abwehrkräfte des Organismus. Hingegen verwenden wir immer und in großen Mengen physiologische Lösungen. Der Kochsalzlösung wird Ringerlösung vorgezogen, da sie den physiologischen Bedürfnissen besser entspricht weniger toxisch ist und vor allem das Muskelgewebe nicht schädigt. Nach Excision des zerstörten Gewebes stellt sich die Frage, wie die *Hautdefekte zu decken* sind.

Substanzverluste und Nekrosen der Haut sind häufig von sekundärer Verunreinigung gefolgt und verursachen Knocheninfekte. Dies stellt uns vor zwei Aufgaben: *Deckung des frakturierten Knochens durch lebendes Gewebe und die Verhütung sekundärer Nekrose.*

GOSSET (1959) hat vor allem auf *zwei Mechanismen, die zu einer Hautnekrose führen*, hingewiesen. Erstens Hautkontusionen ohne Ablederung und ohne subcutane Taschenbildung und zweitens Hautkontusionen mit subcutaner Ablederung und Spannungshämatomen. Bei der ersten Gruppe ist nur die oberste Hautschicht betroffen, während die Unterlage dem Knochen noch genügend Schutz bietet. Hier ist eine Excision überflüssig, jedoch eine Überwachung notwendig. Sobald die dünne Nekroseschicht abfällt, genügt eine Thiersch-Lappendeckung.

Bei der zweiten Gruppe handelt es sich um äußerst schwerwiegende Verletzungen. Hier bietet die absolut spannungsfreie Hautnaht nach Excision aller gequetschten oder devitalisierten Gewebe und die fortgesetzte postoperative Saugdrainage die beste Prophylaxe gegen sekundäre tiefe Nekrosen.

Seitdem wir einige spät aufgetretene Hautnekrosen erlebten nach primären *Verschiebeplastiken oder anderen Frühplastiken*, führen wir keine derartigen Eingriffe mehr notfallmäßig durch. Hingegen empfehlen wir mit PICOT, GOSSET (1959), MERLE-D'AUBIGNÉ (1959) für Fälle, deren Hautwunden sich nur unter Spannung schließen lassen, eine nachträgliche große Entlastungsincision mit Spaltung der Haut und Fascien auf der Gegenseite (Abb. 455). Dieser Kunstgriff gestattet oft einen primären Wundverschluß. Ist dies aber nicht möglich, so bedecken wir die Wunde mit einer Vaseline-bestrichenen Gaze, z.B. Biogaze. Wie MICHON und VILAIN (1959) führen auch wir erst 10 bis 14 Tage später Verschiebelappen- oder Cross-leg-Plastiken durch.

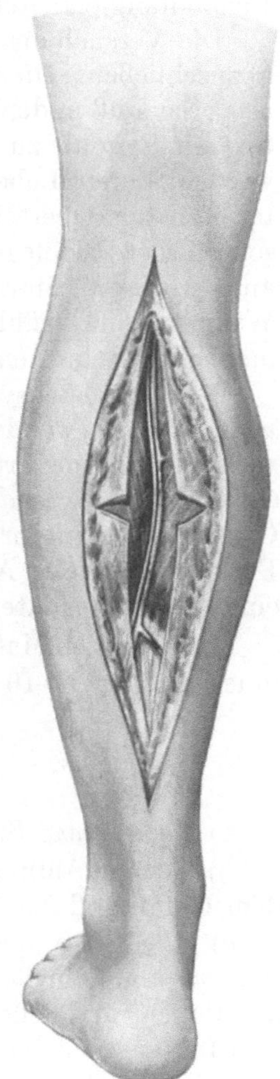

Abb. 455. Wadenschnitt mit Fascieneröffnung nach PICOT zur Entlastung der Hautnaht

b) Die Frakturbehandlung

Fast alle Chirurgen sind sich darin einig, daß die *strikte Immobilisierung des frakturierten Knochens erstes Gebot* ist. Soll diese Ruhigstellung durch Extension, Gips oder eine innere Fixation erfolgen? Darüber gehen die Ansichten weit auseinander. So betrachten bekannte Traumatologen die primäre Osteosynthese von offenen Frakturen noch heute als ärztlichen Kunstfehler. Andere Autoren sind weniger kategorisch und ohne weiteres bereit, die *Osteosynthese 2—4 Wochen nach dem ersten Eingriff*, aber nur nach einer per primam-Wundheilung, auszuführen. Diese Lösung wird von KÜNTSCHER u. a. empfohlen und scheint auch vernünftig, doch befürchten wir das Aufflackern einer latenten Infektion nach diesem Vorgehen sehr. Zudem ist die Gefahr von Thrombose und Embolie nach einer Ruhigstellung von 1—2 Wochen nicht zu unterschätzen.

Die Anhänger der primären Osteosynthese können nicht bestreiten, daß die Abwehrkräfte des Organismus im Bereich des Synthesematerials stark reduziert sind. Auch vermindert eine Osteosynthese durch Drähte, Schrauben, Platten oder Nägel die Ernährung und Vitalität des Knochens und erhöht damit die Gefahr der Sequestrierung von Fragmenten.

Die absolute Ruhigstellung der Fragmente durch eine stabile Einrichtung vermindert aber die Bildung von Gewebenekrosen, gibt dem Knochen seine ursprüngliche Gestalt wieder, beschränkt die postoperative Ruhigstellung auf wenige Tage, gibt Schmerzfreiheit, verkürzt die Behandlungszeit und erspart Zeit und Geld. Zudem sind die aesthetischen und funktionellen Resultate unvergleichlich besser, als die durch konservative Behandlung erzielten.

Die Versuchung ist daher groß, die angefangene Operation mit einer Osteosynthese abzuschließen. *Die Osteosynthese bei offenen Frakturen verträgt aber keine Unvollkommenheit.* Sie muß in den ersten 8—10 Std ausgeführt werden, alle zerstörten Gewebe sind vorher mit Sorgfalt zu excidieren und das Synthesematerial darf nie von Geweben bedeckt werden, deren Lebensfähigkeit zweifelhaft ist. Die Osteosynthese darf nicht als zweiter Teil der Operation betrachtet werden, sondern als neuer Eingriff. Nach erneuter sorgfältiger Bloßlegung und Abdeckung des Operationsfeldes werden die Instrumente ausgewechselt, Mantel und Handschuhe gewechselt und die Haut frisch desinfiziert. Wenn möglich wählt man für die Osteosynthese einen andern, von der ersten Wunde möglichst entfernten Zugang.

Bei den Osteosyntheseverfahren offener Brüche ist stets ein *Minimum an Fremdmaterial* zu verwenden. Trotzdem muß eine genügende Stabilität der Fragmente erreicht werden, um eine Frühmobilisierung zu gestatten. Immer ist darauf zu achten, daß das *Osteosynthesematerial von lebendem Gewebe* bedeckt wird. Im allgemeinen wird die stabile Osteosynthese unter Einhaltung der oben angeführten Prinzipien wie bei geschlossenen Frakturen erzielt. An der Tibia verwenden wir meist die Druck-Osteosynthese mit einer einzigen auf der lateralen Seite angelegten Platte (Abb. 456).

Die einzelnen Maßnahmen für eine Osteosynthese der komplizierten frischen Frakturen innerhalb der 8—10 Std-Grenze sollen übersichtlich dargestellt werden:

1. Vorkehrungen bei Einlieferung

a) Noch *offene Wunden* werden sofort steril verbunden.

b) Genaue Aufnahme der *Anamnese*: Wann, wie, wo geschah der Unfall? (Die Zeit seit dem Unfall und die Art der Wunde bestimmen das weitere Vorgehen).

c) *Allgemeine Untersuchungen.* Feststellen, ob weitere Verletzungen vorhanden, besonders abdominelle, Wirbel-, Becken-, Schenkelhals-, Vorderarmfrakturen, Schulterluxationen, arterielle oder neurologische Schäden usw., Urinkontrolle.

d) Anlegen einer *Kochsalz-Traubenzuckerinfusion* mit Antibiotica, Penicillin 20 Mill. Einheiten und Streptomycin 1 g, wenn keine Gegenindikation besteht.

e) Wenn nötig, *sofortige Schockbekämpfung* mit Plasma, nach Bestimmung der Blutgruppe mit Bluttransfusionen, eventuell medikamentös mit Cortisonpräparaten, Arterenol u.a. Außerdem Sedativa oder „Lytischer Cocktail" gegen die Schmerzen und zur Narkosevorbereitung.

f) *Röntgenkontrolle.* Sie erfolgt auf der mitgebrachten Schiene. Die Bilder sollen möglichst ohne zusätzliche Schmerzen für den Patienten aufgenommen werden. Bei schweren Unfällen werden immer Beckenübersichts- und Schädelaufnahmen verlangt.

g) Patient ausziehen und für Operation vorbereiten.

h) *Im Operationssaal,* eventuell schon in Narkose, Inspektion der Wunde. Erst jetzt wird unter strengsten aseptischen Kautelen vom Operateur, ausnahmsweise vom Assistenten (Maske über Mund und Nase, sterile Handschuhe) der am Unfallort oder sofort beim Eintritt angelegte Verband entfernt und die Wunde besichtigt. Farbaufnahme des Lokalbefundes.

2. Vorbereitung zur Operation

Beginn der Narkose. Wenn möglich, Anlegen der Manschette für die Blutsperre. Die Wunde mit einem sterilen Tupfer zudecken. Haut mit Benzin und Äther waschen. Desinfektion z.B. mit Merfen. Rasieren mit einem *sterilen* Rasiermesser, bzw. Klingenmesser. Erneute Desinfektion durch den Arzt, möglichst ohne die eventuell herausragenden Knochenfragmente zu berühren.

Spülung der Wunde mit Ringerlösung zur groben mechanischen Reinigung.

Nach nochmaliger Desinfektion der Wundränder *und* nach Anlegung der Blutleere bei Trendelenburg-Lage: Mastisolanstrich und Aufkleben einer Plastikfolie.

3. Operation

a) Behandlung der Wunde

Arbeiten mit Saugen und Ringerlösung. Vorerst nochmalige ausgedehnte Spülung der Wunde bis in alle Wundtaschen mit viel physiologischer Ringerlösung.

α) Bei Hautverletzung von innen her und bei Schnittwunden nur Sparexcision der Wundränder. Ein noch herausragendes Knochenfragment wird eventuell mit Äther, dann mit Ringerlösung gewaschen. Weiterbehandlung wie eine geschlossene Fraktur.

β) Bei Kontusionswunden, nach sparsamster Excision der Wundränder:

Débridement: Wunde in Richtung Gliedachse soweit als nötig verlängern, um eine gute Übersicht zu gewinnen.

Schichtweise, schonungsvolle Wunduntersuchung. Sorgfältigste, langsame Excision aller zerstörten Gewebe, aber nicht mehr, längs und quer ausgeführte Fascienincisionen.

Fremdmaterial ist durch Spülungen mit Ringerlösung und Absaugen zu entfernen.

Lose Knochensplitter mit Äther und Ringerlösung waschen und in eine Penicillinlösung von 100000 E pro 10 cm³ legen. Glied in Frakturhöhe abwinkeln, Knochenenden inspizieren und wenn nötig mit Bürste abreiben. Manchmal muß bei Spongiosafrakturen der Knochen sogar mit dem Meißel angefrischt werden.

Zerrissene Sehnen und Nerven nur mit feinem Catgut adaptieren. Entfernen der Blutsperre. Ligatur der Gefäße mit einem Minimum an Nahtmaterial.

b) Behandlung der Fraktur

Außer bei sehr stark verschmutzten, unmöglich zu reinigenden Knochensplittern, was sehr selten vorkommt, ist die *primäre stabile Osteosynthese* erstrebenswert.

Die Osteosynthese stellt nach der Wundversorgung eine neue Operation dar. Sie erfordert neues Instrumentarium, neue Schürzen und Handschuhe. Nach erneutem Anlegen der Blutsperre, Desinfektion und frisches Abdecken mit Mastisol, Plastik usw.

Incision möglichst weit von der primären Wunde entfernt.

Vorgehen wie bei geschlossenen Frakturen. Erzielung der stabilen Osteosynthese nach AO-Prinzipien mittels:

Schrauben, Druckplatten, Küntscher-Nägeln usw.

Öfter als üblich kommt bei offenen Unterschenkelfrakturen das primäre Anlegen von Druckplatten in Frage, denn die periostale Zirkulation ist bei diesen Frakturen meist so sehr in Frage gestellt, daß die intramedulläre Blutversorgung möglichst erhalten bleiben sollte. Das Osteosynthesematerial muß jedoch stets unter einer gut lebensfähigen Decke, am Unterschenkel also meist lateral von der Tibia, liegen.

Eine Osteosynthese ist erst dann stabil, wenn keine Frakturlücke vorhanden ist. Deshalb setzen wir *jedes* Knochenstück sorgfältig wieder ein. Einzelne lose Knochensplitter sind erst nach Waschen mit Äther und Ringerlösung, Einlegen in eine Penicillinlösung während mehr als 5 min und nach sorgfältigstem Abspülen mit einer Ringerlösung wieder in die bestehenden Defekte einzulegen (Abb. 456).

c) Primärer Wundverschluß

Er ist erstrebenswert. Als Entlastungsschnitt hat sich der große dorsale Schnitt in der Mitte der Wade nach PICOT bewährt. Oft ist danach die Hautnaht ohne Spannung möglich (Abb. 455).

Besonders bei Kontusion des subcutanen Gewebes darf die Hautnaht auf keinen Fall unter der geringsten Spannung stehen. Ist dies nicht möglich, so wird die Wunde vorerst für 14 Tage mit einem nicht klebenden Verband (z.B. Biogaze) geschützt. Anschließend wird sie mit einem Verschiebelappen gedeckt.

Sofortige Transplantationen haben sich nur zum Teil bewährt. Crossleg-Transplantate kann man bei Weichteildefekten nur sehr selten umgehen.

Drainage mit zwei bis drei Redondrains. Nur nach starker Verschmutzung eventuell lokale Dauer-Tropfinfusion wie bei Osteitiden.

4. Nachbehandlung

Druckverband mit Schaumgummi und elastischen Binden. Einfache oder doppelte U-Gipsschiene für den Fuß, im Gegensatz zur Behandlung der geschlossenen Frakturen.

Steile Hochlagerung (über 40 cm!).

Antibiotica. 5 Tage lang Penicillin (mindestens 20—40 Mill. E pro Tag) und Streptomycin 1 g intravenös, dann lokale Kontrolle, zur Beurteilung, ob die Antibiotica-Therapie weitergeführt werden soll oder nicht. Tritt nach 3—4 Tagen keine Entfieberung ein, gehen wir auf Chloromycetin über.

Im allgemeinen wird 3—4 Tage nach Abschluß der Antibiotica-Behandlung mit der funktionellen, aktiven Behandlung der Muskeln und Gelenke begonnen.

Die Tetanus-Prophylaxe, die besonders bei Diabetes, Arteriosklerose, usw. wichtig ist, wird nach den von ECKMANN aufgestellten Vorschriften durchgeführt.

5. Weitere Maßnahmen

Regelmäßige Kontrolle ob Schwellung, Zirkulationsstörungen (bei arteriellen Spasmen Nitroglycerin, Panthesin i.a.), Infektion, Gangrän auftreten. Kontrolle der Flüssigkeitsbilanz usw. Regelmäßig Bluttransfusionen, eventuell Eisenersatz, Gamma-Globuline. Thrombose-Prophylaxe mit Cumarin-Präparaten usw.

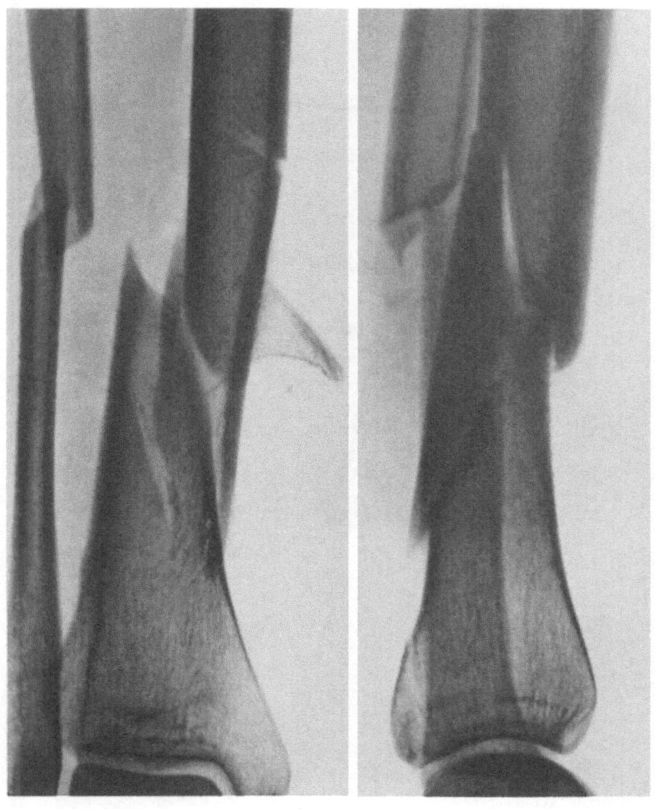

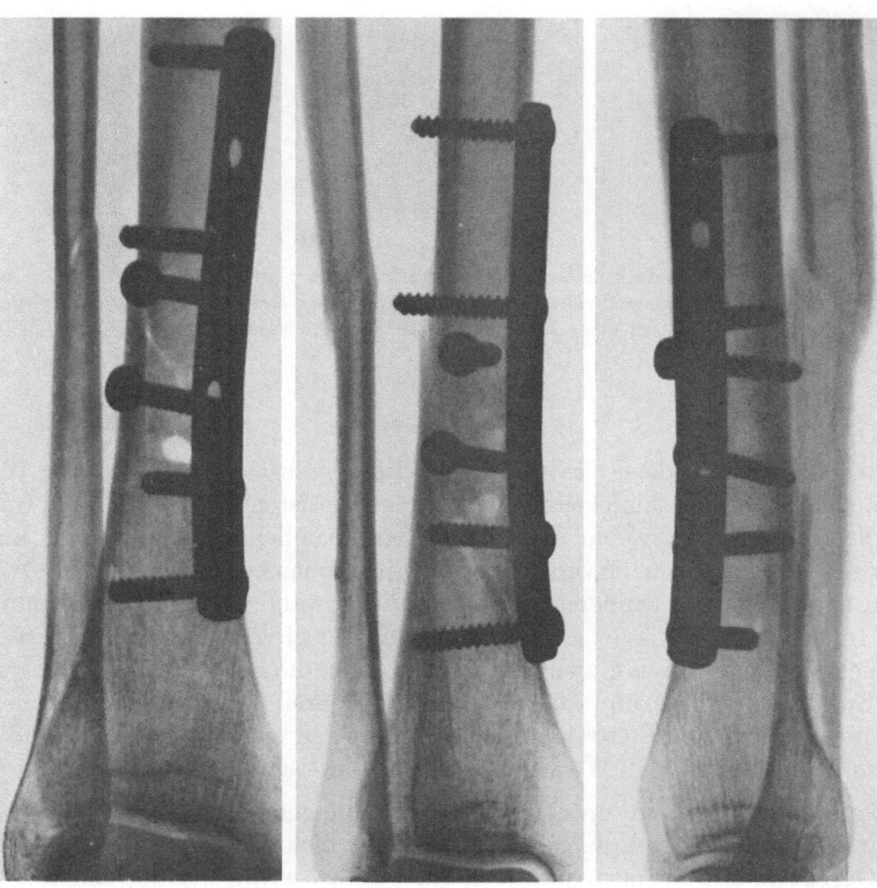

Abb. 456 a—c. a Offene Unterschenkelfraktur mit einem aus der Wunde liegenden
vierten Fragment. b Das aus der Zirkulation liegende Fragment wurde auf den
Gewindeschneider fixiert (Loch in der
Mitte) und vor Anziehen der Platte genau
eingepaßt. Osteosynthese mit Platte und
zwei senkrechten Schrauben. c Nach 4 Monaten ist die Fraktur ohne besondere Osteoporose fest geworden. Auch das kleine
Fragment ist vollkommen eingebaut *deshalb: abgesprengte Fragmente werden wenn
möglich unter Druck genau eingepaßt*

a

b

c

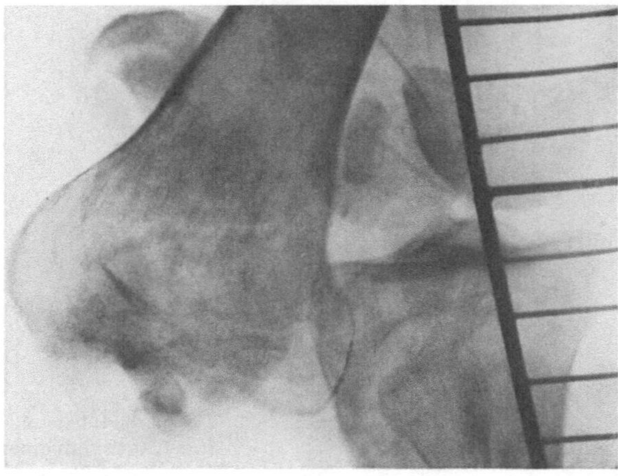

a

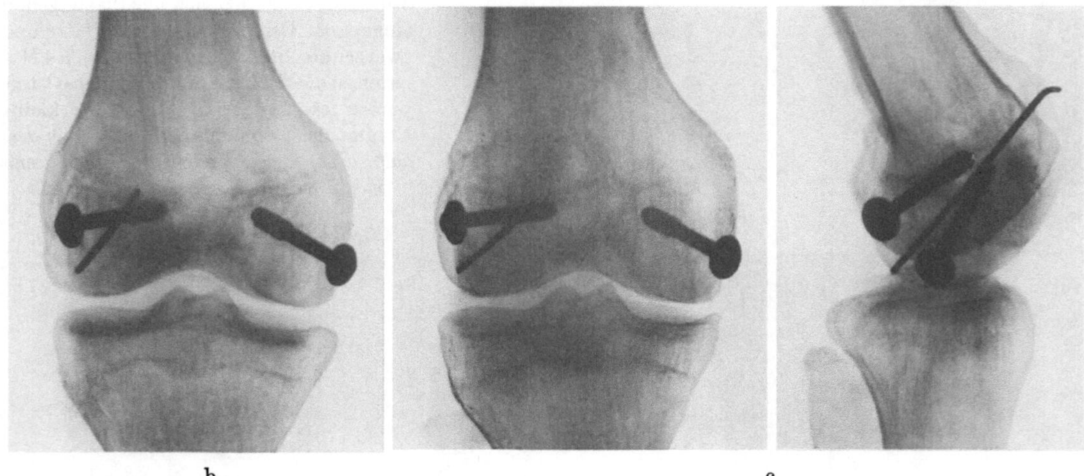

b   c

Abb. 457a—c. Offene Luxationsfraktur des Kniegelenkes. a Beim Eintritt. b Nach der Osteosynthese mit
zwei Schrauben und einem Kirschner-Draht. c 8 Monate später: die Kondylen sind fest, das Kniegelenk wieder
bis zu einer Flexion von 110° beweglich geworden

Zusammenfassung

Bei einer offenen Fraktur steht die Infektionsgefahr im Vordergrund. Wichtig ist
das Vermeiden einer Mischinfektion durch Träger resistenter Erreger von Spitalinfektionen. Die frühzeitige Revision der Wunde und peinlichste Excision der nicht mehr
lebensfähigen Gewebe sollen die verschmutzte, mit Keimen besiedelte, noch nicht infizierte
Wunde in eine möglichst saubere, vitale Wunde verwandeln. Diese Maßnahmen bilden
die beste Infektionsprophylaxe. Die Verwandlung der offenen in eine geschlossene Fraktur soll nicht um jeden Preis erzwungen werden, denn die unter Spannung liegende Haut
führt zu Späthautnekrosen und zu schweren sekundären Infekten. Wenn am Bein die
lange breite Incision von PICOT nicht einen sofortigen spannungslosen Wundverschluß
erlaubt, sollte man erst 1—2 Wochen später zur plastischen Wundbedeckung schreiten.

Die Notfallosteosynthese, unter idealen Bedingungen ausgeführt, scheint die allen
offenen Frakturen anhaftende Komplikationsgefahr nicht zu erhöhen. Unsere Erfahrung
zeigt im Gegenteil, daß die postoperativen Infektionen weniger häufig auftreten als nach
einer konservativen Behandlung und daß die funktionellen Resultate bedeutend besser sind.

II. Richtlinien für die Antibiotica-Therapie und die Behandlung von Infekten nach Osteosynthesen

1. Chirurgische Leitsätze bei infizierten Osteosynthesen

Jede Operation bringt eine gewisse Keimbesiedlung der Wunde mit sich. Das Angehen der Infektion hängt aber nicht nur von der eingebrachten Keimzahl ab, sondern vielleicht ebensosehr von der Blutversorgung der benachbarten Gewebe, von der Vermeidung von Hohlräumen und auch von der möglichst geringen Einbringung von Fremdmaterial. Es ist eine bekannte Tatsache, daß intakte Haut ein intradermales Depot von mehreren Millionen Keimen ohne Absceßbildung verträgt, daß aber die Beifügung eines kleinen Fremdkörpers zu einer viel geringeren Keimzahl sie begünstigt. Diese Beobachtung gilt natürlich auch für die bei der Osteosynthese verwendeten metallischen Fremdkörper. Dies bedingt eine auf das Maximum gesteigerte Vorsicht in der Gewebebehandlung

In unserem Material kommen 95 % der Osteosynthesewunden völlig bland zur Abheilung, 5 % zeigen eine leichte Wundrötung. In der wiedergegebenen Kasuistik von 188 Fällen (Abb. 126 bis 313) war nur ein später Knocheninfekt, nach Marknagelung bei einer offenen Straßenverletzung, zu verzeichnen. Eine Platte (Abb. 292) zeigte 12 Wochen nach Osteosynthese eine Reizung im Weichteillager (nach pp-Wundheilung).

Was geschieht mit dem eingebrachten Metall bei manifester Knochen- und Wundinfektion, d.h. bei manifester, eitriger Sekretion aus der Wunde?

Zwei Möglichkeiten sind zu berücksichtigen:

a) Die Stabilität ist noch gewährleistet

Die Fremdkörper sollen unbedingt in situ belassen werden. Obwohl die Infektion bei liegendem Fremdkörper nie ganz abheilt, geht die Knochenheilung doch vor sich. Dauerantibiotica und eventuell lokale Chemotherapie mit Spüldrains — insbesondere bei Marknägeln — überbrücken die Zeit bis zur Knochenheilung (Durchführung der Spüldrainage s. S. 312ff).

Ist das Ziel der operativen Stabilisierung — die knöcherne Konsolidierung — erreicht, so werden die Fremdkörper unter primärem Wundverschluß entfernt und für einige Tage eine Spüldrainage eingebaut. Man erlebt dann meist eine primäre Wundheilung.

b) Die infizierte Osteosynthese ist nicht mehr stabil

Sofern das vorhandene Fremdkörpermaterial seinen Zweck nicht mehr erfüllt, d.h. keine Stabilität mehr vermittelt, wird es selbstverständlich so schnell wie möglich entfernt.

Solche Situationen können sehr schwer zu meistern sein. Als allgemeines Prinzip empfiehlt es sich, bei instabilen, infizierten Knochenbrüchen die Bildung einer periossären Callusbrücke durch eine Spongiosatransplantation zu induzieren. Bei Unterschenkelfrakturen wird die Spongiosa zwischen Tibia und Fibula auf die Membrana interossea im Frakturgebiet deponiert. Meist kann diese Spongiosaplombe mit der Sanierung des osteomyelitischen Herdes kombiniert werden. Gelegentlich sind aber die Weichteilverhältnisse derart, daß man für das Spongiosadepot einen nicht kompromittierten Zugang wählen muß.

2. Bekämpfung der Infektion mit Antibiotica

a) Allgemeines

Die therapeutische Wirkung der Antibiotica wird in zunehmendem Maße durch die Resistenz der Bakterien eingeschränkt. Für die erfolgreiche Bekämpfung einer Infektion ist man daher oft auf verschiedene Chemotherapeutica angewiesen.

Als resistente Keime gelten solche, die in vitro auf die üblichen Antibiotica-Konzentrationen nicht mehr ansprechen. Damit ist gesagt, daß die Resistenz kein absoluter Begriff ist, sondern nur das Verhalten der Bakterien gegen Antibiotica unter Standardbedingungen widerspiegelt. Bakterien, die gegenüber einer Testmenge unempfindlich sind, können auf eine erhöhte Dosis ansprechen. Nimmt man an, daß die Wirkung der Antibiotica auf einem Antimetabolismus beruht, so läßt sich die bessere Ansprechbarkeit bei hoher Dosierung durch die Verschiebung des Reaktionsgleichgewichtes erklären. Man darf aber nie vergessen, daß die Reaktionslage des Wirtes von ausschlaggebender Bedeutung ist. Bei schlechter Abwehrlage — was immer dies bedeuten mag — kann eine in vitro günstig erscheinende Antibiotica-Konstellation unter Umständen versagen.

Es ist klar, daß das Antibiogramm, wie es routinemäßig von den bakteriologischen Laboratorien erstellt wird, nicht ohne weiteres auf die klinischen Verhältnisse übertragen werden kann. Immerhin gibt es wertvolle Hinweise. In bestimmten Fällen lohnt sich eine quantitative Untersuchung mit Verdünnungsreihen.

Die Resistenz in vitro ist abhängig vom Antibioticum einerseits und vom Mikro-Organismus anderseits. Theoretisch führt jede Verwendung von Antibiotica zum Auftreten resistenter Keime. Groß ist diese Tendenz bei Penicillin, nie beobachtet wurde sie bis jetzt bei Ristocetin. Die Staphylokokken haben sich als die anpassungsfähigsten und damit am ehesten resistent werdenden Bakterien erwiesen. Die Resistenzentwicklung entspricht wahrscheinlich ausschließlich einer Selektion primär-resistenter Keime aus einer Population. Immerhin ist die Möglichkeit von Gen-Mutationen nicht auszuschließen.

Wichtig ist das Auftreten der Kreuzresistenz. Keime, die z.B. auf Carbomycin oder Oleandomycin resistent geworden sind, können unter Umständen die gleiche Resistenz auch gegenüber Erythromycin zeigen. Resistenzüberschneidungen wurden auch zwischen Kanamycin und Neomycin beobachtet.

Das Problem der gegen Antibiotica resistenten Stämme gewinnt an Bedeutung im Spitalbetrieb. Hier sind sehr oft Räume, Gebrauchsgegenstände und weitgehend auch das Personal durch solche Keime verseucht. Es ist klar, daß „Hospital-Infektionen" nur dadurch erfolgreich bekämpft werden können, daß man allgemein versucht, die Resistenzentwicklung einzudämmen. Dies geschieht am besten durch eine klare „Antibiotica-Politik", insbesondere wenn sich auch die zuweisenden Ärzte eines Krankenhauses an die gleichen Regeln halten, wie sie das Krankenhaus befolgt. Folgende Punkte sind dabei zu berücksichtigen:

1. Jeglicher unnötige Kontakt von Antibioticum und Erreger ist zu vermeiden. Es sollen in der Regel nur sicher bakterielle Infekte mit Antibiotica angegangen werden. Auch bei gewissen chronischen bakteriellen Infekten sowie infizierten Nekrosen sind Antibiotica wirkungslos und daher wegzulassen.

2. Es sollen nur wenige Antibiotica routinemäßig verwendet werden, um die übrigen möglichst in Reserve zu behalten. Dabei ist es vorteilhaft, immer mit dem gleichen Mittel zu beginnen und zu wechseln, wenn nach dreitägiger Applikation keine Wirkung festzustellen ist, oder wenn Unverträglichkeiten auftreten.

3. Die Dosierung hat möglichst hoch zu erfolgen. Dadurch wird ein Wechseln des Antibioticums seltener erforderlich.

4. Eine gebräuchliche Methode zur Resistenzbekämpfung und gleichzeitig auch zur Erreichung erhöhter therapeutischer Wirkung stellt die Kombination zweier verschiedener Antibiotika dar. Dabei müssen aber beide Antibiotica in für sich allein genügender Dosierung gegeben werden. Bewährt hat sich die Kombination von Penicillin und Streptomycin, anscheinend auch diejenige von Tetracyclin und Oleandomycin. Diese letztere ist nicht ganz unbedenklich, da sie auch zu einer Kreuzresistenz mit Erythromycin, einem heute noch sehr wirksamen Staphylokokkenmittel, führt.

Verschiedene Antibiotica zeigen aber auch einen gewissen Antagonismus. So hat z.B. Penicillin in Kombination mit einem bakteriostatischen Mittel wie Tetracyclin eine verringerte antibakterielle Wirkung. Das Phänomen wird so erklärt, daß Penicillin nur in den Stoffwechsel sich vermehrender Keime eingreifen kann. Das bakteriostatische Tetracyclin verhindert aber gerade das Eintreten der Keime in diese Vermehrungsphase.

Die unterschiedliche antibakterielle Wirkung der einzelnen Antibiotica sei kurz charakterisiert:

Bactericide und bakteriostatische Antibiotica:

Penicillin, Streptomycin, Bacitracin, Thyrotricin.

Vorwiegend bakteriostatische Antibiotica:

Tetracyclin, Chloramphenicol, Erythromycin, Oleandomycin, Spiramycin, Carbomycin. Erythromycin und die Tetracycline erlangen in hoher Dosierung (etwa 6 γ/cm³) auch bactericide Wirkung, wobei diejenige von Erythromycin ausgeprägter ist.

Rein bactericide Antibiotica:

Vancomycin, Ristocetin, Kanamycin, Polymycin, Neomycin.

Als *Nebenerscheinung* der Breitspektrum-Antibiotica ist Nausea zu erwähnen. Chloramphenicol soll zudem einen hemmenden Einfluß auf das Knochenmark haben. Dies ist mit den neueren Präparaten unseres Wissens jedoch nicht mehr beobachtet worden. Tetracycline können — besonders bei kachektischen Leuten — infolge Abtötung der saprophytären Keime ein Überwiegen der pathogenen Mikro-Organismen bewirken. Toxische Nebenwirkungen sind oft so massiv, daß einzelne Antibiotica nur lokal appliziert werden dürfen. Bei genügender Vorsicht können praktisch aber alle Antibiotica allgemein verabreicht werden.

Nephrotoxisch wirken:

Polymyxin, Kanamycin, Neomycin, Bacitracin.

Neurotoxische Eigenschaften, vor allem auf den Stato-acusticus, haben:

Neomycin, Kanamycin, Streptomycin-Präparate, wobei Streptomycin vorwiegend den Vestibularis-Apparat, Dihydrostreptomycin den Acusticus schädigt.

Hämolysierend und daher parenteral ungebräuchlich ist Thyrotricin, ein Gemisch von 20% Thyrocidin und 80% Gramicidin.

Am wenigsten toxische Eigenschaften weist Penicillin auf, das in einer Dosierung bis zu 40 Mill. E und mehr täglich verabreicht werden kann, was einer Menge von etwa 25 g entspricht. Die intravenöse Verabreichung hat den wesentlichen Vorteil, keine Depots zu schaffen und ist somit leicht „steuerbar".

b) Prinzipien der Antibiotica-Verwendung

Sehr wichtig ist die rigorose Beachtung der Regel, daß die Asepsis eines Operationsbetriebes so beschaffen sein muß, daß jede Antibioticaverwendung bei sog. sauberen Operationen nicht nur überflüssig, sondern absolut verboten ist. Allerdings sei festgehalten, daß die Wunde während der Operation etwa alle 30 min mit Ringerlösung gespült wird, der Neomycin und Bacitracin beigegeben sind (verwendet wird Nebacetin 1 Amp./ 1000 ml). In unserem Betrieb erhalten lediglich Osteosynthese-Fälle, bei denen die Operationsdauer 2 Std überschreitet, eine prophylaktische Antibioticatherapie, d. h. weniger als 3% der Fälle.

Die Verwendung der Antibiotica ist also auf die Fälle manifester Infektionen beschränkt und wird in dem Augenblick eingeleitet, da lokale Rötung kombiniert mit allgemeiner Fieberreaktion auftritt. Entscheidet man sich zur therapeutischen Verwendung von Antibiotica, so ist eine strikte Reihenfolge einzuhalten. In einem solchen Falle sind wir nur selten im Besitze eines Antibiogramms. Es gibt jedoch wenig Keime, die auch unter heutigen Verhältnissen, auf eine hochdosierte Penicillin-Medikation resistent sind. Unsere erste Wahl fällt auf die Kombination Penicillin + Streptomycin. Wir geben in solchen Fällen 40 Mill. E Penicillin und 1 g Streptomycin pro die. Die Verabreichung erfolgt bei diesen hohen Dosen intravenös. Dies hat den großen Vorteil, daß allfällige Unverträglichkeitserscheinungen sehr gut verfolgt und die Infusion sofort sistiert werden kann. Dadurch findet sich im Organismus nirgends ein Depot und die Wirkung des Penicillins klingt sofort ab. Mit dieser, schon bei mehreren. hundert Patienten angewandten Medikation haben wir noch keine schweren Zwischenfälle erlebt.

Bei jeder Antibiotika-Medikation gilt der Grundsatz, daß bei dreitägiger Wirkungslosigkeit die Situation neu überprüft und das Antibioticum gewechselt werden muß. Als nächstes gehen wir über zu einem Tetracyclin, sofern uns ein inzwischen erstelltes Antibiogramm nicht in andere Richtung weist. Davon erhält der Patient 2 g pro die. Bei guter Wirkung verbleiben wir bei diesem Antibioticum, bei wiederum manifester, klinischer Wirkungslosigkeit wechseln wir zu Chloramphenicol, 2 g pro die. Auf diese Art und Weise ist in unserem Krankenhaus das Chloramphenicol bis jetzt immer noch ein Reserve-Antibioticum. Bei ungenügender Wirksamkeit greifen wir zu Erythromycin, ebenfalls 2 g pro die, führen aber die Verabreichung von Chloromycetin (2 g pro die) weiter.

Ist dieses Programm durch alle Stufen abgewickelt worden, stehen inzwischen eingehende bakteriologische Untersuchungen zur Verfügung, die uns allenfalls veranlassen, auf seltenere Antibiotica zu greifen, was aber nur in den seltensten Fällen notwendig ist. Immerhin sei nachfolgend eine kurze Charakterisierung der Antibiotica-Dosierung gegeben, wie sie heute verwendet werden kann.

Penicillin: zwischen 20 und 60 Mill. E/die.

Streptomycin: 1—2 g. Vor einer Gesamtdosis von mehr als 60 g ist Vorsicht geboten.

Erythromycin, Chloramphenicol, Tetracyclin: 2 —3 g, wobei die Dosierung bei oraler und parenteraler Verabreichung gleich ist.

Polymyxin: kann intramuskulär gegeben werden, und zwar 1,5—2,5 mg/kg Körpergewicht. Es ist auch p.o. verträglich.

Neomycin: p.o. zur Darmdesinfektion zwecks Operationsvorbereitung: 3—10 g; intramuskulär 10—15 mg/kg Körpergewicht während maximal 10 Tagen. Für die parenterale Anwendung besteht in Anbetracht der vielen verträglicheren Mittel meist keine Indikation.

Rystocetin: 2—3 g intravenös.

Kanamycin: 2 g, total nicht mehr als 40 g (parenteral).

Vancomycin: 50—100 mg drei- bis viermal täglich intravenös während höchstens 7 Tagen.

Oleandomycin: 1—2 g intravenös, intramuskulär oder p.o.

Carbomycin: 2—4 g p.o.

Allgemein sollte man sich in Notfallsituationen — dies trifft für die Antibioticaverwendung in der Frakturbehandlung eigentlich immer zu, weil entweder eine offene Verletzung oder eine manifeste Infektion vorliegt — der Applikation in der Dauertropf-Infusion bedienen. Es wird dadurch am schnellsten eine gleichmäßige Blut- und Gewebskonzentration erreicht.

c) Die örtliche Anwendung von Antibiotica

In Fällen von infizierten Osteosynthesen hat sich die örtliche Anwendung von Antibiotica als besonders zuverlässig erwiesen, namentlich dann, wenn die nach dem Antibiogramm wirksamen Mittel als kontinuierliche Tropfinstillation eingesetzt werden. Das Verfahren ist bezüglich Methode und in seiner Bedeutung als lokal-chemotherapeutische Maßnahme andernorts beschrieben und als „antibakterielle Spüldrainage" bezeichnet worden (WILLENEGGER und ROTH).

Der Wirkungsmechanismus dieses Verfahrens liegt in einer bakteriostatischen Oberflächenbehandlung, verbunden mit mechanischer Reinigung der infizierten Bezirke. Beides ist wichtig. Das laufende Fortschaffen von Entzündungsprodukten und nekrotischen Partikeln fördert die bakteriostatische Erfassung der Keime und deren endgültige Vernichtung durch vitales Gewebe.

Die beste Indikation zur antibakteriellen Spüldrainage bildet die infizierte Marknagelung, gleichgültig, ob es sich um frische oder verschleppte Infektionen handelt. Je nach Ausbreitung der örtlichen (Phlegmone, Lymphangitis, Lymphadenitis) und allgemeinen Infektion ist dem Einrichten der Spüldrainage eine allgemeine Chemotherapie vorauszuschicken. Nach Besserung der örtlichen und allgemeinen Reaktion wird die Einschlagstelle des Marknagels, sofern er noch stabil ist, gerade so weit freigelegt, daß man in das Marknagellumen zwei Kunststoffdrains, eines von beiden bis zum distalen Nagelende einlegen kann. Das eine wird medial, das andere lateral vom Kniescheibenband nach außen abgeleitet (cave Kniegelenk!); die Incisionswunde über dem proximalen Nagelende kann man offen lassen oder locker verschließen, je nach Infektion. Das bis ans distale Nagelende reichende Drain dient zur Instillation, das andere zum Abfluß (Saugapparat). Ist die Infektion stark ausgeprägt, verschleppt, mit parostalen Abszessen und Fisteln verbunden, so ist es zweckmäßig, von vornherein auf eine mehr oder weniger geschlossene Spüldrainage zu verzichten, durch beide Drains zu instillieren und den Abfluß im Sinne einer offenen Spüldrainage unter Vermittlung der vorhandenen Fisteln und Abszeßeröffnungen zu gewährleisten. Ist der Marknagel vollständig gelockert und als stabilisierender Faktor zwecklos, so wird er entfernt und die Spüldrainage in den Markraum eingesetzt.

Die unmittelbare Auswirkung der Dauerinstallation liegt in einem raschen Rückzug der Infektion auf die Oberflächen des Knochens und der Weichteile. Phlegmonöse Entzündung bzw. Cellulitis verschwinden. Da wo der Knochen im Kontakt mit den Weichteilen bleibt oder den Kontakt erst wieder erlangt, besteht selbst für schwer ostitisch geschädigten Knochen die Möglichkeit der Revitalisierung. Beim spongiösen Knochen ist diese Tendenz besonders groß. Knochensplitter oder Knochenbezirke ohne Weichteilverbindung bleiben nekrotisch und müssen als Sequester entfernt werden. Sobald das Stadium einer blanden Oberflächeninfektion erreicht ist, genügt die Umstellung auf eine rein mechanisch wirkende Spüldrainage mit physiologischer Kochsalzlösung, die je nach Fall nur noch intermittierend, z.B. nachts oder einmal pro Tag angesetzt zu werden braucht. In der Zwischenzeit genügt eine Saugdrainage mit der Vacuumflasche. In diesen Behandlungsstadien kann man die Patienten bei ausreichender Stabilität des Marknagels ohne weiteres herumgehen lassen. Nach genügender röntgenologischer Konsolidation wird der Marknagel entfernt und eine neue, diesmal wieder antibiotische Spüldrainage eingerichtet, die sich meistens rasch durch Kochsalzlösung ersetzen läßt; anschließend Saugdrainage mit allmählich gekürzten Drains. Unter Umständen ist eine persistierende Fistelstelle ohne jeden Nachteil für den klinischen Heilverlauf künstlich zu unterhalten. Mit dieser Maßnahme lassen sich die Exacerbationen so gut wie sicher vermeiden; außerdem bleibt der Weg für kleine Sequester, die man im Röntgenbild zunächst nicht immer sieht, offen.

Abb. 458 zeigt die Durchführung einer antibakteriellen Spüldrainage bei infizierter Marknagelung mit bereits fortgeschrittener Osteomyelitis. Einzelheiten der Behandlung finden sich im Text zu den Abbildungen. Auffallend ist die restlose Revitalisierung des ostitischen Knochens, sowie die Ossifikation einer größeren Höhlung, welche durch Entfernung von zwei Metallsplittern entstand.

Auch bei anderen Osteosynthesen läßt sich das Prinzip der antibakteriellen Spüldrainage zur Anwendung bringen. Abb. 459 zeigt den röntgenologischen Verlauf bei einer infizierten Verschraubung, die wenige Tage nach den ersten klinischen Infektionszeichen zur Behandlung kam. Auch hier kam es zu restloser Revitalisierung und Konsolidation des infizierten Knochens.

Ein großer Vorteil dieses Behandlungsverfahrens liegt in der Tatsache, daß sich eine zusätzliche äußere Fixation erübrigt und daß im allgemeinen schon wenige Tage nach Beginn der örtlichen Behandlung aktive Bewegungsübungen möglich sind. Darum haben die bis jetzt behandelten Fälle fast ausnahmslos zu einer vollständigen Wiederherstellung der Gelenk- und Muskelfunktion geführt.

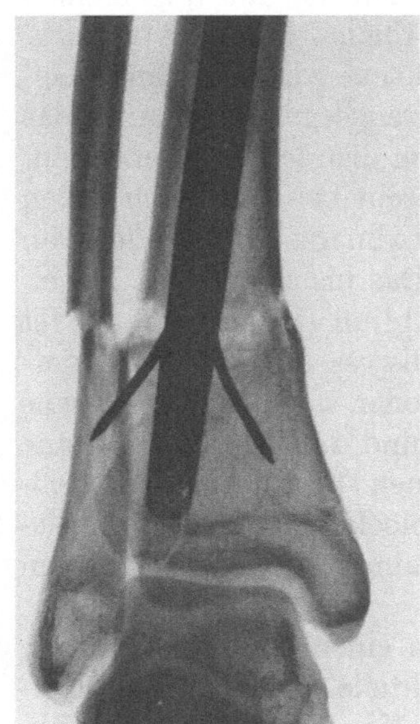
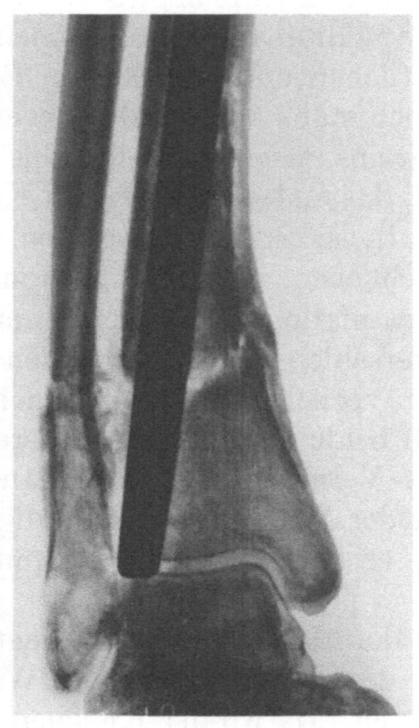
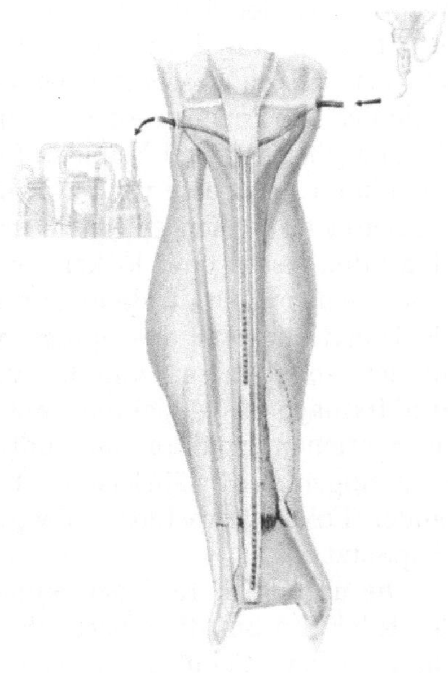

a   b   c

Abb. 458a—e. Antibakterielle Spüldrainage bei infizierter Marknagelung. a Postoperatives Röntgenbild. Schwere postoperative Wundinfektion, Absceßbildung an der Nageleinschlagstelle und über der Fraktur, Fistelbildung in der Operationswunde. Bakt.: chloromycetinempfindlicher Staphylococcus aureus haemolyticus. *I. Behandlungsphase der Infektion:* 4 Wochen nach Osteosynthese Entfernung der Ausklinkdrähte (b), allgemeine Chemotherapie für 8 Tage, Einrichten einer antibakteriellen Spüldrainage mit Zufluß- und Abflußdrain im Lumen des Marknagels (c); ein Teil der Spülflüssigkeit entleert sich im Sinne der offenen Spüldrainage durch die zusätzlich erweiterte Operationswunde (d). — b Zustand der Osteomyelitis 3 Wochen nach Beginn der Spüldrainage bzw. 7 Wochen nach Osteosynthese. — Art der Spüldrainage: kontinuierliche Tropfinstillation mit $^1/_4{}^0/_{00}$ Chloromycetin während $4^1/_2$ Wochen, alternierend mit physiol. Kochsalzlösung während einer weiteren Woche, physiol. Kochsalzlösung allein während 2 Wochen bis zur Entfernung des Marknagels

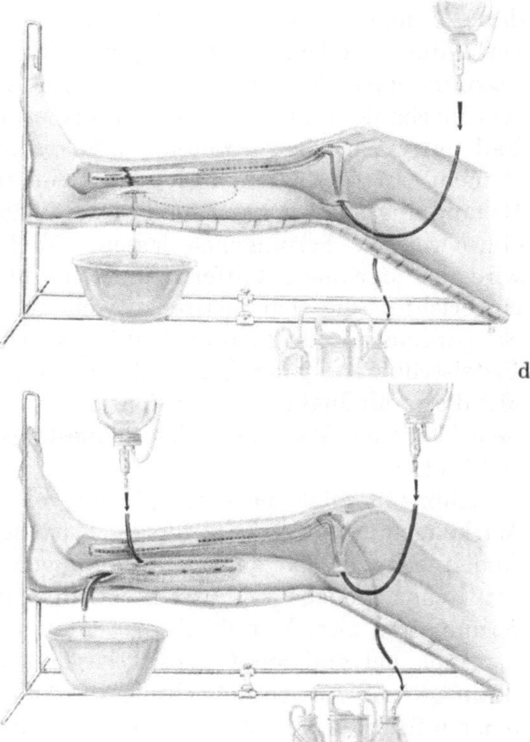

d

e

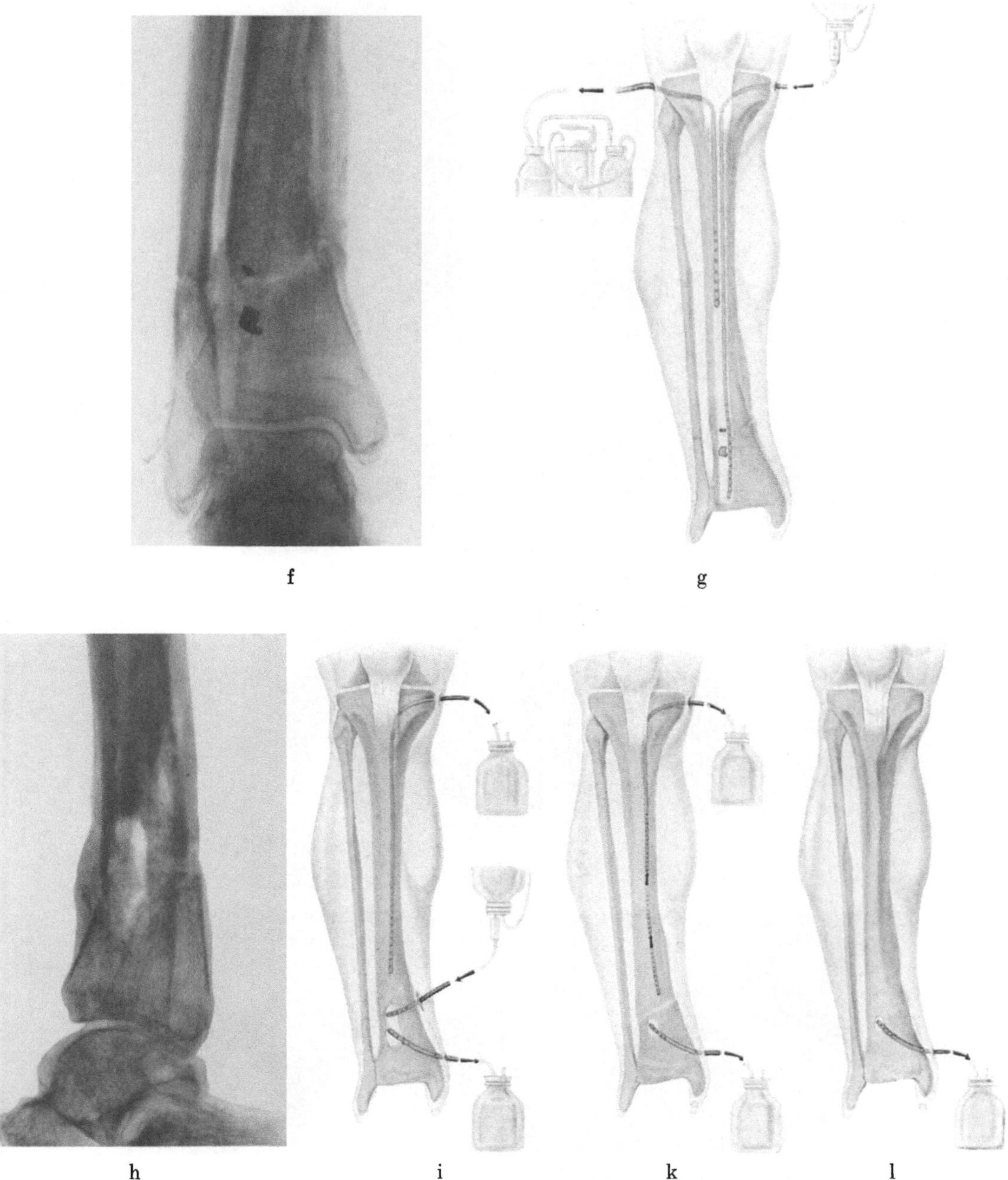

Abb. 458f—l. *II. Behandlungsphase:* 7¹/₂ Wochen nach Beginn der Spüldrainage Entfernung des Marknagels, zwei abgebrochene Metallstücke des Markraumbohrers werden zunächst belassen, Fraktur klinisch fest, röntgenologisch deutliche Ossifikation (f). An Stelle des Nagels wird eine intramedulläre Spüldrainage eingebaut (g), mit ¹/₄⁰/₀₀ Chloromycetin für 2 Wochen, mit Kochsalzlösung allein für weitere 3 Wochen. *III. Behandlungsphase:* 5 Wochen nach der Marknagelentfernung bzw. 12¹/₂ Wochen nach Beginn der Spüldrainage Excochleation der beiden Metallsplitter mit entsprechender Ausmuldung (h). Neuerdings wird eine antibakterielle Spüldrainage eingebaut für 3 Wochen mit ¹/₄⁰/₀₀ Chloromycetin, für weitere 4¹/₂ Wochen mit Kochsalz allein (i). *IV. Behandlungsphase:* 20 Wochen nach Beginn der örtlichen Behandlung wird die kontinuierliche Bespülung durch Saugdrainage ersetzt, welche innerhalb von 3¹/₂ Wochen sukzessive gekürzt wird (k, l). — Dauer der Spitalbehandlung 24 Wochen

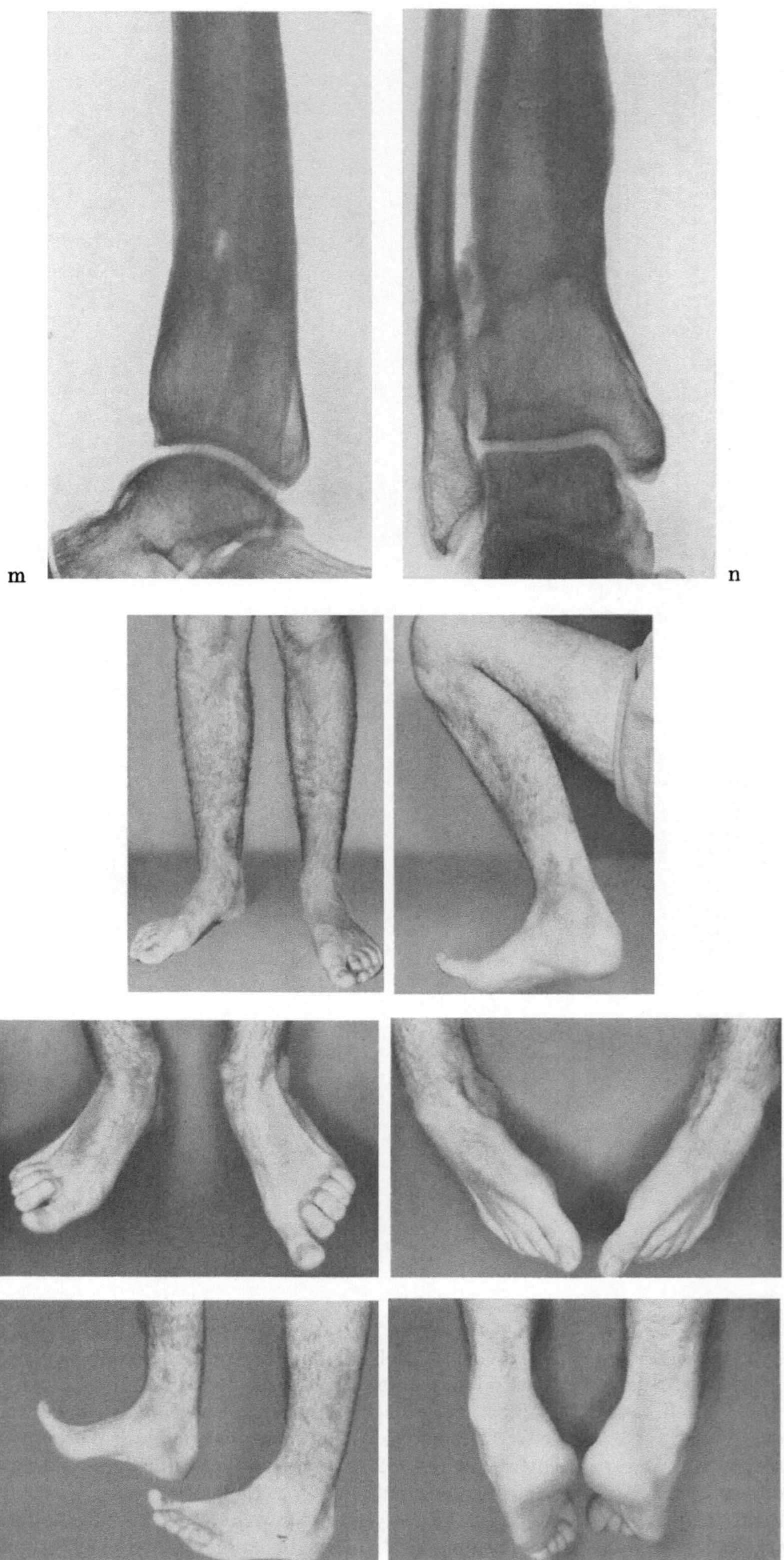

Abb. 458 m—o. *V. Behandlungsphase:* Eine kleine mediale Restfistel wird noch für längere Zeit mit einer mèche offengehalten. In der Folge werden hier zwei kleine Sequester abgestoßen. — Nach 2 Jahren knöcherne Heilung ohne Exacerbation (m, n), vollständige Funktion des oberen und unteren Sprunggelenks (o). Totaler Arbeitsausfall (teilweise Arbeitsfähigkeit in $^1/_1$ Tage umgerechnet) 212 Tage oder rund 30 Wochen. Keine Rente, keine Abfindung

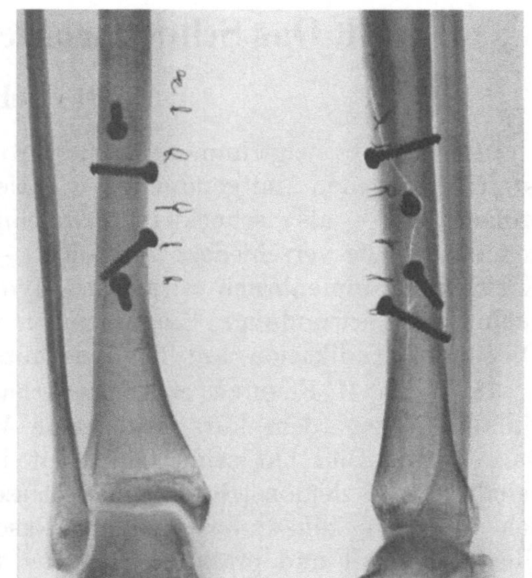

Abb. 459a—c. Wundinfektion nach Verschraubung. —
Zunächst war der postoperativeVerlauf komplikationslos.
Nach 8 Tagen zirkulärer Gipsverband. — 5 Wochen nach
der Osteosynthese erstmals Wundschmerz und Fieber. —
6 Wochen nach der Osteosynthese Entfernung des
Gipsverbandes: zwischen den Nahtstellen entleert sich
vereitertes Hämatom; bakteriologisch Streptococcus
haemolyticus und Coli, beide chloromycetinempfindlich.
I. Behandlungsphase der Infektion: Eröffnung der Operationswunde, Räumung des infizierten Hämatoms. Zwei
Schraubenköpfe über der Facies medialis tibiae lagen
frei, Knochen bedeckt. Einsetzen einer geschlossenen
Spüldrainage in die ausgeräumte subcutane Loge mit
kontinuierlicher Instillation von $^1/_4{}^0/_{00}$ Chloromycetin
für 2 Wochen; anschließend Saugdrainage. Hautlappen
mit Drahtnähten primär verschlossen (a). — Zunächst
guter Verlauf. — a: Röntgenbild 3 Wochen nach Einlegen der subcutanen Spüldrainage bzw. 9 Wochen nach
Osteosynthese. Neu auftretende Fieber, entzündliche
Schwellung distal und Verdeutlichung der Frakturlinien
im Röntgenbild wiesen auf Osteomyelitis. Darum wurde
eine intraossäre Spüldrainage eingesetzt *(II. Behandlungsphase):* Entfernung von zwei Schrauben; Einsetzen von
zwei Instillationsdrains in die Markhöhle, das eine durch
ein freigewordenes Schraubenloch, das andere durch ein
schräges Bohrloch in der Facies medialis tibiae proximal
von der Fraktur. Kontinuierliche Instillation von $^1/_4{}^0/_{00}$
Chloromycetin für 20 Tage; anschließend Saugdrainage.
Ohne Änderung der Spüldrainage wurden 2 Wochen nach
Einrichten derselben die restlichen beiden Schrauben von
separaten Stichincisionen aus entfernt — b: Röntgenbild
7 Wochen nach Beginn der antibakteriellen Spüldrainage
bzw. 13 Wochen nach Osteosynthese: fortschreitende
Ossifikation der Fraktur, Reossifikation des ostitischen
Knochens; klinisch ist die Fraktur fest, volle Funktion der benachbarten Gelenke. Die ganze Infektions-
behandlung erfolgte ohne zusätzlichen Gipsverband. —
c: Röntgenbild 3 Jahre 8 Monate nach Osteosynthese:
vollständige knöcherne und funktionelle Heilung.
Keine Rente, keine Abfindung

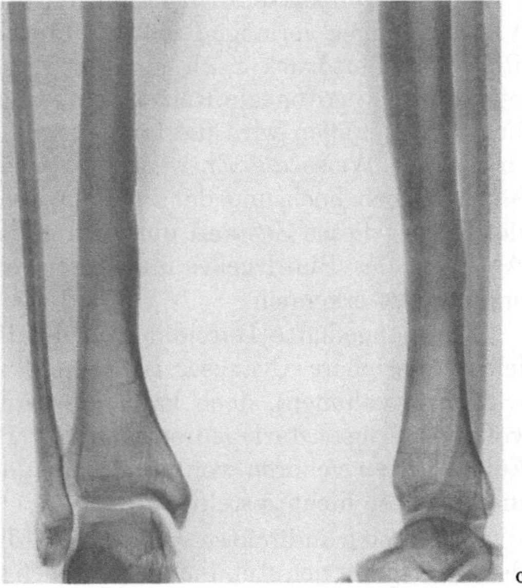

III. Das Schockproblem in der Unfallchirurgie

1. Die Schockdiagnose

Der Kliniker neigt immer zu einer intuitiven Schockdiagnose, und die Zahl der Ärzte ist groß, die jeden „mitgenommenen Patienten" — insbesondere nachdem er ein Trauma erlitten hat — als „schockiert" bezeichnen. Diese Bezeichnung umfaßt daher pathogenetisch völlig verschiedene Zustände — von der banalen Ohnmacht bis zum schweren Kreislaufzusammenbruch etwa eines Myokardinfarktes, einer Peritonitis oder einer ausgebluteten Verwundung. Ein dermaßen unbestimmter Schockbegriff besitzt keine für Diagnostik, Indikation und Therapie nützliche Bedeutung.

1870 gab H. FISCHER eine meisterhafte klinische Beschreibung eines schockierten Unfallpatienten, dem kurz zuvor eine Wagendeichsel gegen das Abdomen gestoßen war. Dieses Bild hat seine Gültigkeit im Wandel der verschiedenen Schocktheorien behalten. Er demonstrierte einen blassen, schweißbedeckten Verunfallten mit bläulichen Lippen, *kalten Acren*, kühler Nase, *jagendem Puls, kaum meßbarem Blutdruck*, Übelkeit, Durst und praktisch *fehlender Urinsekretion*. Der Mann war bei klarem Bewußtsein, erschien jedoch in seinen Reaktionen eigenartig verlangsamt. Solche Zustände sehen wir in Friedenszeiten gar nicht so oft, weil die Patienten meist sehr rasch zur Behandlung kommen, bevor die möglichen Auswirkungen des Traumas alle eingetreten sind. Unter Kriegsverhältnissen oder nach längeren Transporten setzt die Beobachtung bzw. die Behandlung meist später ein, und die Folgen des Traumas können sich voll auswirken. Solche Zustände sind im letzten Weltkrieg sowie im Korea-Krieg sorgfältig untersucht worden. Wir sind den beiden „Schock-Teams" von GRANT und REEVE (1951) sowie von BEECHER et al. (1942) zu großem Dank verpflichtet, daß sie bei einer größeren Zahl von Verletzten die Beziehung einfacher Kreislaufstörungen, wie Puls und Blutdruck, zum tatsächlichen Blutvolumen untersucht haben. Ihre Beobachtungen haben die überwiegende Bedeutung des Blutverlustes bzw. des Blutvolumenverlustes für die Ausbildung des traumatischen Schockes über jeden Zweifel hinaus deutlich gemacht. Als hauptsächliche Erkenntnis ergibt sich, daß Blutdruckabfall und Pulsanstieg sorgfältig zu beachten sind, da sie in der überwiegenden Mehrzahl der Fälle direkte Rückschlüsse auf den erfolgten Blutvolumenverlust zulassen. Patienten mit einem Puls wesentlich über 100 und einem Blutdruck unter 100 haben mit größter Wahrscheinlichkeit mehr als 30 % ihres Blutvolumens verloren.

Negative Befunde besagen allerdings, wie so oft in der Medizin, wesentlich weniger. Schmerzen können selbst bei größeren Blutverlusten den Blutdruck künstlich hochhalten, Vagusreizungen vermögen den Puls täuschend zu verlangsamen. Besonders spät reagieren Puls und Blutdruck nach unseren Erfahrungen bei intraabdominellen Blutungen, da offenbar die peritoneale Reizung am Anfang dem Blutdruckabfall entgegenwirkt. Gerade bei solchen Fällen wird die fortlaufende Beobachtung wertvolle Hinweise darauf geben, in welcher Weise die Entwicklung verläuft. Ist der Blutdruck dank kompensierender Mechanismen hoch und der Puls aus den gleichen Gründen täuschend langsam, so wird der Körper diesen Zustand nur während sehr beschränkter Zeit aufrechterhalten können. Absinken des Blutdruckes und Ansteigen der Pulsfrequenz lassen den bedrohlichen Zustand zeitig erkennen.

Die mangelhafte Durchblutung der Peripherie, ausgedrückt durch kühle Acren und leichte periphere Cyanose, ist ebenfalls ein guter Gradmesser des Gesamtkreislaufes (Stromzeitvolumen), doch kann die periphere Zirkulation auch ohne wesentliche Blutvolumenverluste stark gedrosselt sein, z.B. bei der sog. vasovagalen Traumareaktion. Die kühlen Acren gehören wohl immer zum ausgeprägten Schockbild, aber daraus allein darf die Diagnose nicht gestellt werden.

Den besten indirekten Hinweis auf das zirkulierende Blutvolumen gewinnt man aus der Verfolgung der stündlichen Urinmenge. Der Dauerkatheter ist für uns ein wertvoller

Gradmesser des Schockzustandes und eine unentbehrliche Hilfe für die Therapie bei jeder Art von Schockgefahr geworden.

Sehr wertvoll ist es, die indirekten klinischen Zeichen heute durch direkte Blutvolumenmessungen zu ergänzen. Es ist dies mit Hilfe der Isotopen relativ rasch möglich. Für die Klinik sind heute halbautomatische Geräte erhältlich, die wiederholte Blutvolumenmessungen beim gleichen Patienten in kurzen zeitlichen Abständen erlauben. Persönlich haben wir mit dem Volemetron (WILLIAMS und FINE 1961; ALLGÖWER 1962; SIEGRIST et al. 1962) sehr gute Erfahrungen gemacht. Direkte Blutvolumenbestimmungen sind vor allem bei den Patienten von Nutzen, bei denen schon mehrere Transfusionen und Infusionen verabreicht wurden, weil in diesen Fällen die klinischen Zeichen erfahrungsgemäß nicht mehr so verläßlich sind wie beim unbehandelten Patienten.

Aus dem Gesagten ergibt sich, daß wir uns für eine nützliche Schockdiagnose auf vier klinische Größen stützen können, nämlich: *arterieller Blutdruck, Pulsfrequenz, Zustand der peripheren Zirkulation* und *Urinsekretion*. Aus der Veränderung dieser vier Größen im zeitlichen Ablauf läßt sich die Entwicklungstendenz eines Zustandes erkennen. Auf diesen Kriterien fußend lassen sich folgende Traumareaktionen feststellen.

a) Drohender Schock

Kalte, normotone Tachykardie (kalte Acren und kalte Nase, Puls 100—120, Blutdruck über 100, Urinsekretion unter der Norm, um 20 cm³/Std). Solche Patienten haben im allgemeinen nicht mehr als 30% ihres Blutvolumens verloren. Transfusionen sind empfehlenswert. Es besteht keine unmittelbare Lebensgefahr, genaue Beobachtung ist aber notwendig, da der Blutdruck infolge Schmerzen täuschend hoch sein kann.

Kalte, hypotone Bradykardie (kalte Acren und kalte Nase, Puls unter 100, Blutdruck unter 100, Urinsekretion im allgemeinen normal, sofern genügend Filtrationsdruck vorhanden ist). Bei diesem Bild wird es sich meist um die sog. vasovagale Reaktion handeln. Das ist ein der sog. Ohnmacht verwandter Zustand. Infolge starker Vagusreizung tritt eine Vasodilatation in den Muskeln auf. Die Hirnzirkulation wird insuffizient und ein „Kollaps" resultiert. Dieser Zustand wird sehr oft durch psychische Faktoren, insbesondere Schreckerlebnisse und Schmerzen, ausgelöst und ist rasch reversibel.

b) Eigentlicher Schock

Kalte, hypotone Tachykardie (kalte Acren und Nase, Puls über 110, Blutdruck unter 100, Urinsekretion unter 20 cm³/Std). Der Blutvolumenverlust beträgt im allgemeinen 30% oder mehr. Unmittelbare Lebensgefahr besteht bei Abfall des Blutdruckes unter 70 und bei Anstieg des Pulses über 140. Bei diesem Kreislaufzustand kann angenommen werden, daß etwa 50% des Blutvolumens verlorengegangen sind.

Diese Einteilung stützt sich auf einfache, klinische Kriterien. Sie vermeidet die Tendenz, unbewiesene Anschauungen über die Pathogenese des Schocks in die klinische Terminologie zu übernehmen. Die vorliegende Einteilung der Traumafolgen soll zum Ausdruck bringen, daß Angaben über Veränderung von Puls, Blutdruck, Hautkolorit und Urinsekretion mehr aussagen als die lakonische Feststellung, ein Patient sei „schockiert" oder gar, er befinde sich in dem oder jenem Schockzustand

Bei Frischoperierten findet sich noch eine besondere Kreislaufreaktion, die meist ohne ernstere Bedeutung ist, bei der aber immerhin jede Änderung gegen die kalte, hypotone Tachykardie hin sorgfältig beachtet werden muß. Es handelt sich um die *warme, hypotone Tachykardie* mit einem Blutdruck unter 100, einem Puls über 100, aber einer warmen Peripherie.

In der deutschen Literatur finden wir oft die Gegenüberstellung von *Schock und Kollaps*, wobei Kollaps das schwere Versagen des Kreislaufes bedeutet. DUESBERG und SCHRÖDER (1944) sowie REHN (1937) haben der Herausarbeitung dieser Begriffe ein großes Maß an verdienstvoller Arbeit gewidmet. Es kommt in dieser Gegenüberstellung eine ähnliche Zweiteilung der Traumafolgen zum Ausdruck wie in der vorliegenden Arbeit. Verschiedene Gründe sprechen aber gegen die Beibehaltung dieser schwer trennbaren Begriffe, oder sie sollten nach dem Vorschlag von BUCHBORN (1952, im Handbuch der inneren Medizin) höchstens als Synonyma Anwendung finden:

1. Der Ausdruck Kollaps hat im deutschen Sprachgebrauch zwei verschiedene Bedeutungen. Einerseits wird darunter die gewöhnliche Ohnmacht, das „Kollabieren" verstanden, anderseits bezeichnet er den schweren Schockzustand.

2. Für den Übergang vom Schock in den Kollaps sind vor allem neurogene Mechanismen verantwortlich gemacht worden (REHN 1937). Die Überbewertung dieses einen pathogenen Faktors ist mit dem Ausdruck Kollaps fast unlöslich verknüpft.

3. In den bahnbrechenden angelsächsischen Arbeiten über experimentelle und klinische Schockzustände wird der Ausdruck Kollaps kaum verwendet. Da das Wort Schock aus dem englischen in den deutschen Sprachgebrauch übernommen wurde, scheint es zweckmäßig, an einer möglichst einfachen, leicht vergleichbaren Nomenklatur festzuhalten.

2. Pathogenese der posttraumatischen Kreislaufstörung

Es würde zu weit führen, die Schockpathogenese ganz allgemein besprechen zu wollen. Es sollen hier nur die Zusammenhänge erwähnt sein, welche ursächlich an der Entstehung des Schockbildes nach Frakturen und sonstigen Verletzungen beteiligt sind. Frakturen sind immer mit relativ erheblichen Blutverlusten verbunden. Sehr wertvolle quantitative Angaben in dieser Richtung stammen von CLARKE (1957). Unser Mitarbeiter GANZONI (1959) hat bei einer größeren Anzahl von Unterschenkelfrakturen diese Zahlen bestätigen können. So muß bei Unterschenkelfrakturen mit einem Verlust zwischen 100—500 m³ und bei Oberschenkelfrakturen mit einem solchen von 500—3000 cm³ Blut gerechnet werden. Diese Blutverluste verteilen sich meist über größere Körperpartien — dadurch ist die inspektorische Abschätzung solcher Schwellungszustände erschwert. Bei den heutigen Verkehrsunfällen sind sehr oft mehrere Frakturen vorhanden. Die verschiedenen Blutverluste addieren sich, und es ist keine Seltenheit, daß „Polytraumatisierte" 20—50 % des Blutes in die verschiedenen Frakturgebiete verlieren. Wie oben ausgeführt, ergeben die klinischen Kriterien des Pulses und des Blutdruckes gewisse Hinweise auf die Größenordnung des Verlustes. Wesentlich genauer sind direkte Messungen des Blutvolumens, wie sie heute dank der Isotopenmethoden relativ leicht durchzuführen sind (ALLGÖWER et al. 1962). Aus dem Gesagten sehen wir, daß jeder Traumatisierte in einem ausgebildeten Schockzustand zuerst einmal als schwer ausgebluteter Patient angesehen werden muß.

Nachdem die Bedeutung des Blutverlustes und dementsprechend auch die Wichtigkeit des Blutersatzes genügend betont ist, muß gesagt werden, daß der Verlust an zirkulierenden Erythrocyten durch die Extravasation von Blut allein nicht immer erklärbar ist. Entsprechende Beobachtungen wurden schon 1943 durch SEAMAN und PONDER publiziert. Sie stellten fest, daß eine einfache Blutentnahme weniger anämisierend wirkt als ein gleich großer Blutverlust durch eine Operation. Es ist das Verdienst von GELIN (1956), dieses Phänomen bestätigt und in Beziehung zu einer anderen wichtigen Kreislaufstörung nach Trauma gebracht zu haben, nämlich der von KNISELY (1942) festgestellten posttraumatischen Pseudo-Agglutination der Erythrocyten in den kleinen Gefäßen („Sludging"). GELIN, auf den Arbeiten von THORSEN (1950) fußend, konnte zeigen, daß verschiedenste Einwirkungen eine gleiche Anämie hervorrufen, selbst solche, bei denen kein Erythrocytenverlust vorlag. Die auftretende Anämie stand in direkter Beziehung zu der intravasalen Pseudo-Agglutination der Erythrocyten in den postcapillaren Gefäßen (Sludging) und konnte durch die Verhinderung des Sludging vermieden werden.

Das „*Sludging*" ist die direkte Folge der verminderten Suspensationsstabilität des Blutes. Die intravasculäre Aggregation von Erythrocyten, die sich bei Mensch und Tier in der Conjunctiva gut beobachten läßt, ist schon 3—8 Std. nach der Verletzung vorhanden. Die Erhöhung der Senkungsreaktion hinkt diesem Phänomen ziemlich lange nach. Die erhöhte Erythrocyten-Aggregation besteht aber im allgemeinen so lange, als die Senkungsreaktion erhöht ist. Bei der intravasalen Pseudo-Agglutination scheint es sich um eine relativ unspezifische Reaktion zu handeln, tritt sie doch nach Frakturen, Verbrennungen, Kontusionen usw. in gleicher Weise auf. Sie kann auch durch Infusion großmolekularer Stoffe (z.B. hochmolekularen Dextrans) hervorgerufen werden und zeigt dann die gleichen Verminderungen der zirkulierenden Erythrocyten. Außerordentlich wertvoll sind die Beobachtungen von THORSEN, durch GELIN bestätigt, wonach niedermolekulares Dextran (Rheomacrodex) die erhöhte Agglutinationstendenz wirkungsvoll bekämpft und dadurch die Mikrozirkulation deutlich verbessert. Niedermolekulares Dextran ist auch in der Lage, die durch Sludging verminderte zirkulierende Erythrocytenmenge wieder zu normalisieren. Dies trifft in gleicher Weise zu bei Verbrennungen, bei Kontusionen, Frakturen und bei der durch hochmolekulares Dextran experimentell induzierten Pseudo-Agglutination der Erythroctyen

Der extravasale Blutverlust und der intravasale Verlust durch die Pseudo-Agglutination der Erythrocyten stellen „synergistische" Faktoren dar. Die verminderte Suspensionsstabilität des Blutes verschärft wegen der resultierenden postcapillären Erythrocytenstase den Ausfall an Sauerstoffträgern. Beide Ursachen zusammen erschweren die Mikrozirkulation der Gewebe. Dies wirkt sich wiederum besonders nachteilig in all den Gefäßgebieten aus, die angesichts des ungenügenden zirkulierenden Blutvolumens eine kompensatorische Vasoconstriction aufweisen, insbesondere im Bereich der visceralen Gefäße des Abdomens. Im Interesse der unmittelbaren Lebenserhaltung ist der Organismus bestrebt, dem Herzen und dem zentralen Nervensystem ein Maximum des noch verfügbaren Blutes zukommen zu lassen. Dieser Kompensationsmechanismus *(Zentralisation)* hat sehr enge Grenzen.

Von besonderer Bedeutung sind offenbar die Mikrozirkulation von Darm und Leber. Die geschädigte Mikrozirkulation des Darmes führt zu Permeabilitätsstörungen in zwei Richtungen. Einerseits läßt die anoxisch geschädigte Capillarwand Blutproteine in den Darm übertreten, und anderseits gelangen die Metabolite des Darmes in die Blutbahn. Unter normalen Zirkulationsverhältnissen übt die Leber auf die in kleiner Menge anfallenden Darmmetabolite eine entgiftende Wirkung aus. Das Gleichgewicht zwischen den beiden Organen ist gut abgesichert.. Der anoxisch geschädigte Darm stellt in dieser Hinsicht an die Leber sehr viel höhere Anforderungen, denen sie nur gerecht werden kann, wenn sie optimal funktioniert. Die Mikrozirkulation der Leber ist aber meist gleichzeitig mit derjenigen des Darmes gestört. Sie kann die notwendige Entgiftung nicht mehr leisten, und damit beginnt der Circulus vitiosus. Die mangelhafte Entgiftungsfunktion der Leber im Schock gilt nicht nur gegenüber den vom Darm her anfallenden „Toxinen", sondern für sämtliche Toxine überhaupt. Dies trifft insbesondere für Bakterientoxine zu. Es wird nicht genügend realisiert, daß ausgedehnte, verschmutzte Verwundungen schon innerhalb weniger Stunden eine beträchtliche Bakterienpopulation aufweisen, die relevante Toxinmengen produziert. In einem schwer vorgeschädigten Organismus können Toxinmengen deletär wirken, die einem gesunden Organismus kaum etwas anzuhaben vermögen.

Viel Beachtung fand früher die sog. *Crush-Niere*, d.h. die posttraumatische renale Insuffizienz. Es hat sich herausgestellt, daß sie durch zwei Faktoren verursacht wird. Auf der einen Seite führt die Zentralisation zu einer starken Drosselung der Nierendurchblutung, die normalerweise etwa ein Fünftel des Schlagvolumens aufnimmt und bis auf ein Fünfzigstel gedrosselt werden kann. Die Niere vermag eine solche Hypoxämie höchstens während 1—2 Std zu ertragen, nachher beginnen irreversible Schäden. In Kriegszeiten werden solche Verletzungsfolgen der Niere darum relativ häufig beobachtet, weil die Verletzten erst spät die notwendige Ersatztherapie erhalten. Unter Friedensverhältnissen ist dieses Bild kaum mehr zu beobachten, weil den Verletzten gewöhnlich vor der

2 Std-Grenze die notwendige Ersatztherapie zuteil wird. Dies zeigt, daß die Prophylaxe hier besonders erfolgreich ist, während bei einmal geschädigter Niere die Therapie nur selten zum Ziele führt. Besteht neben der Oligurie der Niere noch ein Anfall von Muskel- oder Blutpigmenten, so können sie Vasospasmen und damit zusätzliche Organschädigungen bewirken, während sie einer gut durchbluteten Niere nicht gefährlich werden.

Der reversible Nierenschaden führt über eine relativ langdauernde polyurische Phase zu einer weitgehenden Erholung des Organs. Die polyurische Phase verlangt sorgfältigste Ersatztherapie, die nur unter täglicher Kontrolle des Körpergewichtes erfolgreich durchgeführt werden kann. Als Grundregel gilt, dem Körper die am Vortage verlorene Wassermenge plus 1000 cm³ Glucose zurückzugeben. Die zugeführte Flüssigkeit muß die am Vortage ausgeschiedenen Elektrolyte enthalten.

Die verringerte Suspensionsstabilität des Blutes nach dem Trauma betrifft wohl mit Sicherheit nicht nur die Erythrocyten, sondern auch die Thrombocyten und wahrscheinlich auch die Chylomikronen des Blutes.

Die verminderte Suspensionsstabilität und verschlechterte Mikrozirkulation genügen aber nicht, um die Entstehung der *Fettembolie* zu erklären, wie dies BERGENTZ (1963) in Erweiterung der Gelinschen Arbeiten angenommen hat.

In unserem Krankengut von gegen 2000 operierten Frakturen haben wir bei den etwa 1500 Sportfrakturen nie Anzeichen einer Fettembolie feststellen können, wohl aber vier schwere und eine Reihe von leichteren Fettembolien bei den etwa 500 Verkehrsunfällen. Die Erschütterung wesentlicher Teile des Gesamtorganismus scheint eine Voraussetzung für die Entstehung der schweren Fettembolie darzustellen.

Eine Reihe von Autoren hält den Abtransport von Fett aus dem gebrochenen Knochen für ungenügend, um das Bild der schweren Fettembolie zu erklären. Dabei wird darauf hingewiesen, daß der Druck der Markhöhle sofort nach der Fraktur auf sehr tiefe Werte abfällt (REHM 1957) und somit eine Einschwemmung von Fett schwer erklärlich ist. Anderseits wird in Frage gestellt, daß ein Femur genügend Fett enthalte, um eine massive Fettembolie quantitativ zu erklären (LEHMANN und MOORE 1927). Die kürzlich von SEVITT (1962) veröffentlichte monographische Darstellung des Problems der Fettembolie gibt einen sehr guten Überblick über diese Fragen der Pathogenese der Fettembolie. Dabei wird insbesondere auf die interessanten Experimente von YOUNG und GRIFFITH (1950) hingewiesen, die nun doch eine Erklärung fanden für die Einschwemmung von Fett in die venöse Blutbahn des verletzten Knochens:

Plaziert man einen dünnwandigen Schlauch, der am proximalen Ende mit einem Flüssigkeits-reservoir variierbarer Höhe verbunden ist und an einer tieferen Stelle die Austrittsöffnung hat, in ein flüssigkeitshaltiges Gefäß, so variiert der Fluß in dem komprimierbaren Tubus in Abhängigkeit von den Druckgradienten zwischen Reservoir, umgebender Flüssigkeit und Ausflußstelle. Ist der Anfangs-druck in dem komprimierbaren Tubus höher, an seinem Ausflußende aber niedriger, als derjenige der umgebenden Flüssigkeit, so kommt es zu einer rhythmischen Entleerung. Bringt man in dem kom-primierbaren Tubus Löcher an, so bewirkt diese rhythmische Entleerung eine Pumpbewegung, die viele Partikel aus der umgebenden Flüssigkeit mitreißt. Das gleiche kann mit dem Fett der Markhöhle passieren, da zwischen unverletztem metaphysärem Anteil und verletzter Diaphyse ähnliche Druck-gradienten entstehen.

Auf Grund einer kritischen Sichtung der heutigen Literatur kommt SEVITT zum Schluß, daß Fettembolien geringen Grades durch mannigfache Mechanismen (Verbrennungen, schwere Infektionen usw.) ausgelöst werden können. Schwere Fettembolien sind aber ausnahmslos mit massiver und generalisierter Erschütterung des Skeletsystems vergesellschaftet. SEVITT ist deshalb der Meinung, daß bei diesen Formen der Fettembolie immer ein massiver Abtransport von Fett aus dem Skeletsystem und insbesondere aus dem verletzten Knochen vor sich geht, wobei der von YOUNG und GRIFFITH festgestellte Mechanismus die Art des Abtransportes erklärlich macht.

Schwer erklärlich ist die Beobachtung, daß die Häufigkeit der Fettembolie bei Sport-verletzungen so gering, bei Verkehrsverletzungen so relativ hoch ist. Der Abtransportmechanismus von YOUNG und GRIFFITH wäre eigentlich bei beiden Verletzungsarten gleicherweise gegeben. Es scheint deshalb denkbar, daß die pathologisch veränderten Abtransportverhältnisse verletzter Venen nicht nur im gebrochenen Knochen vorhanden sein können. In diese Richtung weisen im übrigen die klassischen Versuche zur Fettembolie mit Knochenerschütterung ohne Fraktur (RIPPERT 1894; FRITSCHE 1910). Ohne Zweifel können die Veränderungen der Mikrozirkulation und die verminderte Suspensionsstabilität mitbeteiligt sein bei der Auslösung eines Circulus vitiosus durch Vermehrung der anoxischen Schädigung wichtiger Gewebe.

Es steht heute fest, daß die kleine Zirkulation eine massive Fetteinschwemmung ohne Folgen erträgt. Die klinischen Zeichen der Fettembolie stammen erst von der Fetteinschwemmung in den großen Kreislauf, insbesondere in das Gehirn und in die parenchymatösen Organe. Im weiteren Geschehen kommt es dann allerdings meist zu massiven Lungenveränderungen. Es ist bis heute nicht geklärt, ob dies eine direkte Reaktion auf toxische Fettabbauprodukte im kleinen Kreislauf und in den Capillarsystemen der Bronchialarterien ist, oder ob es sich um Folgen der zentralen Schädigung der Atemregulation handelt.

Eine spezifische, bzw. kausale Therapie der klinisch manifesten Fettembolie ist bis heute nicht gefunden. Die beste Prophylaxe dürfte in einem ständigen optimalen Blutvolumenersatz und einer möglichsten Hochhaltung der Mikrozirkulation liegen. Die operative Versorgung frischer Frakturen erhöht das Risiko der Fettembolie nach größeren Statistiken (siehe SEVITT 1962) nicht. Die erfolgreiche Stabilisierung scheint sogar eine gewisse prophylaktische Wirkung gegen weitere Schübe von Fettembolie durch Manipulieren der verletzten Extremitäten zu besitzen.

Der schwerste erfolgreich behandelte Fall cerebraler Fettembolie mit consecutiven ausgedehnten Lungeninfiltraten unserer Beobachtung betraf einen Verkehrsunfall mit Frakturen beider Unterschenkel. Die Frakturen waren sofort nach dem Unfall operativ fixiert worden. Die außerordentlich schwere Pflege (Drainage-Lagerungen für die Bronchialtoilette, Klopfmassage usw.) hätte mit zwei unstabilen Unterschenkeln kaum durchgeführt werden können.

Die Prognose der schweren Fettembolie ist heute zweifellos besser geworden, denn man hat gelernt, die sekundären Störungen besser zu beherrschen. Die Störungen der Ventilation werden durch sofortige Tracheotomie und durch intermittierende positive und negative Atemhilfe sowie durch häufige Bronchialtoilette angegangen. Bei zentraler Erregung und Hyperthermie kann durch Chlorpromazin und seine neueren Derivate eingegriffen werden. Im Stadium der Bewußtlosigkeit oder der starken zentralnervösen Dämpfung ist die Blutgasanalyse wünschenswert. Die Elektrolyte werden sowohl in ihren Blutwerten wie in ihrer Ausscheidung im Urin genau verfolgt. Sie müssen gemäß Ausscheidung täglich ersetzt werden.

Als „spezifisches" Therapeuticum wurde kürzlich auf die ungesättigten Fettsäuren in Form der Phospholipoide (Lipostabil) hingewiesen (siehe HOSSLI und GATTIKER 1960). Während 24 Std sollen 1—1,5 g Lipostabil intravenös gegeben werden. Die Wirkung des Lipostabils war in zwei von den vier schweren von uns beobachteten Fettembolien eher günstig, indem das Wachwerden der Patienten mit der Gabe von Lipostabil zu koinzidieren schien. Die Beobachtungen sind aber zu wenig zahlreich, um etwas Endgültiges auszusagen und seien lediglich als Anregung für weitere versuchsweise Verwendung wiedergegeben.

Die Remission nach schwersten cerebralen Fettembolien ist vollständig. Dies rechtfertigt den Einsatz aller therapeutischen Mittel, um die durch Störungen der Ventilation und der Ausscheidung bedrohte Homeostase über die kritischen Tage aufrecht zu halten.

3. Schock-Therapie

In der Therapie des Schocks darf keine Zeit verloren werden! Es sind die ersten 1—2 Std des zunehmenden Schockzustandes, die darüber entscheiden, ob der Patient Organschädigungen (Crush-Niere, Leberschäden) oder eine Beeinträchtigung seiner allgemeinen Infektionsabwehr und seiner Toxinresistenz erleidet. Die einfache, sofortige Flüssigkeitsersatztherapie in Kombination mit energischer Chemotherapie vermag Kranke zu retten, die einige Stunden später trotz intensiver Behandlung verloren sind.

Ersatztherapie des Blutvolumenverlustes. Aus der zentralen Bedeutung des Blutvolumenverlustes für die Entstehung des posttraumatischen Schocks ergibt sich die Forderung nach entsprechendem Volumenersatz. Der von GORDH geprägte Leitsatz der Therapie „gib dem Herzen Blut und dem Blut Sauerstoff" läßt sich noch ergänzen „gib es bald und schnell".

Welche Mittel als Volumenersatz zur Verfügung stehen, bedarf kaum einer weiteren Erörterung. Der Traumatisierte benötigt wohl in fast allen Fällen überwiegend Blut. Die erforderliche Menge wird entweder nach den oben erwähnten klinischen Kriterien geschätzt oder, was heute wünschenswerter ist, mit Hilfe der Blutvolumenbestimmung festgelegt. Da die entsprechenden Geräte zur Zeit aber nur an wenigen Krankenhäusern zur Verfügung stehen, wird man sich an den meisten Orten noch auf die klinischen Kriterien stützen müssen. Der Blutdruck als einzige Richtlinie genügt nicht, da er infolge kompensierender Mechanismen ansteigt, bevor der Verlust ersetzt ist. Es kann eine mangelnde Nierendurchblutung bei hochgradiger Zentralisation noch mit einem relativ guten Blutdruckwert einhergehen. Wertvolle Hinweise ergibt darum die Registrierung der stündlichen Urinmenge. Sie erteilt Auskunft über die Funktion eines im Schockablauf sehr frühzeitig hypoxischen Organs und damit über das Ausmaß der Gefäßkonstriktion, die dem Volumenmangel direkt proportional zu sein scheint.

Es ist nicht ratsam, die für einen Erwachsenen „normale Urinsekretion" von 50 cm³/ Std zu erzwingen. Der Organismus kann so während der traumatischen Antidiurese überladen werden. Die Urinmenge sollte jedoch mindestens 30 cm³/Std betragen, optimal etwa 40 cm³/Std ausmachen. Eine genaue Messung ist nur mit Hilfe eines eingelegten Dauerkatheters möglich. Neben der Urinsekretion geben aber auch die andern, bereits genannten, klinischen Schocksymptome wertvolle Auskünfte über den Erfolg der Therapie. Ansteigen des Blutdrucks bei Absinken der Pulsfrequenz, steigende Hauttemperatur der Acren und des Gesichts sind günstige Zeichen. Übelkeit, Erbrechen, Unruhe und Durst deuten auf einen ungenügenden Volumenersatz hin. Unterdosierung und Überdosierung können durch zwei Kriterien, die uns sehr wichtig erscheinen, in den meisten Fällen vermieden werden, nämlich:

1. eine minimale Harnmenge von 30 cm³/Std als untere und

2. einen Venendruck von 15 cm Wassersäule als obere Grenze.

Beim Venendruck handelt es sich, wie bei der stündlichen Urinmenge, ebenfalls um ein sehr einfaches klinisches Maß, das unter den primitivsten Verhältnissen sofort ermittelt werden kann: Man stellt fest, unter welchem Niveauunterschied zum Vorhof die intravenöse Infusion zum Stillstand kommt.

Obwohl die Elektrolytlösungen heute beim Ausgleich des reinen Volumenverlustes keine wesentliche Rolle mehr spielen, muß der Mineralhaushalt in der Schocktherapie genügend beachtet werden. Bei jedem schweren Trauma treten Verschiebungen der Elektrolyte und des Säure-Basengleichgewichtes auf, die zu mannigfachen Störungen führen können. Der Zeitfaktor spielt auch in diesem Zusammenhang eine wesentliche Rolle. Je später die Therapie einsetzt, desto wichtiger ist neben dem reinen Volumenersatz die Zufuhr von Elektrolytlösungen, um eine beginnende Störung — insbesondere durch die zunehmende Acidose — abzufangen und auszugleichen. Pro Stunde Wartezeit strömen aus dem extravasalen Raum bei größerem Volumenmangel wohl etwa 200 cm³ Elektrolytlösung ins Blut. Dies muß beim Ersatz berücksichtigt werden. Wir verwenden in diesen Fällen eine Ringer-Lactat-Lösung und infundieren nach einer Faustregel 200 cm³/Std Wartezeit, d.h. pro Zeit, die zwischen Unfall und Therapiebeginn verstrichen ist.

Bei allen Patienten, bei denen trotz genügendem Volumenersatz die Mikrozirkulation schlecht bleibt, empfiehlt sich die Gabe von 500—1500 cm³ Rheomacrodex, das wohl als einziges heute verfügbares Mittel Aussicht bietet, den Circulus vitiosus der verschlechterten Mikrozirkulation und der Entmischung in den postcapillären Venulen zu durchbrechen. Eine prophylaktische Gabe von Rheomacrodex (500—1500 cm³ in 24 Std) scheint in all den Fällen indiziert, die bei der Einweisung ein eigentliches Schockbild, d.h. eine kalte, hypotone Tachykardie zeigen. Die Indikation zur Operation soll erst dann gestellt werden, wenn die Peripherie einwandfrei durchblutet ist und nach Möglichkeit das Blutvolumen kontrolliert oder mindestens eine normale Stundenmenge Urin ausgeschieden wurde. Neben der genügenden Kreislaufauffüllung des Frischtraumatisierten scheint uns die sofortige operative Stabilisierung gerade bei multiplen Frakturen mitzuhelfen bei der Prophylaxe der Fettembolie.

Schmerzbekämpfung. Die Schmerzbekämpfung erfolgt grundsätzlich intravenös, z.B. mit Pethidin (Dolantin). Die mittlere Dosierung — 50 mg — hat sich bei Schockpatienten am besten bewährt (BEECHER). Trotz Schmerzausschaltung sind Nebenwirkungen selten.

Phenothiazine und Hypothermie. Die zeitweilig sehr stark propagierte Anwendung der Phenothiazine zur Behandlung des Schocks ist weitgehend verlassen. Nur in besonderen Fällen mag sie angezeigt sein, allerdings unter der Voraussetzung, daß der behandelnde Arzt über große Erfahrungen auf diesem Gebiete verfügt und die Behebung des Flüssigkeitmangels niemals hinter der durch die Neuroplegika erzielten Vergrößerung des Gefäßvolumens zurückbleibt. Werden diese Voraussetzungen nicht beachtet, entstehen durch den teilweisen Wegfall körpereigener Regulationsmechanismen lebensbedrohliche Zwischenfälle.

Chemotherapie. Die Indikation zur Chemotherapie stellt sich, abgesehen von der Verletzungsart, aus der verminderten Infektionsabwehr und der erhöhten Toxinempfindlichkeit nach Schockzuständen. Wir haben uns seit 2 Jahren von der ausgezeichneten Wirkung hochdosierten intravenös verabreichten Penicillins überzeugen können und geben jedem Schockgefährdeten und bei jeder größeren offenen Verletzung gleich nach der Klinikaufnahme eine intravenöse Infusion von 10—40 Mill. E Penicillin und 1 g Streptomycin.

Die übrige Antibioticaverwendung ist im Abschnitt über Infektionen und Antibiotica eingehend diskutiert.

Hormone. Eine routinemäßige Gabe am Unfallort oder in der Klinik ist abzulehnen. Gewisse experimentelle Schockformen konnten im Tierversuch durch die Kombination von Aldosteron mit Hypertensin günstig beeinflußt werden. Die genaue Ausarbeitung solcher Applikationen für die Klinik steht noch aus. Nachdem diese günstige Kombinationswirkung vor allem beim schweren Endotoxinschock des Hundes nachgewiesen ist, kann man für die Klinik daraus ableiten, daß bei Blutvolumenverlust, der mit einer schweren Infektion einhergeht, Corticosteroide und Hypertensin nützlich sein können, vorausgesetzt, daß gleichzeitig eine intensive Antibioticatherapie gegeben wird.

Kreislaufmittel. Immer wieder wird die Anwendung von Kreislaufmitteln beim Schock diskutiert. Es widerspräche den pathophysiologischen Erkenntnissen, eine bestehende Zentralisation, die — wie wir ausführten — bereits zu hypoxischen Schäden führen kann, durch Kreislaufmittel zu verstärken. Niemals darf einem Sympathicomimeticum der Vorzug vor einer adäquaten Kreislaufauffüllung gegeben werden. Aus der experimentellen Schockforschung wissen wir, daß Noradrenalin bei mangelnder Nebennierenfunktion eine schockauslösende Wirkung haben kann (LEVINE). Es empfiehlt sich daher, Noradrenalin oder ähnliche Substanzen stets mit Prednisolon-Präparaten zu kombinieren, um unliebsame Zwischenfälle zu vermeiden. Bei Vorliegen einer Acidose ist die Wirkung des Noradrenalins reduziert. Eine Korrektur des p_H-Wertes durch Natrium-Lactat oder -Bicarbonat vermag in solchen Fällen die Wirkung des Noradrenalins zu verbessern (WEIL).

Es soll zusammenfassend nochmals festgestellt werden, daß sowohl Corticosteroide als auch Kreislaufmittel bei einem durch Volumenmangel entstandenen Schock in äußerst seltenen Ausnahmefällen angewandt werden müssen. Stehen neurogene Faktoren (vasovagale Reaktionen) im Vordergrund, kann ein Sympathicomimeticum die Dysregulation schnell beseitigen. Allerdings muß auch in diesen Fällen eine sehr genaue Indikation gestellt werden. Man sollte stets daran denken, daß durch Volumenmangel entstehender Schock mit einer vasovagalen Reaktion beginnen kann und ein verabreichtes Kreislaufmittel die spätere Beurteilung des Verlaufes erheblich erschwert. In vielen Fällen, in denen auch heute noch neurogene Faktoren, zum Beispiel während der Narkose, für Dysregulationen verantwortlich gemacht werden, handelt es sich um einen echten Volumenmangel. Wir wissen alle, wie schwer es ist, den intraoperativen Blutverlust sicher abzuschätzen!

Herzmittel. Neuere experimentelle Arbeiten haben gezeigt, daß das Zirkulationsversagen beim Schock auch myokardial bedingt sein kann, insbesondere wenn die kritische 2 Std-Grenze bis zum Einsetzen der Therapie überschritten wird. Es empfiehlt sich deshalb bei allen Anzeichen kardialer Dekompensation, sogar bei anhaltenden Tachykardien über 100/min, zu digitalisieren. Wir verwenden Digitoxin intravenös bis 1 mg oder Lanatosid C (Cedilanid) bis zu 1,6 mg zur Sättigung und 0,1—0,2 mg als Erhaltungsdosis.

4. Operations-Indikation beim Schock-Patienten

Chirurgen des letzten Jahrhunderts, wie GUTRI (1850) oder H. FISCHER (1870), haben vor Operationen im Schock gewarnt. Diese Auffassung besteht auch heute noch zu Recht. Wir können aber im Gegensatz zu früher eine aktive Schocktherapie durchführen. *Mit ihrer Hilfe sollte es möglich sein, schockierte Patienten innerhalb 2 Std operationsfähig zu machen.*

Nach Möglichkeit wird man mit dem Narkosebeginn beim Schockierten zuwarten, bis sein Blutdruck über 100 angestiegen ist und seine Pulsfrequenz sinkende Tendenz zeigt. Muß ein größeres Blutvolumendefizit vermutet werden, so soll man bei der Einleitung und beim Vertiefen der Narkose bereit sein, in kurzer Zeit größere Blutmengen unter Druck einlaufen zu lassen. Nie darf man sich durch einen erneuten Blutdruckabfall bei solchen Patienten überraschen lassen. Dies kann am besten vermieden werden, wenn an zwei Stellen Blut einfließt. Es soll unter Druck infundiert werden, sobald die ersten Zeichen absinkenden Blutdrucks bei Vertiefung der Narkose eintreten.

Es gibt immer wieder Fälle, bei denen wegen andauerndem Blutverlust aus vitaler Indikation im Schock operiert werden muß. In solchen Fällen muß bei der Narkoseeinleitung besonders reichlich Blut in Reserve bereitstehen. Der intraarterielle Weg für die Blutzufuhr ist eigentlich nie notwendig und angesichts der möglichen Ernährungsstörungen der verwendeten Extremität nach unserer Meinung kontraindiziert. Man kommt viel rascher und gefahrloser zum Ziel, wenn Blut unter Druck in zwei bis drei Venen gepumpt wird.

Schockierte Verletzte haben einen bestimmten Blutvolumenverlust erlitten. Bei Beginn der Behandlung ist der Verlust meist abgeschlossen. Ersatztherapie ist in diesen Fällen die einzig notwendige Behandlung. Sie stellt gleichzeitig die wichtigste Maßnahme zur Operationsvorbereitung und zur Vermeidung von Störungen der Mikrozirkulation dar. Wir sind der Meinung, daß mit langem Aufschieben der Operation bei Schockierten wenig gewonnen, aber oft sehr viel verloren werden kann. So haben beispielsweise JAHNKE und SEELEY (1953) im Korea-Krieg die Hälfte ihrer Gefäßoperationen unmittelbar nach Bekämpfung schwerer Schockzustände vorgenommen. Ihre Verwundeten hatten zwischen

30—60% des Blutvolumens verloren. Die Vornahme der frühen Gefäßoperation war in keinem Falle für den späteren Verlauf nachteilig, obwohl die Eingriffe zweifellos zum Teil sehr lange dauerten.

Wir sind noch weit davon entfernt, Ätiologie und Pathogenese des schweren Schocks in allen Einzelheiten zu verstehen. Glücklicherweise lassen sich trotzdem für die chirurgische Indikation klare Richtlinien festlegen, die dahin lauten:

1. In der ,,kalten, hypotonen Tachykardie" soll, wenn immer möglich, nicht operiert werden.

2. 2—3 Std genügen im allgemeinen, um durch entsprechende Therapie den schockierten Patienten operationsfähig zu machen. Er ist dann auch stundenlangen Operationen gewachsen.

Die Indikation darf somit von den Überlegungen der späteren Funktionstüchtigkeit verletzter Teile geleitet werden. Die frühe operative Stabilisierung gebrochener Knochen bei adäquater Schockprophylaxe scheint die Gefahr der Fettembolie nicht zu erhöhen und besitzt sogar eine prophylaktische Wirkung gegen spätere Schübe von Fettembolie.

Appendix
Kasuistik: Tibiafrakturen
Nachkontrollen 1 Jahr postoperativ

Legende zu den Tabellen

Bel.:   Volle Belastung der Extremität ohne Stock, in Wochen.
Knochenheilung: Angabe über den 12—18 Monate postoperativ erreichten Zustand.
pp: Primäre Knochenheilung.
Funktion: Oberes und unteres Sprunggelenk, Knie.
R: Funktionelle Restitutio ad integrum.
Bemerkungen: Wenn nicht besonders angegeben, handelt es sich um geschlossene Skifrakturen.
                          Besonderheiten des Verlaufs, Infekte, sowie Dauerschäden und Weichteilzustand
                          werden vermerkt.

Schaftfrakturen:

I. Schraubenosteosynthesen: 83 Fälle (Nr. 126—208)

Fall Nr.	Bel. Wo.	Knochenheilung		Funktion		Bemerkungen spez. Verlauf, Infekte, usw.
		pp	Callus/Achsenknickung	Rest.	Einschränkung	
			Reine Torsionsfrakturen			
126	13	pp		R		
127	8	pp		R		
128	15	pp		R		
129	11	pp		R		
130	14	pp		R		
131	8	pp		—		Exitus an Leukämie 8 Monate postop.
132	9		kleiner Fixationscallus	R		
133	29	pp		R		Wegen technisch nicht ganz befriedigender Osteosynthese lange Entlastung
134	12		kleiner Fixationscallus	R		
135	12		kleiner Fixationscallus	R		
136	9	pp		R		
137	11	pp		R		
138	11	pp		R		
139	25	pp		R		Vorsichtige Nachbehandlung wegen verzögerten Durchbaus
140	16		Schalencallus	R		
141	14	pp		R		
142	18		größerer Fixationscallus	R		
143	10	pp		R		
144	7	pp		R		
145	13		kleiner Fixationscallus	R		
146	23		Fixationscallus	R		
			Drehkeil-Frakturen			
147	12	pp			oberes und unteres Sprunggelenk leicht eingeschränkt	kleine Hautnekrose nach Metallentfernung auswärts
148	11		kleiner Fixationscallus	R		
149	10		kleiner Fixationscallus	R		
150	15	pp		R		
151	14	pp		R		nach vollständiger Heilung 6 Monate postop. *Autounfall*: neue Fraktur, unter Entlastung folgenlos abgeheilt
152	15	pp		R		
153	12	pp		R		

Fall Nr.	Bel. Wo.	Knochenheilung		Funktion		Bemerkungen spez. Verlauf, Infekte, usw.
		pp	Callus/Achsenknickung	Rest.	Einschränkung	
	**Drehkeil-Frakturen**
154	12	pp		R		
155	15	pp		R		
156	12	pp		R		
157	12	pp		R		Strecksehnenverwachsungen, die bei der Metallentfernung gelöst wurden
158	13	pp		R		
159	11	pp		R		
160	16	pp			oberes und unteres Sprunggelenk leicht eingeschränkt	
161	13	pp		R		
162	11	pp		R		
163	12	pp		R		
164	14	pp		R		
165	18	pp		R		
166	13	pp		R		offene Skifraktur
167	13	pp		R		
168	9	pp		R		
169	10		kleiner Fixationscallus	R		
170	10	pp		R		
171	8		kleiner Fixationscallus	R		
172	12	pp		R		
173	18	pp		R		
174	10		kleiner Fixationscallus	R		
175	11		Fixationscallus	R		
176	16		kleiner Fixationscallus	R		
177	10		kleiner Fixationscallus	R		
178	11		kleiner Fixationscallus	R		
179	17		Fixationscallus	R		
180	20		Fixationscallus	R		verzögerte Konsolidation
181	14	pp		R		
182	12		Fixationscallus	R		
183	16		Fixationscallus	R		
184	30		Fixationscallus und Varusabweichung 8⁰	R		Belastung bei gut sichtbaren Frakturlinien. Reizcallus und leichte Achsenknickung. Heilung unter Entlastung. Subjektiv beschwerdefrei
185	25	pp		R		Sturz mit Refraktur 9 Monate postop. im mangelhaft durchgebauten distalen Frakturspalt. Doppelplattenosteosynthese. Abgeschlossen mit Restitutio ad integrum 12 Monate nach der ersten Operation
186	17		Fixationscallus	R		
187	15		Fixationscallus und Varusabweichung 5⁰	R		
188	17		Fixationscallus		unteres Sprunggelenk ein Drittel eingeschränkt	Zustand der drohenden Pseudarthrose dauert an trotz Entlastung, deshalb Marknagelung. 14 Monate nach der ersten Operation rentenfrei abgeschlossen
189	12		Fixationscallus	R		
190	12		Fixationscallus	R		

| Fall | Bel. | Knochenheilung | | | Funktion | | Bemerkungen |
Nr.	Wo.	pp	Callus/Achsenknickung	Rest.	Einschränkung		spez. Verlauf, Infekte, usw.

Mehrfragmenten- und Trümmerfrakturen

Fall Nr.	Bel. Wo.	pp	Callus/Achsenknickung	Rest.	Einschränkung	Bemerkungen
191	10	pp		R		
192	8	pp		R		
193	22	pp		R		lange Entlastung notwendig wegen verzögerter Konsolidation
194	14	pp		R		
195	12	pp		R		
196	17	pp		R		
197	12	pp		R		
198	16	pp		R		
199	15	pp		R		
200	21	pp			oberes und unteres Sprunggelenk leicht eingeschränkt	Belastungszeitpunkt und Funktion beeinflußt durch rezidivierende Thrombophlebitis (Pat. war primär extendiert)
201	13	pp		R		
202	15		kleiner Fixationscallus	R		
203	13		kleiner Fixationscallus	—		Exitus bei Flugzeugabsturz $6^1/_2$ Monate postop.
204	15		kleiner Fixationscallus	R		
205	16		Fixationscallus	R		
206	10		Fixationscallus und Varusabweichung 5°	R		
207	15		Fixationscallus und Varusabweichung 5°	R		
208	27	pp		R		Refraktur 8 Monate postop. nach verzögerter Konsolidation bei falscher Schraubenindikation. Doppelplattenosteosynthese. 12 Monate nach der ersten Operation mit Restitutio ad integrum abgeschlossen

Verschraubungen: *83 Fälle (Nr. 126—208)*

Exitus innerhalb eines Jahres: 2 Fälle (Leukämie, Flugzeugabsturz)

Knochenheilung

Primäre Knochenheilung	60,2 %
Fixationscallus	35 %
Fixationscallus und leichte Varusabweichung	4,8 %

Belastung

Vollbelastung ohne Stock durchschnittlich nach 14 Wochen

Variationsbreite: 7—30 Wochen
Vollbelastung später als 16 Wochen postop.: 19,3 %

Funktion

Restitutio ad integrum	95 %
Leichte Einschränkung der Sprunggelenke ohne Beschwerden (3mal oberes und unteres Sprunggelenk, 1mal unteres Sprunggelenk allein)	5 %

Infekte: *0 %*

Versicherungsmäßige Invalidität: *0 %*

100 % der Fälle waren 12—14 Monate postop. abgeschlossen, einschließlich der Refrakturen (versicherte Patienten: 69,2 %, unversicherte: 30,8 %)

II. Osteosynthese mit Platten (einschließlich unterstes Schaftfünftel, ohne Gelenkbeteiligung):
76 Fälle (Nr. 209—267, 280—296)

Fall Nr.	Bel. Wo.	pp	Callus/Achsenknickung	Rest.	Einschränkung	Bemerkungen spez. Verlauf, Infekte usw.
			Knochenheilung		**Funktion**	

Quere Frakturen

| 209 | 14 | | kleiner Fixationscallus | R | | |
| 210 | 22 | pp | | | oberes und unteres Sprunggelenk leicht eingeschränkt, Knie Flexion bis 90⁰ | Zirkulationsbeschwerden und Schwellung |

Torsionsfrakturen

| 211 | 10 | pp | | R | | |
| 212 | 16 | pp | | R | | doppelseitige Fraktur (s.Nr.215) |

Drehkeilfrakturen

213	36	pp		R		hätte früher belasten können, Atrophiebeschwerden
214	14	pp		R		
215	16	pp		R		doppelseitige Fraktur (s. Nr.212)
216	16	pp		R		
217	16	pp		R		
218	12	pp		R		
219	20	pp		R		doppelseitige Fraktur, Patient ist einarmig (s. Nr. 236)
220	10	pp		R		
221	12	pp		R		
222	16	pp		R		
223	13	pp		R		*Skisturz, Zusammenstoß mit Telephonstange* — neue Fraktur am oberen Plattenrand 8 Monate postop. Neue Plattenosteosynthese. Abgeschlossen mit Restitutio ad integrum 12 Monate nach der ersten Operation
224	15	pp		R		
225	9	—		—		keine Angaben und Röntgenbilder erhältlich seit 4-Monats-Kontrolle
226	9		kleiner Fixationscallus	R		
227	17		kleiner Fixationscallus	R		
228	16		kleiner Fixationscallus	R		
229	14	pp		R		
233	6		kleiner Fixationscallus	R		
231	13		Fixationscallus	R		
232	9	pp	und Varusabweichung 9⁰		oberes Sprunggelenk Extension 5⁰ eingeschränkt	*Autounfall* mit Femurfraktur und Verbiegung der Platte 16 Wochen postop. Resultierende Varusknickung von 9⁰ wird belassen
233	30		Fixationscallus und dislocatio ad latus	R		

Mehrfragmenten- und Trümmerfrakturen

234	12	pp		R		
235	16	pp		R		
236	20	pp		R		doppelseitige Fraktur, Patient ist einarmig (s. Nr. 219)
237	12	pp		R		
238	18	pp		R		
239	12		kleiner Fixationscallus	R		
240	14	pp		R		

Fall Nr.	Bel. Wo.	Knochenheilung			Funktion		Bemerkungen spez. Verlauf, Infekte usw.
		pp	Callus/Achsenknickung	Rest.		Einschränkung	

Mehrfragmenten- und Trümmerfrakturen

Fall Nr.	Bel. Wo.	pp	Callus/Achsenknickung	Rest.	Einschränkung	Bemerkungen
241	bett-läge-rig	pp				(Anstaltsinsassin, Sturz aus dem Bett)
242	16	pp		R		
243	12	pp		R		
244	18	pp		R		
245	20	pp		R		
246	12		kleiner Fixationscallus	R		
247	20		kleiner Fixationscallus	R		
248	21		kleiner Fixationscallus	R		
249	13		kleiner Fixationscallus	R		
250	12	pp		R		
251	10	pp		R		
252	18	pp		R		vorsichtige Nachbehandlung wegen technisch unbefriedigender Osteosynthese
253	8		Schalencallus	R		
254	8		Schalencallus	R		
255	6		Fixationscallus	R		
256	18		kleiner Fixationscallus und Varusabweichung 10°		oberes und unteres Sprunggelenk leicht eingeschränkt	
257	16	pp		R		
258	19	pp		R		
259	18		Fixationscallus	R		(offene Skifraktur)
260	11		kleiner Fixationscallus	R		
261	22	pp		R		lange Entlastung wegen gleichzeitiger Dash-Board-Injury (Autounfall)
262	20		Fixationscallus und Varusabweichung 8°	R		unerklärlicherweise 4 Monate postop. Metallentfernung auswärts. Entwicklung einer drohenden Pseudarthrose. Konsolidation unter Entlastung
263	16	pp		R		
264	21		kleiner Fixationscallus	R		
265	17	pp		R		
266	14		Schalencallus	R		
267	12		Fixationscallus und Varusabweichung 8°	R		frühe Überlastung, da undisziplinierter Patient. Stärkeres Trauma anläßlich einer Schlägerei. Schraubenbrüche distal 11 Monate postop. Konsolidierung einer drohenden Pseudarthrose unter Entlastung

Frakturen des untersten Tibiafünftels (ohne Gelenkbeteiligung)

Fall Nr.	Bel. Wo.	pp	Callus/Achsenknickung	Rest.	Einschränkung	Bemerkungen
280	14	pp		R		
281	10	pp		R		
282	11	pp		R		
283	17	pp		R		
284	14		kleiner Fixationscallus	R		
285	17	pp		R		(offene Skifraktur)
286	16	pp		R		
287	17	pp		R		
288	13	pp		R		

Fall Nr.	Bel. Wo.	pp	Callus/Achsenknickung	Rest.	Einschränkung	Bemerkungen spez. Verlauf, Infekte usw.
Knochenheilung				**Funktion**		

Frakturen des untersten Tibiafünftels (ohne Gelenkbeteiligung)

Fall Nr.	Bel. Wo.	pp	Callus/Achsenknickung	Rest.	Einschränkung	Bemerkungen
289	20	pp			unteres Sprunggelenk leicht eingeschränkt	
290	12	pp			unteres Sprunggelenk $^1/_4$ eingeschränkt	
291	13	pp		R		(offene Skifraktur)
292	11		Fixationscallus	R		
293	31		Fixationscallus und Varusabweichung 9°	R		
294	18		kleiner Fixationscallus	R		Tibialis-Anticus-Syndrom. Frühe Metallentfernung 9 Monate postop. 14 Monate postop.: *Skisturz*. Fissur im alten Frakturbereich. Konsolidierung unter Entlastung. Abgeschlossen 18 Monate nach der Operation
295	14		kleiner Fixationscallus	R		
296	12		kleiner Fixationscallus	R		

Platten-Osteosynthesen: *76 Fälle (Nr. 209—267, 280—296)*
(1mal nur 4-Monats-Kontrolle berücksichtigt: *75 Fälle*)

Knochenheilung

Primäre Knochenheilung   61,3 %

Fixationscallus   32 %

Fixationscallus/leichte Varusabweichung   6,7 %

Belastung

Vollbelastung ohne Stock durchschnittlich nach 15,2 Wochen

Variationsbreite: 6—36 Wochen
Vollbelastung später als 16 Wochen postop.: 33,3 %

Funktion

Restitutio ad integrum   93,3 %

Leichte Einschränkung der Sprunggelenke (ohne Beschwerden)   6,7 %

(1mal oberes Sprunggelenk allein, 2mal unteres Sprunggelenk allein,
1mal oberes und unteres Sprunggelenk,
1mal oberes und unteres Sprunggelenk und Knie)

Infekte

Ein Spätinfekt nach primärer Wundheilung, der nach Metallentfernung beherrscht werden kann (Nr. 293)

Versicherungsmäßige Invalidität: *0* % (einschließlich der Refrakturen)
(Versicherte Patienten: 83 %, unversicherte: 17 %)

III. Marknagel: 12 Fälle (Nr. 268—279)

Fall Nr.	Bel. Wo.	pp	Callus/Achsenknickung	Rest.	Einschränkung	Bemerkungen spez. Verlauf, Infekte usw.
Knochenheilung				**Funktion**		

Kurze Frakturen

Fall Nr.	Bel. Wo.	pp	Callus/Achsenknickung	Rest.	Einschränkung	Bemerkungen
268	17		Fixationscallus	R		(offene Fraktur, Verkehrsunfall). Lange Entlastung wegen gleichzeitiger Femurfraktur (Marknagel)
269	5		Fixationscallus	R		
270	7		Fixationscallus	R		(offene Fraktur, Verkehrsunfall)
271	24		Fixationscallus		Knie und unteres Sprunggelenk leicht eingeschränkt	lange Entlastung wegen Perforation des distalen Tibiaplateaus bei der Operation
272	7		Fixationscallus	R		
273	9		Fixationscallus	R		
274	14		Fixationscallus	R		
275	15		Fixationscallus	R		(offene Skifraktur)
276	11		Fixationscallus	R		(offene Fraktur, Autounfall)

Fall Nr.	Bel. Wo.	Knochenheilung		Funktion		Bemerkungen
		pp	Callus/Achsenknickung	Rest.	Einschränkung	spez. Verlauf, Infekte usw.

Kurze Frakturen

Fall Nr.	Bel. Wo.	pp	Callus/Achsenknickung	Rest.	Einschränkung	Bemerkungen
277	12		Fixationscallus	R		
278	8		Fixationscallus	R		
279	—	—	—	—		(offene stark verschmutzte Fraktur, Verkehrsunfall). Osteomyelitis, nach Entfernung des Marknagels und zweimaliger Spongiosaplastik 18 Monate postop. in Abheilung begriffen

Tiefe intraartikuläre Trümmerfrakturen   15 Fälle (Nr. 297—311)

Fall Nr.	Bel. Wo.	Knochenheilung		Funktion		Bemerkungen
		callusfrei	Callus/Achsenknickung	Rest.	Einschränkung	spez. Verlauf, Infekte usw.
297	16	callusfrei			oberes Sprunggelenk 5⁰ eingeschränkt	
298	12	callusfrei		R		
299	14		kleiner Fixationscallus und Valgusabweichung 17⁰	R		rentenfreier Abschluß. Vorbehalt wegen möglicher Spätarthrose
300	20	callusfrei		R		
301	28	callusfrei	leichte, z.T. vorbestehende Valgisierung, Außenrotation des Fußes 22⁰. Distale Gelenkfläche der Tibia aufgerauht		oberes Sprunggelenk: Plantar 15⁰, dorsal 9⁰ und unteres Sprunggelenk ¹/₂ eingeschränkt	rentenfreier Abschluß. Vorbehalt wegen möglicher Spätarthrose
302	12	callusfrei			oberes und unteres Sprunggelenk leicht eingeschränkt	
303	12		kleiner Fixationscallus	R		
304	12	callusfrei		R		
305	12	callusfrei			oberes und unteres Sprunggelenk leicht eingeschränkt	
306	15	callusfrei	Valgusabweichung 12⁰		oberes Sprunggelenk dorsal 10—15⁰ eingeschränkt	rentenfreier Abschluß. Vorbehalt wegen möglicher Spätarthrose
307	16		kleiner Fixationscallus Varusabweichung 5⁰	R		
308	35	callusfrei			unteres Sprunggelenk Supination ¹/₃ eingeschränkt	rentenfreier Abschluß. Vorbehalt wegen möglicher Spätarthrose
309	13	callusfrei	Varusabweichung 8⁰	R		
310	22	callusfrei		R		*neue Fraktur* weiter proximal 8¹/₂ Monate postop. nach Sturz. Osteosynthese mit einer Platte — Heilung mit Restitutio ad integrum 14 Monate nach der ersten Operation
311	etwa 42		kleiner Fixationscallus		oberes und unteres Sprunggelenk leicht eingeschränkt	Patient forciert sein Bein bei stärkster Schwellung im Gehapparat als Hüttenwart, deshalb starke Knochenatrophie und langwieriger Verlauf. 12 Monate postop.: Patient geht praktisch beschwerdefrei

Tibiakopf-Frakturen   **2 Fälle (Nr. 312, 313)**

Fall Nr.	Bel. Wo.	Knochenheilung		Funktion		Bemerkungen
		callusfrei	Callus/Achsenknickung	Rest.	Einschränkung	spez. Verlauf, Infekte usw.
312	etwa 20	callusfrei			Sprunggelenke frei, Knie leicht eingeschränkt	12 Monate postop. Sturz auf das Knie. Starker Erguß. Zweimalige Punktion und Entlastung 14 Monate postop. Funktion im Knie noch leicht eingeschränkt
313	etwa 15	callusfrei			Knieflexion 25°, Knie-Extension 5° eingeschränkt, Sprunggelenke frei	8 Monate postop. Sturz aufs Knie. Kontusion des Kniegelenks mit starkem Erguß, keine Fraktur. Punktion und Entlastung. 12 Monate postop. Funktion noch leicht eingeschränkt im Knie

Kasuistik: Schlußwort

Die Kasuistik umfaßt eine geschlossene Gruppe von operativ behandelten Unterschenkelfrakturen. Sie setzt sich folgendermaßen zusammen:

Verschraubungen	83
Platten	76
Marknagel	12
intraartikuläre Frakturen	15
Tibiakopffrakturen	2
Total	188 Fälle

Der Nachkontrolle standen besondere Schwierigkeiten im Wege. Fast die Hälfte der Patienten sind Ausländer und höchstens 30% wohnen im Einzugsgebiet des Spitals. Die Nachkontrolle hatte sich deshalb auf folgendes zu beschränken:

1. Lückenlose Erfassung der Röntgenbilder der geheilten Frakturen;
2. Feststellung des subjektiven Restschadens und des versicherungsmäßigen Invaliditätsgrades.

Dies ist, wie die Abbildungen der Kasuistik zeigen, 4—6 Monate postop. bei allen 188 Patienten gelungen (wobei eine Röntgenkontrolle fehlt, Fall 225). Bei der Jahreskontrolle fehlen zwei Patienten, die durch Tod ausschieden (ohne Zusammenhang mit dem Unfall). Ein Patient hat uns ohne Nachricht gelassen (Nr. 225). Da er bei der 4-Monats-Kontrolle unproblematisch in Abheilung war, dürfte das Postulat der lückenlosen Nachkontrolle verwirklicht worden sein.

Bei den geschlossenen Frakturen waren keine postoperativen Infekte zu verzeichnen. Ein Patient entwickelte aber 12 Wochen postop. einen Spätinfekt (Nr. 293). 5 Monate nach der Operation konnte in diesem Fall die Platte bei knöchern überbrückter Fraktur entfernt werden. Unter Entlastung während 31 Wochen heilte diese Trümmerfraktur folgenlos ab. Die Infektionsrate beträgt somit 0,5%. Von den neun offenen Frakturen der Serie zeigten vier lediglich Durchspießungen, die anderen fünf wiesen große Weichteilschäden und Verschmutzung auf. Acht dieser Fälle sind nach einem Jahr folgenlos abgeschlossen, ein Fall ist noch nicht abgeschlossen (Nr. 279).

Von besonderem Interesse ist die Frage der Dauerschäden. Bei etwa 6 % der Fälle ist im Moment der Nachkontrolle eine geringgradige, aber doch bemerkbare Dauerschädigung zurückgeblieben, die meist das untere Sprunggelenk betrifft. In keinem Falle blieb ein versicherungsmäßiger Dauerschaden zurück. Es darf darauf hingewiesen werden, daß der Anteil der versicherten Patienten mit 76 % recht hoch war. Um so mehr fällt ein Abschluß mit 0 % Invalidität ins Gewicht.

Der noch in Behandlung befindliche Patient mit offener Trümmerfraktur (Nr. 279) dürfte voraussichtlich einen Dauerschaden von 20 % erleiden. Bei den intraartikulären Frakturen sind vier Fälle unter Vorbehalt abgeschlossen, da eine spätere Arthrose nicht sicher ausgeschlossen werden kann. Auch wenn man diese fünf Patienten schon jetzt als Rentenfälle ansieht, ist das Bild erfreulich, wenn man bedenkt, daß 15 intraartikuläre und neun offene Frakturen dabei sind.

Die im allgemeinen Teil des Buches beschriebene „primäre Knochenheilung" ohne röntgenologisch sichtbaren Callus ist bei strenger Prüfung in 60 % der Fälle eingetreten. Bedenkt man, daß selbst bei sichtbarer Callusbildung weite Strecken der Fraktur ohne sichtbaren Callus verheilt sind, so kann man an der Fähigkeit der Corticalis zur „primären Knochenheilung" nicht zweifeln.

Unsere Tendenz des relativ späten vollständigen Belastens (im Durchschnitt nach 14—15 Wochen) mag übertrieben vorsichtig erscheinen. Wir stehen heute unter dem Eindruck, daß die gut stabilisierten Plattenfälle mit Kontakt vascularisierter Hauptfragmente früher, d.h. 4—6 Wochen nach Operation belasten können. Es wird dies allerdings vermutlich die Rate der „primären Knochenheilungen" etwas senken. Es muß betont werden, daß die Frühbelastung eine Annehmlichkeit, aber kein wesentliches Kriterium für den Enderfolg darstellt. Das gute Endresultat ist zweifellos durch die Politik des frühen Bewegens und des relativ späten Belastens bei Unterschenkelfrakturen am besten gewährleistet, die nur sehr vorsichtig zugunsten der früheren Belastung verlassen werden darf.

Bei den Plattenfällen handelt es sich im allgemeinen um wesentlich schwierigere technische Probleme als bei den reinen Verschraubungsfällen. Trotzdem fällt auf, daß sie im Endresultat keineswegs schlechter abschneiden als die Schraubenfälle. Man darf deshalb die Behauptung wagen, daß innerhalb vernünftiger Grenzen die biomechanisch richtige Stabilisierung das wesentliche, die Menge des verwendeten Materials das unwesentliche Moment darstellt. Diese Erkenntnis spiegelt sich in der Änderung des Verhältnisses von Schrauben- zu Plattenfällen in der auf den Winter 1961/62 folgenden Periode. Während früher (einschließlich der intraartikulären Frakturen) 88 Verschraubungen, 87 Platten gegenüberstanden (sowie 12 Marknägel), waren die relativen Zahlen für 1962/63, 44 Verschraubungen, 151 Platten (0 Marknägel).

Die beschriebenen unausgewählten und ausnahmslos erfaßten Fälle der Serie sind von Komplikationen nicht verschont geblieben (Einzelheiten siehe Kasuistik). Eine erstaunlich hohe Zahl erlitt neue relevante Unfälle (5 %). Bei einigen Fällen waren operative Mängel vorhanden, die voraussehbar zu Komplikationen führen konnten (Verschraubung zu kurzer Schrägfrakturen, zu kurze Platten, die ihre Rolle als Kraftträger nicht spielen konnten). Trotzdem ist das Endergebnis ohne wesentliche Invaliditäten bemerkenswert und erlaubt, auf dem eingeschlagenen Wege weiterzugehen. Es sei aber nochmals auf die große Verantwortung hingewiesen, diese Eingriffe nur unter Beachtung *aller* technischen Voraussetzungen zu unternehmen.

Für die sorgfältige Zusammenstellung und Bearbeitung der Kasuistik sind wir Frau E. SEGMÜLLER zu größtem Dank verpflichtet.

Literatur

ABEL, A.: Eine technische Neuerung zur blutigen Knochenbruchfeststellung mit einer in sich verschiebbaren Knochenplatte. Chirurg **23**, 446 (1952).

ACKERMANN, W.: Ein kombiniertes Einschlag- und Ziehgerät für Marknägel. Chirurg **16**, 93 (1944).

Acta orthop. belg. **24**, Suppl. III (1958): Le traitement des traumatismes récents de la main. Journées Orthopédiques et Chirurgicales de Bruxelles, 8—14 mai 1958. Bruxelles: Editions Acta med. belg.

ADAMS, J. C.: Outline of fractures. London: Livingston Ltd 1957.

ADERHOLD, K.: Mediale Bohrdrahtwanderung nach Schenkelhalsdrahtung. Zbl. Chir. **78**, 2003 (1953).

AHNEFELD, F. W., u. M. ALLGÖWER: Der Schock. Entstehung, Verlauf und Therapie. Dtsch. med. Wschr. **87**, 425 (1962).

AICHNER, H., u. G. RUPP: Die gedeckte Markdrahtung frischer, unstabiler, geschlossener Schaftbrüche des Vorderarmes. Chir. Praxis **1**, 55 (1960).

ALBRECHT, K. F.: Seltene Komplikation nach Nagelung einer Schenkelhalspseudarthrose. Chirurg **27**, 228 (1956).

ALLGÖWER, M.: Verschraubung von Tibiafrakturen. Helv. chir. Acta **28**, 214 (1961).

— Indikation und Technik der Osteosynthese. Bericht über die Unfallchirurg. Tagg, Mainz 1962, S. 161.

— Toxische Faktoren beim Schock. In: Schock, S. 268—276. Berlin-Göttingen-Heidelberg: Springer 1962.

— C. BURRI, P. VON GRAFFENRIED, U. F. GRUBER, U. HEIM, J. MENG, G. SEGMÜLLER, J. SIEGRIST u. E. STUDER: Quantitative Untersuchungen der Wirkung entzündungshemmender Substanzen bei Unterschenkelfrakturen. Schweiz. med. Wschr. **93**, 565 (1963).

— M. E. MÜLLER, R. SCHENK u. H. WILLENEGGER: Biomechanische Prinzipien bei der Metallverwendung am Knochen. Vortr. 80. Tagg d. Dtsch. Ges. f. Chirurgie, München, 17.—20. 4. 1963. Langenbecks Arch. klin. Chir. (1963) (im Druck).

— u. A. ROSIN: Das periossäre Gewebe des normalen und frakturierten Knochens in der Gewebekultur. Bull. schweiz. Akad. med. Wiss. **9**, 181 (1953).

— u. E. STUDER: Methodik und Ergebnisse einer Schnellbestimmung des Blutvolumens mit Jod[131] in der Klinik. Arch. klin. Chir. **301**, 122 (1962).

ANDREESEN, R.: Mangelhafte Knochenneubildung bei Innenknöchelbrüchen (Pseudarthrosen), ihre Verhütung und Behandlung. Zbl. Chir. **65**, 2213 (1938).

— Schienbeinkopfbrüche und ihre Behandlung. Vorträge aus der praktischen Chirurgie, H. 41. Stuttgart: Ferdinand Enke 1955.

ARDEN, G. P.: Radioactive isotopes in fractures of the neck of the femur. J. Bone Jt Surg **42 B**, 21 (1960).

ARENS, W.: Zur Behandlung schwerer offener Unterschenkelbrüche. Mschr. Unfallheilk. **60**, 276 (1957).

ASHHURST, A., and R. BROMER: Classification and mechanism of fractures of the leg bones involving the ankle. Arch. Surg. **4**, 51 (1922).

AXHAUSEN, W.: Die Hüftarthrosis nach Schenkelhalsnagelung. Wiederherstellungschir. u. Traum. **1**, 162 (1953).

BALBI, E.: Spätresultate der Operation der habituellen Schulterluxation nach CLAIRMONT-EHRLICH an der Chirurgischen Universitätsklinik Zürich. Inaug.-Diss. Zürich 1946.

BANDI, W., u. M. ALLGÖWER: Zur Therapie der Osteochondritis dissecans. Helv. chir. Acta **26**, 552 (1959).

—, u. G. SOMMER: Erfahrungen mit der Falzcerclage nach LEEMANN. Helv. chir. Acta **26**, 95 (1959).

BARACCHINO, G.: Osteosynthese mit Metallschrauben bei Frakturen des hinteren Pfannenrandes des Hüftgelenks. Arch. Putti Chir. Organi Mov. **1**, 99 (1951). Ref. Zbl. Chir. **77**, 2347 (1952).

BARNETT, C. H., and I. N. NAPIER: The axis of rotation of the ankle joint in man. Its influence upon the form of the talus and the mobility of the fibula. J. Anat. (Lond.) **86**, 1 (1952).

BASSETT, C. A. L., D. K. CREIGHTON and F. E. STINCHFIELD: Contributions of endosteum, cortex, and soft tissues to osteogenesis. Surg. Gynec. Obstet. **112**, 145 (1961).

BASSLEER, R., et C. DESAIVE: Effets de faibles doses de béryllium sur la croissance et l'ossification d'ébauches osseuses d'embryons de poulet, cultivées en „roller tubes". C.R. Soc. Biol. (Paris) **154**, 458 (1960).

BATEMAN, J. E.: Trauma to nerves in limbs. Philadelphia and London: W. B. Saunders Company 1962.

BAUD, B.: Coxa vara als Komplikation von fächerförmigen Drahtfixationen pertrochanterer Femurfrakturen. Chirurg **26**, 468 (1955).

BAUER, K. H.: Frakturen und Luxationen. Berlin: Springer 1927.

BAUERMEISTER, A.: Experimentelle Grundlagen für den Aufbau einer neuen Knochenbank. Mschr. Unfallheilk., Beiheft **58** (1958).

BAUMANN, E.: Die Fraktur als Notfall und ihre dringliche Versorgung. Helv. med. Acta **2**, 191 (1935).

— Zur Behandlung der Knochenbrüche am Ellbogengelenk. Ber. VIII. Intern. Kongr. Unfallmed. u. Berufskr., 26.—30. 9. 1938, Frankfurt a. M.

BAUMANN, E.: Ursache und Prophylaxe der Pseudarthrose des inneren Knöchels. Z. Unfallmed. Berufskr. **48**, 3 (1955).
— Wirkliche und vermeintliche Wachstumsstörungen nach kindlichen Ellbogenbrüchen. Helv. chir. Acta **26**, 577 (1959).
— Zur Behandlung der Knochenbrüche am Ellbogengelenk. Arch. klin. Chir. **295**, 300 (1960).
— Zur Behandlung der Brüche des distalen Humerusendes beim Kind. Chir. Praxis **4**, 317 (1960).
BAUMANN, W.: Zur Indikation der pertrochanteren Schenkelhalsnagelung. Zbl. Chir. **83**, 229 (1958).
BAUMGARTL, F., H. GREMMEL u. K. H. WILLMANN: Die Durchblutung von frakturierten Unterschenkeln während der Heilung an Hand von arteriographischen Untersuchungen. Zbl. Chir. **83**, 1386 (1958).
BAUR, E.: Zur Therapie der geschlossenen Unterschenkelschaftfrakturen. Schweiz. Unfallversicherungsanstalt, Mitt. **39** (1959).
BAYNE, L. G., H. MORRIS and J. WICKSTROM: Evaluation of intramedullary fixation of the tibia with Lottes nail. Sth. med. J. (Bgham, Ala.) **53**, 1429 (1960).
BECHTOL, C. O., A. B. FERGUSON and P. G. LAING: Metals and engineering in bone and joint surgery. Baltimore: Williams & Wilkins Co. 1959.
BECK, W.: Chirurgische Behandlung der Knöchelbrüche. Mschr. Unfallheilk. **42**, 241 (1951).
BEECHER, H. K., J. D. MacCARRELL and E. J. EVANS: Barbiturates in traumatic and hemorrhagic shock. Ann. Surg. **116**, 658 (1942).
BELENGER, M., E. VANDERELST et R. MINEZ: Les séquelles des fractures malléolaires chez les accidentés du travail. Acta orthop. belg. **16**, 404 (1950).
BERENTEY, G.: Chirurgische Behandlung der pertrochanteren Brüche. Zbl. Chir. **81**, 1122 (1956).
— S. SOMOGYI u. G. PEER: Behandlung der Pseudarthrose des medialen Knöchels. Zbl. Chir. **81**, 832 (1956).
BERENYI, P. s. FORGON, M., u. P. BERENYI.
BERGENTZ, S.-E.: Studies on the genesis of posttraumatic fat embolism. Acta chir. scand., Suppl. **282** (1961).
BERGERMANN, H.: Die Behandlung geschlossener und offener Frakturen durch perkutane Fixierung unter Anwendung von Gewindedrähten mit Spannhaltevorrichtung. Bruns' Beitr. klin. Chir. **192**, 374 (1956).
BERGMANN, E.: Ulnarisspätlähmung nach Ellbogenbrüchen. Mschr. Psychiat. Neurol. **117**, 203 (1949).
BERNHART, G.: Erfahrungen mit der Marknagelung nach KÜNTSCHER bei Oberschenkelfrakturen am Kantonsspital St. Gallen 1942—1945. Inaug.-Diss. Zürich 1947.
BESSLER, W., et M. MÜLLER: Le diagnostic précoce de la nécrose de la tête fémorale. Ann. Radiol. **4**, 21 (1961).
— — Autoradiographische Studien bei Femurkopfnekrose. Arch. orthop. Unfall-Chir. **53**, 320 (1961).
BISTRÖM, O.: Surgical treatment of non-union and delayed union of long bones. Acta orthop. scand. **24**, 160 (1955).
BLANGUERNON, S.: L'enclouage centro-médullaire des os longs, selon KÜNTSCHER. Son application au Kantonsspital de Winterthur. Rev. Chir. (Paris) **66**, 42 (1947).
BLANKE, K.: Die Spanplastik nach PHEMISTER. Theoretische Grundlagen, Indikationen, Technik und Ergebnisse. Hefte Unfallheilk. **53** (1956).
BLIESENER, R: Über die durch die Bardenheuersche Extensionsmethode an den Brüchen der unteren Gliedmaßen erhaltenen funktionellen Ergebnisse. Langenbecks Arch. klin. Chir. **55**, 277 (1897).
BLOCH, H. R.: Die Druckplatten-Osteosynthese der Vorderarmschaftfrakturen. Helv. chir. Acta **30**, 98 (1963).
BLOCK, W.: Die percutane Drahtfixierung des Ellbogenbruches. Mschr. Unfallheilk. **55**, 289 (1952).
— Die percutane Drahtfixierung bei Frakturen, Luxationen, Resektionen. Arch. orthop. Unfall-Chir. **46**, 619 (1954).
BLOUNT, W. P.: Knochenbrüche bei Kindern. Stuttgart: Georg Thieme 1957.
BLÜMEL, P.: Die Behandlung der pertrochanteren und infratrochanteren Oberschenkelbrüche mit der nichtsperrenden Laschenschraube. Bruns' Beitr. klin. Chir. **191**, 85 (1955).
BLUM, H.: Beitrag zur operativen Behandlung der Unterschenkelfrakturen. Inaug.-Diss. Zürich 1956.
BOCCANERA, L., e A. SLAVAGNI: Considerazioni sulla terapia delle gravi fratture comminute del gomito. Chir. Organi Mov. **50**, V (1961). Ref. Minerva ortop. **13**, 417 (1962).
BÖHLER, J.: Bankspanverpflanzung bei frischen Schaftbrüchen der langen Röhrenknochen. Chirurg **26**, 76 (1955).
— Gekreuzte Bohrdrähte, ein einfaches Prinzip der Osteosynthese. Arch. orthop. Unfall-Chir. **47**, 242 (1955).
— Operative Behandlung des Bruches des medialen Knöchels und des großen hinteren Schienbeinkeiles. Verh. dtsch. orthop. Ges., Beiheft Z. Orthop. **88**, 138 (1957).
BÖHLER, L.: Technik der Knochenbruchbehandlung, 12.—13. Aufl. Wien: W. Maudrich 1957.
— Neues zur Behandlung der Fersenbeinbrüche. Langenbecks Arch. klin. Chir. **287**, 698 (1957).
— Bericht über die bei 3308 Unterschenkelbrüchen in den Jahren 1926—1950 im Wiener Unfallkrankenhaus erzielten Behandlungsergebnisse unter Benützung des Hollerithverfahrens. Hefte Unfallheilk. **54**, (1957).

BÖHLER, L. jr.: Kritik der operativen Behandlung von Knöchelbrüchen. Verh. dtsch. orthop. Ges., Beiheft Z. Orthop. 88, 350 (1957).
— Behandlung der suprakondylären Oberarmbrüche bei Kindern und Jugendlichen. Mschr. Unfallheilk. 64, 1 (1961).
— E. TROJAN u. H. JAHNA: Behandlungsergebnisse von 734 frischen einfachen Brüchen des Kahnbeinkörpers der Hand. Wiederherstellungschir. u. Traum. 2, 86 (1954).
— sen.: Zit. nach VIERNSTEIN u. JANTZEN.
BOLIN, H.: The fibular and its relationship to the tibia and talus in injuries of the ankle due to forced extensal rotation. Acta radiol. (Stockh.) 56, 439 (1961).
BONET, H.: Fracture de l'extrémité inférieure des deux os de l'avant-bras avec complications graves et inattendues. Acta orthop. belg. 21, 217 (1955).
BONNIN, G. J.: Injuries of the ankle. London: William Heinemann, Medical Books Ltd 1950.
BOTHE, R. T., L. E. BEATON and H. A. DAVENPORT: Reaction of bone to multiple metallic implants. Surg. Gynec. Obstet. 71, 598 (1940).
BOTHE, R. T., and H. A. DAVENPORT: Reaction of bone to metals; lack of correlation with electrical potentials. Surg. Gynec. Obstet. 74, 231 (1942).
BOYD, H. B., and L. D. ANDERSON: Management of unstable trochanteric fractures. Surg. Gynec. Obstet. 112, 633 (1961).
—, and R. B. KNIGHT: Fractures of the astragalus. Sth. med. J. (Bgham, Ala.) 35, 160 (1942).
—, and ST. W. LIPINSKI: Nonunion of trochanteric and subtrochanteric fractures. Surg. Gynec. Obstet. 104, 463 (1957).
— D. B. ZILVERSMIT and R. A. CALANDRUCCIO: The use of radioactive phosphorus (P^{32}) to determine the viability of the head of the femur. J. Bone Jt Surg. 37 A, 260 (1955).
BRAUN, W.: Über vollständige Verrenkungen und Verrenkungsbrüche im oberen Sprunggelenk. Zbl. Chir. 85, 1256 (1960).
BRAUNSTEIN, P. W., and P. A. WADE: Treatment of unstable fractures of the ankle. Ann. Surg. 149, 217 (1959).
BRAV, E. A.: Further evaluation of the use of intramedullary nailing in the treatment of gunshot fractures of the extremities. J. Bone Jt Surg. 39 A, 513 (1957).
—, and V. H. JEFFRESS: Modified intramedullary nailing in recent gunshot fractures of the femoral shaft. J. Bone Jt Surg. 35 A, 141 (1953).
BREITENFELDER, H.: Der lange Drehbruch des äußeren Knöchels. Spätschäden und ihre Verhütung. Verh. dtsch. orthop. Ges., Beiheft Z. Orthop. 88, 333 (1957).
— Komplikationen während und nach der Nagelung der Epiphyseolysis capitis femoris und ihre Verhütung. Zbl. Chir. 85, 2041 (1960).
BREMNER, A.-E., et C. K. WARRICK: Les fractures du calcanéum. Acta orthop. belg. 17, 217 (1951).
BROCHER, J. E. W.: Die Wirbelsäulenleiden und ihre Differentialdiagnose, zweite erweiterte Aufl. Stuttgart: Georg Thieme 1959.
BRUCK, H., u. H. MOSER: Über die Cerclage bei Unterschenkelbrüchen. Arch. orthop. Unfall-Chir. 46, 536 (1954).
BRÜCKNER, H.: Die perkutane Kirschner-Drahtfixation in der Fraktur- und Luxationsbehandlung. Zbl. Chir. 87, 85 (1962).
BRÜTSCH, H., u. W. J. PIROZYNSKI: Zur Behandlung der pertrochanteren Frakturen. Helv. chir. Acta 15, 209 (1948).
BRUNNER, W.: Unsere Erfahrungen mit der Marknagelung nach KÜNTSCHER. Z. Unfallmed. Berufskr. 40, 103 (1947).
BRUSSATIS, F.: Technische Probleme der Osteosynthese. Verh. Dtsch. Orthop. Ges. 49. Kongr. Zürich 27.—30. 9. 1961. Stuttgart: Ferdinand Enke 1962.
—, u. M. E. MÜLLER: Metallbeschaffenheit und Korrosionserscheinungen an Platten und Schrauben. Vort. 80. Tagg d. Dtsch. Ges. f. Chirurgie, 17.—20. 4. 1963. Arch. klin. Chir. (1963) (im Druck).
BUCHBORN, E.: Handbuch für innere Medizin, 4. Aufl. Bd. IX. Berlin-Göttingen-Heidelberg: Springer 1952.
BUCK-GRAMCKO, D.: Zur metallischen Osteosynthese im Bereiche des oberen Sprunggelenkes. Arch. orthop. Unfall-Chir. 47, 211 (1955).
BÜHLMANN, E.: Über die Behandlung der Navicularepseudarthrose mit Verschraubung. Z. Unfallmed. Berufskr. 41, 253 (1948).
BÜRKLE DE LA CAMP, H.: Operative Knochenbruchbehandlung. Tagungsber. des Berufsgenossenschaftstags 1949 in München.
— Wandlungen und Fortschritte in der Lehre von den Knochenbrüchen. Arch. klin. Chir. 76, 163 (1953).
— Auswirkungen der Fortschritte der Chirurgie auf die Unfallchirurgie. Hefte Unfallheilk. 45, 1 (1953).
— Die Knochenregeneration bei der Transplantation kältekonservierten homoioplastischen Knochens. Ber. 16. Tgg Internat. Ges. Chirurgie in Lissabon 1963. Bruxelles: Médical et Scient. 1954.

Bürkle de la Camp, H.: Allgemeinchirurgische Grundsätze für operative Eingriffe. In: Chir. Operationslehre, Bd. 1. Wien: Urban & Schwarzenberg 1955.
— Grundzüge der operativen Technik und der plastischen Chirurgie. In: Chir. Operationslehre, Bd. 1. Wien: Urban & Schwarzenberg 1955.
— Gedanken zur Pseudarthrosenbehandlung. In: Festschrift „Leistungen und Ergebnisse der neuzeitlichen Chirurgie". Stuttgart: Georg Thieme 1958.
— Klinischer Erfahrungsbericht über chronische Folgen traumatischer Einwirkungen an den Stützgeweben. Verh. Dtsch. Ges. Pathologie, 43. Tgg. Stuttgart 1959. Stuttgart: Gustav Fischer.
— Die Druckosteosynthese und ihre Beziehungen zur Kallusentwicklung. Medizinische 37, 1671 (1959).
— Knochentransplantationen. Kongreßber. d. XVIII. Tagg der Soc. Internat. de Chirurgie in München 1959. Brüssel: Médical et Scient. 1960.
— Die einfachste Frakturenbehandlung einschließlich Extension. Arch. klin. Chir. 296, 271 (1960).
— Betrachtungen über die Knochenverpflanzung. Med. Welt 3, 139 (1960).
— Fehler und Gefahren bei der operativen Behandlung frischer Frakturen. Dtsch. Z. Chir. 298, 87 (1961).
— Zum Thema: Eitrige Osteomyelitis und Unfall. Zbl. Chir. 86, 1202 (1961).
— Plastiken und Transplantationen. In: Lehrbuch der Chirurgie, 3. Aufl. Stuttgart: Georg Thieme 1962.
Buhr, A. J., and A. M. Cooke: Fracture patterns. Lancet 1959 I, 531.
Burkhardt, V., u. F. Weiss: Zur Behandlung von Frakturen mit Piacryl- und Igamid-B-Stiften. Zbl. Chir. 85, 1319 (1960).
Burman, M.: Primary torsional fracture of the radius or ulna. J. Bone Jt Surg. 35 A, 665 (1953).
Burri, C.: Die Tibiapseudarthrose. Die Möglichkeit der Druckdosierung am Gerät nach Key. Inaug.-Diss. Bern 1959.
Buxtorf, P.: Die Behandlung der Humerusfrakturen mittels Vertikalextension. Helv. med. Acta 4, 289 (1937).
Caden, J. G.: Internal fixation of fractures of the forearm. J. Bone Jt Surg. 43 A, 1115 (1961).
Campbell, C.: Operative orthopedics, vol. I. Saint Louis: C. V. Mosby Comp. 1949.
Carr, C. R., and D. Turnipseed: Experiences with intramedullary fixation of compound femoral fractures in war wounds. J. Bone Jt Surg. 35 A, 153 (1953).
Cauchoix, J.: Sur le traitement des pseudarthroses de la diaphyse fémorale. Acta orthop. belg. 18, 1 (1952).
Cave, E. F.: Carpus with reference to fractured navicular bone. Arch. Surg. 40, 54 (1940).
— Retroulnar dislocation of capitate with fracture or subluxation of naviculare bone. J. Bone Jt Surg. 23, 830 (1941).
— Medullary nails in pathological conditions of the femur. Amer. Ac. Orthop. Surg. Instr. C. Lect. VIII, 46 (1951).
— Injuries to the wrist joint. Amer. Ac. Orthop. Surg. Instr. C. Lect. VII, 1 (1953).
— Fractures and other injuries. Chicago: The Year Book Publishers Inc. 1958.
— Fractures of the femoral neck. Amer. Ac. Orthop. Surg. Instr. C. Lect. XVII, 79 (1960). St. Louis: G. V. Mosby Comp. 1960.
— J. T. Nicholson, F. E. West, W. R. Macausland jr., C. R. Sullivan, P. R. Lipscomb, R. G. Evans, C. A. Cobb and J. W. Hillman: Symposium on fractures about the knee. Amer. Ac. Orthop. Surg. Instr. C. Lect. XVIII, 73 (1961). St. Louis: C. V. Mosby Comp. 1961.
Chandler, S. B., and P. H. Kreusher: A study of the blood supply of the ligamentum teres and its relation to the circulation of the head of the femur. J. Bone Jt Surg. 14, 834 (1932).
Chaput: Pronostic des fractures bimalléolaires. Bull. Soc. Chirurgie Paris 32, 927 (1906).
— Les fractures malléolaires du cou-de-pied et les accidents du travail. Paris: Masson & Cie. 1907.
— De la réduction des fractures malléolaires compliquées de luxation du pied. Bull. Soc. Chirurgie Paris 38, 656 (1913).
Charnley, J.: Compression arthrodesis. Including central dislocation as a principle in hip surgery. Edinburgh: E. & S. Livingston Ltd. 1953.
— N. J. Blockey and D. W. Purser: The treatment of displaced fractures of the neck of the femur by compression. J. Bone Jt Surg. 39 B, 45 (1957).
Clarke, A. R.: Recent advances in haemorrhage and shock. Brit. med. J. 1957 II, 721.
Clarke, E. G. C., and J. Hickman: Investigation into correlation between electrical potentials of metals and their behaviour in biological fluids. J. Bone Jt Surg. 35 B, 467 (1953).
Clawson, D. K.: Intertrochanteric fracture of the hip. Amer. J. Surg. 93, 580 (1957).
Clermont: Sur la disjonction tibia-péronière et les fractures du cou-de pied. Rev. Chir. (Paris) 47, 143 (1913).
Cleveland, M., D. M. Bosworth and F. R. Thompson: Intertrochanteric fractures of the femur. J. Bone Jt Surg. 29, 1049 (1947).
— — F. R. Thompson, H. J. Wilson jr. and T. Ishizuka: A ten-year analysis of introchanteric fractures of the femur. J. Bone Jt Surg. 41 A, 1399 (1959).

Cleveland, M., and G. Fiélding: A continuing end result study of intracapsular fractures of the neck of the femur. J. Bone Jt Surg. **36** A, 1020 (1954).

—, and J. W. Fielding: Intracapsular fracture of the neck of the femur. Amer. Ac. Orthop. Surg. Instr. C. Lect. XII, 35 (1955). Ann Arbor: J. W. Edwards 1955.

Cohen, J.: Corrosion testing of orthopaedic implants. J. Bone Jt Surg. **44** A, 307 (1962).

Compere. E. L.: Treatment of osteomyelitis and infected wounds by closed irrigation with a detergent antibiotic solution. Acta orthop. scand. **32**, 324 (1962).

Constensoux, G.: A propos d'un cas de paralysie tardive du nerf cubital survenue vingt-cinq ans après une fracture du coude. Rev. neurol. **1**, 363 (1918).

Cordrey, L. J., and M. Ferrer-Torells: Management of fractures of the greater multangular. J. Bone Jt Surg. **42** A, 1111 (1960).

Cornioley, C.: Dans quelles conditions faut-il opérer les fractures graves du cou-de-pied (Genre Dupuytren)? Lyon chir. **26**, 305 (1929).

Corrodi, E.: Die Ergebnisse der Behandlung frischer Unterschenkelfrakturen Erwachsener mittels Zugschraubenosteosynthese. I. Nachkontrolle einer geschlossenen Serie von 113 Fällen (Nov. 1957 bis Mai 1959). Inaug.-Diss. Basel 1962.

Cowie, R. S.: Fractures of the forearm treated by open reduction and plating. Brit. J. Surg. **44**, 263 (1956).

Cozzolino, A.: Risultati a distanze delle fratture dell'olecrano trattate cruememente. Arch. Ortop. (Milano) **72**, 1594 (1959).

Creyssel, J., G. de Mourgues, J. Gounat et A. Bouchet: Le fixateur externe d'Hoffmann dans les fractures ouvertes de jambes. Lyon chir. **51**, 241 (1956).

Dahlgren, S.: Venography in fractures of the femoral neck. Acta chir. scand. **117**, 494 (1959).

Danis, R.: Théorie et pratique de l'ostéosynthèse. Paris: Masson & Cie. 1947.

— Le vrai but et les dangers de l'ostéosynthèse. Lyon chir. **51**, 740 (1956).

Debeyre, J., et P. Doliveux: Arthroplasties de la hanche. Etude critique à propos de 200 cas opérés. Paris: Editions Médicales Flammarion 1954.

Debrunner, A. M.: Ergebnisse der Unterschenkelbruchbehandlung am Bürgerspital Solothurn 1954—1958. Inaug.-Diss. Zürich 1961.

Decoulx, P., et J. P. Razemon: La pression interfragmentaire dans l'ostéosynthèse. Lyon chir. **51**, 211 (1956).

Delaney, M. W., and D. M. Street: Fracture of femoral shaft with fracture of neck of same femur. Treatment with medullary nail for shaft and Knowles pins for neck. J. int. Coll. Surg. **19**, 303 (1953).

Delaunoy, A.: Quelques cas d'ostéosynthèse métallique chez le noir africain. Acta orthop. belg. **21**, 139 (1955).

Demark, G. E. van, and R. E. van Demark: Hip nailing in patients of eighty years or older. Amer. J. Surg. **85**, 664 (1953).

Desenfans, G.: Notes à propos de la fracture de Monteggia chez l'adulte. Acta orthop. belg. **16**, 520 (1950).

—, et H. Evrard: Le traitement chirurgical des fractures du cou-de-pied. Acta orthop. belg. **18**, 303 (1952).

Detzel, H.: Traumatische Hüftluxation mit Femurfraktur — eine seltene Unfallfolge. Mschr. Unfallheilk. **56**, 1 (1953).

Dickson, J. A.: The „unsolved" fracture. A protest against defeatism. J. Bone Jt Surg. **35** A, 805 (1953).

Dienberg, F. J.: Ermüdungsbruch der linken Ulna bei einem 24jährigen Mann und die sich daraus ergebenden Probleme. Arch. orthop. Unfall-Chir. **49**, 15 (1957).

Diener, A., Dörr u. K. O. Herrmann: Untersuchungen und Ergebnisse der physikalischen und physiologischen Gesetzmäßigkeiten bei der Anwendung von Kunststoff in der Knochenchirurgie. Zbl. Chir. **81**, 2376 (1956).

Dieterle, J.: Zit. nach C. Reimers (1953).

Dietl, H.: Über die Sprengung der Knöchelgabel, ihre Erkennung und Behandlung. Zbl. Chir. **81**, 2154 (1956).

Dohn, K.: Luxatio acromio-clavicularis supraspinata. Acta orthop. scand. **25**, 183 (1956).

Dowling, J. J., and J. R. Sawyer: Comminuted Colles' fractures. J. Bone Jt Surg. **43** A, 657 (1962).

Drapanas, Th., J. McDonald and H. W. Hale jr.: A rational approach to classification and treatment of the surgical neck of the humerus. Amer. J. Surg. **99**, 617 (1960).

Drescher, C.: Über Nagelungen am Schenkelhals. Zbl. Chir. **83**, 959 (1958).

Dressler, W.: Ein Beitrag zum Krankheitsbild der arthrogenen Ulnarislähmung (Ulnaris-Spätlähmung). Chirurg **29**, 487 (1958).

Droste, W. v.: Die sog. zentrale Hüftgelenkluxation (Pfannengrundbruch) und ihre Behandlung. Arch. orthop. Unfall-Chir. **45**, 1 (1952).

Düben, W.: Konservative oder operative Behandlung veralteter Kahnbeinbrüche und -pseudarthrosen. Arch. klin. Chir. **295**, 309 (1960).

342   Literatur

DUESBERG, R., u. W. SCHRÖDER: Pathophysiologie und Klinik des Kollapszustandes. Leipzig: S. Hirzel 1944.

—, u. H. SPITZBARTH: Klinik und Therapie der Kollapszustände. Stuttgart: Friedr.-Karl Schattauer 1963.

DUPUIS, P. V.: Etude des diverses variétés des fractures en écuelle du plateau tibial externe et leur traitement. Acta orthop. belg. **21**, 113 (1955).

DUPUY DE FRENELLE: Techniques des opérations et pansements des plaies de guerre. Paris: A. Maloine 1916.

DUPUYTREN, G.: Leçons orales de clinique chirurgical, 2e édit., vol. 1, p. 378. Paris: Germer-Baillière 1839.

DZIADEK, J.: Extraartikuläre Nagelung des Schenkelhalsbruches ohne Hilfsapparate. Zbl. Chir. **83**, 1847 (1958).

EARLE: Simple, succeeded by compound dislocation forwards, of the inferior extremity of the tibia. Lancet **1828/29 II**, 346.

ECKMANN, L.: Tetanus. Prophylaxe und Therapie. Basel u. Stuttgart: Benno Schwabe 1960.

EDWARDS, P.: Internal fracture fixation with Rush's pin. Experiences of a series of 116 cases. Acta chir. scand. **117**, 480 (1959).

EGGELING, W., R. PANZNER u. K. HÜBNER: Behandlungsergebnisse konservativ und operativ behandelter Unterschenkelschaftbrüche in der Chirurgischen Universitätsklinik Halle/Saale in den letzten 10 Jahren. Bruns' Beitr. klin. Chir. **199**, 289 (1959).

EGGERS, G. W. N.: The contact splint. Rep. Biol. Med. **4**, 42 (1946).

— Internal contact splint. J. Bone Jt Surg. **30 A**, 40 (1948).

— W. H. AINSWORTH, T. O. SHINDLER and C. M. POMERAT: Clinical significance of the contact-compression factor in bone surgery. Arch. Surg. **62**, 467 (1951).

— TH. O. SHINDLER and CH. M. POMERAT: The influence of the contact-compression factor on osteogenesis in surgical fractures. J. Bone Jt Surg. **31 A**, 693 (1949).

EHALT, W.: Erfahrungen mit der Marknagelung nach KÜNTSCHER. Zbl. Chir. **69**, 1849 (1942).

— Nagelung pertrochanterer Oberschenkelbrüche. Z. Orthop. **80**, 3 (1950).

— Erfahrungen bei der Marknagelung offener Unterschenkelbrüche. Arch. orthop. Unfall-Chir. **44**, 500 (1951).

EIERMANN, H.: Das teleologische Prinzip in der Lehre von der Frakturheilung. Dtsch. med. Wschr. **85**, 384, 395 (1960).

EMNEUS, H., u. U. STENRAM: Reaction of tissues to alloys used in osteosynthesis. Acta orthop. scand. **29**, 315 (1960).

ENDER, J.: Behandlung der intraartikulären Schenkelhalsbrüche und ihre Folgen mit Ergebnissen der Nachuntersuchung. Arch. orthop. Unfall-Chir. **45**, 237 (1952).

— H. KROTSCHEK u. R. SIMON-WEIDNER: Die Chirurgie der Handverletzungen. Wien: Springer 1956.

ENDLER, F.: Die medikamentöse Lokalbehandlung der Osteomyelitis und ihre Ergebnisse. Wien. med. Wschr. **107**, 653 (1957).

ENZLER, A.: Spätresultate der Operationen nach EDEN und EDEN-BRUN bei habitueller Schulterluxation. Inaug.-Diss. Zürich 1946.

ERIKSSON, E., O. SAHLIN and U. SANDAHL: Late results of conservative and surgical treatment of fractures of the olecranon. Acta chir. scand. **113**, 153 (1957).

ERLER, F.: Zur Arthrodese des hinteren unteren Sprunggelenks, insbesondere nach früherem Fersenbeinbruch. Chirurg **27**, 512 (1956).

EVANS, D. L.: Fatigue fractures of the ulna. J. Bone Jt Surg. **37 B**, 618 (1955).

EVANS, E. M.: Fractures of the radius and ulna. J. Bone Jt Surg. **33 B**, 548 (1951).

— Trochanteric fractures. A review of 110 cases treated by nail-plate fixation. J. Bone Jt Surg. **33 B**, 192 (1951).

EVANS, F. G.: Stress and strain in bones. Their relation to fractures and osteogenesis. Springfield: Ch. C. Thomas 1957.

FACKERT, S.: Zur operativen Behandlung von Knöchelbrüchen und -pseudarthrosen. Arch. orthop. Unfall-Chir. **46**, 513 (1954).

FASEL, A.: Wiederholte Oberschenkelbrüche bei einem Jugendlichen und Unfallbegutachtung. Mschr. Unfallheilk. **63**, 270 (1960).

FAYSSE, R., et A. LAPRAS: Résultats du traitement des fractures de l'extrémité supérieure du radius. Lyon chir. **57**, 101 (1961).

FEHR, A.: Die Drahtnaht des geschlossenen Unterschenkelspiralbruches. Erfahrungen mit der grundsätzlichen und frühen Operation. Helv. chir. Acta **12**, 233 (1945).

FEHR, A. M.: Die Behandlung der Pseudarthrose und ihre Ergebnisse. Helv. chir. Acta **20**, 355 (1963).

—, u. W. RIEBEN: Weitere Erfahrungen mit Phemisterplastik. Helv. chir. Acta **21**, 411 (1954).

FELSENREICH, F.: Untersuchungen über die Pathologie des sog. Volkmannschen Dreieckes neben Richtlinien moderner Behandlung schwerer Luxationsfrakturen des oberen Sprunggelenkes. Arch. orthop. Unfall-Chir. **29**, 491 (1931).

FELSENREICH, F.: Die percutane Nagelung des sog. Volkmannschen Dreiecks. Arch. klin. Chir. 169, 712 (1932).
— Schlottergelenke nach Malleolarfrakturen. Arch. orthop. Unfall-Chir. 37, 149 (1936/37).
— Die Klinik der „posttraumatischen Arthritis" und verwandter Zustände. Wien. med. Wschr. 87, 1140, 1163 (1937).
FERGUSON, A. B., Y. AKAHOSHI, P. G. LAING and E. S. HODGE: Trace metal ion concentration in the liver, kidney, spleen and lung of normal rabbits. J. Bone Jt Surg. 44 A, 317, 323 (1962).
— P. G. LAING and E. S. HODGE: The ionization of metal implants in living tissues. J. Bone Jt Surg. 42 A, 77 (1960).
FICK, K. F.: Ergebnisse von 921 mittels Marknagelung nach KÜNTSCHER versorgten Unterschenkel-brüchen. Arch. klin. Chir. 287, 713 (1957).
FINK, C. G., and J. S. SMATKO: Bone fixation and the corrosion resistance of stainless steels to the fluids of the human body. J. electrochem. Soc. 94, 271 (1948).
FINK, R.: Die Marknagelung nach KÜNTSCHER bei multiplen Frakturen. Z. Unfallmed. Berufskr. 49, 162 (1956).
FISCHER, H. G.: Nagelverbiegung nach Küntscher-Nagelung, zugleich ein Beitrag zur Pseudarthrose-behandlung. Zbl. Chir. 81, 1133 (1956).
FISCHER-WASELS, J., u. H. B. SCHÜNEMANN: Zur Frage der Marknagelung. Arch. orthop. Unfall-Chir. 46, 207 (1953).
FLEMING, A.: Penicillin. London 1950.
FLEMING, J. L.: The pugh nail in the treatment of hip fractures. Surg. Clin. N. Amer. 39, 1507 (1959).
FLOREY, M. E., and H. W. FLOREY: General and local administration of penicillin. Lancet 1943 I, 387.
FORD, L. T., J. O. LOTTES and J. A. KEY: Experimental study of the effect of pressure on the healing of bone grafts. Arch. Surg. 62, 475 (1951).
FORGON, M.: Percutane Drahtfixation der suprakondylären Oberarmbrüche der Kinder. Arch. orthop. Unfall-Chir. 46, 338 (1954).
— Über percutane Schenkelhalsnagelung (Vereinfachung der Technik). Zbl. Chir. 81, 109 (1956).
— Über percutane Hülsendruckosteosynthese. Chirurg 28, 67 (1957).
—, u. P. BERENYI: Die Versorgung des typischen Speichenbruches mit Drahtfixation durch die Elle. Arch. orthop. Unfall-Chir. 47, 70 (1955).
— — Technisches zur orthopädischen Unfallchirurgie von Malleolarfrakturen und -pseudarthrosen. Arch. orthop. Unfallchir. 50, 182 (1958).
FORSSMANN, W.: Die Versorgung von Knochenbrüchen aus der Sicht des mittleren Krankenhauses. Ther. Umsch. 19, 2 (1962).
FRANK, E., u. F. KISSLER: Gedeckte Markdrahtung beim Querbruch des Unterschenkels und isolierten Schienbeinbruch. Chirurg 31, 206 (1960).
FREDENHAGEN, H.: Die Stufenbildung im oberen Sprunggelenk. Z. Unfallmed. Berufskr. 50, 204 (1957).
FRIEDENBERG, Z. B., and G. FRENCH: The effect of known compression forces on fracture healing. Surg. Gynec. Obstet. 94, 743 (1952).
FRIEDMAN, PH.: The Phemister method in the treatment of pseudarthrosis. Inaug.-Diss. Bern 1958.
FRIEDRICH, P. L.: Die aseptische Versorgung frischer Wunden unter Mitteilung von Tierversuchen über die Auskeimungszeit von Infektionserregern in frischen Wunden. Arch. klin. Chir. 57, 288 (1898).
FRIES, L., u. H. WILLENEGGER: Spätresultate nach gebolzten Tibiakopfbrüchen. Z. Unfallmed. Berufskr. 53, 242 (1959).
FRITSCHE, E.: Experimentelle Untersuchungen zur Frage der Fettembolie mit spezieller Berück-sichtigung prophylaktischer und therapeutischer Vorschläge. Dtsch. Z. Chir. 107, 456 (1910).
FUCHS, G., u. H. KÄMMERER: Indikation zur konservativen Behandlung des Innenknöchelbruches und zur operativen Versorgung mit dem Rush-Pin. Chirurg 31, 254 (1960).
FÜRMAIER, A.: Zur Diagnose und Therapie der Bandverletzungen und Gabelsprengungen am oberen Sprunggelenk. Arch. orthop. Unfall-Chir. 44, 541 (1951).
GALLAGHER, J. T. F.: Ankle fractures, transarticular pin fixation in fracture dislocations. Amer. J. Surg. 79, 573 (1950).
GANDOLFI, M., e S. ZANOLI: La frattura isolata dell'eminenza capitata. Arch. Ortop. (Milano) 72, 1485 (1959).
GANZONI, R.: Messungen bei Frakturhämatomen. Helv. chir. Acta 26, 35 (1959).
GASSER, H.: Persönliche Mitteilung.
GATELLIER, J.: The juxtoretroperoneal route in the operative treatment of fracture of the malleolus with posterior marginal fragment. Surgery 52, 67 (1931).
GAY, J. R., and J. G. LOVE: Diagnosis and treatment of tardy paralysis of ulnar nerve. Based on a study of 100 cases. J. Bone Jt Surg. 29, 1087 (1947).
GEISER, M.: Kritische Bemerkungen zur Frage der Cerclage von Torsions- und Schrägfrakturen des Schaftknochens, insbesondere der Tibia. Schweiz. med. Wschr. 88, 137 (1958).

GELBKE, H.: Tierversuche zur Frage der Frakturcallus- und Pseudarthrosenentstehung. (Eine Analyse der Experimente und Schlüsse OBERDALHOFFs.) Arch. klin. Chir. 277, 306 (1953).
— Die „dynamische Osteosynthese" nach RUSH, eine wertvolle Vervollständigung der Küntscher-Nagelung. Chirurg 26, 529 (1955).
— Inwiefern ist die intramedulläre Frakturfixation nach RUSH etwas Neuartiges und Wertvolles in der Unfallchirurgie. Hefte Unfallheilk. 55, 237 (1956).
—, u. H. DZIEKAN: Spätergebnisse genagelter Schenkelhalsfrakturen. Zbl. Chir. 77, 316 (1952).
GELIN, L. E.: Studies in anemia of injury. Acta chir. scand., Suppl. 210 (1956).
GIANNESTRAS, N. J.: Primary bone graft with pinning of intracapsular fractures of the femur. Amer. J. Surg. 93, 588 (1957).
GIESEKING, H.: Die Nagelung als Behandlungsmaßnahme beim frischen und alten Kahnbeinbruch. Z. Orthop. 80, 597 (1950/51).
GISSANE, W.: A dangerous type of fracture of the foot. J. Bone Jt Surg. 33 B, 535 (1951).
GLÖCKNER, U.: Vereinfachte Schenkelhalsnagelung. Zbl. Chir. 78, 700 (1953).
GÖTHMAN, L.: Arterial changes in experimental fractures of the monkey's tibia treated with intramedullary nailing. A microangiographic study. Acta chir. scand. 121, 56 (1961).
GOLDMAN, M. A., R. K. JOHNSON and N. M. GROSSBERG: New approach to chronic osteomyelitis. Orthopedics, April 1960.
GOSSET, J.: A. propos du traitement des fractures ouvertes des jambes. Actualités Chir. orthop. et rép. p. 12. Paris: Expansions Sci. 1959.
GRAF, R., u. H. WERNER: Die Phlebographie des Schenkelkopfes bei der frischen medialen Schenkelhalsfraktur. Fortschr. Röntgenstr. 92, 331 (1960).
GRANT, R. T., and E. B. REEVE: Observations on the general effects of injury in man (with special reference to wound shock). Spec. Rep. Ser. med. Res. Coun. (Lond.) No 277, (1951).
GRAU, E.: Behandlung der Luxationsfrakturen des oberen Sprunggelenkes mit Längsabsprengung aus der Tibia (sog. Volkmann-Dreieck) mit Extension und percutaner Fixation durch einen Kirschner-Draht. Mschr. Unfallheilk. 58, 345 (1955).
GREIFENSTEINER, H.: Die operative Behandlung der Unterschenkelpseudarthrose und Unterschenkelbrüche mit verzögerter Kallusbildung unter besonderer Berücksichtigung der Kompressions-Osteosynthese. Bruns' Beitr. klin. Chir. 187, 219 (1953).
GREISSINGER, H., u. H. KEISSLER: Zur Behandlung des medialen Schenkelhalsbruches mit dem Laschennagel. Chirurg 31, 176 (1960).
GRENSHAW, A. H., and F. D. WILSON: The surgical treatment of fractures of the patella. Sth. med. J. (Bgham, Ala.) 47, 716 (1954).
GRUBER, U. F., u. J. SIEGRIST: Der Volumeneffekt verschiedener Plasmaersatzstoffe. Arch. klin. Chir. 301, 128 (1962).
GRUSS, D.: Spätresultate nach operativ behandelter habitueller Schulterluxation. Inaug.-Diss. Basel 1952.
GURLT, E.: Handbuch der Lehre von den Knochenbrüchen. Berlin: 1862.
HACHEZ-LEBLANC, M.: Le visage direct des fractures trimalléolaires basses par torsion avec diastasis tibioastragalien. Acta orthop. belg. 16, 307 (1950).
HACKETHAL, K. H.: Küntscher- oder Rush-Nagelung? Arch. klin. Chir. 287, 703 (1957).
— Die Bündelnagelung. Wien: Springer 1961.
HÄBLER, C.: Die Leistungsfähigkeit der verschiedenen Osteosynthese-Methoden bei frischen geschlossenen Brüchen. Chirurg 22, 433 (1952).
HÄUPTLI, O.: Unsere Erfahrungen mit der Cerclage der Unterschenkelfrakturen. Z. Unfallmed. Berufskr. 49, 147 (1956).
HAFNER, R. H. V.: Trochanteric fractures of the femur. A review of eighty cases with a description of the „low-nail" method of internal fixation. J. Bone Jt Surg. 33 B, 513 (1951).
HAINZL, H.: Zur Knochenbolzung der Kahnbeinpseudarthrose. Zbl. Chir. 82, 1708 (1957).
HALSTENBACH, H.: Über die Behandlung der Frakturen des proximalen Femurendes (unter Ausschluß der intrakapsulären Schenkelhalsfraktur). Inaug.-Diss. Bern 1959.
HAMPTON, O. P., and W. T. FITTS jr.: Open reduction of common fractures. New York: Grune & Stratton 1959.
—, and E. P. HOLT: The present status of intramedullary nailing of fractures of the tibia. Amer. J. Surg. 93, 597 (1957).
HAUCK, G. J.: Die individuelle Behandlung des Drehbruchs. Chirurg 27, 16 (1956).
HEDENBERG, I., and R. POMPEIUS: Shaft fractures of the lower leg. Comparing the early results of open and closed treatment in 120 cases. Acta chir. scand. 118, 339 (1959/60).
HEDSTRÖM, Ö.: End results in the treatment of Monteggia fractures. Acta orthop. scand. 32, 46 (1962).
HEINZEL, J.: Behandlungsergebnisse der kindlichen Oberschenkelfrakturen der letzten 10 Jahre. Arch. klin. Chir. 295, 309 (1960).
HEISE, E.: Zur Behandlung der Pseudarthrose nach KÜNTSCHER. Mschr. Unfallheilk. 63, 88 (1960).
HELFERICH, HRCH.: Atlas und Grundriß der traumatischen Frakturen und Luxationen, 10. neubearb. und vermehrte Aufl. München: J. F. Lehmann 1922.

HELLNER, H.: Die haematogene Osteomyelitis und ihre Behandlung. Vorträge aus der praktischen Chirurgie. Stuttgart: Ferdinand Enke 1954.

HENKE, G.: Vergleichende Ergebnisse der konservativen und operativen Knöchelbruchbehandlung unter Berücksichtigung der Einteilung nach NIELS LAUGE-HANSEN. Inaug.-Diss. Basel 1962.

HENSCHEN, C.: Behandlung der medialen Schenkelhalsbrüche durch femoro-pelvine Auffädelungsverschraubung. Med. Welt 7, 474 (1933).

HENSELL, V.: Die arthrogene Ulnarislähmung. Zbl. Chir. 78, 1999 (1953).

HERRMANN, L.: Ein fixierender Kunststoffverband. Zbl. Chir. 83, 1171 (1958).

HERZOG, H.: Die suprakondyläre Humerusfraktur. Inaug.-Diss. Zürich 1943.

HERZOG, K.: Die Nagelung von Oberarmbrüchen mit geradem, starrem Marknagel. Msch. Unfallheilk. Beiheft, 42, 224, 226 (1951).

— Verlängerungsosteotomie unter Verwendung des percutan gezielt verriegelten Marknagels. Hefte Unfallheilk. 42, 221 (1951).

— Die geborgte Kraft als Behandlungsprinzip der Knochenbrüche. Hefte Unfallheilk. 43, 203 (1952).

— Nagelung der Tibiaschaftbrüche mit einem starren Nagel. Dtsch. Z. Chir. 276, 227 (1953).

— Technik und Ergebnisse von Nagelungen schwieriger Tibiabrüche und Pseudarthrosen. Arch. klin. Chir. 287, 693 (1957).

— Die Technik der geschlossenen Marknagelung frischer Tibiafrakturen mit dem Rohrschlitznagel. Chirurg 29, 501 (1958).

— Die Behandlung von Tibiabrüchen mit Rohrschlitznägeln. Zbl. Chir. 83, 512 (1958).

— Über die Eignung dicker Marknägel (Rohrschlitznägel) zur Behandlung von Tibiapseudarthrosen unter Belassung des Pseudarthrosengewebes. Chirurg 31, 21 (1960).

— Die Technik der geschlossenen Marknagelung des Oberschenkels mit dem Rohrschlitznagel. Chirurg 31, 465 (1960).

HICKS, J. H.: Pathological effects from surgical metal, modern trends in surgical material. London: L. Gillis 1958.

— External splintage as a cause of movement in fractures. Lancet 1960 I, 667.

— Fractures of the forearm treated by rigid fixation. J. Bone Jt Surg. 43 B, 680 (1961).

HILL, ST. A.: Practical points in elbow fractures. Sth. med. J. (Bgham, Ala) 47, 26 (1954).

HILTBRUNNER, A.: Erfahrungen mit 51 mit Falzcerclagen (Spanninstrument Leemann) behandelten Unterschenkeltorsionsfrakturen. Z. Unfallmed. Berufskr. 48, 207 (1955).

HINDMARSH, J., and L. UNANDER-SCHARIN: Osteosynthesis in pseudarthrosis of the humerus diaphysis. Acta orthop. scand. 32, 121 (1962).

HIPPS, H. E.: Surgical repair of patellar fractures. Amer. J. Surg. 101, 198 (1961).

HÖNEISEN, H.: Die Knöchelfrakturen des Jahres 1945. Inaug.-Diss. Zürich 1949.

HOFFA, A.: Lehrbuch der Frakturen und Luxationen, IV. Aufl. Stuttgart: Ferdinand Enke 1904.

HOFFMANN, R.: L'Osteotaxis. Paris: Editions Gead 1951.

— Enclouage médullaire et „ostéotaxis". Lyon chir. 50, 309 (1955).

HOFMEISTER, F.: Die orthopädisch-chirurgische Behandlung der traumatisch bedingten Schenkelkopfnekrosen. Arch. orthop. Unfall-Chir. 49, 556 (1958).

HOHL, M., and J. V. LUCK: Fractures of the tibial condyle. J. Bone Jt Surg. 38 A, 100 (1956).

HOHMANN, G.: Zur Behandlung der frischen und der veralteten schlecht verheilten Knöchelbrüche. Arch. orthop. Chir. 44, 271 (1950).

— Fuß und Bein. München: J. F. Bergmann 1951.

HOLDER, E.: Die Doppelfrakturen einer Extremität. Arch. klin. Chir. 279, 402 (1954).

HOSSLI, G., u. R. GATTIKER: Aufgaben des Anaesthesisten bei der Behandlung der Fettembolie. Anaesthesist 9, 285 (1960).

HUGHSTON, J. C.: Fracture of the distal radial shaft. J. Bone Jt Surg. 39 A, 249 (1957).

HULLIGER, L.: Pers. Mitteilungen.

HULTH, A.: Femoral head phlebography. A method of predicting viability. J. Bone Jt Surg 40 B, 844 (1958).

HUNDEMER, W.: Beitrag zur extraartikulären Knochenbolzung der Kahnbeinpseudarthrose der Hand. Zbl. Chir. 77, 274 (1952).

HUNT, J. R.: Tardy or late paralysis of the ulnar nerve. A form of chronic progressive neuritis developing many years after fracture dislocation of the elbow joint. J. Amer. med. Ass. 66, 11 (1916).

ILLES, T.: Die Behandlung der Knochenbrüche mit perkutaner kortikaler Fixation. Zbl. Chir. 81, 1089 (1956).

INGRAM, A. J., and B. BACHYNSKI: Fractures of the hip in children. Treatment and results. J. Bone Jt Surg. 35 A, 867 (1953).

ISLER, W.: Über die Indikation zur Osteotaxis nach HOFFMANN. Helv. chir. Acta 18, 289 (1951).

JACKSON, R. A., and I. MACNAB: Fractures of the shaft of the tibia. Amer. J. Surg. 97, 543 (1959).

JANIK, B.: Zur Behandlung der subcapitalen Oberarmbrüche und -pseudarthrosen durch Aufstülpung der Fragmente. Bruns' Beitr. klin. Chir. 190, 196 (1955).

JANTZEN, P. M.: Zur Drahtumschlingung bei Unterschenkelbruch des Schiläufers. Münch. med. Wschr. 102, 718 (1960).

JERGESEN, F.: Open reduction of fractures and dislocations of the ankle. Amer. J. Surg. 98, 136 (1959).

JEWETT, E. L.: New approach for subtrochanteric and upper femoral shaft fractures using a dual flange nail plate. Amer. J. Surg. 81, 186 (1951).

— Rigid internal fixation of intracapsular femoral neck fractures. Amer. J. Surg. 91, 621 (1956).

JINKINS, W. J., L. D. LOCKHART and G. W. N. EGGERS: Fractures of the forearm in adults. Sth. med. J. (Bgham, Ala.) 53, 669 (1960).

JOHNSON, W., R. C. HICKSON, B. E. MALSTROM and E. G. BEHRENDTS: Fracture of the forearm. J. int. Coll. Surg. 11, 175 (1951).

JONAS, J.: Bimalleolarfraktur mit Absprengung des hinteren Dreiecks. Inaug.-Diss. Zürich 1954.

JUDET, J.: Traitement des fractures du coup-de pied et des cals vicieux du cou-de-pied. Acta orthop. belg. 16, 436 (1950).

— R. JUDET, J. LAGRANGE et J. DUNOYER: Résection — reconstruction de la hanche. Arthroplastie par prothèse acrylique. Paris: L'Expansion scientifique française, Editeur 1952.

— — — — A study of the arterial vascularisation of the femoral neck in the adult. J. Bone Jt Surg. 37 A, 663 (1955).

—, et J. LAGRANGE: Fractures des membres chez l'enfant. Paris, Librairie Maloine 1958.

JUNGE, H.: Stabile Osteosynthese bei der subtrochanteren Femurfraktur. Chirurg 28, 120 (1957).

JUNGHANNS, H.: Die Brüche des knienahen Unterschenkelabschnittes (Schienbeinkopfbrüche). Arch. klin. Chir. 276, 242 (1953).

KAPLAN, E. B.: Surgical approach to the lateral (peroneal) side of the knee joint. Surg. Gynec. Obstet. 104, 346 (1957).

KAPLAN, I. W., and C. C. CRAIGHEAD: Two-plane fixation of fractures of the femoral shaft with Eggers' plates. Amer. J. Surg. 89, 862 (1955).

KARITZKY, B.: Zur Marknagelung von Frakturen der langen Röhrenknochen. Zbl. Chir. 77, 148 (1953).

KARLINGER, T., u. J. SAS: Die Rolle mechanischer Faktoren in der Kallusbildung (eine experimentelle Arbeit). I. Durch Marknagelung gewonnene Angaben. Bruns' Beitr. klin. Chir. 202, 265 (1961).

KARNBAUM, S.: Zur Behandlung der pertrochanteren Oberschenkelfraktur. Chirurg 26, 312 (1955).

KAUCKY, B.: Klinische Erfahrungen mit Knochenmarksnagelung von infizierten Brüchen. Rozhl. Chir. 35, 363 (1956). Ref. Zbl. Chir. 82, 932 (1957).

KEIL, H. R.: Ergebnisse der Behandlung offener und geschlossener Unterschenkelschaftbrüche. Zbl. Chir. 84, 142 (1959).

KEIL, W.: Über ein Hilfsgerät zur Entfernung tiefsitzender oder gebrochener Schenkelhalsnägel. Zbl. Chir. 77, 1407 (1952).

— „Re"fraktur eines kindlichen Oberschenkels nach Drahtumschlingung. Zbl. Chir. 83, 1938 (1958).

KENNEDY, J. C., R. M. MCFARLANE and A. D. MCLACHLIN: The moe plate in intertrochanteric fractures of the femur. J. Bone Jt Surg. 39 B, 450 (1957).

KESSLER, G.: Beitrag zur Frage der operativen Behandlung geschlossener Unterschenkeltorsionsbrüche mit der Drahtringnaht. Inaug.-Diss. Basel 1952.

KEY, J. A.: Stainless steel and vitallium in internal fixation of bone. Comparison. Arch. Surg. 43, 615 (1941).

—, and J. O. LOTTES: Complications and errors in technique in medullary fixation of the femur. Amer. Ac. Orthop. Surg. Instr. C. Lect. VIII, 27 (1951). Ann Arbor: J. W. Edwards.

—, and F. C. REYNOLDS: The treatment of infection after medullary nailing. Surgery 35, 749 (1954).

KEYER, T. F.: Simple method of blind nailing for fractured neck of the femur. Amer. J. Surg. 80, 571 (1950).

KING, T.: Recurrent dislocation of the elbow. J. Bone Jt Surg. 35 B, 50 (1953).

KIRSCH, J.: Die Stabilität des Küntscher-Nagels. Ein Beitrag zur Marknagelung. Mschr. Unfallheilk. 62, 143 (1959).

KLEIGER, B.: The mechanism of ankle injuries. J. Bone Jt Surg. 38 A, 59 (1956).

KLEIN, A., R. J. JOPLIN, J. A. REIDY and J. HANELIN: Slipped capital femoral epiphysis. Springfield: Ch. C. Thomas 1953.

KLÖSS, J.: Zur Osteosynthese der Ellbogengelenksbrüche. Vortrag Tagg Mittelrhein. Chirurgen, Würzburg 1961.

—, u. S. WELLER: Möglichkeiten und Grenzen der Osteosynthese bei Ellbogengelenksfrakturen. Vortrag Mittelrhein. Chirurgen, Schaffhausen 1962.

KLOSE, H., u. B. JANIK: Spezielle Chirurgie (H. KLOSE). Frakturen und Luxationen (B. JANIK). Berlin: W. de Gruyter & Co. 1953.

KNESE, K.-H.: Knochenstruktur als Verbundbau. Zwanglose Abhandlungen aus dem Gebiet der normalen und pathologischen Anatomie, H. 4. Stuttgart: Georg Thieme 1958.

KNIGHT, R. A., and G. D. PURVIS: Fractures of both bones of the forearm in adults. J. Bone Jt Surg. 31 A, 755 (1949).

KNISELY, M. H.: Microscopic observations of intravascular agglutination of red cells and consequent sludging of blood in human diseases. Anat. Rec. 82, 426 (1942).

KNOBLAUCH, H.: Beitrag zur operativen Behandlung der Tibiakopfgelenkbrüche. Mschr. Unfallheilk. **56**, 340 (1953).

KNÜPPER, H.: Die Fixation schwer einstellbarer Knochenbrüche durch schräge Drahtung. Zbl. Chir. **77**, 722 (1952).

KÖHNLEIN, E., u. S. WELLER: Über Frakturen im Bereich des Kniegelenks. Zbl. Chir. **86**, 849 (1961).

KÖNIG, F.: Moderne Behandlung der Fracturen der unteren Extremitäten. Z. ärztl. Landpraxis **3**, 330, 363 (1894).

— Über die Berechtigung frühzeitiger blutiger Eingriffe bei subcutanen Knochenbrüchen. Arch. klin. Chir. **76**, 23 (1905).

— Operative Chirurgie der Knochenbrüche. 1. Bd: Operationen am frischen und verschleppten Knochenbruch. Berlin: Springer 1931.

KÖNIG, P.: Zur Therapie der subtrochanteren Oberschenkelbrüche. Arch. orthop. Unfall-Chir. **48**, 641 (1957).

KOLB, O.: Nachuntersuchungen an genagelten Schenkelhalsfrakturen. Chirurg **21**, 467 (1950).

KOSLOWSKI, L.: Frakturbehandlung mit dem Rush-Federstab, Möglichkeiten und Grenzen. Chirurg **29**, 108 (1958).

— Zur Technik der Schenkelhalsnagelung mit dem Drei-Lamellen-Nagel. Chirurg **31**, 306 (1960).

— Aktuelle Fragen der Knochenbruchbehandlung. Wehrmed. Mitt. **5**, 1 (1962).

—, u. H. RAUCH: Über Mehrfachbrüche an den unteren Gliedmaßen. Mschr. Unfallheilk. **62**, 263 (1959).

—, u. S. WELLER: Tücken der Marknagelung. Chirurg **33**, 460 (1962)

KOTHE, W.: Beitrag zur operativen Behandlung von Oberarmkopffrakturen. Zbl. Chir. **78**, 421 (1953).

KRISTENSEN, T. B.: Treatment of malleolar fractures according to Lauge-Hansen's method. Preliminary results. Acta chir. scand. **97**, 362 (1948/49).

— Fractures of the ankle. VI. Follow-up studies. Arch. Surg. **73**, 112 (1956).

KROMPECHER, S.: Die Knochenbildung. Jena: Gustav Fischer 1937.

KRULL, F.: Beitrag zur operativen Behandlung der Schienbeinkopfbrüche. Arch. orthop. Unfall-Chir. **46**, 114 (1953).

KUCHENREUTER, G.: Erfahrungen bei Verschraubung der Verrenkung im Acromio-claviculargelenk nach BOSWORTH. Chirurg **27**, 250 (1956).

KÜNTSCHER, G.: Einführung in die Marknagelung. J. int. Chir. **11**, 85 (1951).

— Die stabile Osteosynthese. Arch. klin. Chir. **270**, 444 (1951).

— Die Nagelung der Malleolarpseudarthrose. Mschr. Unfallheilk. **56**, 107 (1953).

— Die vollautomatische Schenkelhalsnagelung. Z. Orthop. **84**, 17 (1953).

— Zur Frage der Marknagelfrakturen (Bemerkungen zu der gleichnamigen Arbeit von J. FISCHER-WASELS und H. B. SCHÜNEMANN). Arch. orthop. Unfall-Chir. **46**, 429 (1954).

— Fünfzehn Jahre Marknagel. Arch. klin. Chir. **282**, 211 (1955).

— Zur Behandlung der schweren Verrenkungsbrüche des oberen Sprunggelenkes. Mschr. Unfallheilk. **59**, 295 (1956).

— Ein entscheidendes Experiment der Knochenchirurgie. Zbl. Chir. **81**, 817 (1956).

— Pseudarthrose nach „Marknagelung". Z. Orthop. **87**, 225 (1956).

— Die Marknagelung des Oberarms vom proximalen Ende aus. Chirurg **28**, 218 (1957).

— Die Trochanterimplantation mittels geradem Oberschenkelmarknagel. Z. Orthop. **89**, 406 (1957).

— Geschlossene Marknagelung des Unterschenkels. Chir Praxis **1**, 73 (1957).

— Die Nagelung des Schenkelhalsbruches. Chir. Praxis **3**, 317 (1957).

— Stabile Osteosynthese gelenknaher Brüche. Zbl. Chir. **82**, 1641 (1957).

— Zur Technik der Drehosteotomie der langen Röhrenknochen. Mschr. Unfallheilk. **60**, 225 (1957).

— Das Callusproblem. Arch. orthop. Unfall-Chir. **49**, 1 (1957).

— Der Knochen als Entzündungsmodell. Z. ges. exp. Med. **130**, 279 (1938).

— Ein einfacher Distraktionsbügel für die Marknagelung. Chirurg **29**, 333 (1958).

— Die Technik des Aufweitens der Markhöhle. Chirurg **30**, 28 (1959).

— Marknagelung bei infolge alter Fraktur deformierten Knochen. Mschr. Unfallheilk. **63**, 401 (1960).

— Zur Marknagelung des Trümmerbruchs. Chirurg **31**, 503 (1960).

— Die Behandlung der Unterarmpseudarthorse. Chirurg **32**, 37 (1961).

— Die Marknagelung. Berlin: W. Springer 1962.

KÜNZLI, H. F.: Zur operativen Behandlung der Ellbogenfrakturen. Inaug.-Diss. Basel 1960.

KÜPPERMANN, W.: Osteosynthese mit konservierten Knochen. Mschr. Unfallheilk. **60**, 74 (1957).

KUMMER, A.: The treatment of pertrochanteric fractures. Arch. chir. neerl. **10**, 250 (1958).

LABES, H.: Zur Spießung der Klavikular- und Unterarmfrakturen durch Kirschnerdraht. Zbl. Chir. **82**, 1166 (1957).

LACROIX, P.: Sur la réparation des fractures. Les mécanismes locaux. Soc. int. Chir., 15e Congr., Lisbonne 1953, p. 553.

LAFFITTE, H., P. SUIRE et C. ASSI: Le traitement des fractures diaphysaires de l'humérus et du fémur. Mém. Acad. Chir. **79**, 509 (1953).

Laing, P. G., and J. M. O'Donnel: The engineering design of hip nails and the development of the H-beam nail. Surg. Gynec. Obstet. **112**, 567 (1961).

Lambotte, A.: Notice sur l'emploi du fil de fer et de vis du même métal dans la suture osseuse. Presse méd. belge **44**, 125 (1892).

— L'intervention opératoire dans les fractures. Paris: A. Maloine 1907.

— Le traitement des fractures. Paris: Masson & Cie. 1907.

— Chirurgie opératoire des fractures. Paris: Masson & Cie. 1913.

Lang, F.: Das distale Radio-Ulnargelenk. Seine Bedeutung in der Unfallmedizin. Mschr. Unfallheilk., Beih. 36 (1942).

Lange, M.: Die Behandlung der Trümmerbrüche im Bereich der großen Gelenke (Schulter-, Hüft- und Kniegelenke). Z. Orthop. **84**, 373 (1953).

Lange, P., u. G. Rosolleck: Zwei seltene Abrißfrakturen. Zbl. Chir. **83**, 1000 (1958).

Lauge, N. (Lauge-Hansen): Fractures of the ankle. Analytic historic survey as the basis of new experimental, roentgenologic and clinical investigations. Arch. Surg. **56**, 259 (1948).

Lauge-Hansen, N.: „Ligamentous" ankle fractures. Diagnosis and treatment. Acta chir. scand. **97**, 544 (1948).

— Fractures of the ankle. II. Combined experimental-surgical and experimental-roentgenologic investigations. Arch. Surg. **60**, 957 (1950).

— Fractures of the ankle. IV. Clinical use of genetic roentgen diagnosis and genetic reduction. Arch. Surg. **64**, 488 (1952).

— Fracture of the ankle. V. Pronation-dorsiflexion fracture. Arch. Surg. **67**, 813 (1953).

— Fractures of the ankle. Amer. J. Roentgenol. **71**, 456 (1954).

Laurent, L. E.: Pseudarthrosis of the internal malleolus. Ann. Chir. Gynaec. Fenn. **45**, 49 (1956).

Lecutier, M. A., and A. H. Smith: Air embolism as a complication of medullary nailing. J. Bone Jt Surg. **39 B**, 534 (1957).

Leemann, R.: Die Falz-Cerclage und der Falzspanner. Helv. chir. Acta **19**, 119 (1952).

— Modifizierte Draht-Cerclage mit neuem Spanninstrument. Z. Unfallmed. Berufskr. **1**, 52 (1952).

Leemann, R. A.: Die „Falzcerclage" als technische Verbesserung der Drahtumschlingung bei Brüchen des langen Röhrenknochens. Chirurg **28**, 60 (1957).

Lehmann, E. M., and R. M. Moore: Fat embolism including experimental production without trauma. Surgery **14**, 621 (1927).

Lehv, S. P.: A headless self-drilling screw. Amer. J. Surg. **80**, 608 (1950).

—, and M. S. Beinfield: Clinical application of the Lehv headless screw. Amer. J. Surg. **81**, 351 (1951).

Le Fort, J. A.: Note sur une variété non décrite de la fracture verticale de la malléole externe. Bull. gén. Thér. (Paris) **110**, 193 (1886).

Lempert, H., u. G. Gurn: Ergebnisse der Marknagelung nach Küntscher (111 Nagelungen in 35 Krankenhäusern). Arch. orthop. Unfall-Chir. **45**, 143 (1952).

Letournel, E.: Les fractures du cotyle, étude d'une série de 75 cas. J. Chir. (Paris) **82**, 47 (1961).

Leveuf, J., et P. Bertrand: Luxations et subluxations congénitales de la hanche. Leur traitement basé sur l'arthrographie. Paris: G. Doin & Cie. 1946.

Levine, R.: Metabolic requests in chronic stress situations. U.S. Gov. Print. Off. 1953, p. 46.

Lewis, D., and E. M. Miller: Peripheral nerve injuries associated with fractures. Ann. Surg. **76**, 528 (1922).

Lewis, K. M.: Internal fixation with Smith-Petersen nail and extension bar in treatment of intertrochanteric fractures of femur. Amer. J. Surg. **80**, 669 (1950).

Lichtenauer, F., and C. Benthien: Die Behandlung der Luxationsfrakturen des oberen Sprunggelenkes mit Längsabsprengung aus der Tibia (sog. Volkmannsches Dreieck) mit Extension und percutaner Fixation durch einen Kirschnerdraht. Mschr. Unfallheilk. **57**, 338 (1954).

Lindahl, Ol.: Rigidity of immobilization of transverse fractures. Acta orthop. scand. **32**, 237 (1962).

Lipscomb, P. R.: Vascular and neural complications in supracondylar fractures of the humerus in children. J. Bone Jt Surg. **37 A**, 487 (1955).

Lister, J. s. bei König, F. (1905).

Logroscino, D., e E. de Marchi: Vascolarizzazione e trofo-patie delle ossa del carpo. Chir. Organi Mov. **23**, 499 (1938).

Lottes, J. O.: Treatment of fractures of the femur with a heavy large cored, three-flanged medullary nail. Surgery **29**, 868 (1951).

— Intramedullary fixation for fractures of the shaft of the tibia. Sth. med. J. (Bgham, Ala.) **45**, 407 (1952).

— L. J. Hill and J. A. Key: Closed reduction, plate fixation, and medullary nailing of fractures of both bones of the leg, a comparative end result study. J. Bone Jt Surg. **34 A**, 861 (1952).

Lüdi, H., H. Willenegger u. O. Hase: Behandlungsresultate von offenen Frakturen. Helv. chir. Acta **19**, 269 (1952).

Lützeler, H.: Die Entstehungsursache der Pseudarthrose nach Bruch des Kahnbeins der Hand. Dtsch. Z. Chir. **235**, 450 (1932).

Lutzeyer, W., u. U. Guse: Behandlungsergebnisse von Ellbogengelenkfrakturen beim Jugendlichen unter besonderer Berücksichtigung der operativen Therapie und der Nachbehandlung. Arch. orthop. Unfall-Chir. **45**, 629 (1953).

Maatz, R.: Über die Formschlüssigkeit bei der Küntschernagelung. Zbl. Chir. **70**, 1641 (1943).

— Die Wundmechanik in der Federosteosynthese. Z. Orthop. **80**, 643 (1950/51).

— Pseudarthrosenbehandlung durch die Markfeder. Arch. klin. Chir. **270**, 446 (1951).

— Die Behandlung der Tibiakopfbrüche mit der Spongiosafeder. Chirurg **27**, 247 (1956).

— Osteosynthese an der Elle. Chirurg **28**, 24 (1957).

Madsen, E., and P. C. Madsen: Primaer osteosynthese ved crusfracturer. Nord. Med. **60**, 1835 (1958).

Magnant, M.: La dislocation radiocubitale inférieure au cours des fractures diaphysaires de l'avant-bras avec luxation postérieure de la tête cubitale. Mém. Acad. Chir. **79**, 441 (1953).

Magnusson, R.: On the late results in non-operated cases of malleolar fractures. Acta chir. scand. **90**, Suppl. 84 (1944).

— On the late results in non-operated cases of malleolar fractures. III. Fractures by supination together with a survey of the late results in non-operatively treated malleolar fractures. Acta chir. scand. **92**, 259 (1945).

Maisonneuve, M. J. G.: Recherches sur la fracture du péroné. Arch. gén. Méd. 2e et N. sér. **7**, 165 (1840).

Mancini, G.: Die Osteosynthese der pertrochanteren Oberschenkelfraktur. Arch. Putti Chir. Organi Mov. **1**, 18 (1951). Ref. Zbl. Chir. **77**, 1806 (1952).

— Osteosynthese der pertrochanteren Oberschenkelfrakturen. Arch. Putti Chir. Organi Mov. **2**, 53 (1952). Ref. Zbl. Chir. **78**, 1119 (1953).

Mandruzzato, F. A.: Sur le traitement des fractures du calcanéum. Acta orthop. belg. **17**, 220 (1951).

Marek, F. M.: Treatment of fractures of shaft of tibia by intramedullary fixation with Lottes' nail. Amer. J. Surg. **91**, 204 (1956).

— Axial fixation of forearm fractures. J. Bone Jt Surg. **43** A, 1099 (1961).

Marion, J., J. Lagrange, R. Faysse et P. Rigault: Les fractures de l'extrémité inférieure de l'humérus chez l'enfant. Rev. Chir. orthop. **48**, 490 (1962).

Marneffe de, D.: Indications du traitement orthopédique ou chirurgical dans les fractures malléolaires fermées. Revue de 81 observations. Acta chir. belg. **54**, 411 (1955).

Martin, B.: Knochenveränderung nach Küntschernagelung. Zbl. Chir. **77**, 76 (1952).

Martin du Pan, R., S. Walter et M. Neyroud: A propos de 3 cas d'ostéomyélite aiguë. Rev. méd. Suisse rom. **81**, 139 (1961).

Marwege, H.: Sollen Oberarmschaftbrüche genagelt werden? (Ein Beitrag zur Küntschernagelung von Oberarmschaftbrüchen.) Bruns' Beitr. klin. Chir. **189**, 245 (1954).

—, u. G. Teichert: Weitere Erfahrungen mit der verbundenen Doppelschraube bei der Versorgung medialer Schenkelhalsbrüche. Chirurg **28**, 505 (1957).

Mason, M. L.: Intracapsular fractures of the neck of the femur. A review of one hundred cases treated by internal fixation. Brit. J. Surg. **40**, 482 (1952).

Mathe, E.: Unsere Erfahrungen mit den metallischen Osteosynthesen. Rozhl. Chir. **31**, 180 (1952). Ref. Zbl. Chir. **78**, 554 (1953).

Matti, H.: Die Knochenbrüche und ihre Behandlung, 1. Aufl. Berlin: Springer 1918.

— Die Knochenbrüche und ihre Behandlung, 2. Aufl. Berlin: Springer 1931.

Mattner, H. R.: Schenkelhalsfrakturen im Kindesalter. Arch. orthop. Unfall-Chir. **49**, 473 (1958).

Matzen, P. F.: Der Marknagel in der Pseudarthrosenbehandlung. Zbl. Chir. **78**, 1624 (1953).

Maurer, G.: Zur Behandlung der Malleolarfrakturen mit Sprengung der Knöchelgabel. Dtsch. Z. Chir. **270**, 460 (1951).

Maxfield, J. E., and F. J. McDermott: Experiences with the Palmer open reduction of fractures of the calcaneus. J. Bone Jt Surg. **37** A, 99 (1955).

Mayer, H.: Die operative Behandlung der Luxationsfrakturen des oberen Sprunggelenkes bei gleichzeitiger Sprengung des Ligamentum interosseum zwischen Tibia und Fibula. Chirurg **27**, 509 (1956).

McAdam, J. W. J., J. P. Duguid and S. W. Challinor: Systemic administration of penicillin. Lancet **1944 II**, 336.

McElvenny, R. T.: An instrument to hold and to drive the stuck nail. Clin. Orthop. **5**, 230 (1955).

— The treatment of nonunion of femoral neck fractures. Surg. Clin. N. Amer. **37**, 251 (1957).

— The immediate treatment of intracapsular hip fracture. Clin. Orthop. **10**, 289 (1957).

McLaughlin, H. L.: Fracture of the carpal navicular (scaphoid) bone. J. Bone Jt Surg. **36** A, 765 (1954).

— Recurrent anterior dislocation of the shoulder. I. Morbid anatomy. Amer. J. Surg. **99**, 628 (1960).

Menegaux, G., et D. Odiette: L'ostéosynthèse au point de vue biologique. Influence de la nature du métal. Paris: Masson & Cie. 1936.

Merino, W.: Las seudarthrosis con perdida de substancia del antebrazo su tratamiento por los injertos oseos. J. int. Chir. **11**, 525 (1951).

Merle D'Aubigné, R.: Ununited fracture of the neck of femur. Proc. roy. Soc. Med. **53**, 437 (1959).

— Fractures ouvertes des jambes. Actualités Chir. orthop. et répat. p. 9. Paris: Exp. Sci. 1959.

MERLE D'AUBIGNÉ et R. F. MAZAS: Formes anatomiques et traitement des fractures de l'extrémité supérieure du tibia. Rev. Chir. orthop. **46**, 318 (1960).

MICHON, J., et R. VILAIN: Fractures ouvertes des diaphyses superficielles. Actualités Chir. orthop. et répar., p. 19. Paris: Exp. Sci. 1959.

MILES, J. E., G. A. DEGENSHEIN and A. A. KANE: The double onlay bone graft in the treatment of delayed union and nonunion. Surg. Gynec. Obstet. **94**, 426 (1952).

MILLER, D. S., and L. MARKIN: Simple method of bone grafting for nonunion of the tibia. Arch. Surg. **62**, 548 (1951).

MODNY, M. T., and H. G. KUNZ: Insertion, with a guide, of multiple nails in fractures of the femoral neck. Amer. J. Surg. **99**, 13 (1960).

MONTMOLLIN, B. DE: Evolution du traitement des fractures. Rév. méd. Suisse rom. **82**, 457 (1962).

MORAES, F. DE: La réduction des fractures de l'avant-bras par le levier démonte-pneu. Acta othop. belg. **16**, 5 (1950).

MORRISON, G. M., and E. J. COUGHLIN jr.: Ski injuries. Amer. J. Surg. **80**, 630 (1950).

MOSER, H. s. BRUCK, H., u. H. MOSER.

MÜLLER, D. H.: Erfahrungen mit der Methode des Gewindebolzens in der Frakturbehandlung. Inaug.-Diss. Zürich 1946.

MÜLLER, H., u. K. F. PITZKE: Ertl-Span und Umkehrspan. Ein Beitrag zur Spanplastik bei kallus-verzögerter Unterschenkelfraktur und Pseudarthrose. Bruns' Beitr. klin. Chir. **202**, 399 (1961).

MÜLLER, M. E.: Die Kompressionsosteosynthese unter besonderer Berücksichtigung der Kniearthrodese. Helv. chir. Acta **22**, 474 (1955).
— Zur Druckosteosynthese. Z. Unfallmed. Berufskr. **49**, 136 (1956).
— Zur Behandlung der Schenkelhalspseudarthrose. Z. Unfallmed. Berufskr. **50**, 125 (1957).
— Zur Reposition und Osteosynthese des Schenkelhalsadduktionsbruches. Helv. chir. Acta **24**, 237 (1957).
— Die hüftnahen Femurosteotomien. Stuttgart: Georg Thieme 1957.
— A propos des fractures trans-cervicales vraies du fémur. Lyon chir. **54**, 776 (1958).
— Traitement des retards de consolidation et des pseudarthroses par principes biomécaniques. Soc. int. Chir. orthop. et Traumatol., New York, 1960. Extrait du volume des rapports, p. 612, 1961.
— Zur operativen Behandlung der Kondylenbrüche im Kniebereich. Verh. Dtsch. orthop. Ges., Kongreßband 49. Kongreß Zürich 1961. Stuttgart: Ferdinand Enke.
— Principes d'ostéosynthèse. Helv. chir. Acta **28**, 198 (1961).
— Die Verwendung von Kunstharzen in der Knochenchirurgie. Arch. orthop. Unfall-Chir. **54**, 513 (1962).
— L'ostéosynthèse précoce des fractures ouvertes. Z. Unfallmed. Berufskr. **55**, 240 (1952).
— Internal fixation of fractures and for non-unions. Proc. roy. Soc. Med. **56**, 455 (1963).
— Kunstharze in der Knochenchirurgie. Helv. chir. Acta **30**, 121 (1963).
— Operative Behandlung der Malleolarfrakturen. Vortrag Niederrhein. Chir. Tagg in Aachen, 1962. Erscheint im Arch. klin. Chir. (1963) (im Druck).
—, u. M. ALLGÖWER: Zur Behandlung der Pseudarthrose. Helv. chir. Acta **25**, 253 (1958).
— — u. H. WILLENEGGER: Die Gemeinschaftserhebung der Arbeitsgemeinschaft für Osteosynthese-fragen. Vortr. 80. Tagg d. Dtsch. Ges. f. Chirurgie, München, 17.—20. 4. 1963. Langenbecks Arch. klin. Chir. (1963) (im Druck).
—, et H. VASEY: A propos des fractures diaphysaires ouvertes. Acta orthop. belg. **28**, 506 (1962).

MÜLLER, P.: Beitrag zur Frage der operativen Behandlung geschlossener Unterschenkelfrakturen. Inaug.-Diss. Bern 1959.

MÜSSBICHLER, H.: Arterial supply to the head of the femur. An arteriographic study in vivo of lesions attending fractures of the femoral neck. Acta radiol. (Stockh.) **46**, 533 (1956).

MUMENTHALER, M.: Die Luxation des Nervus ulnaris am Ellenbogen. Darstellung von 60 eigenen Fällen mit klinischen Symptomen. Dtsch. Z. Nervenheilk. **178**, 163 (1958).
— Die Ulnarisparesen. Stuttgart: Georg Thieme 1961.

MURPHY, J. B.: Cicatricial fixation of ulnar nerve from ancient cubitus valgus. Release and transference to new site. Surg. Clin. Mercy Hosp. **5**, 661 (1916).

MURRAY, R. A.: The one-bone forearm. A reconstructive procedure. J. Bone Jt Surg. **37 A**, 366 (1955).

NAVARRE, M.: A propos des lésions du ligament latéral interne dans les fractures dites de la malléole externe. Acta orthop. belg. **28**, 138 (1962).

NEER, CH. S., TH. H. BROWN jr. and H. L. McLAUGHLIN: Fracture of the neck of the humerus with dislocation of the head fragment. Amer. J. Surg. **85**, 252 (1953).

NEFF, G.: Primäre Osteosynthese bei offenen Frakturen. Helv. med. Acta **11**, 515 (1944).
— Zur operativen Behandlung der pertrochanteren Frakturen. Chirurg **21**, 596 (1950).

NEUENFELDT, H. J.: Über die Behandlung und Spätresultate bei Tibiakopffrakturen. Diss. Hamburg 1939.

NICOLE, R.: Die Indikation beim Schenkelhalsbruch. Dtsch. Z. Chir. **251**, H. 11 u. 12 (1939).
— Bilanz der heutigen Behandlung der Schenkelhalsfrakturen. Helv. med. Acta **6**, 943 (1940).

Nicole, R.: Metallschädigung bei Osteosynthesen. Helv. chir. Acta, Suppl. 3 (1947).

Nigst, H.: Die traumatische Neuritis des Nervus ulnaris. Eine Analyse von 73 operierten Fällen. Helv. chir. Acta **20**, 37 (1953).

—, u. H. Willenegger: La pénicilline en application locale dans les infections chirurgicales. Méd. Hyg. **11**, 126 (1953).

Nordenson, N. G.: Sur la vascularisation de la tête du fémur par la voie du ligament rond fémoral. Lyon chir. **35**, 178 (1938).

Oberholzer, J.: Beitrag zur Behandlung der Querfraktur des Vorderarmes in Schaftmitte. Helv. chir. Acta **13**, 363 (1946).

Obletz, B. E., and B. M. Halbstein: Non-union of fractures of carpal navicular. J. Bone Jt. Surg. **20**, 424 (1938).

Ott, W.: Zur Behandlung offener Trümmerfrakturen des Unterschenkels mit ausgesprochener Weichteilverletzung. Helv. chir. Acta **25**, 213 (1958).

Palmer, I.: Fractures of the upper end of the tibia. J. Bone Jt Surg. **33**B, 160 (1951).

Pap, K., u. J. Szentpetery: Über die Bitorsionsdislokation der jugendlichen Epikondylenbrüche. Arch. orthop. Unfall-Chir. **49**, 109 (1957).

Paschold, K.: Über Patellarfrakturen und ihre Behandlungsergebnisse unter besonderer Berücksichtigung der Arthrosis deformans. Zbl. Chir. **83**, 1532 (1958).

Pauwels, F.: Der Schenkelhalsbruch, ein mechanisches Problem. Stuttgart: Ferdinand Enke 1935.

Peitsch, H.: Erfahrungen mit der intramedullären Frakturfixation nach Rush. Mschr. Unfallheilk. **62**, 368 (1959).

— Ergebnisse der Marknagelung bei Schaftfrakturen der langen Röhrenknochen. Mschr. Unfallheilk. **63**, 412 (1960).

Penrose, J. H.: The Monteggia fracture with posterior dislocation of the radial head. J. Bone Jt Surg. **33**B, 65 (1951).

Peregalli, P. F.: Considerazioni sul trattamento delle fratture biossee d'avambraccio con infibulazione endomidollare. Arch. Ortop. (Milano) **65**, 52 (1952).

Perkins, G.: Fractures and dislocations. London: The Athlone Press 1958.

Petrokov, V.: Die acromio-claviculare Luxation. Bruns' Beitr. klin. Chir. **199**, 143 (1959).

Pfaehler, E.: Zur Behandlung von Tibiakopfbrüchen aus dem Krankengut der Schweizerischen Unfallversicherungsanstalt der Jahre 1950—1954. Z. Unfallmed. Berufskr. **55**, 325 (1962).

Phemister, D. B.: The pathology of ununited fractures of the Neck of the femur with special reference to the head. J. Bone Jt Surg. **21**, 681 (1939).

Philippsen, K. H.: Ein Beitrag zur Behandlung der Olecranonfracturen. Arch. orthop. Unfall-Chir. **47**, 649 (1955).

Picot, G.: Zit. nach C. Reimers.

Platzgummer, H.: Zur blutigen Behandlung irreponibler und veralteter Luxationsfrakturen des Schultergelenkes. Arch. orthop. Unfall-Chir. **45**, 514 (1953).

Pohl, E.: Nicht sperrende Schenkelhalsschrauben. 4. Ausgabe Mai 1956.

Pohl, J.: Beitrag zur blutigen Behandlung der Fractura colli humeri und der Brüche des proximalen Humerusendes. Zbl. Chir. **77**, 1056 (1952).

Poilleux, M. F.: Traitement des fractures basses du tibia par enclouage percutanée à pénétration malléolaire. Mém. Acad. Chir. **79**, 339 (1953).

Policard, A.: Aus: R. Leriche et A. Policard, Physiologie pathologique chirurgicale. Paris: Masson & Cie. 1930.

Poltera, R.: Die Erfahrungen bei operativ behandelten Schlüsselbeinbrüchen. Inaug.-Diss. Zürich 1959.

Portis, R. B., and H. A. Mendelsohn: Conservative management of fractures of the ankle involving the medial malleolus. J. Amer. med. Ass. **151**, 102 (1953).

Preiser, G.: Eine typische posttraumatische und zur Spontanfraktur führende Ostitis des Naviculare carpi. Fortschr. Röntgenstr. **15**, 189 (1910).

Prosek, G.: Kompressionsbehandlung von Schrägbrüchen durch Spanndrahtumschlingung. Chirurg **26**, 368 (1955).

Putti, V.: Die operative Behandlung der Schenkelhalsbrüche. Stuttgart: Ferdinand Enke 1942.

Quénu, E.: Fracture de Maisonneuve (fracture dite par diastase). Bull. Soc. Chir. Paris **32**, 943 (1906).

— Du diastasis de l'articulation tibio-péronière inférieure. Rev. Chir. (Paris) **27**/36, 62 (1907).

— Etudes sur les fractures marginales postérieures du tibia. De leur rôle dans les luxations du pied en arrière. Bull. Soc. Chir. Paris **38**, 1070 (1912).

— Etudes sur les fractures. Rev. Chir. (Paris) **32**/45, 416 und **32**/46, 257 (1912).

Racker, Ch. de: La fracture isolée de la diaphyse radiale avec ou sans luxation du cubitus. Lyon chir. **50**, 230 (1955).

Ramadier, J. O., J. Duparc, D. Rougemont et F. de Ferrari: Le traitement chirurgical des fractures trochanteriennes et juxta-trochanteriennes. Rev. Chir. orthop. **42**, 759 (1956).

Rasovsky, A.: Vorderarmbrüche durch intramedulläre Prothese mit Kirschnerdraht behandelt. Čas. Lék. čes. **94**, 480 (1955). Ref. Zbl. Chir. **81**, 80 (1956).

Razemon, J. P. s. Decoulx, P., et J. P. Razemon (1956).

Rehbein, F.: Zur Behandlung des veralteten Kahnbeinbruches und der Kahnbeinpseudarthrose der Hand. Dtsch. Z. Chir. **260**, 356 (1948).

—, u. W. Düben: Zur konservativen Behandlung des veralteten Kahnbeinbruches und der Kahnbeinpseudarthrose. Arch. orthop. Unfall-Chir. **45**, 67 (1952).

Rehm, J.: Beobachtungen bei der Verwendung von V2A-Stahldrähten zur Markschienung von Unterarmfrakturen. Chirurg **26**, 390 (1955).

— Über die besonderen gefäßphysiologischen Bedingungen bei der Schenkelhalsfraktur und ihre Berücksichtigung bei der operativen Behandlung. Chirurg **27**, 303 (1956).

— Zur Behandlung schwerer Fersenbeinfrakturen mit primärer Bolzungsarthrodese im unteren Sprunggelenk. Zbl. Chir. **81**, 2194 (1956).

— Experimentelle Untersuchungen zur Entstehung der Fettembolie beim Knochenbruch. Dtsch. Z. Chir. **285**, 230 (1957).

—, u. H. J. Süsse: Transossale Venographie des Kopffragmentes bei Schenkelhalspseudarthrosen. Mschr. Unfallheilk. **58**, 137 (1955).

Rehn, E.: Der Schock und verwandte Zustände des autonomen Systems. Stuttgart: Ferdinand Enke 1937.

Reimers, C.: Die Verschraubung medialer Schenkelhalsbrüche. Dtsch. Z. Chir. **270**, 449 (1951).

— Die Brüche des fußnahen Unterschenkelabschnittes. Dtsch. Z. Chir. **276**, 260 (1953).

Reme, H.: Bericht über 115 mit dem Rundnagel nach Lezius versorgte petrochantere Frakturen. Arch. klin. Chir. **287**, 709 (1957).

Remy, R.: Considérations sur l'enclouage médullaire dans les fractures des deux os de l'avant-bras chez l'enfant. Acta orthop. belg. **21**, 333 (1955).

Rettig, H.: Frakturen im Kindesalter. München: J. F. Bergmann 1957.

Ribbert, H.: Fettembolie, Korresp.-Bl. schweiz. Ärz. **24**, 457 (1894).

— Zur Fettembolie. Dtsch. med. Wschr. **26**, 419 (1900).

Ricklin, E.: Erfahrungen mit der Nagelung der pertrochanteren Femurfrakturen nach Moser-Winkelbauer. Z. Unfallmed. Berufskr. **48**, 109 (1955).

Ricklin, P.: Osteotaxis nach Hoffmann zur Behandlung schlecht geheilter Frakturen. Z. Unfallmed. Berufskr. **50**, 52 (1957).

Riess, J.: Die Indikationsstellung zur operativen Behandlung frischer Brüche des inneren Knöchels. Chirurg **26**, 103 (1955).

— Kahnbeinpseudarthrosen, operative Behandlung und Spanverpflanzung und temporäre Verlängerung der Sehne des Musculus flexor carpi radialis. Chirurg **31**, 457 (1960).

Rieunau, G., et G. Ray: Enclouage du péroné dans les fractures supra-malléolaires. Lyon chir. **51**, 594 (1956).

Ritchey, S. J., J. P. Richardson and M. S. Thompson: Rigid medullary fixation of forearm fractures. Sth. med. J. (Bgham, Ala.) **51**, 852 (1958).

Robertson, R. C.: Intramedullary fixation of fractures of the forearm. Amer. J. Surg. **85**, 496 (1953).

Rodeck, G.: Zur operativen Behandlung subtrochanterer Frakturen mit dem Küntscher-Nagel. Zbl. Chir. **81**, 613 (1956).

Rombold, Ch.: Depressed fractures of the tibial plateau. J. Bone Jt Surg. **42 A**, 783 (1960).

Rosenfeld, W.: Die Fibula als Sperrknochen. Zbl. Chir. **82**, 68 (1957).

Rostock, P.: Die Malleolarpseudarthrose. Arch. klin. Chir. **191**, 557 (1938).

Roth, H.: Über Spätfolgen traumatischer Hüftgelenksluxationen. Inaug.-Diss. Zürich 1940.

— Knochenmarkveränderungen nach Marknagelung. Schweiz. med. Wschr. **75**, 7 (1945).

— Die Konservierung von Knochengewebe für Transplantationen. Wien: Springer 1952.

Rowe, J., and R. Sutherland: Fracture fixation by transarticular pin. Amer. J. Surg. **74**, 24 (1947).

Rückert, W.: Retrograde offene Marknagelung zur Vermeidung tödlicher Fettembolie. Z. Unfallmed. Berufskr. **49**, 209 (1956).

Rush jr., H. L., W. T. Fitts jr., J. Gibbons and E. W. Monroe: Intramedullary nailing in the presence of infection. Surg. Gynec. Obstet. **94**, 727 (1952).

Russe, O.: Fracture of the carpal navicular. J. Bone Jt Surg. **42 A**, 759 (1960).

— Nachuntersuchungsergebnisse von 22 Fällen operierter veralteter Brüche und Pseudarthrosen des Kahnbeins der Hand. Z. Orthop. **93**, 5 (1960).

Sachse, H.: Vorschläge zu einer neuartigen Spanndrahtextension. Mschr. Unfallheilk. **53**, 176 (1950).

Sage, F. P.: Medullary fixation of fractures of the forearm. J. Bone Jt Surg. **41 A**, 1489, 1525 (1959).

Salem, G.: Zit. nach E. Trojan (1953).

— Behandlung der Tibiapseudarthrosen mit dem Rohrschlitznagel. Chirurg **31**, 74 (1960).

Sartory, A.: Le traitement des plaies de guerre. Paris: Berger-Levrault 1917.

Savastano, A. A., L. A. Sage and V. Zecchino: Treatment of fresh fractures of neck of femur with intramedullary stem prostheses. Arch. Surg. **75**, 985 (1957).

Scaglietti, O.: Anzeigestellung zur operativen Frakturbehandlung. Arch. Putti Chir. Organi Mov. **1**, 11 (1951). Ref. Zbl. Chir. **77**, 1806 (1952).

—, u. F. Perazzini: Die Kahnbeinpseudarthrosen. Wiederherstellungschir. u. Traum. **2**, 112 (1954.)

Scales, J. T., G. D. Winter and H. T. Shirley: Corrosion of the orthopaedic implants. Screws, plates and femoral nail-plates. J. Bone Jt Surg. **41**B, 810 (1959).

Schäfer, R.: Zur Markschienung unstabiler Unterarmbrüche mit Kirschnerdrähten. Zbl. Chir. **82**, 142 (1957).

Schenk, R., u. H. Willenegger: Zur Biomechanik der Frakturheilung. Acta anat. (Basel) **53** (1963) (im Druck).

Schleyer, H. v.: Zur Indikationsstellung der Marknagelung. Mschr. Unfallheilk. **53**, 17 (1950).

Schmidt, E.: Über die Anwendung der Druckosteosynthese bei Kniescheibenbrüchen. Zbl. Chir. **84**, 178 (1959).

Schmorell, H.: Zur Knochenbolzung bei Frakturen der langen Röhrenknochen mit Bolzen aus Amputationsknochen. Zbl. Chir. **77**, 1751 (1952).

Schneider, R.: Die Marknagelung der Tibia. Helv. chir. Acta **28**, 207 (1961).

Schönbauer, H. R.: Vermeidbare Behandlungsfolgen durch zu kurze Fixation von isolierten Brüchen des Ellenschaftes. Chir. Praxis **2**, 183 (1960).

Schürch, O.: Über einen Drahtbinder. Zbl. Chir. **17**, 1006 (1933).

— Wandlungen in der Frakturenbehandlung. Basel: Benno Schwabe & Co. 1944.

—, u. W. Ackermann: Über die Technik der Frakturbehandlung mit dem Gewindebolzen. Z. Unfallmed. Berufskr. **37** (1944).

Schütze, E.: Die Schenkelhalsfraktur „the unsolved fracture". Zbl. Chir. **81**, 606 (1956).

Schultz, H.: Laschenschraubung pertrochanterer Oberschenkel- und lateraler Schenkelhalsbrüche. Mschr. Unfallheilk. **56**, 47 (1953).

Schumann, G.: Über die operative Behandlung von Knöchelbrüchen mit Gabelsprengung. Zbl. Chir. **80**, 542 (1955).

Schumpelick, W.: Die stabilere Osteosynthese des medialen Schenkelhalsbruches mit der verbundenen Doppelschraube. Chirurg **26**, 131 (1955).

—, u. P. M. Jantzen: Ergebnisse der Behandlung von Unterschenkelbrüchen mit der Drahtumschlingung. Bruns' Beitr. klin. Chir. **187**, 129 (1953).

— — A new principle in the operative treatment of trochanteric fractures of the femur. J. Bone Jt Surg. **37**A, 693 (1955).

Schwier, V.: Osteosynthese von Unterschenkelbrüchen mit knöchernen Schrauben. Mschr. Unfallheilk. **61**, 234 (1958).

— Zu den Problemen der Osteosynthese, der Knochenneubildung und der Knochenverpflanzung. Chirurg **31**, 220 (1960).

Scuderi, C.: Arthroplasty cup with center pin. Surg. Gynec. Obstet. **100**, 631 (1955).

Seaman, B., and E. Ponder: Estimation and control of postoperative dehydration with aid of hemoglobin and plasma protein determinations. J. clin. Invest. **22**, 673 (1943).

Seifert, E.: Eine technische Anregung zur blutigen Knochenbruchfeststellung nach Lane. Chirurg **22**, 318 (1951).

Seiffert, K. E.: Die Behandlung der Finger- und Mittelhandfrakturen. Arch. klin. Chir. **295**, 305 (1960).

Senff, A.: Diskussionsbemerkung zu dem Hauptreferat von Prof. Küntscher-Schleswig über die Marknagelung auf der 60. Tagg der Nordwestdtsch. Chirurgenvereinig. in Hamburg am 10. 10. 1947.

— Die Gefahren der Fettembolie bei der Marknagelung nach Küntscher. Originalmitteilungen.

— Schlußwort zu den Bemerkungen von G. Küntscher zu meiner Arbeit: „Die Gefahren der Fettembolie bei der Marknagelung nach Küntscher". Zbl. Chir. **76**, 734 (1951).

Sengesse, B.: Compression du cubital par un cal vicieux du coude. Réfection de la gouttière épitrochléo-olécranienne. Guérison. Ann. Policlin. Bordeaux **5**, 641 (1898).

Sevitt, S.: Fat embolism. London: Butterworths 1962.

Seyfarth, H.: Beitrag zur Anwendung von Metallen in der plastischen Chirurgie. Arch. orthop. Unfall-Chir. **47**, 656 (1955).

Shands, A. R.: Zit. nach Cleveland.

Siegrist, J., F. W. Ahnefeld u. M. Halmagyi: Indikationen und klinische Ergebnisse der Blutvolumenbestimmung mit radioaktivem Jod. Referat I. Europ. Kongr. Anaesthesiologie, Wien 1962.

Sigel, A.: Zur Unterteilung und Behandlung der Verrenkungsbrüche des oberen Sprunggelenkes mit Abscherung eines hinteren Schienbeinbruchstückes (sog. Volkmannsches Dreieck). Arch. orthop. Unfall-Chir. **44**, 341 (1951).

Simon, H.: Die Extensionsfrakturen des unteren Humerusendes im Kindesalter und ihre Behandlungsergebnisse. Arch. orthop. Unfall.-Chir. **49**, 150 (1957).

Sinkus, R., u. E. Schütze: Zur Behandlung der pertrochanteren Oberschenkelfraktur. Zbl. Chir. **83**, 1372 (1958).

Sipos, I.: Luxationsfraktur des anatomischen Oberarmhalses durch Strom. Zbl. Chir. **81**, 2304 (1956).

Sjövall, H.: Die Formen der Frakturen der langen Röhrenknochen. Zbl. Chir. **82**, 1234 (1957).

Slee, G. C.: Fractures of the tibial condyles. J. Bone Jt Surg. **37**B, 427 (1955).

Smith, F. M.: Surgery of the elbow. Springfield: Thomas; Blackwell; Ryerson 1954.

Smith, H., and F. P. Sage: Medullary fixation of forearm fractures. J. Bone Jt Surg. **39**A, 91 (1957).

Smith, J. E. M.: Internal fixation in the treatment of fractures of the shafts of the radius and ulna in adults. J. Bone Jt Surg. **41**B, 122 (1959).

Smith-Petersen, M. N.: Treatment of fractures of the neck of the femur by internal fixation. Surg. Gynec. Obstet. **64**, 287 (1937).

Souza Campos Batalha, E. de: New method of intra-articular arthrodesis by transposition of local cancellous bone. Amer. J. Surg. **80**, 85 (1950).

Speed, J. S.: Surgical treatment of condylar fractures of the humerus. Amer. Ac. Orthop. Surg. Instr. C. Lect. VII, 187 (1950). Ann Arbor: U. W. Edwards.

—, and H. B. Boyd: Treatment of fractures of the ulna with dislocation of the head of the radius (Monteggia fracture). J. Amer. med. Ass. **115**, 1699 (1940).

—, and R. A. Knight: Malunion of Colles fractures and its treatment. Amer. Ac. Orthop. Surg. Instr. C. Lect. II, 76 (1944). Ann Arbor: J. W. Edwards.

Spigelmann, L.: Positive pressure in the reduction of fractures of the tibial condyle. J. Bone Jt Surg. **35**A, 696 (1953).

Staples, O. S.: Arthrodesis of the elbow joint. J. Bone Jt Surg. **34**A, 207 (1952).

Steinmann, F.: Lehrbuch der funktionellen Behandlung der Knochenbrüche und Gelenkverletzungen. Stuttgart: Ferdinand Enke 1919.

Stober, W.: Zur Therapie der medialen Malleolarfraktur. Mschr. Unfallheilk. **60**, 115 (1957).

Stonham, F. V.: Recurrent subluxation of the ankle joint. Med. J. Aust. **47**, 44 (1960).

Straumann, F., S. Steinemann, O. Pohler u. H. Willenegger: Neue experimentelle und klinische Ergebnisse über die Metallose. Vortr. 80. Tagg d. Dtsch. Ges. f. Chirurgie, München, 17.—20. 4. 1963. Arch. klin. Chir. (1963) (im Druck).

Streicher, H.-J.: Schenkelhalsfrakturen bei Kindern und Jugendlichen. Arch. klin. Chir. **287**, 716 (1957) (Kongreßber.).

Streifinger, H.: Gerät zum Korrigieren (Ausrichten) einer mit Fehlwinkel liegenden Fraktur im Gipsverband. Chirurg **31**, 46 (1960).

Streli, R.: Verwendung von Bohrdrähten zur Osteosynthese. Arch. klin. Chir. **287**, 722 (1957) (Kongreßber.).

Stringa, G.: Ergebnisse konservativer Behandlung der Schaftbrüche von Oberarm, Unterarm, Oberschenkel und Unterschenkel. Chir. Praxis **4**, 461 (1957).

Struppler, V.: Verletzungen und Wiederherstellung der oberen Extremitäten. Die frischen Verletzungen. In: Neue dtsche Chirurgie, Bd. 68. Stuttgart: Ferdinand Enke.

Stulz, E., J. Folschweiller et J.-J. Badina: Réflexions sur le traitement des fractures du calcanéum d'après 61 observations. Acta orthop. belg. **17**, 231 (1951).

Sturzenegger, H.: Über die Behandlung der lateralen Malleolarfraktur mit Subluxation des Talus. Schweiz. med. Wschr. **84**, 1313 (1954).

Tabanelli, M.: Il metodo della triplice trazione con filo di Kirschner. Istituto Clin. Chir. Milano 1947.

Tanner, E. E.: Die Therapie der Fersenbeinbrüche unter Berücksichtigung der Spätresultate. Inaug.-Diss. Bern 1959.

Taylor, G. M., A. J. Neufeld and V. L. Nickel: Complications and failures in the operative treatment of intertrochanteric fractures of the femur. J. Bone Jt Surg. **37**A, 306 (1955).

Terlep, H.: Blutige Reposition und Erfolgsaussichten bei Brüchen am oberen Speichenende bei Kindern und Jugendlichen. Arch. orthop. Unfall-Chir. **49**, 507 (1958).

Thomson, J. E. M.: The Küntscher nail in the treatment of fractures of the tibia and fibula. Surg. Gynec. Obstet. **94**, 189 (1952).

— D. A. Willander and E. S. Maxim: Küntscher nailing of the forearm in problem cases. Amer. J. Surg. **85**, 486 (1953).

Thorsen, G., and H. Hint: Agglutination, sedimentation and intravascular sludging of erythrocites. Acta chir. scand. **119**, 168 (1960).

Tillaux, P.: Recherches cliniques et expérimentales sur les fractures malléolaires. Bull. Arch. méd. Paris, Sér. II **1**, 817 (1872).

Trillat, A.: Fractures spiroides du tibia à plusieurs fragments. Lyon chir. **50**, 319 (1955).

Trojan, E.: Die Behandlung der Knöchelbrüche mit Abscherung eines großen hinteren Schienbeinkeiles. Z. Orthop. **84**, 636 (1953).

— Arthrodesen nach Fersenbeinbrüchen. Chir. Praxis **5**, 61 (1961).

— Zur Diagnose des Kahnbeinbruches der Hand. Chir. Praxis **5**, 311 (1961).

—, et G. de Mourgues: Fractures et pseudarthrose du scaphoide carpien. Etude thérapeutique. Rev. Chir. orthop. **45**, 614—677 (1959).

Trueta, J.: Appraisal of the vascular factor in healing of fractures of the femoral neck. J. Bone Jt Surg. **39**B, 3 (1957).

—, and M. H. M. Harrison: The normal vascular anatomy of the femoral head in adult man. J. Bone Jt Surg. **35**B, 442 (1953).

Tschernawskij, W. A.: Die Taktik des Chirurgen in der operativen Behandlung von Diaphysenbrüchen. Zbl. Chir. **85**, 840 (1960).

Tucker, F. R.: Arterial supply to the femoral head and its clinical importance. J. Bone Jt Surg. **31** B, 82 (1949).

Valls, J.: Late treatment of post-traumatic aseptic necrosis of the hip in fractures and dislocations of the neck of the femur, with special reference to arthrodesis and arthroplasty. Wiederherstellungschir. u. Traum. **5**, 74 (1960).

Vasli, S.: Operative treatment of ankle fractures. Acta chir. scand, Suppl. **226**, 1 (1957).

Verbrugge, J.: Luxation postérieure de la hanche compliquée d'une fracture de la tête et de la diaphyse fémorales. Acta orthop. belg. **21**, 357 (1955).

Viernstein, K., u. P. M. Jantzen: Die Verletzungen im Bereich des oberen Sprunggelenkes. Z. Orthop. **88**, 87 (1957).

Verne, J.: Cellular sensitivity to drug action in short-term tissue cultures: in vitro correlations with sensitivity in vivo. Ann. N.Y. Acad. Sci. **58**, 1195 (1954).

Voigt, H. E.: Doppelseitige, subtrochantere, luetische sogenannte Spontanfrakturen der Oberschenkel mit Bruch eines Marknagels. Arch. orthop. Unfall-Chir. **49**, 312 (1957).

Volkert, R.: Ergebnisse der Nagelung medialer Schenkelhalsfrakturen. Arch. orthop. Unfall-Chir. **45**, 86 (1952).

Volkmann, R.: Beiträge zur Chirurgie. Leipzig: Breitkopf & Härtel 1875.

Vom Saal, F. H.: Intramedullary fixation in fractures of the hand and fingers. J. Bone Jt Surg. **35** A, 5 (1953).

Voorde, C. van de, et P. Alexander: L'ostéosynthese de la clavicule. Opération justifiée. Acta orthop. belg. **17**, 174 (1951).

Voss, O., u. K. W. Hartmann: Die Nagelung des Oberarmkopfbruches. Zbl. Chir. **78**, 414 (1953).

Wade, P. A., R. D. Campbell jr. and R. J. Kerin: Management of intertrochanteric fractures of the femur. Amer. J. Surg. **97**, 634 (1959).

—, and A. J. Okinaka: The problem of the supracondylar fracture of the femur in the aged person. Amer. J. Surg. **97**, 499 (1959).

Wagner, C. J.: Fractures of the head of the radius. Amer. J. Surg. **89**, 911 (1955).

Wagner, H.: Experimentelle Untersuchungen über die Verträglichkeit von Metallschrauben im Knochengewebe. Verh. Dtsch. Orthop. Ges. 49. Kongr. 1961.

— Neue Osteosyntheseschrauben und ihre Gewebsverträglichkeit. Verh. Dtsch. Orthop. Ges. 49. Kongr. 1961, 418 (1962).

— Die Einbettung von Metallschrauben im Knochen und die Heilungsvorgänge des Knochengewebes unter dem Einfluß der stabilen Osteosynthese. Vortr. 80. Tagg d. Dtsch. Ges. f. Chirurgie, 17.—20. 4. 1963. Arch. klin. Chir. (1963) (im Druck).

Wagner, J. H., and F. P. Ferraro: Massive sliding inlay bone graft for correction of ununited fractures of long bones. Amer. J. Surg. **91**, 486 (1956).

Wagner, W.: Die Versorgung der pertrochanteren Oberschenkelbrüche mit dem Rundnagel nach Lezius. Zbl. Chir. **85**, 171 (1960).

Walter, A. M., u. L. Heilmeyer: Antibiotika-Fibel. Stuttgart: Georg Thieme 1954.

Walter, S.: Beitrag zur Behandlung der Ulnapseudarthrose. Chirurg **27**, 210 (1956).

Wanke, R., R. Maatz, H. Junge u. W. Lentz: Knochenbrüche und Verrenkungen. München u. Berlin: Urban & Schwarzenberg 1962.

Wasl, H.: Eine Methode zur Einrichtung von Abduktions- und Luxationsfrakturen am proximalen Humerusende. Zbl. Chir. **84**, 1605 (1959).

Wassner, U. J.: Zur operativen Versorgung der medialen Schenkelhalsfraktur. Chirurg **26**, 83 (1955).

— Wann ist die Behandlung der Tibiakopffraktur mit der komprimierenden Schraube indiziert? Chirurg **26**, 536 (1955).

Watson-Jones, R.: Fractures and joint injuries, vol. I. Edinburgh: E. & S. Livingstone Ltd. 1955.

— J. G. Bonnin, T. King, J. Palmer, H. Smith, O. J. Vaughan-Jackson, J. C. Adams, H. J. Burrow and E. A. Nicoll: Medullary nailing of the fractures after fifty years, with a review of the difficulties and complications of the operation. J. Bone Jt Surg. **32** B, 694 (1950).

Weber, B. G., u. H. Vasey: Ref. Osteosynthese bei Olecranonfraktur 48. Jahresverslg 19./20. 10. 1962 Locarno, Schweiz. Ges. für Unfallmedizin und Berufskrankheiten.

Weil, M. H., and B. S. Miller: Studies on the effects of a vasopressor agent. Circulation **21**, 830 (1960).

Weis, J.: Über die Technik der Schenkelhalsnagelung bei pertrochanteren Frakturen. Chirurg **21**, 44 (1950).

Weller, S.: Über die Behandlung von Knöchelfrakturen mit Gabelsprengung und Subluxation des Talus. Medizinische **9**, 359 (1958).

— Über eine neue Art zur Festigung der Malleolengabel nach Ruptur des tibio-fibularen Bandapparates. Mschr. Unfallheilk. **61**, 339 (1958).

— Über ein neues Hilfsmittel zur exakten Einführung von Kirschnerdrähten. Münch. med. Wschr. **101**, 868 (1959).

— Betrachtungen zur operativen Osteosynthese. Dtsch. med. Wschr. **86**, 1966 (1961).

356   Literatur

WELLER, S.: Grundprinzipien der Osteosynthese. Vortrag 1. Internat. Traumat. Konferenz, Budapest, Okt. 1961.
— Vorteile und Grenzen der sog. percutanen Schenkelhalsnagelung. Vortrag. Kongr der Dtsch. Ges. Unfallheilk., Berlin, 1963.
— Knöchelfrakturen mit Gabelsprengung und Subluxation des Talus. Sportarzt 2, 37 (1963).
— Die Behandlung von Olecranonfrakturen. Vortrag Tagg der Süddtsch. Orthopäden Baden-Baden 1963. Med. Welt 1963 (im Druck).
—, u. J. KLÖSS: Die Marknagelung der unteren Extremität im Lichte der funktionellen Frakturbehandlung. Vortrag Tagg Mittelrhein. Chirurgen, Schaffhausen 1962.
—, u. E. KÖHNLEIN: Tierexperimentelle Erfahrungen mit Ostamer. Mschr. Unfallheilk. 64, 450 (1961).
—, u. G. LEITZ: Das Schicksal des oberen Sprunggelenkes nach Knöchelfrakturen und die therapeutische Konsequenz hinsichtlich der Erstversorgung. Med. Welt 25, 1338 (1963).
WERR, H.: Die operativ versorgte pertrochantere Femurfraktur. Mschr. Unfallheilk. 62, 138 (1959).
WEYAND, E.: Beitrag zur Behandlung der Schenkelhalsfraktur. Zbl. Chir. 77, 1369 (1952).
— Vorteile und Nachteile der Küntschernagelung am allgemeinen Krankenhaus. Zbl. Chir. 78, 689 (1953).
WHISTON, G.: Internal fixation for fractures and dislocations of the pelvis. J. Bone Jt Surg. 35 A, 701 (1953).
WHITE, E. H.: Employment of beaded wires in fractures of the forearm. Surg. Gynec. Obstet. 94, 200 (1952).
— T. J. RADLEY and N. N. EARLEY: Screw stabilization in fractures of the tibial shaft. J. Bone Jt Surg. 35 A, 749 (1953).
WIESER, C., and M. ALLGÖWER: La significance du cal dans la stabilité des ostéosynthèses. Méd. et Hyg. (Genève) 20, 745 (1962).
— — Die Beurteilung der Knochenheilung nach stabiler Osteosynthese im Rö-bild. Radiol. clin. (Basel) 31, 297 (1962).
WILLENEGGER, H.: Über die lokale Penicillinbehandlung der chronischen Osteomyelitis. Helv. chir. Acta 16, 270 (1949).
— Über Erfahrungen und Bedeutung der örtlichen Chemotherapie bei chirurgischen Infektionen. Helv. chir. Acta 18, 406 (1951).
— Fragen zur operativen Frakturenbehandlung. Arch. klin. Chir. 276, 173 (1953).
— Die Behandlung schwerer Hand- und Fingerinfektionen mit antibiotischer Spüldrainage. Vortr. Tagg Mittelrhein. Chirurgenvereinigung in Saarbrücken 1959. Chirurg 31, 8 (1960).
— Die Behandlung der Luxationsfrakturen des oberen Sprunggelenks nach biomechanischen Gesichtspunkten. Helv. chir. Acta 28, 225 (1961).
— Therapeutische Möglichkeiten und Grenzen der antibakteriellen Spüldrainage bei chirurgischen Infektionen. Vortr. 80. Tagg d. Dtsch. Ges. für Chirurgie, München, 17.—20. 4. 1963.
— u. A. GUGGENBÜHL: Zur operativen Behandlung bestimmter Fälle von distaler Radiusfraktur, Helv. chir. Acta 26, 81 (1959).
— — Surgical treatment of certain cases of distal radial fracture (Colles' fracture). Yearb. Orthop. Traumat. Surg. 1959/60 Series. Chicago: The Yearb. Publ. 1961.
—, u. E. M. MÜLLER: Grundsätzliche Fragen zur operativen Frakturenbehandlung. Separatum nach einen Vortrag an der Unfallmed. Tagg vom 4./5. 3. 1960 in Verh. Ber. Landesverb. Südwestdeutschland d. gewerbl. Berufsgenossenschaften in Heidelberg 1960, S. 73.
—, u. W. ROTH: Die antibakterielle Spüldrainage als Behandlungsprinzip bei chirurgischen Infektionen. Dtsch. med. Wschr. 30, 1485 (1962).
— R. SCHENK, F. STRAUMANN, M. MÜLLER, M. ALLGÖWER u. H. KRÜGER: Methodik und vorläufige Ergebnisse experimenteller Untersuchungen über die Heilvorgänge bei stabiler Osteosynthese. Arch. klin. Chir. 301, 846 (1962).
WILLIAMS, J. A., and J. FINE: A semiautomatic instrument for measuring blood volume. J. Amer. med. Ass. 178, 1097 (1961).
— — Measurement of blood volume with a new apparatus. N. Engl. J. Med. 264, 842 (1961).
WILSON, M. J., H. G. COHEN and J. H. MOWER: The double pin method in the treatment of fractures of the tibia and fibula. J. int. Coll. Surg. 29, 196 (1958).
WINKLER, L.: Ursachen der Gewebereaktion bei der Osteosynthese mit Metallen. Zbl. Chir. 77, 665 (1952).
WITT, A. N.: Zur operativen Behandlung der suprakondylären Humerusfraktur im Kindesalter. Chirurg 26, 488 (1955).
— Spätzustände nach Verletzungen des Fußgelenks und der Fußwurzel. Verh. Dtsch. Ges. Orthop. 44. Kongr. Beilageheft Z. Orthop. 88, 288 (1957).
— Supramalleoläre Frakturen kombiniert mit Luxationsfrakturen des oberen Sprunggelenks, ihre Gefahren für die Zirkulation und ihre Behandlung. Wiederherstellungschir. u. Traum. 5, 15 (1960).
WONDRAK, E., u. J. VESELY: Die Monteggia-Fraktur. Zbl. Chir. 83, 1460 (1958).
WULF, A. DE: Le traitement des dislocations acromio-coracoclaviculaires. Acta orthop. belg. 21, 538 (1955).

Wustmann, O.: Die Chirurgie des Ellbogengelenkes. Berlin: W. de Gruyter & Co. 1954.
— Die Kompressionsosteosynthese. Ärztl. Prax. 6, 7 (1954).
Young, J. S., and H. D. Griffith: Dynamics of parenchymatous embolism in relationship to the dissemination of malignant tumours. J. Path. Bact. 62, 293 (1950).
Zellweger, J.: Penicillinallergie und chirurgische Lokalbehandlung. Inaug.-Diss. Basel 1954.
Zenker, R., u. F. Groll: Erfahrungen mit der örtlichen Anwendung von Penicillin und Marbadal zur Verhütung und Behandlung von Infektionen. Arch. klin. Chir. 264, 190 (1950).
Ziegler, A.: Funktionelle Frakturbehandlung. Schweiz. Z. Unfallmed. Unfallrechtssprechung 10 (1916).
Zierold, A. A.: Reaction of bone to various metals. Arch. Surg. 9, 365 (1924).
Zollinger, F.: Richtlinien zur Vereinheitlichung der Meßmethodik. Beilage zu Nr. 7 der Mitt. der Med. Abt. der SUVA (Schweiz. Unfallversicherungs-Anstalt), Luzern 1940.
Zopff, G.: Die gelenkte Nagelung des Schenkelhalses. Z. Orthop. 80, 17 (1950/51).
Zorn, G.: Die Behandlung der Fersenbein-Stauchungsbrüche mit dem Schraubennagel nach Bürkle de la Camp. Zbl. Chir. 85, 1245 (1960).
Zrubecky, G.: Bedeutung der Seitenverschiebung für die Wund- und Knochenbruchheilung beim offenen Unterschenkelbruch. Arch. orthop. Unfall-Chir. 47, 307 (1955).
Zuelzer, W. A.: Fixation of small but important bone fragments with a hook plate. J. Bone Jt Surg. 33 A, 430 (1951).
— Zit. nach Berenty, Somogy u. Peer.
Zur Verth, J.: Beidseitige subtrochantere Spontanfrakturen der Oberschenkel bei Tabes dorsalis. Arch. orthop. Unfall-Chir. 49, 516 (1958).

Sachverzeichnis